U0253197

脊柱转移瘤外科学

胡永成　刘宝戈　张　余　主编

清华大学出版社
北京

图书在版编目（CIP）数据

脊柱转移瘤外科学 / 胡永成 , 刘宝戈 , 张余主编 . — 北京 : 清华大学出版社 , 2023.10
ISBN 978-7-302-64136-0

Ⅰ.①脊… Ⅱ.①胡… ②刘… ③张… Ⅲ.①骨肿瘤—肿瘤转移—外科学 Ⅳ.① R738.1

中国国家版本馆 CIP 数据核字（2023）第 132700 号

责任编辑：孙　宇　辛瑞瑞
封面设计：吴　晋
责任校对：李建庄
责任印制：宋　林

出版发行：清华大学出版社
　　　　　网　　　址：https://www.tup.com.cn，https://www.wqxuetang.com
　　　　　地　　　址：北京清华大学学研大厦 A 座　　　邮　　编：100084
　　　　　社 总 机：010-83470000　　　　　　　　　邮　　购：010-62786544
　　　　　投稿与读者服务：010-62776969，c-service@tup.tsinghua.edu.cn
　　　　　质量反馈：010-62772015，zhiliang@tup.tsinghua.edu.cn
印 装 者：三河市龙大印装有限公司
经　　销：全国新华书店
开　　本：210mm×285mm　　　　　印　　张：43.75　　　字　　数：1030 千字
版　　次：2023 年 10 月第 1 版　　　　印　　次：2023 年 10 月第 1 次印刷
定　　价：528.00 元

产品编号：092990-01

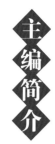

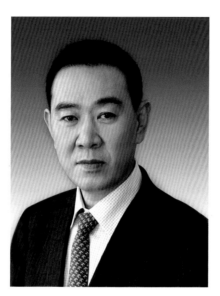

胡永成

博士，主任医师，教授，天津医科大学博士生导师、天津大学硕士生导师、天津中医药大学硕士生导师、天津理工大学硕士生导师，天津大学骨科中心临床部主任。兼任中华医学会骨科学分会委员、中华医学会肿瘤学分会骨与软组织学组副组长、中华医学会骨科学分会骨肿瘤学组委员、天津医学会骨科分会副主任委员、天津医学会骨科分会肿瘤学组组长、中西医结合医师分会骨伤科分会骨与软组织肿瘤工作委员会主任委员、国际骨髓瘤基金会中国多发性骨髓瘤工作组外科专家委员会副主任委员、天津市抗癌协会癌症康复与姑息治疗委员会委员等学术职务，担任 *Orthopaedic Surgery*、《中华骨科杂志》副主编，*China Cancer Research*、《中华创伤骨科杂志》《中华矫形外科杂志》（英文版）、《中华解剖与临床杂志》《中华老年骨科与康复电子杂志》《中国矫形外科杂志》《天津医药杂志》《骨科》期刊编委。

胡永成教授从事骨与软组织肿瘤诊疗工作多年，擅长脊柱肿瘤的诊断及外科治疗、肢体恶性肿瘤（如骨肉瘤、软骨肉瘤等）的诊断及保肢治疗、骨干转移癌的保肢治疗、肿瘤的微波原位治疗等，率先开展了脊柱肿瘤的全脊椎整块切除术及膝关节周围肿瘤切除后的假体重建术等高难手术。发表论文 400 余篇，其中 60 余篇收录在 *International Orthopaedics*，*Journal of Arthroplasty* 和 *Spine Journal* 等期刊；主编或参编专著 19 部。

胡永成教授在肿瘤假体的研发方面具有丰富经验，申请专利 9 项，已通过 6 项，其中发明专利 1 项。其牵头在国内率先建立由 12 家国内知名骨肿瘤治疗中心组成的中国骨巨细胞瘤协作组，研究成果发表论文 80 余篇；牵头在国内率先建立由 5 家大型医院组成的中国脊柱转移癌协作组，对疾病的诊断及治疗进行深入研究，积累了丰富经验。

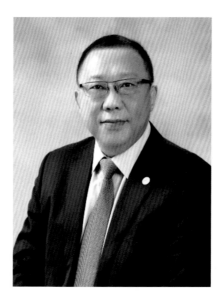

刘宝戈

主任医师，教授，比利时根特大学医学博士，首都医科大学博士生导师、博士后导师，北京市高层次公共卫生领军人才。首都医科大学附属北京天坛医院骨科主任、大外科主任。兼任欧洲脊柱学会常委、欧洲脊柱学会教育委员会委员、中国医师协会骨科医师分会委员（颈椎学组副组长）、北京医学会骨科学分会副主任委员、中国医师协会运动医学医师分会常委（脊柱学组组长）、中华预防医学会脊柱疾病预防与控制专业委员会常委、中国康复医学会脊柱脊髓专业委员会委员（颈椎学组副主任委员、脊柱畸形学组委员）、中国老年学与老年医学学会老年骨科分会副主任委员（脊柱学组副组长）等学术职务；担任 *European Spine Journal* 常务编委，*Orthopaedic surgery*、*Spine*、*Acta Orthopaedica Traumatologica Turcica* 编委及《中华骨科杂志》《中华外科杂志》《中国脊柱脊髓杂志》《中国骨与关节杂志》等杂志编委。

长期从事脊柱外科相关疾病的临床诊治和研究工作，主攻重度颈椎退变性疾病、颈椎畸形、颅颈畸形、颈胸畸形、颈椎肿瘤、胸腰椎退变性疾病、胸腰椎畸形、胸腰椎肿瘤等方向。参与欧盟多项颈椎运动学及解剖学项目研究，建立颈椎多中心研究平台 Cervical Tango。建立复杂难治颈椎疾患精准评估－技术创新－转化推广的高质量诊疗体系；创新颈椎畸形截骨矫形术式，研发复杂颈椎畸形撑开及颈胸畸形矫形手术器械；发现上颈椎新韧带及其骨化征象——齿状突加帽征。学科建设经验丰富，带领学科实现四级手术量和科研项目数量突破性增长。创办天坛国际脊柱论坛（TISF）学术品牌，搭建中国脊柱外科与国际交流平台；主持课题 22 项，其中国家级 6 项（国家重点研发计划项目 1 项，国家自然科学基金项目 5 项），团队荣获北京医学科技奖、华夏医学科技奖、首都医科大学科技进步奖。作为主编、主译、副主编参与学术著作 6 部，主编研究主编教材 1 部；执笔颈椎病手术治疗及围手术期管理专家共识，牵头或参与制定行业指南及专家共识 11 篇；获计算机软件著作权 1 项；牵头制定颈椎病专病电子病历数据集团体标准；专利 3 项达成转化；发表 SCI 论文 29 篇（IF：93.255）、国内核心期刊论文 45 篇。

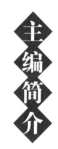

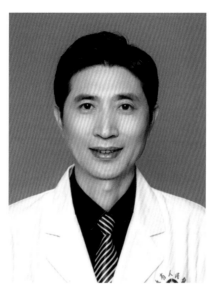

张 余

  主任医师，博士后，哈佛大学访问学者，华南理工大学、南方医科大学博士研究生导师，博士后合作导师。现任广东省骨缺损功能修复与生物材料工程与技术研究中心主任、广东省人民医院骨科中心副主任、骨肿瘤科主任、骨科实验室负责人；兼任中国抗癌协会肿瘤微创治疗分会骨与软组织肿瘤学组主任委员、中国医师协会骨科分会骨肿瘤专业委员会脊柱肿瘤学组委员、中国生物材料学会医用金属材料协会秘书长、广东省精准医学应用学会骨肿瘤分会主任委员、广东省医师协会骨肿瘤专业委员会副主任委员、广东省医学工程学会医疗机器人与人工智能专业委员会副主任委员、广东省基层医药学会骨科修复重建专业委员会副主任委员、可降解镁植入物临床转化创新战略联盟副理事长等学术职务；同时担任国家卫生健康委能力建设和继续教育肿瘤微创介入进修与培训基地主任、《中华关节外科杂志》《实用医学》《研究生学报》《中国骨科临床与基础研究》杂志编委。

  张余教授师从脊索瘤专家 Francis 教授、骨盆肿瘤专家郭卫教授、上颈椎疾病专家尹庆水教授，以及生物力学专家 Guoan Li 教授、生物材料专家李兆林、王迎军、孙晓明教授，长期从事骨科临床诊疗与应用基础研究工作，擅长原发骨肿瘤生物重建保肢技术、肺癌、乳癌等脊柱转移癌综合治疗技术、肢体功能评估技术以及肿瘤性骨缺损修复生物材料研究工作。其带领团队建立 6000 余例的步态分析数据库，提出"步态图"概念，牵头制定《步态图评估膝关节功能专家共识（2020 版）》；治疗微波治疗骨肿瘤病例 1000 余例，提出"微波动力学"理论，牵头制定《微波治疗脊柱转移癌临床指南（2021 版）》；建立 2000 余例"材料基因组骨肿瘤临床数据库"，应用"生物性适配性"理论，开展生物材料转化研究工作，促进医疗产业发展。其主持国家十三五、十四五重点研发计划课题，国家自然科学基金联合基金重点项目、国家自然科学基金面上项目、广东省自然基金团队项目等 20 多项，授权专利 10 项，以第一完成人荣获广东省科学技术奖二等奖 1 项。以第一作者或者通讯作者发表核心论文 170 余篇，其中 SCI 收录 88 篇，h-index 为 30。

编 委 会

序言译文

尊敬的读者们：

我非常荣幸应邀为这本由胡永成、刘宝戈、张余等教授精心编写的《脊柱转移瘤外科学》作序。该书深入探讨了脊柱转移瘤的外科治疗方式，是一部代表了中国在该领域高水平学术成果的著作。

脊柱转移瘤是一个复杂且严峻的医学挑战，随着医学技术的不断发展，我们对于这一疾病的理解和治疗也需要在深化和精细化上做出努力。该书的出版，对于推动脊柱转移瘤的学术研究和临床实践具有重大的价值。

我与胡永成、刘宝戈、张余等教授都致力于脊柱转移瘤的研究和治疗，我们有幸在过去的几年中有过一些学术交流和合作。他们不仅在学术上有着深厚的造诣，更在临床实践中积累了丰富的经验。他们的努力和成就，让我深感敬佩。

该书编写风格严谨，内容翔实，从脊柱转移瘤的病理生理、诊断评估、外科手术，到康复和预后，都做了详尽的阐述。我相信，该书不仅可以帮助医生们更好地理解脊柱转移瘤，也能为临床实践提供有力的参考。

作为一名医生，我深知医学科研的重要性。该书的出版，既是对过去研究成果的总结，也是对未来研究工作的指引。我希望该书能够激发更多的医生和对这一领域感兴趣的人们去深入研究学习，共同推动脊柱转移瘤的治疗向前发展。

最后，我要感谢所有参与编写和出版的人员，你们的辛勤工作和付出使得该书能够与读者顺利见面。我衷心祝愿该书能对脊柱转移瘤的诊疗产生深远的影响，并为广大的患者带来福音。

向各位致以亲切的问候！

斯特凡诺·博里亚尼

2023 年 9 月 6 日

序言原文

Dear readers,

I am deeply honored to have been invited to write the preface for the book *Surgical Management of Spinal Metastases*, meticulously compiled by Professors Hu Yongcheng, Liu Baoge, Zhang Yu, and others. This book delves into the surgical treatment of spinal metastases, representing a high-level academic achievement in this field from China.

Spinal metastases present a complex and formidable medical challenge, and as medical technologies continue to advance, our understanding and treatment of this condition require ongoing refinement and precision. The publication of this book holds significant value in advancing academic research and clinical practice related to spinal metastases.

I have had the privilege of engaging in academic exchanges and collaborations with Professors Hu Yongcheng, Liu Baoge, Zhang Yu, and their team, who have dedicated themselves to the study and treatment of spinal metastases. They not only possess profound expertise in academia but have also accumulated rich experience in clinical practice. Their dedication and accomplishments are truly admirable.

This book is characterized by its rigorous and practical writing style, covering a comprehensive range of topics, from the pathophysiology of spinal metastases to diagnostic assessment, surgical procedures, rehabilitation, and prognosis. I believe that this book will not only enhance the understanding of spinal metastases among medical professionals but also provide valuable insights for clinical practice.

As a medical practitioner, I recognize the significance of medical research. The publication of this book represents both a summary of past research achievements and a guide for future research endeavors. It is my hope that this book will inspire more healthcare professionals and individuals interested in this field to delve into further research and learning, collectively driving forward the treatment of spinal metastases.

Lastly, I would like to express my heartfelt gratitude to all those involved in the writing and publication of this book. Your dedication and hard work have made it possible for this book to reach the hands of readers. I sincerely wish that this book will have a profound impact on the treatment of spinal metastases and bring hope to a multitude of patients.

With warm regards!

Prof. Stefano Boriani

2023. 09. 06

前　言

随着恶性肿瘤发病率增加和生存期逐渐延长，肿瘤远处转移的发病率呈上升趋势，脊柱是恶性肿瘤远处转移仅次于肺、肝的第三好发部位。40%～70% 的晚期恶性肿瘤患者会发生脊柱转移，脊柱转移瘤患者占骨转移瘤患者的 50%。脊柱转移瘤会严重影响患者的生活质量，脊柱转移瘤疼痛包括局部疼痛、放射性疼痛、轴性疼痛，发生率高达 83%～95%；10%～20% 会发生脊髓压迫。15% 的脊柱转移瘤需要进行手术干预，包括缓解疼痛、重建脊柱稳定性、改善神经功能；控制、缩小局部转移病灶，为其他治疗如放化疗、靶免疫治疗提供条件等，以提高患者生活质量。

根据手术侵袭性和肿瘤病灶切除程度，脊柱转移瘤手术治疗策略可以分为经皮微创、有限切除和彻底切除。脊柱转移瘤影响手术决策方案和治疗效果的因素较多，由于肿瘤转移扩散可同时累及一个或多个脊椎，手术操作难度不一；同时，由于患者多已进行了长时间、多种方法的原发灶治疗，全身、局部已非最佳状态，手术风险会增加；另外，患者及家属面对肿瘤转移时，往往压力大、情绪不稳，会影响预后。因此，如何准确评估病情、优化治疗方案，达到风险效益平衡，是脊柱转移瘤治疗过程中所面临的重要问题。

"书犹药也，善读可以医愚"。鉴于国内外脊柱肿瘤专著的重点多集中在原发肿瘤，鲜有脊柱转移瘤专著的现状，依托天津医院骨与软组织肿瘤科牵头成立的中国脊柱转移瘤协作组（spinal metastasis intergroup of China, SMIC），汇聚国内众多脊柱肿瘤专家及其团队，开展的多中心合作研究，出版《脊柱转移瘤外科学》专著一部，为国内外相关领域工作人员提供一本聚焦前沿、临床实用的宝典。

本书共分为 21 章，书中首先介绍了国内外脊柱转移瘤的流行病学特征；其次着重介绍脊柱转移瘤的评估，以及影响手术方式选择的相关因素；再次根据手术重建方式的特点，按照部位对脊柱转移瘤的诊疗进行详细介绍；另外对脊柱前路重建的研究进展进行了总结和经验介绍；最后对脊柱转移瘤的辅助治疗、靶向免疫治疗和人工智能技术的应用进行了介绍，本书可以帮助我国骨肿瘤科、脊柱科临床工作者对脊柱转移瘤的多学科诊疗模式（MDT）有更深刻的理解。

本书需具备以下特色：一是"学术"，对国内外相关领域的最新研究成果进行介绍，指明研究方向；二是"传承"，对各专家的"一手"资料进行总结介绍，确保经验可行；三是"精炼"，对众所周知的内容仅作简单叙述，将重点放在新技术、新诊断方式的介绍上，确保读者能将更多的精力放在新知识的学习上；四是"实用"，着重介绍影响手术决策的因素，以及影响手术效果的经验，利于读者回归临床；五是"新颖"，提出脊柱转移瘤的全程管理模式，使外科医生不仅能"做好"，更能"管好"。

　　"单丝不成线，独木不成林"，本书的顺利出版得到了叶招明、韦峰、韦兴、杜心如、陈文明、张国川、王晋、严望军、王海涛、张树全、刘爱东等专家及其团队的鼎力支持，在此表示最诚挚的感谢！

　　本书是《四肢骨与软组织肿瘤外科学》的姊妹篇，两部专著相互补充，共同为我国骨与软组织肿瘤专业提供支持。然而脊柱转移瘤基本涵盖所有的临床病种，难以在一本专著中详尽介绍所有的诊疗要点；另外，由于编者才疏学浅，行文仓促，书中内容难免会有疏漏和欠妥之处，敬请读者指正和赐教。

天津大学骨科中心临床部主任
中华医学会骨科学分会委员
《中华骨科杂志》副主编

首都医科大学附属北京天坛医院骨科主任、大外科主任
北京医学会骨科学分会副主任委员
中国医师协会骨科医师分会委员（颈椎学组副组长）

广东省人民医院骨肿瘤科主任
广东省骨缺损功能修复与生物材料工程技术研究中心主任
中国抗癌协会肿瘤微创治疗专业委员会骨与软组织肿瘤学组主任委员

目　录

第一章

脊柱转移瘤流行病学特征及动态变化趋势

一、概述

脊柱转移瘤指原发于身体其他部位的恶性肿瘤通过血行转移、淋巴转移、直接蔓延侵袭或脑脊液播散等多种途径转移至脊柱并继续生长的一类疾病。恶性肿瘤转移至脊柱后可通过多种机制破坏正常骨质，从而引起脊柱局部疼痛、病理性骨折、高钙血症、脊柱稳定性下降以及脊髓受压产生的相关神经功能障碍。脊柱是恶性肿瘤最常见的骨转移部位，是其最严重的骨相关不良事件，30% ~ 70% 的恶性肿瘤患者晚期会发生脊柱转移，发生率仅次于肺和肝脏转移，其中 10% ~ 20% 的患者会出现脊髓压迫症状（metastatic spinal cord compression，MSCC），表现为肢体麻木无力、感觉减退等神经功能受损症状，是导致患者生活质量下降甚至死亡的重要原因。因此全面了解脊柱转移瘤的流行病学特征有助于骨科医生认识脊柱转移瘤的疾病特点，对指导临床诊疗和科学研究具有重要意义。

二、发病率

骨是恶性肿瘤晚期最常见的转移部位，全世界每年超过 150 万恶性肿瘤患者发生转移性骨肿瘤，人群总发病率为 1.44/10 万 ~ 6.68/10 万。晚期恶性肿瘤可转移至骨各个部位，骨转移发生率乳腺癌为 65% ~ 75%、前列腺癌为 65% ~ 75%、肺癌为 30% ~ 50%、甲状腺癌为 26% ~ 82%、肝癌为 3% ~ 20%，多发性骨髓瘤累及骨所致转移瘤发生率为 95% ~ 100%（表 1-0-1）。

表 1-0-1 恶性肿瘤患者晚期骨转移发生率（%）

原发肿瘤	骨转移	脊柱转移
乳腺癌	50 ~ 85	60
前列腺癌	60 ~ 85	60
甲状腺癌	28 ~ 60	
肺癌	32 ~ 64	43
肝癌	16	
肾癌	33 ~ 60	
直肠癌	8 ~ 60	36

续表

原发肿瘤	骨转移	脊柱转移
食管癌	6	
膀胱癌	42	47
宫颈癌	50	26

脊柱是承载头颅、连接躯干与四肢的重要骨性解剖结构，由于其具有活动度大、血供丰富等解剖学特点，使得脊柱肿瘤表现出与其他部位肿瘤不同的流行病学特征。脊柱肿瘤占全身肿瘤的 6.6% ~ 8.8%，其中原发性肿瘤少见，转移性肿瘤占全部脊柱肿瘤的 90% 以上，脊柱转移瘤约占全身骨转移瘤的 70%。

对因肿瘤死亡的患者进行尸检研究，结果显示 60% ~ 70% 的恶性肿瘤患者存在脊柱转移；而在所有恶性肿瘤患者自然病程中，仅 5% ~ 10% 的患者因脊柱转移瘤表现出相应的临床症状。恶性肿瘤脊柱转移实际发生率并不确切，原因在于：①超过 2/3 的脊柱转移瘤患者是无症状的；②部分恶性肿瘤患者确诊脊柱转移前就因原发肿瘤而死亡；③多部位恶性肿瘤患者的组织病理学未明确其原发肿瘤来源。

恶性肿瘤脊柱转移在临床中较为多见，可能与脊柱独特的生物学和解剖学特征有关，究其可能原因：①脊柱部位血液供应丰富、血流速度缓慢，为肿瘤转移、定植创造了条件（图 1-0-1）；②红骨髓的细胞内、外环境适合转移瘤定植和生长，而人体内的红骨髓主要储存于中轴骨（见图 1-0-2）；③肿瘤转移途径多样，可通过直接蔓延转移至肋骨及胸椎，晚期亦可通过椎旁静脉丛发生血行转移至中轴骨，如乳腺肿瘤和前列腺肿瘤可经血行转移至椎体和硬膜，而肺肿瘤和泌尿生殖系统肿瘤亦可经此途径转移（图 1-0-3）。

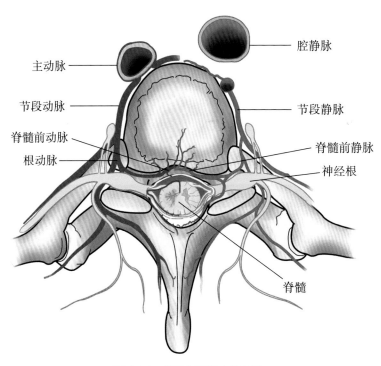

图 1-0-1　脊柱血液供应模式图

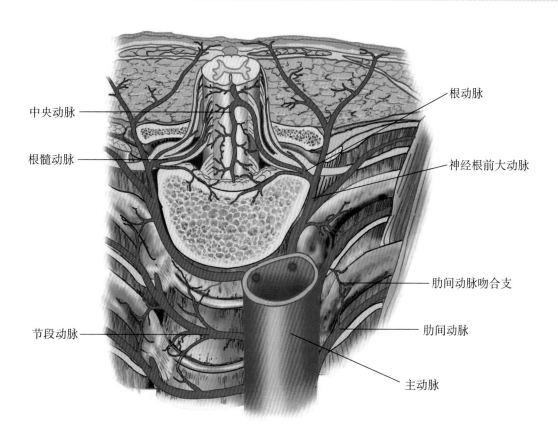

中央动脉

根髓动脉

节段动脉

根动脉

神经根前大动脉

肋间动脉吻合支

肋间动脉

主动脉

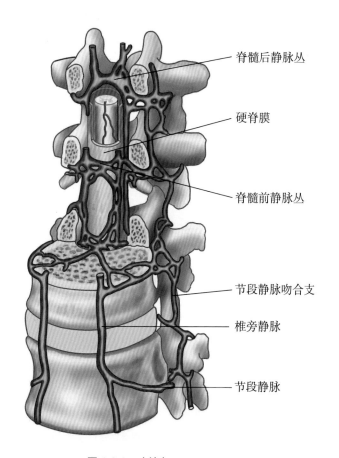

脊髓后静脉丛

硬脊膜

脊髓前静脉丛

节段静脉吻合支

椎旁静脉

节段静脉

图 1-0-1 （续）

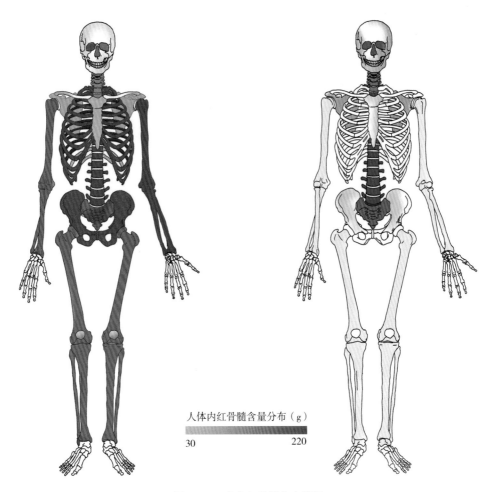

图 1-0-2　全身红骨髓分布情况

人体内红骨髓含量分布（g）
30　　　　　　　220

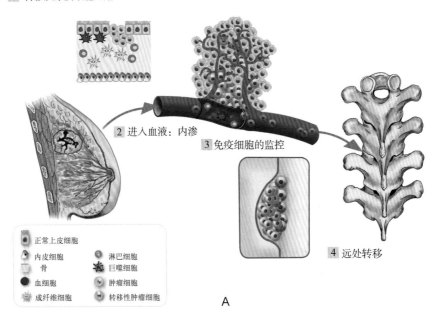

1 转移从原发细胞开始

2 进入血液：内渗
3 免疫细胞的监控
4 远处转移

正常上皮细胞
内皮细胞　　淋巴细胞
骨　　　　　巨噬细胞
血细胞　　　肿瘤细胞
成纤维细胞　转移性肿瘤细胞

A

图 1-0-3　恶性肿瘤脊柱转移途径模式图

A. 恶性肿瘤骨转移模式图；B. 恶性肿瘤脊柱转移模式图

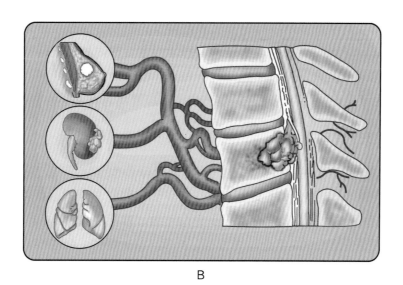

B

图 1-0-3 （续）

三、流行病学特征

（一）人口学特征

脊柱转移瘤好发于中老年人群，平均发病年龄（59.4±12.1）岁（范围：14～92岁），中位年龄 60.0 岁。国内大宗流行病学数据显示，2007—2010 年 55～59 岁群体是恶性转移性脊柱肿瘤高发人群，2011—2018 年则以 60～64 岁群体最为多发，此年龄段也是恶性肿瘤发病高峰期。发病人群中男性占 51.3%～60%，男性发病率略高于女性，男女比例约为 1.33：1。脊柱转移瘤女性患者高发年龄段为 50～60 岁，男性高发年龄段为 60～70 岁，女性发病年龄和发病高峰早于男性。脊柱转移瘤年龄分布随年代的演变规律见图 1-0-4。男性群体原发肿瘤以肺癌、前

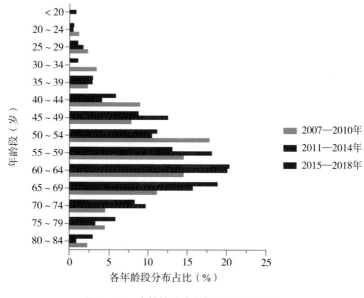

图 1-0-4　脊柱转移瘤各年龄段患者占比

列腺癌最为多见，而在女性群体则以肺癌和乳腺癌多发；原发肿瘤按年龄划分，肺癌在各年龄群体均较为高发，而间叶组织肉瘤则以年轻患者群体为主。国内外脊柱转移瘤患者在年龄、性别分布等方面较为相似，但原发肿瘤类型却有所差异，将在后文详细论述。因此，对于不明原因腰背痛的中老年患者无论是否存在既往肿瘤病史，均应警惕恶性转移性脊柱肿瘤。

（二）发病率及死亡率动态演变

癌症是构成全球疾病负担的主要原因之一，随着全球各地癌症筛查、诊断和治疗技术的进步，癌症发生的流行病学特征较以往发生显著变化。全球肿瘤学领域顶级期刊 *JAMA Oncology* 发布 2005—2019 年肿瘤发病率、死亡率、损失寿命年数、残疾寿命年数和调整生命年数全球疾病负担系统研究。报告显示 2005 年全球新发癌症病例 1310 万例，全球癌症死亡病例约 746 万例；2015 年全球新发癌症病例 1750 万例，全球癌症死亡病例 870 万例；2019 年全球新发癌症病例增加至 2360 万例，全球癌症死亡病例 1000 万例；2005—2015 年，癌症病例增加了 33%，其中 12.6% 是由于人口增长、16.4% 是由于人口老龄化、4.1% 是由于特定年龄的发病率的增加；2005—2015 年全球癌症死亡病例增加了 16.6%。近 15 年全球肿瘤发病率、死亡率随年代的演变见图 1-0-5。根据全球肿瘤疾病负担系统研究我国数据显示，2005 年我国新发癌症病例 294 万例，癌症死亡病例 220 万例；2015 年我国新发癌症病例 343 万例，癌症死亡病例 233 万例；2005—2015 年我国癌症新发病例增加了 16.7%，死亡病例增加了 6%。综上所述，在过去 15 年期间全球和我国新发发病总数和死亡病例数呈明显增长趋势。

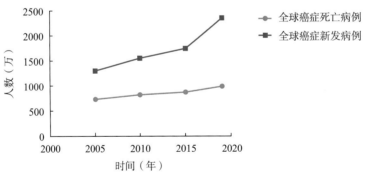

图 1-0-5　全球肿瘤发病率、死亡率随时间的演变

生存期延长：美国《2021 国家癌症状况年度报告》显示，1991—2018 年美国所有恶性肿瘤死亡率下降约 31%，仅在 2014—2018 年美国男性癌症死亡率平均每年下降 2.2%，女性平均每年下降 1.7%。曾江梅等回顾性分析我国 678 842 例恶性肿瘤患者，发现 5 年生存率由 2003 年的 30.9% 提高至 2013 年的 40.5%。

基于全球肿瘤发病和死亡的动态演变，脊柱转移瘤人口学特征呈动态变化。主要表现：①发病人数增加：1998—2007 年新诊断的脊柱转移瘤病例增加超过 20%；②发病率下降：韩国统计学数据显示，脊柱转移瘤发病率由 2008 年的 8.16 例 /10 万人下降到 2017 年的 6.18/10 万人；③患者人群平均年龄呈增长趋势：2008 年脊柱转移瘤患者的平均诊断年龄为 61.5 岁，2017 年则上升为 63.3 岁。

四、临床症状

脊柱转移瘤临床表现多样，肿瘤破坏椎体引起椎体塌陷或病理性骨折可导致患者病变区域疼痛、畸形，脊髓或神经受压时可出现神经功能障碍，部分患者可无明显临床症状。临床表现的性质和严重程度对治疗方式的选择有重要意义。

（一）疼痛

疼痛是脊柱转移瘤患者最常见的临床症状，超过 90% 的脊柱转移瘤患者存在病变部位的疼痛，夜间痛和静息痛是其典型特征，77.18% 的患者出现中到重度疼痛，亦是门诊患者最常见的就诊原因。脊柱转移瘤引起疼痛主要有三种表现形式。

1. 肿瘤性疼痛

此痛表现为按压或触之即可诱发或加剧疼痛，多由肿瘤局部生物学炎症刺激、骨膜遭受牵拉或骨内压力变化所致。疼痛定位局限，常呈持续性，表现为钝痛或咬蚀样疼痛，非甾体类抗炎药（nonsteroidal anti-inflammatory drug，NSAID）或糖皮质激素疗效较佳。

2. 机械不稳性疼痛

此痛表现为活动后加重，卧床休息可缓解，常因肿瘤对骨质的破坏导致椎骨塌陷、脊柱稳定性下降不能承受躯体压力和机械负荷所致，表现为疼痛程度剧烈且与活动相关，姿势改变如从卧位到坐位、从坐位到直立姿势变化时疼痛明显加重，卧床休息症状可缓解。

3. 神经根压迫性疼痛

此痛因肿瘤组织或因脊柱稳定性下降、骨质破坏压迫神经根所致，压迫可出现在椎管内、椎间孔区或椎间孔外。神经根压迫性疼痛表现为疼痛位于神经根支配区或疼痛沿神经根放射，呈锐痛、刺痛或放射痛，可伴有神经支配区麻木、感觉减退等，疼痛常呈持续性。减少肿瘤大小、NSAID 或糖皮质激素可减轻此类疼痛。

对于疼痛程度，常采用疼痛视觉模拟评分（visual analogue score，VAS）进行定量评估，其中 VAS 疼痛评分标准将疼痛从 0 ~ 10 分划分为 11 级，患者根据自身的感觉，从 0 ~ 10 分选择 1 个级别来代表自己的疼痛。0 分代表无疼痛，10 分代表最严重疼痛。77.18% 的患者在就诊时已经出现了中度以上的疼痛（VAS ≥ 4 分）。

（二）病理性骨折和脊柱不稳定

脊柱转移瘤病理性骨折指患者在无外伤或轻微外伤状况下出现椎体（终板和皮质骨）或附件骨质连续性中断，是由于肿瘤对正常椎体、关节突关节或椎板结构的溶骨性破坏从而导致相应部位骨质强度降低，在人体重力或轻微外伤作用下骨质连续性、完整性遭受破坏。脊柱转移瘤病理性骨折最重要的危险因素是脊柱不稳定，但脊柱病理性骨折破坏脊柱完整支撑结构亦可导致脊柱不稳定，两者之间可互为因果。对于脊柱不稳定目前没有标准的定义，脊柱肿瘤研究组织（the Spine Oncology Study Group，SOSG）将脊柱不稳定定义为由于肿瘤过程导致脊柱的完整性丧失并导致活动相关的疼痛、症状或者进行性畸形，以及在生理负荷下导致的神经损害。

随着肿瘤的进展，椎体或附件遭受破坏导致脊柱稳定性下降，进而出现有症状的病理性骨折或逐步进展的畸形。主要表现为椎体塌陷、局部侧（后）凸畸形等。

尽管约 2/3 的脊柱转移瘤患者无任何临床症状，但病理性骨折的发生可导致患者骨折部位严重疼痛、神经功能进行性恶化，会显著增加患者病死率和死亡率，从而改变肿瘤患者的自然病程，如乳腺肿瘤合并椎体病理性骨折患者的死亡率较未骨折患者高 32%。

椎体病理性骨折增加患者死亡率的原因复杂。肿瘤或病理性骨折可能并非致死原因，但它们可以引起以疼痛为主要症状的级联反应。致病事件包括长期卧床制动引起的血栓形成风险增加、后凸进展引起的肺容积降低和心肺衰竭风险增加，以及社交能力丧失、生活质量降低、麻醉药物摄入增加、精神状态不佳、情绪抑郁等。脊柱不稳定可导致机械性疼痛和畸形，严重时可引起神经功能障碍和瘫痪风险。

对于脊柱不稳定的评估，需从临床表现和影像学检查两方面综合分析。SOSG 设计的脊柱肿瘤不稳定评分系统（the spinal instability neoplastic score，SINS）对脊柱转移瘤患者的病变部位、疼痛程度、骨病损类型、脊柱力线的影像学特征、椎体塌陷高度、脊柱后外侧受累情况 6 个维度进行评估，将 6 个项目的评分累加，评分为 0 ~ 18 分（表 1-0-2）。0 ~ 6 分为脊柱稳定；7 ~ 12 分为脊柱潜在不稳定；13 ~ 18 分为脊柱不稳定。评分为 7 ~ 18 分时建议手术干预。国内大宗流行病学调查显示，脊柱转移瘤患者中 SINS 评分 1 ~ 6 分者为 14.78%，7 ~ 12 分者为 67.39%，13 ~ 18 分者为 17.83%。完善的评估可以更清楚地显示病变的范围、病变侵袭程度以及与邻近组织的关系，对于协助手术方案的制订和评估治疗效果具有重要意义。

表 1-0-2　脊柱肿瘤不稳定评分

变量	描述	得分
病变部位	结合部（枕骨 ~ C2，C2 ~ T2，T11 ~ L1，L5 ~ S1）	3
	活动椎（C3 ~ C6，L2 ~ L4）	2
	半固定椎（T3 ~ T10）	1
	固定椎（S2 ~ S5）	0
疼痛程度	有	3
	偶尔出现，非机械性	2
	无	1
骨病损类型	溶骨性	2
	混合性	1
	成骨性	0
影像学椎体序列	出现半脱位或移位	4
	新发畸形（脊柱后凸或侧凸）	2
	序列正常	0

变量	描述	得分
椎体塌陷	塌陷＞50%	3
	塌陷＜50%	2
	椎体无塌陷，但椎体受累＞50%	1
	无	0
脊柱后外侧受累情况	双侧	3
	单侧	1

（三）神经功能障碍

神经功能障碍的原因是肿瘤组织或被破坏的椎体组织压迫神经、脊髓导致神经功能受损，具体表现为损伤平面以下肢体麻木无力、感觉减退等症状。当肿瘤组织压迫马尾神经时可出现马尾神经综合征，表现为鞍区麻木、感觉减退、二便功能障碍、男性阴茎勃起障碍等。研究表明，脊柱转移瘤患者中超过50%的患者表现不同程度的神经损伤症状，10%～20%的患者会出现脊髓压迫症状（表1-0-3），是导致患者生活质量下降甚至死亡的重要原因。按照Frankel神经功能分级，50.76%的患者神经功能正常，45.45%的患者表现为不完全性脊髓损伤，5.31%的患者表现为完全性脊髓损伤，即损伤平面以下感觉、运动完全丧失（表1-0-4）。

表 1-0-3　不同肿瘤类型 MSCC 发生率

肿瘤类型	例数（例）	MSCC 发生率（%）
乳腺癌	333	20.6
前列腺癌	124	7.0
恶性淋巴瘤	149	9.0
肺癌	276	17.0
软组织肉瘤	100	6.6
多发性骨髓瘤	99	6.0

脊柱转移瘤患者疼痛、椎体病理性骨折、脊柱稳定性下降及神经功能受损均可显著影响患者的生存质量及生活功能状态，对患者维持正常生活和工作的能力造成较大影响。Karnofsky功能状态（Karnofsky performance status，KPS）评分最常用于患者身体功能状态的评估，其以0～100分表示患者身体功能状态，0分为死亡，100分为正常且无症状和体征。一般认为80分以上为非依赖级，即生活自理；50～70分为半依赖级，即生活半自理；50分以下为依赖级，即生活需要别人帮助（表1-0-5）。KPS评分对于患者预后的评估具有重要意义。

表 1-0-4　脊柱肿瘤症状和体征发生率

症状和体征	发生率（%）	
	原发性脊柱肿瘤	脊柱转移瘤
疼痛	80 ~ 95	> 90
病理性骨折	10	50 ~ 70
MSCC	5 ~ 10	10 ~ 20
脊柱侧、后凸畸形	10 ~ 40	5 ~ 10
高钙血症	5 ~ 10	10 ~ 20
全身症状	5 ~ 20	10 ~ 20

注：MSCC：脊柱转移瘤脊髓压迫症状。

表 1-0-5　Karnofsky 功能状态评分

体力状况	评分
正常，无症状和体征	100 分
能进行正常活动，有轻微症状和体征	90 分
勉强进行正常活动，有一些症状或体征	80 分
生活能自理，但不能维持正常生活和工作	70 分
生活能大部分自理，但偶尔需要别人帮助	60 分
常需要人照料	50 分
生活不能自理，需要特别照顾和帮助	40 分
生活严重不能自理	30 分
病重，需要住院和积极的支持治疗	20 分
重危，临近死亡	10 分
死亡	0 分

五、原发肿瘤类型

（一）原发肿瘤来源

恶性肿瘤脊柱转移可发生在肿瘤病程的任何时间，但主要集中在原发肿瘤快速进展期或肿瘤晚期。脊柱转移瘤原发肿瘤来源广泛，几乎体内所有恶性肿瘤均可发生脊柱转移。原发肿瘤来源中，国外以乳腺癌、前列腺癌、鼻咽癌、肺癌及甲状腺癌居前五位，男性群体中前列腺癌居首位，而女性则以乳腺癌最常见。国内流行病学数据显示，脊柱转移瘤原发肿瘤中以肺癌最多见（36.94%），其余依次为乳腺癌（8.05%）、肾癌（6.07%）、消化道来源肿瘤（5.52%）、多发性骨髓瘤（5.26%）、肝（胆）来源肿瘤（5.06%）、前列腺癌（4.30%）、甲状腺癌（2.58%）、间叶组织肉瘤（2.18%），有 16.50% 的患者原发肿瘤来源未知。分析可能原因：①与地理环境、人种差异有关，肺癌发病率位于我国恶性肿瘤首位，而在国外男性以前列腺癌、女性以乳腺癌最多见；②肺癌转移途径多样，早期可通过直接蔓延转移至肋骨及胸椎，晚期通过椎旁静脉丛发生血行转移至中轴骨；③脊柱部位血液供应丰富、血流速度缓慢，为肿瘤转移、定植创造了条件；④脊椎静脉系统缺乏静脉瓣，与上下腔静脉直接联系，当胸腔压力增大时可出现血流缓慢、停滞或血液逆流，为肿瘤细胞扩散和繁殖提供机会。

按照 Tomita 评分，将原发肿瘤类型分为快速生长型（肺癌、肝癌、胃癌、食管癌、胰腺癌、膀胱癌、间叶组织肉瘤和来源不明肿瘤）、中速生长型（肾脏和子宫来源肿瘤）和缓慢生长型（乳腺癌、前列腺癌、甲状腺癌和类癌），约 64.98% 的患者原发肿瘤快速生长，中速生长型为 10.68%，仅 24.34% 的患者原发肿瘤缓慢生长。

恶性肿瘤脊柱转移可分为成骨性病变、溶骨性病变和混合性病变。多数恶性肿瘤脊柱转移是溶骨性病变（95%），成骨性病变主要见于乳腺癌和前列腺癌转移，部分经治疗的患者可表现为混合性病变。

1. 肺癌脊柱转移

目前肺癌已成为世界上发病率最高的恶性肿瘤，约占全球癌症患者人数的 11.6%，在我国肺癌亦是发病率最高的恶性肿瘤，其发病率和死亡率分别为 57.26/10 万和 45.87/10 万。

30% ~ 50% 的肺癌患者晚期发生骨转移，其中脊柱转移占骨转移的 28.2% ~ 70%。根据国内多中心流行病学调查显示，肺癌脊柱转移患者中男性年龄 32 ~ 75 岁，平均年龄 58 岁；女性年龄 28 ~ 72 岁，平均年龄 56 岁，男性发病率略高于女性（男女比例 1.37：1）。

从病理类型分布来看，约 92.23% 来源于非小细胞肺癌(non-small lung cancer, NSCLC)，5.18% 为小细胞肺癌（small lung cancer, SCLC），2.59% 为其他型（包括神经内分泌癌、细支气管肺泡癌和低分化癌）。NSCLC 中 86.57% 为腺癌，9.42% 为鳞癌，0.60% 为腺鳞癌，0.20% 为大细胞癌，3.21% 的患者 NSCLC 病理未定型。

68% 的肺癌患者半年内发现脊柱转移，7 ~ 12 个月为 13%，13 ~ 24 个月为 8%，仅 11% 的患者转移时间超过 24 个月。

2. 乳腺癌脊柱转移

乳腺癌是世界女性中常见恶性肿瘤之一，在国外女性人群中乳腺癌发病率居于所有恶性肿瘤首位，标准化发病率约为 39.0/10 万，标准化死亡率为 12.5/10 万。在我国女性中发病率居第二位，仅次于肺癌。

流行病学调查显示，超过 10% 的乳腺癌患者发生骨转移，其中高度恶性患者骨转移率达到 69%，复发性乳腺癌中 65% ~ 75% 的患者出现骨转移。脊柱是乳腺癌骨转移最常发生的部位，约占所有骨转移病例的 60%。乳腺癌脊柱转移好发于老年女性，年龄 28 ~ 75 岁，平均年龄 56 岁，乳腺癌由确诊至脊柱转移时间 0.3 ~ 15 年，平均 5 年。

乳腺癌脊柱转移中以溶骨性病变多见，椎体病理性骨折发生率较高，某些患者在溶骨性病变经治疗后部分骨质修复可在影像学上表现为成骨性病变或混合性病变。

与其他原发肿瘤相比，乳腺癌脊柱转移患者生存期较长，积极治疗后预后较好，中位生存期 21 ~ 37 个月，1 年生存率达 80% 以上，5 年生存率约 20%。患者一般情况、激素受体表达情况、内脏转移情况、血清 CA125 水平为乳腺癌脊柱转移患者预后的独立影响因素。

3.前列腺癌脊柱转移

前列腺癌是国外男性发病率最高的恶性肿瘤，2008年全球前列腺癌标化发病率为28.5/10万，标化死亡率为7.5/10万。在我国前列腺癌为男性第二大常见恶性肿瘤，发病率仅次于肺癌。前列腺癌的发病率呈明显地区和种族差异性，发达国家发病率显著高于发展中国家。前列腺癌好发于老年男性，发病高峰年龄为75～79岁。从病理类型来看前列腺癌多为腺癌，主要发生于前列腺外周带和移行带。

按照Gleason评分系统，前列腺癌评分为2～10分，分值越高代表肿瘤分化程度越低，恶性程度越高，越容易进展和转移。Gleason评分2～6分为高分化肿瘤，7分为中等分化肿瘤，8～10分为低分化肿瘤。50%的前列腺癌患者于确诊时即发生骨转移，约80%的患者在生命周期内出现骨转移，伴远处转移的脊柱转移瘤患者5年生存率仅30%。前列腺癌骨转移以中轴骨转移多见，约占全部骨转移患者的60%。

前列腺癌脊柱转移患者平均年龄70岁，中位生存时间为27个月，1、3、5年生存率分别为81.6%、40.8%、20.4%。前列腺癌脊柱转移超过95%为成骨性病变，约5%的晚期前列腺癌脊柱转移患者可表现为混合性病变，单纯溶骨性病变转移者少见。

4.甲状腺癌脊柱转移

甲状腺癌是最常见的内分泌恶性肿瘤，发病率在我国肿瘤中排名第五。2013年世界甲状腺癌标准化发病率为7.67/10万，我国甲状腺癌标准化发病率为8.82/10万，略高于国外水平。

近年来，甲状腺癌的发病率呈快速上升趋势。骨骼是甲状腺癌第二常见的转移部位，26%～82%的甲状腺癌患者出现骨转移，其中50%的患者会发展为脊柱转移。甲状腺癌脊柱转移患者发病时平均年龄为57.6岁（范围26～82岁），从首次手术到发现脊柱转移的平均时间为42.9个月（范围0～132个月），超过70%的患者在发生脊柱转移前5年以上接受过甲状腺手术。

胸椎是甲状腺癌脊柱转移最常见的受累部位，也是大多数脊柱转移疾病的受累部位。张浩等回顾性分析了52例患者，24例发生在胸椎、13例发生在腰椎、9例发生在颈椎、6例发生在骶骨。不同的转移部位可能导致不同的生存结果。同时，由于颈椎解剖结构复杂，手术并发症较多，颈椎病变患者生存率最差，而胸椎病变患者生存率最好。

从病理类型分布来看，乳头状甲状腺癌占甲状腺癌的75%，且乳头状甲状腺癌患者的生存期优于滤泡状甲状腺癌患者。但与乳头状甲状腺癌相比，滤泡状甲状腺癌更容易转移到脊柱，乳头状甲状腺癌患者如果发生脊柱转移，则生存期较滤泡状甲状腺癌患者短。甲状腺癌脊柱转移病理诊断最常见的是滤泡状甲状腺癌（82%），其次为甲状腺乳头状癌、甲状腺髓质癌。最常见的临床症状是难以忍受的局部疼痛和不同程度的神经功能缺损。通常，疼痛是最早也是最常见的症状，神经功能缺损也较为常见。甲状腺癌骨转移多为溶骨性病变，骨破坏程度往往非常严重，病理性骨折发生率很高。

一般来说，甲状腺癌预后良好，生存期普遍较长，分化型甲状腺癌的10年生存率为80%～95%。但存在远处转移的患者预期寿命显著降低。滤泡状甲状腺癌脊柱转移患者的生存率明显优于其他甲状腺癌脊柱转移患者。当存在远处转移时，10年生存率下降到10%～40%。所有患者5年生存率为78.8%。多因素Cox回归分析显示，年龄＜50岁、单节段受累、滤泡状甲状腺癌是甲状腺癌脊柱转移的有利预后因素。

5. 肝癌脊柱转移

肝细胞癌（hepatocellular carcinoma，HCC）在世界范围内男性发病率居恶性肿瘤第五位，女性发病率为第七位，是导致男性癌症相关死亡的第二大原因，也是导致女性癌症相关死亡的第六大原因。HCC 的发病率和死亡率在东亚和非洲撒哈拉以南地区明显高于其他地区。HCC 与慢性乙型肝炎病毒（hepatitis B virus，HBV）或丙型肝炎病毒（hepatitis C virus，HCV）的高感染率相关。骨是 HCC 第二大最常见的转移部位，占所有病例的 3% ~ 20%。中轴骨是骨转移最常见的部位，占骨转移患者的 87%，其次是骨盆、肋骨和颅骨。

肝癌脊柱转移患者平均年龄 60 岁（范围 29 ~ 88 岁），男性发病率高于女性（男女比例 2 ~ 5：1），其中超过 50% 的患者存在 HBV 病毒感染。从原发肿瘤被诊断到脊柱转移的中位时间为 20 个月。

胸椎是 HCC 脊柱转移最常见的部位（44.5% ~ 55%），其次为腰椎（28% ~ 34%）、颈椎（16.6% ~ 18.2%）和骶椎（3.2%）。72.3% 的患者为多椎体转移，仅 27.7% 的患者单椎体受累。术前症状持续时间 0.5 ~ 12 个月，中位时间 4.3 个月。最常见的症状包括夜间背痛、四肢麻木和截瘫，平均疼痛 VAS 评分为 7.32 分（范围 1 ~ 10 分），Frankel 评分范围为 A ~ D。

一般来说，HCC 患者被确诊时已是晚期，预后常较差，5 年生存率不足 20%。HCC 合并骨转移预后极差，中位生存期仅 1 ~ 2 个月。HCC 源性脊柱转移瘤是所有类型脊柱转移中预后最差的，平均生存期为 7 个月，患者的一般情况、血清白蛋白水平（或 Child-Pugh 分级）等因素影响转移性脊柱肿瘤患者的治疗后生存时间。

6. 多发性骨髓瘤脊柱转移

多发性骨髓瘤（multiple myeloma，MM））是单克隆浆细胞在骨髓内异常肿瘤性增殖并大量产生单克隆免疫球蛋白重链或轻链(M- 蛋白)，从而导致多发溶骨性病变的一种恶性浆细胞病。MM 是第二常见的血液系统恶性肿瘤，西方国家的成年人发病率为 5/10 万人，诊断时平均年龄为 69 岁。该病我国的年发病率约为 1/10 万人，发病率低于西方国家，平均年龄 59.5 岁。男女比为 1.54 ~ 2.4：1，年龄范围 28 ~ 82 岁，中位发病年龄 56.3 岁。

MM 是最容易累及骨骼的恶性肿瘤，MM 患者中约 90% 累及骨骼系统。不同程度的骨质疏松、溶骨型病变、进行性骨质破坏是其显著临床特点。MM 累及骨骼系统引起相关骨不良事件称为骨髓瘤骨病（myeloma bone disease，MBD），其表现包括骨质溶骨性损害、骨质疏松、高钙血症及病理性骨折，是影响 MM 患者预后和生存质量的重要因素。约 2/3 的 MM 患者因为骨痛就诊，近 50% 的患者在疾病过程中会发生病理性骨折，20% ~ 30% 的 MM 患者出现高钙血症的症状，如乏力、恶心，甚至神志淡漠、昏迷等。即使抗肿瘤治疗取得良好的疗效，MM 骨质损害仍然持续存在。

MM 的传统治疗方式包括化疗、双膦酸盐类药物抗骨质破坏治疗、局部放疗、手术治疗以及镇痛等。MM 脊柱转移患者中 8% ~ 30% 出现神经功能损害。当患者因 MM 导致脊柱压缩骨折和（或）脊柱不稳定、脊柱病变压迫脊髓与神经根致神经功能损害进行性加重、药物和（或）放疗无法缓解的严重骨痛时，可通过外科手术干预潜在或已经发生的病理骨折、解除脊髓与神经压迫、缓解疼痛并重建脊柱稳定性，为患者后续治疗创造条件，但手术治疗是否能延长患者总生存期缺乏科学证据支持。

7. 肾癌脊柱转移

肾癌是一种侵袭性恶性肿瘤，在我国泌尿系统肿瘤中发病率居第二位，占成人恶性肿瘤的2%～3%；发达国家发病率高于发展中国家，城市地区高于农村地区，男性多于女性，男女患者比例约为2∶1。肾癌发病相对隐匿，多达1/3的肾癌患者在就诊时被即发现肿瘤转移，肾切除后25%的肾癌会局部复发或转移。23%的患者同时诊断为肾癌和脊柱转移瘤。透明细胞癌是最常见的肾癌亚型，占所有肾肿瘤的70%～75%。

一项纳入807例肾癌脊柱转移患者的回顾性研究显示，肾癌脊柱转移患者平均年龄56.7岁，75.5%为男性患者，男女比为3∶1。最常见的症状是疼痛（79.9%），大多数患者在诊断脊柱转移时有全身及内脏疾病（58.9%），29.3%的患者伴肢体的无力，约10%的患者出现肠道或膀胱功能障碍。最常见的转移部位是胸椎（49%），其次是腰椎（34.4%）和颈椎（11.6%）。大多数患者神经功能正常（66%，Frankel E），29.5%为Frankel C～D，仅4.5%的患者神经功能严重受损（Frankel A～B）。

确诊原发肾癌的患者平均和中位生存期分别为8.75个月和11.7个月，5年生存率不足10%。而同时诊断原发肾癌和脊柱转移的患者平均和中位生存期分别为6.75个月和11个月。神经功能对肾癌脊柱转移患者预后生存期有重要影响，出现神经功能缺损的患者中位生存期为5.9个月，而没有出现神经功能缺损的患者中位生存期为13.5个月。

8. 胃癌脊柱转移

胃癌是全球较为常见的恶性肿瘤，根据国际癌症研究机构的统计数据，2012年全球胃癌新发病例约95.1万例，因胃癌死亡病例约72.3万例，位于恶性肿瘤发病率第五位、死亡率第三位。超过70%的胃癌新发病例发生在发展中国家，约50%的病例发生在亚洲东部，主要集中在我国。其发病与幽门螺杆菌感染、摄入亚硝酸盐和多环芳烃等物质有关。

胃癌主要发生于老年人群，年龄56～68岁，其发病率随年龄增长呈上升趋势。胃癌预后相对较差，3年生存率分别为ⅠA期88.1%、ⅠB期77.6%、ⅡA期71.2%、ⅡB期58.8%、ⅢA期40.0%、ⅢB期28.0%、ⅢC期13.2%、Ⅳ期10.1%，1、3、5年观察生存率分别为55.3%、30.6%和23.6%，严重威胁人类健康。

由于早期发现和多学科治疗的进展，胃癌患者的预期寿命已经延长。然而，生存期延长也会导致肿瘤转移的发生率上升。腹膜、肝和肺是最常见的转移部位，而骨转移相对较少。胃癌患者骨转移的发生率为0.9%～12.4%，其中脊柱是最常见的转移部位，脊柱转移中椎体最常受累，部分患者可出现硬脊膜内转移和神经根转移。按照病理类型划分，腺癌居所有病理类型首位（60.92%），其余依次为印戒细胞癌（10.21%）、管状腺癌（7.28%）、黏液腺癌（3.38%）、上皮癌（1.56%）、胃肠道间质性肉瘤（1.11%）。几乎所有患者均发生骨骼相关事件，包括病理性骨折、夜间疼痛和神经功能缺损。

胃癌脊柱转移可引起严重的疼痛和神经功能障碍，从而对患者的生活质量产生负面影响，也是影响患者生存期的重要原因，诊断后的脊柱转移瘤患者中位生存期为3～8个月。手术治疗可显著延长患者生存期，可能原因包括但不限于：脊柱手术可有效改善患者的功能状态，从而使患者有更多的机会接受术后辅助治疗；手术可实现更好的下床活动，防止患者出现肺部感染、深静脉血栓形成等卧床并发症。

9.结直肠肿瘤脊柱转移

结直肠癌是当今世界癌症死亡的主要原因，是第三大常见的癌症，也是世界上癌症死亡的第二大原因，每年新发病例和死亡病例约为180万例和90万例。

对转移性结直肠癌患者的研究表明，骨转移的发生率为6.9%～10.4%，而尸检病例的骨转移发生率高达23%。在转移性结直肠癌中，骨包括脊柱，是继肝和肺之后的第三大最常见的转移部位。10%～15%的结直肠癌存在骨转移，结直肠癌初级治疗与骨转移异时诊断之间的中位间隔为20个月。此外，由于现代化疗的发展，可以延长生存期，结直肠癌患者骨转移的发生率预计将会增加。脊柱转移是转移性疾病中的一个重要问题，其由于疼痛导致非功能后果，并由于神经后遗症导致生活质量下降。

结直肠癌脊柱转移患者的中位年龄为65岁（范围35～77岁），其中男女比例约为1～1.5∶1。腺癌是最常见的病理类型（46.0%），其次为神经内分泌癌（11.0%）和印戒细胞癌（2.0%）。胸椎（43.0%）是脊柱转移的主要部位。

脊柱是结肠直肠癌骨转移最常见的部位。右半结肠癌与长骨转移显著相关，而左半结肠癌与脊柱骨转移显著相关。结直肠肿瘤脊柱转移病灶多为溶骨型病变和混合型病变，成骨型病变较为少见。90%的患者脊柱转移的同时存在其他部位转移，超过2/3的脊柱转移患者同时存在脑转移。10%的脊柱转移患者存在椎体病理性骨折，中位骨折时间为4个月。诊断为结直肠癌骨转移后的中位生存时间为5个月（95%CI：4.0～9.0），1年生存率为30.0%，5年生存率不足5.0%。

（二）肿瘤谱动态演变

一直以来肺癌是全球发病率最高的恶性肿瘤，其次为乳腺癌、结直肠癌、胃癌和前列腺癌。2005年全球男性新发恶性肿瘤病例678万例，其中肺癌发病率居所有恶性肿瘤首位，其次为前列腺癌、胃癌、结直肠癌和肝癌；全球女性新发恶性肿瘤病例636万例，乳腺癌居女性新发肿瘤首位，达167万例，其次为结直肠癌、宫颈癌、肺癌和胃癌。所有患者中因癌死亡人数前五位的恶性肿瘤分别是肺癌、胃癌、肝癌、结直肠癌和食管癌。在男性中，气管、支气管和肺癌是男性恶性肿瘤死亡和残疾的主要原因，远超其他类型，位居恶性肿瘤死亡人数第一。对于女性来说，最常见的恶性肿瘤是乳腺癌，乳腺癌也是女性恶性肿瘤死亡和残疾的主要原因。但2020年最新数据显示，2019年全球乳腺癌新发病例高达226万例，超过了肺癌的220万例，乳腺癌取代肺癌，成为全球第一大肿瘤。2020年全球发病率前十位的恶性肿瘤依次为乳腺癌、肺癌、结直肠癌、前列腺癌、胃癌、肝癌、宫颈癌、食管癌、甲状腺癌和膀胱癌。这10种肿瘤占新发恶性肿瘤总数的63%。男性中发病率前五位的恶性肿瘤为肺癌、前列腺癌、结直肠癌、胃癌和膀胱癌，女性中发病率前五位的恶性肿瘤为乳腺癌、结直肠癌、肺癌、宫颈癌和卵巢癌。死亡率前十的恶性肿瘤依次是肺癌、结直肠癌、肝癌、胃癌、乳腺癌、胰腺癌、前列腺癌、宫颈癌、白血病、膀胱癌，这十种肿瘤占恶性肿瘤死亡总数的71%。男性中死亡率前五位的恶性肿瘤为肺癌、胃癌、结直肠癌、前列腺癌和食道癌，女性中死亡率前五位的恶性肿瘤为乳腺癌、肺癌、结直肠癌、胃癌和宫颈癌。

我国肿瘤数据与国外略有差异，2008年我国发病率前五位的恶性肿瘤依次为肺癌、胃癌、结直肠癌、肝癌和乳腺癌，而肺癌、胃癌、肝癌、食管癌和结直肠癌位居恶性肿瘤死亡率前五位。男性发病率前五位的肿瘤依次为肺癌、胃癌、肝癌、结直肠癌和食管癌，其中男性恶性肿瘤死亡率最高为肺癌，其次为肝癌、胃癌、食管癌和结直肠癌；女性发病率第一位的恶性肿瘤为乳腺癌，其次为肺癌、结直肠癌、胃癌和肝癌，女性恶性肿瘤死亡率前五的癌症为肺癌、胃癌、肝癌、结直肠癌和乳腺癌。至 2014 年，女性乳腺癌取代食管癌居恶性肿瘤发病率第五位，肝癌则取代胃癌位居恶性肿瘤死亡第二位；2015 年发病前五位的恶性肿瘤则为肺癌、胃癌、结直肠癌、肝癌和乳腺癌，男性发病首位为肺癌，每年新发病例约 52.0 万例，其他高发恶性肿瘤依次为胃癌、肝癌、结直肠癌和食管癌等；女性发病首位为乳腺癌，每年发病约 30.4 万例，其他主要高发恶性肿瘤依次为肺癌、结直肠癌、甲状腺癌和胃癌等。综上所述，恶性肿瘤疾病谱无论是发病率还是死亡率均呈现出不同的变化规律。

　　脊柱转移瘤作为恶性肿瘤最严重的骨相关不良事件，其流行病学特征与原发肿瘤疾病特征相关。对于原发肿瘤，国外学者研究认为发生骨转移的恶性肿瘤常见于乳腺癌、前列腺癌、鼻咽癌、肺癌及甲状腺癌，男性前列腺癌脊柱转移居于首位，而女性则以乳腺癌最常见。国内学者研究发现，不论男性还是女性，原发肿瘤最多来源于肺癌，与国外公布的数据存在差异。

　　2007—2018 年，脊柱转移瘤原发肿瘤类型呈动态变化规律。2007—2010 年，脊柱转移前五位的原发肿瘤依次为为肺癌、肾癌、肝癌、乳腺癌和甲状腺癌；2011—2014 年，脊柱转移前五位的原发肿瘤依次为为肺癌、乳腺癌、甲状腺癌、骨髓瘤和结直肠癌；2015—2018 年，脊柱转移前五位的原发肿瘤依次为为肺癌、乳腺癌、甲状腺癌、肝癌和宫颈癌。

六、转移部位及数量

　　脊柱转移瘤可侵犯骨质（椎体、附件）、硬膜外间隙、软脊膜和（或）脊髓。椎体是恶性肿瘤骨转移中最易累及的部位，80% 的病例中转移瘤侵犯椎体，在全身器官中椎体受累程度仅次于肺和肝，位列第三。超过 90% 的脊柱转移病椎为硬膜外病变，可分为单纯硬膜外病变和累及硬膜囊的椎体转移瘤。某些骨肉瘤和经放射治疗后复发的转移瘤可突破硬膜屏障转移至硬脊膜内，5% ~ 6% 的病灶为髓外硬膜内转移，髓内转移临床较为罕见，仅占全部病例的 0.5% ~ 1%。

　　按照转移部位划分，脊柱转移瘤可累及颈椎、胸椎、腰骶椎任意椎体或部位。胸椎是最常发生转移的部位（70%），其次为腰椎（20%）、颈椎和骶尾椎。国内大宗流行病学数据显示，39.72% 的患者为跨部位转移，即同时累及颈椎、胸椎、腰椎、骶尾椎中的两个及以上部位，其次为胸椎（26.01%）、腰椎（21.41%）、骶尾椎（6.48%）单部位转移，颈椎转移最为少见（6.38%），与国外数据存在差异，可能与统计方法有关，国内数据将累及两个及以上部位的转移单独分类。

　　1. 颈椎

　　颈椎（cervical vertebra）位于颈段脊柱，是位于颅骨以下、胸椎以上的部位，由 7 块椎骨组成，围绕在颈髓及其脊膜的周围，颈椎横突上有横突孔，椎动脉和椎静脉在内走形并与颅内血管相交通。颈椎的特点是椎体较小、活动范围较大、周围缺乏附属结构支持，在保障活动范围的同时支撑头颅的重量。颈椎转移瘤约占脊柱转移瘤的 6% ~ 10%，但由于颈椎缺乏附属结构支撑、活动度较大，颈椎转移瘤造成的颈椎不稳定可导致严重的并发症。

颈椎转移占脊柱转移瘤患者的 6% ～ 10%，恶性肿瘤颈椎转移患者常以非机械性颈部疼痛为主诉，约占所有患者的 90%，由转移瘤对椎体骨质破坏增加、椎体塌陷、颈椎生理曲度丢失甚至后凸畸形所致，其表现缺乏特异性，易与颈椎病轴性症状相混淆；若转移瘤累及寰枢椎水平，C1 侧块受累会导致头部旋转时疼痛，C1 椎骨、寰枢椎韧带复合体、横韧带、C2 齿状突被破坏时可影响寰枢椎稳定性导致寰枢椎半脱位，但由于此处椎管较宽，硬膜外脊髓压迫风险相对较低；当转移瘤导致椎体骨质破坏、椎体塌陷、颈椎椎管狭窄时可出现神经损伤表现，如四肢麻木、无力、行走踩棉感等髓性症状，但转移性病变所致的椎体受累可能不是导致上述症状的唯一原因，颈椎间盘退变、颈椎管狭窄、后纵韧带骨化等都可能是造成患者症状的原因，因此在对颈椎转移瘤患者进行诊治时应根据完整病史、体格检查及影像学结果进行综合分析。

2. 胸椎

胸椎（thoracic vertebra）位于脊柱胸段，共 12 个。从上向下，椎体逐渐增大，参与躯体负重功能。胸椎由椎间盘和关节突与相连椎体相关节，在椎体侧面后份上下缘经上肋凹和下肋凹与肋骨头相关节，并与肋骨、胸骨组成胸廓保护胸腔内脏器。胸椎可进行前屈、后伸、左右侧弯和旋转活动，但活动范围较小，稳定性明显高于其他脊柱区域，这主要得益于肋骨和胸骨的加强。胸椎管内特别是上胸段脊髓，血供较腰椎和颈椎相对较差，导致胸段脊髓对缺血、挤压等损伤的耐受性较差；此外由于胸椎解剖结构因素，椎管容积有限，脊髓受压后缓冲空间不足，易继发椎管狭窄，严重者可致患者截瘫。

恶性肿瘤胸椎转移约占所有脊柱转移瘤的 70%，患者常以胸背部疼痛为主诉，是转移瘤对椎体骨质破坏增加、椎体塌陷、椎体病理性骨折所致，部分患者常于心脏内科首诊并在胸部 CT 等检查中被发现胸椎转移性疾病。由于胸段脊髓对缺血、挤压等损伤的耐受性较差；此外胸椎椎管容积有限，脊髓受压后缓冲空间不足等原因，当转移瘤导致椎体骨折破坏、椎体塌陷致胸椎管狭窄时，45% ～ 50% 的患者出现神经损伤症状，如下肢麻木、肌力下降、躯体某一平面以下感觉减退、行走不稳、胃肠和二便功能障碍，严重者可导致截瘫；但胸椎转移瘤因胸廓的保护脊柱不稳定出现较少。

3. 腰椎

腰椎（lumbar vertebra）上接胸椎、下接骶椎，由 5 个椎体构成，是全身应力最集中的部位，承受来自上半身的全部压力。腰椎活动范围较大，可在三维空间内多个自由度进行活动，骶椎是固定的而不参与脊柱活动，脊柱活动时骶椎不产生相应的协调缓冲动作，脊柱上位各节段的活动最终均集中在最下方的 2 个椎体上。因此，L4 ～ L5 椎间盘损伤的机会最多。腰椎椎管内的神经在脊髓圆锥以下移行为分支状的马尾神经，支配下肢的感觉、运动、鞍区感觉及括约肌功能障碍。

恶性肿瘤腰椎转移约占所有脊柱转移瘤的 20%，患者常以腰腿痛为主诉，是肿瘤或被破坏的椎体对神经根刺激所致，椎体骨质破坏和病理性骨折可致患者顽固性腰背痛，易被误诊为腰肌劳损、腰椎间盘突出等腰椎退行性疾患，腰椎 CT 和 MRI 可明确诊断。若椎管狭窄压迫马尾神经可出现马尾综合征表现，表现为鞍区麻木、感觉减退、二便功能障碍，男性可出现阴茎勃起功能障碍。腰椎转移性肿瘤对椎体和脊柱稳定性的破坏可加重先前存在的腰椎退变性侧弯和椎间盘疾患。

4. 骶椎

骶骨（sacrum）是由 5 块骶椎融合而成的呈倒三角形的骨性结构，构成盆腔的后上壁，上端经骶骨底与第五腰椎下面形成腰骶关节，双侧经骶髂关节面与髂骨相应关节面形成骶髂关节，是连接躯干和下肢的重要结构。骶管内走形的骶神经分别经骶前孔和骶后孔传出支配相应区域的感觉和运动。

骶骨肿瘤是一种少见的肿瘤，原发骶骨肿瘤更为罕见，多为转移性病灶，约占脊柱转移瘤的10%。由于骶尾椎位置深在，容易被误诊为腰痛、腰椎间盘突出、腰肌劳损等疾患，在明确诊断时患者往往肿瘤范围较大并存在一定程度的周围侵犯。骶骨由于其独特的生理结构和解剖学特点，临床症状常不典型；当肿瘤组织侵犯骶丛神经时可表现为神经损伤症状；骶骨在承接上身躯干和下肢中起重要作用，是较为重要的负重骨，常因肿瘤组织破坏导致骨盆环的稳定性下降。

在病变节段数量方面，Bollen 等研究发现，脊柱转移瘤患者中49.57%的患者受累椎体数量＜3个。国内数据显示，39.54%的患者为单节段转移，24.04%的患者为双节段转移，36.42%的患者同时累及 3 个及以上椎体。当受累椎体数量＜3 个时，以腰椎转移最为常见，受累椎体数≥3个时，以跨节段转移最为多见。

七、手术方式的演变

（一）手术方式

脊柱转移瘤的治疗目的在于控制疼痛和局部肿瘤、保留或恢复神经功能、重建脊柱稳定性。脊柱转移瘤治疗手段多样，目前有效的治疗方式包括外科手术治疗、放化疗、生物靶向治疗以及晚期止痛等对症治疗。目前学术界普遍认为，对于存在脊柱不稳定、椎体病理性骨折及神经压迫症状的患者应手术治疗。与原发性脊柱肿瘤不同，脊柱转移瘤的手术治疗以改善临床症状、重建脊柱稳定性、解除神经压迫为目的，而并非彻底治愈肿瘤。

目前外科手术方式根据对软组织损伤程度及对肿瘤病灶的切除程度可分为微创手术和开放手术。①微创手术：以稳定病变椎体、改善患者局部疼痛为目的，具有软组织损伤程度轻、住院时间短等优势，适用于神经功能完整或神经功能受损但不能耐受开放手术者，包括经皮椎体成形术（percutaneous vertebroplasty，PVP）或经皮椎体后凸成形术（percutanousky-phoplasty，PKP），必要时联合应用微波热疗和射频消融技术。②开放手术：包括姑息性手术及根治性手术。姑息性手术：患者神经功能受损，以改善患者神经功能、提高活动能力及生活质量为目的，但肿瘤未完全切除。包括经肿瘤的部分切除术和分离、减压手术，可辅助内固定、椎体强化、微波热疗等技术。根治性手术：以彻底切除肿瘤、重建脊柱稳定性为目的。包括椎体整块切除术（total enbloc spondylectomy，TES）和分块切除术。

天津市天津医院胡永成教授对国内 1976 例脊柱转移瘤患者临床数据进行分析，其中 690 例患者（34.92%）接受手术治疗，118 例患者（5.97%）进行了脊柱转移灶放疗，119 例患者（6.02%）接受了化疗，35 例患者（1.77%）进行了靶向治疗。对于手术患者，开放姑息性手术是最常见的手术方式，约占所有手术患者的 76.8%（530/690），其次为微创手术（12.0%，83/690），仅

11.2%的患者接受根治性手术。接受微创手术的患者Frankel分级多为D、E级，神经损害表现较轻，易合并中重度疼痛或椎体病理性骨折；进行开放姑息性手术的患者多存在脊柱不稳定和神经损害表现；进行根治性手术的患者大多Tokuhashi修正评分较高，且KPS评分较高，提示根治性手术适用于单节段转移、原发肿瘤控制良好、不伴内脏转移、预期生存期较长的患者。

（二）手术方式的动态演变

由于脏器肿瘤生存期的延长、肿瘤谱改变以及肿瘤数量特别是亲骨性肿瘤的显著增加，脊柱转移瘤的流行病学特征以及治疗的观念和策略也随之发生改变。脊柱转移瘤的治疗包括对影响治疗结果和预后因素的综合评估，目前恶性肿瘤的治疗不仅仅局限于传统的手术治疗、化疗和放疗，免疫疗法、内分泌疗法、分子靶向治疗以及基因治疗为恶性肿瘤患者提供了更多的选择。因此，脊柱转移瘤的治疗呈现其独特的演变规律。主要表现为：①放疗患者占全部脊柱转移瘤患者的20%～35%，病例数量相对稳定。②化疗、免疫治疗、内分泌治疗手段多样，综合治疗患者比例快速增长。③手术治疗患者占比显著上升：Yoshihara等回顾性分析2000—2009年美国42 538例年龄为（59.66±14.2）岁的脊柱转移瘤患者资料，发现随着时间的推移，接受手术治疗的脊柱转移瘤患者数量从2000年的3242例增至2009年的5418例，手术治疗率从2000年的1.15/10万增长至2009年的1.77/10万，但未对具体手术方式进行亚组分析。④手术治疗的类型显著变化：Choi等对韩国2008—2017年共38 007例脊柱转移瘤患者流行病学及手术方式进行回顾性分析，结果发现肺癌、乳腺癌、前列腺癌是最常见的肿瘤来源，12 882例（33.89%，12 882/38 007）接受手术治疗的患者手术方式呈动态变化规律，以姑息性治疗为目的的骨水泥注射和单纯减压手术持续减少，而肿瘤切除术、椎体切除术或脊柱内固手术的频率显著增加。

天津市天津医院胡永成教授联合中国首个脊柱转移瘤协作组（Spine Metastatic Intergroup of China，SMIG）通过多中心研究对我国脊柱转移瘤患者临床、病理及手术方式随年代不同的演变规律进行深入研究，结果显示，脊柱转移瘤手术治疗率及各手术类型呈动态变化，医生在脊柱转移瘤的外科治疗方面变得更加积极，手术的适应证不断增加，手术的规模不断增大。2007—2018年脊柱转移瘤手术侵袭性和肿瘤切除彻底性增加，表现为微创手术患者百分比由2007年的25.00%下降至2018年的5.88%，分块切除术患者比例由2008年的53.33%下降至2018年的10.29%，但分离术患者比例由2008年的13.33%上升至2018年的64.71%，整块切除术患者比例由2007年的0上升至2018年的10.29%，两种手术方式均显著增长。分析其可能原因：①脊柱外科手术技术的进步尤其是显微镜技术、导航技术的应用使全脊柱切除手术技术愈发成熟，部分分块切除患者转为接受整块切除术治疗；②肿瘤生物治疗、免疫治疗、靶向治疗多学科协作使肿瘤患者生存期显著延长；③病椎的立体放化疗使肿瘤相对局限，为患者接受椎体整块切除术创造了有利条件；④全身筛查技术的发展可使患者在单椎体或单部位转移早期获得诊断并接受手术治疗。该研究是对我国脊柱转移瘤的临床特征资料和年代演变规律的首次研究，为脊柱转移瘤的诊治和预防提供参考。由此可见，脊柱转移瘤手术治疗的目的和方向是从姑息性保守治疗转向客观分析患者的现状和预后，从而进行适当的手术治疗。

闫兵山　编写　　胡永成　审校

参考文献

［1］COLEMAN R E. Skeletal complications of malignancy ［J］. Cancer, 1997, 80(8 Suppl): 1588-1594.

［2］JACOBS W B, PERRIN R G. Evaluation and treatment of spinal metastases: an overview ［J］. Neurosurg Focus, 2001, 11(6): 10.

［3］JANNI W, HEPP F, RJOSK D, et al. The fate and prognostic value of occult metastatic cells in the bone marrow of patients with breast carcinoma between primary treatment and recurrence ［J］. Cancer, 2001, 92(1): 46-53.

［4］OEFELEIN M G, RICCHIUTI V, CONRAD W, et al. Skeletal fractures negatively correlate with overall survival in men with prostate cancer ［J］. J Urol, 2002, 168(3): 1005-1007.

［5］AEBI M. Spinal metastasis in the elderly ［J］. Eur Spine J, 2003, 12 (2): S202-213.

［6］BRIASOULIS E, KARAVASILIS V, KOSTADIMA L, et al. Metastatic breast carcinoma confined to bone: portrait of a clinical entity ［J］. Cancer, 2004, 101(7): 1524-1528.

［7］LU X, KANG Y. Organotropism of breast cancer metastasis ［J］. J Mammary Gland Biol Neoplasia, 2007, 12(2-3): 153-162.

［8］PATIL C G, LAD S P, SANTARELLI J, et al. National inpatient complications and outcomes after surgery for spinal metastasis from 1993-2002 ［J］. Cancer, 2007, 110(3): 625-630.

［9］SUVA L J, GRIFFIN R J, MAKHOUL I. Mechanisms of bone metastases of breast cancer ［J］. Endocr Relat Cancer, 2009, 16(3): 703-713.

［10］FERLAY J, SHIN H R, BRAY F, et al. Estimates of worldwide burden of cancer in 2008: GLOBOCAN 2008 ［J］. Int J Cancer, 2010, 127(12): 2893-2917.

［11］ZENG H, CHEN W, ZHENG R, et al. Changing cancer survival in China during 2003-15: A pooled analysis of 17 population-based cancer registries ［J］. Lancet Glob Health, 2018, 6(5): 555- 567.

［12］FISHER C G, DIPAOLA C P, RYKEN T C, et al. A novel classification system for spinal instability in neoplastic disease: an evidence-based approach and expert consensus from the Spine Oncology Study Group ［J］. Spine (Phila Pa 1976), 2010, 35(22): E1221-1229.

［13］BOLLEN L, VAN DER LINDEN Y M, PONDAAG W, et al. Prognostic factors associated with survival in patients with symptomatic spinal bone metastases: a retrospective cohort study of 1,043 patients ［J］. Neuro Oncol, 2014, 16(7): 991-998.

［14］YOSHIHARA H, YONEOKA D. Trends in the surgical treatment for spinal metastasis and the in-hospital patient outcomes in the United States from 2000 to 2009 ［J］. Spine J, 2014, 14(9): 1844-1849.

［15］FIZAZI K, MASSARD C, SMITH M, et al. Bone-related Parameters are the Main Prognostic Factors for Overall Survival in Men with Bone Metastases from Castration-resistant Prostate Cancer ［J］. Eur Urol, 2015, 68(1): 42-50.

［16］SOHN S, KIM J, CHUNG C K, et al. Nationwide epidemiology and healthcare utilization of spine tumor patients in the adult Korean population, 2009-2012 ［J］. Neurooncol Pract, 2015, 2(2): 93-100.

［17］EDA H, SANTO L, DAVID ROODMAN G, et al. Bone Disease in Multiple Myeloma ［J］. Cancer Treat

Res, 2016, 169: 251-270.

[18] ZHOU Z, LI Y, YAN X, et al. Characteristics of a thyroid carcinoma cell line derived from spinal metastasis [J]. Biosci Rep, 2016, 36(6).

[19] ATKINSON R A, JONES A, OUSEY K, et al. Management and cost of surgical site infection in patients undergoing surgery for spinal metastasis [J]. J Hosp Infect, 2017, 95(2): 148-153.

[20] BARZILAI O, LAUFER I, YAMADA Y, et al. Integrating Evidence-Based Medicine for Treatment of Spinal Metastases Into a Decision Framework: Neurologic, Oncologic, Mechanicals Stability, and Systemic Disease [J]. J Clin Oncol, 2017, 35(21): 2419-2427.

[21] BHATIA R, RAVULAPATI S, BEFELER A, et al. Hepatocellular Carcinoma with Bone Metastases: Incidence, Prognostic Significance, and Management-Single-Center Experience [J]. J Gastrointest Cancer, 2017, 48(4): 321-325.

[22] FITZMAURICE C, ALLEN C, BARBER R M, et al. Global, Regional, and National Cancer Incidence, Mortality, Years of Life Lost, Years Lived With Disability, and Disability-Adjusted Life-years for 32 Cancer Groups, 1990 to 2015: A Systematic Analysis for the Global Burden of Disease Study [J]. JAMA Oncol, 2017, 3(4): 524-548.

[23] HE S, WEI H, MA Y, et al. Outcomes of metastatic spinal cord compression secondary to primary hepatocellular carcinoma with multidisciplinary treatments [J]. Oncotarget, 2017, 8(26): 43439-43449.

[24] BORNI M, ABDEHEDI A, KAMMOUN B, et al. A first spinal metastasis manifestation of a renal cell carcinoma: A case report and review of the literature [J]. Urol Case Rep, 2018, 20: 78-79.

[25] GOODWIN C R, AHMED A K, BOONE C, et al. The challenges of renal cell carcinoma metastatic to the spine: a systematic review of survival and treatment [J]. Global Spine J, 2018, 8(5): 517-526.

[26] HARDING J J, ABU-ZEINAH G, CHOU J F, et al. Frequency, morbidity, and mortality of bone metastases in advanced hepatocellular carcinoma [J]. J Natl Compr Canc Netw, 2018, 16(1): 50-58.

[27] HORN S R, DHILLON E S, POORMAN G W, et al. Epidemiology and national trends in prevalence and surgical management of metastatic spinal disease [J]. J Clin Neurosci, 2018, 53: 183-187.

[28] KAWAMURA H, YAMAGUCHI T, YANO Y, et al. Characteristics and prognostic factors of bone metastasis in patients with colorectal cancer [J]. Dis Colon Rectum, 2018, 61(6): 673-678.

[29] 单露玲, 韩秀鑫, 张超, 等. 初诊伴有脊柱转移的前列腺癌生存相关因素分析 [J]. 中国肿瘤临床, 2015, 42(17): 862-865.

[30] UEI H, TOKUHASHI Y, MASEDA M. Treatment outcomes of patients with spinal metastases derived from hepatocellular carcinoma [J]. Int J Clin Oncol, 2018, 23(5): 886-893.

[31] ZABOROVSKII N, PTASHNIKOV D, MIKAYLOV D, et al. Preoperative embolization and local hemostatic agents in palliative decompression surgery for spinal metastases of renal cell carcinoma [J]. Eur J Orthop Surg Traumatol, 2018, 28(6): 1047-1052.

[32] HARIRI O, TAKAYANAGI A, LISCHALK J, et al. Clinical efficacy of frameless stereotactic radiosurgery in the management of spinal metastases from thyroid carcinoma [J]. Spine (Phila Pa 1976), 2019, 44(20): E1188-e1195.

[33] LIU Y, YANG M, LI B, et al. Development of a novel model for predicting survival of patients with spine metastasis from colorectal cancer [J]. Eur Spine J, 2019, 28(6): 1491-1501.

[34] YANG L, WANG F, ZHANG H, et al. Patient characteristics following surgery for spinal metastases: a multicenter retrospective study [J]. Orthop Surg, 2019, 11(6): 1039-1047.

［35］YANG M, LIU C, YU X. Skeletal-related adverse events during bone metastasis of breast cancer: current status［J］. Discov Med, 2019, 27(149): 211-220.

［36］ZHANG D, GONG H, SHEN M, et al. Surgical management and factors affecting the prognosis for patients with thyroid cancer spinal metastases: A Retrospective Analysis of 52 Consecutive Patients from a Single Center［J］. World Neurosurg, 2019, 129: 330-336.

［37］ZHONG N, LENG A, HE S, et al. Surgical outcomes and prognostic factors for patients with gastric cancer spinal metastasis［J］. Cancer Manag Res, 2019, 11: 6971-6979.

［38］CHOI S H, KOO J W, CHOE D, et al. The incidence and management trends of metastatic spinal tumors in south korea: a nationwide population-based study［J］. Spine (Phila Pa 1976), 2020, 45(14): 856-863.

［39］HONG S, YOUK T, LEE S J, et al. Bone metastasis and skeletal-related events in patients with solid cancer: A Korean nationwide health insurance database study［J］. PLoS One, 2020, 15(7): 234927.

［40］刘艳成，马信龙，胡永成，等．肺癌脊柱转移瘤患者的流行病学特点研究［J］．中国脊柱脊髓杂志，2021, 31(2): 103-110.

［41］SANDHU N, BENSON K R K, KUMAR K A, et al. Local control and toxicity outcomes of stereotactic radiosurgery for spinal metastases of gastrointestinal origin［J］. J Neurosurg Spine, 2020: 1-8.

［42］XU K, LI J, HU M, et al. Prognostic significance of preoperative inflammatory biomarkers and traditional clinical parameters in patients with spinal metastasis from clear cell renal cell carcinoma: a retrospective study of 95 patients in a single center［J］. Cancer Manag Res, 2020, 12: 59-70.

［43］BYTTNER M, WEDIN R, BAUER H, et al. Outcome of surgical treatment for bone metastases caused by colorectal cancer［J］. J Gastrointest Oncol, 2021, 12(5): 2150-2156.

［44］张小军，王臻，郭征，等．640 例脊柱肿瘤及瘤样病变的临床流行病学分析［J］．临床肿瘤学杂志，2012, 17(6): 543-548.

［45］ZHAI J, LIU N, WANG H, et al. Clinical characteristics and prognosis of renal cell carcinoma with spinal bone metastases［J］. Front Oncol, 2021, 11: 659779.

［46］KOCARNIK J M, COMPTON K, DEAN F E, et al. Cancer incidence, mortality, years of life lost, years lived with disability, and disability-adjusted life years for 29 cancer groups from 2010 to 2019: a systematic analysis for the global burden of disease study 2019［J］. JAMA Oncol, 2022, 8(3): 420-444.

［47］PLANTY-BONJOUR A, DUBORY A, TERRIER L M, et al. Spinal metastases from thyroid cancer: Some prognostic factors［J］. Eur J Surg Oncol, 2022, 48(1): 292-298.

［48］VAN DE DONK N, PAWLYN C, YONG K L. Multiple myeloma［J］. Lancet, 2021, 397(10272): 410-427.

［49］王丰，伦登兴，张浩，等．脊柱转移瘤 481 例的流行病学分析［J］．中国脊柱脊髓杂志，2017, 27(9): 787-794.

［50］张浩，杨立，李佶锴，等．多中心脊柱转移瘤的流行病学特征［J］．中华骨科杂志，2020, 40(9): 568-576.

［51］LIU S, ZHOU X, SONG A, et al. A single-center, 10-year retrospective study on surgical treatment and prognosis analysis of differentiated thyroid carcinoma with spinal metastasis［J］. Cancer Manag Res, 2020, 12: 9893-9904.

［52］于博，李新锋，刘祖德．乳腺癌脊柱转移的诊断和外科治疗进展［J］．脊柱外科杂志，2016, 14(1): 48-52.

［53］中华医学会骨科学分会骨肿瘤学组．脊柱转移瘤外科治疗指南［J］．中华骨科杂志，2019, 39(12):

717-726.

［54］蒋伟刚, 刘耀升, 刘蜀彬, 等. 乳腺癌脊柱转移瘤术后转归及预后因素分析［J］. 脊柱外科杂志, 2017, 15(2): 111-116.

［55］罗智超, 刘忠军, 姜亮, 等. 乳腺癌脊柱转移手术治疗预后因素分析［J］. 中华骨与关节外科杂志, 2017, 10(2): 91-94.

［56］LEE J, RHEE W J, CHANG J S, et al. Evaluation of predictive factors of vertebral compression fracture after conventional palliative radiotherapy for spinal metastasis from colorectal cancer［J］. J Neurosurg Spine, 2018, 28(3): 333-340.

［57］蒋伟刚, 孙薇, 刘耀升, 等. 前列腺癌脊柱转移瘤治疗进展［J］. 中华损伤与修复杂志(电子版), 2019, 14(3): 231-234.

［58］中国临床肿瘤学会（CSCO）指南工作委员会. 多发性骨髓瘤骨病临床诊疗专家共识(2021)［J］. 临床肿瘤学杂志, 2021, 27(1): 65-72.

［59］闫兵山, 刘艳成, 张宏, 等. 脊柱转移瘤临床、病理及手术治疗的演变: 多中心回顾性研究［J］. 中华骨科杂志, 2022, 42(8): 471-481.

［60］陈凤梅, 刘丽, 王一, 等. 原发性肝癌伴脊柱转移患者围手术期的生存质量调查研究［J］. 中国骨与关节杂志, 2022, 11(1): 32-35.

第二章

脊柱转移瘤的治疗决策与评估

目前，脊柱转移瘤的手术方式繁多，涵盖范围广，既包括微创手术，又包括各种开放手术。现有手术方式大致可分为以下三大类：微创手术、有限切除手术和彻底切除手术。

微创手术包括经皮椎体（后凸）成形术、微波消融或射频消融术，此类手术适合于肿瘤导致明显疼痛，或存在潜在脊柱不稳，但不存在明显硬膜外压迫的患者，尤其适合于肿瘤侵犯椎体前方时。经皮椎体成形术通过将 PMMA 注射到病椎中，利用骨水泥填充椎体恢复机械稳定性，同时骨水泥的热效应和细胞毒性作用可破坏神经末梢，使其可以迅速缓解患者的疼痛，显著降低术后 VAS 评分，并且骨水泥填充后并不影响术后放疗效果。经皮椎体后凸成形术可以利用球囊在一定程度上恢复椎体高度，更适合于椎体骨折或塌陷的患者，与椎体成形术相比其骨水泥渗漏发生率更低。一项多中心的随机对照研究证实，经皮椎体后凸成形术可以显著改善患者背痛、活动量、健康状况、Karnofsky 评分等各方面指标。选择经皮椎体（后凸）成形术时，要注意椎体周围骨皮质是否完整，避免骨水泥渗漏引起脊髓受压等严重并发症。微波消融和射频消融术是利用目标组织的导电性产生热效应，从而使蛋白质发生凝固性坏死，最终达到控制肿瘤的目的，它可以与椎体成形术相结合来治疗脊柱转移瘤。

有限切除手术包括减压手术、分离手术和稳定手术，此类术式的目的是提高患者生活质量、改善神经功能，适合于多节段转移或一般情况较差无法彻底切除的患者，进行有限切除后可解除硬膜外压迫、重建脊柱稳定性。单纯的后路减压手术曾是解除脊髓受压的标准术式，但由于其无法解除硬膜腹侧的致压物且容易导致医源性脊柱不稳，因此单纯后路减压手术目前应用已很少。稳定手术是指通过各种脊柱内固定器械、钛网或人工椎体来恢复脊柱的稳定性。减压和稳定手术结合，既可解除硬膜背侧和腹侧受压，又可保证脊柱稳定性存在，这是目前常用的有限切除术式。分离手术是对硬膜进行 360° 减压，使硬脊膜完全扩张，恢复硬膜周围空间，其最主要的目的是预留出肿瘤与脊髓之间安全间隙为后续放疗做好准备。分离手术的优势是术中无须大量切除肿瘤，而是通过结合放疗来达到持续控制肿瘤的目的。多个研究证实分离手术与放疗结合是一种安全、有效的治疗措施，可以提高脊柱转移瘤患者生存率、降低局部肿瘤复发率。

彻底切除手术包括分块切除和整块切除，此类手术是以治愈为目的，适合于孤立性脊柱转移灶、不存在难以控制的脊柱外转移灶、原发肿瘤得到较好控制且可以耐受手术的患者。分块切除是指瘤体分块、逐步切除或刮除，也可通过多个手术入路切除；整块切除（TES）是指将受累椎体完整切除，其难度较大，对术者要求较高，但局部复发率更低、生存率更高。除了上述手术方式，彻底切除手术还包括半椎体切除和矢状切除，它们主要是根据肿瘤累及椎骨的部位和范围对椎骨进行部分切除，常适用于腰椎转移瘤，而在胸椎中，TES 操作更加安全、可靠。

相比于 TES，分块切除难度较小，但后者最大缺点是增加了肿瘤播散的风险，导致局部肿瘤复发率较高。多项回顾性研究结果证实，彻底切除术患者均获得良好的治疗效果，并且彻底切除手术在术后生存时间、术后生存率和局部复发率等方面均优于有限切除等姑息性手术，但是术者在决定实施彻底切除手术之前，有必要进行多学科会诊，严格把握手术适应证，选择合适的患者和评估手术风险和可行性。

对于脊柱肿瘤外科医生而言，如何从上述众多的手术方式中为患者选择最佳手术方案是临床上面临的一大难题。同时，如何对脊柱转移瘤患者进行规范化治疗，避免治疗选择上的随意性，也是临床上亟须解决的问题。

在为患者选择合适的手术方案之前，首先需要明确患者是否适合手术治疗。这需要根据各种评分系统来评估患者的功能状态和预期生存时间。倘若患者功能评分很低或预期生存时间小于 3 个月，此时选择手术治疗患者的收益并不大，更适合的治疗方式为药物治疗、放疗或临终关怀等各种措施。目前通常认为彻底切除手术仅适合于预期寿命大于 12 个月或 24 个月的患者。只有患者功能状态较好，预期生存时间足以让患者从术后康复中获益，此时选择手术才可能是更好的选择。

制订手术策略之前还需考虑到原发肿瘤的生物学特性。不同的肿瘤生物学特性差别很大，从而显著影响脊柱转移瘤的预后。具体来讲，需要明确原发肿瘤的亚型、肿瘤生长速度、评估肿瘤对放化疗的敏感性、是否存在合适的靶向免疫药物等。例如，对放疗或化疗高度敏感的肿瘤，如淋巴瘤、骨髓瘤、小细胞肺癌、尤因肉瘤或生殖细胞恶性肿瘤等，更倾向于采取非手术治疗，即使存在硬膜外压迫，此类转移瘤给予放化疗也可取得良好效果；对于放化疗相对不敏感的肿瘤，如非小细胞肺癌、胃肠道恶性肿瘤、黑色素瘤等，手术往往是更好的选择；对于非小细胞肺癌脊柱转移患者，将是否存在 EGFR 基因突变纳入预后评估系统内可提高其准确性；由于肾癌和甲状腺癌容易转移至脊柱、对椎体呈现溶骨性破坏且对放化疗不敏感，使这两种肿瘤成为各种转移瘤中最适合进行彻底切除的组织学类型。临床医生应根据原发肿瘤的生物学特性，评估患者的预计生存周期和后续治疗措施，以决定是采取更加积极的手术治疗还是更加保守的非手术治疗措施。

对于脊柱转移瘤患者，往往由于接受长期化疗或存在免疫抑制，大多数患者一般情况较差，难以耐受大手术，同时考虑到脊柱转移瘤的预后较差，目前临床上采用的手术方式仍以姑息性手术为主。脊柱转移瘤患者往往因疼痛或出现神经受压症状而就诊。对于因转移部位疼痛就诊的患者，首先进行疼痛评分。对于轻度疼痛患者，若没有出现脊髓或神经受压症状，并且不存在脊柱不稳定，大多数可行药物治疗，给予止痛对症处理和支持治疗，并根据原发肿瘤的性质给予放疗、靶向或免疫药物治疗。对于疼痛严重的患者，若无神经受压或明显脊柱不稳定，可给予微创手术。若疼痛严重的患者出现神经受压或明显脊柱不稳，需减压或稳定手术。对于孤立转移灶的患者，若具备彻底切除指征，也可选择转移瘤切除手术。

对于就诊时已经存在脊髓或神经根受压症状的患者，需行脊髓功能分级、硬膜受压分级和脊柱稳定性评分（SINS），并进一步全面评估患者病情，判断是否存在彻底切除手术指征。对于适合彻底切除的患者，可给予分块切除或 TES。由于脊柱不稳定是手术的独立指征，因此评估脊柱稳定性非常重要。若患者 SINS 得分较高（13 ~ 18 分或部分 7 ~ 12 分），无论神经压迫程度如何或原发肿瘤是何种类型，都应给予稳定手术；对于部分轻度脊柱不稳患者，也可给予经皮椎体（后凸）成形术以恢复脊柱稳定性。

　　脊柱转移瘤患者生存率取决于原发肿瘤的临床特征，手术虽然不能提高患者的生存率，但是可有效控制转移瘤的发展，减轻患者临床症状并恢复患者的神经功能。值得注意的是，外科医生不要一味追求完整切除肿瘤，手术是要有效控制肿瘤的发展，使肿瘤最大限度缩小，减轻对硬膜压迫，同时恢复脊柱稳定性，其最终目的是缓解疼痛、防止出现神经受损症状、改善患者生活质量。

　　随着肿瘤遗传学的发展、分离手术的出现、放疗技术的发展、新型靶向免疫药物的问世，各种医疗技术的进步为脊柱转移瘤的治疗提供了革命性的进展，使许多原先不具备手术指征的患者获得了手术机会，提高了肿瘤控制率，改善了患者的生存状况。同样地，新型治疗方式的出现也使部分原本需要手术的患者可通过非手术措施获得较好的治疗效果。一般来说，脊柱转移瘤的手术指征包括疼痛、神经症状和脊柱不稳定，而实际上只有当硬膜受到明显压迫同时又对放疗不敏感的脊柱转移瘤患者才是手术的强烈适应证。过去几十年中，许多学者为脊柱转移瘤的评估和治疗制定了各种各样的评分系统或治疗决策模型，但是各系统都存在各自的一些缺陷，不能完全阐述转移瘤的所有细节和特征，且大多评分系统没有考虑到靶向、免疫药物或激素等新型治疗方式对原发肿瘤的控制效果，因此各种临床决策只是提供大致治疗原则，外科医生在选择合适的手术方案时不能单纯依靠于这些评分系统，而是应该综合考虑患者病情，根据患者具体病情制订个体化手术方案。

第一节　脊髓神经功能评估

一、Frankel 脊髓损伤分级系统

　　1969 年推出的 Frankel 脊髓损伤分级（表 2-1-1）共分为 5 级，将完全性瘫痪定义为 A 级，正常神经功能定义为 E 级，评估简便，易于掌握，被广泛应用于各类脊髓损伤的评估。脊柱转移瘤的综合评估方法 Tokuhashi 评分也采用 Frankel 分级来评估神经功能。Frankle 评分有两点不足：①具体脊髓损伤平面和节段不明确，比如同是 A 级损伤，颈椎损伤和下腰段损伤的患者活动能力差异巨大；②对有用的肌肉功能定义（比如哪些肌肉是运动功能的关键肌）不够明确。另外，Frankel 分级对于比较细微的脊髓功能改善不够敏感。

表 2-1-1　Frankel 脊髓损伤分级系统

等级功能情况	评级
损伤平面以下深浅感觉完全消失，肌肉运动功能完全消失	A
损伤平面以下运动功能完全消失，仅存某些包括骶区感觉	B

续表

等级功能情况	评级
损伤平面以下仅有某些肌肉运动功能，无有用功能存在	C
损伤平面以下肌肉功能不完全，可扶拐行走	D
深浅感觉、肌肉功能及大小便功能良好，可有病理反射	E

二、脊髓损伤评估量表

脊髓损伤评估标准量表（American spinal injury association impairment scale，AIS）由美国脊髓损伤协会于1982年推出，后来经过多次修订。AIS包括了对感觉和运动两大方面的检查，囊括了上下肢共10块关键肌肉肌力（表2-1-2）、28个关键感觉区域评估。使用AIS评估可达到三个目的：标准化细致描述脊髓损伤；指导下一步影像学评估和治疗；确定神经是完全损伤还是不完全损伤。

表2-1-2　神经根检查的四肢关键肌肉

神经根	功能	肌肉	神经根	功能	肌肉
C5	屈肘	肱二头肌	L2	屈髋	髂腰肌
C6	伸腕	桡侧腕长伸肌 桡侧腕短伸肌	L3	伸膝	股四头肌
C7	伸肘	肱三头肌	L4	踝背伸	胫骨前肌
C8	指屈	手指屈肌（中指为主）	L5	姆趾背伸	趾长伸肌
T1	小指外展	小指外展肌	S1	踝跖屈	小腿三头肌

感觉检查包括对28个特定区域的关键点的检查（图2-1-1），双侧检查轻触觉（通常用棉签）和针刺觉（通常用干净的针）。感觉分为三级，0级表示感觉消失，1级表示感觉减退或者异常，2级表示感觉正常。单侧感觉检查满分为112分，双侧满分为224分。不能区分针刺觉和轻触觉时通常判定为0级。

运动检查采用手法肌力检查（manual muscle test，MMT），依据受试肌肉收缩时所产生的肌肉活动、带动的关节活动范围、抵抗重力和阻力的情况，将测定肌肉的力量分为0、1、2、3、4、5级。0级：受试肌肉无收缩。1级：肌肉有收缩，但不能使关节活动。2级：肌肉收缩能使肢体在去除重力条件下做关节全范围活动。3级：肌肉收缩能使肢体抵抗重力做关节全范围活动，但不能抵抗外加阻力。4级：肌肉收缩能使肢体抵抗重力和部分外加阻力。5级：肌肉收缩能使肢体活动抵抗重力及充分抵抗外加阻力。上肢五组关键肌肉分别为屈肘肌群（C5）、伸腕肌群（C6）、伸肘肌群（C7）、屈指肌群（C8）、小指外展肌群（T1），下肢五组关键肌肉群分别为屈髋肌群（L2）、伸膝肌群（L3）、踝关节背伸肌群（L4）、趾伸肌群（L5）、踝跖屈肌群（S1）。

附加的肛门直肠检查是用来确定是否完全瘫痪和是否存在脊髓休克的重要方法。肛门指诊可以感知肛门外括约肌的自主收缩和肛门深处的压力，0代表无，1代表有。球海绵体反射检查是在肛门指诊时通过挤压阴茎头或者阴蒂感知肛门内括约肌和外括约肌的收缩。

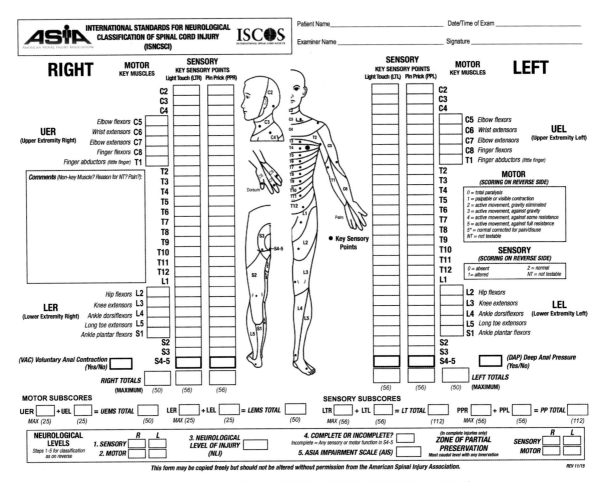

图 2-1-1 脊髓损伤的神经学分类国际标准（美国脊髓损伤协会制定）

AIS 包括对损伤平面的确定。损伤平面定义为最尾侧的保留完整感觉功能和 3 级以上肌力的平面。当然最尾端的肌节判定在胸椎脊髓可能存在困难。AIS 将损伤分为完全脊髓损伤和不完全脊髓损伤（表 2-1-3）。完全损伤指损伤平面以远（包括骶神经）的感觉和运动功能完全丧失（A级）；不完全损伤指损伤平面以远保留部分感觉或运动功能（B级~E级）。B级：有一些感觉功能，无任何运动功能；C级：损伤平面以下的大多数关键肌力 ≤ 3 级；D级：损伤平面以远的大多数关键肌力 > 3 级；E级：正常的感觉和运动功能，可存在病理反射。很多研究对 AIS 进行了验证，整体的可信度很高，感觉和运动的组内和组间相关系数可达到 0.9 以上。

表 2-1-3 美国脊髓损伤协会的脊髓损伤分级

损伤分级	损伤程度	定义
A	完全损伤	损伤平面以远感觉运动完全丧失（包括 S4、S5）
B	不完全损伤	损伤平面以远保留一些感觉功能，无任何运动功能和骶尾部感觉
C	不完全损伤	损伤平面以远保留一些运动功能，但大多数关键肌力 ≤ 3 级
D	不完全损伤	损伤平面以远的大多数关键肌力 > 3 级
E	不完全损伤	损伤平面以远的感觉和运动功能正常

AIS 有一些局限性，首先是对损伤造成的功能受损程度的评估和对损伤以外的骨病所致问题

的评估能力较差，比如在下腰椎的 A 级损伤可造成膀胱和直肠功能受限以及足下垂，但是患者可以活动，基本生活能力不受影响；而颈椎部位的 C 级和 D 级损伤可造成患者四肢瘫，需要辅具生活。另一个局限是评估表没有包括对脊髓损伤可能造成的疼痛、肌肉痉挛、感觉异常等症状的评估，实际上即使评估为 E 级的患者，可能由于上述问题引起明显日常功能受限。

三、Nurick 分级

Nurick 脊髓压迫的分级系统在 1972 年首次提出，其最初用于评估颈椎病患者的神经功能。Nurick 分级根据肢体的感觉和运动功能，将脊髓压迫程度分为六个等级，目前已成为评估脊髓压迫的常用方式之一，各级别的定义如下所述。0 级：轻微的神经根受累的症状和体征，没有脊髓受累的证据。这部分患者主要是神经根型颈椎病，主要表现为颈部疼痛、单侧肩部及上臂刺痛感或感觉异常，但无脊髓受累的证据；Ⅰ级：稍微严重，患者已经出现脊髓受累的体征，包括上肢麻木，尤其是指尖部位有针刺感，但是这部分患者走路没有异常，主要是上肢功能受到影响；Ⅱ级：更加严重，会出现轻度的步态异常，但没有太明显的感觉，患者主要是感觉自己走路较慢，但并不妨碍他的正常工作和生活；Ⅲ级：步态不稳，患者会出现明显走路困难以至于妨碍其全职工作或生活，但不需要他人或助行器协助行走；Ⅳ级：患者会出现双下肢肌肉无力和萎缩现象，需要他人搀扶或使用助行器才能勉强行走；Ⅴ级：最严重，这部分患者无法离开轮椅行走，或者需要卧床。

Nurick 分级主要从步态方面评价颈椎病患者的神经功能，也适用于评估颈椎转移瘤造成的脊髓压迫严重程度，其不足之处是分级不够详细，对细微的神经系统功能变化不够敏感。

四、日本骨科协会评分

日本骨科协会（Japanese Orthopaedic Association, JOA）于 1975 年推出了 JOA 脊髓损伤评分，用于评定脊髓型颈椎病患者的脊髓功能，后经过多次修订，形成了目前被广泛应用的总分为 17 分的量表（表 2-1-4）。

JOA 评分的缺点是不对左右侧进行区分，而且根据使用筷子的能力来评价手的功能，不适合西方人。因此，改良 JOA 评分法（modified Japanese orthopaedic association score, mJOA）把使用筷子的能力改为写字的能力，可适用于非亚洲人群。

表 2-1-4　JOA 评分

JOA 上肢运动功能（4 分）	
自己不能持筷或勺进餐	0
能持勺，但不能持筷	1
虽手不灵活，但能持筷	2
能持筷及一般家务劳动，但手笨拙	3
正常	4

下肢运动功能（4分）	
不能行走	0
即使平地行走也需要支撑物	1
在平地行走可不用支持物，但上楼时需用	2
平地或上楼行走不用支持物，但下肢不灵活	3
正常	4
感觉（6分）	
上肢	
有明显感觉障碍	0
有轻度感觉障碍或麻木	1
正常	2
躯干	
有明显感觉障碍	0
有轻度感觉障碍或麻木	1
正常	2
下肢	
有明显感觉障碍	0
有轻度感觉障碍或麻木	1
正常	2
膀胱功能（3分）	
尿潴留	0
高度排尿困难，尿费力，尿失禁或淋漓	1
轻度排尿困难，尿频，尿踌躇	2
正常	3
总分（0～17分）	

五、ESCC 脊髓压迫影像学评估

2010 年脊柱肿瘤研究小组的 Bilsky 等提出了脊柱转移瘤的 MRI 评估方法，即脊髓硬膜外压迫评分。该评分基于脊柱 MRI 检查的影像学表现，将脊髓压迫程度分为六个等级（0，1a，1b，1c，2，3），0～1 级为低度压迫，2～3 级为高度压迫。在脊柱肿瘤小组成员中，ESCC 评分被进行了可信度评价。采用问卷方式将 25 例颈椎、胸椎的转移瘤 MRI 发给 7 名医生评估，每隔 2 周评估 1 次，共评估 3 次，结果显示对于 T_2 序列 MRI，ESCC 评分的观察者内可信度达到了好或者优秀的水平，组内相关系数为 0.619～0.819。

基于 MRI 影像的 ESCC 是一个 6 点分级系统（图 2-1-2），0 级定义为局限于骨性占位，无椎管占位；1a 级定义为椎骨内硬膜囊外占位，硬膜囊形态良好；1b 级定义为硬膜囊受到挤压，未侵及脊髓；1c 级定义为硬膜囊受压，触及脊髓；2 级定义为脊髓受压变形，但是周围可见脑脊液间隙；3 级定义为脊髓受压，周围无脑脊液间隙。

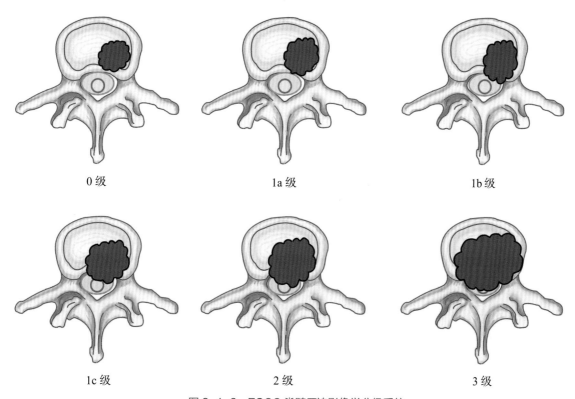

0 级　　　　　　　　　　1a 级　　　　　　　　　　1b 级

1c 级　　　　　　　　　　2 级　　　　　　　　　　3 级

图 2-1-2　ESCC 脊髓压迫影像学分级系统

ESCC 是基于 MRI 的脊髓压迫评估。在进行临床决策时需要根据脊髓损伤程度、原发肿瘤性质和数量、辅助放疗、化疗的敏感性等多方面考虑。Nasir 等的一项研究为了比较高度脊髓压迫和低度脊髓压迫的脊柱转移瘤患者接受分离手术的预后，根据 ESCC 评分对患者进行分组，结果显示两者均可从手术中获益，高度脊髓压迫患者的合并症相对较多，术后感染概率是低度压迫者的 6 倍（16% 和 2.5%）。

第二节　预后评分系统

一、Harrington 分级

Harrington 于 1986 年设计了一个 5 级分类系统，根据脊柱转移癌的骨破坏和神经功能情况，评估是否需进行手术治疗。各分级定义如下：Ⅰ 级——无明显的神经功能障碍；Ⅱ 级——骨质破坏但无椎体塌陷或脊柱不稳定；Ⅲ 级——有严重的神经功能障碍但无骨质破坏；Ⅳ 级——椎体塌陷并伴有由于机械性原因或不稳定造成的疼痛，但无严重的神经功能障碍；Ⅴ 级——椎体塌陷或不稳定同时伴有严重的神经功能障碍。Ⅰ、Ⅱ、Ⅲ级者应行非手术治疗，Ⅳ、Ⅴ级者应行手术治疗，即当出现脊柱不稳定或椎体塌陷（同时伴有或不伴有神经功能障碍）时才考虑行手术治疗。Harrington分级系统相对简单，但对骨破坏程度和神经功能缺乏量化，因此对临床指导性较差。

二、Tomita 评分

Tomita 等 2001 年提出了一个基于原发肿瘤类型、内脏转移情况、骨转移情况的脊柱转移瘤预后评分（表 2-2-1），满分为 10 分，具体赋分如下。①原发肿瘤生长速度：缓慢生长（乳腺、甲状腺、前列腺来源）1 分；中等速度生长（肾、子宫来源）2 分；迅速生长（肺、胃、肝来源）4 分；②内脏转移情况：无转移 0 分；可以治疗的内脏转移 2 分；不可治疗的内脏转移 4 分；③骨转移（包括脊柱转移）灶的数量：单个 1 分；多个 2 分。评分 2～3 分者，治疗以长期局部控制肿瘤为目的，对病变椎体采取广泛性或边缘性肿瘤切除术；评分 4～5 分者，治疗以中期局部控制肿瘤为目的，可行边缘性或囊内肿瘤切除术；评分 6～7 分者，治疗以短期姑息性对症为目的，可行姑息性减压手术；评分 8～10 分者，治疗以临终关怀、支持治疗为主，不宜手术。

曾建成等按照 Tomita 评分指导分组治疗，分别于 2006 年和 2012 年随访了 447 例和 108 例脊柱转移瘤患者，不同评分组之间的生存期具有明显差异，Tomita 评分分值较低者生存时间较长、预后相对较好。

表 2-2-1　Tomita 评分系统

项目	1分	2分	4分
原发肿瘤	缓慢生长	中等速度生长	迅速生长
内脏转移灶		可以治疗	不可治疗
骨转移灶	单个	多个	

三、Tokuhashi 评分

1990 年，Tokuhashi 等根据脊柱转移瘤患者的全身情况、脊椎外骨转移灶数目、受累脊椎数目、内脏转移情况、原发肿瘤部位及瘫痪情况 6 项指标制定了评分，满分 12 分，具体评分标准如下。①全身情况（根据 KPS 确定）：差为 0 分，中等为 1 分，良好为 2 分；②脊椎外骨转移灶数目：≥3 个为 0 分，1～2 个为 1 分，0 个为 2 分；③受累脊椎数目：≥3 个为 0 分，2 个为 1 分，1 个为 2 分；④主要脏器转移灶：不能切除为 0 分，可以切除为 1 分，无转移灶为 2 分；⑤原发肿瘤部位：肿瘤原发于肺、胃肠道为 0 分，肾、肝、子宫、不明确为 1 分，甲状腺、前列腺、乳腺、直肠为 2 分；⑥瘫痪情况（根据 Frankel 神经功能分级确定）：完全瘫（Frankel A 或 B 级）为 0 分，不全瘫（Frankel C 或 D 级）为 1 分，无瘫痪（Frankel E 级）为 2 分。骨转移灶数量以全身同位素骨扫描为准，内脏转移情况由头部 CT、胸腹 CT 或 B 超确定。评分 0～3 分的患者预期寿命≤3个月，对病椎进行姑息性治疗；4～8分的患者预期寿命3～12个月，需根据临床判断治疗方案；9～12分的患者预期寿命≥12个月，手术切除病椎。

Tokuhashi 评分中的全身情况采用 KPS 进行评估，评分0～100分。将 KPS 评分的0～40、50～70、80～100分别赋值为0分、1分、2分，用来计算 Tokuhashi 评分。

2005年，Tokuhashi 等通过回顾性分析246例患者，对1990年提出的评分系统进行了修订（表2-2-2）。其他因素不变，修订 Tokuhashi 评分将原发肿瘤部位进行细分，将该项最大分值由3分提高到5分，满分15分。具体赋分如下：肿瘤原发于肺、胃肠道、食道、膀胱和胰腺——0分，肝、胆囊、原发灶不明者——1分，淋巴、结肠、卵巢和尿道——2分，肾脏、子宫——3分，直肠——4分，甲状腺、乳腺、前列腺——5分。

表 2-2-2　修订 Tokuhashi 评分系统

项目	0分	1分	2分	3分	4分	5分
KPS	10～40	50～70	80～100			
非椎体骨转移灶	≥3	1～2	0			
脊柱转移灶	≥3	2	1			
内脏转移灶	不可切除	可切除	无			
原发肿瘤	肺、胃肠、食管、膀胱、胰腺等	肝、胆囊、不明来源	淋巴、结肠、卵巢和尿道	肾、子宫	直肠	甲状腺、乳腺、前列腺
脊髓损伤	Frankel A、B	Frankel C、D	E			

0～8分患者预计生存期≤6个月，进行姑息性治疗；9～11分患者预计生存期6～12个月，需进行临床综合评估，如为单椎体者或无内脏转移则手术切除；12～15分患者预计生存期≥12个月，进行手术切除。

Tokuhashi 认为预测生存期是最重要的，生存期可以影响患者的功能预后，其在2009年进行了一项纳入183例脊柱转移瘤患者的前瞻性研究，结果发现修订的评分系统对于生存期的预测是有效的，预期生存时间与实际生存时间符合率达86.4%。Ulmar 等随访了217例脊柱转移瘤患者，研究结果表明修正评分系统比原评分系统更客观可靠。曾建成随访了447例脊柱转移瘤患者，使用 Tokuhashi 修正评分进行评估，结果显示该评分与脊柱转移瘤患者的生存时间呈正相关。

四、Bauer 评分

Bauer 等于1995年报道了254例脊柱与四肢转移瘤，列出了骨转移瘤的5项预后因素：①无内脏转移；②无病理性骨折；③孤立性骨转移；④不是肺癌；⑤肿瘤类型为乳腺癌、肾癌、淋巴瘤或浆细胞瘤。Bauer 等认为，满足以上因素中4项的患者1年生存率为50%，满足2或3项的1年生存率为23%，其他患者一般生存期不超过半年。2008年，Leithner 等的一项纳入69例患者的前瞻性试验表明，Bauer 评分以及改进型 Bauer 评分（即不包含病理性骨折）和脊柱转移瘤患者的预后的相关性很高。

五、Uei 肺癌脊柱转移评分系统

原发肿瘤治疗方法的进步可极大延长晚期患者的生存期。2018 年，Uei 将肺癌的靶向治疗纳入预后因素，发现患者一般状况、脊髓功能、是否为腺癌、是否使用分子靶向治疗是肺癌脊柱转移的重要预后因素，并且建立了肺癌伴脊柱转移瘤的预后评分系统，称为 Uei 评分系统（表 2-2-3）。评分采用 6 分法和 10 分法两种，6 分法分为一般状况和神经功能状态两方面的评价。

表 2-2-3　Uei 的肺癌脊柱转移瘤系统（6 分法 /10 分法）

预后因素	评分（分）
一般状况	
差（KPS 10 ~ 40 分）	0
中等（KPS 50 ~ 70 分）	2
好（KPS 80 ~ 100 分）	4
神经功能	
完全瘫（Frankel A、B）	0
不全瘫（Frankel C、D）	1
无神经症状（Frankel E）	2
病理	
非腺癌	0
腺癌	2
分子靶向药物治疗	
有	0
无	2

注：6 分法：一般状况 + 神经功能；10 分法：一般状况 + 神经功能 + 病理 + 分子靶向药物治疗。

6 分法的结果解释：总分 0 ~ 2 分——预计生存期小于 6 个月；总分 3 ~ 5 分——预计生存期 6 ~ 12 个月；总分 6 分——预计生存期大于 12 个月。

10 分法的结果解释：总分 0 ~ 5 分——预计生存期小于 6 个月；总分 6 ~ 9 分——预计生存期 6 ~ 12 个月；总分 10 分——预计生存期大于 12 个月。

六、Oswestry 脊髓危险指数

Oswestry 脊髓危险指数（Oswestry spinal risk index，ORSI）的优势在于对急诊患者的评估，其整合了两个重要预后评分的因素——原发肿瘤类型和 KPS 评分，然后给每个因素不同的权重以进行生存期预测（表 2-2-4）。计算方法：ORSI= 原发肿瘤类型 +（2- 一般状况）。

表 2-2-4　Oswestry 脊髓危险指数

预后因素	描述	评分（分）
原发肿瘤类型		
缓慢生长	乳腺、甲状腺、前列腺、骨髓瘤、血管瘤、血管内皮瘤、非霍奇金淋巴瘤	1
中速生长	肾、子宫、扁桃体、鼻咽、滑膜细胞肉瘤	2
快速生长	胃、结肠、肝、黑色素瘤、畸胎瘤、乙状结肠、胰腺、直肠、不确定来源	4
极快生长	肺	5
一般状况		
好	KPS 80 ~ 100 分	2
中等	KPS 50 ~ 70 分	1
差	KPS 0 ~ 40 分	0

相对于改良 Tokuhashi 评分，ORSI 的一般状况的 KPS 评分与 Tokuhashi 评分相反。ORSI 评分对应的预计生存期见表 2-2-5。

表 2-2-5　Oswestry 脊髓危险指数对应的生存期

危险指数	中位生存时间（95%CI）（月）	85 分位数生存时间（月）
1	23（12 ~ 36）	69
2 或 3	6（4 ~ 9）	30
4 或 5	4（3 ~ 5）	12
6	2（1 ~ 3）	6
7	1（1 ~ 2）	2

七、评分系统准确性评估

以上评分系统所采用的指标差异很大，而且每项指标的权重在各个评分系统中也不相同，所带来的后果就是同一位患者采用不同的评分系统进行评估，可能得到不同的预计生存期和相矛盾的治疗方案。孙宇庆等 2003 年对 82 例脊柱转移瘤患者分别用 Harrington 分级系统、Tokuhashi、Tomita 及 Grubb 评分系统进行评估并比较，结果发现 Tomita 评分认为 92.7% 的患者有手术治疗指征，Harrington 分级系统认为 69.5% 的患者有手术指征，两者差异具有显著性。Tokuhashi 评分认为 20% 的患者可行切除性手术，另外 20% 的患者可行姑息性手术，其余 60% 的患者则根据具体情况可行切除或姑息性手术。Tomita 评分则认为 49.3% 的患者可行切除手术，42.7% 的患者可行姑息性手术，剩余的 8% 行非手术治疗。作者认为这些评分系统均未能兼顾患者预期寿命和病灶局部情况。Leithner 等对包括 Tokuhashi 评分系统、Tokuhashi 修正评分系统、Sioutos 评分系统、Tomita 评分系统、Van der Linden 评分系统、Bauer 评分系统和 Bauer 修正评分系统在内的 7 种评分系统判定了评分比较，提出决定手术或非手术治疗不能单纯依靠评分系统判定，还需要把疼痛或神经损伤症状考虑在内。Ulmar 在 2007 年对 37 例肾癌合并脊柱转移的患者分别用 Tomita 和 Tokuhashi 评分进行预后评估并进行比较，结果显示，对于是否决定进行手术，Tokuhashi 比 Tomita 更具有准确性和可信性。也有研究表明 Tomita 评分在远期预后方面较为准确，而 Tokuhashi 评分在脊柱转移瘤的近期预后方面较准确。Wang 等于 2012 年报道使用了 448 例脊柱转移瘤患者的数据来比较 Tokuhashi 的 12 分法和 15 分法的准确度，结果显示 15 分法显著优于 12 分法，两种评分对于前列腺和乳腺的预测都很准确，但对于肾癌和肺癌的预测准确性较差。

2018 年，一项研究对比了多个脊柱转移瘤的预后评分系统，包括 Tokuhashi、Tomita、Bauer、OSRI、Van der Linden、Rades SINS 和 Katagiri 评分系统，结果显示 ORSI 和改良 Bauer 评分对生存期的预计较为准确。2022 年，Kramer 等报道了 211 例脊柱转移瘤，用 Tokuhashi、Tomita、改良 Bauer 和 OSRI 进行生存期预测，同样改良 Bauer 评分和 ORSI 较为准确，Tomita 评分的预计生存期较实际略长。2020 年，Massaad 等报道了 86 例肾细胞癌用不同评分预估生存期的准确性，包括改良 Tokuhashi 评分、Tomita 评分、Bauer 评分及改良版、SORG 经典算法和列线图、新英格兰脊柱转移瘤评分，结果显示 KPS > 70 分且血浆白蛋白 > 3.5g/dL 患者的生存期一般大于 1 年。新英格脊柱转移瘤评分的预后评估较为准确，其他评分的准确性一般。

第三节　脊柱稳定性评估

当考虑外科介入脊柱转移瘤时一定要考虑患者的一般状况、预计生存期、疾病严重程度、经济因素等。最常见的外科适应证是放疗不敏感肿瘤患者出现或者即将出现急性脊髓压迫症状，另外一个手术适应证是脊柱不稳定。最经典的研究来源于 Panjabi 和 White，其研究说明了脊柱稳定性的基本要素，尤其在脊柱创伤和医源性不稳定方面。继而有许多描述脊柱稳定性的系统出现，包括脊柱肿瘤工作组 2010 年直接为脊柱肿瘤制定的 SINS 评分，本节将逐一论述。

一、Denis 三柱理论

Denis 提出的三柱理论奠定了脊柱从前向后解剖结构的基本理论。前柱指前纵韧带、椎体前 1/2 和前 1/2 椎间盘；中柱是指后 1/2 椎体和后 1/2 椎间盘、后纵韧带；后柱指黄韧带、椎弓根、关节突关节、椎板、棘突，以及棘突间韧带和棘上韧带（图 2-3-1）。Denis 的三柱理论奠定了脊柱创伤的基本理论，比如后柱损伤会造成脊柱屈曲和旋转的不稳定，前柱损伤由于失去了前纵韧带的限制，可造成脊柱过伸。但早期对于脊柱稳定性的认识多局限于骨和韧带，缺乏关于神经肌肉系统的在体评价。

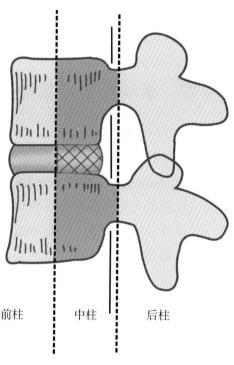

前柱　　　中柱　　　后柱

图 2-3-1　Denis 脊柱的三柱理论示意图

二、White 和 Panjabi 体外生物力学研究

1990 年 White 和 Panjabi 通过体外生物力学研究，以列表的方法给出了脊柱不稳定的确切定义，即在生理载荷下，脊柱不能维持正常的位移模式，不能保护脊髓免于初始或者额外的损伤，主要表现为畸形或疼痛。脊柱稳定性不仅取决于骨和韧带的连接，而且与神经肌肉系统密切相关。White 和 Panjabi 关于脊柱稳定性的描述是基于体外生物力学实验结果，是否适合在体的脊柱退变或者肿瘤，尚值得商榷。

三、脊柱肿瘤脊椎不稳定评分

脊柱肿瘤研究组经过大量阅读文献并结合他们自己的经验于 2010 年正式发表了 SINS 评分系统，包括疼痛性质、病变位置、骨破坏程度等多种因素均纳入了系统评分中。

SINS 评分系统吸收了既往评分的系统的多种要素，并且赋予每个要素一定权重分数，分数越高，脊柱越不稳定。总分为 6 个项目评分的总和，分值为 0 ~ 18 分。如总分为 0 ~ 6 分，脊柱稳定，无需手术干预；总分 7 ~ 12 分，潜在不稳定，需请脊柱外科会诊；总分 13 ~ 18 分，不稳定，建议手术治疗。因此，当总分为 7 ~ 18 分时，有手术干预指征。

脊柱肿瘤研究组于 2011 年用 30 例脊柱肿瘤患者的资料对 SINS 评分进行了小组内可信度评价，结果非常好，观察者间可信度和观察者内部可信度分别为 0.846 和 0.886。灵敏度和特异性分别为 95.7% 和 79.5%。没有不稳定患者被划为稳定组。SINS 评分的不足之处在于其仅对单一椎体的稳定性评分，不适用于多发病变；其次是缺乏对脊髓压迫程度、肿瘤性质、患者的一般状况等预后因素的考虑，手术指征和手术方式尚须综合评估。

第四节　系统性治疗策略评估

用一套临床和病理联合标准来指导脊柱转移瘤的临床诊疗策略，其最重要的贡献是 NOMS（neurologic，oncologic，mechanical，systematic）路径，分为神经功能、肿瘤学、力学稳定性、一般状态四个方面进行评估。通过此路径可以指导对脊柱转移瘤患者进行放疗、手术或者全身治疗的决策。NOMS 路径的第一步是神经功能评估，根据 MRI 表现划分为高度或低度压迫；第二步是肿瘤学评估，将肿瘤分为放疗敏感和放疗不敏感两大类；然后进行脊柱稳定性评估和一般状况评估。总结起来，这个路径最适合于低度脊髓压迫的放疗患者，手术适应证则趋向于高度脊髓压迫的放疗不敏感者（图 2-4-1）。

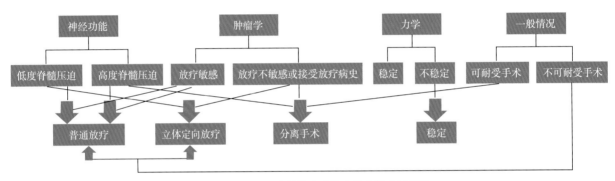

图 2-4-1　NOMS 脊柱转移瘤临床诊疗策略示意图

NOMS 的主要贡献是将放疗技术的进展和脊柱稳定性评估纳入了评估范畴，将脊柱转移瘤的转归分为分离手术或者放疗两大类，明确给出了治疗的建议。然而，NOMS 路径也有一定的局限性。

首先，肿瘤学评价过于强调放疗的作用，忽略了靶向治疗和免疫治疗的进步。多种抗血管生成药物如帕唑帕尼、阿帕替尼、阿西替尼、安罗替尼等都可能抑制肿瘤生长。CTLA-4、PD-1、PD-L1 抗体等免疫检查点阻断药物，通过克服患者体内的免疫抑制，重新激活体内的免疫细胞来杀伤肿瘤，也可能使患者获益。

其次，NOMS 路径将肾细胞癌、肺腺癌和肉瘤归类为放疗不敏感肿瘤，而实际上并不是所有肉瘤放疗不敏感，比如尤因肉瘤、平滑肌肉瘤、腺泡状软组织肉瘤、黏液样脂肪肉瘤、滑膜肉瘤对放疗都有一定的灵敏度。随着立体定向放疗（stereotactic radiosugery，SRS）的进步，可以在对脊髓附近的肿瘤进行高剂量放疗的同时，有效地减少对其他重要结构的损伤，从而达到无论何种肿瘤类型和脊髓压迫程度，均可杀灭和控制肿瘤的效果。多项研究证实，SRS 可达到 85% 以上的临床有效率和 85% ~ 92% 的部分或者全部疼痛缓解率。因此医生选择手术前应该充分考虑其他的创伤更小的有效方法。

最后，NOMS 路径的手术建议只包含了分离手术。而实际上 PVP 和 PKP 在缓解脊柱转移瘤疼痛上作用明显。PVP 受患者身体条件限制很小，应用十分广泛；另外，随着手术技术的普及与演化，全脊椎整块切除术的成功率明显升高，可以用来治疗某些预计生存期较长的单发脊柱转移（如甲状腺癌、乳腺癌、前列腺癌等的脊柱转移）患者，达到降低局部复发率的目的。

朱锴，李瑞峰，乔睿琦，邓书贞　编写　　刘艳成，胡永成　审校

参考文献

［1］BILSKY M H, LAUFER I, FOURNEY D R, et al. Reliability analysis of the epidural spinal cord compression scale ［J］. J Neurosurg Spine, 2010, 13(3): 324-328.

［2］CASSIDY J T, BAKER J F, LENEHAN B. The role of prognostic scoring systems in assessing surgical candidacy for patients with vertebral metastasis: a narrative review ［J］. Global Spine J, 2018, 8(6): 638-651.

［3］CROOKS V, WALLER S, SMITH T, et al. The use of the Karnofsky Performance Scale in determining outcomes and risk in geriatric outpatients ［J］. J Gerontol, 1991, 46(4): 139-144.

［4］DENIS F. The three column spine and its significance in the classification of acute thoracolumbar spinal injuries ［J］. Spine (Phila Pa 1976), 1983, 8(8): 817-831.

［5］DENIS F. Spinal instability as defined by the three-column spine concept in acute spinal trauma ［J］. Clin Orthop Relat Res, 1984, (189): 65-76.

［6］FOURNEY D R, FRANGOU E M, RYKEN T C, et al. Spinal instability neoplastic score: an analysis of reliability and validity from the spine oncology study group ［J］. J Clin Oncol, 2011, 29(22): 3072-3077.

［7］GERSZTEN P C, MENDEL E, YAMADA Y. Radiotherapy and radiosurgery for metastatic spine disease: what are the options, indications, and outcomes? ［J］. Spine (Phila Pa 1976), 2009, 34(22): 78-92.

［8］HARRINGTON K D. Metastatic disease of the spine ［J］. J Bone Joint Surg Am, 1986, 68(7): 1110-1115.

［9］LAUFER I, RUBIN D G, LIS E, et al. The NOMS framework: approach to the treatment of spinal metastatic tumors ［J］. Oncologist, 2013, 18(6): 744-751.

［10］LEITHNER A, RADL R, GRUBER G, et al. Predictive value of seven preoperative prognostic scoring systems for spinal metastases ［J］. Eur Spine J, 2008, 17(11): 1488-1495.

［11］MULCAHEY M J, GAUGHAN J P, CHAFETZ R S, et al. Interrater reliability of the international standards for neurological classification of spinal cord injury in youths with chronic spinal cord injury［J］. Arch Phys Med Rehabil, 2011, 92(8): 1264-1269.

［12］NURICK S. The pathogenesis of the spinal cord disorder associated with cervical spondylosis ［J］. Brain, 1972, 95(1): 87-100.

［13］PANJABI M M. The stabilizing system of the spine. Part I. Function, dysfunction, adaptation, and enhancement ［J］. J Spinal Disord, 1992, 5(4): 383-389; discussion 397.

［14］孙宇庆, 蔡橞伯, 荣国威. 脊柱转移癌术前评估系统的比较 ［J］. 中华外科杂志, 2003, (8): 13-17.

［15］PATCHELL R A, TIBBS P A, REGINE W F, et al. Direct decompressive surgical resection in the treatment of spinal cord compression caused by metastatic cancer: a randomised trial［J］. Lancet, 2005, 366(9486): 643-648.

［16］QURAISHI N A, AREALIS G, SALEM K M, et al. The surgical management of metastatic spinal tumors based on an Epidural Spinal Cord Compression (ESCC) scale［J］. Spine J, 2015, 15(8): 1738-1743.

［17］ROBERTS T T, LEONARD G R, CEPELA D J. Classifications in brief: american spinal injury association (ASIA) impairment scale［J］. Clin Orthop Relat Res, 2017, 475(5): 1499-1504.

［18］RYU S, ROCK J, JAIN R, et al. Radiosurgical decompression of metastatic epidural compression［J］. Cancer, 2010, 116(9): 2250-2257.

［19］TOKUHASHI Y, AJIRO Y, UMEZAWA N. Outcome of treatment for spinal metastases using scoring system for preoperative evaluation of prognosis［J］. Spine (Phila Pa 1976), 2009, 34(1): 69-73.

［20］TOKUHASHI Y, MATSUZAKI H, ODA H, et al. A revised scoring system for preoperative evaluation of metastatic spine tumor prognosis［J］. Spine (Phila Pa 1976), 2005, 30(19): 2186-2191.

［21］曾建成, 宋跃明, 刘浩, 等. Tomita 评分在脊柱转移瘤治疗决策中的意义［J］. 中国脊柱脊髓杂志, 2006, (10): 728-731.

［22］TOMITA K, KAWAHARA N, KOBAYASHI T, et al. Surgical strategy for spinal metastases［J］. Spine (Phila Pa 1976), 2001, 26(3): 298-306.

［23］UEI H, TOKUHASHI Y. Prognostic factors in patients with metastatic spine tumors derived from lung cancer-a novel scoring system for predicting life expectancy［J］. World J Surg Oncol, 2018, 16(1): 131.

［24］胡海, 杨惠林, 王根林, 等. Tomita 评分在脊柱转移瘤治疗决策与生存时间预测中的作用［J］. 中国脊柱脊髓杂志, 2012, 22(8): 673-677.

［25］ULMAR B, REICHEL H, CATALKAYA S, et al. Evaluation and modification of the Tomita score in 217 patients with vertebral metastases［J］. Onkologie, 2007, 30(8-9): 414-418.

［26］WANG M, BüNGER C E, LI H, et al. Improved patient selection by stratified surgical intervention: Aarhus Spinal Metastases Algorithm［J］. Spine J, 2015, 15(7): 1554-1562.

［27］BAUER H C, WEDIN R. Survival after surgery for spinal and extremity metastases. Prognostication in 241 patients［J］. Acta Orthop Scand, 1995, 66(2): 143-146.

［28］MASSAAD E, HADZIPASIC M, ALVAREZ-BRECKENRIDGE C, et al. Predicting tumor-specific survival in patients with spinal metastatic renal cell carcinoma: which scoring system is most accurate?［J］. J Neurosurg Spine, 2020: 1-11.

［29］LEE I, OMODON M, ROCK J, et al. Stereotactic radiosurgery for high-grade metastatic epidural cord compression［J］. J Radiosurg SBRT, 2014, 3(1): 51-58.

［30］TOKUHASHI Y, MATSUZAKI H, TORIYAMA S, et al. Scoring system for the preoperative evaluation of metastatic spine tumor prognosis［J］. Spine (Phila Pa 1976), 1990, 15(11): 1110-1113.

［31］ULMAR B, NAUMANN U, CATALKAYA S, et al. Prognosis scores of Tokuhashi and Tomita for patients with spinal metastases of renal cancer［J］. Ann Surg Oncol, 2007, 14(2): 998-1004.

第三章

脊柱转移瘤手术的相关影响因素及常用手术方式

骨骼是乳腺癌、前列腺癌、肺癌、肾膀胱癌、甲状腺癌和多发性骨髓瘤等恶性肿瘤的常见转移部位，其中脊柱是最常见的骨骼转移部位，约 10% 的骨转移瘤发生在脊柱，最常见转移灶部位为胸椎。目前，脊柱转移瘤采用多学科治疗，包括疼痛管理、局部放疗、全身化疗、靶向治疗和局部手术等。随着手术治疗效果和指征的完善，外科手术被越来越广泛地应用到脊柱转移瘤治疗中，而脊柱转移瘤手术治疗的目的和方向也在从姑息性保守治疗转向在客观地辨识患者的现状和生存期后而进行的个体化局部治疗。因此，积极地综合评估脊柱转移瘤患者手术治疗效果的影响因素，从而选择合适的手术策略，对于改善患者的预后和生存质量至关重要。

影响脊柱转移瘤手术治疗效果及预后的因素包括全身因素、局部因素、肿瘤因素、放化疗因素等，其中全身因素包括患者活动状态、内脏转移情况、骨转移数量、年龄、性别、血清白蛋白、ASA 分级等以及其他全身因素。目前患者活动状态主要采用 KPS 进行评估，并在此基础上通过 4 个主要的评分系统预测患者生存预后，包括改良 Tokuhashi 评分系统、Tomita 评分系统、van der Linden 评分系统和 Bauer 评分系统。内脏转移通常被认为是肿瘤患者的终末期，其治疗手段往往为姑息性治疗。脊柱骨转移数目与预后或无直接关联，并且脊柱外骨转移数目和总骨转移数目对预后的影响也尚未明确。年龄被认为是肿瘤患者预后的重要预测因子，但近期研究也对此因素产生争议。相比之下，血清白蛋白（serum albumin，SA）作为患者营养状况的象征，是最常用于预测脊柱转移瘤患者预后的实验室指标，与美国麻醉医师协会分级（ASA）类似，对患者手术预后具有重要影响。

患者的局部因素同样会影响患者的手术治疗效果及预后，包括局部皮肤软组织条件、肿瘤血供丰富程度和周围重要脏器毗邻情况等。具体而言，颈椎手术局部影响因素包括椎动脉和食管等；胸椎手术局部影响因素包括肺部转移、胸壁转移及后纵隔转移等；而腰椎手术应考虑到脊柱退变性侧弯、椎管狭窄等病变，以及周围重要解剖结构如腹盆腔大血管、生殖股神经、输尿管等。

此外，肿瘤因素也是影响脊柱转移瘤患者的治疗方案选择和手术决策的重要因素。其中最重要的肿瘤因素是肿瘤的组织学类型，其次，肿瘤的转移范围（骨、内脏）、分期和既往治疗情况也会影响脊柱转移瘤的处理。原发肿瘤的组织学类型是预测脊柱转移瘤患者术后生存期最重要的单一因素，也是判断脊柱转移瘤对化疗和放疗等非手术治疗反应的重要信息，组织学类型侵袭性越强，患者预后越差。目前评估转移瘤的转移范围和分期，主要依据是 Tomita 评分系统、

Tokuhashi 评分系统和 Karnofsky 活动状态评分系统。对于既往接受过治疗的转移瘤患者，通常需要肿瘤内科、肿瘤放疗科、放射科、病理科和手术团队的多学科讨论协作综合决策。

放疗和化疗是脊柱转移瘤的重要辅助治疗方法。传统的外放疗（conventional external beam radiation therapy，cEBRT）一直是脊柱放射的支柱。cEBRT 可对放射敏感性转移肿瘤（如血液系统恶性肿瘤、小细胞癌、生殖细胞肿瘤、乳腺癌和前列腺癌等）给予持久的局部控制，但多数实体瘤转移灶均对 cEBRT 表现出耐受性。脊柱体部立体定向放疗（stereotactic body radiotherapy，SBRT）通常可以克服这些肿瘤对 cEBRT 的抵抗性，其不仅可以提高肿瘤的局部控制率，而且还能够有效的保护脊髓。因此，在没有明显脊髓压迫的情况下，SBRT 作为脊柱转移一线治疗相对安全且有效。

化疗是骨转移的常见全身治疗方法，通常使用一种或联合应用多种对原发肿瘤有效的化疗方法，主要包括化疗药物、双膦酸盐治疗、激素治疗（如乳腺癌，前列腺癌，甲状腺癌），以及类固醇等（如地塞米松）。双膦酸盐治疗经时间证实是阻止骨转移和破坏的恶性循环的理想药物。临床显示，化疗药物虽具有杀灭癌细胞的作用，但同时也会对机体产生严重的影响，损伤正常细胞，导致药物不良反应。所以，在患者进行化疗的过程中，医生不仅要关注药物对肿瘤的疗效，还要关注预防和识别由化疗药物产生的不良反应。

除了传统细胞毒药物化疗，近年来肿瘤靶向治疗及免疫治疗的发展已成为革命性的事件。大量传统认识中化疗效果有限的肿瘤可以通过靶向免疫治疗获得显著延长的生存期及更高的生存质量，而肿瘤患者病程的延长也间接提高了肿瘤骨转移的发生率，对骨肿瘤外科医生提出了更高的要求。由于靶向免疫治疗药物在多个瘤种中已进入常规治疗方案，而这些新颖药物所带来的相关不良反应常常与传统细胞毒化疗截然不同，因此必须重视这些新药、新疗法对脊柱转移瘤外科干预的潜在影响。只有针对患者使用的药物进行严谨、规范的围手术期管理，才能保证医疗安全、进一步改善患者的预后。

手术治疗是转移性脊柱肿瘤诊断和治疗的主要策略之一，包括姑息性减压术、肿瘤刮除（减瘤术）和全脊椎切除术等。脊柱转移瘤手术治疗的目的是姑息性的，目的是改善或维持神经功能、实现脊柱稳定、缓解疼痛，并提供持久的肿瘤控制。手术指征主要包括神经功能损害、顽固性疼痛和脊柱不稳定等。近年来，肿瘤分离术联合术后大剂量 SBRT 的治疗策略，凭借其兼具局部控制率高和手术并发症率低的优势，越来越得到广泛重视，尤其适用于高级别硬膜外脊髓压迫且传统放疗不敏感的脊柱转移瘤。

全脊椎整块切除术（total en bloc spondylectomy，TES）是一种完整切除肿瘤组织及其周围包裹健康组织的手术方式，可减少手术操作造成的医源性污染，显著提高治疗效果。全脊椎整块切除术可以直接后路进行，也可前后联合入路一期或分期进行，要求对特定区域的解剖结构有非常深入的了解，适用于单发孤立转移灶、无内脏器官受累、原发肿瘤已获控制无进展、且转移灶对放化疗不敏感的患者。随着肿瘤学科学研究及脊柱外科学手术技术的发展，脊柱转移瘤在手术理念和手术方案等方面也取得了显著进步，其中 Enneking 分期、Tomita 分型和 WBB 分型等体系的确立，为脊柱转移瘤的手术决策和全脊椎切除术在临床的广泛应用提供了良好的理论支持。

第一节　全身影响因素

骨转移通常被认为是全身性疾病，脊柱是最常见的骨转移部位。由于原发肿瘤治疗的日益改善和患者生存期的有效延长，骨转移瘤特别是症状性脊柱转移瘤的发生率也同步增高。大多数症状性脊柱转移瘤由乳腺癌、前列腺癌和肺癌引起（56% ~ 74%），最常见的脊柱部位为胸段（51% ~ 67%）。疼痛主要是肿瘤破坏骨组织和压迫神经根或脊髓所致。

目前，脊柱转移瘤采用多学科治疗，包括疼痛管理、局部放疗、全身化疗、靶向治疗和局部手术等。随着手术治疗效果的明确和手术指征的完善，外科手术被越来越广泛地应用于治疗脊柱转移瘤，包括微创手术、姑息性手术和根治性手术。手术治疗脊柱转移瘤的目标是恢复神经功能、减轻疼痛症状、控制局部肿瘤、矫正脊柱不稳，以维持或改善患者的生活质量。此外，手术治疗也有助于原发肿瘤的综合治疗。诚然，手术治疗的目标在于延长脊柱转移瘤患者的寿命，而如何平衡患者生活质量和生存期是转移瘤治疗的最终目标。目前，脊柱转移瘤手术的目的和方向正从保守的姑息性治疗转向在客观地辨识患者的现状和生存期后而进行的适当手术治疗。因此，积极地综合评估脊柱转移瘤患者的生存期对于手术决策至关重要。本节就可能影响脊柱转移瘤患者预后的重要全身因素做归纳总结，旨在有效指导手术抉择。

一、活动状态

脊柱转移瘤患者的预期寿命预测是确定最佳治疗方案的最重要环节，尤其是在考虑手术的情况下。尽管原发性肿瘤的侵袭性使医生对其脊柱转移预后有了一定的了解，但很难预测实际存活率。因此，开发脊柱骨转移瘤预后预测模型具有重要临床意义和应用前景。目前，针对脊柱转移瘤患者，有4个主要的评分系统可提供良好的生存期评估，包括Tokuhashi评分系统（1990年）和改良Tokuhashi评分系统（2005年）、Tomita评分系统（2001年）、van der Linden评分系统（2004年）和Bauer评分系统（1995年）。

患者功能状态与其接受治疗的能力密切相关，通常被认为是影响预后的重要因素之一。Tokuhashi评分系统、改良Tokuhashi评分系统、van der Linden评分系统（2004年）均采用KPS确定患者活动状态，一般认为KPS 80分以上为非依赖级（independent），即生活自理级。50 ~ 70分为半依赖级（semi-independent），即生活半自理。50分以下为依赖级（dependent），即生活需要别人帮助。KPS得分越高，患者术后状态越好，生存期越长。最近，Lun等发现手术前、后KPS变化也是预测脊柱转移患者预后的一个有意义指标。然而，Tomita评分系统和Bauer评分系统均未纳入患者活动状态。

Katagiri等在2005年和2014年分别创建Katagiri评分系统和Katagiri改良评分系统，用于骨转移瘤患者预后评估（包括脊柱转移瘤和四肢骨转移瘤），这两个评分系统均采用美国东部肿瘤协作组（Eastern Cooperative Oncology Group，ECOG）体力评分（表3-1-1），该方法较

KPS 简单，将患者体力状况分为 0 ~ 5 级，ECOG 级别越低，患者术后状态越好，存活期越长。Tokuhashi 等根据 Frankel 神经功能分级评估瘫痪情况，并纳入预后评分系统中，但目前关于该因素对预后的影响仍不明确。此外，Yang 等回顾性分析 217 例接受手术治疗的脊柱转移瘤患者的预后危险因素，单因素分析发现术前和术后活动状态（步行、卧床）是影响预后的重要因素，术前步行组的中位生存时间为 7 个月（95%CI：4.8 ~ 9.2），术前卧床组的中位生存时间为 3 个月（95%CI：1.6 ~ 4.4），术后步行组中位生存时间为 8 个月（95%CI：6.3 ~ 9.7），术后卧床组中位生存时间为 1 个月（95%CI：0.5 ~ 1.5）。但是，多因素分析显示术后活动状态为影响预后的独立危险因素，而术前活动状态无统计学差异。

表 3-1-1　ECOG 体力状况评分

级别	体力状况
0 级	活动能力完全正常，与起病前活动能力无任何差异
1 级	能自由走动及从事轻体力活动，包括一般家务或办公室工作，但不能从事较重的体力活动
2 级	能自由走动及生理自理，但已丧失工作能力，日间不少于一半时间可以起床活动
3 级	生活仅能部分自理，日间一半以上时间卧床或坐轮椅
4 级	卧床不起，生活不能自理
5 级	死亡

综上所述，患者活动状态是影响脊柱转移瘤患者预后的重要因素之一。虽然对同一患者使用不同的评分系统可能导致不同的预期生存期，从而导致不同的治疗策略，但是这些评分系统基本都包含患者活动状态评估。未来精准脊柱转移瘤预后评分系统的制定仍然需要考虑患者活动状态评估，并尽可能采用定量化指标进行评估，进一步优化治疗决策。

二、内脏转移情况

内脏转移通常被认为是肿瘤患者的终末期，其治疗往往为姑息性而非治疗性的。因而，内脏转移被认为是影响肿瘤患者预后重要和常用的因素之一。上述经典脊柱转移瘤预后评分系统中均纳入该因素，进行临床预后模型构建，其中 Tokuhashi 及其改良评分系统又将内脏转移情况进一步细化为是否可治疗。既往大多数研究支持内脏转移（包括脑转移）是影响脊柱转移瘤预后的重要因素之一，但是也有一些研究报道内脏转移对患者生存率和生活质量无显著影响。Chong 等进行了 105 例胸椎转移瘤患者的预后分析，尽管内脏转移患者的中位生存时间为 4 个月，而无内脏转移患者的中位生存时间为 11 个月，但内脏转移并非独立的预后因素。Lun 等最近发现，虽然内脏转移似乎不能预测脊柱转移瘤患者的预后，但内脏转移患者和非内脏转移患者的预后不尽相同。因此，关于内脏转移是否为脊柱转移瘤患者的预后因素仍存在一定争议，仍需更多研究进一步验证该因素在临床预后模型中的效应。

三、骨转移数量

既往研究脊柱转移瘤预后时，通常将骨转移分为以下三种情况：脊柱骨转移数目、脊柱外骨转移数目和总骨转移数目，同时纳入上述三个分类的研究较少，多为采取 1 ~ 2 个分类项目。Tomita 评分系统、Bauer 评分系统仅纳入骨转移数量，Tokuhashi 评分及其改良评分则将总的骨转移数目细分为脊柱骨转移数目和脊柱外骨转移数目，并将这两个因素纳入预后模型中。然而，Linden 等发现骨转移数目对预后无明显影响。绝大多数研究证实脊柱骨转移数目与预后无关，而脊柱外骨转移数目和总骨转移数目对预后的影响尚未明确。Choi 等虽然发现脊柱骨转移数目对患者预后有预测价值，但其对患者生活质量无明显预测作用。值得注意的是，临床上认为根治性全椎体切除术仅适合孤立性脊柱转移瘤且预期生存期不少于 6 个月，而对于多发骨转移患者则采取姑息性手术。

四、年龄

年龄曾被认为是肿瘤患者预后的重要预测因子，但近期研究认为存在争议。如 Bollen 等在纳入 22 项脊柱转移瘤预后相关研究后指出，80% 的研究发现年龄与患者生存率无关。活动状态通常比年龄更好地衡量患者的健康状况和预测患者预后，因此，在多变量分析中年龄与生存率没有显著相关性具有一定合理性。前述 4 个脊柱转移瘤预后评分系统以及 Katagiri 评分系统均未将患者年龄纳入评分系统。此外，年龄与脊柱转移瘤患者的术后生活质量也无明显相关性。值得注意的是，最近应用美国 SEER（Surveillance，Epidemiology，End Results）数据库发表的骨转移瘤临床预后 Nomogram 均纳入年龄这一危险因素，当然，SEER 数据库缺乏患者活动状态数据。因此，当缺乏患者活动状态数据时，构建脊柱骨转移瘤预后模型时可考虑使用年龄替代患者活动状态。

五、性别

大多数研究表明，性别与脊柱转移瘤预后无明显相关性。由于乳腺癌和前列腺癌在脊柱转移瘤中占比较大，且两者性别是特定的，因此在多变量生存分析中可能校正了性别的潜在影响。性别可能在某些分布较均匀的原发肿瘤（例如肺癌）的脊柱转移预后中发挥作用。此外，性别与脊柱转移瘤患者的术后生活质量也无明显相关性。

六、血清白蛋白

SA 是患者营养状况的象征，也是所有实验室检测指标中最常用于预测脊柱转移瘤患者预后的指标。Schoenfeld 等研究发现，术前 SA ≥ 3.5 g/dL 显著改善脊柱转移瘤患者术后生存期，尤其是 30 天生存期，提示改善营养状况有益于提高患者术后生存率。Ghori 等也发现 SA ≥ 3.5 g/dL

是预测脊柱转移瘤患者良好术后 1 年生存期的独立因素，并将 SA 纳入预后评分系统。此外，Ogihara 和 Switlyk 等以 SA < 3.0 g/dL 和 SA ≥ 3.0 g/dL 为分界线，探讨 SA 在预测脊柱骨转移瘤预后的作用，同样揭示 SA 为预测预后的重要指标。综上所述，血清白蛋白水平 ≥ 3.5 g/dL 与脊柱转移瘤患者的良好预后密切相关。

七、ASA 分级

美国麻醉医师协会（American Society of Anesthesiology，ASA）将手术患者分为 5 级，用以评估患者体质状况和手术危险性（表 3-1-2）。既往研究表明 ASA 评分 ≥ 3 分与脊柱骨转移瘤预后较差密切相关，并且 ASA 评分 ≥ 3 分是预测脊柱转移瘤术后切口感染发生率的独立危险因素。骨肿瘤科医生或脊柱外科医生结合麻醉科会诊意见和 ASA 评分，可有助于脊柱转移瘤术式的抉择。

表 3-1-2　ASA 分级

级别	体质状况
I 级	体格健康，发育良好，各器官功能正常
II 级	除外科疾病外，有轻度合并症，功能代偿健全
III 级	合并症病情严重，体力活动受限，但尚能应付日常活动
IV 级	合并症严重，丧失日常活动能力，经常面临生命威胁
V 级	无论手术与否，生命难以维持 24 h 的濒死患者

八、其他因素

此外，其他因素，如患者术前治疗情况（化疗、靶向治疗等）、疼痛评分、合并基础疾病（冠心病）、体重减轻等，对于脊柱转移患者的手术治疗决策也具有一定的参考价值，但未来仍需要大样本、多中心的前瞻性临床试验进一步证实这些因素的临床应用价值。

第二节　局部影响因素

在脊柱转移瘤的治疗过程中，患者的局部情况同样会影响患者的手术治疗决策。局部情况包括患者的手术局部软组织条件、肿瘤局部血供情况及周围重要脏器的毗邻情况等。

首先，手术局部软组织条件对手术的影响举足轻重。如果患者手术局部存在皮肤感染、破损等情况，会增加术后感染、切口不愈合等风险，应视为手术禁忌证。此外，患者既往接受放疗，并有放疗后皮炎时，可增加术后感染的风险及切口愈合不良，也应视为开放性手术的相对禁忌证。

其次，脊柱转移瘤在术前应该通过增强 CT 或增强 MRI 检查，评估局部血供的情况。根据病理学分型，甲状腺癌和肾癌骨转移灶多为高血供。可通过评估增强时及增强前 CT 值的差异的方法，大致判断肿瘤的血供情况。Chen 等利用动态 Gd-DTPA 增强 MRI 研究椎骨病变的血液灌注情况，将动态增强 MRI 分为五种类型：几乎不增强（A 型），缓慢增强（B 型），快速对比剂冲洗后进入平衡阶段（C 型），快速对比剂冲洗后先进行早期冲洗（D 型），快速对比冲洗后增加第二个缓慢上升的斜率（E 型），并提出 D 型和 E 型曲线在鉴别椎体良恶性病变方面具有重要价值。此外，术前数字减影血管造影（DSA）检查可更精确地评估肿瘤的血供情况。Huang 等回顾性研究 15 例接受双能 CT、常规 DSA 和减瘤手术的脊柱转移患者，通过在 CT 相之间进行刚体配准和减法后，生成 CT-DSA 图像，进行了肿瘤血管的定性和定量评估，得出结论：双能 CT-DSA 在评估脊髓转移血管方面与常规 DSA 具有良好的相关性。对于富含血供的脊柱转移性肿瘤，术前可采用栓塞的方法减少手术出血；对于低于腰 3 节段的脊柱肿瘤，可采取术中腹主动脉球囊阻断的方法，以减少手术中出血。Zhao 等回顾性分析 2004—2015 年经外科手术治疗的 56 例侵犯骨肿瘤的下腰椎（L4、L5）患者，其中 30 例患者接受了主动脉球囊闭塞治疗，使用球囊治疗患者与未使用气囊治疗患者相比较，术中失血更少，但球囊阻断存在相关的血管并发症风险（穿刺部位局部血肿 5 例，股动脉痉挛 3 例，下肢缺血 1 例，股动脉假性动脉瘤 1 例，急性肾损伤 2 例）。

此外，周围重要脏器的毗邻情况同样是术前评估中需要考虑的重点。多数脊柱转移性肿瘤侵犯椎体为主，而后方结构受累较少。因此，在制订手术方案时，应该充分考虑脊柱转移瘤解剖学特点及周围组织结构，不同节段的手术入路可详见各个章节。

具体而言，颈椎手术的局部影响因素包括椎动脉和食管等。颈椎手术的主要风险是椎动脉损伤，如果该区域有肿瘤侵犯或既往有放疗史，可增加椎动脉损伤的风险。Chan 等综述性报道了颈椎手术中椎动脉损伤，在颈椎前路手术中，侧向解剖椎动脉损伤风险最大，因此在手术过程中必须具备扎实的解剖学知识。随着后路颈椎稳定和器械的发展和普及，认识到后路钻孔以及经关节螺钉和椎弓根螺钉插入的危险非常重要。脊椎解剖结构异常会增加椎动脉受伤的风险，术前应通过磁共振成像、CT 扫描仔细评估。当椎动脉受伤时，应采取措施控制局部出血，只有在明确对侧椎动脉能够提供足够的侧支循环的前提下，才可尝试永久性闭塞或结扎。随着血管内修复技术的出现，当遇到椎动脉损伤时可以考虑采用这种治疗方法。此外，由于肿瘤的浸润导致组织边界不清楚，颈椎前路手术可能损伤食管，有食管瘘发生的风险。Halani 回顾性综述了颈椎手术食管损伤的直接原因、修复方法和相关并发症，食管穿孔的死亡率为 3.92%，最常见的脊柱水平是 C5 ~ C6 和 C6 ~ C7，最常见的症状包括吞咽困难、发热、颈部肿胀和伤口渗漏，食管修复最常见的方法是使用改良的肌皮瓣以及一次闭合术。

胸椎手术的局部影响因素包括是否有肺部转移、胸壁转移及后纵隔转移等。如果有肺部转移导致的肺功能受限，是经胸入路（胸廓切开术）的相对禁忌证，因为该术式的主要并发症包括肺部感染、肺不张等，术前肺功能受限的患者，术后病死率将大幅增高。胸壁及肋骨转移患者在切除肿瘤时应考虑胸壁的重建问题。胸腔镜技术在脊柱外科手术中也有一定的应用，影像引导与电视辅助胸腔镜手术（video-assisted thoracic surgery，VATS）结合使用，用于胸椎间盘切除术、脊柱肿瘤、感染和后纵韧带骨化。

腰椎手术应考虑到患者存在的脊柱退变性侧弯、椎管狭窄等基础性骨病，并注意保护周围重要解剖结构如腹盆腔大血管、生殖股神经、输尿管等。腰椎退行性疾病会增加手术的复杂性，而单纯的肿瘤减压可能会加重患者腰椎退变的程度。采用腹膜后入路时，应注意保护输尿管和生殖股神经，术中应避免进入腰大肌后方空间及肾脏周围脂肪组织，避免过度牵拉。Bjurlin 等报道了 1 例患者接受腰椎板和螺钉断裂，并通过胸腰椎暴露置入横跨 L1 ～ L3 的单杆，并切除第十二肋骨的手术，术后患者出现左胁腹疼痛。腹部和骨盆的 CT 扫描显示左肾盂积液。放置肾造口术管后，逆行肾盂造影和顺行肾造瘘术证实了腰椎器械输尿管截留的诊断。在双 J 输尿管支架上进行了输尿管端到端吻合术。输尿管损伤发病率很低，但在转移性骨肿瘤患者中仍然应小心。低位的腰椎前路应考虑腹主动脉在 L4 水平分叉成双侧髂总动脉，尤其应注意保护下腔静脉。Olivier 评估了腰椎前路手术中下腔动静脉损伤的发生率以及其继发的结局，总共确定了 1035 例患者，其中 75 例（7.2%）具有医源性血管损伤，2 例患者（2.7%）发生了与血管损伤相关的术后并发症，其中包括在术后第 3 天和第 7 天发生的 2 次深静脉血栓栓塞（deep venous thrombosis，DVT），2 例患者均未因 DVT 而出现其他并发症，但需要全身性抗凝和下腔静脉滤器放置。

本节讨论了脊柱转移瘤治疗过程中患者局部情况对手术指征把握的情况，并讨论手术局部的软组织情况、肿瘤局部的血供情况以及周围重要脏器的毗邻情况对手术的影响。对于脊柱转移瘤的局部情况的评估，应同时结合患者的一般情况，进行综合判断。

第三节　肿瘤因素

肿瘤因素（类型、分期等）是脊柱转移瘤患者治疗方案选择和手术决策的重要因素。其中，最重要的是识别肿瘤的组织学类型。此外，肿瘤转移的范围（骨、内脏）和分期，以及既往治疗情况也会影响脊柱转移瘤的处理。

一、原发肿瘤的组织学特征

（一）预后相关

确定肿瘤的组织学特征很关键，肿瘤的组织学分类对患者的预后有重要提示作用。事实上，原发肿瘤的组织学分类是预测脊柱转移瘤患者术后生存期最强的单一因素。根据 Tomita 等的研究，肿瘤组织学可以被分为三组：缓慢生长的肿瘤，包括乳腺癌、前列腺癌、甲状腺癌和类癌；中速生长的肿瘤，包括肾脏和子宫来源的肿瘤；快速生长的肿瘤，包括肺癌、肝癌、胃癌食管癌、胰腺癌、膀胱癌、肉瘤以及来源不明的肿瘤。总之，肿瘤组织学类型的侵袭性越强，预后越差。为了确认脊柱转移瘤的组织类型，有时可能需要进行经皮穿刺活检。当患者有明确的原发肿瘤病史且确认存在转移时，出现新的脊柱病变可以不进行穿刺活检。但如果没有原发肿瘤病史，或虽有原发肿瘤病史但原发肿瘤长期不活跃且无转移，此时应当考虑进行组织活检以明确诊断，并排除新的原发肿瘤转移或原发骨肿瘤引起脊柱病变的可能。尤其对于有化疗或放疗史的患者，发生第二种原发肿瘤可能性更大，应考虑行组织活检以明确诊断。

（二）放化疗灵敏度

肿瘤组织学分类是帮助判断脊柱转移瘤对化疗和放疗等非手术治疗反应的重要信息。肿瘤种类不同，化疗和放疗效果会有很大差异。一般认为，化疗需要较长时间才能起效，而有疼痛、神经压迫等症状的脊柱转移瘤患者可能无法等待较长的化疗起效时间，此类患者不能仅仅依靠化疗解决问题。当然也有一些众所周知的特例，如血液系统恶性肿瘤（淋巴瘤、浆细胞骨髓瘤）等对化疗较为敏感，反应很快。这些对化疗敏感的脊柱转移瘤患者，如果没有脊髓神经压迫损害或脊柱不稳定症状，完全可以选择全身性药物治疗。除了化疗药物，对激素高度敏感的肿瘤也可以先接受激素治疗，如乳腺癌或前列腺癌。

传统上根据肿瘤对常规放疗 cEBRT 的反应来区分该肿瘤对放疗是否敏感。在精确适形技术出现之前，由于放疗时脊髓处于辐射范围以内，cEBRT 的最高剂量由脊髓对放疗的耐受量所决定。如果脊髓耐受量以下的治疗剂量对肿瘤有效，则称该肿瘤对放疗敏感；如果肿瘤对脊髓耐受量以下的治疗剂量没有反应，则称该肿瘤对放疗不敏感。当肿瘤位置非常靠近脊髓时，放疗不可避免地会同时作用于肿瘤和脊髓，因此肿瘤的放疗敏感性将决定此种治疗方式是否能有效使用。一般认为，淋巴瘤、骨髓瘤和精原细胞瘤对放疗高度敏感，即使在肿瘤导致脊髓受压情况下也可以采用 cEBRT 治疗。对于实体肿瘤，一般认为乳腺癌、前列腺癌、卵巢癌和神经内分泌癌对放疗敏感，而肾癌、甲状腺癌、肝细胞癌、非小细胞性肺癌、结肠癌、黑色素瘤和肉瘤对放疗不敏感。SBRT 能够在对脊柱肿瘤进行大剂量适形放疗的同时不损伤脊髓，疗效不依赖肿瘤组织学分类上对传统放疗的敏感性，能够很好地控制肿瘤。但当肿瘤位置非常接近脊髓时，一般不直接使用该技术；此时需要分离手术创造空间。

（三）富含血供

确定肿瘤类型对于明确某些富含血管的肿瘤也很重要。在切除肾细胞癌、甲状腺癌、多发性骨髓瘤、黑色素瘤或巨细胞肿瘤来源的转移瘤时常会大量出血。术前血管栓塞可以非常有效地减少术中出血。

二、转移范围和系统分期

（一）Tomita 评分

除肿瘤类型外，脊柱外转移是否存在及其范围也会影响治疗决策。内脏或其他骨转移提示生存预期不良，而预计生存期的长短是治疗决策中的参考因素之一。将这三方面综合考虑，是著名的 Tomita 评分系统的理论基础。该评分系统给每个方面分配一定分值，最后得出一个总分，根据得分多少来指导治疗方式的选择。其中肿瘤恶性程度分级（缓慢生长，1 分；中速生长，2 分；快速生长，4 分）、内脏转移（无转移，0 分；可治疗，2 分；不可治疗，4 分）以及骨转移（单发或孤立性，1分；多发，2分），总评分为 2 ~ 10 分。评分越高，预后越差。预后评分为 2 ~ 3 分时，预后相对较好，建议行广泛或边缘性切除手术以长期预防复发；预后评分为 4 ~ 5 分时，可行边缘性或病灶内切除手术，以中期预防局部复发；预后评分为 6 ~ 7 分时，行姑息性手术获得短期缓解；预后评分为 8 ~ 10 分时，预后较差，建议非手术治疗加临终关怀。然而，该评分系统发表后，靶向治疗、免疫治疗等针对恶性肿瘤的治疗有了很大的进步，因此根据 Tomita 预后评分推荐的治疗方案有时可能已不再是最优治疗方案。但该评分系统所涉及的三方面因素对患者生存的影响是明确的。伴有广泛全身转移的患者存活率较低，进行大型手术治疗弊大于利，同时肿瘤全身转移可能会引起多种并发症（如发生肺转移后肺功能下降，肝转移后出现凝血功能障碍），这些并发症使患者很难耐受大型手术。因此，对脊柱转移瘤进行术前分期是必需的。

（二）Tokuhashi 评分

Tomita 评分中涉及的三个影响预后的因素（肿瘤组织学分型、内脏转移和骨转移情况），也是著名的 Tokuhashi 评分系统的一部分。在这个系统中，Tokuhashi 等考虑了 6 项关键预后因素：全身情况、脊柱外骨转移数量、转移瘤累及椎体数量、主要内脏器官是否受累、原发病变部位以及脊髓损害的严重程度。除了考虑恶性肿瘤原发部位（肿瘤组织学），还评估肿瘤的内脏转移情况，并根据是否可以手术切除分别评分。Tokuhashi 等把骨转移分为脊柱外和椎体转移两种情况加以考虑，脊柱外转移分为 ≥ 3 分、1 ~ 2 分或 0 分，椎体转移分为 ≥ 3 分、2 分或 1 分。最后，他们把患者的全身情况（见本章第一节）分为差（10 ~ 40 分）、一般（50 ~ 70 分）或良好（80 ~ 100 分），把脊髓损害情况分为完全型、部分型和无损害型。每项指标都分配有一个分数范围，所有项相加的最高得分为 15 分，最终得分用于指导治疗方案的选择，得分越高相对预后越好。建议对评分较低（得分 0 ~ 8 分，预计生存期 ≤ 6 个月）的患者采用更保守的治疗方法，对评分高者的患者进行肿瘤的手术切除（得分 9 ~ 11 分，预计生存期 ≥ 6 月，建议姑息性手术，包括单个病变、没有转移到主要内脏器官；得分 ≥ 12 分，预计生存期 ≥ 12 月，建议切除手术）。在每个得分段（0 ~ 8 分、9 ~ 11 分或 12 ~ 15 分）推测预后和实际生存时间的一致性都很高，在 1998 年一项前瞻性评估的 118 例患者中达到 86.4%，在 246 例回顾性评估的患者中达到 82.5%。该预后标准评分系统不受治疗方式或病变局部侵犯程度的影响，对评估患者预后有很高的价值。

三、既往治疗

肿瘤学状态评估的最后一个部分是既往治疗情况。由于很难把治疗情况进行分层或量化，既往治疗情况的评估一般需要根据每位患者的具体情况而定，但这一因素对治疗决策的影响至关重要。简而言之，考虑脊柱转移瘤的治疗选择时，患者已经使用过何种治疗方案以及尚未使用过的治疗方案的预期疗效都会影响最终的治疗决策。例如，乳腺癌患者出现胸椎转移灶，病灶引起轻微神经根性症状，但没有神经功能障碍。若患者之前从没有接受过任何治疗，则现在可以选择常规放疗、激素和化疗（根据受体情况）或手术治疗；但如果病变已接受过放疗，且患者目前正在接受三线化疗，那么非手术治疗的选择就会非常有限；如果预后较好，则应积极考虑手术治疗。由于脊髓对放疗耐受量非常有限，之前放疗区域的大小及与目前病变的邻近程度，往往对于目前能否继续放疗及其可能达到的预期效果有决定性影响。脊柱 SBRT 可以将放疗的脊髓损伤最小化，但前提是肿瘤与正常神经系统结构之间有一定的空间距离（理论上大于 3），因此需要进行分离手术（详见本章第六节）。已经接受过多种治疗方案的患者，其疾病发展程度一般比较重，这类患者的整体预后可能不佳，医生必须在选择手术治疗前考虑到这个问题。为这些病情复杂的患者制订最理想的治疗方案时，通常需要肿瘤内科、肿瘤放疗科、放射科、病理科和手术团队多学科讨论协作。

第四节　辅助治疗：放疗和化疗因素

在成年人中，脊柱转移的 60% 来自乳腺癌、肺癌或前列腺癌，肾脏和胃肠道恶性肿瘤各自约占 5%，甲状腺癌和黑色素瘤的发生率较低。这些肿瘤越来越易于通过外科手术、放法和化法进行治疗，从而延长了患病患者的生存期，但也增加了其发生转移的可能性，即随着生存期的延长，以前无症状的脊柱转移瘤在临床上变得越来越明显，并严重降低患者的生活质量。涉及脊柱的转移性疾病最常影响胸椎、腰椎和颈椎，估计大约 5% 的肿瘤转移患者发展为脊髓受压。

脊柱转移瘤的治疗方法尚无 I 类证据（双盲随机安慰剂对照试验），目前基本上有四种治疗方法可用：放疗、手术、双膦酸盐和根据肿瘤类型选择性地使用化学疗法或激素疗法。第五种方法是以上所有因素的结合。其中，辅助手段的疗效显著影响手术的治疗。这些不同治疗方法的有效性和患者的存活率主要取决于组织学肿瘤类型、肿瘤分期、原发肿瘤的治疗控制和肿瘤扩散情况。

一、放疗因素

多模式治疗是治疗转移性硬膜外脊髓压迫的关键。除了对疾病的系统性负荷进行医疗干预外，还需要采用许多外科和放疗模式。对肿瘤患者行放疗可以有效地缓解疼痛，恢复神经功能，改善生活质量，并明显提高肿瘤控制率。随着放疗技术的不断进步，越来越多的脊柱转移瘤患者可以通过放疗获益。

临床上，手术方法曾经采用无器械融合的椎板切除术，由于无法切除腹侧硬膜外和椎体的病变，以及生物力学脆弱的病变脊柱存在潜在失稳、疼痛加剧和神经恶化的风险，这种手术方法基本上已经被放弃。随着脊柱器械的改进和普及，脊髓环周减压联合器械固定被广泛应用。在一篇 1964—2005 年的回顾性研究的综述中，Witham 等阐明，与单纯放疗相比，椎板切除术加上放疗，以及椎板切除术和放疗加上后路稳定，在保持手术组围手术期死亡率稳定的情况下，能够显著改善神经功能（神经功能平均改善率为 36% vs. 42% vs. 64%）。尽管前路直接减压更能改善神经功能（75%），但也会增加围手术期死亡率。Patchell 等在一项关于比较手术减压联合常规放疗与仅采用放疗手段治疗继发于实体恶性肿瘤的转移性硬膜外脊髓压迫的随机对照试验中，证明了手术和放疗相结合的方法在维持和恢复下肢活动、延长活动时间、功能恢复、节制维持和生存等方面具有明显优势。外科手术可提供脊柱稳定和神经减压，而放疗可提供局部肿瘤控制。

美国国家综合癌症网络（National Comprehensive Cancer Network，NCCN）脊柱转移瘤指南（2018版）建议：脊柱转移瘤患者出现脊髓压迫症状时，应行外科手术＋放疗、放疗或化疗（对化疗敏感的肿瘤，如淋巴瘤、精原细胞瘤、骨髓瘤等）。脊柱转移瘤患者未出现脊髓压迫症状时，如椎体不稳定，应在外科固定术后行放疗；如椎体稳定，可首选放疗，或手术（选择性病例）＋放疗或化疗。数十年来，cEBRT一直是脊柱放疗的支柱。传统上，对cEBRT的组织学敏感性是肿瘤分类（放射敏感性 vs. 放射耐受性）的基础。cEBRT可在放射敏感性转移病变中给予持久的局部控制，包括血液系统恶性肿瘤（淋巴瘤，浆细胞骨髓瘤）、小细胞癌、生殖细胞肿瘤、乳腺癌和前列腺癌等，其2年局部控制率为80%～98%。然而，除了部分肉瘤和黑色素瘤，以及少部分的非小细胞肺癌，大多数实体瘤转移灶均表现出对cEBRT的耐受性，包括肾、甲状腺、肝细胞和结直肠起源的肿瘤。cEBRT在胃肠道转移中的2年控制率低于30%。同时，cEBRT对膀胱、肺和肾脏转移的运动改善时间很短，分别显示了1个月、4个月和5个月的持续改善。由于cEBRT的局部控制不能令人满意，这些肿瘤组织学分类被归类为放射抵抗型。但是，SBRT通常可以克服这些肿瘤对cEBRT的抵抗性，而提供持久的局部控制。

SBRT具有图像引导功能，与常规放疗相比，能够对肿瘤进行大剂量、高度适形的治疗。SBRT的剂量分布具有小野集束照射、剂量分布集中、靶区周边剂量梯度变化较大、靶区周边正常组织剂量很小的特点。目前，SBRT在椎体转移瘤中得到了越来越多的应用，其不仅可以提高肿瘤的局部控制率，而且还能够有效保护脊髓。目前，脊柱转移瘤行SBRT最好的剂量分割方式尚无统一定论，其常用的分割方式包括18～24 Gy/1f、24 Gy/2f、24～30 Gy/3f、30 Gy/4f以及30～40 Gy/5f。SBRT治疗可以快速有效地缓解患者的疼痛症状，并且可以取得良好的肿瘤控制效果。Ryu等报道了49例脊柱转移瘤患者，共61个转移病灶接受单次放疗，其中转移病灶接受的照射剂量为10～16 Gy，结果显示疼痛缓解的中位时间为14天（1～69天），疼痛缓解率达85%，疼痛复发率仅为7%，有5%的病灶出现了邻近椎体的转移；随访结果显示，患者的1年生存率为74.3%，且2年随访期间无脊髓损伤发生。

在对SBRT设备精确性的要求方面，脑部肿瘤SBRT的精确性可达1～2 mm，出于对脊髓保护的考虑，脊柱转移瘤SBRT需要达到同等的精确性，研究发现，在理论上3 mm的误差将会导致脊髓辐射受量增加1倍，这一发现引起了人们对SBRT精确性的高度重视。

SBRT的精度高，肿瘤与脊髓之间剂量陡降，可有较好的局部控制率，降低神经系统并发症的发生率，可作为脊柱转移瘤放疗后复发的一项挽救治疗方式。Chang等对54例再治脊柱转移瘤患者及131例初治脊柱转移瘤患者行SBRT治疗，两组患者的肿瘤边缘等效生物剂量（equivalent dosein 2 Gy/f，EQD2）（α/β=10 Gy）分别为51.2 Gy和50.7 Gy，6个月生存率分别为96%和95%，1年生存率分别为81%和89%，2年生存率分别为79%和90%。随访过程中，54例再治患者中，有13例患者出现肿瘤局部进展。两组患者脊髓最大EQD2（α/β=2 Gy）分别为46.2 Gy和48.7 Gy，再治患者脊髓平均累计EQD2为83.4 Gy。所有患者均未发生放射性脊髓炎，已行外照射放疗的脊柱转移瘤患者接受SBRT治疗是安全有效的。Sahgal等分析了19例共21处受累节段接受常规外照射放疗后进行 SBRT 治疗的脊柱转移瘤患者，其中 5 例患者出现放射性脊髓炎，14 例患者未发生放射性脊髓炎。在这些患者中，他们接受初始放疗中位剂量 EQD2 为 40 Gy（30 ~ 50 Gy），其中未发生放射性脊髓炎患者接受 SBRT 再治疗硬膜囊 EQD2 为 20.0 Gy（95%CI：10.8 ~ 29.2），累计最大剂量 EQD2 为 62.3 Gy（95%CI：50.3 ~ 74.3），均明显低于出现放射性脊髓炎患者，他们的再治疗 EQD2 为 67.4 Gy（95%CI：51.0 ~ 83.9），累计最大剂量 EQD2 为 105.8 Gy（95% CI：84.0 ~ 127.4）。

应用图像引导的 SBRT 已大大克服了对 cEBRT 效果不佳的脊柱转移瘤的放射耐受。SBRT 将放射线传送到轮廓化的目标区域，这是通过目标区域与高风险的相邻器官之间的剂量梯度陡降实现的。鉴于传统 cEBRT 局部失败发生率高以及肿瘤邻近区域的组织（包括脊髓和食道）因高剂量存在的毒性风险，该技术对治疗脊柱疾病具有强大吸引力。当治疗没有硬膜外脊髓压迫的脊柱转移瘤时，单次和多次 SBRT 均表现出 70% ~ 90% 的持久局部控制。一项针对来源于放射不敏感肿瘤的脊柱转移进行放疗的前瞻性报告（合格受试者的下肢力量至少为 4 级）指出，在 11.5 个月的平均随访中，2 个月时硬膜外肿瘤体积平均减少了 65%，而在 12 个月时神经功能改善率达到了 81%。然而，在就诊的 35 例神经功能完整的患者中，有 2 例出现神经功能恶化，这引起了人们对脊髓压迫患者单独使用 SBRT 的安全性和有效性的担忧。两项前瞻性研究证明，在没有明显脊髓压迫的情况下，SBRT 作为脊柱转移一线治疗的有效性和安全性。

纳入 SBRT 治疗的脊柱转移瘤患者根据既往病史可分为以下 4 类：既往未行放疗的患者（仅指转移瘤所在椎体）；既往行放疗的患者；手术后患者（包括根治性椎体切除术或者椎板切除术或椎体成形术或者后凸成形术）；混合型患者（包括以上 3 种或任意 2 种的组合）。依照这些分类，在未受放疗、既往行放疗、术后患者及混合型患者中的肿瘤局部控制率分别为 87%、96%、94% 和 87%，不同群组间差异没有统计学意义。目前对脊柱转移瘤 SBRT 后效果的评价尚无统一的标准。部分机构对治疗失败的定义为影像学表现上的病情进展或复发以及临床症状的进展。部分学者未将症状上的进展定义为治疗失败。对于症状缓解情况的评价比较困难，一则由于提供具体症状缓解情况的临床研究病例数量较少，缺乏统计学意义，二则对疼痛及神经症状等情况的评价缺乏统一的量化工具。对于生活质量的评价，Degen 等报道在随访 36 例 SBRT 患者 18 个月后，生活质量评分未见明显改善。Chang 等报道了脊椎转移瘤的 I 、II 期临床试验结果，其剂量给予方式为 30 Gy/5 次或者 27 Gy/3 次，46% 的患者既往有脊柱手术病史。74 例患者的 1 年局部控制率达 84%，同时疼痛评分下降明显，6 个月随访时需要麻醉药物的患者比例由 60% 降至 36%。有 3 例患者发生 3 级急性毒性反应，尚未发现晚期毒性反应患者。

立体定向放疗技术目前仍在发展中，在数量有限的临床研究中，如果应用影像学及疼痛情况来评价局部控制率，立体定向放疗应用于脊柱转移瘤是安全有效的。在既往有放疗病史的患者中，立体定向放疗提供了一种无创性的新选择。在既往未行放疗的患者中，立体定向放疗尚需大量的随机对比试验来证实其较高的生物剂量的价值。由于人们对脊髓耐受剂量的理解会逐渐明确，同时伴随着下一代影像引导系统、运算更快的计算机、更加高级的软件系统的诞生，SBRT 的安全性及射线投射的精确性会逐步提高。

二、化疗因素

各种药物对脊柱转移瘤的手术也有重要的影响，主要包括化疗药物、双膦酸盐、某些特定肿瘤的激素，以及作为一般药物治疗的类固醇（如地塞米松）。尽管在文献中没有地塞米松和甲基强的松龙的有效性比较，但这是最常用的皮质类固醇。最近，治疗骨转移的新方法越来越多地被提出。

双膦酸盐在骨转移相关事件并发症的治疗中经受了时间的考验，其阻止了肿瘤的进展和病理性骨转换的恶性循环。在肿瘤细胞的作用下，骨吸收与新骨形成之间的平衡被破坏。肿瘤细胞在生长因子的吸引下在骨骼中种植，它们介导刺激破骨细胞和成骨细胞的因子，以非生理学的方式开始更新骨骼，释放出生长因子，刺激肿瘤细胞增殖，引发病理性骨重塑和肿瘤进展的恶性循环。随后，骨质和骨密度降低，骨骼的稳定性大大降低。双膦酸盐显示出对骨骼的高亲和力，并且主要在骨骼更新率高的位置增加。因此，它们是阻止骨转移和破坏的恶性循环的理想药物。最成功的药物是帕米膦酸（第二代双膦酸盐），主要在乳腺癌的骨转移和多发性骨髓瘤的骨溶解中获得成功。唑来膦酸为后开发的试剂之一，其特征在于咪唑环。在动物实验中，其效果比帕米膦酸盐高 100 ～ 850 倍。

化疗是治疗骨转移的常见方法。医生通常使用一种或联合使用多种对原发肿瘤有效的化疗药物。随着社会不断进步和医疗卫生事业的发展，化疗治疗骨转移性有了更好的发展。临床上应用化疗获得了较好的效果，因为化学药物可以有效地阻止癌细胞的增殖、浸润、转移，直至最终杀灭癌细胞。在最开始的发展中，化疗常应用于缓解患者的疼痛，临床结果显示化疗药物虽具有杀灭癌细胞的作用，但同时也会对机体产生严重的影响，损伤正常细胞，导致药物不良反应。所以，在患者进行化疗的过程中，医生不仅要关注药物对肿瘤的疗效，还要关注预防和识别由化疗药物产生的不良反应。

目前普遍认为，骨转移的化疗反应要比软组织和内脏转移的反应轻。实际上，这可能是由于当前评估骨病变对化疗反应的指标存在局限。除非经历长期的观察，否则直到肿瘤细胞完全被化学药物消灭，骨骼的外观也没有明显改变。骨转移的治疗效果目前主要取决于骨愈合的证据，例如溶骨性病变的重新钙化，这可能远远落后于抗肿瘤作用，因而导致治疗效果被低估，并使得有效化疗方案中属于"稳定控制"的患者占很大比例。

根据以下一系列客观的标准来评估化疗对骨转移瘤的疗效，可以更有意义地解释和比较不同的治疗方案。

（1）完全应答：所有可测量和不可测量的疾病完全消退，与肿瘤相关的所有体征、症状和生化变化均完全消失，持续超过 4 周。没有新的病灶出现，所有溶骨性病变重新钙化。

（2）部分应答：所有测量的肿瘤的两个垂直瘤径的乘积之和减少 50% ～ 99%，至少持续 4 周。不得出现新的病灶，性能状态不得恶化。不得出现新的溶细胞性疾病。

（3）改善：所有测量的病灶的两个垂直瘤径乘积的总和减少 25% ～ 49%，没有新病灶的出现，持续了 4 周。现有病灶没有扩大，而性能状态并未恶化。

（4）病情稳定：所有测量的病灶的两个垂直瘤径乘积的总和变化小于 25%，没有新病灶出现，并且性能状态没有恶化。

（5）进展：新病变的出现或任何两个垂直瘤径乘积的总和增加25%或出现更多病灶。

但是需要注意的是，那些无软组织肿块的脊柱病灶或软组织肿块内大量成骨的病变是无法通过上述标准来评估化疗效果的。这可能需要我们建立新的评估体系来重新认识这类患者的化疗效果。

肿瘤科医生、骨科医生和放疗科医生之间的和谐合作有助于患者康复锻炼，并在某些情况下延长其寿命。化疗是转移癌患者全面有效治疗的重要组成部分，其为所有弥散性癌症表现（包括骨转移）提供了一种治疗方式。事实证明，联合化疗在继发于乳腺癌、前列腺癌和肺癌（小细胞）的转移性骨病中具有重要意义。其他类型肺癌的结果不太令人满意，转移性甲状腺癌和肾癌的化学疗法仍然令人失望。

第五节　靶向及免疫治疗因素

由于近些年各类肿瘤靶向及免疫治疗手段的蓬勃发展，骨肿瘤医生经常在临床工作中遇到正在使用靶向药或免疫治疗药的脊柱转移瘤患者。这些药物具有与传统化疗药不同的毒副反应，因此，对于需要进行外科手术干预的脊柱转移瘤患者，针对患者使用药物特点进行围手术期的管理，是保证医疗安全、改善患者预后的关键之一。由于靶向药物及免疫治疗药物种类繁多，下文将从多个亚类别进行阐述。

一、抗血管生成类药物

抗血管生成类药物（具有抗血管活性）是当前临床肿瘤治疗中最常用的靶向药物之一，由于其不依赖基因检测，各类抗血管生成药物在多个瘤种中被广泛应用。此类药物多为靶向血管内皮生长因子（vascular endothelial growth factor，VEGF）或其受体，通过抑制肿瘤新生血管的发生和发展发挥抗肿瘤作用。目前国内已上市的单抗类药物主要为贝伐珠单抗（bevacizumab，商品名 Avastin），重组蛋白类药物主要为重组人血管内皮生长因子抑制剂，而小分子抑制剂包括索拉非尼、安罗替尼、舒尼替尼、仑伐替尼等。围手术期使用抗血管生成类药物的患者相比较不接受手术的患者，其最突出的并发症是术中出血及术后切口并发症。由于当下仍缺乏高质量的针对脊柱转移瘤的抗血管生成类药物管理的循证医学依据，骨肿瘤医生在临床实践中常参考其他具有新辅助使用抗血管生成药物经验瘤种的管理办法，再结合脊柱手术的特点进行处理。由于脊柱转移瘤手术均为深部手术、出血量相对较多、术后血肿形成后果严重，必须针对药物特性制订术前停药计划。

贝伐珠单抗被用于结直肠癌、非小细胞肺癌、妇科肿瘤、肾癌等多种恶性肿瘤的治疗。作为强力的单克隆抗体类抗血管生成药，其半衰期长达20天（11～50天），且有大量临床研究证明在使用贝伐珠单抗治疗前28～60天接受重大手术的患者，术后出血或伤口愈合并发症的发生风险增加。此外，必须警惕贝伐珠单抗在治疗过程中发生消化道穿孔的可能性，手术导致的应激性反应更会升高消化道溃疡乃至穿孔的概率。考虑到脊柱转移瘤手术基本为限期手术，且停药过久可能导致肿瘤的进一步进展，因此，对于术前使用贝伐珠单抗的非急症手术患者，应暂停用药至少 4 周，并合理使用质子泵抑制剂和黏膜保护剂等药物预防消化道并发症。若脊柱转移瘤术后拟继续使用贝伐珠单抗，应至少在手术 4～6 周后才开始使用，同时密切监测伤口愈合情况。一旦发生伤口愈合并发症，应暂停贝伐珠单抗治疗直至伤口痊愈。

重组人血管内皮抑制素是重组蛋白类药物，国内上市的主要为恩度（Endostar）。重组人血管内皮抑制剂常被应用于黑色素瘤、乳腺癌、骨肉瘤等瘤种，并有用于新辅助治疗阶段的经验。以恩度为例，其生物半衰期仅为 10 h 左右，按照约 7 个半衰期后药物基本清除理论计算，只要术前停药时间至少 3 天即可达到最基本的安全需求。此外，根据已知的临床试验结果，恩度停药 2 周或 1 周后进行手术是可行的。对于术后患者，当前临床经验提示术后 1～4 周开始使用恩度较为安全。由于脊柱开放手术的拆线时间常可达到术后 2 周，因此伤口愈合后开始使用恩度是合理的选择。

索拉非尼、安罗替尼、舒尼替尼、仑伐替尼等具有抗血管生成活性的酪氨酸激酶小分子抑制剂（antiangiogentic tyrosine kinase inhabitor，aa-TKI）由于其使用简单（口服）、半衰期较短，被大量应用于各类肿瘤的综合治疗中。在中国骨肿瘤研究协作组的药物安全管理共识中，目前认为术前暂停 aa-TKI 药物的 4～6 个半衰期是较为合理的选择。此外，对于愈合困难的患者，应在清创时将脂肪成分清理干净，仅保留肌肉成分。术后停药 8～10 个半衰期再恢复口服 aa-TKI 治疗能带来更高的伤口愈合率。伤口并发症的分级及处理见表 3-5-1。

表 3-5-1　伤口并发症的分级及推荐处理原则

分级	描述	推荐处理原则
1 级	浅表切口裂开，不需要干预	（1）蝶形胶布粘贴，定期换药，预防感染（3 类证据） （2）局部可酌情使用重组人纤维生长因子促进愈合（3 类证据）
2 级	浅表切口裂开，需要局部处理（如缝合术）或需要药物治疗	清创处理，清创前后暂停靶向药 6～10 个半衰期，此后逐步恢复用药（3 类证据）
3 级	深筋膜裂开或不愈合；需要手术治疗修复	清创，停用靶向药，直到伤口问题解决后再继续使用 / 减量使用（3 类证据）
4 级	危及生命	重建皮瓣，皮肤移植，切除术或截肢，并永久停药（3 类证据）

对于常见抗血管生成类药物的适应证、半衰期、术前建议停药时间总结归纳，见表 3-5-2。

表 3-5-2　常见具有抗血管生成活性药物的停药及恢复用药建议

药物	常见适应证	半衰期	术前停药时间	术后恢复用药时间
贝伐珠单抗	结直肠癌、非小细胞肺癌、妇科肿瘤、肾癌等	约 20 天（11～50 天）	至少 4 周	4～6 周
重组人血管内皮生长因子抑制剂	黑色素瘤、乳腺癌、骨肉瘤等	约 10 h	至少 3 天	切口愈合后

续表

药物	常见适应证	半衰期	术前停药时间	术后恢复用药时间
安罗替尼	非小细胞肺癌、小细胞肺癌、软组织肉瘤、甲状腺髓样癌等	约113 h（95 ~ 116 h）	至少3周	4 ~ 6周
阿帕替尼	胃癌、胃 - 食管结合部癌等	7.9 ~ 9.4 h	至少3天	切口愈合后
索拉非尼	肾癌、肝癌、甲状腺癌等	24 ~ 48 h	至少1周	2周以上
舒尼替尼	胃肠间质瘤、肾癌、胰腺神经内分泌瘤等	40 ~ 60 h	至少2周	3周以上
仑伐替尼	肝癌、肾癌、甲状腺癌等	约28 h	至少5天	切口愈合后
阿昔替尼	肾癌等	2.5 ~ 6.1 h	至少1天	切口愈合后
瑞戈非尼	结直肠癌、胃肠间质瘤、肝癌、骨肉瘤、软组织肉瘤等	约28 h	至少5天	切口愈合后
培唑帕尼	肾癌、软组织肉瘤、骨肉瘤等	约30.9 h	至少1周	切口愈合后
呋喹替尼	结直肠癌等	35.2 ~ 48.5 h	至少1周	2周以上
卡博替尼	尚未上市	约99 h（59 ~ 136 h）	至少3周	4 ~ 6周

除了伤口并发症，抗血管生成类药物相关的不良反应还包括血液毒性、肝脏毒性、高血压、甲状腺功能减退、胆汁淤积性药物性肝炎等，可能对手术产生不利影响。因此，在围手术期合理停药的基础上，应积极对症治疗，缓解抗血管生成类药物的其他毒副反应，必要时进行相关科室的多学科诊疗，降低手术并发症风险。

二、免疫治疗药物

免疫治疗是近些年兴起的疗法之一。虽然目前有诸多免疫治疗手段，如各类免疫检查点抑制剂（immune checkpoint inhibitor，ICI）、细胞免疫治疗、溶瘤病毒、新抗原疫苗等，在临床试验中取得了令人欣喜的结果，但当前国内上市的免疫治疗药物仅有程序性死亡因子 -1（programmed celldeath-1，PD-1）及 PD-1 配体（PD-L1）抗体一类。因此，在本节仅讨论 PD-1 和 PD-L1 抗体在围手术期的影响。

PD-1 和 PD-L1 抗体的主要作用机制在于恢复 T 细胞的抗肿瘤活性，引发全身范围的抗肿瘤免疫反应。在 PD-1 和 PD-L1 抗体的围手术期应用方面，以肺癌、黑色素瘤为代表瘤种的诊治团队积累了最多的经验，并有大量的新辅助治疗临床试验提供安全性数据。PD-1 和 PD-L1 抗体的作用机制与传统细胞毒化疗截然不同，其不良反应也完全不同，主要机制在于被 PD-1 和 PD-L1 抗体激活的免疫系统攻击了人体正常的器官系统，引起一系列的免疫相关不良反应（immune-related adverse events，irAE）。因此，对于 irAE 的处理是保证手术正常进行的关键。

有大量报道及后续荟萃分析提示，irAE 的任意级别和 ≥ 3 级不良事件（adverseevent，AE）发生率显著低于单纯化疗，且因 AE 中断治疗乃至死亡的比例也均较低。相对常见的 irAE 主要包括腹泻、甲状腺功能减退、转氨酶升高、白癜风等。大多数 3 级以下的 irAE 都能通过合理的对症治疗或多学科诊治后得到缓解。一些小样本的 II 期临床试验着重探索了免疫治疗对外科手术的影响，如 LCMC3 研究提示，术前辅助使用 PD-L1 抗体后，3 ~ 4 级 AE 发生率为 29%，主要为疲劳、发热、食欲减退、转氨酶升高、恶心、关节痛、流感样症状、腹泻、肺炎、贫血等，但患者总体耐受良好，经过对症治疗后未导致手术延迟。另一项研究比较了 PD-1 抗体和化疗新辅助治疗对手术时间和出血的影响，并未发现显著性差异。综上所述，目前并无强有力的证据证明 PD-1 和 PD-L1 抗体对手术过程及术后恢复有直接的不良影响。

值得强调的是，不恰当的处理或严重的 irAE 可能会导致手术时机延误、手术方式转换、手术效果降低。因此，对于正在接受 PD-1 和 PD-L1 抗体治疗的脊柱转移瘤待手术患者，强调完善详细的术前检查检验。对于已发生 irAE 的患者，强调精细化管理，早期识别和应用免疫抑制和（或）免疫调节剂进行干预。骨肿瘤外科医生可参考当前中国抗癌协会临床肿瘤学协作专业委员会（Chinese Society of Clinical Oncology，CSCO）或美国国立综合癌症网络（National Comprehensive Cancer Network，NCCN）免疫治疗不良反应管理指南进行处理，或通过多学科诊疗团队，集中消化内科、呼吸科、心血管内科、感染内科、血液内科、内分泌科、风湿免疫科、神经内科、皮肤科等相关科室专家讨论，为发生 irAE 的脊柱转移瘤患者制订最佳的治疗方案。以 PD-1 或 PD-L1 抗体导致的甲状腺功能减退患者为例，若未能进行合适的甲状腺替代治疗，处于严重甲减状态的患者对多种麻醉药物的代谢速度变慢，存在极高的全身麻醉风险，可能导致黏液性水肿昏迷等严重后果。正在接受 PD-1 或 PD-L1 抗体治疗的围手术期患者应完善的检查检验（表 3-5-3）。

表 3-5-3　接受 PD-1 或 PD-L1 抗体治疗患者的术前检查检验

检查项目	Ⅰ级推荐	Ⅱ级推荐
临床评估	1. 体格检查 2. 自身免疫疾病或器官特异性疾病、内分泌疾病或感染性疾病 3. 神经系统评估 4. 排便习惯 5. 吸烟史、家族史、妊娠状况 6. 基线用药情况	
影像学评估	胸部、腹部（盆腔）增强 CT	全身 PET/CT
一般血液学检验	1. 血常规 2. 血生化 3. 凝血功能 4. 心肌酶谱 5. 尿常规 6. 粪便常规 7. 炎症指标	血糖升高者需完善尿酮体、糖化血红蛋白、胰岛素、C 肽
病毒学检验	1. 乙肝五项 2. HIV-Ab、TP-Ab 3. CMV-DNA 4. EBV-DNA 5. 新型冠状病毒抗体（IgM+IgG）	

续表

检查项目	Ⅰ级推荐	Ⅱ级推荐
自身抗体	1. 抗核抗体谱 2. 抗中性粒细胞胞质抗体谱 3. 类风湿相关抗体 4. 抗乙酰胆碱酯酶抗体 5. 抗 Hu/Yo/Ri 抗体（血＋脑脊液）（针对小细胞肺癌患者）	
皮肤	若出现新发皮肤病变或原有皮肤病变加重，需检查皮肤和黏膜（结膜、口腔黏膜、鼻黏膜、肛周黏膜等）	
胰腺	血淀粉酶、脂肪酶	若有症状，考虑腹部增强 CT（胰腺薄扫）或 MRCP
甲状腺	甲状腺功能检测	若基线甲状腺功能异常，检查 TT_3、TT_4、fT_3、fT_4、TPO、TgAb、TRAb
肾上腺/垂体	F（晨起首选，8 am），ACTH（8 am）	若基线检查异常，完善性激素六项（LH、FSH、T、P、E2、PRL；IGF-1；垂体MRI）
肺	1. 血氧饱和度（静息和活动） 2. 术前常规行肺功能检查，高危患者行动脉血气分析检查	
心血管	1. 心电图检查 2. 心脏彩超	对于基线异常或有症状患者，定期监测，根据需要与心内科会诊进行个体化随访
骨骼肌肉		根据需要进行关节检查/功能评估
神经系统		根据需要进行神经系统检查/功能评估

　　PD-1 和 PD-L1 抗体对术后的影响及并发症也有一定报道。虽然总体来说较为安全，但有小规模临床试验报道提示，接受新辅助 PD-1 或 PD-L1 抗体免疫治疗的患者在术后出现房性心律失常、心肌梗死等心血管疾病。虽然目前并不明确以上症状是否与免疫治疗相关，但术后心电监护的重要性是值得重视的。

　　对于已发生 irAE 的患者，由于其针对性治疗手段常常包括疗程长达 1 个月乃至更长时间的中等量或大剂量糖皮质激素治疗，必须注意糖皮质激素治疗对手术的影响。例如大剂量糖皮质激素冲击治疗期间，若被迫行急症手术，应高度重视消化道出血的可能性，考虑加用质子泵抑制剂或黏膜保护剂等。对于长时间（≥ 4 周）使用较大剂量糖皮质激素的患者，需小心感染病原体（如肺孢子菌）导致的肺炎，亦要注意存在真菌感染的可能性，必要时可预防性使用抗真菌药物预防真菌感染。另外，长时间使用糖皮质激素的患者有发生骨质疏松的风险，为脊柱转移瘤手术的置钉内固定带来不良影响，推荐口服维生素 D 和钙剂，并检测骨代谢指标，必要时考虑加用抗骨质疏松药物或骨保护药物治疗。最后，由于长期使用糖皮质激素的患者术后感染的风险更高，应密切关注包括体温、C 反应蛋白、降钙素原、外周血白细胞及中性粒细胞等在内的感染指标变化趋势，合理使用抗生素。

　　总之，虽然暂无 PD-1 和 PD-L1 抗体本身对脊柱转移瘤手术产生直接影响的明确依据，但

PD-1 和 PD-L1 抗体产生的 irAE 症状复杂多变、累及范围广，针对 irAE 的治疗可能对脊柱转移瘤手术产生不良影响。因此，完善的术前评估、对 irAE 的早诊早治是脊柱转移瘤手术安全的核心。

三、骨保护药物

对于已发生肿瘤骨转移的患者，骨保护药物的应用已进入各大指南的 Ⅰ 级推荐。目前临床常用的骨保护药物主要包括双膦酸盐类（bisphosphonates，BPs）和核因子 -κB 受体活化因子配体（receptor activator of nuclear factor-κB ligand，RANKL，又称骨保护素配体，osteoprotegerin ligand，OPGL）抗体。对于双膦酸盐类药物在骨转移瘤的作用机制，在上一节中已经阐述。RANKL 抗体作为一种骨保护新药，是针对 RANKL 的靶向药物。其主要机制在于阻止 RANKL 活化破骨细胞表面的 RANK，抑制破骨细胞的活化与发展，进而减少骨吸收。因此，其不仅能降低骨转移瘤患者的骨相关事件，在骨转移癌治疗剂量 [以地舒单抗（denosumab）为例，常为 120 mg，每 4 周一次] 中还会提高其他健康骨的骨密度。患者使用地舒单抗治疗后，进行脊柱转移瘤手术的过程中，术者在减压、置钉固定的过程中可能会感受到相对较坚强、与预期不符的骨密度。此外，RANKL 抗体的不良反应与 BPs 较为类似。虽然 RANKL 抗体不像 BPs 会导致发热，但使用骨保护药物的患者仍应注意钙剂的补充。

四、EGFR–TKI 及其他靶向治疗药物

在临床工作中，还有大量其他靶向治疗药物，包括广泛应用于肺癌的表皮生长因子受体络氨酸酶抑制剂（epidermal growth factor receptor tyrosine kinase inhibitor，EGFR-TKI）类药物（如吉非替尼、奥希替尼等）及其他受体酪氨酸激酶（receptor tyrosine kinase，RTK）抑制剂（如间变性淋巴瘤激酶抑制剂克唑替尼）、妇科肿瘤的 DNA 修复酶抑制剂（如奥拉帕利）、乳腺癌的细胞周期蛋白抑制剂（如 CDK4/6 抑制剂哌柏西利），乃至尚未在国内上市的用于上皮样肉瘤的表观遗传治疗药物 [如 zeste 同源物 2（enhancer of zeste homolog 2，EZH2）抑制剂] 等，均可能带来前所未见的毒副反应，给脊柱手术带来难以预见的影响。但定期的知识更新、强大的多学科团队会诊一定是脊柱转移瘤手术安全完成的关键。

第六节　肿瘤分离手术

脊柱转移肿瘤可产生疼痛、病理性骨折以及神经压迫症状等表现，严重影响患者生活质量。大部分脊柱转移瘤病灶仅需药物治疗（激素治疗、化学治疗、靶向治疗等）和（或）放疗，但当转移瘤造成硬膜外脊髓压迫（epidural spinal cord compression，ESCC）和脊柱不稳定时，常需要外科干预。硬膜外脊髓压迫的脊柱转移瘤患者可出现脊髓功能障碍，表现为损伤平面以下感觉及运动功能的减退或消失，后期可引起患者直肠、膀胱等功能丧失。脊髓功能的丧失往往是

不可逆的，随着压迫时间的延长，患者获得神经及运动功能恢复的可能性在逐渐降低，因此伴硬膜外脊髓压迫的脊柱转移瘤患者进行早期手术减压已成为临床共识。

脊柱转移瘤治疗方案的选择依赖于各种治疗方法的效果。在 20 世纪 70 年代，由于脊柱内固定材料十分有限，在提高脊柱稳定性方面，手术治疗相对于放疗并没有明显的优势，术后随访发现外科手术的治疗效果与传统放疗相似，所以手术在当时脊柱转移瘤治疗方面应用的较少。但随着脊柱内固定器械的发展及脊柱外科技术的逐渐成熟，外科干预的效果显著提高，所以手术在脊柱转移瘤的治疗中发挥着越来越重要的作用。脊柱转移瘤的手术方式包括椎体成形术、射频消融术、冷冻术、椎板切除减压术、内固定融合术、病灶切除术与全椎体切除术等。肿瘤切除越彻底，手术创伤越大，并发症也越多。由于绝大多数脊柱转移瘤的治疗目的是姑息性的，目的是改善或维持神经功能，实现脊柱稳定，缓解疼痛。因此除了少数病例以完整切除肿瘤为目的，绝大部分脊柱转移瘤的手术方案需在肿瘤切除范围和手术创伤、手术并发症方面做适当平衡。外科手术可改善脊柱稳定性，解除神经压迫，缓解神经症状；放疗可提高肿瘤局部控制率。

在脊柱转移瘤的综合治疗中，对疾病的系统评估和治疗方案选择策略有着十分重要的作用，早期 Tomita 评分、改良的 Tokuhashi 评分对于评估肿瘤进展程度、外科手术方式以及预测外科治疗效果都有着十分重要的作用。但这些评分都是在传统放疗技术下制定的。随着放疗技术的发展，SRS 出现了，原本放疗不敏感的肿瘤通过 SRS 的治疗后依旧可以得到很好的局部控制，这一革命性的技术出现使得脊柱转移瘤的评估及治疗决策体系发生了根本性的变化。

"放疗不敏感肿瘤"是指肿瘤组织相对于传统放疗不敏感，而图像引导的 SRS 突破了传统概念中放疗不敏感肿瘤无法接受放疗的理念。SRS 可以在靶区和正常组织间形成剂量陡降区，从而实现最大剂量照射靶区而对正常组织照射剂量降到最低。这一特点对于脊柱转移瘤的治疗有着十分重要的意义，因为这样可以在脊髓安全照射剂量下最大限度提高椎体肿瘤照射剂量。对放疗敏感肿瘤实施传统放疗，对放疗不敏感肿瘤实施 SRS 均可以得到满意的肿瘤局部控制。这在很大程度上降低了手术切除病变椎体（主要指放疗不敏感肿瘤的脊柱转移瘤）的必要性。SRS 需要肿瘤组织和硬膜之间有几毫米的距离，从而可以实现对肿瘤组织实施根治性的放疗而避免对脊髓组织产生影响。随着将 SRS 引入脊柱转移瘤的治疗，外科手术的目的从原来的最大限度切除肿瘤累及的病变椎体转变成将硬膜和病变椎体分离开，从而可以安全地实施 SRS，分离手术应运而生。

一、传统的体外放疗技术

在传统放疗时代，脊柱转移瘤治疗方案的决策基础是肿瘤对放疗的敏感性。对于放疗敏感肿瘤，放疗可以达到满意的局部肿瘤控制，这类肿瘤包括骨髓瘤、淋巴瘤、小圆细胞恶性肿瘤、精原细胞癌等。对于这些肿瘤，放疗的 2 年局部控制率可达到 80% ~ 98%。对于放疗不敏感肿瘤，如肾癌、甲状腺癌、肝癌、结直肠癌、非小细胞肺癌等，传统放疗仅能达到 30% 的肿瘤局部控制。传统的 cEBRT 用于术后，高达 70% 的患者在一年内观察到较高的局部复发。

二、立体定向放疗

SRS 是使用专用的立体定位装置，通过 CT 或 MRI 扫描定位，利用聚焦的原理，将各个照射野或照射弧的放射线集中到肿瘤区（靶区），而靶区周围正常组织受量很少（图 3-6-1）。SRS 可以在靶区和正常组织间形成剂量陡降区，从而实现最大剂量照射靶区而对正常组织照射剂量降到最低。这一点也是 SRS 与传统放疗在技术上最大的区别。SRS 作为轻度 ESCC 或无ESCC 患者的最终治疗，即使是被认为对 cEBRT 放射耐药的肿瘤，如肾细胞癌、黑色素瘤和肉瘤，也显示出 85% ~ 95% 的应答。

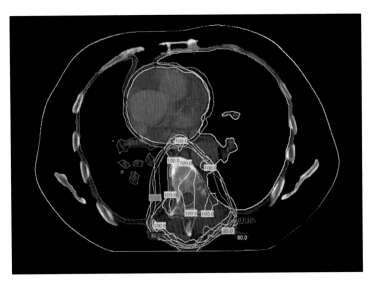

图 3-6-1　立体定向放疗技术

SRS 可以通过 1 次释放所有的放疗剂量，也可以通过 2 ~ 4 次大分割放疗剂量来实施。有文献指出，采用 SRS 来描述颅内病变的大剂量立体定向放疗，对于颅外肿瘤一般称作立体定向体部放射治疗（SBRT）。然而实际在脊柱肿瘤放疗的文献中 SRS 或 SBRT 经常混用，在治疗含义上并无太大区别。Heron 等对 228 例脊柱转移肿瘤应用射波刀治疗的患者进行随访，分为单次放疗组（平均 16.3 Gy）和多次分割放疗组（平均 20.6 Gy/3 f，23.8 Gy/4 f，和 24.5 Gy/5 f），2 年局部控制率分别达到了 70% 和 96%。Wang 等回顾性研究了 73 例行射波刀立体定向放疗的脊柱转移瘤病灶，放疗后 1 个月局部控制率为 93.3%，远期随访仅有 2 个病灶复发（分别为放疗后的第 5、9 个月），所有患者在至少 1 年的随访期内均未出现放射性脊髓病。Gerszten 等对500 例脊柱转移癌病例实施 SRS，对于初次接受 SRS 治疗的患者，肿瘤局部控制率为 90%。Ryu 等通过一项前瞻性研究对放疗不敏感肿瘤导致的 ESCC 脊柱转移瘤病例实施 SRS，观察到放疗后 2 个月时硬膜外肿瘤体积平均缩小 65%，神经功能改善率为 81%。对于既往接受传统放疗失败的病例再次接受 SRS 可以获得 1 年 80% 的局部控制率。精准放疗已取得令人鼓舞的临床疗效，也为分离手术的实施提供了保障。

SBRT 常见并发症是椎体压缩骨折（vertebral compres-sion fracture，VCF），其发生率为 9.4%，包括新鲜的 VCF 与原有 VCF 的进展；脊髓损害少见，发生率仅为 0.2%。其高危因素为单次大剂量放疗与原有 VCF 的进行性改变。

三、分离手术

分离手术是由美国斯隆 - 凯特林癌症研究所（Memorial Sloan-Kettering Cancer Center, MSKCC）的 Bilsky 于 2010 年首先提出，其回顾性研究了 21 例脊柱转移瘤减压术后行大剂量单次放疗的疗效，总体局部控制率为 81%；其中高剂量组的局部控制率为 93.8%（15/16），而低剂量组的局部控制率仅为 40%（2/5）。2013 年，Laufer 等再次对 186 例脊柱转移瘤压迫硬膜患者行分离手术后的效果进行回顾性研究，并首次使用了"分离手术"这一概念，定义为脊柱转移瘤与硬膜分离。

分离手术分两步完成：①通过后路切除椎板和关节突关节，环形切除硬脊膜周围 5 ~ 8 mm 的肿瘤（图 3-6-2）；②脊髓充分减压后，对脊柱转移瘤进行高强度的精准放疗。

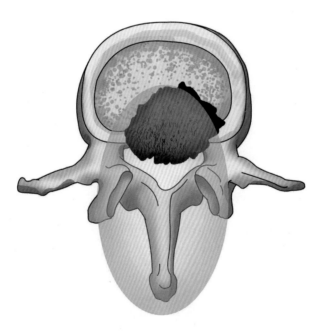

图 3-6-2　分离手术示意图

手术减压范围包含椎板、双侧关节突内缘及椎弓根内侧壁、椎体后壁，以达到对脊髓的充分环形减压，保证脊髓周围存在间隙，以进行高强度的立体定向放疗

分离手术与脊柱经椎弓根后外侧入路相似，包括硬膜外减压，后路固定但并不进行肿瘤的整块或分块切除。一般在受压节段进行椎板切除，椎管减压，并在邻近的上下至少 2 个节段进行侧块钉或椎弓根钉后路固定。建议用 3 mm 高速磨钻进行骨性结构切除，韧带的切除一般在非肿瘤节段进行以便较好地显露分离硬膜，后方减压彻底后，通过一侧或双侧经椎弓根入路切除关节突关节，并显露硬膜前方，为了使硬膜前方减压充分，需将后纵韧带一并切除，一般分离硬膜两侧时应注意尽量保留节段神经，如为进行肿瘤切除，可以结扎双侧 T1 以下的肋间神经。可以通过椎弓根进行椎体部分切除以便达到更为充分的减压，但不建议进行椎体全切除，一般情况下不需要进行脊柱前柱的重建，但如果椎体切除超过 50%，需要进行骨水泥或钛网等方法

的重建（图 3-6-3）。

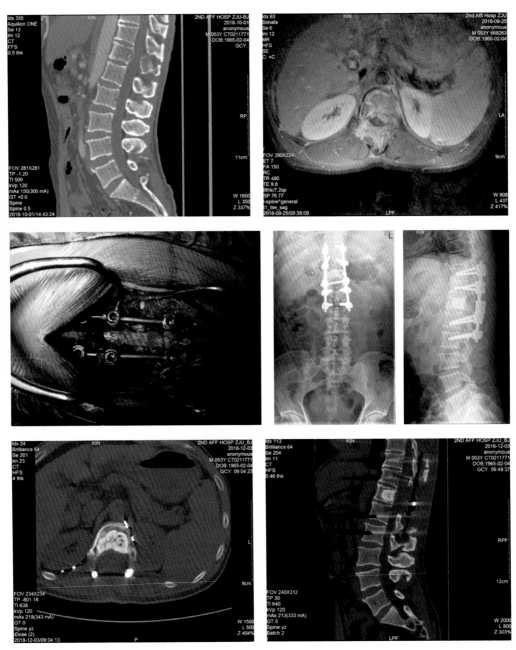

图 3-6-3　分离手术后骨水泥椎体重建

　　肝癌患者，胸 12 转移，双下肢不全瘫，ESCC 分级 2 级，SINS 评分 12 分；予以分离手术治疗；术中切除后方棘突、椎体、关节突、椎弓根和椎体后方；考虑椎体破坏大于 50%，予以病灶内骨水泥填充，长节段内固定（该病例由浙江大学医学院附属第二医院骨科提供）

　　在分离手术后 2 ~ 4 周进行立体定向放疗。SRS 一般选用单次大剂量（24 Gy）或高分次剂量（18 ~ 36 Gy/3 ~ 6 次）放疗方案。一般放疗的具体剂量需要根据以下因素进行制定，包括之前是否接受过放疗、肿瘤的放疗敏感性、ESCC 分级、椎旁浸润和受累节段数量。一般对于肿瘤较大（累及 2 个以上节段），ESCC 在 Ⅰb 以上，之前接受过放疗的病例采用高分次剂量放疗。其他情况采用单次大剂量放疗，如一个或两个节段的受累，ESCC 为 Ⅰa，椎旁无肿块的情况可以进行单次 24 Gy 放疗。此外，放疗剂量也会根据术中放疗使用情况进行调整，单次大剂量放疗的上限受周围正常结构所能承受最大放射剂量限制，脊髓最大安全剂量为 14 Gy、食管为 14.5 Gy、马尾神经为 16 Gy。一般放疗设计靶区为术前 MRI 提示的肿瘤侵犯范围，并根据术后 CT 和 MRI 扫描结果确定肿瘤和硬膜边界，一般靶区设计是在肿瘤累及范围外 2 ~ 3 mm 的范围，以代偿微小的放疗误差。

四、分离手术的术前评估

为了选择合适的患者，治疗前需要进行详细而精确的评估：进行 ESCC 分级，评估放疗的脊髓损害风险；进行 SINS，反映脊柱的机械稳定性；美国 MSKCC 的 Bilsky 等提出了 NOMS 评分系统，对患者做全面评估。

ESCC 分级（图 3-6-4）通过 MRI 中的 T_2 加权像来进行评估，0 级表示病灶局限于骨组织，1 级为硬膜外侵犯（1a 级：接触硬膜但硬膜未变形，1b 级接触硬膜但未接触脊髓，1c 级：接触脊髓但无压迫），2 级为压迫脊髓但可见脑脊液，3 级为压迫脊髓且脑脊液不可见。ESCC 2 ~ 3 级即可称为高级别脊髓压迫。对于放疗中度敏感或不敏感者，尤其适于选择分离手术。

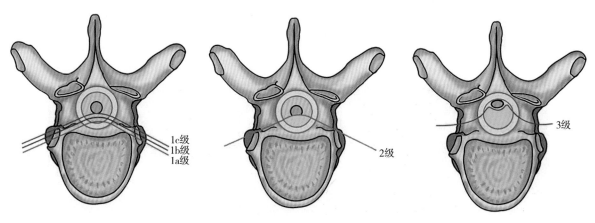

图 3-6-4　ESCC 分级示意图

无论肿瘤的 ESCC 分级及肿瘤对放化疗的敏感性如何，恶性肿瘤脊柱转移出现结构不稳，都是脊柱内固定手术或经皮椎体成形术的指征。为了帮助进行判断，SOSG 给出了一套 SINS 以下 6 个项目积分总和为 0 ~ 18 分。如总分 0 ~ 6 分，脊椎稳定，不需要手术干预；如 7 ~ 12 分，潜在不稳定；如 13 ~ 18 分，提示脊柱不稳定，可能需要做脊柱稳定手术。SINS 评分的作用不是给出有针对性的治疗建议，而是作为导向性指示，帮助医生发现可能出现椎体塌陷和脊柱畸形的高风险患者。其对潜在不稳定或不稳定病变的敏感性是 95.7%，特异性是 79.5%。

NOMS 评估及治疗方案决策流程是由 Mskcc 的 Bilsky 等提出的，该评估体系包括 4 方面的内容：神经功能（neurologic），肿瘤学特征（oncologic），稳定性（mechanical instability）和全身转移（systemic disease），4 个方面首字母缩写即是该系统的名称（图 3-6-5）。该系统目的是通过对具体病例进行评估后指导治疗方案的选择，该评估系统整合了最新的放疗、外科技术，为患者制订合理的治疗方案提供参考。

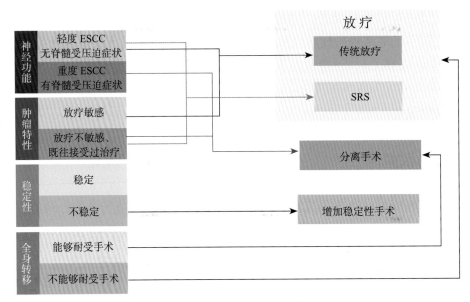

图 3-6-5　NOMS 评分系统

　　根据 NOMS 治疗原则，建议治疗原则如下：①对于放疗敏感的肿瘤，无论 ESCC 级别，传统放疗疗效也很好；②对于低级别 ESCC 且传统放疗不敏感的肿瘤，适合选择 SRS；③对于高级别 ESCC 且放疗不敏感的肿瘤，应进行分离手术后再行 SRS（图 3-6-6）。此外，若 SINS 评分显示脊柱不稳定，还应辅以手术或椎体强化术。对于全身条件不能耐受手术的患者，应进行保守治疗。

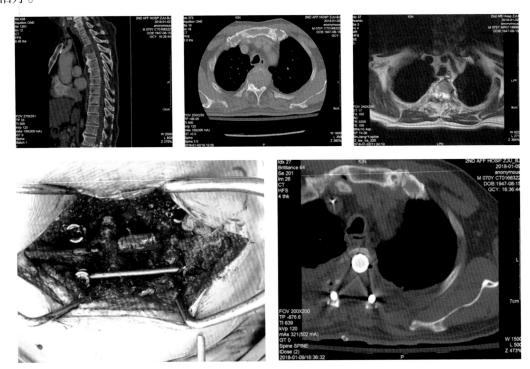

图 3-6-6　分离手术后再行 SRS

　　胸 3 转移性胆管细胞癌，出现不全瘫，右下肢肌力 2 级，左下肢肌力 4 级，ESCC 分级 3 级，SINS10 分；予以分离手术，脊髓 360° 减压；前方整个椎体溶骨性破坏，切除超过 50%，予以钛网骨水泥支撑，长节段内固定（该病例由浙江大学医学院附属第二医院骨科提供）

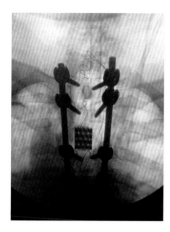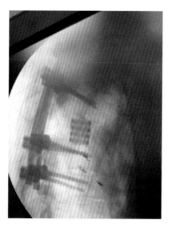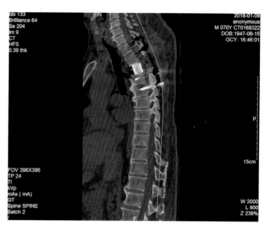

图 3-6-6 （续）

五、分离手术的疗效

Laufer 等在 2013 年正式提出分离手术的概念并发表了分离手术联合 SRS 治疗脊柱转移瘤的文章，回顾性研究 2002—2011 年 186 例患者，全部患者均接受了减压分离手术联合术后高分次剂量放疗或单次大剂量放疗，其中 136 例为严重脊髓受压（ESCC Ⅱ 或 Ⅲ 级），减压节段为 1 ～ 8 节段不等（平均为 2 个节段）。术后 58.6% 的患者接受了低分次剂量放疗（18 ～ 36 Gy/5 ～ 6 次），19.9% 的患者接受了高分次剂量放疗（24 ～ 30 Gy/3 次），其余 21.5% 的患者接受了单次大剂量放疗（24 Gy）。术后平均 1.6 个月完成放疗，无论何种肿瘤术后应用 SRS 都获得相对持久的局部肿瘤控制。研究结果显示，局部肿瘤进展为 18.3%，进展中位时间为 4.8 个月，55.4% 的患者死亡前未出现肿瘤进展，该部分患者中位生存时间为 5.6 个月，其余的 26.3% 的患者均存活并且未见肿瘤进展（中位时间为 7.1 个月），全部患者 1 年局部肿瘤进展为 16.4%。单因素分析发现，放疗剂量影响局部肿瘤进展，单次大剂量和高分次剂量放疗好于低分次剂量放疗，此外因素分析发现，肿瘤局部进展与之前是否接受过放疗以及肿瘤类型无关。数据进一步证实，无论何种肿瘤类型，单次大剂量 SRS 或高分次剂量 SRS 都可以达到满意的局部肿瘤控制。

Barzilai 等对 111 例患者进行了前瞻性研究，报道了分离手术联合术后 SRS 治疗伴有 ESCC 脊柱转移瘤患者的生活质量，结果显示，3 个月时脊柱疼痛严重程度显著降低，一般活动性也得到改善（$P = 0.001$）；6 个月和 12 个月时局部复发率分别为 2.1% 和 4.3%。此外，再次手术的患者与患者报告的结果改善减少相关。

六、分离手术的并发症

许多研究分析了接受分离手术患者的术后并发症。考虑到分离手术缺乏前柱重建，术后需进行放疗、癌症患者由于辅助治疗和预期寿命较短而实现骨融合的可能性较低等原因，处理其他的常规并发症外，分离手术的伤口愈合和内植入物固定失败是需要考虑的主要问题。

Drakhsandeh 等对 27 例接受后路内固定术但未融合的患者进行回顾性研究，无一例出现内固定松动。Amankulor 等通过长达 7 年的随访发现，对 318 例接受后路内固定治疗但未进行前柱重建的患者进行分析，结果显示内植入物故障发生率为2.8%，而超过6个水平的器械和胸壁切除是失败的风险因素。关于伤口并发症，Wang等报道了140例患者行分离手术和术后SRS治疗，出现10.6%的伤口并发症。而Bilsky等的一项综述强调了使用cEBRT和SRS治疗的患者之间伤口感染或裂开的不同发生率（17% vs. 6%）。因此，术后放疗可能增加分离手术的术后感染率，但精准的SRS比传统的放疗对切口软组织干扰更小，相对感染率偏低。

七、微创技术在分离手术中的应用

随着分离手术技术的推广，脊柱微创手术（minimally invasive surgery，MIS）在分离手术中的应用也受到越来越多的关注。通过脊柱微创入路、内镜或经皮技术以及最后的肿瘤消融等方法，MIS技术可以获得较小的损伤和更快的康复，利于术后的放疗和全身治疗。Zhou等描述了病灶部位采用小切口微创开放手术，通过切除椎板和内侧关节突经椎弓根行椎体切除术。Pennington等通过研究分析发现，接受MIS治疗的患者手术时间更短、失血减少、恢复时间更短、并发症发生率更低；同时，该研究综述的其他研究报道了与开放性手术相比，微创手术在神经系统结局方面无明显差异。此外，Lau等报道，与接受标准开放性手术治疗的患者相比，在失血量和住院时间方面，小型开放性手术组的结果更好。

在脊柱转移瘤的分离手术中，除了病灶部位的脊髓减压可采用微创和小切口技术，MIS也可用于螺钉内固定。经皮螺钉固定由于减少了肌肉剥离和后方软组织张力带的破坏，从而减少术中失血量和术后疼痛，使患者获得更早活动和更少的放射时间。此外，由于在固定和分离步骤中均采用小切口和有限的筋膜下暴露，可进行短节段的经皮器械植入（仅固定病变椎骨上下各一个椎节），以减少失血和伤口问题的风险。在短节段固定的情况下，螺钉或前柱的骨水泥强化可能是一个有利的工具，因为它增加了螺钉的把持力，降低了因骨质疏松性骨或随后的放疗导致内固定失败的风险。

尽管在脊柱转移瘤中，MIS已逐步显示出更有优势的结果，但是标准的开放性手术仍然是使用最广泛的。因此，应谨慎选择MIS适合的患者。

综上所述，脊柱转移瘤以往的治疗主要是传统放疗及手术治疗，局部控制率及减少手术并发症两者往往难以兼得。分离手术结合术后大剂量SRS可以缓解对脊髓神经的损害，相对于全椎切除术可减小手术创伤，并且获得长期的局部控制；分离手术尤其适用于高级别硬膜外脊髓压迫且传统放疗不敏感的脊柱转移瘤。随着SRS的不断成熟，减小创伤的分离手术联合放疗可能是未来脊柱转移瘤联合治疗的一个重要手段。

第七节　脊柱转移瘤切除术

手术治疗是脊柱转移瘤诊断和治疗的主要策略之一，包括姑息性减压术、肿瘤刮除（减瘤术）和全脊椎切除术。其中全脊椎切除术按照具体切除方法可分为分块切除和整块切除，按照与肿瘤边界的关系又可分为经瘤切除和边界外切除（图3-7-1）。随着肿瘤学科学研究及脊柱外科学手术技术的发展，脊柱转移瘤在治疗理念和治疗手段等方面也取得了显著进步，其中 Enneking 分期、Tomita 评分和 WBB 分型等体系的确立，为脊柱转移瘤的手术决策和全脊椎切除术在临床的广泛应用提供了良好的理论支持。

切除策略	根治性切除或全椎体切除		姑息性切除	
			单纯减压	病灶刮除（减瘤术）
切除方式	分块切除	整块切除	分块切除	
切除边界	瘤内切除	瘤外切除	瘤内切除	

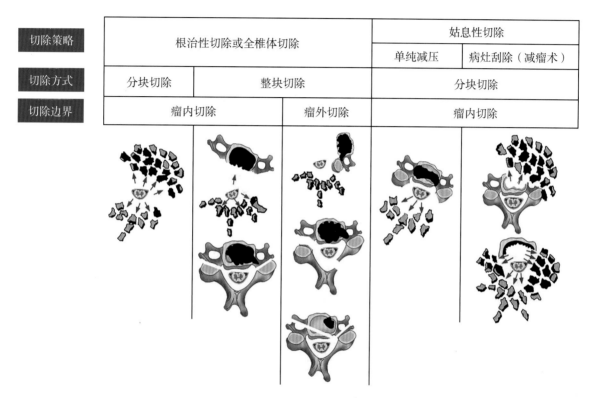

图 3-7-1　脊柱肿瘤手术治疗策略

Enneking 分期系统最早于1977年在佛罗里达大学提出，于1980发表在 *Clinical Orthopaedics and Related Research* 杂志，并逐步改编和完善，用于指导良恶性肌肉骨骼病变手术治疗方案的制订。Enneking 分期理念确立了"间室"的概念，并建议对原发高度恶性肿瘤进行根治性或广泛性整块（en bloc）切除。整块切除要求切除肿瘤及肿瘤所在的整个间室，目的是不经过肿瘤组织完整移除肿瘤及周围微卫星病灶，最大限度地避免或降低局部复发，因此切除范围需包括一定范围相对正常的组织。对于行非根治性切除术的原发恶性肿瘤患者，则建议继续行辅助治疗以控制跳跃性病灶并降低肿瘤复发的风险。

由于脊柱脊椎解剖结构的特殊性（邻近脊髓、神经根、主动脉、腔静脉等），并且缺乏四肢骨骼肌肉"间室"界限的清晰性，使得直接将 Enneking 分期系统应用到脊柱肿瘤中具有一定复杂性。为此，Tomita 和 Boriani 等学者在 Enneking 分期基础上分别提出了脊柱肿瘤 Tomita 评分和 WBB 分型系统，用以指导脊柱肿瘤的手术治疗决策。其中，Tomita 等于1997年提出了兼顾横截面与矢状面肿瘤侵袭状态的 Tomita 解剖学分型（图3-7-2），并于2001年发表 Tomita 预后评分系统用于指导脊柱转移瘤手术决策。而 Boriani 等也于1997年报道了以横断面上肿瘤侵犯范围为主要依据的 WBB 解剖分型（图3-7-3），并以该分型为依据提出了 WBB 手术决策方案。这两种分型系统，结合 SINS 评分、Tokuhashi 预后评分等，已在外科医生评估和制订手术治疗方案尤其是肿瘤切除中广泛应用。

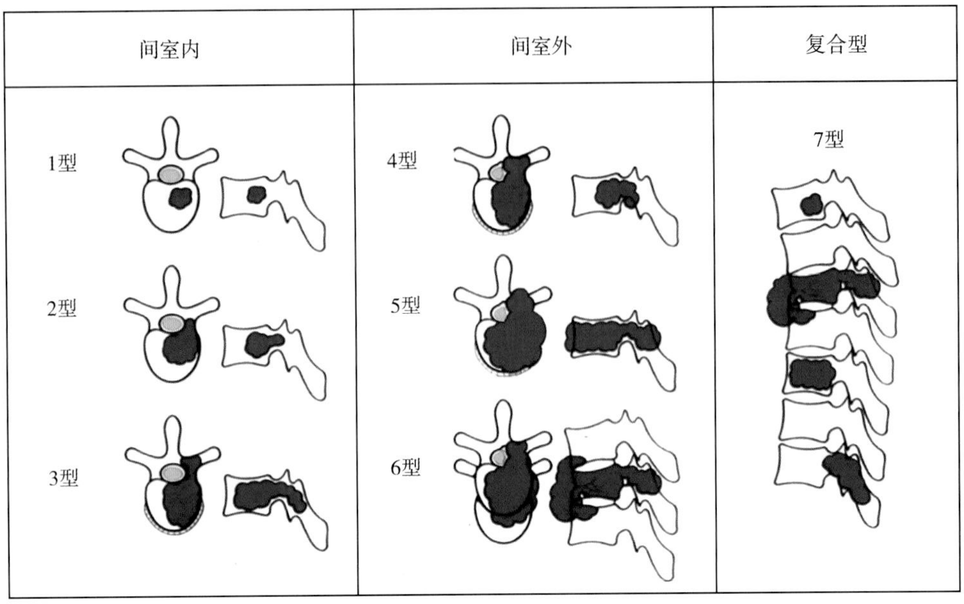

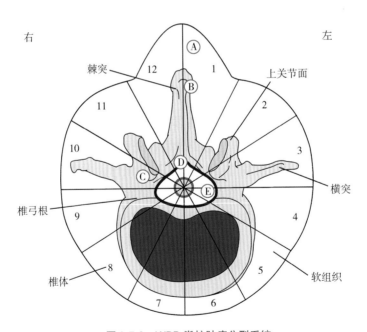

图 3-7-2 Tomita 脊柱肿瘤外科分型

1 型，肿瘤位于椎体内；2 型，肿瘤延伸至椎弓根；3 型，肿瘤延伸至椎板；4 型，肿瘤延伸至椎管内；5 型，肿瘤累及椎旁软组织；6 型，肿瘤累及相邻 2～3 个脊椎；7 型，肿瘤跳跃性累及多个椎体。

图 3-7-3 WBB 脊柱肿瘤分型系统

在横断面上，椎体被分为 12 个扇形区域，由外向内又分为 5 层。A. 椎旁软组织；B. 外层骨皮质；C. 骨质深层；D. 椎管内硬膜外；E. 硬膜下。

一、手术指征

（一）手术时机的选择

脊柱肿瘤手术治疗的目标是清除肿瘤病变组织及周围侵犯组织、解除脊髓或神经根压迫、维持和重建脊柱稳定性。因此脊柱转移瘤手术干预时机的选择非常关键，及时有效的外科治疗是使脊柱转移瘤患者获益并改善预后的重要因素。当前绝大多数临床医生认为，预后良好（生存期 > 3 个月）的患者才能从手术治疗中获益。因此，中华医学会骨科学分会骨肿瘤学组于 2019 年制定的《脊柱转移瘤外科治疗指南》提出：当脊柱转移瘤患者将发生脊柱失稳和（或）脊髓神经压迫时，且患者预期术后生存时间 > 3 个月，建议进行外科干预（1 级推荐）。其中，脊柱失稳可依据 SINS 评分，评分 7 ~ 12 分提示存在潜在不稳定，需要进行外科手术咨询，13 ~ 18 分表明存在需外科手术干预的脊柱不稳定。

（二）手术方案的决策

一旦患者被认为适合于手术治疗，在决定手术切除的合理范围，以及是否行全脊椎切除术时，要求对转移瘤及其毗邻结构的解剖和组织病理学特征、脊柱生物力学等具备全面的了解。Tokuhashi 预后评分最早于 1990 年被提出，于 2005 年改良。该评分系统从患者一般状况、原发肿瘤类型、脊柱转移灶数量、椎体转移数量、主要内脏转移情况、肿瘤原发部位和神经功能状态 6 个方面综合评估，预后指标愈好外科治疗价值愈高，根据评分结果分为预期生存小于 6 个月、大于 6 个月和大于 1 年 3 组，其中评分 12 ~ 15 分者，预期生存大于 1 年，建议广泛切除。Tomita 评分则从原发肿瘤的类型、内脏转移情况和骨转移情况 3 个方面评估患者预后，评分愈低者预后愈好。其中 Tomita 评分 2 ~ 4 分者，预计生存大于 2 年，以长期局部控制为治疗目标，建议行整块切除术，可行广泛切除或边缘性切除；而评分超过 8 分者，预计生存小于 3 个月，以临终关怀为主要目标，不建议手术。另外，从肿瘤生长的角度来看，Tomita 外科分型建议 3、4 和 5 型病变为采用整块切除术的手术适应证，而 1、2 和 6 型病变相对适用，不建议将整块切除术用于 7 型病变。

（三）全脊椎切除术的适应证

刮除术和分块切除术虽然可以减轻症状并在一定程度上达到控制肿瘤的目的，但存在较高的肿瘤细胞局部污染和复发风险，而整块切除术能有效控制局部肿瘤、减少复发风险、改善预后，可用于治疗原发性恶性、侵袭性和孤立性脊柱转移瘤。Boriani 等认为，整块切除术主要适用于良性侵袭性肿瘤（Enneking Ⅲ 期，如成骨细胞瘤和巨细胞瘤等）和低度恶性肿瘤（Enneking Ⅰ A 和 Ⅰ B 期，如脊索瘤和软骨肉瘤等），而在脊柱转移瘤患者中的应用需格外谨慎。考虑到整块切除术的手术难度和并发症率，该手术的脊柱转移瘤适应证建议如下：单发孤立转移灶，无内脏器官受累，原发肿瘤已获控制且无疾病进展，脊柱转移灶对放化疗不敏感。符合上述条件的特殊病例经多学科充分讨论的可选择整块切除术来减少复发风险，否则，宜选择低侵略性手术方案联合放化疗。与此一致，中华医学会骨科学分会骨肿瘤学组也推荐：对于无重要脏器转移，出现胸、腰椎单节段转移，肿瘤原发灶控制良好，且预期生存期较长的患者，在外科技术允许的条件下可考虑行全脊椎切除术；而对于一般情况差、基础疾病多的患者则应慎重选择全脊椎切除；对局限于椎体中央部分的肿瘤可选择椎体部分或全部切除术；在外科技术允许、手术创伤可控的情况下，尽量达到肿瘤边界外整块切除，对于整块切除困难或患者耐受性较差者，经瘤分块切除也可以接受（3 级推荐）。

二、手术方式

脊柱转移瘤的整块切除术要求对特定区域的解剖学有非常深入的了解。肿瘤周围的健康组织（即"边缘"）的质量和厚度，对术者的肿瘤学理解和患者的预后都是重要影响因素。根据 WBB 分型，脊柱肿瘤整块切除方法可分为 3 种：椎体切除术、矢状位切除术和后方附件切除术。局限于椎体中央的肿瘤可选择椎体部分或全部切除术，位于椎弓根、横突或偏椎体一侧的肿瘤可通过经后方结构及椎体的矢状位截骨达到整块切除，而后方附件的肿瘤则可通过切断双侧椎弓根而达到整块切除。

全脊椎整块切除术（total en bloc spondylectomy，TES）是一种完整切除肿瘤组织及其周围包裹健康组织的手术方式，主要在肿瘤边界外进行操作，类似于根治性切除或边缘性切除，可减少手术操作造成的医源性污染及显著提高治疗效果。该术式由 Tomita 等于 1994 年报道，主要包含两个步骤，即整块椎板切除及后方固定（第一步）、整块椎体切除和椎体重建（第二步）（图 3-7-4）。其简要操作过程如下。①整块椎板切除：患者取俯卧位，取正中切口，显露病椎及其上下各 2 个脊柱节段，在上下椎体分别置入椎弓根螺钉，截断双侧椎弓根、切除脊椎后部

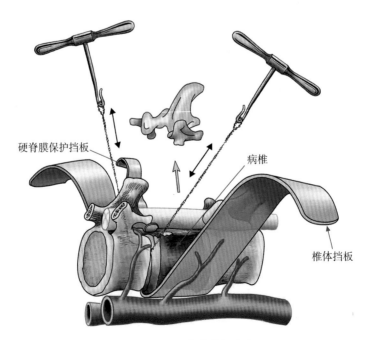

硬脊膜保护挡板

病椎

椎体挡板

图 3-7-4　全脊椎整块切除术

用椎体挡板保护椎体前方大血管，用硬膜保护挡板保护脊髓，用线锯经椎间盘进行椎体切除

结构；②整块椎体切除：钝性分离椎体前方，截断病椎上下椎间盘，从前向后绕脊髓取出椎体；③前后方重建：采用自体骨或同种异体移植骨填充钛笼进行前路重建，采用椎弓根钉棒系统进行后路重建，调整后路内固定以稍微压缩插入的钛笼；④切缘灭活：可使用无菌蒸馏水和高浓度的顺铂溶液浸泡术野，彻底止血，逐层关闭切口。

　　TES 可以直接后路进行，也可前后联合入路一期或分期进行。肿瘤的解剖位置决定了手术入路，其中单纯后路手术只有在技术可行情况下才能优先采用。单纯后路手术对于因合并症而无法进行更广泛或分期手术的患者是一个非常有吸引力的选择，对于有既往手术史、放疗史或无法切除的前路椎旁肿瘤或瘢痕的患者，也适合采用该手术入路；此外，单纯后路对于肌肉发达或肥胖患者人群也是理想选择。后路手术切除椎体后方附件，可实现硬膜外静脉丛止血、后纵韧带和黄韧带切开以及后路稳定。后方入路主要缺点是缺乏对腹侧结构的直接可视化。当肿瘤位于下腰椎，或周围结构受累而后方入路不能安全到达，或肿瘤累及椎旁组织过多时，则应采用前后联合入路。联合入路可一期或分期完成，当大血管、节段动脉或胸腹部内脏器官存在可疑肿瘤侵犯时，建议一期前路分离术、二期后路整块切除。前后联合入路手术的入路顺序与肿瘤部位和解剖特点相关，应根据具体情况来决定。

　　整块切除术对手术范围有严格的要求。其中，后方入路要求显露肿瘤上下各 2 ~ 3 个节段；侧方入路则要求显露至肋骨两侧各 4 ~ 5 cm 或整个横突，至少应包括病灶责任节段及上下各 1 个节段。椎体后方附件切除时，至少需显露责任节段头侧节段棘突加下关节突，以及尾侧节段棘突和上关节突；涉及胸椎病灶时，应切除肋椎关节以远 3 ~ 4 cm 的肋骨。行后路椎弓根螺钉内固定时，应固定病灶上下各 2 ~ 3 个节段（图 3-7-5）。

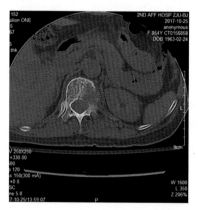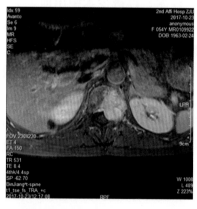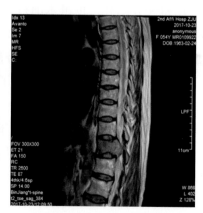
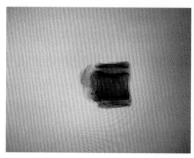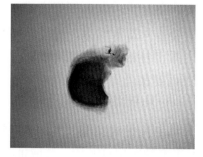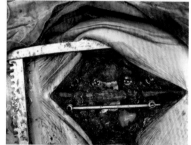

图 3-7-5　孤立性甲状腺滤泡状癌转移，予以一期后路肿瘤全脊椎切除和重建

　　术后予以甲状腺癌切除，并予以 [131]I 内放疗；目前术后 4 年半，患者局部无复发，无转移（该病例由浙江大学医学院附属第二医院骨科提供）

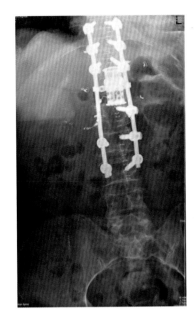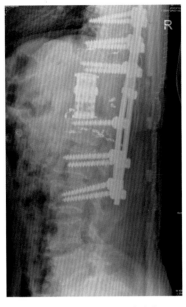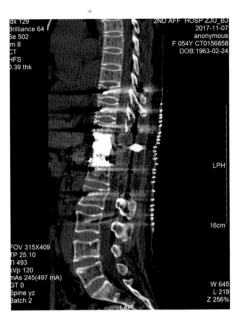

图 3-7-5　（续）

　　术中需要时刻关注和保护脊髓、神经根和血管等重要结构。在胸椎手术时，需显露并结扎肋骨下方的神经血管束，对于 T2 ~ T12 的神经根可予以常规结扎。在腰椎手术时，根据需要可以结扎 L1 和 L2 的神经根，一般不会引起明显的下肢功能影响。但对于 L3 及以下的神经根，须尽量保留，不然会造成显著下肢功能障碍。钝性分离椎体周围的胸膜和髂腰肌时需特别注意避免损伤节段动脉，双侧节段动脉由走行于椎体左前方的主动脉发出，通常位于椎弓根外侧，可用钳夹并结扎，也可术前行血管栓塞，以减少术中出血。为保护脊髓和神经根，行椎弓根截骨时应沿关节突与椎弓根之间的峡部进行骨膜下游离，使用线锯或骨刀时应选择从一侧操作，肿瘤椎体被完整游离注意绕过脊髓旋转取出。

　　前后联合入路的方法增加了在不干扰肿瘤包膜的情况下进行整块切除的可能性，但也带来了额外的风险，并且需要更大限度地协调手术资源和技术。前方入路包括传统切开手术和微创手术，具体术式选择取决于外科医生的经验和技术熟练程度，以及所在医院的具体情况（图 3-7-6）。胸腔镜技术的应用，使术者可以用微创的方式从腹侧结扎节段动脉而且术后不需要留置胸腔引流。在脊柱肿瘤整块切除术前行血管栓塞，可以有效减少术中出血，而三个节段的血管栓塞比仅栓塞受累节段的单节段血管更能有效地减少术中出血。

　　为了达到更有效地切除和更高的安全性，Shah 等报道了 2 阶段分期进行的改良整块切除技术。第一阶段通过后路钝性分离椎体和大血管间隙，通过该间隙在肿瘤头尾两端预置线锯，切除后方附件后将线锯两端锚定在内固定装置上；第二阶段通过前路释放线锯并沿前外侧方向将椎体锯开，整块移除病椎，该方法可使截骨操作远离脊髓和血管（图 3-7-7）。共 33 例原发性肿瘤和孤立性转移病例采用了该改良整块切除术，94% 的病例切缘阴性，仅 2 例（6%）在随访中观察到局部复发。该方法可在直视下将肿瘤分离出来，从而降低了损伤椎管前大血管和后方硬膜囊的风险，降低并发症率，但手术操作相对复杂、适应证相对局限。

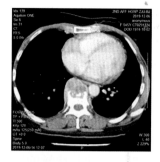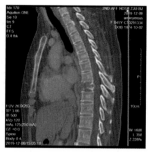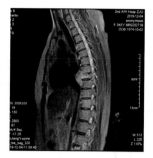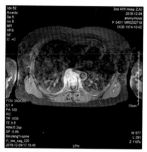

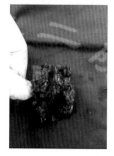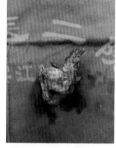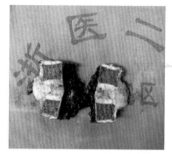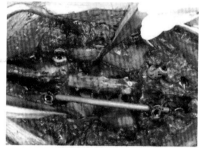

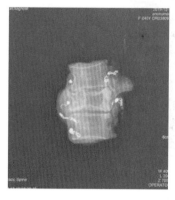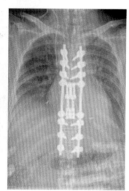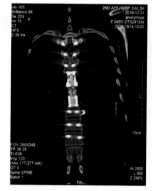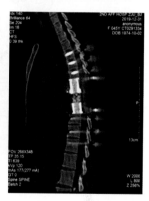

图 3-7-6   胸椎转移瘤前后联合入路的手术

　　患者，女，45岁，子宫平滑肌肉瘤术后3年，出现孤立性胸椎转移，肿瘤累及T7～T9，肿瘤前方软组织肿块，与食管粘连，予以前路胸腔镜分离，后路三个椎节肿瘤切除，重建；术后1年半，患者出现肺部多发转移，但局部无复发（该病例由浙江大学医学院附属第二医院骨科提供）

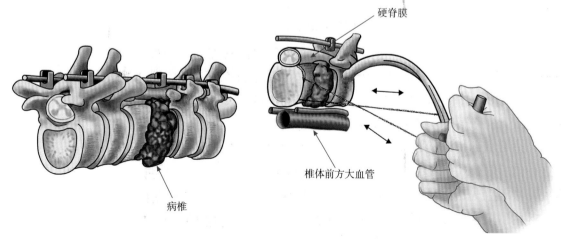

图 3-7-7   改良2阶段分期全脊椎整块切除术

　　第一阶段通过后路钝性分离椎体，在肿瘤头尾两端预置线锯，将线锯两端锚定在内固定装置上；第二阶段通过前路释放线锯并沿前外侧方向将椎体锯开，整块移除病椎。

　　由于 L5 椎体在解剖上的独特性，包括椎体最大、伴随腰椎前凸被深埋、两侧存在髂骨翼阻挡等因素，使得 L5 椎体肿瘤的整块切除相当困难，需承担损伤后方 L4 和 L5 神经根和前方血管的风险。一般均采用后前联合入路的方式进行肿瘤切除和重建。Yang 等于 2019 年报道了通过髂嵴截骨辅助实现单纯后路 L5 全椎体整块切除的新技术（图 3-7-8），并对 7 例原发性或孤立性 L5 转移性肿瘤患者进行了治疗，平均手术时间约 6 h，平均出血量 2500 mL，全部无围手术期严重并发症，全部患者术后 3 ~ 4 周可独立行走。不过，在该组经髂骨入路 L5 整块切除术病例中，其中 1 例出现了术中腹主动脉外膜撕裂，因此术前节段动脉栓塞和腹主动脉球囊的应用是该项技术的重要辅助措施。

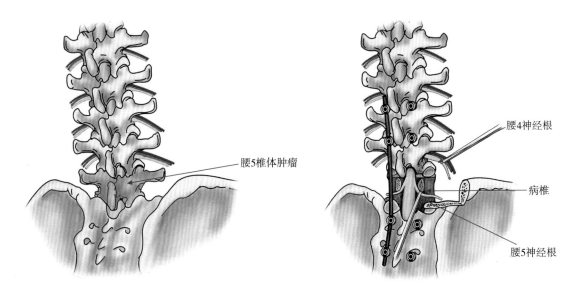

图 3-7-8   髂嵴截骨辅助 L5 全脊椎整块切除术

　　一期后路髂嵴截骨辅助 L5 椎体全脊椎整块切除示意图。A 腰 5 椎体肿瘤的三维示意图；B 将 L5 后方附件切除后，两侧髂嵴后方部分切除，增加 L5 两侧显露和操作空间。经 L5 椎体两侧行椎体前方会师，并切除腰 5 椎体

　　Boriani 等于 2018 年根据 WBB 分型对脊柱肿瘤整块切除术总结归纳，提出七种分类、总计十种手术策略，用于指导脊柱肿瘤整块切除的手术规划（图 3-7-9 ~ 图 3-7-13）。其中，1 型为单纯前路切除，适用于对胸椎和腰椎椎体中出现的小体积肿瘤进行整块切除；2 型为单纯后路切除，分三个亚型（a，b，c），可以对发生在后方附件、偏椎体中或偏心位置的肿瘤进行不同的整体切除；3 型为先前路再后路切除，也分三个亚型，其中 3a 型特别针对部分颈椎肿瘤的整体切除；4 型为先后路再两侧前路切除，部分延伸至中线的巨大颈椎肿瘤，需要从后路、肿瘤对侧前路、肿瘤侧前路三种方法来进行安全且符合肿瘤学要求的手术；5 型为先后路再同时进行前后路切除，适合前部扩大的腰部肿瘤，但对技术要求较高，在完成后路切除后将对置于侧卧位的患者进行前后联合入路手术；6 型为先前路再后路，之后前后联合入路三步切除策略，主要针对 L5 肿瘤；7 型为先后路再前路切除，适用于在 A 层向前生长、扩展至 C 层但未累及 D 层或第 4 和第 9 区的胸腰椎肿瘤，该策略可切除巨大肿块而不会导致脊髓周围扭曲。以上 7 种分类基本概括了临床常见脊柱肿瘤所需采用的整块切除策略，可根据具体肿瘤扩展和脊柱区域选择相应手术方法和时机。

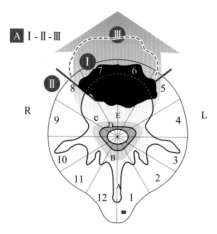

图 3-7-9　WBB-1 型 WBB 整块切除术：单纯前路

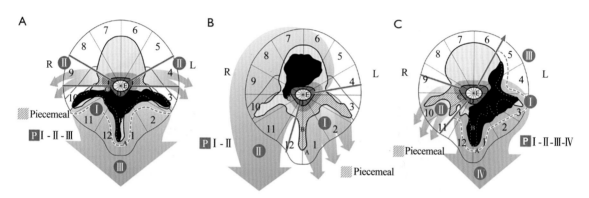

图 3-7-10　WBB-2 型 WBB 整块切除术：分 2a、2b、2c 三个亚型

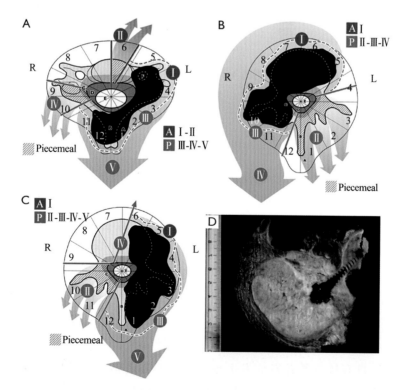

图 3-7-11　WBB-3 型 WBB 整块切除术：分 3a、3b、3c 三个亚型

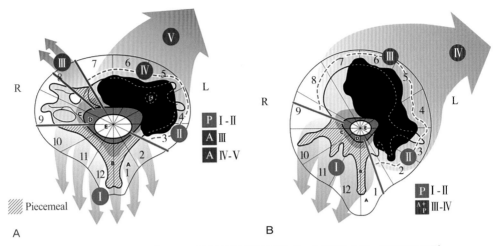

图 3-7-12　WBB-4 和 WBB-5 型 WBB 整块切除术：A.WBB-4 型；B.WBB-5 型

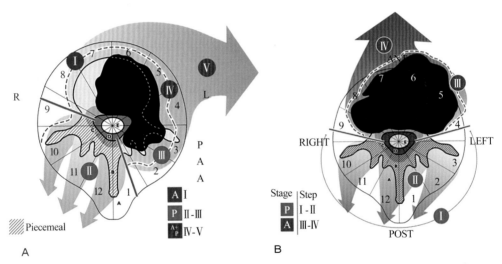

图 3-7-13　WBB-6 和 WBB-7 型 WBB 整块切除术：A.WBB-6 型；B.WBB-7 型

三、手术效果

脊柱转移瘤整块切除术可以有效地缓解神经症状并控制局部肿瘤复发，首次提出以来，该技术已在各种患者中得到越来越多的成功应用。Tomita 等最早报道一组 24 例脊柱转移瘤患者，可评估的 23 例患者疼痛均得到缓解，18 例神经功能缺损患者中有 14 例明显改善，剩余 6 例患者有效预防了瘫痪的发生。术后随访期间无局部肿瘤复发病例，中位随访期 14.1 个月后，有 12 例患者存活。另一组 20 例不同组织来源的胸腰椎脊柱转移瘤患者，整块切除术后平均随访 17.4 个月，无复发患者，9 例存活（随访 8～30 个月），该组患者中有 15 例在侧卧位下行一期前后联合入路。

脊柱转移瘤手术治疗的本质仍是姑息性治疗。与此同时，手术治疗对于脊柱转移瘤患者也是一项高风险方案，具有较高的并发症发生率和死亡率；而整块切除术由于其解剖复杂性和技术挑战性，可带来严重并发症。根据不同文献报道，脊柱转移瘤手术治疗的并发症发生率可达 20% ~ 75%，其中，手术部位感染被认为是脊柱转移瘤术后的主要并发症（6.5%），其次是神经功能恶化（3.3%）和脏器衰竭（2.0%）；再手术率约为 8.3%，手术部位感染、内固定失败和局部复发是再次手术的主要原因。而整块切除手术的手术时间为 6 ~ 11 h、术中失血为 1500 ~ 2300 mL、并发症发生率为 10% ~ 27%。Ibrahim 等于 2008 年报道了 223 例脊柱转移瘤手术治疗病例，其中 63 例（28%）采用了整块切除术、102 例（46%）采用经病灶减瘤术、58 例（26%）采用姑息性减压术。乳腺癌、肾癌、肺癌和前列腺癌为前四位肿瘤来源，占 65%。71% 的患者术后疼痛控制得到改善，53% 的患者恢复或保持了独立的活动能力，39% 的患者恢复了尿道括约肌功能。总体围手术期死亡发生率为 5.8%，主要和次要并发症发生率均为 21%，其中切口感染率为 4%、内固定失败率为 2.2%。并发症发生率减瘤组最低（16%），姑息组次之（22%），整块切除组最高（25%）。所有患者中位生存期为 352 天（11.7 个月），其中整块切除组为 18.8 个月、减瘤组为 13.4 个月、姑息组为 3.7 个月，肿瘤切除组的预后比姑息组显著改善。

Boriani 等于 2010 年对 134 例行整块切除的脊柱肿瘤病例进行了总结，其中 44 例为脊柱转移瘤，平均随访时间为 47 个月。共计 47 例患者一共出现 71 起并发症（35.1%），其中 26 例患者发生了 41 起严重并发症，包括腔静脉或主动脉损伤、术中大出血、心肌梗死、肺栓塞、肾衰竭、硬膜下血肿、伤口深部感染和内固定失败等，并有 3 例患者（2.2%）因手术并发症去世；轻微并发症共计 29 起，包括脑脊液漏、轻微血管损伤、无症状的畸形、逆行射精和急性肾衰竭等。21 例患者出现局部复发，复发率为 15.7%。既往有不恰当手术介入史的患者，严重并发症风险成倍增加；既往接受过放疗的患者，深部感染发生率更高；前后联合入路的轻微和严重并发症发生率都明显更高；整块切除节段数越多，严重并发症的发生率就越高。肿瘤复发为再次手术的主要原因。此外，常见原因还包括内固定失败、伤口裂开、血肿形成和主动脉夹层等。2017 年，Boriani 等再次回顾性总结了既往 25 年中的 220 例接受整块切除术的脊柱肿瘤病例，其中转移瘤 55 例。216 例随访资料共记录 100 例患者发生并发症 153 起，并发症发生率为 46.2%，其中严重并发症 105 起、轻微并发症 48 起。7 例患者死于手术并发症（4.6%），33 例患者出现局部复发（15.28%）。肿瘤细胞污染、切缘（经瘤切除或边缘性切除）和恶性肿瘤是肿瘤局部复发的三个独立危险因素。

Fang 等于 2012 年将脊柱转移瘤整块切除术与小切口前路椎体切除术进行对比研究，17 例采用了整块切除术、24 例接受了小切口前路椎体切除术。整块切除组和小切口组的平均术中失血量分别为 1721 mL 和 1058 mL（$P < 0.05$），平均手术时间分别为 403 min 和 175 min（$P < 0.05$）。随访期间小切口组出现 5 例（20.8%）局部复发，而整块切除组无局部复发病例（$P = 0.045$）；手术后 2 年内的术后生存率两组相似。另外，手术并发症发生率方面，整块切除组（11.8%）也优于小切口组（29.2%）。Spiessberger 等于 2020 年系统性回顾比较了治疗胸腰椎转移瘤的 7 种手术方式，包括整体脊柱切除术，经椎弓根切除术，肋骨横突切除术、小切口胸膜后或腹膜后切除术、外侧腔外入路、经胸腔或经腹膜后开放性切除术和胸腔镜。共纳入 63 项研究、774 例不同来源的脊柱转移瘤患者。其中整块切除术 157 例，平均手术节段 1.6 个节段，平均随访时间 3.4 年。整块切除组的平均失血量最多（2261 mL）、平均手术时间最长（558 min），但并发症发生率与其他手术方式无明显差异（8%），而疼痛症状改善率同属第一梯队。

Charest-Morin 等于 2019 年报道了一组 113 例脊柱肿瘤术治疗围手术期不良事件的研究，

79% 的患者经历了至少 1 次围手术期不良事件，32 例患者曾入住 ICU（28%），非计划再次手术 22 例（19%），中位住院日为 16 天。其中整块切除治疗孤立脊柱转移瘤 15 例，包含边缘性切除 2 例、广泛性切除 12 例、经瘤切除 1 例，平均手术时间 608 min、平均失血量 1847 mL，孤立转移瘤整块切除术的不良事件发生率与脊柱原发肿瘤切除术相仿，差异无统计学意义。

李秀茅，曲昊，李恒元，李冰皓，王战　编写　　叶招明，黄鑫　审校

参考文献

［1］AMANKULOR N M, XU R, IORGULESCU J B, et al. The incidence and patterns of hardware failure after separation surgery in patients with spinal metastatic tumors［J］. Spine J, 2014, 14(9): 1850-1859.

［2］BARZILAI O, AMATO M K, MCLAUGHLIN L, et al. Hybrid surgery-radiosurgery therapy for metastatic epidural spinal cord compression: A prospective evaluation using patient-reported outcomes［J］. Neurooncol Pract, 2018, 5(2): 104-113.

［3］BERRíOS-TORRES S I, UMSCHEID C A, BRATZLER D W, et al. Centers for disease control and prevention guideline for the prevention of surgical site infection, 2017［J］. JAMA Surg, 2017, 152(8): 784-791.

［4］BILSKY M H, LAUFER I, FOURNEY D R, et al. Reliability analysis of the epidural spinal cord compression scale［J］. J Neurosurg Spine, 2010, 13(3): 324-328.

［5］BILSKY M H, LAUFER I, MATROS E, et al. Advanced lung cancer: aggressive surgical therapy vertebral body involvement［J］. Thorac Surg Clin, 2014, 24(4): 423-431.

［6］BJURLIN M A, ROUSSEAU L A, VIDAL P P, et al. Iatrogenic ureteral injury secondary to a thoracolumbar lateral revision instrumentation and fusion［J］. Spine J, 2009, 9(6): 13-15.

［7］BOTT M J, YANG S C, PARK B J, et al. Initial results of pulmonary resection after neoadjuvant nivolumab in patients with resectable non-small cell lung cancer［J］. J Thorac Cardiovasc Surg, 2019, 158(1): 269-276.

［8］CASCONE T, WILLIAM W N, JR., WEISSFERDT A, et al. Neoadjuvant nivolumab or nivolumab plus ipilimumab in operable non-small cell lung cancer: the phase 2 randomized NEOSTAR trial［J］. Nat Med, 2021, 27(3): 504-514.

［9］CHAN P, BORIANI S, FOURNEY D R, et al. An assessment of the reliability of the Enneking and Weinstein-Boriani-Biagini classifications for staging of primary spinal tumors by the Spine Oncology Study Group［J］. Spine (Phila Pa 1976), 2009, 34(4): 384-391.

［10］CHANG E L, SHIU A S, MENDEL E, et al. Phase Ⅰ/Ⅱ study of stereotactic body radiotherapy for spinal metastasis and its pattern of failure［J］. J Neurosurg Spine, 2007, 7(2): 151-160.

［11］CHANG U K, CHO W I, KIM M S, et al. Local tumor control after retreatment of spinal metastasis using stereotactic body radiotherapy; comparison with initial treatment group［J］. Acta Oncol, 2012, 51(5): 589-595.

［12］CHEN J, YAO Q, HUANG M, et al. A randomized Phase Ⅲ trial of neoadjuvant recombinant human endostatin, docetaxel and epirubicin as first-line therapy for patients with breast cancer (CBCRT01) [J]. Int J Cancer, 2018, 142(10): 2130-2138.

[13] CHEN J, YAO Q, LI D, et al. Neoadjuvant rh-endostatin, docetaxel and epirubicin for breast cancer: efficacy and safety in a prospective, randomized, phase II study [J]. BMC Cancer, 2013, 13: 248.

[14] CHOI D, CROCKARD A, BUNGER C, et al. Review of metastatic spine tumour classification and indications for surgery: the consensus statement of the Global Spine Tumour Study Group [J]. Eur Spine J, 2010, 19(2): 215-222.

[15] CREMOLINI C, LOUPAKIS F, ANTONIOTTI C, et al. FOLFOXIRI plus bevacizumab versus FOLFIRI plus bevacizumab as first-line treatment of patients with metastatic colorectal cancer: updated overall survival and molecular subgroup analyses of the open-label, phase 3 TRIBE study [J]. Lancet Oncol, 2015, 16(13): 1306-1315.

[16] CUNNINGHAM D, STENNING S P, SMYTH E C, et al. Peri-operative chemotherapy with or without bevacizumab in operable oesophagogastric adenocarcinoma (UK Medical Research Council ST03): primary analysis results of a multicentre, open-label, randomised phase 2-3 trial [J]. Lancet Oncol, 2017, 18(3): 357-370.

[17] DAMAST S, WRIGHT J, BILSKY M, et al. Impact of dose on local failure rates after image-guided reirradiation of recurrent paraspinal metastases [J]. Int J Radiat Oncol Biol Phys, 2011, 81(3): 819-826.

[18] DEGEN J W, GAGNON G J, VOYADZIS J M, et al. CyberKnife stereotactic radiosurgical treatment of spinal tumors for pain control and quality of life [J]. J Neurosurg Spine, 2005, 2(5): 540-549.

[19] DRAKHSHANDEH D, MILLER J A, FABIANO A J. Instrumented Spinal Stabilization without Fusion for Spinal Metastatic Disease [J]. World Neurosurg, 2018, 111: 403-409.

[20] FISHER C G, DIPAOLA C P, RYKEN T C, et al. A novel classification system for spinal instability in neoplastic disease: an evidence-based approach and expert consensus from the Spine Oncology Study Group [J]. Spine (Phila Pa 1976), 2010, 35(22): 1221-1229.

[21] GERSZTEN P C, BURTON S A, OZHASOGLU C, et al. Radiosurgery for spinal metastases: clinical experience in 500 cases from a single institution [J]. Spine (Phila Pa 1976), 2007, 32(2): 193-199.

[22] GERSZTEN P C, MENDEL E, YAMADA Y. Radiotherapy and radiosurgery for metastatic spine disease: what are the options, indications, and outcomes? [J]. Spine (Phila Pa 1976), 2009, 34(22): 78-92.

[23] GROOT O Q, OGINK P T, PAULINO PEREIRA N R, et al. High risk of symptomatic venous thromboembolism after surgery for spine metastatic bone lesions: a retrospective study [J]. Clin Orthop Relat Res, 2019, 477(7): 1674-1686.

[24] HALANI S H, BAUM G R, RILEY J P, et al. Esophageal perforation after anterior cervical spine surgery: a systematic review of the literature [J]. J Neurosurg Spine, 2016, 25(3): 285-291.

[25] HERON D E, RAJAGOPALAN M S, STONE B, et al. Single-session and multisession CyberKnife radiosurgery for spine metastases-University of Pittsburgh and Georgetown University experience [J]. J Neurosurg Spine, 2012, 17(1): 11-18.

[26] HUANG Y C, TSUANG F Y, LEE C W, et al. Assessing vascularity of osseous spinal metastases with dual-energy CT-DSA: a pilot study compared with catheter angiography [J]. AJNR Am J Neuroradiol, 2019, 40(5): 920-925.

[27] HUSAIN Z A, SAHGAL A, DE SALLES A, et al. Stereotactic body radiotherapy for de novo spinal metastases: systematic review [J]. J Neurosurg Spine, 2017, 27(3): 295-302.

［28］JANNI W, HEPP P. Adjuvant aromatase inhibitor therapy: outcomes and safety ［J］. Cancer Treat Rev, 2010, 36(3): 249-261.

［29］LAU D, CHOU D. Posterior thoracic corpectomy with cage reconstruction for metastatic spinal tumors: comparing the mini-open approach to the open approach ［J］. J Neurosurg Spine, 2015, 23(2): 217-227.

［30］LAUFER I, IORGULESCU J B, CHAPMAN T, et al. Local disease control for spinal metastases following "separation surgery" and adjuvant hypofractionated or high-dose single-fraction stereotactic radiosurgery: outcome analysis in 186 patients ［J］. J Neurosurg Spine, 2013, 18(3): 207-214.

［31］LAUFER I, RUBIN D G, LIS E, et al. The NOMS framework: approach to the treatment of spinal metastatic tumors ［J］. Oncologist, 2013, 18(6): 744-751.

［32］LIPTON A, THERIAULT R L, HORTOBAGYI G N, et al. Pamidronate prevents skeletal complications and is effective palliative treatment in women with breast carcinoma and osteolytic bone metastases: long term follow-up of two randomized, placebo-controlled trials ［J］. Cancer, 2000, 88(5): 1082-1090.

［33］MAGEE D E, HIRD A E, KLAASSEN Z, et al. Adverse event profile for immunotherapy agents compared with chemotherapy in solid organ tumors: a systematic review and meta-analysis of randomized clinical trials ［J］. Ann Oncol, 2020, 31(1): 50-60.

［34］MARANZANO E, LATINI P. Effectiveness of radiation therapy without surgery in metastatic spinal cord compression: final results from a prospective trial ［J］. Int J Radiat Oncol Biol Phys, 1995, 32(4): 959-967.

［35］MASUCCI G L, YU E, MA L, et al. Stereotactic body radiotherapy is an effective treatment in reirradiating spinal metastases: current status and practical considerations for safe practice ［J］. Expert Rev Anticancer Ther, 2011, 11(12): 1923-1933.

［36］MCDERMOTT D F, HUSENI M A, ATKINS M B, et al. Clinical activity and molecular correlates of response to atezolizumab alone or in combination with bevacizumab versus sunitinib in renal cell carcinoma ［J］. Nat Med, 2018, 24(6): 749-757.

［37］MISCUSI M, POLLI F M, FORCATO S, et al. Comparison of minimally invasive surgery with standard open surgery for vertebral thoracic metastases causing acute myelopathy in patients with short- or mid-term life expectancy: surgical technique and early clinical results ［J］. J Neurosurg Spine, 2015, 22(5): 518-525.

［38］MOULDING H D, ELDER J B, LIS E, et al. Local disease control after decompressive surgery and adjuvant high-dose single-fraction radiosurgery for spine metastases ［J］. J Neurosurg Spine, 2010, 13(1): 87-93.

［39］MOUSSAZADEH N, RUBIN D G, MCLAUGHLIN L, et al. Short-segment percutaneous pedicle screw fixation with cement augmentation for tumor-induced spinal instability ［J］. Spine J, 2015, 15(7): 1609-1617.

［40］PATCHELL R A, TIBBS P A, REGINE W F, et al. Direct decompressive surgical resection in the treatment of spinal cord compression caused by metastatic cancer: a randomised trial ［J］. Lancet, 2005, 366(9486): 643-648.

［41］PATON G R, FRANGOU E, FOURNEY D R. Contemporary treatment strategy for spinal metastasis: the "LMNOP" system ［J］. Can J Neurol Sci, 2011, 38(3): 396-403.

［42］PAYNE H, KHAN A, CHOWDHURY S, et al. Hormone therapy for radiorecurrent prostate cancer ［J］. World J Urol, 2013, 31(6): 1333-1338.

［43］PENG C W, CHOU B T, BENDO J A, et al. Vertebral artery injury in cervical spine surgery: anatomical considerations, management, and preventive measures［J］. Spine J, 2009, 9(1): 70-76.

［44］PENNINGTON Z, AHMED A K, MOLINA C A, et al. Minimally invasive versus conventional spine surgery for vertebral metastases: a systematic review of the evidence［J］. Ann Transl Med, 2018, 6(6): 103.

［45］POMBO B, CRISTINA FERREIRA A, CARDOSO P, et al. Clinical effectiveness of Enneking appropriate versus Enneking inappropriate procedure in patients with primary osteosarcoma of the spine: a systematic review with meta-analysis［J］. Eur Spine J, 2020, 29(2): 238-247.

［46］PRASAD V, TILING N, DENECKE T, et al. Potential role of (68)Ga-DOTATOC PET/CT in screening for pancreatic neuroendocrine tumour in patients with von Hippel-Lindau disease［J］. Eur J Nucl Med Mol Imaging, 2016, 43(11): 2014-2020.

［47］ROSCOE M W, MCBROOM R J, ST LOUIS E, et al. Preoperative embolization in the treatment of osseous metastases from renal cell carcinoma［J］. Clin Orthop Relat Res, 1989, (238): 302-307.

［48］ROUZIER R, GOUY S, SELLE F, et al. Efficacy and safety of bevacizumab-containing neoadjuvant therapy followed by interval debulking surgery in advanced ovarian cancer: Results from the ANTHALYA trial［J］. Eur J Cancer, 2017, 70: 133-142.

［49］RYU S, ROCK J, JAIN R, et al. Radiosurgical decompression of metastatic epidural compression［J］. Cancer, 2010, 116(9): 2250-2257.

［50］RYU S, ROCK J, ROSENBLUM M, et al. Patterns of failure after single-dose radiosurgery for spinal metastasis［J］. J Neurosurg, 2004, 101(Suppl 3): 402-405.

［51］SAHGAL A, MA L, WEINBERG V, et al. Reirradiation human spinal cord tolerance for stereotactic body radiotherapy［J］. Int J Radiat Oncol Biol Phys, 2012, 82(1): 107-116.

［52］SANDLER A, GRAY R, PERRY M C, et al. Paclitaxel-carboplatin alone or with bevacizumab for non-small-cell lung cancer［J］. N Engl J Med, 2006, 355(24): 2542-2550.

［53］SCIUBBA D M, PETTEYS R J, DEKUTOSKI M B, et al. Diagnosis and management of metastatic spine disease. A review［J］. J Neurosurg Spine, 2010, 13(1): 94-108.

［54］施鑫，徐明，刘玉秀，等. 一线化疗方案联合血管生成抑制剂治疗四肢成骨肉瘤随机、对照、多中心研究的初步报告［J］. 中华骨科杂志, 2012, (11): 1027-1031.

［55］TEWARI K S, BURGER R A, ENSERRO D, et al. Final Overall Survival of a Randomized Trial of Bevacizumab for Primary Treatment of Ovarian Cancer［J］. J Clin Oncol, 2019, 37(26): 2317-2328.

［56］TOKUHASHI Y, MATSUZAKI H, ODA H, et al. A revised scoring system for preoperative evaluation of metastatic spine tumor prognosis［J］. Spine (Phila Pa 1976), 2005, 30(19): 2186-2191.

［57］TOMITA K, KAWAHARA N, BABA H, et al. Total en bloc spondylectomy. A new surgical technique for primary malignant vertebral tumors［J］. Spine (Phila Pa 1976), 1997, 22(3): 324-333.

［58］TOMITA K, KAWAHARA N, KOBAYASHI T, et al. Surgical strategy for spinal metastases［J］. Spine (Phila Pa 1976), 2001, 26(3): 298-306.

［59］TOMITA K, KAWAHARA N, MURAKAMI H, et al. Total en bloc spondylectomy for spinal tumors: improvement of the technique and its associated basic background［J］. J Orthop Sci, 2006, 11(1): 3-12.

［60］XU H, HUANG Z, LI Y, et al. Perioperative rh-endostatin with chemotherapy improves the survival of conventional osteosarcoma patients: a prospective non-randomized controlled study［J］. Cancer Biol Med, 2019, 16(1): 166-172.

［61］WANG J C, BOLAND P, MITRA N, et al. Single-stage posterolateral transpedicular approach for resection of epidural metastatic spine tumors involving the vertebral body with circumferential reconstruction: results in 140 patients. Invited submission from the Joint Section Meeting on Disorders of the Spine and Peripheral Nerves, March 2004［J］. J Neurosurg Spine, 2004, 1(3): 287-298.

［62］WANG Q, SONG Y, ZHUANG H, et al. Robotic stereotactic irradiation and reirradiation for spinal metastases: safety and efficacy assessment［J］. Chin Med J (Engl), 2014, 127(2): 232-238.

［63］WITHAM T F, KHAVKIN Y A, GALLIA G L, et al. Surgery insight: current management of epidural spinal cord compression from metastatic spine disease［J］. Nat Clin Pract Neurol, 2006, 2(2): 87-94, 116.

［64］SHU C A, GAINOR J F, AWAD M M, et al. Neoadjuvant atezolizumab and chemotherapy in patients with resectable non-small-cell lung cancer: an open-label, multicentre, single-arm, phase 2 trial［J］. Lancet Oncol, 2020, 21(6): 786-795.

［65］YAMADA Y, BILSKY M H, LOVELOCK D M, et al. High-dose, single-fraction image-guided intensity-modulated radiotherapy for metastatic spinal lesions［J］. Int J Radiat Oncol Biol Phys, 2008, 71(2): 484-490.

［66］ZHAO Y J, DU X C, DENG X Q, et al. Resuscitative endovascular balloon occlusion of the aorta for blood control in lumbar spine tumor resection surgery: a technical note［J］. Orthop Surg, 2021, 13(5): 1540-1545.

［67］ZHOU X, CUI H, HE Y, et al. Treatment of spinal metastases with epidural cord compression through corpectomy and reconstruction via the traditional open approach versus the mini-open approach: a multicenter retrospective study［J］. J Oncol, 2019, 2019: 7904740.

［68］姜旭东, 姜亮, 庄洪卿, 等. 脊柱转移瘤手术策略及分离手术的临床应用进展［J］. 中华骨科杂志, 2018, 38(10): 635-640.

第四章

上颈椎转移瘤

第一节　流行病学特点

与脊柱原发肿瘤相比，脊柱转移瘤更为常见，脊柱转移瘤的发生率为原发瘤的 35 ~ 40 倍。随着各脏器原发肿瘤综合治疗方式的不断发展，肿瘤患者生存期逐渐延长，出现脊柱转移的可能亦明显升高。在骨骼系统中，脊柱是最常见的转移部位，其中，颈椎、胸椎、腰椎转移比例约为 1∶6∶4。Masala 等报道，颈椎转移瘤占脊柱转移瘤的 8% ~ 20%，而上颈椎所占比例则更少。1975 年 Sherk 的报道推断，寰枢椎转移瘤仅占脊柱转移瘤的 0.5%，其中枢椎较寰椎更易受到肿瘤侵犯。侯铁胜等报道，枢椎椎体受累发生率占上颈椎转移性肿瘤的 80% 左右。虽然患病率相对较低，但由于解剖位置的特殊性和解剖特点的复杂性，上颈椎转移瘤的危害极大。

第二节　应用解剖

上颈椎主要由寰枕交界区、寰椎椎体、枢椎椎体、C2 ~ C3 椎间盘及周围软组织构成。是连接人体头部与躯干的枢纽，属于颅颈交界区，是连接生命中枢的重要结构。

一、骨性结构

（一）寰椎

寰椎是一个没有椎体、没有椎间盘附着的特殊环形椎骨，由较短的前弓、较长的后弓和左右两个侧块构成。枢椎的齿状突实际上是寰椎的椎体，可以说寰椎是以自身椎体为轴进行旋转。

1. 前弓　寰椎的前弓长（19.7±2.98）mm，大约占寰椎周长的 1/5，为寰椎前方连接两侧块的弓形骨板，向前隆凸，中央的结节称为前结节。前结节甚为突出并朝向前下方，为颈长肌及前纵韧带的附着点，左、右头长肌从其上越过。前弓的腹侧壁正中有圆形的寰齿关节面，与枢椎的齿状突形成寰齿关节。

2. 后弓　与寰椎前弓相比，后弓较长，曲度也较大，长（51.32±4.24）mm。背侧正中为粗糙的后结节，相当于其他椎体的棘突，朝向上后方，为左、右头后小直肌的附着点，可以限制头部的过度后伸。后弓上方与侧块连接处有一深沟，称为椎动脉沟，有椎动脉和枕下神经通过，大约有 10% 的人在该处会形成沟环，沟环压迫椎动脉会出现椎动脉受阻的症状。椎动脉沟宽（5.70±0.48）mm。椎动脉沟内侧缘至寰椎后结节中点的距离称为半距，在右侧介于 15.10 ~ 26.62 mm，平均为（20.10±0.47）mm，在左侧介于 12.44 ~ 23.84 mm，平均为（19.00±0.82）mm。在进行寰椎后弓切除减压时，切除范围应掌握半距在 15 mm（10 ~ 16 mm），全距在 25 mm 以内，且左侧切除范围要略小于右侧，以免损伤双侧的椎动脉及枕下神经。后弓下方近侧块处有一较浅切迹，与枢椎椎弓根上缘的浅沟形成椎间孔，有第 2 颈神经在此走行。

3. 侧块　侧块是寰椎两侧骨质增厚的部分，相当于普通颈椎的椎弓根与上下关节突。每个侧块有上、下两个关节面。上方是肾形凹陷的上关节面，也称上关节凹，与枕骨髁形成寰枕关节；下方是圆形、略微凹陷的下关节面，与枢椎上关节面组成寰枢外侧关节。上、下关节面的周围分别有寰枕关节囊与寰枢关节囊包绕。双侧侧块的内侧均有一粗糙结节，为寰椎横韧带的附点，该韧带将椎孔分为大小不等的前后两部分，前方较小，容纳枢椎齿状突，后方较大，容纳脊髓及其被膜。

4. 横突　寰椎的横突是寰椎旋转运动的支点，大而扁平，有许多肌肉和韧带附着，其尖端不分叉，大小仅次于腰椎的横突，基底部偏外侧有一较大圆孔，称为横突孔，有椎动脉、椎静脉通过。

5. 椎孔　寰椎的椎孔较大，椎孔的矢状径平均为（29.11±2.01）mm，齿状突后矢径为（18.44±2.13）mm，横径为（26.79±2.46）mm。最大矢状径大于横径者占（82.85±3.18）%。

（二）枢椎

枢椎也具有独特的椎体结构，由椎体和向上柱状凸起的齿状突构成，齿状突与寰椎前弓寰齿关节面形成关节。

1. 齿状突　寰椎横韧带将齿状突束缚在一定的解剖范围以保持寰枢关节的稳定，齿状突和横韧带发育不良是造成寰枢关节不稳的主要先天因素，齿状突基底部扁窄，前后各有一卵圆形关节面，分别与寰椎齿状突关节面及寰椎横韧带相关节。末端为齿状突尖，上有齿状突尖韧带，两侧有翼状韧带附着。中国人齿状突测量：高度为 6 ~ 16.8 mm，平均（14.0±1.2）mm，约占枢椎总高度（平均 36.8 mm）的 38%，基底部冠状径为 7.1 ~ 12.3 mm，平均（8.9±1.0）mm；矢状径为 8.5 ~ 12.9 mm，平均（10.8±0.8）mm；皮质厚度为 1.0 ~ 2.0 mm，平均 1.5 mm。枢椎是头颈部运动的枢纽，活动范围大，而齿状突基底部较细，骨皮质较薄，故齿状突骨折常见，占脊柱骨折的 10% ~ 15%。

齿状突原属于寰椎椎体的一部分，发育过程中逐渐与其分离，一般在 6 岁时与枢椎椎体完全融合。该部在发育过程中畸形和变异较多，如齿状突缺如、齿状突中央不发育等，约占枕颈部畸形的 80%。

2. 椎体　枢椎椎体较小，椎体前中部两侧微凹，为颈长肌附着部。齿状突两旁各有一朝上的圆形上关节面与寰椎的下关节面构成寰枢外侧关节。枢椎棘突宽大有分叉，有众多肌肉附着，棘突外侧面为头下斜肌起点，稍背侧有头后直肌起点。下方的凹面接收半棘肌和颈棘肌，深层有多裂肌，接近尖端处有棘突间肌的附着，项韧带附着于尖切迹。枢椎椎板呈棱柱状，供黄韧带附着。横突短小，向下外侧突出，有肩胛提肌附着。其上、下表面附着横突间肌。横突上有横突孔，它是一个弯曲的骨性管道，而非简单的短孔，横突孔的矢状径平均为 6 mm、横径为 6.25 mm。枢椎椎孔上缘的矢状径平均为 19.3 mm,下缘的矢状径平均为 15.3 mm，横径为 22.2 mm。

3. 椎弓根　枢椎椎弓根短而粗，上方有一浅沟与寰椎下面的浅沟形成椎间孔，下方为下关节突，面向前下方，与 C3 上关节突构成关节突关节。枢椎上、下关节突呈前后位，上关节突在前，下关节突在后，两者以峡部相连，峡部是枢椎骨折的易发部位。枢椎椎弓根类似于杠杆，维持重力与脊柱前、后柱间载荷的动态平衡，在解剖上相对薄弱，承受剪切力较大，上颈椎过度伸展及挤压时可引起骨折。

二、寰枢椎的血液供应

（一）椎动脉

椎动脉左右各一，其中左侧优势型占 35.8%、右侧优势型占 23.4%、双侧均衡型占 40.8%。在左侧优势型中，约有 8.8% 右侧椎动脉发育不良、3.1% 右侧椎动脉缺如。而在右侧优势型中，有 5.7% 左侧椎动脉发育不良、1.8% 左侧椎动脉缺如。但需要注意的是，这些变化的百分比临床表征存在较大差异。椎动脉起于锁骨下动脉第一段上壁，左右各一，发出后经 C6 以上的横突孔，在寰椎侧块后方向内侧弯曲，经枕骨大孔进入颅腔，在脑桥下缘，与对侧椎动脉相交通形成基底动脉。少数可见其在 C4 或 C7 进入横突孔。椎动脉在行程中共分 4 段。

1. 第一段　又称椎前部，由锁骨下动脉起始，绝大多数行走至 C6 进入横突孔，在颈长肌和前斜角肌之间向后上走行，椎动脉的后方为 C7 横突、星状神经节及 C7、C8 神经后支。

2. 第二段　又称椎骨部或横突部，是椎动脉上行穿越各横突孔的部分。大多数人该段椎动脉从 C6 横突孔上升，与星状神经节的分支和静脉丛伴行。此段椎动脉在 C1、C2 神经前支前方，以近垂直的角度上升穿过枢椎横突孔，而后向略前外侧穿过寰椎横突孔。

3. 第三段　又称寰椎部，该段椎动脉经头外侧直肌内侧弯曲向后行至寰椎侧块内后方，继而走行于寰椎后弓上的椎动脉沟内，经寰枕后膜下缘进入椎管。

4. 第四段　又称颅内部，椎动脉此段穿过硬脑膜和蛛网膜，在舌下神经前方上行，而后在延髓前面上行至脑桥下缘，并与对侧椎动脉相交通形成基底动脉。

（二）齿状突血供

齿状突血供由 3 组动脉组成：前升动脉、后升动脉和水平动脉。

1. 前升动脉　左右各一，从颈 2/3 水平起自椎动脉的前内面，在 C2 和 C3 水平上行至颈长肌深面，继而在枢椎椎体前表面中点处与对侧吻合。

2. 后升动脉　左右各一，起自椎动脉后内侧面，向上走行于枢椎关节突与椎体间沟内。与前升动脉相比，后升动脉较粗。

3. 水平动脉　又称裂穿动脉。由颈内动脉上段的诸多小血管组成，向上走行于双侧咽后裂，在枢椎齿状突基底部的相对水平与前升动脉吻合，这些吻合在上部比较稀疏，在齿状突基底部吻合较致密。

三、枕骨与寰枢椎之间的连接

（一）枕骨与寰椎之间的连接

1. 寰枕前膜　起自枕骨大孔前缘，止于寰椎前弓上缘。为前纵韧带的延续，中间厚而强韧，两侧宽薄，并与双侧寰枕关节关节囊融合。

2. 寰枕后膜　起自枕骨大孔后缘，止于寰椎后弓上缘，前方为硬脊膜，后方为头后小直肌，双侧与寰枕关节关节囊融合。

3. 寰枕外侧韧带　起自枕骨颈静脉突，止于寰椎横突，有一定加强寰枕关节关节囊外侧壁作用。

（二）枕骨与枢椎之间的连接

1. 覆膜　起自枕骨斜坡，经齿状突和寰椎横韧带后方，与后纵韧带相移行，外侧最终附着于寰枢外侧关节关节囊。

2. 翼状韧带　起自齿状突上外侧，斜向外上，止于枕骨髁内侧面，左右各一，主要作用是限制头颅的过度前屈和过度旋转。

3. 齿状突尖韧带　又称齿状突悬韧带，起自枕骨大孔前正中缘，止于齿状突尖，位于寰椎横韧带的深面，主要作用是限制头颅的过度后仰。

（三）寰椎与枢椎之间连接

1. 寰椎横韧带　起自双侧寰椎侧块内侧面，走行于齿状突后方，将枢椎齿状突局限于寰椎前弓后方的齿状突凹内并与齿状突关节相关节。防止齿状突向后朝颈脊髓方向移动，是保持寰枢椎稳定的最重要结构。

2. 寰枢后膜　起自寰椎后弓下缘，止于枢椎椎弓上缘，前方为硬脊膜，后方为头后小直肌，双侧与寰枢侧块关节关节囊融合。

第三节　临床表现与体格检查

脊柱转移瘤的临床症状跟肿瘤本身的病理性质，以及转移的部位、大小、受累及的神经等诸多因素相关，包括局部疼痛、病理性骨折或不稳定的机械性疼痛、神经根和脊髓受压的神经学表现。

在上颈椎，疼痛是最常见的症状，90% 的患者都有疼痛。可表现为局灶性疼痛或机械性疼痛。局灶性颈痛常被描述为脊柱某一特定节段的疼痛或僵硬，通常在夜间加重。机械性颈痛是指随着颈部运动而加重的疼痛。肿瘤直接压迫 C2 神经根，或肿瘤破坏寰枢关节突，引起 C2 神经根局部炎症或骨压迫，可导致枕神经痛。枕神经痛常表现为一种从上颈部向头皮枕下和耳后区域传播的剧烈放射痛，在颈部弯曲或伸展时可加重症状。

运动功能障碍是脊柱转移瘤患者的第二大常见表现，为 35% ~ 75%。上颈椎转移瘤患者通常主诉四肢沉重、麻木等，体格检查阳性表现为运动障碍。感觉障碍常伴随运动障碍，而括约肌控制障碍通常在疾病的后期或者严重时出现。上颈椎转移瘤很少直接压迫脊髓，引起脊髓病的症状和（或）体征。部分原因是 C1 和 C2 的椎管相对较大，另外一个潜在的原因是结实的十字韧带阻止了肿瘤压迫脊髓。肿瘤很大或肿瘤通过枕骨大孔延伸通常导致脊髓病的症状。寰枢椎连接处的骨侵蚀也可能导致节段性不稳定和半脱位，从而导致脊髓损伤。颅底神经功能障碍可由肿瘤压迫延髓、副神经引起，但极少压迫舌下神经。副神经是上颈椎转移瘤最常侵犯的脑神经。副神经支配斜方肌和胸锁乳突肌，因此副神经的功能障碍时可表现为转头或耸肩时无力。另外，患者也可能表现为斜颈，这是一种肌肉张力障碍导致的，常常导致剧烈疼痛。由迷走神经或舌咽神经引起的吞咽功能障碍并不常见，但可随肿瘤的扩散而表现出来。

在一些患者中，上颈椎转移瘤可能没有相关症状，而是在影像学检查中偶然发现。通过详细的病史和体格检查可以发现一些被患者忽略的常被认为是脊髓退行性变的相关症状和体征。另外，体重减轻、盗汗和寒战常与广泛的转移性疾病有关。肿瘤扩散到其他器官系统可导致出血倾向、肺功能障碍、腹痛、胃肠道出血、便秘、局灶性神经功能障碍和（或）四肢疼痛等。确定转移扩散的程度和多器官受累的后续生理影响不仅对患者预后预测很重要，而且在评估包括手术干预在内的各种治疗方案的风险时也具有重要意义。

第四节　辅助检查

一、影像学检查

有上颈部症状或体征的患者应首先进行影像学检查，以进一步明确诊断。如明确诊断为上颈椎肿瘤，需确定肿瘤特征。MRI 平扫或者增强是首选的一线影像学检查方法。在轴状面、矢状面和冠状面进行多平面重建有助于确定肿瘤与神经、脊髓和邻近软组织结构的关系。CT 用于评估骨的受累程度以及肿瘤是溶骨性还是成骨性，是否有任何寰枢椎半脱位或肿瘤相关的骨溶解破坏的证据。可使用 CT 对胸部、腹部和骨盆进行平扫或增强的影像学检查，以评估疾病的程度并帮助确定患者的预后。当考虑手术治疗时，建议使用 CT 血管造影或常规血管造影来评估椎动脉的走行及其与肿瘤的关系。如果术中需切除一侧椎动脉或术前计划对一侧椎动脉进行栓塞，则需确定椎动脉的开放和优势椎动脉。血管造影评估侧支血流和小脑后下动脉充盈情况有助于确定椎动脉栓塞前发生梗死的风险。在主要椎动脉受累的情况下，建议进行受累椎动脉的球囊闭塞试验。在这种情况下，术前受累椎动脉栓塞可以有效地减少出血和缩短手术时间。肾细胞癌、甲状腺癌、黑色素瘤和肝细胞癌等血运丰富的肿瘤，如果计划手术，应考虑术前栓塞处理。

二、实验室检查

实验室检查可以协助诊断上颈椎转移瘤，特别是孤立转移瘤。例如，血清前列腺特异性抗原（prostate-specific antigen，PSA）或癌胚抗原（carcino-embryonic antigen，CEA）的升高分别指向前列腺癌或胃肠道原发肿瘤。造血系统恶性肿瘤，如多发性骨髓瘤，可能与红细胞压积或血小板计数异常有关。如果怀疑多发性骨髓瘤，则进行血清蛋白电泳（serum protein electrophoresis，SPEP）或尿蛋白电泳（urine protein electrophoresis，UPEP）以寻找本周蛋白。最终确诊可能需要骨髓活检。如果影像学发现多个病灶，但原发病灶不确定，可进行穿刺活检。由于周围的神经血管解剖结构复杂和损伤这些结构的风险，不建议对上颈椎转移瘤的肿块进行穿刺活检。如果全身检查没有转移性疾病来源的迹象，并且为单纯的上颈椎病变，就必须考虑原发性恶性肿瘤，并需要 CT 引导下活检。

对转移瘤的病理类型予以明确，可以指导辅助治疗的选择。如对于放疗敏感的小细胞肺癌、淋巴瘤、多发性骨髓瘤等，很少需要手术减压，单纯放疗就能在生命晚期为患者提供有效的姑息性治疗。对放疗中等敏感的肿瘤有乳腺癌和前列腺癌等，而黑色素瘤则对放疗相对不敏感。对于血供丰富的肿瘤如肾癌等，应考虑术前血管造影加栓塞术，以减少术中切除时的出血。对于预期寿命大于 3 个月的患者，通常考虑手术联合放疗。Patchell 等研究报道，单纯放疗与放疗加手术治疗相比较，手术联合放疗患者的生存率得到改善，而且减少了吗啡和皮质醇激素的用量。

第五节　手术决策

一、手术适应证

上颈椎转移瘤的治疗决策的制订是对患者的病史和体征、原发肿瘤的病理性质、肿瘤位置、邻近神经血管结构的累及情况和是否存在脊柱不稳等具体情况综合评定后进行个性化的诊疗方案。首先要确定手术治疗还是放疗作为一线治疗方案。其次，应该明确脊柱转移瘤的治疗是以姑息性的治疗为主，应该关注患者的生活质量和功能结果，确保在有限的生存期内的良好生活质量（能走动和无痛生存）。

当前较流行的是采用 NOMS 来辅助制订治疗决策。NOMS 决策系统如下。N：神经学评估，包括神经学检查和转移性硬膜外脊髓压迫（epidural spinal cord compression，ESCC）严重程度的确定。O：肿瘤学评估，考虑肿瘤对可用治疗的反应性，其中很大程度上是对放疗的敏感性。放疗是侵袭性最小、最成功的局部肿瘤控制方法之一，尤其是 SRS 的出现使放疗能达到很大程度的缓解和疾病控制。近年来随着免疫及化疗治疗的成功率越来越高，因此，肿瘤学的评估在考虑放疗敏感的同时，也可以通过有效的化疗和（或）免疫治疗方案进一步改进。M：机械不稳定是手术的独立指征。虽然放疗是一种有效的肿瘤控制手段，但不能提供结构完整性，不稳定的骨折不能用放疗来达到稳定。无论肿瘤组织学或放射疗感性如何，不稳定的脊柱都需要手术干预以提供稳定性。机械稳定性的评估是一个基于临床和影像学的综合评估结果。S：手术决策必须考虑到患者的整体健康和预后，如果忽视了全面评估，就会发生意外。

（一）神经学评估

硬膜外脊髓压迫评估：脊髓压迫的 ESCC 分型。0 级：肿瘤局限于骨内；1 级：肿瘤侵犯硬膜外腔但无脊髓变形。1 级又分三个亚型：1a 级：侵犯硬膜囊，但硬膜囊无变形；1b 级：硬膜囊变形，但未及脊髓；1c 级：硬膜囊变形其接触脊髓。2 级：脊髓受压但可见脑脊液。3 级：脊髓受压且脑脊液不可见。在没有脊柱不稳定的情况下，0 级、1a 和 1b 级首选放疗。2 级和 3 级属于高级别 ESCC。

（二）肿瘤学评估

1. 明确组织病理

为了确认脊柱转移瘤的组织类型有时可能需要进行经皮穿刺活检。当患者有明确的原发肿瘤病史且确认存在转移时，此时出现新的脊柱病变时可以不进行穿刺活检。但是，如果没有原发肿瘤病史，或虽有原发肿瘤病史但原发肿瘤长期不活跃且无转移，此时应当考虑进行组织活检以明确诊断，并排除新的原发肿瘤转移或原发骨肿瘤引起脊柱病变的可能。尤其对于有化疗或放疗史的患者，发生第二种原发肿瘤可能性更大，应考虑行组织活检明确诊断。

2. 评估肿瘤血供

确定肿瘤类型对于明确某些富含血管的肿瘤也很重要。在切除肾细胞癌、甲状腺癌、肝细胞瘤、黑色素瘤和巨细胞肿瘤来源的转移瘤时常会大量出血。术前血管栓塞可以非常有效地减少术中出血。如果术前确定肿瘤富含血管就可使用血管栓塞来减少术中出血。

3. 判断肿瘤对放疗的敏感性

判断肿瘤的放疗敏感性见表 4-5-1。

表 4-5-1　肿瘤对放疗的相对敏感性

放疗相对敏感肿瘤 *	放疗相对不敏感肿瘤 *
骨髓瘤	结肠癌
淋巴瘤	非小细胞肺癌
生殖细胞瘤	来源不明癌
尤因肉瘤	放射性碘耐药甲状腺癌
横纹肌肉瘤	恶性纤维组织细胞瘤
小细胞肺癌	未抗血管生成治疗的肾细胞癌
幼稚滤泡性甲状腺癌	黑色素瘤

放疗相对敏感肿瘤 *	放疗相对不敏感肿瘤 *
前列腺癌	放射和化学耐药肾细胞癌
乳腺癌	脊索瘤
未治疗甲状腺髓样癌	骨肉瘤
黏液样脂肪肉瘤	软骨肉瘤
滑膜肉瘤	
平滑肌肉瘤	
EGFR 突变且对靶向化疗敏感非小细胞肺癌	
用抗血管生成药物和立体定向放射外科治疗的肾细胞癌	

注：* 从上往下放疗敏感性逐渐降低。

（三）稳定性评估

目前没有针对这一区域的转移肿瘤导致不稳定的评价标准，多套用 SINS 评分系统。临床上根据 SINS 评分将脊柱稳定情况分为三类：稳定（SINS 0 ~ 6 分），潜在不稳定（7 ~ 12 分）和不稳定（13 ~ 18 分）。一般认为，SINS 评分较低（0 ~ 6 分）的转移性脊柱病变是稳定的，不需要手术干预；SINS 评分较高（13 ~ 18 分）时则提示脊柱不稳定，可能需要做脊柱稳定手术。SINS 评分位于中等水平（7 ~ 12 分）时，应考虑潜在不稳定的可能。SINS 评分的作用并不是给出有针对性的治疗建议，而是作为导向性指示，帮助外科医生和非外科医生发现可能出现椎体塌陷和脊柱畸形的高风险患者。通过 SINS 评分量表可知，对于上颈椎转移瘤而言，只要是有症状的上颈椎非成骨性转移瘤，都至少是潜在的不稳定，应根据患者的综合情况考虑手术治疗。也有学者认为，脊柱不稳定在脊柱的这个区域是罕见的，SINS 分类高估了涉及上颈椎的肿瘤相关不稳定的可能性。因此在治疗决策制定时应综合考虑。

（四）预后评估

目前，针对脊柱转移瘤的生存期预测评分系统主要有：Tokuhashi 修正评分系统可用于评估预后并帮助指导治疗；Tomita 评分系统结合骨转移的数量和内脏转移的位置及肿瘤的组织学，也可以提供有用的预后信息，尤其是对于极少数伴有孤立转移、延长预期寿命和治愈可能性的患者，考虑整体脊椎切除术时，具有较高的应用价值。

预测预后标准：总分（TS）：0 ~ 8 ≥ 6 个月；TS：9 ~ 11 ≤ 6 个月；TS：12 ~ 15 ≤ 1 年。

Tomita 评分 2 ~ 3 分者，预期寿命大于 2 年，外科治疗以长期局部控制脊柱转移瘤为目的，对肿瘤椎体采取广泛性或边缘性肿瘤切除术；4 ~ 5 分者，预期寿命 1 ~ 2 年，以中期局部控制肿瘤为目的，可行边缘性或囊内肿瘤切除术；6 ~ 7 分者，预期寿命 6 ~ 12 个月，以短期姑息为目的，可行姑息性减压稳定手术；8 ~ 10 分者，预期寿命小于 3 个月，以临终关怀支持治疗为主，不宜手术。

上颈部转移性肿瘤的手术治疗指征包括：明显的脊柱不稳定；因肿瘤间接或直接压迫引起

的神经损害；原发肿瘤根治后的孤立转移灶，能手术切除的，也是一种手术指征。一般来说，如果预期存活时间少于 6 周，任何手术干预都是没有意义的；预期存活时间超过 6 周但少于 6 个月，倾向于脊髓减压并尽可能简单地稳定脊柱（钢丝等）；如果预期生存时间超过 6 个月但小于 1 年，则减压后进行脊柱稳定固定（主要是后路固定），一般不植骨；对于可根治性切除的肿瘤和预期寿命超过 1 年的患者，应尽可能实现根治性切除，并以与非肿瘤患者相同的方式重建脊柱稳定性。当然，也应考虑到每个患者和他们的具体情况，并关注患者的愿望和期望。

二、手术入路与操作

（一）经口腔入路

上颈椎肿瘤尤其是累及颈髓前方肿瘤的治疗仍是目前脊柱肿瘤治疗最具挑战的领域。既往，本区域的病变主要是通过后方手术进行间接减压。因肿瘤主要累及前方结构，因此治疗效果极为有限。目前，可通过多种手术入路从前方直接暴露枕颈部结构。且随着经验的不断积累，针对上颈椎肿瘤的各种基本手术入路都已得到进一步改进和发展。经口腔入路是直接由前正中入路切除枕颈部前方病变的手术方法，该入路特点是术中较易根据不同病变的需要进行改良。术中为了达到充分显露的目的，可以切开部分软腭；如果需要暴露得更充分，还可以切开部分硬腭后缘。如果复杂的病变跨过寰枕区并累及斜坡上部时，上颌骨就成为手术入路的障碍，因此必要时，根据手术的需要可以切开上颌骨，从而进一步扩大手术视野。

1. 手术适应证

齿状突肿瘤直接侵及寰枢椎前方骨结构，出现上颈椎压迫而导致一组神经系统临床症状和体征的转移瘤。硬膜外寰枕区前部肿瘤，且肿瘤局限于寰枢椎前侧。

2. 手术操作

患者取仰卧位，头略后伸。安装好自动口腔牵开器并使软腭上升固定后，术者应该仔细检查舌体和嘴唇保证其在牵开器和牙齿之间不卷曲，以免因术中长期压迫造成损伤。手术切开前应确认寰椎前结节，并进行准确的中线定位。当寰椎前结节被肿瘤累及时，其定位作用缺失，应通过其他解剖结构进行定位。咽后壁暴露满意后，可用 1∶10 万 U 肾上腺素浸润黏膜（如使用电刀单极切开则不需使用），从前正中切开咽后壁，向两侧剥离，注意两侧不要超过 2 cm，以免损伤双侧舌下神经和椎动脉。用电凝扩大切口充分暴露骨结构，注意需再次确认寰椎前结节。沿着寰椎前弓骨膜进行骨膜下剥离，可明显减少术中出血。向两侧分离颈长肌和头长肌，当肌肉和黏膜都被分离抬起后，即可看到齿状突的基底部。术者应切记当存在难以复位的寰枢椎半脱位时，齿状突可能比寰椎椎弓深 1 cm 或更多。软组织应尽可能向外侧牵拉，使骨结构能充分暴露以便切除。手术野向外侧扩展直至暴露出寰枢侧块关节外缘，以便在术中充分松解关节囊，更好地暴露寰枢椎。

从寰椎前弓开始使用磨钻进行打磨，首先磨掉前弓的下半部分。为了达到充分的减压，应该去除足够多的骨结构，在两个侧块之间最好遗留骨桥，以防止侧块旋转向侧方移动导致头颈的稳定性缺失。如果肿瘤组织或病变侵犯寰椎前弓，必须完整切除前弓。如果需完整切除寰椎整个前弓，为了防止出现或加重枕颈部不稳定，需通过前期手术从后入路行枕颈融合，使颈部与颅骨固定才能确保颈椎和颅骨的稳定性。如果将寰椎前弓部分切除，枕颈部的稳定性应该通过寰椎和枢椎的融合固定来重建。为进一步暴露齿状突尖部，需用磨钻磨除斜坡少许骨质。钻磨的骨槽可以扩展到小关节面的中部，并向下扩展到枢椎椎体。在骨槽的底部要保留一薄层骨皮质，其目的是防止硬膜疝入骨缺损处。如果需要进一步进行侧方减压，可以用小刮匙刮除最后残留的骨皮质或用咬骨钳咬除，并修整残余的骨边缘，游离齿状突的韧带，磨除齿状突的尖端。对于寰枢前方转移性肿物，压迫相应部位的硬膜，术中应切除肿物直到出现硬膜膨隆和搏动为止。尹庆水等设计的寰枢前路钢板，可以在寰枢椎侧块完整的情况下实现寰枢椎前方的固定和寰枢侧块融合以达到一期稳定。

3. 关闭术野

经口腔入路术野深在，关闭术野困难。硬膜关闭更是如此，因此关闭硬膜的最好方法是对合敷盖法。缝合或对合后用生物胶、筋膜和脂肪进行封闭术后持续脑脊液引流 5 天。软组织应该缝合 3 层，可用肠线内翻缝合黏膜缘要对合整齐，软腭也应该缝合 3 层，即鼻黏膜、肌层和口腔黏膜。缝合过程中应严禁过度牵拉，否则可能出现坏死。每个鼻孔插入一根通气胶管，一则可以保持鼻中隔的位置，二则有助于鼻黏膜的贴敷加快愈合。

4. 术后护理

鼻腔和口腔的黏膜愈合较快，一般情况下可不使用鼻饲管，防止造成局部黏膜愈合困难。术后 3 天内患者应该禁食、禁水。在此期间应通过静脉补充营养及进行必需的药物治疗，肠蠕动恢复正常后可以通过胃管补充营养。每 8 小时给 1 次氢化可的松，有助于减轻唇牙龈和口腔黏膜水肿。通常术后 2～3 天咽部水肿消退时应该去除气管插管及鼻腔填塞物。如有脑脊液外引流，一般应在术后第 5 天拔掉腰穿引流管。

术后应预防性应用对口咽部菌群有效的广谱抗生素。密切监视可能出现的脑膜炎症状和体征。根据早期临床表现，及时更换抗生素，并要考虑到抗生素的血 - 脑脊液屏障通透性及对厌氧菌的有效性。使用 H_2 受体拮抗剂或质子泵抑制剂以减少胃酸分泌，并应用止吐药预防消化液反流。术后疼痛可使用止痛药物对症处理。

（二）下颌骨劈开扩大入路

由于下颌关节活动范围的限制，为了获得从斜坡到中上颈椎更广泛的显露，可以应用经下颌骨劈开途径作为经口咽途径的上颈椎肿瘤前路手术方式的补充，适用于斜坡、上颈椎椎体肿瘤和椎管内腹侧病灶的清除。

手术操作过程如下。

（1）切口：取下唇前正中线纵行向下切开唇、颏部和上颈部，直到舌骨水平以下 6 cm 左右，之后沿下颌骨缘向后外侧至胸锁乳突肌外侧缘转向斜上方至乳突下方。从美容方面和手术操作考虑，下唇和颏部皮肤可用 "Z" 字形切口，以减少手术后切口瘢痕挛缩，并且有利于闭合伤口时按原来的位置缝合黏膜和皮肤（图 4-5-1）。

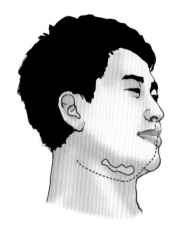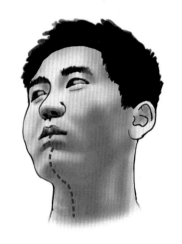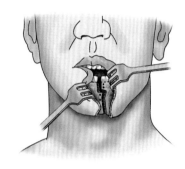

图 4-5-1　下颌骨劈开扩大入路示意图

（2）舌骨上肌群的暴露和分离：首先在舌骨水平下方沿下颌骨下缘横行切开颈部皮肤、皮下组织和颈阔肌后，在颈阔肌深面向上方行潜行分离。向上牵拉皮肤和颈阔肌，仔细辨认胸锁乳突肌内侧的颈内动静脉及其分支，注意不要误伤舌下神经和前方的下颌下腺。注意需将切开侧的舌骨和舌骨上肌群诸肌显露清楚。锐性离断二腹肌、舌骨舌肌、舌骨颏与舌骨肌附着处及颏舌骨肌与下颌骨正中联合部附着处并将肌纤维残端向上牵起然后沿正中切开下唇、颏部和上颈部皮肤、皮下组织，直到颈部横行切口水平，颈以上切开并分离唇黏膜、牙龈黏膜和上颌骨骨膜，在下唇切开过程中，辨别出下唇的鲜红色边界并注射亚甲蓝，从而在闭合创面时能精确对齐粉红色边界，避免出现一个明显的黏膜阶梯。颈以下显露出颈阔肌并从正中切开，向两侧游离，剥离下颌骨骨膜，显露下颌骨前方骨质。

（3）切开下颌骨：切开下颌骨之前应预先放置钢板并进行钻孔，保证手术结束时原位对合下颌骨，以防止出现手术后出现咬合障碍。下颌骨联合部骨膜切开后提起，然后用适当弧度的小钢板横跨在切口线的正中位置上，螺钉钻孔后取下钢板。牵起舌体，在下颌骨中线向两侧行骨膜下剥离各 2 ~ 2.5 cm，用线锯切开下颌骨，根据患者牙列是否整齐的情况决定是否移除中切牙。劈开下颌骨要避免损伤周围牙床，防止影响牙齿功能。

（4）经下颌支和咽部黏膜间隙显露上颈椎及斜坡：将舌向外上方牵开，用骨钩适度牵开切开侧下颌骨。自下颌下腺开口处口腔黏膜沿下颌下腺导管走行，止于同侧扁桃体窝前缘切开口腔底部黏膜。进一步牵开下颌骨，需要切断舌神经的分支，以便继续向后外侧显露至茎突，切开茎突咽肌、茎突舌骨肌和茎突舌肌与茎突附着处。牵开下颌骨，在茎突前方的咽部内侧壁和下颌骨支内侧面之间的间隙向深部钝性分离。如果颈外动脉的分支阻碍深部分离，可予以结扎切断。为了充分显露上颈椎可以向后向上切开上颌骨粗隆部位的黏膜，将黏膜向对侧剥离。这里可见咽鼓管和腭张肌和腭提肌与咽部相连，咽鼓管下方可见头长肌和颈长肌。切断咽鼓管、腭张肌和腭提肌，将咽部黏膜向上、向对侧剥离，可进一步显露枕骨大孔和斜坡。

（三）乳突下侧方入路

上颈椎乳突下侧前方入路是上颈椎肿瘤常用入路之一，可清晰地显露寰椎侧块、寰椎枢椎横突和枢椎齿状突、椎动脉，适用于寰椎侧块、寰枢椎横突齿状突肿瘤的切除，而且不经口腔，创伤较经口腔及切开下颌骨小，术后对切口的护理方便，但应注意避免副神经损伤。

1. 体位

患者取侧卧位。枕颈段要尽可能过伸，用胶带将下颌骨尽可能向前上方牵拉，保证不影响颈部手术野的显露。下颌可以向对侧旋转 10°，把耳垂暂时缝到耳前的皮肤上，保证不阻碍耳后的切口。

2. 手术操作

（1）切口：在胸锁乳突肌前缘作切口，下至环状软骨下方 1 cm 的平面，上端向后弯行于颅骨底部 3 ~ 4 cm，横过胸锁乳突肌起点及乳突尖部（图 4-5-2）。

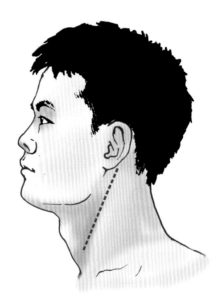

图 4-5-2　乳突下侧方入路示意图

（2）分离颈深筋膜：切开皮肤、皮下组织，显露颈阔肌和深筋膜沿切口在胸锁乳突肌前缘切开颈阔肌时，注意避免损伤腮腺。显露胸锁乳突肌、头夹肌和耳大神经、枕小神经以及颈外静脉分支。

（3）切开胸锁乳突肌：把耳大神经牵向头端分离胸锁乳突肌起点的内侧缘和外侧缘，然后在乳突下方接近胸锁乳突肌以及头夹肌起点在颅骨底部切开，保留肌止点的一些腱性部分以便后期缝合，把该肌向下翻转，在其内侧分离可见副神经，在乳突下约 3 cm 处进入该肌。向上向内追踪副神经牵开切开的肌肉，但牵拉时需要注意防止过度牵拉而损伤副神经。

（4）上颈椎侧方结构的显露：寰椎的横突尖可以在乳突尖的前方和下方各 1 cm 处扪及，副神经位于枢椎横突的前方，将神经向前牵开，就可扪得枢椎横突。从寰椎的横突尖部切开深筋膜，平行于副神经的走行垂直向下。细心分离并结扎附着于寰椎横突上粗大的提斜角肌和细小的头夹肌，显露深面的椎动脉，将残留的寰枢椎横突之间以及连接到枢椎横突尖部的肌肉纤维分离结扎，寰椎的部分前后弓和枢椎的部分椎板就可获得显露。

（5）显露椎管内结构：剥离器分开枢椎椎板和寰椎下方附着的肌肉，寰椎侧块上附着的肌肉可以用有角度的刮匙分开。保持操作平面位于骨膜下，防止损伤椎动脉，肌肉止点一般可以切开到后正中线。电钻或磨钻去除显露出来的寰椎后弓以及枢椎椎板。寰椎后弓切除时要注意椎动脉伴行段下的后弓骨质不能全层去除而只除去下方骨质，防止损伤椎动脉。这样即暴露出上颈椎椎管内的内容物。

在显露上颈椎侧方结构时，显露过程中要处理许多神经及血管结构，手术中熟悉解剖结构、术中仔细操作是手术的关键。术中显露出寰椎的横突尖作为整个显露的参考点是关键。手术中牵拉适度分离软组织时层次分明，防止出现副神经和椎动脉损伤。

（四）颌下入路

1. 体位

仰卧位，肩部及颈椎下部需充分垫高，使得颈椎极度后伸（处于仰伸 20° 位置），从而抬高下颌骨，头部稍向健侧旋转 25° ~ 30°，利于手术野的显露。也可应用有骨牵引装置的活动支架、牵引钳或 Halo 装置牵引。在手术中应用诱发电位监测脊髓功能可减少手术损伤。

2. 手术操作

（1）切口：切口平面的选择取决于病变的水平切口侧别的选择取决于病变的具体位置，对于偏离中央的病变选择在病变的同侧，对于中央病灶的选择根据手术者的习惯。如果有单侧下位脑神经受损症状，则从受损侧操作，防止增加神经功能受损取颌下胸锁乳突肌内缘弧形斜行切口，上端起于下颌骨中后部下方一横指，起始平行于下颌骨而后斜行向前下方穿越颌下三角与颈动脉三角，前方到甲状软骨水平，下端与中下颈椎前路切口相连，斜行切口用于需要暴露 C4 椎体下缘时，长度需根据暴露范围而确定，如果不需要延伸到低于 C5 以下水平，将不会有损伤喉返神经的可能性（图 4-5-3）。

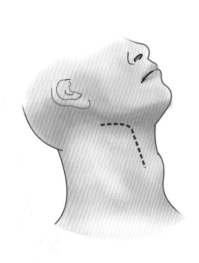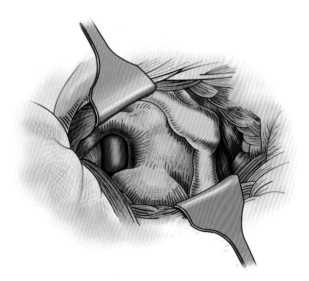

图 4-5-3　颌下入路示意图

（2）切开颈阔肌：切开皮肤、皮下组织和颈部浅筋膜，在颈阔肌浅面形成一个皮下组织瓣，固定皮下组织瓣并向两侧牵开。保持切开深度不深于下颌后静脉，注意避开下颌骨下缘的面神经下颌缘支此神经支配下唇的表情肌，在下颌后静脉、颈内静脉汇合处结扎下颌后静脉从颈前切口正中央剪开颈阔肌，钝性分离颈阔肌深部的软组织后用剪刀切开，从下颌骨下缘到甲状软骨上缘的结节上下游离颈阔肌瓣。

（3）颌下腺处理：通过切开颈深筋膜的浅层来牵开胸锁乳突肌的前缘，并保护颈动脉鞘内的结构。显露颌下腺筋膜，在颌下腺下缘提起并在切口正中剪开筋膜。面动、静脉横跨切口的侧后方，结扎面静脉，向颈动脉鞘方向游离面动脉增加侧方的显露，面动脉可以作为显露的解剖标志。向上方游离并牵开颌下腺，必要时切除颌下腺体结扎其腺体导管，防止涎瘘形成。

（4）牵开二腹肌：二腹肌是一个白色结缔组织条索状结构，平行于切口方向，位于颌下腺下缘下方。沿着肌腱的方向剪开二腹肌和舌骨大结节之间悬吊的筋膜，游离并向下颌骨方向牵拉二腹肌的两个肌腹。分清二腹肌和茎突舌骨肌并作标记，在肌腱处切开。应注意，过度向上牵拉茎突舌骨肌可能会损伤面神经。舌下神经走行与二腹肌平行且靠近，应注意防止造成舌下神经损伤。

（5）颈动脉三角的处理：颈动脉三角区内颈外动脉各分支的毗邻关系较为复杂，舌动脉与面动脉共干约占28.1%；舌动脉在行程中位于舌下神经深面者占56.3%，位于舌下神经上方者占43.7%；舌下神经在行程中居二腹肌后腹、茎突舌骨肌深面者占65.6%，居二腹肌后腹、茎突舌骨肌下缘者占34.4%。头长肌自外下斜向内上，遮盖颈长肌上部，止于枕骨底。颈长肌位于头长肌深面，自下外斜向内上，终止于寰椎前结节。

向后侧方游离并保护舌下神经降支，以此作为颈动脉鞘的另一个解剖标志。除非必须暴露C4椎体的下缘，否则没有必要牵拉颈动脉鞘的内侧缘。向上牵拉舌下神经暴露舌下肌，可见舌骨大角。舌骨和下咽部向中线牵开，防止损伤食管、下咽部和鼻咽部，分清舌下神经并轻轻向上牵拉。

（6）显露咽后间隙：颈动脉鞘是显露的最大障碍，术中清晰触及颈动脉搏动后，沿舌骨切开表面的筋膜，直到颈动脉鞘，用有角度的拉钩向侧方拉开。咽缩肌用拉钩向中线牵开，钝性分离疏松结缔组织即打开了咽后间隙，不需要切开或结扎任何肌肉、神经和血管，就可以扪及上颈椎椎体前方。继续在颈动脉鞘和咽喉之间切开咽后间隙，当颈动脉和颈内静脉的分支阻碍颈动脉鞘向侧方牵开显露时，通过结扎来增加显露。

（7）处理喉上神经：该神经位于切口的侧下方走行于颈内动脉深面并沿着咽中缩肌向甲状软骨的上角走行。虽然顺着舌骨大角和上咽缩肌进入咽后间隙不易损伤喉上神经，但喉上神经对于牵拉尤其是切口下方软组织的牵拉十分敏感而容易损伤。增加切开筋膜的宽度有利于保护喉上神经。如果要用本显露途径暴露C4或更下方的颈椎节段，就需要识别并保护喉上神经，一般将喉上神经向上牵开。

（8）上颈椎侧方及前方结构的显露：软组织暴露完成后，寰椎前弓前结节可以扪及并可以用来作为解剖标志，充分向侧方牵开颈动脉鞘，纵向分开疏松结缔组织和椎前筋膜显露颈长肌，维持头部的位置，并且确定两侧颈长肌及头长肌之间的椎体中线。将颈长肌和头长肌从其中线附着点分开，从寰椎前弓和枢椎椎体骨膜下切除颈长肌，防止损伤椎动脉。暴露出寰椎前弓、寰椎前结节和枢椎侧块关节突，用一个深长、窄小、有角度的牵开器垂直牵开软组织，分离肌肉到颅底的咽突，寰枢椎侧块和枕骨大孔的前缘和邻近的枕骨基底部即可显露出来。枕骨大孔前缘是位于寰椎前弓头端的标志，枕骨基底可以在颈长肌和头长肌的附着处触摸到，咽突是最上方的解剖标志。在以上步骤中，应用手术显微镜或头灯放大镜电凝刀以及助手的牵拉配合，对手术的精确操作和顺利进行十分重要。

　　经颌下胸锁乳突肌内侧缘入路通过咽后途经直接显露寰枢椎及 C3 椎体前部，适用于枢椎肿瘤的切除与重建。该入路向下方延续，与常规颈前路相连，可扩大显露至中下颈椎，便于多节段肿瘤的处理。因其不经口腔，避免了经口腔入路相关并发症。该入路为无菌切口，软组织覆盖较厚，施行前方内固定重建的安全性较高，且利于对脑脊液漏的处理。该显露途径的要点是要充分显露各层颈筋膜平面，关键是锐性切开颈部各层筋膜时达到足够的向两侧分离的范围。在各层筋膜切开前识别相应的解剖标志，并以此来引导手术进行，每一个解剖标志都在其相应的平面切开分离，但要保持其解剖和功能。用牵拉的方法保持手术切口的筋膜紧张，将有利于辨别切开的筋膜平面。切开和牵开后，将细小的纤维组织切开，筋膜的透光性可以允许看清其内容物。按顺序有条理地打开每一层筋膜，将确保充分显露深部结构同时保存其中的重要组织。因为颈部重要的血管神经走行于此区域，虽然临床上相关并发症比较少见，但术中可能对喉上神经、舌下神经及颈内动脉等造成损伤。另外，由于切除肿瘤时需要足够的显露空间，因此在对食管气管进行牵拉时应防止拉钩末端移位或者过度牵拉从而造成损伤，引起术后发生吞咽困难其至咽后壁部分肿瘤与膜粘连或侵及硬膜，尤其是术后复发及放疗后的患者，硬膜粘连更为严重，如切除肿瘤可能导致硬脊膜损伤脑脊液漏。

（五）后正中入路

　　后正中入路是枕颈部手术最为常用的手术显露途径。枕颈部后路显露途径能暴露枕骨大孔后缘、寰椎后弓和后结节、C2 棘突、椎板和关节突关节等后部结构，主要用于上颈椎损伤寰椎后弓切除减压、颈枕融合和内固定、寰枢椎后路植骨融合和内固定，以及枕颈部发育性畸形枕骨大孔扩大术和上颈椎肿瘤等手术。枕颈部肌肉丰富、结构复杂、骨性结构深在，为连接头颅和颈椎的重要解剖部位，因此显露时必须熟谙该区解剖特点；小脑、延髓和脊髓交界部，在先天性畸形、损伤、炎症、肿瘤等病理条件下，其形态、位置及骨性结构同步发生变化，术前必须对影像学征象充分研究，术中才能准确无误地显露。在施行显露时，务必保持操作动作轻柔和准确。

　　手术步骤：自枕骨粗隆部至 C4 棘突作正中直线切口（图 4-5-4）。按手术操作的需要，切口可以上下延长、缩短。如果单纯施行寰枢椎手术，其切口以显露枕骨大孔后缘及寰椎后弓和枢椎椎板即可；如果对枕骨大孔、枕骨及包括寰枢椎以下椎节施行手术，其切口可延伸到 C6 ～ C7 棘突。枕颈区显露分三步进行，即 C2 棘突和椎板、枕骨和枕骨大孔后缘，以及两者之间的寰椎后弓。若同时切开剥离和显露，范围大、出血多，有顾此失彼之感。皮肤切开后，宜选择枕部或 C2 以下的部位先行显露，待枕骨和 C2 充分显露后，再行寰椎后弓的剥离，分段显露对于判断寰椎后弓形态和位置极为有益，不易损伤寰枢椎之间的硬膜和脊髓。尤其是当寰椎前脱位时，由于后弓部位深在，与枢椎棘突之间间隙较大，两者之间的硬膜可能突向后方而易受到损伤。

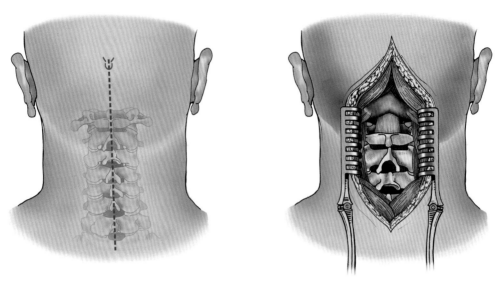

图 4-5-4　后正中入路示意图

（1）C2显露：切开皮肤、皮下组织达项韧带。项韧带自C7开始向下部脊椎段移行为棘上韧带，故颈椎无棘上韧带。将项韧带正中切开，亦可不切开，而将其自棘突连接部切开而不切断推向一侧连同肌肉一并剥离。自骨膜下将附着在C2的头长肌、头半棘肌等剥离，显露椎板和棘突。

（2）枕骨区显露：枕骨部皮肤切开后，沿中线切开，并在骨膜外或者骨膜下切割枕肌，直接达枕骨大孔后缘。根据需要，有时沿切口方向将枕肌连同骨膜一并切开，用骨膜剥离器向两侧推开，直抵至枕骨大孔后缘时，先用手指触及大孔边界，再仔细剥离。施行显露时，务必保持操作动作轻柔和准确不可用力过猛。

（3）寰椎后弓显露：沿切口正中线确定寰椎后弓的位置，沿C2上方切开头长肌部分附着点行骨膜下剥离，显露寰椎后弓结节，沿寰椎后弓结节及后结节两侧做锐性切割分离。后弓显露范围超过后结节两侧各1.5 cm，应采用钝性骨膜下小心剥离，注意避免损伤椎动脉。因为后弓一般有畸形或病变，部位深在，因此在操作过程中不可用力按压或摇动寰椎后弓，以避免损伤脊髓。

（六）后外侧入路

枕颈部前路显露途径只适用于病灶位于中线附近的位置，并且显露范围十分有限。枕颈部后路显露途径的显露范围较宽阔，但对位于神经中枢腹侧的病灶，有过卡压神经组织的危险，并且枕颈部硬膜囊外病灶如果位于前方或者前侧方，肿瘤往往可能包绕在椎动脉周围，前显露途径和后显露途径处理涉及椎动脉的病灶较困难，有时需要前后联合入路来切除肿瘤，枕颈后外侧显露途径则可以简化处理此类病灶。该显露途径的要点是肌肉和软组织是从侧方向中线和下方分离牵开，清除侧方和侧后方的显露途径来为手术者提供良好的手术视野，尽管和后正中显露途径的显露范围相同，但是该显露途径可以显露并进行脊髓腹侧操作而不干扰脊髓和传统的旁正中切口。对于枕骨大孔和后颅窝受侵犯的病灶，应该选择远外侧枕骨下途径显露。

手术步骤：后外侧入路有两种切口方式，根据手术是否需要延长到头侧以显露枕骨大孔或者枕骨进行融合手术操作。在颈后三角内,中心在外耳道外口的宽的"C"形切口,向下方延长,在胸锁乳突肌的后方平行向下,对于单纯上颈椎或者椎管内的肿瘤可以作"L"形的手术切口,水平的横线即上项线,纵行的切口在乳突尖部的中央旁 1 cm,然后垂直向下到颈部的基底。沿着椎体侧块的方向在肌肉侧方的层次间向深部分离。沿下方切口的皮下分离必须小心,防止损伤从胸锁乳突肌的后方平行进入斜方肌内的副神经,有时容易被误认为颈椎阔筋膜或上颈椎神经根的神经分支,可以通过一个电刺激来辨别。从乳突枕骨下区域内离断胸锁乳突肌、头夹肌、头最长肌并向前牵开,可以触及乳突尾端的寰椎横突,寰椎横突是本手术途径中重要的解剖标志,切断寰椎横突上的肩胛提肌、斜方肌、头直肌附着。

颈后三角的肌肉切开可能会有静脉丛出血,病灶压迫颈静脉球而导致静脉丛的充盈并建立丰富的侧支循环,切断并结扎这些静脉丛不但容易引起大出血,而且不利于受压迫的脊髓循环。游离椎动脉:椎动脉包绕在骨膜鞘内的静脉丛中,椎动脉管壁小于管腔的直径,在分离过程中容易损伤。椎动脉的搏动比较细微,应该通过解剖标志辨别。在 C1 和 C2 之间,椎动脉在提肩胛肌止点的后方,斜方肌下缘的下方;椎动脉穿出 C2 横突孔后向后方和侧方进入 C1 横突孔,在侧方和 C2 腹侧神经支相交叉;椎动脉出 C1 横突孔后,向后方向沿 C1 后弓上缘行走于斜方肌的深面;椎动脉紧紧地黏附在枕颈关节囊表面,向后绕过关节进入硬膜囊椎动脉有时比较迂曲,变异较多,保持颈和头的自然位置有利于准确显露椎动脉;电凝后切开包绕在椎动脉周围的骨膜和静脉丛。在处理 C1、C2 腹侧区域病灶时,可切开 C1 和(或)C2 的横突孔,以游离牵开椎动脉。椎管显露:C0 ~ C1 和 C1 ~ C2 关节突关节、C1 横突、C1 和 C2 的偏侧椎板可以用磨钻或者枪钳去除椎板及部分关节突后可显露病灶并切除,根据病灶范围还可以进一步向两端显露,病灶切除后可清楚显露椎管及脊髓腹外侧,而无须牵拉刺激脊髓。

第六节　并发症的预防与治疗

脊柱转移瘤治疗的相关并发症常常与不准确的术前评估和诊断有关。术前评估和诊断不到位,常常导致不适当的治疗,并进一步提高并发症的发生率。因此,详细的病史资料和体格检查是必须的,只有在详细掌握患者的病史资料和临床特征以后,才可能发现其他并存的疾病。治疗前的影像学检查和实验室检测在明确诊断和疾病分期方面起着重要作用。临床中常常需要对肿瘤进行活检来明确诊断。精确的活检技术和最终的治疗应该根据病变的性质和位置以及患者一般情况而定。由外科、肿瘤内科及经验丰富的放射学家和病理学家组成的多学科团队有助于优化患者的治疗方案。手术干预脊柱转移瘤的目的是控制疼痛,维持或改善神经功能,维持脊柱稳定,以延长患者生命和提高患者生存质量。

一、神经损伤

虽然脊柱转移瘤手术的目的是改善神经功能,但术前出现神经功能障碍的晚期患者术后症状可能恶化。据报道，腰椎的神经功能缺损发生率高达 5.6%，颈椎的神经功能缺损发生率更高。颈椎肿瘤患者插管时应避免过度颈椎操作。小心切除钩椎关节附近外侧角的肿瘤、骨和椎间盘，可有助于避开神经根。沿着后纵韧带（posterior longitudinal ligament，PLL）小心剥离可促进肿瘤切除。去除 PLL 可以改善整体预后，并可能减少局部复发。背外侧减压术包括受累节段椎板切除术以及受累节段的头侧和尾侧椎间盘间隙上的骨。在手术中稍有不慎都可能发生椎管意外穿透，并可能导致一系列轻微至灾难性的神经并发症。影像学检查有助于确定骨薄弱区、宽椎板间隙和其他缺陷。在较大的椎板间隙或后弓缺损处避免使用尖头器械，以防止穿过缺损。建议在脊髓压迫的平面上对软组织进行温和的骨膜下剥离，以尽量减少暴露背部结构时的运动和压力。术中应通过侧位片评估前路移植物或骨水泥的深度和位置。如果术后发现神经功能缺损，应进行侧位片或 CT 脊髓造影检查腹侧椎间的位置。如果怀疑有血肿或移植物移位，应立即行手术探查。医源性神经损伤很少见，最常见的原因是占位性损伤，如血肿或内固定压迫。神经监测有助于减轻脊柱手术中神经功能缺陷的风险，并可以保证神经功能状态的保留，特别是在转移性脊柱疾病中，因为出血和肿瘤浸润会破坏正常的解剖结构。交感神经链的损伤可导致霍纳综合征。骨膜下剥离有助于防止损伤这些神经。霍纳综合征通常是暂时性的，在一项研究中发现，只有不到 1% 的患者是永久性的。在罕见的病例中，它可能是脊柱转移性病变的表现症状，应在术前反复评估。

二、脑脊液漏

硬脑膜撕裂或硬膜切开的总发生率约为 3.1%，其因手术方式的不同而有所不同。在接受翻修手术或既往接受过放疗的患者中发病率较高。颈椎硬膜撕裂的发生率为 1.0%，而腰椎手术的发生率为 1% ~ 16%。硬脑膜穿孔可导致脑脊液漏、神经功能损害、假性脑膜膨出形成、脑脊液瘘、脑膜炎和（或）伤口愈合等问题。虽然在黄韧带切除过程中也可能撕裂硬脑膜，但在游离粘连硬脑膜囊时撕裂的风险最高。术后脊髓液漏和假性脊膜膨出更容易发生在小的穿孔。术前放疗增加了伤口裂开和脑脊液漏的发生率。如果患者出现脑脊液漏，经床边简单处理后无明显改善时，应积极探查伤口并修复脑脊液漏。对于硬膜撕裂的术后处理尚无共识。一些外科医生建议卧床休息，根据硬脊膜撕裂的部位确定位置，以减少对撕裂部位的压力（如腰椎撕裂采用平位，颈椎撕裂采用坐位）。

三、脊柱内固定相关并发症

与后路脊柱内固定相关的并发症包括神经损伤、椎弓根螺钉失效、交界性后凸。腹侧脊柱内固定可发生内脏或血管结构损伤、椎管穿透和椎间内固定脱位。由于大多数转移性脊柱疾病的手术是姑息性的，因此内固定的目的是提供足够的脊柱稳定性，以便早期活动和保持脊柱稳定。颈椎前路手术时可发生食管穿孔。鼻胃管在手术中帮助鉴别食管。如果怀疑食管损伤，建议术中咨询头颈或普通外科医生，首先修复损伤的血 - 脑脊液屏障。如果不能识别，食管穿孔可表现为脓肿、气管食管瘘或纵隔炎，需要积极地治疗，包括静脉注射抗生素、切开、引流以及进行适当的外科修复。

四、血管损伤

血管损伤是脊柱外科手术中具有潜在生命危险的并发症。颈总动脉、椎动脉、颈内静脉均可在颈椎前路入路中损伤。椎动脉和静脉通常位于 C6 ~ C2 横突孔内。椎静脉通常位于动脉内侧，比椎动脉更容易受伤。止血通常采用温和填塞血栓药物。持续性出血可能需要进一步减压和暴露血管，然后用双极电凝烧灼修复或结扎血管。椎动脉结扎与神经功能缺损风险增加相关；因此，应尽可能修复。术前决策时应该对优势动脉进行评估，如果手术靠近动脉，术前可以通过 CT 血管造影来评估。结扎非优势动脉带来的影响要小于结扎优势动脉。椎动脉从 C2 横突孔出，然后在椎动脉沟内 C1 的上部向内侧走行。成年椎骨从 C1 中线到凹槽内侧的距离在寰椎背侧为 12 ~ 23 mm，在寰椎侧为 8 ~ 13 mm。寰椎后弓的解剖应保持在中线外侧 12 mm 以内，头侧的深部解剖应保持在中线 8 mm 以内，以尽量减少损伤椎动脉的风险。

五、吞咽困难

颈椎前路手术后吞咽困难相对常见，可能由出血、水肿、失神经支配或感染引起。吸烟和翻修手术是术后持续性吞咽困难的危险因素。血肿是一个危险信号，可以引起气道阻塞或脊髓压迫。仔细止血可以降低血肿的风险，特别是在术后立即识别和结扎甲状腺上动脉或下动脉，放置引流管，抬高头部。拔管后可能发生气道阻塞，需要密切监测。软组织的长时间收缩可导致咽后水肿。术后可通过糖皮质激素治疗使水肿减少，但由于其缺乏循证医学证据而存在争议，且其可能增加创面愈合不良的发生率。

如果存在持续性吞咽困难，应考虑食管吞钡造影检查或内镜检查。颈椎腹侧入路后的轻微声音沙哑或喉咙痛通常是由水肿或气管插管引起的。偶尔因喉神经麻痹引起声音嘶哑。喉上神经的外支与甲状腺上动脉一起走行并支配环甲肌。损伤这条神经可能导致声音嘶哑，但也经常产生声带疲劳等症状。如果颈前路手术后声音嘶哑持续 6 周以上，可以做喉镜检查来评估声带和喉部肌肉。喉下神经麻痹可通过观察等手段，使喉下神经麻痹功能自行恢复。症状持续的患者可能需要耳鼻喉科医生的进一步治疗或手术。

六、肺部并发症

肺不张、肺炎、气胸和误吸是最常见的肺部并发症通常发生在癌症患者脊柱重建手术后，其他相关并发症包括肺水肿、急性呼吸窘迫综合征和输血相关的急性肺损伤。多种方法可用于预防肺不张，包括拔管前肺扩张、深呼吸、咳嗽和早期活动。肺炎应积极治疗，早期动员使用抗生素，可能还需要支气管镜检查。摘除胸管后，小的气胸很常见，但通常不经治疗就会痊愈。然而，大的持续性或症状性的气胸可能需要放置负压引流管。此外，吸入性风险随着活动能力降低和恶心呕吐而增加，可以通过抬高床头、积极控制恶心呕吐、尽量减少镇静药物应用以及考虑鼻胃管吸痰来预防。

七、其他肿瘤相关并发症

由于癌症的血栓性本质，脊柱转移性疾病患者发生血栓栓塞性疾病的基线风险较高。然而，预防性抗凝的有效性和安全性仍存在争议。术后致死性肺栓塞是罕见的。药物抗凝的并发症包括伤口血肿、深部伤口感染、上消化道出血、硬膜外血肿。发生肺栓塞或深静脉血栓的患者可以优先使用腔静脉过滤器而不是抗凝。目前还没有已知的预防性药物抗凝的安全时间。应鼓励患者走动，减少血栓形成。

与其他脊柱手术相比，转移性疾病的脊柱手术具有更高的伤口感染率。此外，手术部位感染影响生存期，应密切注意预防感染的发生。Weinstein 等报道，脊柱转移瘤的伤口感染发生率为 20%，而椎板切除术、带内固定和不带内固定融合术后的感染发生率为 0.4% ~ 3.2%。后路手术的伤口感染发生率是前路手术的 2.5 倍。早期蜂窝织炎可以用抗生素治疗，但对于持续的感染迹象要进行探查。脓性引流需要探查、冲洗和清创术。广谱抗生素应持续使用，直到敏感性结果允许调整。静脉使用抗生素一般持续 6 周。

放疗、化疗、术前栓塞、营养不良和卧床不动都可增加肿瘤患者的伤口并发症。已知的危险因素包括白蛋白 < 3.5 g/L、淋巴细胞计数 < 1000 mm^3 和术前使用皮质类固醇。接受放疗后 1 周内行手术治疗的患者，其伤口并发症的发生率明显高于放疗数周后接受手术治疗的患者。尽量减少对伤口的压力有助于防止伤口并发症。早期活动、翻身和专门的床垫可减少压力和延长躺在伤口上的时间。利用背阔肌或斜方肌的局部皮瓣可以预防或治疗与突出或暴露的硬体相关的伤口并发症。翻修病例可以通过整形外科医生的专业知识来帮助减少术后伤口并发症。

放疗是治疗症状性脊柱转移瘤和降低局部复发率的有效辅助治疗方式。与手术减压后接受放疗的患者相比，手术干预前放疗脊髓压迫患者的伤口并发症发生率更高。然而，新的放射外科技术和高剂量、低分割、图像引导的放射技术可能会改变这一现象。如果计划术后放疗，术后至少延迟 2 ~ 4 周，可以降低伤口并发症的发生率。

皮质类固醇常用于脊髓受压患者。高剂量和中剂量地塞米松的神经效果相似，而中剂量地塞米松的并发症较少。放疗开始后也可使用类固醇，但应与 H$_2$ 受体拮抗剂一起使用，以防止类固醇相关的应激性溃疡。长期接受皮质类固醇治疗的患者免疫系统减弱，更容易导致机会性感染。

肿瘤累及椎体的患者发生后凸畸形的风险增加。如果需要非手术治疗，使用塑型胸腰椎脊柱矫形器可以防止放疗期间椎体塌陷。椎板切除术仅适用于涉及背侧部分病变的患者。如果对腹背柱受累的患者行椎板切除术，椎体病理性骨折和随后的后凸畸形的可能性会增加，此类患者采用坚固的内固定可以降低术后畸形发生的风险。

何玥，姚孟宇　编写　　张余　审校

参考文献

［1］ATKINSON R A, DAVIES B, JONES A, et al. Survival of patients undergoing surgery for metastatic spinal tumours and the impact of surgical site infection［J］. J Hosp Infect, 2016, 94(1): 80-85.

［2］AVILA E K, ELDER J B, SINGH P, et al. Intraoperative neurophysiologic monitoring and neurologic outcomes in patients with epidural spine tumors［J］. Clin Neurol Neurosurg, 2013, 115(10): 2147-2152.

［3］BAAJ A A, VRIONIS F D. Atlantoaxial stabilization utilizing atlas translaminar fixation［J］. J Clin Neurosci, 2010, 17(12): 1578-1580.

［4］BATOULI A, BRAUN J, SINGH K, et al. Diagnosis of non-osseous spinal metastatic disease: the role of PET/CT and PET/MRI［J］. J Neurooncol, 2018, 138(2): 221-230.

［5］BIEGA P, GUZIK G, PITERA T. Surgical Treatment Outcomes in Metastatic Tumours Located at the Craniocervical Junction［J］. Ortop Traumatol Rehabil, 2018, 20(1): 5-13.

［6］BILSKY M H, LAUFER I, FOURNEY D R, et al. Reliability analysis of the epidural spinal cord compression scale［J］. J Neurosurg Spine, 2010, 13(3): 324-328.

［7］RUSTAGI T, MASHALY H, MENDEL E. Posterior occiput-cervical fixation for metastasis to upper cervical spine［J］. J Craniovertebr Junction Spine, 2019, 10(2): 119-126.

［8］GHOGAWALA Z, MANSFIELD F L, BORGES L F. Spinal radiation before surgical decompression adversely affects outcomes of surgery for symptomatic metastatic spinal cord compression［J］. Spine (Phila Pa 1976), 2001, 26(7): 818-824.

［9］HANNALLAH D, LEE J, KHAN M, et al. Cerebrospinal fluid leaks following cervical spine surgery［J］. J Bone Joint Surg Am, 2008, 90(5): 1101-1105.

［10］HAREL R, ANGELOV L. Spine metastases: current treatments and future directions［J］. Eur J Cancer, 2010, 46(15): 2696-2707.

［11］HERTLEIN H, MITTLMEIER T, SCHüRMANN M, et al. Posterior stabilization of C2 metastases by combination of atlantoaxial screw fixation and hook plate［J］. Eur Spine J, 1994, 3(1): 52-55.

［12］JóNSSON B, JóNSSON H, JR., KARLSTRöM G, et al. Surgery of cervical spine metastases: a retrospective study［J］. Eur Spine J, 1994, 3(2): 76-83.

［13］KONYA D, OZGEN S, GERçEK A, et al. Transmandibular approach for upper cervical pathologies: report of 2 cases and review of the literature［J］. Turk Neurosurg, 2008, 18(3): 271-275.

［14］LAUFER I, RUBIN D G, LIS E, et al. The NOMS framework: approach to the treatment of spinal metastatic tumors［J］. Oncologist, 2013, 18(6): 744-751.

［15］LOGROSCINO C A, CASULA S, RIGANTE M, et al. Transmandible approach for the treatment of upper cervical spine metastatic tumors［J］. Orthopedics, 2004, 27(10): 1100-1103.

［16］MARANZANO E, LATINI P. Effectiveness of radiation therapy without surgery in metastatic spinal cord compression: final results from a prospective trial［J］. Int J Radiat Oncol Biol Phys, 1995, 32(4): 959-967.

［17］MAVROGENIS A F, GUERRA G, ROMANTINI M, et al. Tumours of the atlas and axis: a 37-year experience with diagnosis and management［J］. Radiol Med, 2012, 117(4): 616-635.

［18］MENEZES A H, TRAYNELIS V C. Pediatric cervical kyphosis in the MRI era (1984-2008) with long-term follow up: literature review ［J］. Childs Nerv Syst, 2022, 38(2): 361-377.

［19］MESFIN A, SCIUBBA D M, DEA N, et al. Changing the adverse event profile in metastatic spine surgery: an evidence-based approach to target wound complications and instrumentation failure ［J］. Spine (Phila Pa 1976), 2016, 41(20): 262-270.

［20］MIRANPURI A S, RAJPAL S, SALAMAT M S, et al. Upper cervical intramedullary spinal metastasis of ovarian carcinoma: a case report and review of the literature ［J］. J Med Case Rep, 2011, 5: 311.

［21］MONT'ALVERNE F, VALLéE J N, CORMIER E, et al. Percutaneous vertebroplasty for metastatic involvement of the axis ［J］. AJNR Am J Neuroradiol, 2005, 26(7): 1641-1645.

［22］NEO M, ASATO R, HONDA K, et al. Transmaxillary and transmandibular approach to a C1 chordoma ［J］. Spine (Phila Pa 1976), 2007, 32(7): 236-239.

［23］周非非，姜亮，刘晓光，等. 颈椎转移瘤外科治疗效果及不同术式选择策略 ［J］. 中华骨科杂志, 2013, 33(8): 797-802.

［24］PARK S H, SUNG J K, LEE S H, et al. High anterior cervical approach to the upper cervical spine ［J］. Surg Neurol, 2007, 68(5): 519- 524.

［25］马向阳，尹庆水，吴增晖，等. 枢椎椎弓根螺钉进钉点的解剖定位研究 ［J］. 中华外科杂志, 2006, 44(8): 562-564.

［26］SALEM K M, VISSER J, QURAISHI N A. Trans-oral approach for the management of a C2 neuroblastoma ［J］. Eur Spine J, 2015, 24(1): 170-176.

［27］姚孟宇，张余. 上颈椎肿瘤外科治疗进展 ［J］. 中国骨科临床与基础研究杂志, 2014, 6(5): 307-313.

［28］TENNY S O, EHLERS L D, ROBBINS J W, et al. Marginal en bloc resection of C2-C3 chordoma with bilateral vertebral artery preservation and mesh cage reconstruction with review of previously published cases ［J］. World Neurosurg, 2017, 108: 993, 991-993, 997.

［29］VAZIFEHDAN F, KARANTZOULIS V G, IGOUMENOU V G. Surgical treatment for metastases of the cervical spine ［J］. Eur J Orthop Surg Traumatol, 2017, 27(6): 763-775.

［30］VIEWEG U, MEYER B, SCHRAMM J. Tumour surgery of the upper cervical spine--a retrospective study of 13 cases ［J］. Acta Neurochir (Wien), 2001, 143(3): 217-225.

［31］WU X, YE Z, PU F, et al. Palliative Surgery in Treating Painful Metastases of the Upper Cervical Spine: Case Report and Review of the Literature ［J］. Medicine (Baltimore), 2016, 95(18): 3558.

［32］林斌，邓雄伟，刘晖，等. 儿童寰枢椎后路椎弓根螺钉固定的解剖与影像学研究 ［J］. 中国临床解剖学杂志, 2008, 26(4): 359-362.

［33］YANG J, JIA Q, PENG D, et al. Surgical treatment of upper cervical spine metastases: a retrospective study of 39 cases ［J］. World J Surg Oncol, 2017, 15(1): 21.

［34］YOON J Y, KIM T K, KIM K H. Anterolateral percutaneous vertebroplasty at C2 for lung cancer metastasis and upper cervical facet joint block ［J］. Clin J Pain, 2008, 24(7): 641-646.

［35］ZAHRADNIK V, LUBELSKI D, ABDULLAH K G, et al. Vascular injuries during anterior exposure of the thoracolumbar spine ［J］. Ann Vasc Surg, 2013, 27(3): 306-313.

［36］XU R, NADAUD M C, EBRAHEIM N A, et al. Morphology of the second cervical vertebra and the posterior projection of the C2 pedicle axis ［J］. Spine (Phila Pa 1976), 1995, 20(3): 259-263.

［37］SWANN M C, HOES K S, AOUN S G, et al. Postoperative complications of spine surgery ［J］. Best Pract Res Clin Anaesthesiol, 2016, 30(1): 103-120.

［38］吴春立，张沛.不同年龄寰枢椎椎弓根的数字化测量［J］.中国组织工程研究，2013, 17(26): 4896-4903.

［39］刘景发，尹庆水.临床颈椎外科学［M］.北京：人民军医出版社，2005.

［40］谭明生.上颈椎外科学［M］.北京：人民卫生出版社，2010.

［41］贾连顺，李家顺.枕颈部外科学［M］.上海：上海科学技术出版社，2003.

［42］肖建如，贾连顺，倪斌，等.枢椎肿瘤切除与重建技术探讨［J］.中国矫形外科杂志，2002(6): 16-18.

［43］O'NEILL K R, NEUMAN B J, PETERS C, et al. Risk factors for dural tears in the cervical spine［J］. Spine (Phila Pa 1976), 2014, 39(17): 1015-1020.

［44］杨兴海，肖建如，吴志鹏，等.经颌下入路切除枢椎肿瘤及前方内固定应用［J］.中华骨科杂志，2011, (6): 664-669.

［45］肖建如.脊柱肿瘤学［M］.上海：上海科学技术出版社，2019.

第五章

下颈椎转移瘤

第一节　流行病学特点

一、发病率

根据 2020 年世界卫生组织发布的世界癌症报告（World Cancer Report），我国该年度恶性肿瘤新发病例为 457 万例，恶性肿瘤远处转移的发生率随着患者生存期延长呈明显上升趋势。40%～70% 的晚期恶性肿瘤可发生脊柱转移，其中颈椎转移占 10%～15%，且多位于下颈椎（C3～C7）。尽管颈椎是脊柱转移瘤相对少见的部位，但其解剖位置较高，出现转移性脊髓压迫症状（metastatic epidural spinal cord compression，MESCC）后可导致患者生活质量严重下降甚至死亡。

二、好发节段

（一）下颈椎与上颈椎的发病率

颈椎转移瘤可分为上颈椎转移瘤（C1～C2）和下颈椎转移瘤（C3～C7），上颈椎转移瘤约占整个脊柱转移瘤的 1%，下颈椎转移瘤则占脊柱转移瘤的 9%～14%，下颈椎转移瘤的发生率显著高于上颈椎转移瘤。

（二）下颈椎中各节段转移瘤的发病率

Amelot 等研究发现，下颈椎转移瘤占颈椎转移瘤的 80.6%（261/324）。下颈椎不同节段的转移瘤发病率从高到低依次为：C6（68/261，26.1%），C7（62/261，23.8%），C5（53/261，20.3%），C3（42/261，16.1%），C4（36/261，13.8%）（图 5-1-1）。

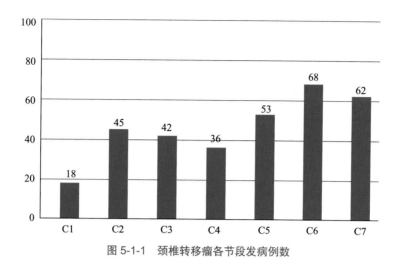

图 5-1-1　颈椎转移瘤各节段发病例数

（三）单节段转移与多节段转移

既往文献报道，颈椎转移瘤单节段转移的概率高于多节段转移。在 Zhang 等报道的回顾性研究中共纳入 2228 例脊柱转移瘤患者，包括颈椎转移瘤 145 例，其中颈椎转移节段 < 3 节的患者共 115 例，≥ 3 节的患者共 30 例。

颈椎转移瘤累及节段数与原发灶的病理类型有关。在王丰等报道的 481 例脊柱转移瘤患者中（表 5-1-1），有 37 例为颈椎转移瘤，其中 20 例为单节段转移、17 例为多节段转移。易发生多节段转移的原发灶类型为乳腺癌、消化道恶性肿瘤、肝癌、肺癌。在 Li 等进行的一项包括 580 例脊柱转移瘤患者的多中心回顾研究中，共 47 例为颈椎转移瘤，其中单节段转移 33 例、多节段转移 14 例，容易发生多节段转移的原发灶类型为乳腺癌、肺癌、甲状腺癌。

表 5-1-1　不同原发灶的颈椎转移瘤单节段与多节段转移的区别

原发肿瘤	n（%）	颈椎		
		单发	多发	合计
肺癌	181（37.63）	10（5.52）	6（3.31）	16（8.84）
来源不明	93（19.33）	4（4.30）	3（3.23）	7（7.53）
肾癌	40（8.32）	2（5.00）	0	2（5.00）
乳腺癌	29（6.03）	0	3（10.34）	3（10.34）
肝癌	25（5.20）	0	1（4.00）	1（4.00）
胃肠肿瘤	23（4.78）	0	2（8.70）	2（8.70）
前列腺癌	20（4.16）	1（5.00）	0	1（5.00）
甲状腺癌	13（2.70）	0	1（7.69）	1（7.69）
食管癌	7（1.46）	1（14.29）	0	1（14.29）
宫颈癌	6（1.25）	0	0	0
其他	44（9.15）	2（4.55）	1（2.27）	3（6.82）
总计	481（100.00）	20（4.16）	17（3.53）	37（7.69）

三、原发灶特征

（一）易发生下颈椎转移的原发肿瘤

研究表明，位于头颈部的原发肿瘤表现出明显的颈椎区域转移倾向。Amelot 等发现，原发于耳鼻喉区域、甲状腺的肿瘤比原发于肺部、乳腺的肿瘤更易向颈椎转移。在该团队报道的一项包含 740 例脊柱转移瘤患者的研究中，原发灶位于耳鼻喉区域的 23 例患者中 8 例（34.8%）发生颈椎转移，原发灶位于甲状腺的 51 例患者中 17 例（33.3%）出现颈椎转移，而原发灶位于肺部的 206 例患者中 56 例（27.2%）发生颈椎转移，原发灶位于乳腺的 122 例患者中 34 例（27.6%）出现颈椎转移。不同原发肿瘤发生颈椎转移的比例具有显著差异，发生率从高至低分别为：耳鼻喉（34.8%），甲状腺（33.3%），乳腺（27.6%），肺（27.2%），血液（21.0%），胃肠（16.5%），前列腺（15.3%），肾（14.9%），黑色素瘤（10.5%），膀胱（5.0%）。王丰等报道，在我国人群中食管癌也易发生颈椎转移，转移率约为 14.3%。

（二）恶性肿瘤颈椎转移的病因与机制

肿瘤原发灶病理学特征决定原发肿瘤的生物学行为，进而影响原发肿瘤的转移扩散机制。肿瘤原发灶向脊柱转移的三种主要机制分别是：直接浸润、血行或淋巴转移和脑脊液播散。直接浸润表现为肿瘤原发灶直接侵犯邻近颈椎的骨性结构；血行或淋巴转移表现为肿瘤原发灶通过椎体丰富的动脉、无静脉瓣静脉丛（如 Batson 静脉丛）和淋巴管转移到椎体；脑脊液播散发生率较低，最常见是由肿瘤原发灶经手术操作引起播散。大多数恶性肿瘤通过血行或淋巴转移途径转移到脊柱。

（三）评分系统中对于不同原发灶的分类与赋分

脊柱转移瘤患者预后评分系统中，Tomita 评分和 Tokuhashi 评分运用较为广泛，对转移瘤原发灶恶性程度进行了分类与赋分。

在 Tomita 评分中，转移瘤原发灶根据生长速度的不同被分为 3 种类型。①缓慢生长型：包含原发于乳腺、前列腺、甲状腺、睾丸等生长较慢的恶性肿瘤；②中等速度生长型：包含原发于肾、子宫、卵巢、结直肠等生长较快的恶性肿瘤；③快速生长型：包含原发于肺、肝、胃、食管、鼻咽、胰腺、膀胱、结肠、黑色素瘤、肉瘤（骨肉瘤、尤因肉瘤、平滑肌肉瘤）等生长较快的肿瘤，及其他罕见恶性肿瘤或原发灶不明的肿瘤。缓慢生长型、中等速度生长型、快速生长型分别被赋予 1、2、4 分。

Tokuhashi 等在 1987 年首次提出了针对脊柱转移瘤患者预后评估的评分系统，转移瘤原发灶根据生存期不同被分为三组。① 0 分组：包含原发肿瘤为肺癌、胃癌，平均生存时间为（2.4±1.4）个月；② 1 分组：包含原发肿瘤为肾癌、肝癌、子宫癌和未识别癌，平均生存时间为（4.9±3.4）个月；③ 2 分组：包含原发肿瘤为甲状腺癌、前列腺癌、乳腺癌、直肠癌，平均生存时间为（13.7±13.6）个月。

Tokuhashi 等在 2005 年对该评分系统作出修正，将不同原发肿瘤的患者根据生存期长短分为六组，从 0 到 5 分。① 0 分组：包含原发肿瘤为肺癌、骨肉瘤、胃癌、膀胱癌、食管癌、胰腺癌，平均生存期小于 6 个月；② 1 分组：包含原发肿瘤为肝癌、胆囊癌或病理类型不明的恶性肿瘤，平均生存期约 6 个月；③ 2 分组：包含原发肿瘤为结肠癌、卵巢癌、输尿管癌、黑色素瘤、生殖细胞瘤、脂肪肉瘤、平滑肌肉瘤，平均生存期为 6.7 个月；④ 3 分组：包含原发肿瘤为肾癌及子宫恶性肿瘤，平均生存期大于 6 个月且小于 1 年；⑤ 4 分组：包含原发肿瘤为直肠癌，平均生存期介于 3 分组与 5 分组之间；⑥ 5 分组：包含原发肿瘤为甲状腺癌、乳腺癌、前列腺癌及类癌，平均生存期大于 1 年。

颈椎转移瘤的外科治疗与肿瘤综合治疗联系紧密，在应用上述评分系统对颈椎转移瘤进行评估时应注意其局限性，即较少考虑肿瘤对放射治疗的敏感性。必要时可联合肿瘤科、放疗科专科医生进行综合评估。

目前已有多种评分系统用于评估脊柱转移瘤患者接受放疗后的预期寿命。Rades 等报道，1852 例出现 MESCC 的脊柱转移瘤患者均接受传统放疗（conventional radiotherapy，CRT），得出 6 个放疗后生存期的独立预测因素：原发肿瘤类型；初次诊断与出现转移性脊髓压迫的时间间隔；其他部位骨转移；内脏转移；放疗前的行走能力；出现运动功能障碍与初次放疗的时间间隔。作者对每个独立预测因素进行评分，将总分从低到高分为 A、B、C、D、E 五组，每组患者放疗后 6 个月的生存率分别为 4%、11%、48%、87%、99%。Chao 等回顾性分析 174 例接受脊柱立体定向体部放疗（spine stereotactic body radiation therapy，sSBRT）的脊柱转移瘤患者，筛选出 3 个放疗后生存期预测因素：首次诊断至进行 sSBRT 的时间（time from primary diagnosis to presentation for sSBRT，TPD）；年龄；KPS 评分。对 3 个因素进行综合分类，评估放疗后生存期：第一类：TPD 大于 30 个月且 KPS 评分大于 70 分。第二类：TPD 大于 30 个月且 KPS 评分小于等于 70 分，或 TPD 小于 30 个月且年龄小于 70 岁。第三类：TPD 小于 30 个月且年龄大于等于 70 岁。三类的中位生存期分别为 21.1 个月、8.7 个月、2.4 个月。

四、预后转归

（一）预期生存期

由于病理类型、受累程度及手术方式的异质性，研究报道下颈椎转移瘤患者术后中位生存期为 2～27 个月不等。Oda 等报道，32 例颈椎转移瘤患者均行姑息性切除手术，患者中位生存期为 12.2 个月，其中 30 例患者在生存期内获得良好的颈椎稳定性、疼痛缓解及生活质量改善。Jonsson 等研究发现，颈椎转移瘤患者术后平均生存期为 12 个月，其中原发灶为乳腺癌和骨髓瘤的患者生存时间较长，术后 1 年生存率分别为 47% 和 50%。

（二）影响因素

1. 一般状态

KPS 评分广泛运用于肿瘤患者一般状况的半定量评价，得分越高，患者一般健康状况越好，对肿瘤治疗的耐受能力越好，可予更激进、彻底的治疗；得分越低，整体健康状况越差；若低于60分，许多有效的抗肿瘤治疗就无法实施。Heidecke等对KPS评分在颈椎转移瘤患者预后评价中的作用进行了研究，将纳入患者按照KPS评分进行分组，评分 ≥ 70分、30 ≤评分< 69及评分< 30分的患者术后平均存活时间分别为18.6个月、8.1个月、2.6个月 。

2. 原发灶的种类

下颈椎转移瘤原发灶的种类对患者的生存期具有显著影响。术后预期生存期较短的肿瘤（小于6个月）：肺癌、黑色素瘤、来源未知的肿瘤，其中肺癌的术后预期中位生存期为2 ~ 4个月；术后预期生存期中等的肿瘤（6个月 ~ 1年）：肾癌；术后预期生存期较长的肿瘤（大于1年）：乳腺癌、多发性骨髓瘤。

3. 转移灶的节段与数量

转移灶累及的椎体数量是影响生存期的重要因素。涉及两个及以上椎体转移的患者生存期比单发椎体转移的患者生存期明显更短。Sioutos等研究发现，在76例胸椎转移瘤患者中有24例涉及一个椎体受累，52例涉及两个及以上椎体受累，涉及两个及以上椎体受累患者的生存期明显短于涉及一个椎体受累的患者。

4. 不同治疗策略的预后

对不同治疗策略预后的比较主要从生存期和神经症状改善两方面进行。

Klimo等对脊柱转移瘤的手术治疗与传统放疗的效果进行了系统综述，共纳入24篇（999例）手术治疗文献和4篇（543例）传统放疗文献，结果显示手术治疗后患者1年平均生存率高于传统放疗组（41% vs. 24%）。手术治疗后患者维持术前行走能力的比例高于传统放疗后（85% vs. 64%），而手术治疗后患者行走能力改善的比例也更高（58% vs. 26%）。

对于存在神经功能受损的患者，姑息性手术是改善患者预后的最佳选择。Roy等进行的多中心研究表明，对存在转移性硬膜外脊髓压迫症状（MESCC）的患者来说，姑息性手术联合术后放疗比单纯放疗能更好地维持患者的膀胱、肌肉功能，延长生存期。而Robert等研究表明，单纯放疗与后路椎板切除术联合放疗比较，患者的神经症状与生存期没有显著差异。

SOSG对下颈椎转移瘤文献进行系统综述，在13篇涉及下颈椎转移瘤手术的文献中共有326例患者行手术治疗，其中行前路手术、后路手术、前后路联合手术的患者分别为66%、22%、12%。由于大多数颈椎转移瘤发生在前柱，且椎动脉的存在使得后路手术难以处理颈椎前柱的病变，故前路手术是下颈椎转移瘤最常见的手术方法。前路手术在患者神经症状改善与生存期延长方面具有优势。

值得注意的是，行下颈椎肿瘤切除术患者术后并发症发生率为44.7%，包括肺炎、尿路感染、伤口愈合不良、血栓形成等不良事件，但这些并发症对术后生存期无显著影响；而单独接受放疗和手术联合放疗的并发症发生率分别为47.1%和44.0%，包括上消化道症状、皮肤相关并发症和血象异常。

下颈椎转移瘤患者进行术后放疗可以显著延长生存期。Cho等回顾性研究发现，进行术后辅助放疗的患者平均生存期比未进行术后辅助放疗的患者平均生存期明显延长（17.54个月 vs. 7.86个月），但术前放疗患者的生存期与术前未进行放疗患者的生存期差异无统计学意义。

第二节　应用解剖

　　本节主要对颈椎及颈胸交界区转移瘤手术入路及手术相关重要解剖结构进行介绍，包括颈椎前路 Smith-Robinson 入路、颈胸交界区颈椎前路联合胸骨切开入路以及颈椎、颈胸后入路，同时对保留椎动脉的颈椎转移瘤"en bloc"切除以及椎静脉丛进行解剖学分析。

一、手术入路解剖

（一）颈椎前入路及肿瘤相关局部软组织解剖

　　颈椎前入路是颈椎转移瘤最常用的解剖入路，因为脊柱转移最常累及椎体，进而出现疼痛、影响脊柱稳定性或产生局部占位效应产生脊髓神经压迫症状。前入路可直接切除肿瘤，解除压迫，重建稳定性。相较于枕颈及颈胸交界区，颈椎区前入路相对更易实施，一般可行标准 Smith-Robinson 入路。

1. 体位及切口

　　患者仰卧位，颈部垫圆枕，头部轻度后仰向对侧旋转。充分上下游离的前提下，沿颈皮纹做横切口，一般可满足 4 个椎体以内手术需要。肿瘤手术不必拘泥于切口美观，有更长节段要求或涉及颈胸交界区时，可选择沿胸锁乳突肌前缘斜切口，获得更大显露范围。

2. 颈浅筋膜及颈阔肌

　　切开皮肤及皮下组织可显露颈浅筋膜及颈阔肌浅层。颈阔肌浅层应充分上下游离，以减小深层组织暴露时切口牵开张力。暴露颈阔肌后，先沿切口方向横行切开，再向近端及远端纵行切口，充分显露颈深筋膜（图 5-2-1）。

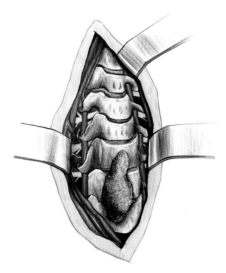

图 5-2-1　颈椎转移瘤前路手术暴露 C2 至 T1 椎体前方示意图

3. 颈深筋膜及肌肉

沿胸锁乳突肌前缘切开颈深筋膜中层，在外侧的胸锁乳突肌及其深部的血管鞘与内侧的内脏鞘之间，钝性分离至椎体前缘，暴露过程中不要打开颈动脉鞘。于椎前间隙上下游离，显露手术范围。肩胛舌骨肌在颈前外侧与胸锁乳突肌相交，一般 C6 椎体以上均可将肩胛舌骨肌牵拉至内侧，若节段偏下或影响暴露则可切断。

切开颈前筋膜，向两侧剥离颈长肌，剥离过程中易出现静脉丛出血应注意止血。颈椎转移瘤手术涉及椎体前方暴露范围较广，往往需要暴露整个颈椎椎体甚至椎动脉骨性壁，暴露过程中应紧贴椎体前方骨膜下剥离，尽量减少交感神经链损伤风险。若肿瘤组织已累及椎前筋膜，应由瘤外正常组织向肿瘤组织进行剥离。

4. 椎体及椎动脉

暴露肿瘤后，可根据情况进行肿瘤分块切除或"en bloc"切除，减压硬脊膜及神经根。根据横突及椎动脉受累情况行椎动脉骨性壁切除。

5. 重要结构

（1）喉返神经：自迷走神经发出后，双侧喉返神经行走于气管食管沟内，右侧相对偏外。肿瘤本身及术中操作均可造成喉返神经损伤，建议术前行喉镜检查，明确是否存在声带麻痹等喉返神经功能损伤情况。

（2）交感神经链：交感神经链位于颈动脉鞘后方颈长肌前方。故两侧颈长肌应紧贴椎体前方骨膜下剥离，避免损伤交感神经链。

（3）椎动脉：椎动脉根据走行可分为 4 段，颈椎转移瘤手术主要涉及 V1 段及 V2 段。每例患者术前均应行椎动脉 CTA 检查，充分评估有无椎动脉走行异常、是否为优势侧椎动脉以及椎动脉与肿瘤的关系，以减小椎动脉骨性壁（横突孔）切除时动脉损伤风险，以免造成术后严重并发症。

（二）颈胸交界区颈椎前路联合胸骨切开入路及肿瘤相关局部软组织解剖

当颈椎转移瘤涉及颈胸交界区时，可将颈椎前入路向下延伸，必要时联合胸骨切开，最低可显露至胸椎 T3 上缘，为肿瘤切除及稳定重建提供充分手术视野。

1. 体位及切口

患者仰卧位，肩胛下垫高，头部轻度后仰并向对侧旋转。沿胸锁乳突肌内侧缘，至胸骨柄颈静脉切迹后沿胸骨中线向下至第 1 肋间，平行于锁骨向手术侧延伸至锁骨中外 1/3 处。

2. 胸骨及锁骨处理

根据肿瘤位置显露胸骨柄及同侧胸锁关节，切除一块矩形胸骨及手术侧锁骨近 1/3，将其与附着的胸锁乳突肌掀向外侧。于颈动脉鞘与气管食管间隙进入，显露颈胸交界区椎体前方。切除肿瘤组织并完成固定后，将切开的胸骨柄及锁骨端复位固定。此入路胸骨及锁骨相对容易愈合，且不对胸锁关节造成影响。

3. 重要结构

此部位手术空间相对狭小，解剖结构复杂，涉及主动脉弓、锁骨下动静脉、颈动脉鞘、迷走神经、膈神经、交感神经链、胸导管、食管、气管等重要解剖结构，应充分熟悉解剖，术中注意保护，防止重要并发症的发生。

（三）颈椎后入路及肿瘤相关局部软组织解剖

因颈椎转移瘤椎体转移更为常见，故颈椎后入路多用于颈椎前后路联合手术，单独应用较少。但颈椎后入路仍在后方切除肿瘤组织、解除脊髓神经根压迫、重建脊柱稳定性方面具有重要价值。此入路可依据手术节段选择全脊柱相应节段后方结构。

1. 体位及切口

患者俯卧位，体位调整至头高脚低位，头部固定于 Mayfield 头架，调整颈部轻度屈曲收下颌位，更利于手术暴露。暴露范围除了肿瘤切除及减压范围，也需将内固定装置置放纳入考量。枕外隆凸、C7 棘突以及 C2 棘突是术中重要的解剖标志。

2. 入路要点

术中暴露应沿项韧带切入，可减少暴露出血。显露棘突后，由棘突两侧进行骨膜下剥离。暴露至椎板间时，应注意防止发生硬脊膜漏。关节突外缘操作应注意防止损伤椎动脉及神经根。C3 ~ C6 侧块及椎弓根置钉可依据需要采用，C7 因侧块较小，建议采用椎弓根螺钉固定。术前应对肿瘤涉及节段的侧块及椎弓根进行详细评估，预估可置钉椎体及固定范围。后路内固定稳定性对肿瘤切除术后整体颈椎稳定性及生活质量至关重要。进行影响脊柱稳定性的肿瘤切除操作之前，应预先进行一侧临时单棒固定。

3. 重要结构

（1）椎动脉：颈椎转移瘤后路手术操作，也会涉及椎动脉处理。包括肿瘤侵袭压迫以及术中操作均可造成椎动脉损伤。术前同样应充分评估有无椎动脉走行异常，是否为优势侧椎动脉以及其与肿瘤的关系，以减小椎动脉损伤风险，造成术后严重并发症。

（2）硬膜囊与神经根：由于转移灶对周围组织的浸润及继发的炎性反应，病灶与硬膜浸及神经根间可能存在粘连，甚至完全失去解剖层次。术前应系统复习 MRI 影像，评估病灶与硬膜及神经根的关系，术中可借助神经外科显微器械仔细分离病灶，灵活应用显微剪刀与双极在病灶与硬膜或神经根间分离出界面。

二、保留椎动脉的颈椎转移瘤"en bloc"切除

颈椎肿瘤"en bloc"切除（整块切除）是指肿瘤外整块病灶切除，切缘阴性，不经过肿瘤组织，对于减少局部肿瘤复发具有重要意义。由于颈椎解剖结构的特殊性，真正意义上的"en bloc"切除往往需要牺牲一侧椎动脉或神经根。现阶段缺乏对颈椎转移瘤分块切除及"en bloc"切除长期生存率的对比研究。鉴于椎动脉及颈神经根的重要作用，在权衡功能保留和转移灶根治性切除时，多数学者选择保留椎动脉及神经根，对其骨性壁（横突孔）进行分块切除。后路手术可切除椎动脉后壁以及横突后结节，从后方显露椎动脉；前路手术切除椎体、椎动脉内侧壁以及椎动脉前外侧壁和横突前结节（图 5-2-2）。

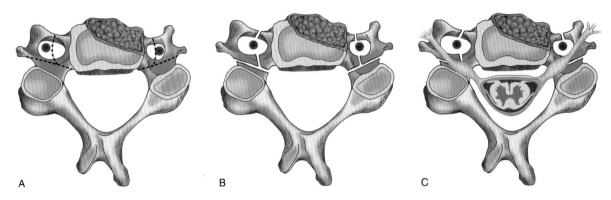

A、B. 截骨线与椎动脉间的关系；C.截骨线与神经根间的关系

图 5-2-2　颈椎转移瘤，保留椎动脉"en bloc"切除示意图

三、椎静脉丛与肿瘤转移

（一）解剖特点

椎静脉丛是脊柱特有的无瓣膜丛状静脉网络，主要为椎外静脉丛、椎内静脉丛，另外还有椎间静脉及椎体静脉，相互交通吻合极为丰富，是肿瘤、感染或栓子颈椎转移扩散的重要途径。椎静脉丛在 18 世纪前鲜有提及，由 Batson 于 1940 年对其在脊柱转移瘤中的作用进行了详细阐述。

（二）注意事项

1. 椎外静脉丛

椎外静脉丛位于椎管外，围绕椎骨周围分布，收纳椎骨和脊柱周围肌肉静脉，可分为椎外静脉前丛和椎外静脉后丛。椎外静脉前丛位于椎体和前纵韧带前方，椎外静脉后丛位于椎板后方。

2. 椎内静脉丛

椎内静脉丛位于椎管内，硬膜囊和椎骨之间，收纳椎骨和脊髓回流的静脉，可分为椎内静脉前丛、椎内静脉后丛。椎内静脉前丛位于椎体和椎间盘后方，椎内静脉后丛位于椎弓和黄韧带前方。

3. 椎间静脉丛

椎间静脉由椎内静脉前后丛汇聚而成，位于椎间孔区。经椎间静脉，椎内静脉丛与椎静脉、肋间后静脉、腰静脉和骶外侧静脉等形成交通。

4. 椎体静脉

椎体静脉位于椎体松质骨内，形成类似静脉窦结构，其内血流缓慢，是肿瘤易发椎体转移的重要解剖基础。椎体内血液通过椎体静脉与椎内外静脉丛形成交通。

（三）肿瘤学意义

椎静脉丛向上与颅内静脉窦、向下与盆腔静脉丛相交通，是连通上下腔静脉与颅内的重要途径之一。熟悉椎静脉丛的解剖与引流特点，对于了解肿瘤颈椎转移机制以及术中静脉丛出血的处理有重要意义。

第三节　临床表现

一、转移灶相关临床表现

（一）疼痛

疼痛是颈椎转移瘤最常见的症状，几乎所有患者均伴有不同程度的疼痛，且疼痛常早发于神经系统症状。颈椎转移瘤引起的疼痛分为 3 种：局限性或生物性（localized or biological pain）、机械性或轴性（mechanical or axial pain）及神经根性（radicular pain）。疼痛程度可通过视觉模拟评分量表（visual analogue score，VAS）进行量化评估。

局限性疼痛由骨膜牵拉、骨内压力升高或肿瘤生长所致的炎性反应引起。局限性疼痛呈持续性，夜间尤为显著，常被描述为患病部位深处的虫蚀样疼痛或钝痛。疼痛不因活动加重，适当活动甚至可减轻症状，非甾体抗炎药和糖皮质激素类药物有效。有恶性肿瘤病史者出现不明原因的夜间颈肩部疼痛，应高度怀疑是否有颈椎转移。

机械性疼痛由转移灶骨质破坏致脊柱失稳引起，疼痛剧烈且与活动相关，病椎轴向负荷增加时疼痛加重，卧位时疼痛减轻。机械性疼痛常与椎体塌陷同时存在。非甾体抗炎药、放化疗虽然可对转移灶进行治疗，却无法恢复颈椎力学结构的完整性，因此不能持续有效地缓解机械性疼痛。

神经根性疼痛由神经根卡压引起。肿瘤压迫可发生在椎管内、椎间孔区或椎间孔外。神经根性疼痛按皮节范围分布，性质为放射痛、锐痛或刺痛。硬膜内髓外转移压迫刺激硬膜内神经根，可引起感觉障碍或灼烧样神经性疼痛。

（二）脊髓神经功能障碍

脊髓神经功能障碍是颈椎转移瘤患者常见的表现。5% ~ 14% 的脊柱转移瘤患者发生MSCC，其中 MESCC 更为常见（图 5-3-1、图 5-3-2）。MESCC 所致脊髓神经功能障碍主要表现为疼痛、感觉异常、运动功能障碍及锥体束征。

早期 MESCC 相关疼痛呈持续性，夜间及清晨加重；伴随脊柱失稳时 MESCC 疼痛为机械性，活动后或体位变化时加重；MESCC 累及神经根时则引起神经支配区的放射样或烧灼样疼痛。感觉异常包括四肢或躯干浅感觉减退、肢体麻木，神经根支配区域的感觉运动查体有利于准确定位脊髓压迫位置。运动功能障碍表现为四肢肌力下降、行走困难及双手精细功能障碍，查体可有步态异常、四肢肌张力增高等体征，严重者可出现四肢瘫或截瘫。颈椎转移瘤患者出现进行性感觉和（或）运动功能障碍时应考虑合并 MESCC。直肠及膀胱功能障碍，如尿潴留、尿失禁或便秘是 MESCC 晚期表现。查体发现 Babinski 征等病理征阳性、腱反射亢进、肌张力增高提示 MESCC 压迫颈脊髓致上运动神经元损害。

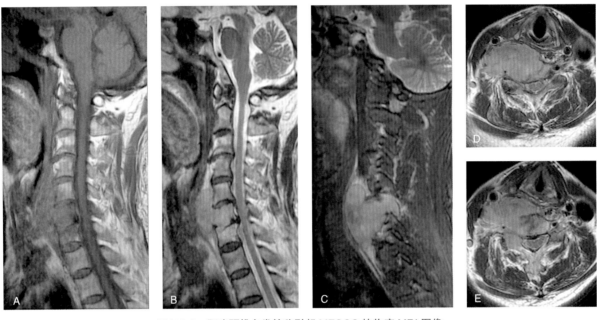

图 5-3-1　肝癌颈椎多发转移引起 MESCC 的临床 MRI 图像

　　患者，男性，64 岁，MRI 矢状位可见椎前巨大软组织肿块，T_1 加权像呈低信号（A），T_2 加权像呈等信号（B），增强示均匀强化（C），轴位可见硬膜外脊髓压迫，右侧神经根及椎动脉受累（D、E）；腹部 CT 提示肝占位；颈椎术后病理结果：纤维结缔组织内可见中低分化腺癌浸润，结合免疫组化染色结果考虑肝癌转移；故本病例考虑为肝癌颈椎多发转移（C4 ~ C7）

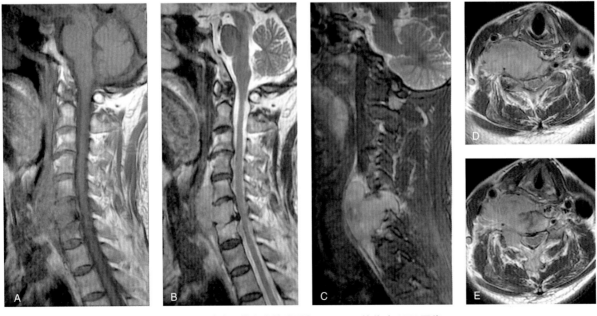

图 5-3-2　肺癌颈椎多发转移引起 MESCC 的临床 MRI 图像

　　患者，男性，67 岁，MRI 矢状位可见椎前巨大软组织肿块，T_1 加权像呈等信号（A），T_2 加权像呈低信号（B），增强示不均匀强化（C），轴位可见转移性硬膜外脊髓压迫，左侧神经根及椎动脉受累（D、E）；胸部 CT 提示右肺上叶占位性病变，肺癌可能性大；考虑为肺癌颈椎多发转移（C4 ~ C7）

（三）病理性骨折

椎体破坏严重者，轻微外伤或无明显诱因即可引起病理性骨折（图 5-3-3），导致疼痛明显加重及神经功能损伤。骨折引起椎体高度下降和（或）颈椎矢状位序列异常，导致椎间孔塌陷和颈神经根刺激症状，骨折块向后突入椎管可致颈脊髓压迫症状，导致截瘫、二便功能障碍等。当病理性骨折椎体位于 C3 或 C4 时，还需关注是否合并高位脊髓压迫所致膈肌功能障碍及呼吸困难。

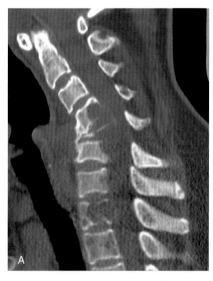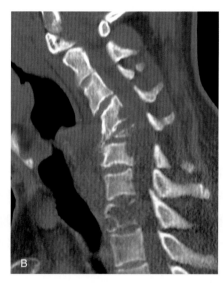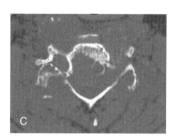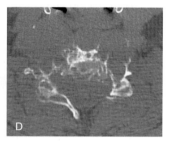

图 5-3-3　椎管内肿瘤颈椎多发转移引起椎体骨折的 CT 图像

患者，男性，43 岁，发现全身多处恶性肿瘤 4 年，左肩部及左上肢疼痛麻木 10 天余，CT 矢状位（A、B）及轴位（C、D）可见 C4 ~ C6、T$_1$ 椎体溶骨性破坏，C5 椎体病理性骨折，颈椎后凸畸形；患者椎管内肿瘤切除术后 6 年，术后病理示滑膜肉瘤；考虑为椎管内肿瘤颈椎多发转移（C4 ~ C6、T1）

二、原发灶相关临床表现

原发部位肿瘤细胞代谢产物导致（激素、活性肽、细胞因子等）异常免疫反应，或其他原因不明的内分泌、神经、消化、造血、骨关节、肾脏及皮肤等器官系统的病变，出现相应的临床症状或体征，称为副肿瘤综合征（paraneoplastic syndrome），又名癌旁综合征。易发生副肿瘤综合征的颈椎转移瘤原发灶以肺癌、乳腺癌、卵巢癌多见。副肿瘤综合征最常累及神经系统，典型神经系统副肿瘤综合征包括边缘性脑炎、小脑变性、脑脊髓炎、自主神经病、重症肌无力、炎性脊髓病等。内分泌系统副肿瘤综合征可表现为抗利尿激素分泌失调综合征、高钙血症、库欣综合征等。颈椎转移瘤患者晚期可出现原发部位恶性肿瘤的恶病质表现，如食欲减退、贫血、消瘦、低热、乏力等。

三、诊断与鉴别诊断

对怀疑颈椎转移瘤的患者，应进行详细的病史询问、体格检查及肿瘤相关辅助检查。询问病史应仔细追溯患者肿瘤病史及家族遗传性疾病史。实验室检查包括常规血液检查及肿瘤标志物检查。全脊柱 X 线、CT、MRI 可明确转移瘤部位和范围，核医学检查（全身骨扫描、PET-CT）有助于明确恶性肿瘤的原发部位和范围。病灶活检在脊柱转移瘤的诊治中具有重要意义。明显骨质破坏、影像学提示溶骨性病变或病理性骨折，但既往无恶性肿瘤病史、肿瘤原发灶不明等诊断存疑者，可采用病灶穿刺活检以明确病理学诊断。既往有恶性肿瘤病史，已出现全身多发转移者可不行活检。颈椎转移瘤的诊断应遵循临床、影像和病理三结合的原则，以下 3 类疾病除外：

（一）颈椎原发肿瘤

颈椎原发肿瘤是一类罕见脊柱肿瘤。原发良性肿瘤一般病情发展慢，病程长，全身症状少见，病理学类型有骨样骨瘤、骨软骨瘤、神经纤维瘤、神经鞘瘤等。原发恶性肿瘤病情进展快，病程短，脊髓神经功能障碍出现早，病理学类型有浆细胞性骨髓瘤、脊索瘤、骨肉瘤、软骨肉瘤、滑膜肉瘤、恶性巨细胞瘤、恶性神经鞘瘤等。全身骨扫描、PET-CT 及病理学检查是颈椎转移瘤与颈椎原发性肿瘤鉴别诊断及分型、分期的主要手段。临床上，颈椎转移瘤需与浆细胞性骨髓瘤相鉴别。

浆细胞性骨髓瘤（plasma cell myeloma，PCM）又称多发性骨髓瘤（multiple myeloma），起源于骨髓造血组织，是浆细胞过度增生所致恶性肿瘤。两者鉴别诊断侧重于以下 3 方面：① PCM 患者因免疫功能低下，多有反复感染病史，还可合并贫血、出血倾向、肾功能损害、高钙血症等；颈椎转移瘤通常是恶性肿瘤晚期表现，多数患者可查到原发灶，静息性夜间疼痛和脊髓神经功能障碍是主要临床表现。② PCM 患者可通过血清蛋白电泳检出典型的 M 蛋白，血清和尿液中 M 蛋白升高达 97%，尿 – 本周蛋白阳性；颈椎转移瘤患者可出现各类血清肿瘤标志物阳性。③ PCM 患者组织活检可证实浆细胞瘤，骨髓涂片检查浆细胞＞ 30%，常伴有形态异常；颈椎转移瘤患者骨髓涂片或组织活检可见成堆癌细胞，类型因肿瘤原发灶而异。

（二）颈椎结核

颈椎结核隐匿起病，全身症状常不明显，可有结核毒血症表现，如盗汗、乏力、低热、全身不适、倦怠。颈椎局部可有肿胀、疼痛、活动受限，炎症累及颈神经根或颈脊髓可出现上肢放射痛或脊髓压迫症状。颈椎结核可出现咽后壁脓肿。病理性骨折时可出现颈椎后凸畸形、椎旁脓肿阴影等影像学表现。实验室检查，血沉可明显升高，肿瘤标志物阴性，结核感染 T 淋巴细胞检测（T-SPOT. TB）阳性具有诊断意义。影像学检查，颈椎结核常有椎间盘受累，椎间隙高度降低甚至消失，一般不累及附件。颈椎结核活动期病灶呈长 T_1、长 T_2 不均匀信号，陈旧性颈椎结核多为等信号。

（三）颈椎非特异性感染

颈椎非特异性感染是细菌感染所致的一类颈椎化脓性炎症，占脊柱非特异性感染的 1% ~ 7%。颈椎非特异性感染与颈椎转移瘤均有颈痛、发热、脊髓神经功能障碍等临床表现，前者病情进展迅速，颈痛剧烈，早期可致脊髓神经功能障碍，抗感染治疗可有效缓解症状。影像学检查，非特异性感染患者受累节段可见硬膜外或椎前脓肿形成。颈椎椎间盘常受累，椎体终板丧失正常界限，T_1加权像示受累椎体低信号，T_2加权像示受累椎体高信号，咽后壁增宽提示感染可能（图 5-3-4）。实验室检查，白细胞计数、血沉、C 反应蛋白（CRP）、降钙素原（PCT）均可增高，其中 CRP 迅速升高对颈椎非特异性感染评估最有意义，PCT 水平升高提示全身多部位合并感染。细菌培养阳性有确诊意义，但阳性率低。组织活检可用于鉴别诊断颈椎非特异性感染与颈椎转移瘤。

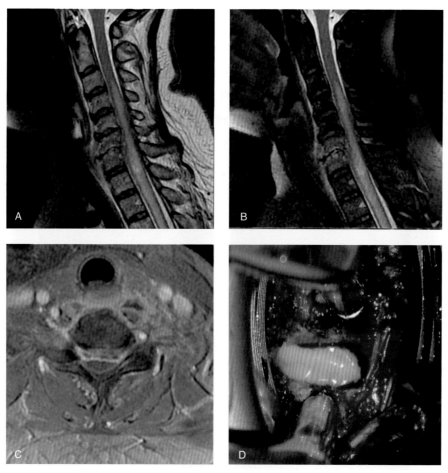

图 5-3-4　颈椎非特异性感染的 MRI 图像

患者，女性，52 岁，主诉高热伴颈部剧烈疼痛 10 天，四肢肌力进行性下降 7 天，术前颈椎 MRI T_2 加权像矢状位（A）、抑脂像（B）可见椎管内占位，轴位（C）可见颈脊髓受压，术中见椎间隙及椎管内黄色脓肿形成（D）；病理结果提示大量炎细胞浸润，血培养结果为金黄色葡萄球菌

第四节　辅助检查

辅助检查可明确下颈椎转移瘤诊断及制订个体化诊疗方案，检查方法包括颈椎外科常规影像学检查及肿瘤学相关检查两方面。

一、影像学检查

（一）X线检查

下颈椎转移瘤病灶在X线平片上的表现较多变，可根据病灶形态初步判断颈椎骨质变化推测原发肿瘤来源。成骨性病灶提示转移瘤可能为前列腺、乳腺以及恶性淋巴瘤来源，而溶骨性破坏则提示为肾癌或肺癌等来源。对于有恶性肿瘤病史且转移风险较高的患者，当出现持续性颈痛时可行X线检查初筛是否存在颈椎转移（图5-4-1）。肿瘤破坏可导致颈椎病理性骨折及脱位（图5-4-2），当患者颈椎正侧位X线未见病理性骨折和（或）脱位征象，且疼痛程度较轻可耐受颈椎前屈后伸体位时，可在骨科与放射科医生监督与保护下行颈椎动力位X线检查，以明确有无转移灶致颈椎失稳（图5-4-3）。

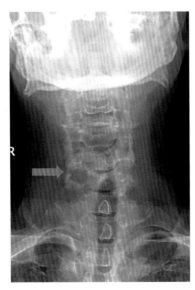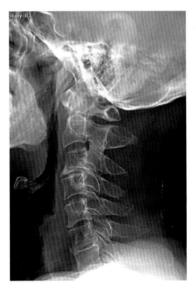

图5-4-1　颈椎转移瘤X线图像

患者，男性，64岁，主诉颈痛，颈椎正侧位X线检查提示C5、C6椎体右侧骨质破坏（橘黄色箭头）

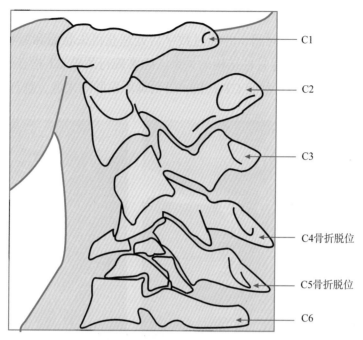

图 5-4-2　肿瘤破坏椎体导致颈椎病理性骨折伴脱位示意图

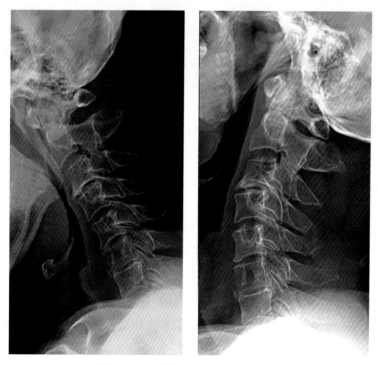

图 5-4-3　颈椎转移瘤患者动力位 X 线

患者，男性，64 岁，主诉颈痛，颈椎动力位 X 线检查提示 C4 相对 C5 存在前后滑移，节段性颈椎失稳

（二）计算机断层扫描

计算机断层扫描（computed tomography，CT）可从三维角度清晰显示骨骼结构以及骨质破坏范围，为术前评估和术式选择提供影像依据。CT 检查能够提示早期颈椎转移瘤（图 5-4-4），

并明确病变对局部骨代谢的影响（成骨性或溶骨性）。最新一代多探测器 CT（multi-detector CT，MDCT）能够大幅缩短扫描时间，并通过数字后处理获得矢状面和冠状面高清重建图像，揭示颈椎转移灶累及范围及与重要骨性结构的关系。除常规行颈椎 CT 检查外，当尚未确定原发灶位置时，患者还可进行胸、腹、盆腔 CT 扫描，以明确原发肿瘤来源，制订肿瘤综合治疗方案。

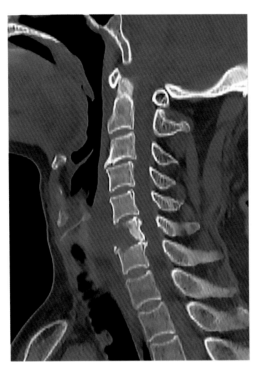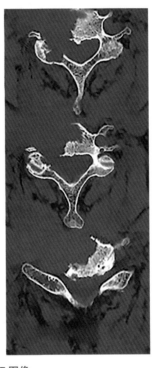

图 5-4-4   颈椎转移瘤的 CT 图像

患者，男性，64 岁，主诉颈痛，颈椎 X 线检查提示颈椎骨质破坏，进一步行颈椎 CT 检查，提示 C6 骨质破坏累及椎体、椎弓根及椎板

（三）磁共振成像

磁共振成像（magnetic resonance imaging，MRI）是评估脊柱转移性疾病的金标准，显示颈椎转移瘤及周围软组织结构效果更好，可定位肿瘤病灶、明确周围炎性反应带范围、判断神经血管受累程度，以评估颈椎转移瘤分期，指导手术方案（图 5-4-5A）。虽然增强 MRI 可以客观反应肿瘤的血供情况，但不能单独用于良恶性肿瘤的判断（图 5-4-5B），因此 1994 年比利时学者 Koenraad 等提出"边缘 – 中心强化比率"能够辅助肿瘤性质的鉴别。但 MRI 抑脂像对于颈椎转移瘤、颈椎骨折以及颈椎感染的鉴别诊断具有重要意义，应用脂肪抑制技术后 T_2 加权像，正常骨髓为低信号、转移瘤则为高信号，对比度明显增加（图 5-4-5C）。Baur 等利用研究弥散加权成像（diffusion-weighted MR imaging，DWI）鉴别良、恶性椎体骨折。良性骨折椎体由于骨髓水肿、出血，致细胞外可自由活动的水分子增多，表面扩散系数增大，信号减弱；恶性骨折椎体由于肿瘤细胞的浸润、堆积，细胞外空间减少，水分子的运动受阻，表面扩散系数降低，DWI 信号增高。

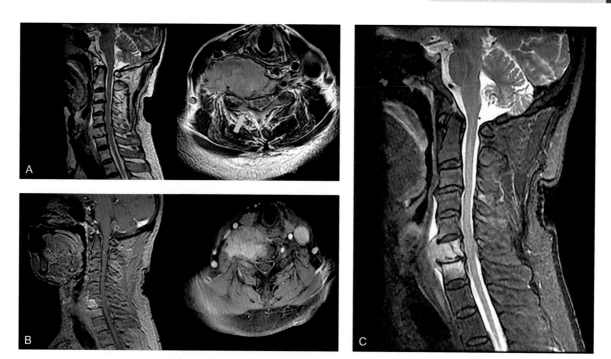

图 5-4-5　颈椎转移瘤 MRI 图像

患者，男性，64 岁，主诉颈痛，颈椎 X 线检查提示颈椎骨质破坏，进一步行颈椎 MRI 及增强检查，A. T_2 加权像提示肿瘤累及椎体周围软组织，右侧神经根明显压迫征象（黄色箭头）；B. 增强 MRI 提示瘤体不同程度强化，椎体及横突附近强化程度较高，椎动脉受压显影不明显；靠近前方气管食管鞘处强化程度稍低，伴混杂信号弱强化区，提示占位血供丰富；C. 抑脂像对颈椎转移瘤、颈椎骨折以及颈椎感染进行鉴别

（四）颈部超声成像

颈部超声检查对骨质的显影较差，但能够检查颈椎周围组织，判断其与椎体转移灶的关系，辅助完成椎旁肿物或病灶病理穿刺活检。并且，超声对于术前评估血管鞘和内脏鞘毗邻关系具有优势，帮助术者前路入路时躲避重要解剖结构走行区域（图 5-4-6）。

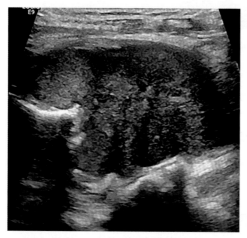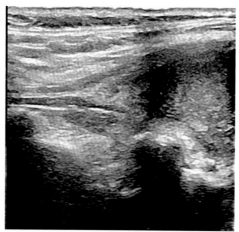

图 5-4-6　颈椎转移瘤椎体及椎旁软组织占位病变的超声图像

患者，男性，64 岁，主诉颈痛，颈椎 MRI 检查提示颈部肿物及椎体占位病变，术前为确定诊断，在超声辅助下行颈部肿物、椎体病灶病理穿刺活检，病理提示肿瘤为肝细胞来源

（五）CT 血管造影

颈椎转移瘤常累及横突孔区域，在切除转移灶时无论选择"en bloc"还是分块切除，均需对椎动脉骨性壁（横突孔）进行显露，并予切除。肿瘤侵袭压迫以及术中操作均可造成椎动脉损伤，因此应充分评估有无椎动脉走行异常、是否为优势侧椎动脉以及其与肿瘤的关系，以减小术中椎动脉损伤风险。

CT 血管造影（CT angiography，CTA）可以评估颈椎转移瘤供血，是一种能同时显示血管与骨性结构的检查方法，能显示椎动脉与其骨性壁间解剖关系，帮助术者完成术中操作。弓上CTA 及三维重建还能显示椎动脉走行及其与颈椎转移瘤的毗邻关系（图 5-4-7）。基于 CTA 原始数据及三维重建后处理，进一步应用 3D 打印技术，可获得带有椎动脉的颈椎 3D 模型，为制订手术方案提供直观参考，评估转移灶与椎动脉间的毗邻关系，指导病灶切缘设计及术中高危操作位置。

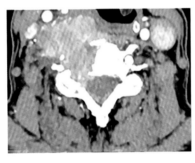
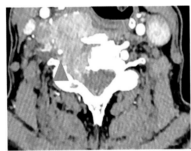
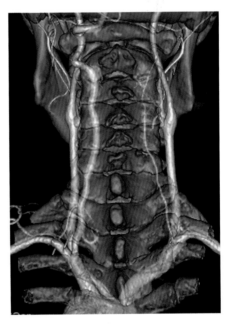

图 5-4-7　颈椎转移瘤术前颈椎 CTA 图像

患者，男性，64 岁，三维重建可见肿瘤侧椎动脉走行迂曲较健侧明显变细（橙色三角示）

二、核医学检查

（一）骨扫描

骨扫描（bone scintigraphy）用于识别骨骼系统中代谢活性变化区域，能识别 2 mm 左右的微小病变，因此可以提示早期颈椎转移（图 5-4-8）。孤立脊柱转移患者的预后水平及生存时间明显优于并发脊柱外转移患者，因此颈椎转移瘤患者应完善全身骨扫描，明确转移灶的位置，数量及代谢程度。应该注意感染、创伤、炎症等病变均能显影。骨扫描虽然敏感性高，但特异性有限，临床上仍需结合 CT、MRI 等影像学检查结果鉴别病灶性质。

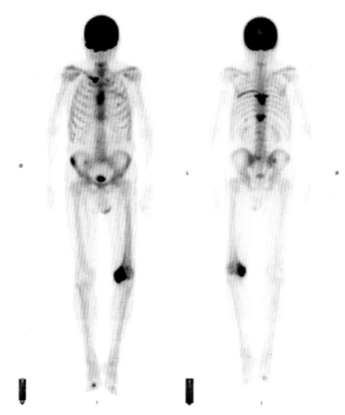

图 5-4-8　前列腺癌骨转移全身骨扫描检查，可见颈椎转移灶

（二）正电子发射断层扫描结合计算机断层扫描（PET-CT）

PET-CT 通过组织对 ^{18}F-FDG 的摄取鉴别肿瘤转移灶、检测区域淋巴结以及远处转移部位，并能清晰显示神经根管和硬膜外间隙病变，对肿瘤累及组织结构具有重要提示作用（图 5-4-9）。1999 年 Marom 等报道，基于 ^{18}F-FDG 的 PET-CT 检查对骨转移癌的诊断率为 92%，优于 ^{99m}Tc-MDP 骨扫描检查的 50%，差异具有统计学意义。2017 年 Benjapa 等发表关于 PET-CT 与 PET-MRI 用于评估颈椎恶性肿瘤的综述，指出 PET-CT 可指导颈椎恶性肿瘤的手术治疗方案，与放疗结合能够降低对正常组织的放射剂量，并可预测早期治疗反应，用于治疗后检测以及可疑复发的再诊断。但对于糖代谢活性低的颈椎转移瘤或者累及椎旁软组织结构的转移瘤，PET-CT 成像效果较差，需要借助 PET-MRI。

（三）正电子发射断层扫描结合磁共振成像

PET-MRI（possitron emisssion tomography-MRI）能够降低放射辐射暴露，并显示局部肿瘤浸润及周围软组织，具有更高检测灵敏度。2014 年 Kitajima 等报道，30 例脊柱肿瘤患者通过 PET-MRI 检查进行肿瘤分期的准确率为 83.3%，较 PET-CT 的 53.3% 明显增高。2016 年意大利学者利用 PET-MRI 发现 C4 神经根的高代谢病灶与多处病灶代谢水平相同，在 PET-CT 和普通 MRI 检查等影像学检查未见阳性结果的情况下，最终提示肿瘤来源为颅内脑膜瘤，对制订治疗方案具有重要指导作用。因此 PET-MRI 可用于评估颈椎转移瘤病灶及周围软组织受累情况，提示病灶肿瘤学边界，指导手术切缘设计。但 PET-MRI 检查时长大于 1 h，部分患者因疼痛无法保持依从性，且图像分辨率有待提高，因此尚未广泛应用于临床。

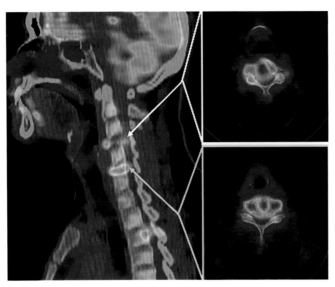

图 5-4-9　颅内胶质母细胞肿瘤术后 6 个月的 PET-CT 图像，提示颈椎多发转移灶，
C4、C6 前方椎体和后方椎板放射性摄取增高

三、实验室检查

颈椎转移瘤的实验室检查用于监测外周血中肿瘤相关生物标志物变化，PSA、CEA、AFP 等肿瘤特异性标志物异常升高常能够提示转移肿瘤来源，帮助计划综合诊疗方案。特殊骨代谢异常的早期标志物，如 I 型胶原 C 末端肽提示溶骨性破坏，而骨钙素和吡啉啶则提示成骨改变。颈椎溶骨性破坏常引起血钙和尿钙升高，颈椎转移瘤患者通常出现血红蛋白和红细胞减少、白细胞增多以及血清白球蛋白比例倒置等变化。对于血液来源的转移性肿瘤，CT 引导下病理活检并非最佳选择，疾病确定诊断更加依赖于实验室检查。

四、活体组织病理检查

肿瘤组织学诊断是判断病理类型的金标准，是制订颈椎转移瘤综合治疗方案的主要依据。若未行手术切除病理检查，可行经皮穿刺活检明确病理诊断。目前，传统染色及免疫组化特殊染色技术的完善使病理诊断的准确率接近 90%，而依靠临床症状、体征、实验室检查及影像学检查判断肿瘤类型的诊断准确率仅为 38% ~ 75%，因此活体组织病理检查是明确颈椎转移瘤组织来源与病理分型的重要方法，为制订手术干预及综合治疗方案提供依据（图 5-4-10）。

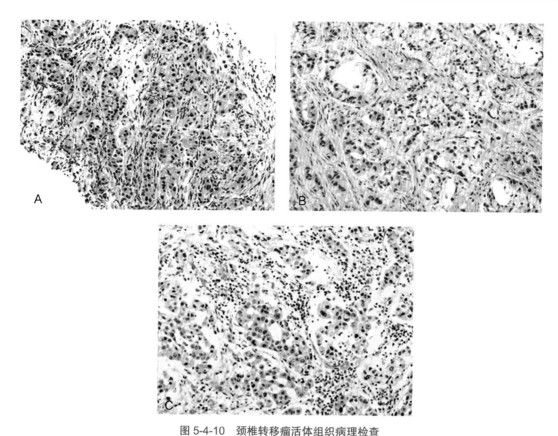

图 5-4-10　颈椎转移瘤活体组织病理检查

术前颈部肿物穿刺 A. 术中颈部肿物；B. 椎体切除；C. 病理结果提示颈部肿物及颈椎肿瘤为肝细胞来源

五、神经电生理检查

下颈椎转移瘤患者常以神经功能障碍就诊，疼痛、感觉运动功能异常及锥体束征为常见 MESCC 症状。肌电图（electromyography，EMG）检查可以明确具体受累的颈神经根。Miller 等通过 EMG 研究上肢不同肌肉肌电信号，证实 H 反射可准确鉴别 C5～C8 单个神经根功能。皮节体感诱发电位（dermatomal somatosensory evoked potential，DSEP）通过刺激脊髓后根感觉神经判断特定神经根是否存在压迫性损伤。Jaskolski 等研究证实运动诱发电位（motor evoked potential，MEP）具有准确定位脊髓受压节段的能力。因此，术前完善颈椎肌电图检查并结合影像学所见，可确定神经受累位置及神经功能障碍程度，准确定位 MESCC 主要病灶位置，辅助制订手术方案。此外，多模式术中神经电生理监测（multimodal intraoperative neurophysiologic monitoring，IONM）可动态、实时、多维度反应患者神经功能变化，在进行高危操作时给术者反馈，以提高手术安全性。

下颈椎转移瘤的诊断方法多样，不同技术具有不同目的和优势，选择更具有针对性的辅助诊断检查，可以帮助完成正确疾病诊断，制订正确治疗方案，帮助医生与患者共同对抗疾病。

第五节 手术决策

一、术前评估与手术指征

（一）颈椎稳定性与神经功能评估

颈椎转移瘤术前评估的重点为转移灶对颈椎稳定性与颈脊髓功能的影响，手术干预的主要目的是解除脊髓神经压迫、重建颈椎稳定性。对于早期预后，减压与稳定的重要性大于病灶切除本身。

1. 颈椎稳定性

对转移瘤导致的脊柱失稳进行量化评估，有助于对患者进行合理的分级，预测患者的手术获益，指导术式选择。既往对肿瘤转移椎体的稳定性评估缺乏证据与共识，基于创伤的稳定性评估系统并不适用于肿瘤。2010 年，国际脊柱肿瘤研究学组（Spine Oncology Study Group，SOSG）基于影像与临床表现制定 SINS 评分系统，共包含 6 个方面：转移灶的位置、机械痛、骨质破坏类型、脊柱序列、椎体塌陷程度及后外侧结构受累程度。总分由低到高为 0 ~ 18 分，0 ~ 6 分表示稳定，7 ~ 12 分表示潜在不稳定，13 ~ 18 分表示不稳定，当总分 ≥ 7 分时可考虑手术干预。文献报道 SINS 用于评估脊柱转移病灶的稳定性具有较好的可重复性，使脊柱转移瘤的诊断与治疗更加标准化。在下颈椎节段应用 SINS 时需结合颈椎形态特殊性，仔细评估椎动脉骨性壁（横突孔）、侧块及椎板受累情况，并注意 C7 转移瘤所处颈胸交界区的解剖与力学特殊性。

2. 脊髓神经功能

MESCC 可导致神经功能受累，若未能及早发现并予治疗，可导致严重的永久性神经功能障碍。脊髓在 C4 ~ T1 节段形成颈膨大，对应节段椎管容积储备相对较低，对于肿瘤占位与压迫的耐受性较差，尤其容易产生神经症状，因此有必要对颈椎转移瘤患者的神经功能进行详细评估，包括步行能力、病程、神经系统查体、神经系统辅助检查（磁共振、肌电图等），并对脊髓功能进行分级。

目前在临床实践中，脊柱转移瘤患者整体脊髓功能的分级方法仍沿用自脊髓损伤领域的 ASIA 分级（American Spinal Injury Association Impairment Scale）。在体格检查方面，根据肿瘤转移灶的神经压迫部位不同，患者可能出现相应节段颈神经根病（radiculopathy）与颈脊髓病（myelopathy）表现，或两者兼有，包括根性疼痛、颈胸部束带感、四肢感觉肌力异常、肌张力增高、腱反射亢进、病理征阳性、双手精细动作受限及走路踩棉感等。在影像学方面，MESCC 的程度可应用 SOSG 提出的 6 分法评分系统进行评估。该评分基于 MRI T_2 加权像轴位影像，0 级为突破椎体后壁；1a 级为累及硬膜外腔，但无硬膜囊变形；1b 级为硬膜囊变形，但未毗邻脊髓；1c 级为硬膜囊变形紧邻脊髓，但无脊髓受压；2 级为脊髓受压，但脊髓周围仍有脑脊液包绕；3 级为脊髓受压，且周围无脑脊液包绕影。其中 0 ～ 1 级称为低级别 MESCC，2 ～ 3 级称为高级别 MESCC。

（二）肿瘤学与预后评估

作为颈椎外科与肿瘤外科的交叉学科，颈椎转移瘤的肿瘤学及预后评估对明确手术指征具有重要意义。尽管越来越多的文献报道了各种评分系统在椎体转移瘤治疗中的作用，但对临床实践有指导价值的结论仍较为有限。Luksanapruksa 等对包括 13 000 余名患者的 43 项研究进行定量荟萃分析，发现不良预后因素包括术前神经功能障碍、腹腔脏器转移、多发脊柱或骨转移、较差的 KPS、较差的 ECOG 分级，以及侵袭性较强的原发肿瘤病理类型。类似的不良预后危险因素在其他相关研究中也有报道。

对于下颈椎转移瘤的手术治疗，应仔细判断病灶累及范围，个体化选择姑息性或根治性切除方案，需对侧块与椎动脉骨性壁区域的转移灶和椎旁软组织受累的程度进行评估。在指导手术方式与预测术后生存期方面，改良 Tokuhashi 评分、Tomita 评分和 WBB 分型有较充分的文献证据支持。2009 年，SOSG 根据下颈椎解剖特点，将椎动脉受累加入 WBB 分型，自左半棘突起逆时针命名扇区，提出改良 WBB 分型（表 5-5-1）。无论使用哪种系统对颈椎转移瘤进行评估，均应避免过于激进的术式，谨慎权衡患者的手术风险及预期生存获益，针对特定部位转移灶选择根治性全椎体切除术或姑息性减压、减瘤手术。

表 5-5-1　颈椎转移瘤评分系统与手术决策

评分 / 分级系统	应用范畴	评估方法	术式选择
Tomita 评分系统	结合原发灶种类、腹腔脏器转移及骨转移情况进行预后评分	构建预后评分（2 ～ 10 分，评分越高预期生存期越短）	根据预后评分决定广泛切除、瘤外切除、瘤内切除、姑息性手术、保守支持治疗（略）
	对椎体转移灶浸润范围进行解剖描述（椎体内或椎旁软组织，单发或多发）	将转移灶累及椎体的范围分为 7 级： 1. 椎体 2.1+ 椎弓根 3.2+ 椎板与棘突 4.3+ 椎管（硬膜外腔） 5.4+ 椎旁软组织 6.5+ 邻近椎体 7. 多发跳跃病灶（＞3）	全椎体切除术 适用于 1 ～ 5 型病灶 相对适用于 6 型及累及椎动脉孔的病灶 不适用于 7 型多发转移灶 全椎体切除术 适用于 1 ～ 5 型病灶 相对适用于 6 型及累及椎动脉孔的病灶 不适用于 7 型多发转移灶
改良 Tokuhashi 评分系统	结合肿瘤学、脊髓功能及全身状况三方面情况评估患者预后，指导治疗方案	根据 6 个维度进行评分： 1. 一般情况 2. 脊柱外骨转移数量 3. 椎体转移灶数量 4. 主要内脏器官转移 5. 原发灶 6. 脊髓功能	0 ～ 8 分，生存期＜6 个月 保守治疗 9 ～ 11 分，生存期 6 个月至 1 年，单发且不合并腹腔脏器转移时可行切除性手术治疗，其余情况行估计手术 12 ～ 15 分，生存期≥1 年 病灶切除手术

续表

评分 / 分级系统	应用范畴	评估方法	术式选择
改 良 Weinstein-Boriani-Biagini 分型系统（SOSG 版）	对转移灶在椎体横断面上的累及范围及组织层次进行详尽描述，为制订病灶切除方案提供依据	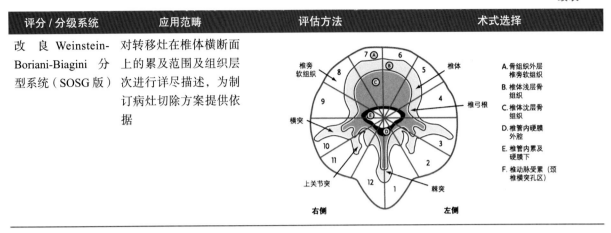	A. 骨组织外层椎旁软组织 B. 椎体浅层骨组织 C. 椎体深层骨组织 D. 椎管内硬膜外腔 E. 椎管内累及硬膜下 F. 椎动脉受累（颈椎横突孔区）

（三）手术决策与个体化治疗

目前尚缺少高等级证据（如随机对照实验）指导颈椎转移瘤的诊疗，手术决策多基于现有专家共识。已有相关研究提出诊疗综合决策框架，强调在脊柱转移瘤患者管理中的关键理念和决策要点。目前较为常见的是 NOMS 系统，旨在整合上述术前评估理念，优化脊柱转移瘤患者的诊疗流程，提高多学科医师生的沟通效率（表 5-5-2）。神经系统部分（neurologic）包括神经系统症状、体征及 SOSG 提出的 ESCC 影像学 6 分法评分系统；肿瘤学部分（oncologic）包括肿瘤病理类型，对于放化疗及手术治疗的敏感性；力学部分（mechanical）主要为 SINS 评分；最后全身情况部分（systemic）为患者整体健康情况与合并症，用于评估手术耐量、风险获益比及预期生存期。该决策系统强调了立体定向放疗外科的重要性；但对于颈椎转移瘤，由于局部解剖结构复杂，放疗相关并发症风险较高，颈椎外科手术干预在肿瘤综合治疗中的比重与优先级相对更高，应用 NOMS 时应侧重于对手术方式的指导，特别是病灶切除与减压的范围。

表 5-5-2　脊柱转移瘤 NOMS 决策系统

神经系统	肿瘤学	力学	全身情况	决策
低级别 ESCC* 不合并神经系统症状、体征	放疗敏感	稳定		cEBRT
	放疗敏感	不稳定		手术重建稳定性 +cEBRT
	放疗抵抗	稳定		SSRS
	放疗抵抗	不稳定		手术重建稳定性 +SSRS
高级别 ESCC* 可合并神经系统症状、体征	放疗敏感	稳定		cEBRT
	放疗敏感	不稳定		手术重建稳定性 +cEBRT
	放疗抵抗	稳定	可耐受手术	手术减压 #/ 重建稳定性 +SSRS
	放疗抵抗	稳定	无法耐受手术	cEBRT
	放疗抵抗	不稳定	可耐受手术	手术减压 #/ 重建稳定性 +SSRS
	放疗抵抗	不稳定	无法耐受手术	姑息手术 $ 重建稳定性 +cEBRT

注：cEBRT：conventional external beam radiation，传统外照射放疗；ESCC：epidural spinal cord compression，硬膜外脊髓压迫；SSRS：spinal stereotactic radiosurgery，脊柱立体定向放射外科治疗。

* 低级别为脊柱肿瘤研究学组（SOSG）0 ~ 1 级，高级别为 2 ~ 3 级。# 包括开放手术，微创入路手术及射频消融。$ 限于骨水泥强化及经皮螺钉固定等微创术式

NOMS 理念最早于 2006 年由 Bilsky 等报道，随着循证医学与脊柱转移瘤诊疗理论的发展迭代更新，最新版 NOMS 决策系统于 2017 年提出后沿用至今（表 5-5-2）。Paton 等在早期 NOMS 系统的基础上加入转移灶的数量、位置与节段（location and levels），首先提出应用 SINS 评分判断脊柱稳定性，并将患者全身情况的内涵细化为手术耐量、预期生存及对既往治疗的反应三方面（patient fitness，prognosis，prior therapy），提出 LMNOP 系统，其中 M、N、O 的定义与 NOMS 中的对应首字母相同。LMNOP 与 NOMS 形式不同，但内涵具有相通性。虽然 LMNOP 系统提出后未得到广泛应用，但其促进了 NOMS 理念的演进。LMNOP 中提及的转移灶节段、数量对术式的影响对于颈椎转移瘤的手术治疗具有指导意义，因此可作为 NOMS 系统的补充。

颈椎转移瘤需准确的诊断与全面的术前评估，可结合上述评分与决策系统，评估患者颈椎稳定性、神经功能、原发灶病理类型、一般情况、是否接受过其他肿瘤综合治疗。手术干预以保护神经功能与重建颈椎稳定性为目标，结合转移灶的数量、节段及每一节段中累及的椎体范围（WBB 分型，椎动脉骨性壁受累情况）制订个体化手术方案。必要时进行多学科协作，完善手术与肿瘤综合治疗的衔接配合。

二、手术操作技巧与难点

（一）手术入路

颈椎椎体活动度大，轴位横截面积较小，因此力学稳定性较胸腰椎差，转移瘤累及颈椎时易早期发生病理性骨折、脊髓压迫等转移灶相关合并症。随着颈椎外科手术技术和内固定器械的进步，手术干预在颈椎转移瘤治疗中的重要性愈发凸显。Kim 等于 2012 年系统回顾了 19 篇手术联合放疗文献（1249 例）与 13 篇单纯放疗文献（1246 例），指出接受手术联合放疗的患者在改善神经功能与缓解疼痛方面优于单纯放疗；类似结果于 Bond 等于 2020 年发表的多中心前瞻性研究中也有报道。下颈椎（C3 ~ C7）是最常见的颈椎转移瘤部位，针对转移灶导致的椎体破坏，需采用包括病灶切除、减压、颈椎重建、内固定等技术在内的手术治疗，手术入路有前方入路、后方入路及前后方联合入路三类选择。

1. 前方入路

颈椎转移瘤常累及椎体前中柱结构，前入路手术可以更好地显露病灶，直接解除肿瘤对脊髓压迫。传统的 Smith-Robinson 入路可显露 C3 ~ T1 节段（图 5-5-1）。

颈椎转移瘤前入路手术时，通常在根据体表标志及术中 C 形臂透视定位手术节段后，于适当位置（手术节段中点或稍偏头侧）沿颈横纹作 3 ~ 5 cm 横切口，在牵开器辅助下即可提供充足的视野，该入路操作空间可供病灶切除、椎体重建及前路钉板系统植入等操作。沿胸锁乳突肌前缘的长斜形切口可提供更加广泛的显露范围，便于向下延伸，可在不劈开胸骨的情况下显露颈胸结合部前方椎体，在颈椎转移瘤中同样得到广泛应用，但远期可能因瘢痕挛缩产生软组织系带。下颈椎转移灶可突破椎体前缘，累及椎前筋膜、前纵韧带、颈长肌及周围软组织，导致粘连及炎性水肿，增加肩胛舌骨肌、气管食管鞘及颈动脉鞘的辨识与游离难度。因此对于

WBB 分型组织层次累及 A 层及 5 ~ 8 扇区的转移灶，在前入路游离显露时需格外谨慎操作，注意预防相关血管神经损伤（表 5-5-3）。在抵达椎前后需广泛骨膜下剥离颈长肌，显露椎体外侧缘与转移灶边界，以便进行病灶切除操作。

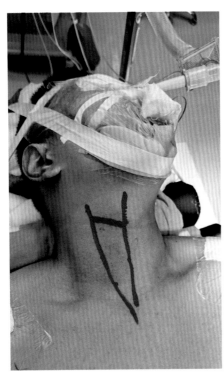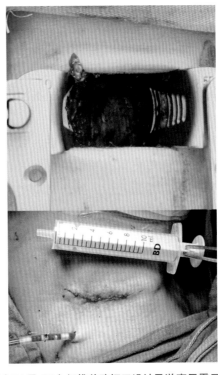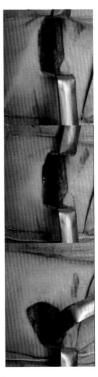

图 5-5-1　颈椎多发转移瘤（C4 及 C6）经椎前路切口设计及游离显露示例

表 5-5-3　颈椎前入路易损伤的结构及症状

颈椎节段	易损伤的结构	临床症状
C3 ~ C4	舌下神经，喉上神经内支，喉上动脉，甲状腺上动脉	吞咽困难，构音障碍，舌向同侧偏斜，呛咳反射受损
C5 ~ C6	喉上神经外支，喉上动脉，甲状腺上动脉，环杓关节	声嘶，发音易疲劳，高音发声受损
C7 ~ T1	喉返神经，胸膜顶部	声嘶，饮水呛咳，气胸或胸腔积液

2. 后入路

后正中入路是颈椎外科的另一经典入路。下颈椎两侧有椎动脉走行，通过后入路切除脊髓腹侧的肿瘤组织难度较大，椎动脉损伤风险较高。后入路可切除后方结构，扩大椎管容积达到间接减压目的，适用于姑息性手术，即前柱稳定性尚可，无需全切转移灶，仅需单纯减压、固定的患者。Gallazzi 等回顾了 30 例接受后路手术的颈椎转移瘤患者，其中下颈椎及颈胸交界处转移共 23 例，在经过平均（13.7±14.8）个月的随访后，共有 15 例患者死亡，所有患者术后疼痛均较术前明显缓解；总体并发症发生率为 26.7%（8/30），其中包括术野感染、神经功能恶化及因螺钉位置不良行翻修手术各 2 例。Lei 等将 19 例颈椎转移瘤患者与人口学信息匹配的 38 例胸椎转移瘤及 38 例腰椎转移瘤患者进行对比，所有患者均接受单纯后入路减压固定手术，颈椎转移瘤组术后运动功能恶化的比例显著高于胸腰椎组，生存期、手术相关并发症及疼痛缓解方面三组间无统计学差异。因此，对于术前合并运动功能障碍、前柱失稳、脊髓腹侧压迫明显的患者，不宜行单纯后入路手术。尽管有研究报道可经后外侧入路完成经椎弓根前柱病灶切除及重建，但该研究样本量较小（7例颈椎转移瘤及1例脊索瘤），且类似文献报道较少，其可行性与临床效果有待进一步验证。

3. 前后联合入路

目前尚无相关研究指出何时行前后联合入路手术治疗颈椎转移瘤，笔者所在中心的总体原则如下：①患者一般情况尚可（KPS评分≥70分），经麻醉评估具有较好的手术耐量（ASA≤3级）；②经肿瘤学评估原发灶已控制，无全身系统性播散，预期中位生存期≥1年；③单一前入路或后入路无法有效切除转移灶和（或）重建脊柱稳定性。Fehlings等对手术治疗颈椎转移瘤相关文献进行系统综述，共纳入13篇下颈椎转移瘤文献（C3～C6，218例）及18篇颈胸交界区转移瘤文献（C7～T2，234例）；在下颈椎最常用的入路为前入路（66%），而在颈胸交界区最常用的入路为后入路；前后联合入路的比例为3.5%～12%；作者指出当颈椎三柱均受累、多节段病灶及骨质较差时可考虑前后联合入路以增加内固定强度。需特别注意的是颈胸交界区应力集中，易继发后凸畸形及内固定失败，因此常采用前后联合入路及长节段颈胸联合固定。

4. 椎体成形入路

近年来，微创理念在颈椎转移瘤领域也有所应用。颈椎经皮椎体成形术（percutaneous vertebroplasty）可避免开放手术带来的创伤，同时达到缓解疼痛、临时稳定脊柱的目的，可通过前外侧类似 Smith-Robinson 入路及后外侧经椎弓根入路完成。椎体成形术无减压及病灶切除操作，提供的稳定性有限，仅适用于椎体后壁完整，不合并神经症状，以溶骨性破坏为主的颈椎转移灶，其中远期效果及对生存期的影响尚不明确，在大规模推广前需开展前瞻性对照实验以提供数据支持。

（二）转移灶切除策略

术者应根据肿瘤累及的范围及手术入路制订病灶切除策略，包括姑息性切除（单纯减压、病灶刮除）与根治性切除（整块切除）两类。Stener等首次将"en bloc resection"（即整块切除）的理念引入脊柱外科。"en bloc"一词借用自法语，表示英语中的"as a whole、all at once、all together"，旨在沿边界整块切除肿瘤，最大限度减少术中污染，降低局部复发率。随后，Roy-Camille等与Tomita等先后报道胸椎"en bloc"全椎体切除，脊柱肿瘤整块切除技术得到进一步发展。但是，颈椎解剖的特殊性使得"en bloc"切除理念的应用较为困难。到目前为止，颈椎"en bloc"切除的技术尚无标准或共识可依。

1. 切缘设计—肿瘤学边界

20世纪90年代初，一些脊柱外科医生开始在脊柱肿瘤外科治疗中运用 Enneking 肌肉骨骼肿瘤外科分期理念，探讨原发性脊柱肿瘤的外科分期。1997年，3个国际性的脊柱肿瘤机构（Istituto Ortopedico Rizzoli，Mayo Clinic 和 University of Iowa Hospitals and Clinics）阐述了一种新的分类方法，即 WBB 分期系统。该系统综合临床、病理与影像学检查进行分期，在脊柱的横断面上根据肿瘤侵占的范围、解剖层次，作钟表面样及放射状区域划分（12扇区，6个层次），依照外科切缘概念界定脊柱肿瘤切除方式。2009 年，SOSG 对 WBB 分期的可靠性进行验证，并将颈椎椎动脉区域纳入分期系统，将 WBB 分期的应用范畴拓展至颈椎肿瘤。虽然 WBB 分期最初应用于脊柱原发肿瘤，但脊柱转移瘤的切缘设计也可参考 WBB 分期，力求在切除转移灶的同时保留脊髓、神经根、椎动脉等重要结构的完整性。

2. 切除方式

对于颈椎转移瘤切缘的命名，须避免混淆。传统的椎体切除（vertebrectomy 或 vertebral resection）通常指后入路经瘤"蛋壳（eggshell）"或"分块（piecemeal）"技术病灶切除。经瘤切除包括病灶刮除、瘤体切除及肿瘤减灭等多种方式，共同点在于切缘经过肿瘤，病理学称为肿瘤阳性切缘。对于颈椎转移瘤，当患者一般情况较差、预期寿命有限、因解剖因素无法行整块切除时，可采取经瘤姑息性切除，解除神经压迫，重建脊柱稳定性；由于经瘤切除后远期转移灶均会复发，术后应局部予以辅助肿瘤综合治疗（放疗、射频消融等）。而当提及"en bloc resection"或"total en bloc spondylectomy，TES"时，则指切缘阴性的瘤外整块病灶切除或全椎体切除。在进行颈椎转移灶整块切除的手术设计过程中，主要的困扰是可能存在解剖结构与功能方面的牺牲，如神经根与椎动脉，这与肿瘤累及的部位及切缘组织结构能否构成有效的肿瘤屏障有关。需注意的是，当转移灶仅局限于前方椎体内时，TES 可达到类似根治性（Radical）切除的效果，即相当于原发骨肿瘤理念中的间室外切除；当转移灶累及硬膜外腔或椎动脉孔区时，可认为肿瘤突破解剖间室，即使 TES 也无法达到根治性切除。全球脊柱肿瘤研究学组（Global Spine Tumour Study Group，GSTSG）根据肿瘤切除的策略、方式与肿瘤学边界，将脊柱转移瘤术式进行归类，该分类系统也适用于颈椎转移瘤（图 5-5-2）。

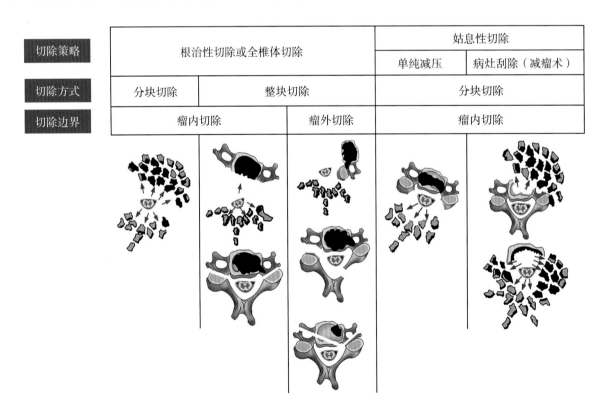

切除策略	根治性切除或全椎体切除		姑息性切除	
			单纯减压	病灶刮除（减瘤术）
切除方式	分块切除	整块切除	分块切除	
切除边界	瘤内切除	瘤外切除	瘤内切除	

图 5-5-2　脊柱肿瘤手术治疗策略

3. 术前活检

颈椎转移瘤的病理类型可根据原发灶的病史及病理结果进行推断。但对于原发肿瘤临床治愈后间隔数年出现的颈椎单发病灶,仍建议行术前活检以明确颈椎病灶是否由原发肿瘤转移所致,以避免漏诊同一个体合并两种原发肿瘤的情况。为减少肿瘤细胞污染,活检取材途径应避免经过间室外间隙,应经过肌性结构取材,并尽量在随后的手术中将取材路径周围组织切除。取材医生应仔细判断转移灶中肿瘤组织的位置,避开坏死组织或肿瘤周围炎性反应带,可同期进行组织病原学培养以除外感染性疾病。通过临床表现无法判断颈椎病灶与原发肿瘤是否相关,且术前活检未能明确诊断者,应于术中送冰冻切片病理检查,根据结果制订切除范围。

4. 全椎体"en bloc"切除

胸腰椎 TES 手术技术的报道已有较多文献支持,而颈椎 TES 的报道较少,仅限个案报道,有报道通过横突孔区截骨游离并保留椎动脉(图 5-5-3)。WBB 分期系统可以根据不同的转移灶累及范围和不同的颈椎区域,指导整块切除的范围,并为每一例患者制订个体化手术策略,实现转移灶最大化切除。考虑到近年来立体定向放疗、生物靶向治疗等新技术在术后转移灶局部辅助治疗中的作用愈发显著,在制订切除范围时需在根治性切除与周围解剖结构的保护之间进行权衡,对于某些肿瘤可能需行分块、经瘤切除以保留重要结构,如椎动脉和神经根,不应过分追求 TES。Wright 等对 1991—2016 年来自三个洲 22 家中心的 1812 例脊柱转移瘤患者的术式进行回顾,姑息性切除比例为 76.9%,而瘤外"en bloc"切除的比例仅为 7.8%。

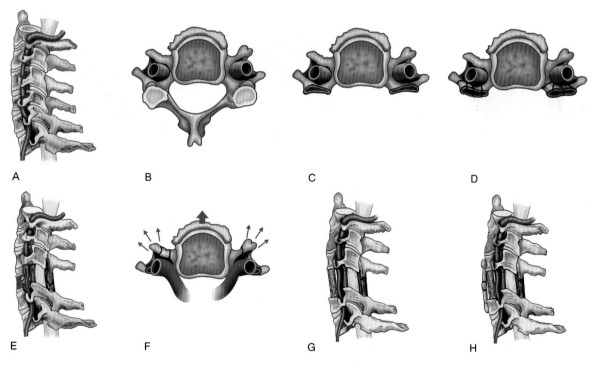

图 5-5-3　颈椎全椎体整块切除术示意图

根据颈椎转移灶瘤体生长范围的 3 种类型,颈椎转移瘤"en bloc"切除的术式(仅指转移灶整块切除,而非 TES)可相应地归纳为 3 类。当整块切除位于后弓的颈椎转移灶时,可通过单纯后入路完成。根据 WBB 分期系统,切除范围应以第 9 至第 4 扇区内无肿瘤组织残留为准

（图 5-5-4A）；如后弓转移灶累及 D ~ E 层，则在切除过程中部分病灶切缘需经过转移灶内，属瘤内切除。当转移灶位于前外侧，在椎体内跨越中线，且向侧方浸润并累及一侧椎动脉骨性壁时，可通过后 - 前路完成 "en bloc" 切除，首先通过后入路切除健侧后弓，需至少切除 3 个扇区以充分游离显露硬膜囊，当肿瘤累及后方 A 层软组织时，需适当切除转移灶周围覆盖的肌肉组织以获得阴性切缘；随后经前路在肿瘤对侧未受累的椎体处开槽，游离转移灶，直至显露健侧椎动脉，游离瘤体时需谨慎操作，在瘤体表面保留一层正常软组织作为屏障，避免进入瘤内；在转移灶头侧与尾侧通过椎间盘切除或横行截骨将其与正常组织完全分离后整块取出。当患侧椎动脉为非优势侧，且转移灶包绕严重难以游离时，可考虑结扎该侧椎动脉（图 5-5-4B）。当转移灶主要位于侧后方，仅侵占小部分椎体（第 6 与第 7 扇区未受累）及部分后弓（至少有 3 个扇区未受累）时，则可通过前 – 后入路实现 "en bloc" 切除，首先通过前路游离位于侧块及横突的瘤体，做前方椎体的矢状半侧次全切（第 6 或第 7 扇区，转移灶同侧），同法通过椎间盘切除或椎体横行截骨在转移灶头侧与尾侧确立切缘并游离病灶，必要时结扎患侧椎动脉；随后通过后路游离位于后弓的转移灶，同理需保留瘤体表面有正常软组织覆盖，避免进入瘤内，后方病灶累及 A 层时应在后方肌肉组织中进行分离，显露完成后分块切除健侧后弓，仔细分离并保护硬膜囊后整块取出病灶（图 5-5-4C）。当 C4 以上不参与构成臂丛的神经根阻挡病灶取出或难以分离时，可酌情予以结扎。

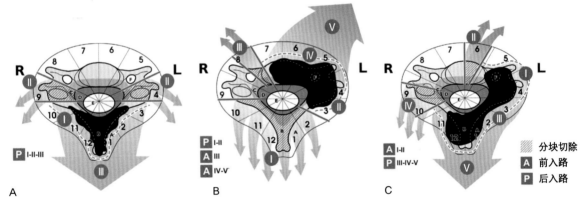

图 5-5-4　颈椎转移瘤 "en bloc" 切除术式示意图

罗马数字表示手术操作的先后顺序，红色表示前入路操作，蓝色表示后入路操作

5. 分离手术

近年来，一种称为 "分离手术（separation surgery）" 的相对微创姑息性切除理念在脊柱转移瘤领域逐渐推广，其内涵为脊髓的 360° 环形减压及硬膜囊与硬膜外腔病灶的游离与切除，旨在为 SBRT 提供理想的靶区。Laufer 等报道后入路分离减压可通过椎板切除、关节突切除和（或）转移灶部分切除完成。前入路分离手术可通过转移灶切除及椎体有限切除完成。尽管分离手术联合 SBRT 具有良好的应用前景，但该技术对于颈椎转移瘤的脊柱稳定性及生存期的影响尚不明确，有待进一步研究证实。

6. 椎动脉的处理

对于颈椎转移瘤，椎动脉的处理方式是难点之一。对于颈椎原发肿瘤，Westbroek 等指出肿瘤包绕椎动脉超过 180° 时为结扎指征，但对于颈椎转移瘤的椎动脉处理目前尚无相关共识。颈椎转移瘤常难以实现根治性切除，为切除病灶而牺牲椎动脉的意义小于原发肿瘤，故应秉承尽可能保留椎动脉的原则进行手术设计，在对术后生存期不产生明显负面影响的情况下尽可能保留患者功能与生活质量（图 5-5-5）。

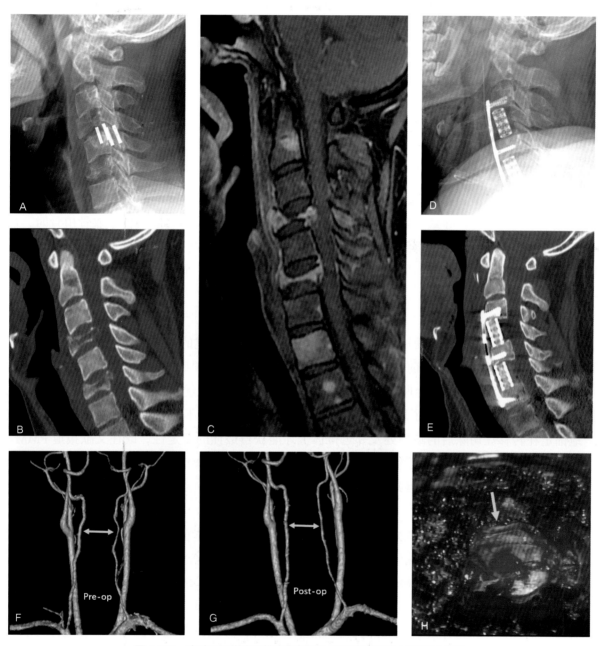

图 5-5-5　胶质母细胞瘤颈椎多发跳跃阶段转移瘤 CTA 三维重建影像

黄色箭头为椎动脉行。C4、C6 椎体次全切除（A～E），术前（F）、术后双侧椎动脉通畅（G），走行较术前更加平直，提示肿瘤对椎动脉的挤压解除；术中经前路切除椎动脉前方骨性壁游离显露椎动脉以尽量切除转移灶（H）

（三）椎体重建与内固定方案

脊柱转移瘤好发于血运及松质骨丰富的椎体，转移灶可破坏骨性结构的完整性与生物力学强度，导致病理性骨折、颈椎失稳及疼痛加重。包括化疗、放疗和类固醇激素在内的保守治疗无法解决上述问题。而在手术治疗中，除了上文介绍的病灶切除外，另一主要操作内容为椎体重建与内固定。在前路椎体次全切或其他范围更大的切除术式后，椎体重建的目标应为矢状面和冠状面的形态学修复，同时保留其弹性模量与生理载荷等方面的生物力学特性，因此须考虑诸多材料学与力学因素。随着手术器械及内植物的进步，颈椎转移瘤的外科治疗不断发展和改进。颈椎病灶切除后的椎体重建可以使用多种材料来完成，如自体取骨植骨和同种异体骨植骨、聚甲基丙烯酸甲酯（polymethylmethacrylate，PMMA）、椎间间隔器、各种不同形制的钛笼。在稳定性重建方面，可通过前路钛板螺钉系统对病灶附近节段进行固定，以防止局部牵张损伤或钛笼沉降。对于合并后柱失稳或转移灶位于颈胸结合部的患者，可通过后路钉棒系统（椎弓根螺钉、侧块螺钉等）进行内固定以提供额外的稳定性，必要时辅以植骨。

1. 结构植骨

在颈椎转移瘤患者中，虽然理论上单纯椎间结构植骨有助于实现坚强的远期骨融合，但具有难以克服的缺点。例如融合过程可能受到放疗、化疗、类固醇激素的使用、局部肿瘤复发和癌性营养不良的阻碍，导致植骨块吸收、融合失败及假关节形成。当使用自体取骨植骨时，髂骨取骨可导致术后疼痛和局部并发症，影响患者在有限生存期中的生活质量。因此，单纯结构植骨目前应用较少，仅限于经肿瘤学专科评估预期生存期大于 6 个月，且无条件使用其他技术和内植物的情况。

2. 骨水泥

虽然笔者所在中心暂无使用骨水泥（PMMA）进行椎体重建的经验，但相关研究显示在转移灶切除后应用 PMMA 辅助前柱重建可获得早期稳定性，对于预期寿命有限且术后需进一步肿瘤综合治疗的患者来说，是合理的植骨替代方案。PMMA 的其他优点包括术后可早期摘除支具，操作简便且费用较低，避免了取骨供区并发症，且 PMMA 本身不受转移灶侵袭。PMMA 需安全地锚定在转移灶切除后的缺损处及邻近椎体上才能获得最佳的稳定性，既往文献报道 PMMA 单独使用或与钛笼等多种内植物联合使用，辅以硅胶管型塑形操作，以降低内固定移位、食道穿孔及脊髓热损伤等 PMMA 相关并发症风险（图 5-5-6）。

3. 钛笼

钛笼及其各种衍生型内植物是目前应用最为广泛的颈椎椎体重建技术，在口头交流中习惯以钛笼代指所有圆柱形笼状内植物，其实际材质与结构可能为钛合金纤维网格、碳纤维间隔器、陶瓷、陶瓷或玻璃、纳米羟基磷灰石或尼龙以及近年来出现的可撑开钛笼等（表 5-5-4）。对于颈椎转移瘤，"Cage"结构的优点包括可有效恢复椎体高度，重建脊柱前凸，术后可立即提供强有力的前柱支撑。可撑开钛笼在提供与维持轴向撑开力方面具有独特优势，可通过撑开装置同时实现锚定与后凸矫形，无需要在脊髓上方进行危险的内植物嵌塞及打器锤击操作。这些笼状内植物通过直径、长度与终板角度的变化适配颈椎部位形态多变的病灶；其内部中空，可填充自体或同种异体骨、人工骨或骨水泥等材料；可用于单或多节段椎体重建。钛笼的缺点包括医疗费用相对较高，以及远期具有内植物移位、下沉或界面骨折等风险。

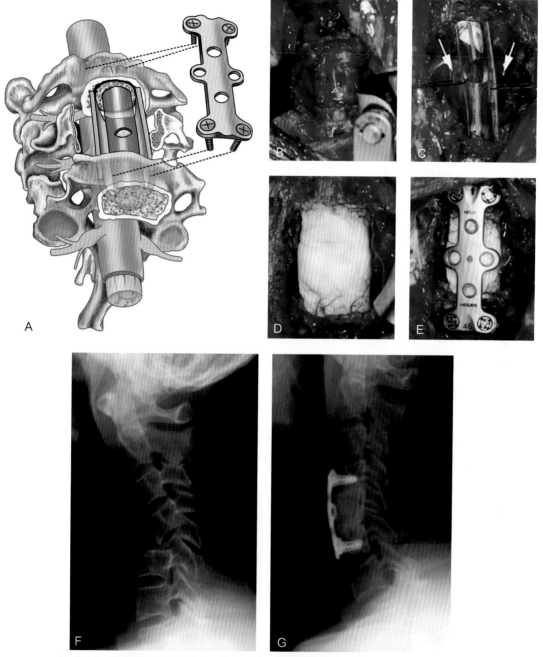

图 5-5-6　骨水泥双腔橡胶管塑形椎体重建联合前路钛板螺钉内固定术示意图（A），
术中照片（B ～ E）及术前（F）、术后颈椎矢状位 X 线片（G）

表 5-5-4　不同笼状椎体重建内植物及其融合效果

内植物名称	作者	随访时间（月）	融合结果
Titanium mesh cage（TMC）	Chuang 等	12	100%，所有 9 例存活患者 CT 影像均显示融合征象（8 例死亡）
Synex expandable cervical cage（ECC）	Auguste 等	22（平均值）	100%，基于颈椎 X 线评估融合效果
Telescopic plate spacer（TPS）	Coumans 等	12	100%，所有 9 例存活患者 CT 影像及前屈后伸位颈椎 X 线均提示融合（3 例死亡）
Anterior distraction device（ADD）	Alfieri 等	3 ～ 21	不明，术后影像随访未见内植物沉降或畸形

Casper 等于 1981 年首次报道前路钉板系统在颈椎内固定中的优势，包括良好的术后即刻稳定性、恢复与保持正常前凸的能力、缩短达到骨性融合的时间、提高椎间融合质量，以及将假关节率降低至 2%。该团队在 1999 年报道了 30 例颈椎肿瘤患者，均接受颈椎前路减压及钉板系统内固定治疗，其中 29 例患者的生活质量得到显著改善，包括疼痛缓解、神经系统功能状况改善。此外，29 例患者获得长期或终身的颈椎力学稳定性，只有 1 例患者需行后路手术以稳定颈椎。椎体重建方面，自体髂骨结构植骨及 PMMA 分别用于 26 例与 4 例患者，共有 27 例患者接受了术后放疗或放化疗联合治疗。所有长期存活患者，即使接受术后放疗，均获得坚强融合。因此，对于预期寿命较长的颈椎肿瘤患者，增加颈椎前路钉板系统可加强稳定性与融合效果。自前路钉板系统的引入，颈椎转移瘤脊柱稳定性重建技术得到快速发展，多种椎体重建技术均可联用颈椎前路钛板和螺钉内固定，以减少颈椎转移瘤术后内固定失败和前柱内植物移位风险。目前，颈椎前路钉板系统内固定已成为颈椎转移瘤前路手术的标准步骤之一。

4. 3D 打印人工椎体

随着 3D 打印技术在医疗领域的应用，颈椎转移瘤的诊疗也逐渐应用 3D 打印技术，包括 3D 打印螺钉植入导板及 3D 打印人工椎体两方面。目前 3D 打印人工椎体在颈椎转移瘤中的应用仅有 1 例个案报道，作者介绍了应用这种高度定制化假体重建 C2 ～ C4 椎体治疗甲状腺癌颈椎转移的经验（图 5-5-7），术后内固定位置、颈椎曲度及稳定性良好，患者神经功能及 JOA 评分显著改善，可在头颈胸支具保护下自主步行。此外，另有 2 篇个案报道及 1 篇纳入 9 例患者的病例系列研究介绍了 3D 打印个性化假体在累及 C2 的颈椎原发肿瘤中的应用。颈椎本身的解剖结构较胸腰椎复杂，加之转移灶累及的部位及相应的手术切除范围均十分多样化，故今后 3D 打印技术可在颈椎转瘤手术治疗中发挥更加显著的作用。

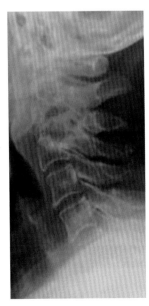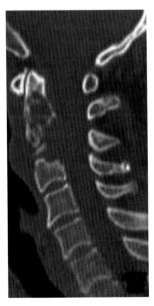

图 5-5-7　3D 打印人工椎体重建 C2 ～ C4 治疗甲状腺癌颈椎转移

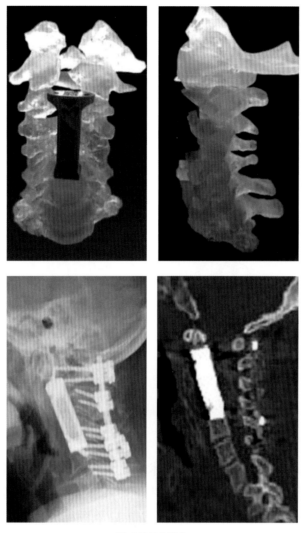

图 5-5-7（续）

5. 后方固定

颈椎转移瘤手术治疗中后方固定的文献报道相对较少，常用技术为侧块螺钉与椎弓根螺钉。后方固定可作为前方固定的补充，以进一步增加脊柱稳定性；也可在单纯后路姑息性手术中独立应用。Gallazzi 等报道 30 例接受单纯后路椎板切除减压内固定手术治疗的颈椎转移瘤患者，在 C3 ~ C7 节段，有 26 例患者行侧块螺钉内固定，4 例患者行颈椎椎弓根螺钉内固定，截至末次随访（平均 13.7 个月），无内固定断裂或螺钉拔出。Oda 等回顾了 21 例伴有前柱失稳的颈椎转移瘤患者，仅行单纯后路椎弓根螺钉内固定术，在平均 12.2 个月的随访中无内固定失败发生。作者指出颈椎椎弓根螺钉可达到三柱固定的效果，优点包括：①更好的生物力学稳定性；②在不经过前入路的情况下获得一定的畸形矫形能力；③简化或避免外部支具制动；④便于同期行后入路减压。转移灶位于 C3 椎体的患者，因为 C2 椎体较小，前路固定把持力有限，可行前后路联合固定，通过 C2 ~ C4 椎弓根螺钉及连接棒从后方提供额外的稳定性。对于累及 C7 的颈椎转移瘤，由于颈胸交界区应力集中，可采用基于后入路的颈胸联合固定，并在必要时联合前入路椎体重建内固定，以重建交界区稳定性，降低内固定失败与继发后凸畸形风险。目前已有多种桥接装置用于连接颈段与胸段后路内固定系统，如并联与串联多米诺连接器，用于连接颈段细棒与胸段粗棒；或使用锥形变径过渡棒。（图 5-5-8）。

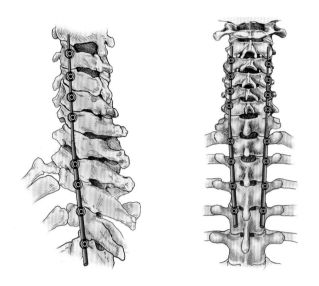

图 5-5-8 颈胸联合固定连接装置模式图

三、围手术期辅助诊疗技术

（一）血液管理

颈椎转移瘤血运丰富，常毗邻静脉丛，手术出血量较多。肿瘤患者术中不能使用自体血回收装置。因此，应重视颈椎转移瘤患者的围手术期血液管理。Kumar 等报道了单中心 243 例脊柱转移瘤患者的手术出血量及输血治疗情况，其中 32 例颈椎转移瘤患者的手术平均出血量为（893±670）mL，18 例（56%）患者术后需输血治疗，平均输血量为（1.8±2.3）U，手术方式包括前入路与后入路手术、椎体次全切除内固定术等（具体不详）。作者指出肿瘤病理类型、术式、手术时间及术前血红蛋白水平是术后输血治疗的相关因素。该团队还报道了术前超选肿瘤滋养动脉栓塞在脊柱转移瘤中的应用，31 例颈椎转移瘤患者中有 5 例接受了动脉栓塞，两组间手术失血量无统计学差异，并认为术前动脉栓塞仅能减少富血运转移瘤的手术失血，包括肾细胞癌、甲状腺癌及肝细胞癌，减少手术失血的效果取决于栓塞是否完全及栓塞与手术的时间间隔。在术前准备时，应系统回顾患者原发肿瘤类型、颈椎转移灶累及范围、CT 血管造影结果及术前血红蛋白水平，对手术出血量做出预估，必要时可由介入科对富血管病灶进行术前滋养动脉栓塞。对于转移灶破坏椎动脉骨性壁的患者，切除病灶时应注意避免椎动脉损伤。围手术期可根据患者血红蛋白水平，除外禁忌证后应用铁剂及促红细胞生成素。

（二）术中放大系统

行颈椎转移瘤手术治疗时可常规使用手术显微镜，其放大作用可提供更加清晰的视野，有助于术者对精细结构的辨识。目前尚无文献报道手术显微镜在颈椎转移瘤中的应用。Sun 等报道，显微镜下颈前入路手术治疗经后纵韧带骨化症的经验，与直视下手术相比，显微镜下手术可减少出血量与并发症发生率。如具备条件，推荐在进行颈椎转移灶的切除操作时使用手术显微镜或头戴式放大系统，可增加操作精度，降低并发症发生率。

四、病例报告

患者，女性，47岁，颈肩部疼痛半年，加重伴颈部活动受限8天，VAS评分8分，余一般情况如常，入院查体未及神经系统阳性体征，影像学检查可见C3椎体骨质破坏，伴椎体塌陷（图5-5-9）。

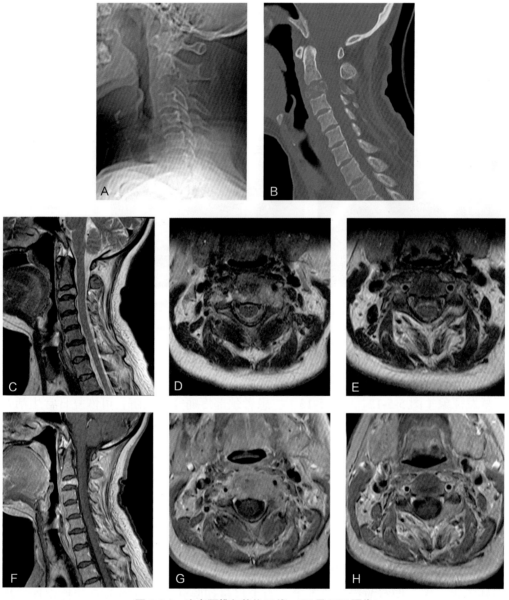

图5-5-9 患者颈椎矢状位X线、CT及MRI图像

X线（A）及CT（B）可见C3椎体及棘突溶骨性病灶，骨质破坏，前方椎体明显塌陷；MRI T₂加权像平扫（C～E）可见椎体内病灶在T₂加权像呈中高信号，累及双侧椎动脉孔、左侧椎板及棘突；T₁加权像增强（F～H）可见病灶信号明显强化

根据影像学表现，高度怀疑该病灶为肿瘤，转移不除外。故反复追问患者肿瘤病史，患者否认既往曾确诊恶性肿瘤，但自述双侧乳腺肿块，未予重视。完善乳腺影像学检查，乳腺外科会诊考虑乳腺癌可能性大，可于脊柱手术后限期行乳腺癌治疗。遂予完善 CTA 检查（图 5-5-10）及其他术前准备，行一期前入路 C3 椎体切除、钛笼植入、C2 ~ C4 钛板螺钉内固定及后路 C3 椎板与侧块病灶切除、C2 ~ C5 双侧侧块螺钉内固定术。总手术时长 1 h，出血 300 mL，术后患者恢复良好，病理提示为转移性腺癌，结合临床所见确诊为乳腺来源的颈椎转移瘤（图 5-5-11），患者出院后于当地医院诊治乳腺癌，行根治术及化疗。

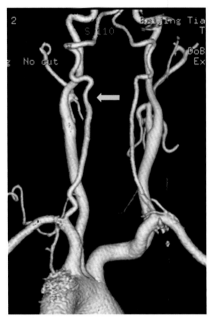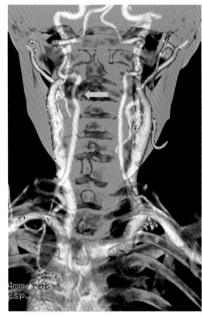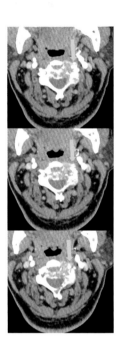

图 5-5-10　患者术前 CTA 三维重建后面观及轴位影像

可见左侧椎动脉在 C3 水平受病灶挤压走行迂曲，且左侧椎动脉为优势侧（黄色箭头）；轴位可见病灶包绕椎动脉超过 180°（黄色箭头）

患者术后规律随访，术后 2 年复查颈椎 X 线及 CT 示内固定位置良好，原颈椎转移灶周围未见局部复发征象（图 5-5-12、图 5-5-13）。患者颈部疼痛完全缓解，可恢复日常生活及工作能力。末次电话随访为术后 6 年，患者仍保持无复发生存状态，颈部前屈后伸及旋转活动无明显不适。

在诊断方面，该患者为中年女性，首诊时否认既往肿瘤病史，颈部为单发病灶，从一元论角度出发，极易误诊为颈椎原发肿瘤。颈椎转移瘤的发生率远高于原发肿瘤，因此当影像学提示病灶可能为肿瘤时，不应轻易排除转移瘤的可能，须反复追问病史，结合肿瘤标志物、PET-CT 及穿刺活检等手段，明确转移灶病理类型与原发灶来源。在治疗方面，该患者无内科合并症，手术耐量可，颈部疼痛及活动受限明显，对患者日常生活及休息影响大，且经乳腺外科评估后可先行脊柱手术，遂一期行前后入路手术，力求尽量切除转移灶并充分重建稳定性。椎动脉处理方面，患者转移灶包绕优势侧椎动脉超过 180°，为追求阴性切缘而结扎椎动脉可导致颅内后循环缺血相关并发症，获益风险比低，故选择在手术显微镜下切除椎动脉骨性壁，游离显露椎动脉，切除所有肉眼可见包绕椎动脉的转移灶。

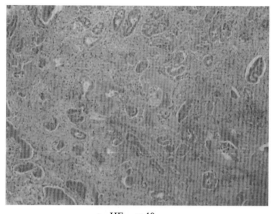 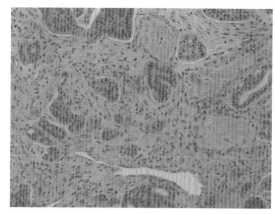

HE，×40　　　　　　　　　　　　HE，×100

图 5-5-11　病灶切除送检，结合镜下形态、免疫组化及临床所见，诊断为乳腺癌颈椎转移

免疫组化结果：CK7（++）、CK8/18（++）、CK20（-）、CK19（+）、ER（70% 中强 +）、P63（-）、PR（70% 中强 +）、P53（-）、C-myc（-）、CgA（-）、Syn（-）、Ki-67（阳性细胞约 2%）、CD34（血管 +）、CEA（-）、S-100（-）、CD68（-）、LCA（-）、SMA（-）、Villin（-）

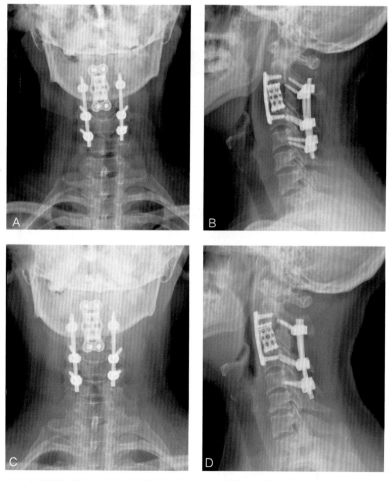

图 5-5-12　术后即刻（A、B）与术后 2 年（C、D）颈椎正侧位 X 线，可见内固定位置良好，无移位、拔钉或断裂，颈椎曲度维持可

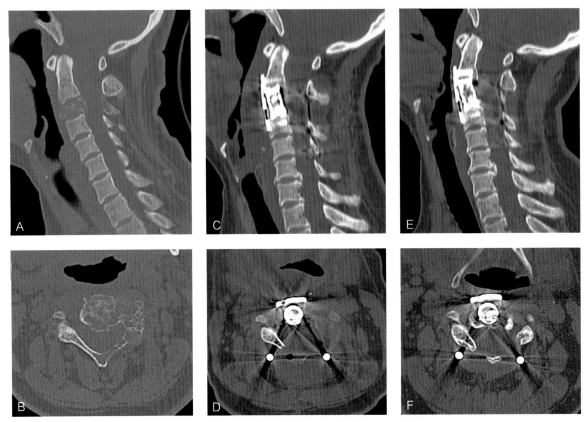

图 5-5-13　术前（A、B），术后即刻（C、D）及术后 2 年（E、F）颈椎 CT 矢状位与轴位图像，可见术后即刻颈椎转移灶完全切除，术后 2 年钛笼位置及颈椎曲度维持良好

第六节　并发症的预防与治疗

一、术中及近期并发症

（一）椎动脉损伤

椎动脉损伤是下颈椎转移瘤术中最严重的并发症，在瘤体侵犯椎动脉或术中局部解剖困难的患者中发生率较高，可能直接导致手术失败或终止手术。由于双侧椎动脉供应脑 10% ~ 20% 的血液，结扎一侧椎动脉后可由对侧椎动脉代偿供血。但若患者存在一侧椎动脉变细甚至缺如等解剖变异，或已因损伤造成血供障碍，则在另一侧手术操作时需非常谨慎。

一旦发生椎动脉损伤，应立即通过止血纱布和明胶海绵沿出血方向填塞压迫。填塞材料应为固体，且用量要大，不适用小块骨蜡或颗粒物，以避免血管内栓塞。填塞后在其周边进行负压吸引，观察出血是否得到有效控制。单纯填塞后，患者可能出现迟发性颅内血管栓塞、再出血或局部动静脉瘘形成，因此控制出血后应进一步处理椎动脉损伤。对于术前通过血管造影确认双侧椎动脉直径，明确损伤侧动脉直径小于健侧的患者，如果出血部位明确，可进行结扎或采用介入技术栓塞。如果不能迅速找到出血部位，应先将周围病灶彻底清除，然后向头尾侧探查明确损伤处。椎动脉结扎需同时结扎损伤处的近端及远端，降低再出血和局部动脉瘤形成的可能。但由于椎动脉在颈椎横突孔内走行且手术范围有限，操作常存在很大难度。结扎的方法多选择损伤血管的上下各一平面切除横突孔前环骨质，充分暴露椎动脉损伤近、远端后直视下进行结扎。另一种方法为非直视下在损伤部经深面通过缝线后结扎，但方法存在损伤后方神经根的风险。对于存在结扎禁忌的患者，若损伤较小且残端能顺利显露，建议请专科医生进行直接修复；但若局部损伤严重难以直接修复，则应进行椎动脉重建。术后应密切观察患者是否出现脑干、小脑和颈脊髓缺血症状，注意是否出现小脑后下动脉综合征和脑干病变体征。

（二）瘤内出血

瘤内出血表现为瘤床广泛持续渗血，若瘤体侵犯动脉则术中出血凶猛，一般压迫止血难以控制，出血量大，患者血压迅速下降。治疗上应快速补充血容量，包括大量输血。采用明胶海绵、止血纱布、生物蛋白胶合并压迫止血，时间不少于 15 min。暂时压迫止血的同时，保持术野清晰，扩大显露范围，寻找出血点，双极电凝等止血。如无法阻止瘤体渗血，沿瘤体边缘显露肿瘤主要供血动脉并进行结扎。如仍无法控制出血，行紧急血管造影明确出血部位，予栓塞等处理。若为主干动脉出血，应请专科医生协助修补或人造血管移植重建。

详尽的术前检查和规划对于避免术中瘤内及瘤旁软组织出血至关重要。术前必须进行完整的凝血检查，并根据需要纠正相应凝血异常影响因素。术前应与麻醉团队沟通，评估是否需要开放大静脉或中心静脉通路。在可能出现大量失血之前，应提前提醒麻醉团队。液体和血液应通过加热器加热后进行灌注，降低术中凝血障碍的可能。对于富血管转移瘤，如组织学类型为肾细胞癌、甲状腺滤泡状癌、神经内分泌肿瘤或其他组织学分型未知但影像学检查提示血运丰富的肿瘤（表 5-6-1），术中很难通过单纯电凝止血，且只有完全切除后肿瘤才停止渗血。对于此类肿瘤，术前应请介入科医生会诊，评估血管造影、临时球囊阻断或永久血管栓塞的必要性，以减少术中出血。

表 5-6-1　颈椎转移瘤按血运丰富程度分型

血运丰富的类型	血运丰富但术前栓塞无获益的类型	血运不丰富的类型
肾细胞癌	多发性骨髓瘤	结肠癌癌
滤泡性甲状腺癌	黑色素瘤	非小细胞肺癌
神经内分泌肿瘤		乳腺癌
副神经节瘤		肉瘤（如骨肉瘤）
肝细胞癌		
平滑肌肉瘤		
血管肉瘤		

（三）神经损伤

颈椎转移瘤术中神经损伤与手术入路和肿瘤对局部组织的浸润相关。为避免神经损伤，应熟悉手术解剖入路，术前对肿瘤侵犯的范围进行评估并制订手术预案。在颈椎前入路手术显露下颈椎（尤其 C6、C7 及 T1）椎体的过程中，较易损伤喉返神经，且右侧入路更易损伤。单侧喉返神经损伤术后表现为声音嘶哑，而双侧喉返神经损伤者出现双侧声带麻痹，发生失声及严重的呼吸困难。对于前入路手术，在术野显露过程中，切断颈阔肌并将二腹肌及胸锁乳突肌牵开后，其下方为十分疏松的结缔组织，用手指稍许分离，由肌肉间隙的疏松结缔组织进入，即达椎体前方，尽量避免用锐性分离或电凝。此方法出血少且手术野清晰，多可避免神经损害。喉返神经在甲状腺下动脉处多从动脉分支中穿过。因此，在结扎甲状腺下动脉时，应在远离甲状腺下极的主干处进行。预计术中对神经刺激较大的患者，适当使用地塞米松或甲泼尼龙可减轻神经水肿，发现症状后立即应用甲泼尼龙冲击治疗，术后给予脱水药物和高压氧治疗。

（四）脑脊液漏

脑脊液漏常由硬膜损伤引起，除增加伤口愈合不良及感染的发生率之外，还可能造成硬膜内肿瘤种植。脑脊液漏在颈椎转移瘤术中出现相对较少，但在瘤体侵犯硬膜、局部粘连且分离困难者中容易出现。术中硬膜损伤首选一期缝合，一般用 6-0 号血管缝线进行缝合，针距 3 mm，边距为 2 mm，缝合后使用纤维蛋白胶或明胶海绵覆盖。如果破裂处太大无法一期缝合，可以使用硬膜补片覆盖，并使用肌肉与脱脂棉一期覆盖缝合处，或加用硬膜密封剂。无论能否修补缝合，术后均需要留置腰大池引流，以降低破损部位的流体静压，同时应用预防性抗感染治疗。腰大池引流一般应用 3～4 天，最多不可超过 7 天，以免引起低颅压、脑疝、椎管内感染、脑脊膜炎等并发症。另外，经过放疗的组织对脑脊液吸收能力受损，即使少量的脑脊液漏出也容易对伤口愈合造成影响。在处理脑脊液漏时，最重要的原则是保证硬脊膜周围有足够的软组织覆盖，如果硬脊膜周围存在死腔，硬膜破损就不容易愈合。

硬脊膜破裂修补不充分、筋膜关闭不合理的患者，可能形成假性脊膜膨出，如果合并伤口愈合不良或裂开，则可能形成经皮脑脊液瘘管。对于后者应尽早进行二期手术，进行硬脊膜修补并与充分软组织覆盖，促进伤口愈合，并预防感染和脑膜炎，否则将延误后续的局部放疗或全身化疗。对于二期手术修补患者应留置筋膜下引流，但应避免使用负压吸引，以防渗漏扩大、过度引流、硬膜下血肿及颅腔积气等并发症。对于手术修补存在困难的患者，应采取其他脑脊液转流策略，包括腰大池引流、腰大池或脑室腹腔分流等。

（五）手术部位感染

在下颈椎转移瘤手术治疗的患者中，手术部位感染的发生率为 2%～5.1%。随手术技术、抗菌药物和围手术期治疗的进步和发展，脊柱转移瘤术后感染的发生率正在逐步下降，但仍是术后棘手的并发症，且对患者的预后有重要影响。造成手术部位感染的高危因素主要来源于患者及手术两方面。患者方面主要包括高龄、吸烟史、糖尿病、慢性肾病、免疫抑制状态、贫血、低蛋白血症、营养不良、肥胖症、术前放化疗以及未重视围手术期营养支持等；手术方面主要有手术时长较长、术中预计失血量多、无菌技术不合格、伤口引流管或腰大池引流留置时间过长等。

预防和避免手术部位感染至关重要。在手术开始前应使用静脉抗生素，随手术时间延长合理加量，并持续至术后 24 h 或直到拔出引流管为止。伤口局部使用万古霉素粉末可作为预防感染的额外手段。伤口关闭时应逐层严密缝合，并选用吸收时间较长的缝线甚至永久缝合线，加强软组织缝合。对于接受过放疗的患者，伤口拆线时间应适当延长。术后辅助治疗的时间窗通常需要调整，以确保伤口充分愈合，建议术后伤口恢复 2 周后才进行化疗或局部放疗。

手术部位感染多发生于术后 3 ~ 5 天，表现为体温升高、白细胞及中性粒细胞上升、血沉C 反应蛋白及降钙素原升高，伤口局部疼痛并出现红肿、渗出、肿胀、压痛等。在应用抗感染药物前，应用拭子从伤口取样，进行病原学及药敏检测，有利于针对性的应用抗生素。对于深部的手术部位感染应尽早进行再手术，彻底清除感染坏死组织，创面用大量抗生素盐水冲洗。伤口留置引流管，距切口 5 ~ 10 cm 处正常皮肤引出并负压吸引，闭合创面；或安放另一根冲洗管进行抗生素盐水灌注冲洗。至体温、白细胞及中性粒细胞水平恢复正常，引流液清亮时可停止灌注，观察 1 ~ 2 天后拔除引流管，继续全身应用抗生素治疗，并根据药敏结果调整。为尽快开始辅助治疗，建议一期缝合伤口或在第一次伤口冲洗时使用皮瓣修补，不建议选择保持伤口敞开并反复多次冲洗。

良好的营养状态是治疗手术部位感染的基石。对于颈椎转移瘤患者，围手术期需请营养科会诊，评估营养状态，有针对性地进行改善并对营养状态进行动态监测和随访。

二、远期并发症

（一）局部复发

脊柱转移瘤术后局部复发率较高，Klekamp 等的研究指出，60% 的患者术后 6 个月时出现复发，1 年时为 69%，4 年时则为 96%。肿瘤局部复发的原因：下颈椎局部解剖结构复杂，位置深在，客观上增加了肿瘤切除的风险和难度；术前对肿瘤病灶范围评估不清晰或肿瘤波及局部软组织，导致肿瘤切除范围不足；肿瘤包绕或粘连局部重要脏器如食管或器官等导致无法彻底切除者，均为肿瘤残留或复发的高危因素。肿瘤的性质及侵袭性也与局部复发相关，对于Tomita 评分中快速生长性及改良 Tokuhashi 评分中 0、1 分的肿瘤，由于其侵袭性强，术前可能已在正常组织反应区内形成卫星灶甚至微转移灶，即使达到较广泛的切除边界，残留卫星灶仍可导致肿瘤复发。另外，手术前后肿瘤的系统综合治疗也有助于降低局部复发的发生率。对于颈椎转移瘤术后复发，治疗上以化疗、放疗为主，若增强 MRI 提示复发瘤体范围局限，可考虑再次行手术治疗。

（二）稳定性重建失败

包括内固定松动、断裂，植骨不融合及假关节形成等。常见原因为术后未进行严格的外固定保护，或术后肿瘤在邻近椎体的进展和侵犯。此外，医源性因素，如固定螺钉误入椎间隙、肿瘤切除后骨缺损区未达到足够强度的重建、术中反复调整内植物位置、未进行确实固定、术后远期未达到植骨融合等也是稳定性重建失败的危险因素。对所有脊柱转移瘤患者而言，细胞毒性辅助治疗的使用、肿瘤及肿瘤治疗相关的高代谢消耗状态，以及糖皮质激素药物的普遍使用都会影响术后骨性融合。

稳定性重建失败应以预防为主。对于有骨质疏松或经过放疗的患者，应增加固定节段数量以分担载荷，或者通过添加骨水泥强化椎体，选用直径更粗的螺钉以增加抗拔出力。术后需长期辅助有效的外固定，如颈托、支具等，避免有害应力。嘱患者积极配合治疗，严格制动，避免手术节段的过度活动。对于已经出现内固定松动及断裂的患者，考虑到其全身状态、伤口及骨的愈合，一般仅针对有症状者进行翻修。翻修手术可考虑增大内固定尺寸，并延长固定节段至骨与软组织正常的区域，如放疗范围以外的区域。

吴炳轩，肖博威，戎天华 编写 刘宝戈 审校

参考文献

［1］王丰, 伦登兴, 张浩, 等. 脊柱转移瘤 481 例的流行病学分析［J］. 中国脊柱脊髓杂志, 2017, 27(9): 787-794.

［2］中华医学会骨科学分会骨肿瘤学组. 脊柱转移瘤外科治疗指南［J］. 中华骨科杂志, 2019, 39(12): 717-726.

［3］ABE T, MATSUMOTO K, SUNAGA S, et al.Metastatic skull tumors from cancers associated with subcutaneous mass lesions［J］. No To Shinkei, 1999, 51(4): 353-359.

［4］AEBI M. Spinal metastasis in the elderly［J］. Eur Spine J, 2003, 12(2): S202-213.

［5］ALFIERI A, GAZZERI R, NERONI M, et al. Anterior expandable cylindrical cage reconstruction after cervical spinal metastasis resection［J］. Clin Neurol Neurosurg, 2011, 113(10): 914-917.

［6］AL-QURAINY R, COLLIS E. Metastatic spinal cord compression: diagnosis and management［J］. BMJ : British medical journal, 2016, 353: i2539.

［7］AMELOT A, TERRIER L M, CRISTINI J, et al. Approaching spinal metastases spread profile［J］. Surg Oncol, 2019, 31: 61-66.

［8］ARTS M P, PEUL W C. Vertebral body replacement systems with expandable cages in the treatment of various spinal pathologies: a prospectively followed case series of 60 patients［J］. Neurosurgery, 2008, 63(3): 537-545.

［9］ATANASIU J P, BADATCHEFF F, PIDHORZ L. Metastatic lesions of the cervical spine. A retrospective analysis of 20 cases［J］. Spine (Phila Pa 1976), 1993, 18(10): 1279-1284.

［10］AUGUSTE K I, CHIN C, ACOSTA F L, et al. Expandable cylindrical cages in the cervical spine: a review of 22 cases［J］. J Neurosurg Spine, 2006, 4(4): 285-291.

［11］AVRAHAMI E, TADMOR R, DALLY O, et al. Early MR demonstration of spinal metastases in patients with normal radiographs and CT and radionuclide bone scans［J］. J Comput Assist Tomogr, 1989, 13(4): 598-602.

［12］BABU N V, TITUS V T, CHITTARANJAN S, et al. Computed tomographically guided biopsy of the spine ［J］. Spine (Phila Pa 1976), 1994, 19(21): 2436-2442.

［13］BARP A, CECCHIN D, CAGNIN A. PET/MRI imaging unmasks leptomeningeal carcinomatosis in unexplained diplopia ［J］. Journal of Neuro-Oncology, 2016, 126(1): 205-207.

［14］BARZILAI O, FISHER C G, BILSKY M H. State of the Art Treatment of Spinal Metastatic Disease ［J］. Neurosurgery, 2018, 82(6): 757-769.

［15］BARZILAI O, LAUFER I, YAMADA Y, et al. Integrating Evidence-Based Medicine for Treatment of Spinal Metastases Into a Decision Framework: Neurologic, Oncologic, Mechanicals Stability, and Systemic Disease ［J］. J Clin Oncol, 2017, 35(21): 2419-2427.

［16］BATSON O V. The function of the vertebral veins and their role in the spread of metastases ［J］. Ann Surg, 1940, 112(1): 138-149.

［17］BAUR A, STABLER A, ARBOGAST S, et al. Acute osteoporotic and neoplastic vertebral compression fractures: Fluid sign at MR imaging ［J］. Radiology, 2002, 225(3): 730-735.

［18］BILSKY M, SMITH M. Surgical approach to epidural spinal cord compression ［J］. Hematol Oncol Clin North Am, 2006, 20(6): 1307-1317.

［19］BILSKY M H, LAUFER I, FOURNEY D R, et al. Reliability analysis of the epidural spinal cord compression scale ［J］. J Neurosurg Spine, 2010, 13(3): 324-328.

［20］BLACK P. Brain metastasis: current status and recommended guidelines for management ［J］. Neurosurgery, 1979, 5(5): 617-631.

［21］BOLLEN L, JACOBS W C H, VAN DER LINDEN Y M, et al. A systematic review of prognostic factors predicting survival in patients with spinal bone metastases ［J］. Eur Spine J, 2018, 27(4): 799-805.

［22］BOND M R, VERSTEEG A L, SAHGAL A, et al. Surgical or radiation therapy for the treatment of cervical spine metastases: results from the epidemiology, process, and outcomes of spine oncology (EPOSO) cohort ［J］. Global Spine J, 2020, 10(1): 21-29.

［23］BORIANI S, WEINSTEIN J N, BIAGINI R. Primary bone tumors of the spine. Terminology and surgical staging ［J］. Spine (Phila Pa 1976), 1997, 22(9): 1036-1044.

［24］BYDON M, DE LA GARZA-RAMOS R, SUK I, et al. Single-staged multilevel spondylectomy for en bloc resection of an epithelioid sarcoma with intradural extension in the cervical spine: technical case report ［J］. Oper Neurosurg (Hagerstown), 2015, 11(4): 585-593.

［25］CASPAR W, PITZEN T, PAPAVERO L, et al. Anterior cervical plating for the treatment of neoplasms in the cervical vertebrae ［J］. J Neurosurg, 1999, 90(1): 27-34.

［26］CASSIDY J T, BAKER J F, LENEHAN B. The role of prognostic scoring systems in assessing surgical candidacy for patients with vertebral Metastasis: a narrative review ［J］. Global Spine J, 2018, 8(6): 638-651.

［27］CAZZATO R L, DE MARINI P, AULOGE P, et al. Percutaneous vertebroplasty of the cervical spine performed via a posterior trans-pedicular approach ［J］. Eur Radiol, 2021, 31(2): 591-598.

［28］CEDERHOLM T, BARAZZONI R, AUSTIN P, et al. ESPEN guidelines on definitions and terminology of clinical nutrition ［J］. Clin Nutr, 2017, 36(1): 49-64.

［29］CHAN P, BORIANI S, FOURNEY D R, et al. An assessment of the reliability of the Enneking and Weinstein-Boriani-Biagini classifications for staging of primary spinal tumors by the Spine Oncology Study Group ［J］. Spine (Phila Pa 1976), 2009, 34(4): 384-391.

［30］CHANG D W, FRIEL M T, YOUSSEF A A. Reconstructive strategies in soft tissue reconstruction after resection of spinal neoplasms ［J］. Spine (Phila Pa 1976), 2007, 32(10): 1101-1106.

［31］CHAO S T, KOYFMAN S A, WOODY N, et al. Recursive partitioning analysis index is predictive for overall survival in patients undergoing spine stereotactic body radiation therapy for spinal metastases ［J］. Int J Radiat Oncol Biol Phys, 2012, 82(5): 1738-1743.

［32］CHEUNG K M, MAK K C, LUK K D. Anterior approach to cervical spine ［J］. Spine (Phila Pa 1976), 2012, 37(5): 297-302.

［33］CHO W, CHANG U K. Neurological and survival outcomes after surgical management of subaxial cervical spine metastases ［J］. Spinc (Phila Pa 1976), 2012, 37(16): 969-977.

［34］CHUANG H C, WEI S T, LEE H C, et al. Preliminary experience of titanium mesh cages for pathological fracture of middle and lower cervical vertebrae ［J］. J Clin Neurosci, 2008, 15(11): 1210-1215.

［35］CLAUSEN J D, RYKEN T C, TRAYNELIS V C, et al. Biomechanical evaluation of Caspar and Cervical Spine Locking Plate systems in a cadaveric model ［J］. J Neurosurg, 1996, 84(6): 1039-1045.

［36］COFANO F, DI PERNA G, ALBERTI A, et al. Neurological outcomes after surgery for spinal metastases in symptomatic patients: does the type of decompression play a role? A comparison between different strategies in a 10-year experience ［J］. J Bone Oncol, 2021, 26: 100340.

［37］CONSTANS J P, DE DIVITIIS E, DONZELLI R, et al. Spinal metastases with neurological manifestations. Review of 600 cases ［J］. J Neurosurg, 1983, 59(1): 111-118.

［38］COOPER P R, ERRICO T J, ROBERT M, et al. A systematic approach to spinal reconstruction after anterior decompression for neoplastic disease of the thoracic and lumbar spine ［J］. Neurosurgery, 1993, (1): 1-8.

［39］COUMANS J V, MARCHEK C P, HENDERSON F C. Use of the telescopic plate spacer in treatment of cervical and cervicothoracic spine tumors ［J］. Neurosurgery, 2002, 51(2): 417-424; discussion 424-426.

［40］CURRIER B L, PAPAGELOPOULOS P J, KRAUSS W E, et al. Total en bloc spondylectomy of C5 vertebra for chordoma ［J］. Spine (Phila Pa 1976), 2007, 32(9): 294-299.

［41］DEVITA R, CHAGARLAMUDI K, KARDAN A. Synchronous osseous metastasis, degenerative changes, and incidental multifocal Paget's disease in a case of newly diagnosed prostatic carcinoma ［J］. World J Nucl Med. 2020 Jan 17;19(2):144-146.

［42］DI PERNA G, COFANO F, MANTOVANI C, et al. Separation surgery for metastatic epidural spinal cord compression: A qualitative review ［J］. J Bone Oncol, 2020, 25: 100320.

［43］DUAN H, MO D, ZHANG Y, et al. Carotid-vertebral artery bypass with saphenous vein graft for symptomatic vertebrobasilar insufficiency ［J］. Neurosurg Focus, 2019, 46(2): 8.

［44］ELDER B D, LO S F, KOSZTOWSKI T A, et al. A systematic review of the use of expandable cages in the cervical spine ［J］. Neurosurg Rev, 2016, 39(1): 1-11.

［45］ELERAKY M, SETZER M, VRIONIS F D. Posterior transpedicular corpectomy for malignant cervical spine tumors ［J］. Eur Spine J, 2010, 19(2): 257-262.

［46］ENNEKING W F. A system of staging musculoskeletal neoplasms ［J］. Clin Orthop Relat Res, 1986, (204): 9-24.

［47］FEHLINGS M G, DAVID K S, VIALLE L, et al. Decision making in the surgical treatment of cervical spine metastases ［J］. Spine (Phila Pa 1976), 2009, 34(22 Suppl): 108-117.

［48］FISHER C G, DIPAOLA C P, RYKEN T C, et al. A novel classification system for spinal instability in neoplastic disease: an evidence-based approach and expert consensus from the Spine Oncology Study Group［J］. Spine (Phila Pa 1976), 2010, 35(22): 1221-1229.

［49］FOURNEY D R, FRANGOU E M, RYKEN T C, et al. Spinal instability neoplastic score: an analysis of reliability and validity from the spine oncology study group［J］. J Clin Oncol, 2011, 29(22): 3072-3077.

［50］GABRIEL K, SCHIFF D. Metastatic spinal cord compression by solid tumors［J］. Semin Neurol, 2004, 24(4): 375-383.

［51］GALLAZZI E, CANNAVO L, PERRUCCHINI G G, et al. Is the posterior-only approach sufficient for treating cervical spine metastases? the evidence from a case series［J］. World Neurosurg, 2019, 122: 783-789.

［52］GOTTFRIED O N, SCHLOESSER P E, SCHMIDT M H, et al. Embolization of metastatic spinal tumors［J］. Neurosurg Clin N Am, 2004, 15(4): 391-399.

［53］GRAUS F, DALMAU J. Paraneoplastic neurological syndromes［J］. Current opinion in neurology, 2012, 25(6): 795-801.

［54］HALLER J M, IWANIK M, SHEN F H. Clinically relevant anatomy of high anterior cervical approach［J］. Spine (Phila Pa 1976), 2011, 36(25): 2116-2121.

［55］HART R A, BORIANI S, BIAGINI R, et al. A system for surgical staging and management of spine tumors. A clinical outcome study of giant cell tumors of the spine［J］. Spine (Phila Pa 1976), 1997, 22(15): 1773-1783.

［56］HEIDECKE V, RAINOV N G, BURKERT W. Results and outcome of neurosurgical treatment for extradural metastases in the cervical spine［J］. Acta Neurochirurgica, 2003, 145(10): 873-881.

［57］HOWELL E P, WILLIAMSON T, KARIKARI I, et al. Total en bloc resection of primary and metastatic spine tumors［J］. Ann Transl Med, 2019, 7(10): 226.

［58］HUSSAIN A K, CHEUNG Z B, VIG K S, et al. Hypoalbuminemia as an independent risk factor for perioperative complications following surgical decompression of spinal metastases［J］. Global Spine J, 2019, 9(3): 321-330.

［59］HUSSAIN A K, VIG K S, CHEUNG Z B, et al. The impact of metastatic spinal tumor location on 30-day perioperative mortality and morbidity after surgical decompression［J］. Spine (Phila Pa 1976), 2018, 43(11): 648-655.

［60］IBRAHIM A, CROCKARD A, ANTONIETTI P, et al. Does spinal surgery improve the quality of life for those with extradural (spinal) osseous metastases? An international multicenter prospective observational study of 223 patients. Invited submission from the Joint Section Meeting on Disorders of the Spine and Peripheral Nerves, March 2007［J］. J Neurosurg Spine, 2008, 8(3): 271-278.

［61］IGOUMENOU V G, MAVROGENIS A F, ANGELINI A, et al. Complications of spine surgery for metastasis［J］. Eur J Orthop Surg Traumatol, 2020, 30(1): 37-56.

［62］ITSHAYEK E, YAMADA J, BILSKY M, et al. Timing of surgery and radiotherapy in the management of metastatic spine disease: a systematic review［J］. Int J Oncol, 2010, 36(3): 533-544.

［63］IVANISHVILI Z, FOURNEY D R. Incorporating the spine instability neoplastic score into a treatment strategy for spinal metastasis: LMNOP［J］. Global Spine J, 2014, 4(2): 129-136.

［64］JASKOLSKI D J, JARRATT J A, JAKUBOWSKI J. Clinical evaluation of magnetic stimulation in cervical spondylosis［J］. Br J Neurosurg, 1989, 3(5): 541-548.

［65］JEMAL A, BRAY F, CENTER M M, et al. Global cancer statistics［J］. CA: A Cancer Journal for

Clinicians, 2011, 61(2): 69-90.

［66］ JENIS L G, DUNN E J, AN H S. Metastatic disease of the cervical spine. A review ［J］. Clinical orthopaedics and related research, 1999, (359): 89-103.

［67］ JEONG D K, LEE H W, KWON Y M. Clinical value of procalcitonin in patients with spinal infection ［J］. Journal of Korean Neurosurgical Society, 2015, 58(3): 271-275.

［68］ JOAQUIM A F, LEE N J, RIEW K D. Circumferential operations of the cervical spine ［J］. Neurospine, 2021, 18(1): 55-66.

［69］ SORENSEN S, BORGESEN S E, ROHDE K, et al. Metastatic epidural spinal cord compression. Results of treatment and survival ［J］. Cancer, 1990, 65(7): 1502-1508.

［70］ KALOOSTIAN P E, GOKASLAN Z L. Surgical management of primary tumors of the cervical spine: surgical considerations and avoidance of complications ［J］. Neurological research, 2014, 36(6): 557-565.

［71］ KANAJI N, WATANABE N, KITA N, et al. Paraneoplastic syndromes associated with lung cancer ［J］. World journal of clinical oncology, 2014, 5(3): 197-223.

［72］ KATTAPURAM S V, KHURANA J S, ROSENTHAL D I. Percutaneous needle biopsy of the spine ［J］. Spine (Phila Pa 1976), 1992, 17(5): 561-564.

［73］ KIM J M, LOSINA E, BONO C M, et al. Clinical outcome of metastatic spinal cord compression treated with surgical excision +/- radiation versus radiation therapy alone: a systematic review of literature ［J］. Spine (Phila Pa 1976), 2012, 37(1): 78-84.

［74］ KORNBLUM M B, WESOLOWSKI D P, FISCHGRUND J S, et al. Computed tomography-guided biopsy of the spine. A review of 103 patients ［J］. Spine (Phila Pa 1976), 1998, 23(1): 81-85.

［75］ KUMAR N, TAN B, ZAW A S, et al. The role of preoperative vascular embolization in surgery for metastatic spinal tumours ［J］. Eur Spine J, 2016, 25(12): 3962-3970.

［76］ KUMAR N, ZAW A S, KHINE H E, et al. Blood loss and transfusion requirements in metastatic spinal tumor surgery: evaluation of influencing factors ［J］. Ann Surg Oncol, 2016, 23(6): 2079-2086.

［77］ LAUFER I, IORGULESCU J B, CHAPMAN T, et al. Local disease control for spinal metastases following "separation surgery" and adjuvant hypofractionated or high-dose single-fraction stereotactic radiosurgery: outcome analysis in 186 patients ［J］. J Neurosurg Spine, 2013, 18(3): 207-214.

［78］ LAUFER I, RUBIN D G, LIS E, et al. The NOMS framework: approach to the treatment of spinal metastatic tumors ［J］. Oncologist, 2013, 18(6): 744-751.

［79］ LEE B H, PARK J O, KIM H S, et al. Perioperative complication and surgical outcome in patients with spine metastases: retrospective 200-case series in a single institute ［J］. Clin Neurol Neurosurg, 2014, 122: 80-86.

［80］ LEE R S, BATKE J, WEIR L, et al. Timing of surgery and radiotherapy in the management of metastatic spine disease: expert opinion ［J］. J Spine Surg, 2018, 4(2): 368-373.

［81］ LEI M, LIU Y, YAN L, et al. Posterior decompression and spine stabilization for metastatic spinal cord compression in the cervical spine. A matched pair analysis ［J］. Eur J Surg Oncol, 2015, 41(12): 1691-1698.

［82］ LEI M, YU J, YAN S, et al. Clinical outcomes and risk factors in patients with cervical metastatic spinal cord compression after posterior decompressive and spinal stabilization surgery ［J］. Ther Clin Risk Manag, 2019, 15: 119-127.

［83］LENER S, HARTMANN S, BARBAGALLO G M V, et al. Management of spinal infection: a review of the literature［J］. Acta neurochirurgica, 2018, 160(3): 487-496.

［84］LI K C, POON P Y. Sensitivity and specificity of MRI in detecting malignant spinal cord compression and in distinguishing malignant from benign compression fractures of vertebrae［J］. Magn Reson Imaging, 1988, 6(5): 547-556.

［85］LI X, WANG Y, ZHAO Y, et al. Multilevel 3D printing implant for reconstructing cervical spine with metastatic papillary thyroid carcinoma［J］. Spine (Phila Pa 1976), 2017, 42(22): 1326-1330.

［86］LIN P. Plasma cell myeloma［J］. Hematology/oncology clinics of North America, 2009, 23(4): 709-727.

［87］LIU J K, ROSENBERG W S, SCHMIDT M H. Titanium cage-assisted polymethylmethacrylate reconstruction for cervical spinal metastasis: technical note［J］. Neurosurgery, 2005, 56(1): e207.

［88］LUKSANAPRUKSA P, BUCHOWSKI J M, HOTCHKISS W, et al. Prognostic factors in patients with spinal metastasis: a systematic review and meta-analysis［J］. Spine J, 2017, 17(5): 689-708.

［89］MAGERL F, COSCIA M F. Total posterior vertebrectomy of the thoracic or lumbar spine［J］. Clin Orthop Relat Res, 1988, (232): 62-69.

［90］MALAWSKI S K, LUKAWSKI S. Pyogenic infection of the spine［J］. Clinical orthopaedics and related research, 1991, (272): 58-66.

［91］MASALA S, ANSELMETTI G C, MUTO M, et al. Percutaneous vertebroplasty relieves pain in metastatic cervical fractures［J］. Clin Orthop Relat Res, 2011, 469(3): 715-722.

［92］MAZEL C, BALABAUD L, BENNIS S, et al. Cervical and thoracic spine tumor management: surgical indications, techniques, and outcomes［J］. Orthop Clin North Am, 2009, 40(1): 75-92.

［93］MENOVSKY T, DE RIDDER D. Simple intraoperative technique for hemostasis of cervical venous bleeding［J］. Neurosurgery, 2008, 62(5): 442-444.

［94］MESFIN A, BUCHOWSKI J M, GOKASLAN Z L, et al. Management of metastatic cervical spine tumors［J］. J Am Acad Orthop Surg, 2015, 23(1): 38-46.

［95］MILLER D J, LANG F F, WALSH G L, et al. Coaxial double-lumen methylmethacrylate reconstruction in the anterior cervical and upper thoracic spine after tumor resection［J］. J Neurosurg, 2000, 92(2): 181-190.

［96］MILLER T A, MOGYOROS I, BURKE D. Homonymous and Heteronymous Monosynaptic Reflexes in Biceps Brachii［J］. Muscle & Nerve, 1995, 18(6): 585-592.

［97］MILLER T A, NEWALL A R, JACKSON D A. H-reflexes in the upper extremity and the effects of voluntary contraction［J］. Electromyogr Clin Neurophysiol, 1995, 35(2): 121-128.

［98］MOBBS R J, COUGHLAN M, THOMPSON R, et al. The utility of 3D printing for surgical planning and patient-specific implant design for complex spinal pathologies: case report［J］. J Neurosurg Spine, 2017, 26(4): 513-518.

［99］MOLINA C, GOODWIN C R, ABU-BONSRAH N, et al. Posterior approaches for symptomatic metastatic spinal cord compression［J］. Neurosurg Focus, 2016, 41(2): 11.

［100］MOLINA C A, GOKASLAN Z L, SCIUBBA D M. Diagnosis and management of metastatic cervical spine tumors［J］. Orthop Clin North Am, 2012, 43(1): 75-87.

［101］MOTOO Y, WATANABE H, SAWABU N. ［Sensitivity and specificity of tumor markers in cancer diagnosis］［J］. Nihon Rinsho, 1996, 54(6): 1587-1591.

［102］MOULDING H D, BILSKY M H. Metastases to the craniovertebral junction［J］. Neurosurgery, 2010, (suppl3): 113-118.

[103] NAGATA K. Cervical spine metastases [J]. Current Orthopaedics, 1998, 12(1): 28-34.

[104] NATHOO N, CARIS E C, WIENER J A, et al. History of the vertebral venous plexus and the significant contributions of Breschet and Batson [J]. Neurosurgery, 2011, 69(5): 1007-1014.

[105] ODA I, ABUMI K, ITO M, et al. Palliative spinal reconstruction using cervical pedicle screws for metastatic lesions of the spine: a retrospective analysis of 32 cases [J]. Spine (Phila Pa 1976), 2006, 31(13): 1439-1444.

[106] O'MARA R E. Bone scanning in osseous metastatic disease [J]. JAMA, 1974, 229(14): 1915-1917.

[107] PATIL C G, LAD S P, SANTARELLI J, et al. National inpatient complications and outcomes after surgery for spinal metastasis from 1993-2002 [J]. Cancer, 2007, 110(3): 625-630.

[108] PATON G R, FRANGOU E, FOURNEY D R. Contemporary treatment strategy for spinal metastasis: the "LMNOP" system [J]. Can J Neurol Sci, 2011, 38(3): 396-403.

[109] PAUL K, THOMPSON C J, KESTLE J R W, et al. A meta-analysis of surgery versus conventional radiotherapy for the treatment of metastatic spinal epidural disease [J]. Neuro-Oncology, 2005, 7(1): 64-76.

[110] PERRIN R G, LAXTON A W. Metastatic spine disease: epidemiology, pathophysiology, and evaluation of patients [J]. Neurosurg Clin N Am, 2004, 15(4): 365-373.

[111] PERRIN R G, LIVINGSTON K E, AARABI B. Intradural extramedullary spinal metastasis. A report of 10 cases [J]. Journal of neurosurgery, 1982, 56(6): 835-837.

[112] PLACANTONAKIS D G, LAUFER I, WANG J C, et al. Posterior stabilization strategies following resection of cervicothoracic junction tumors: Review of 90 consecutive cases [J]. J Neurosurg Spine, 2008, 9(2): 111-119.

[113] QUAIL D F, JOYCE J A. Microenvironmental regulation of tumor progression and metastasis [J]. Nature Medicine, 2013, 19(11): 1423-1437.

[114] QUAN G M, VITAL J M, POINTILLART V. Outcomes of palliative surgery in metastatic disease of the cervical and cervicothoracic spine [J]. Journal of Neurosurgery Spine, 2011, 14(5): 612-618.

[115] RADES D, DUNST J, SCHILD S E. The first score predicting overall survival in patients with metastatic spinal cord compression [J]. Cancer, 2010, 112(1): 157-161.

[116] RASOULI M R, MIRKOOHI M, VACCARO A R, et al. Spinal tuberculosis: diagnosis and management [J]. Asian Spine J, 2012, 6(4): 294-308.

[117] RAZI A, SALEH H, DELACURE M D, et al. Anterior Approach to the Subaxial Cervical Spine: Pearls and Pitfalls [J]. J Am Acad Orthop Surg, 2021, 29(5): 189-195.

[118] REZANKO T, SUCU H K, AKKALP A, et al. Is it possible to start the treatment based on immediate cytologic evaluation of core needle biopsy of the spinal lesions? [J]. Diagnostic cytopathology, 2008, 36(7): 478-484.

[119] ROBERT, W., GILBERT, et al. Epidural spinal cord compression from metastatic tumor: Diagnosis and treatment [J]. Annals of Neurology, 1978, 3(1): 40-51.

[120] SOUTHWICK W O, ROBINSON R A. Surgical approaches to the vertebral bodies in the cervical and lumbar regions [J]. J Bone Joint Surg Am, 1957, 39-A(3): 631-644.

[121] ROUGRAFF B T. Evaluation of the patient with carcinoma of unknown origin metastatic to bone [J]. Clinical Orthopaedics and Related Research, 2003, (415): 105-109.

［122］ ZHANG H R, QIAO R Q, YANG X G, et al. A multicenter, descriptive epidemiologic survey of the clinical features of spinal metastatic disease in China［J］. Neurological Research, 2020, 42(2): 1-11.

［123］ SAYAMA C M, SCHMIDT M H, BISSON E F. Cervical spine metastases: techniques for anterior reconstruction and stabilization［J］. Neurosurg Rev, 2012, 35(4): 463-474; discussion 475.

［124］ SCIUBBA D M, PETTEYS R J, DEKUTOSKI M B, et al. Diagnosis and management of metastatic spine disease. A review［J］. Journal of neurosurgery. Spine, 2010, 13(1): 94-108.

［125］ SEBAALY A, SHEDID D, BOUBEZ G, et al. Surgical site infection in spinal metastasis: incidence and risk factors［J］. Spine J, 2018, 18(8): 1382-1387.

［126］ SHAN J, JIANG H, REN D, et al. Anatomic relationship between right recurrent laryngeal nerve and cervical fascia and its application significance in anterior cervical spine surgical approach［J］. Spine (Phila Pa 1976), 2017, 42(8): e443-e447.

［127］ SHEN J, YE Q, LI S, et al. Surgical treatment of spinal tumors: a report of 30 cases［J］. Zhongguo Yi Xue Ke Xue Yuan Xue Bao, 1995, 17(6): 443-447.

［128］ SHERK, HENRY H. Lesions of the atlas and axis［J］. Clin Orthop Relat Res, 1975, 109: 33-41.

［129］ SHOUSHA M, BOEHM H. Surgical treatment of cervical spondylodiscitis: a review of 30 consecutive patients［J］. Spine (Phila Pa 1976), 2012, 37(1): 30-36.

［130］ SIOUTOS P, ARBIT E, MESHULAM C, et al. Spinal metastases from solid tumors. Analysis of factors affecting survival［J］. Cancer, 1995, 76(8): 1453-1459.

第六章

胸椎转移瘤

随着癌症患者生存期的延长，有症状的脊柱转移瘤越来越常见，70%的脊柱转移瘤发生在胸椎。脊柱转移瘤的诊断依赖于患者的症状、体征、X线检查为基础的成像技术（普通 X 线平片和 CT）、MRI 以及核医学手段（骨闪烁成像或 SPECT、PET 或 PET-CT）等，最终确诊仍依赖病理活检。鉴于原发肿瘤组织学特征和分期、脊柱转移病变范围和临床表现以及患者一般健康状况的多样性，目前脊柱转移瘤标准化治疗方法尚难制订，单独的全身治疗、放疗或手术治疗都不能取得令人满意的治疗效果。脊柱转移瘤的治疗涉及手术学、肿瘤学、放疗学、药学、介入学、康复医学以及心理学等多种专科，而不同学科间的多学科协作与多模式联合治疗至关重要。

既往，开放性手术和传统外放射治疗（conventional external beam radiation therapy, cEBRT）是脊柱转移瘤主流的治疗方式。随着开放性手术替代技术的广泛应用以及辅助治疗的进步，脊柱转移瘤的治疗理念和手段也在不断改进。近年来，4 个主要医学专业领域的进展正在改变脊柱转移瘤的治疗模式：①侧重于影像学的脊柱不稳定标准已由经过验证的脊柱肿瘤不稳定评分（SINS）定义，并被认为是独立的手术指征；②侵入性较小的外科技术，包括分离减压手术、微创通道手术、经皮椎弓根螺钉技术以及骨水泥增强和消融技术等，明显缩短了术后康复时间；③影像引导下的调强放疗（image-guided intensity-modulated radiotherapy, IG-IMRT）与立体定向放疗（stereotactic body radiotherapy, SBRT）可以精确地给予大剂量放疗，可显著提高肿瘤的局部控制率，而不再与肿瘤的组织学特性相关；④肿瘤系统性治疗（如基于基因检测和免疫组化检测的分子靶向药物治疗和内分泌治疗）可以显著提高肿瘤的局部控制效果和患者的整体预后。因此，脊柱转移瘤最佳治疗决策的制订越来越依赖于多学科协作。

然而，必须强调的是，脊柱转移瘤患者如果接受外科治疗，手术获益必须大于围手术期风险。实现外科手术效能的最大化，避免因术后并发症的发生中断或延迟局部放疗和对原发肿瘤的全身治疗，从而获得肿瘤的中长期控制和患者的长期生存，是脊柱转移瘤治疗的终极目标。

第一节　流行病学特点及骨转移机制

一、流行病学

脊柱转移瘤 70% 发生在胸段，20% 发生在腰段，10% 发生在颈段。椎体是脊椎转移瘤最常受累的部位（60% ~ 70%），通常是紧靠脊髓的椎体后部最先受累，其次是椎板和椎弓根。10% ~ 20% 的脊柱转移患者会出现脊髓压迫症。脊柱转移病灶的存在表明肿瘤生物学侵袭性较强，转移灶通常为单发，15% 的病例也可见多发转移灶。

脊柱转移瘤可以侵犯骨质、硬膜外间隙、软脊膜和脊髓。硬膜外病变占脊柱转移病灶的90% 以上，硬膜外病变可以分为单纯性硬膜外病变和椎体转移累及硬膜囊的病变。硬膜内髓外转移和髓内转移较罕见，分别占脊柱转移瘤的 5% ~ 6% 和 0.5% ~ 1%。尸检研究显示，仅0.9% ~ 2.1% 的恶性肿瘤患者存在髓内转移。虽然恶性肿瘤髓内转移和恶性肿瘤脑转移都为神经系统转移瘤，但发病率存在显著差异。恶性肿瘤髓内转移占中枢神经系统转移的 4.2% ~ 8.5%，占脊柱转移的 0.9% ~ 5%。然而，恶性肿瘤脑转移的发生率为 20% ~ 50%，且 30% ~ 50% 会发展为多病灶转移。据估计，约 1/4 的恶性肿瘤髓内转移患者同时存在软脑膜转移，1/3 患者伴发脑转移。Payer 等的研究显示颈髓是恶性肿瘤髓内转移最好发的部位；然而，另有研究发现，胸髓是最常发生髓内转移的脊髓节段，其次是颈椎和腰椎、脊髓圆锥节段。总之，髓内转移多见于 50 ~ 60 岁人群，男性发生髓内转移的风险略高于女性。

不同原发肿瘤的脊柱转移瘤发生率也不尽相同，常见原发恶性肿瘤骨转移的发生率为：乳腺癌（16% ~ 37%）、肺癌（12% ~ 15%）、前列腺癌（9% ~ 15%）、肝癌（4% ~ 16%）、肾癌（3% ~ 6%）和甲状腺癌（4%）。前列腺癌、膀胱癌、鼻咽癌、髓母细胞瘤、神经母细胞瘤、支气管类癌早期可发生低分化性脊柱转移瘤。低分化性骨转移灶往往造成椎体后方皮质和椎弓根的破坏，对椎旁组织和硬膜外组织的评估也十分重要。

二、病理生理

（一）扩散途径

恶性肿瘤可以通过多种途径扩散至脊柱，包括血源性转移、直接蔓延侵袭以及随脑脊液播散。血行转移是恶性肿瘤髓内转移的主要途径。脊髓的动脉血供有 3 个主要来源，脊髓前动脉、脊髓后动脉以及根动脉，其中胸段根动脉来自肋间动脉。脊髓的静脉回流经根前及根后静脉引流至椎静脉丛。椎静脉丛在胸段与胸腔内奇静脉及上腔静脉相通，从而又与肺静脉有联系，这些特点表示肺部的血管网与脊髓血管网有联系，成为肺癌脊髓转移的解剖基础。呼吸、咳嗽等因素可使胸腔内压力发生剧烈变化。椎静脉丛内的压力很低，其血流方向随胸腔压力的变动而改变。支气管动脉在肺门处形成广泛的交通网，肺癌细胞在胸腔内压力剧烈变化情况下存在脱落入血，通过肋间支气管动脉干或椎静脉丛，到达脊髓或椎体的可能。例如，在做 Valsalva 动作时，癌细胞可通过椎静脉丛（Batson 丛）逆流进入脊髓；肾细胞癌可从下腔静脉经硬膜外静脉窦逆行进入脊髓。髓母细胞瘤以脑脊液途径转移常见。松果体母细胞瘤同样自蛛网膜下腔经脑脊液途径播散性转移，形成脊髓和脑膜的种植。最后，癌细胞也会通过连续的组织结构直接蔓延侵袭。虽然硬脊膜可以保护脊髓防止癌细胞的侵入，但是硬脊膜外和神经根肿瘤膨胀生长突破硬脊膜进入脊髓的转移路径也已有报道。

（二）生物学特征

一些肿瘤对放疗极其敏感，不进行开放性手术也有机会恢复。如白血病、淋巴瘤、骨髓瘤和精原细胞瘤对放疗高度敏感，即使在脊髓受肿瘤压迫的情况下也可以采用放疗；而肾癌、甲状腺癌、肝细胞癌和非小细胞性肺癌等对放疗不敏感。同时，白血病、淋巴瘤、骨髓瘤等血液淋巴系统恶性肿瘤和尤因肉瘤对化疗等系统性全身治疗的反应也很快。小圆细胞肿瘤，例如尤因肉瘤和淋巴瘤对类固醇激素敏感。乳腺癌和前列腺癌对激素治疗和内分泌治疗高度敏感。

从组织学上看，转移性肿瘤中的肾细胞癌、肝细胞癌、生殖细胞肿瘤、甲状腺滤泡癌、神经内分泌肿瘤、嗜铬细胞瘤，原发肿瘤中的侵袭性椎体血管瘤、骨巨细胞瘤、骨动脉瘤样囊肿、血管母细胞瘤、骨肉瘤、黑色素瘤、骨母细胞瘤、血管脂肪瘤、血管外皮细胞瘤、血管内皮肉瘤、神经节瘤、脊索瘤、多发性骨髓瘤属于高血运肿瘤，适合栓塞治疗。

三、骨转移的机制

肿瘤骨转移是一种顺序性多步骤过程，涉及"种子"逃逸原发组织、生存、归巢骨髓与"播种"、休眠与休眠终止后侵袭活跃。转移过程极其复杂，每一阶段肿瘤细胞以不同的机制进行转移。

（一）"种子"逃逸

肿瘤细胞逃逸原发部位是转移形成的第一步。虽然逃逸离形成最终骨转移瘤病灶还很遥远，但是逃逸是转移过程的关键步骤并对肿瘤细胞造成选择压力。并不是所有的肿瘤细胞都具有逃逸能力，一般认为只有骨转移"种子"具有逃逸能力。临床证据提示，肿瘤细胞中只有小部分细胞具有自我更新、分化成特异性细胞类型（肿瘤细胞任何群成员，但分化潜能有限）的能力，研究者把这小部分细胞称为肿瘤干细胞（cancer stem cells，CSCs）。"种子"主要为 CSCs。大体可以将协助 CSCs 逃逸原发部位的因素分为两类：肿瘤细胞自身改变；肿瘤细胞周围微环境改变。

（二）"种子"生存机制

"种子"逃逸原发组织后进入循环系统即为循环肿瘤细胞（circulating tumor cells，CTCs）。机体免疫将 CTCs 视为"异己"，理论上机体循环系统中正常免疫细胞可以将 CTCs 清除；

CTCs因失去细胞-细胞和细胞-细胞ECM接触而诱导"失巢凋亡"。这些均可置肿瘤细胞于死地，但是"狡诈"的肿瘤细胞发生转变，活化生存机制仍能继续存活并发生转移。这与肿瘤细胞"免疫逃避""失巢凋亡"抑制和"自噬"密切相关。

（三）骨髓归巢与"播种"

肿瘤转移是一个低效的过程，然而CTCs可以继续在循环系统中增殖，这可以提高转移效率。CTCs已经为评估转移效率提供了量化指标，如卵巢癌血液中每毫升CTCs的数量达前列腺癌的近10倍。然而，卵巢癌的骨转移罕见，而前列腺癌常见，这提示卵巢肿瘤细胞具有逃逸和在循环系统中生存的能力，但是不能有效地进行骨髓侵袭和播种生长。不同类型的肿瘤归巢骨髓的能力差别大，即不同类型肿瘤对骨髓的倾向性不同。针对这个问题，20世纪，Paget提出"种子"（肿瘤细胞）和"土壤"（继发性部位）的倾向性协助肿瘤细胞定植于特异性组织。骨髓富含渗透性高的血管，使它成为肿瘤细胞（但并不是所有肿瘤细胞）的"肥沃土壤"。骨转移瘤的"播种"与Paget的观念一致，肿瘤细胞转移到具有独特生物学倾向性的组织。这种倾向性由诸多配体和受体因子控制，这些配体和受体因子决定肿瘤细胞与骨髓结合和联系的密切程度。

（四）"种子"休眠期与侵袭活跃期

人们已经在早期乳腺癌和前列腺癌患者骨髓中观察并分离得到播散肿瘤细胞（disseminated tumor cells，DTCs）。这些DTCs是肿瘤细胞的独特亚群（"种子"），成功地播散、生存、归巢、侵袭骨髓并在骨髓（"土壤"）建立立足之地。DTCs形成肿瘤有一个双相过程：一个初始潜伏或休眠期（临床上的潜伏期），休眠终止后形成一个侵袭性活跃期。DTCs休眠可以分为增殖休眠和质量休眠，休眠原因主要包括肿瘤微环境细胞因子表达、免疫监视、血管生成及转移抑制基因活化和肿瘤治疗反应。终止休眠后即进入侵袭性活跃期，此期间涉及骨质破坏"恶性循环"和（或）骨质形成。休眠现象、终止休眠机制与骨质破坏"恶性循环"和（或）骨质形成有助于研究者理解肿瘤双相动力学。

第二节　应用解剖

一、胸椎骨性解剖

胸椎椎体的前方高度小于后方高度，形成了自然的脊柱后凸。胸椎由12个椎体组成，椎体的大小、形态、直径、走向从头侧到尾侧不断变化。椎体大小从头侧向尾侧逐渐增大。其中，T1椎体与C7椎体具有相同的冠状位关节突关节面和心形椎体；胸椎（T1～T10）的关节突关节呈冠状位排列，提供了对抗前后方向移动的稳定性；T12椎体则与L1相似，具有矢状位的关节突关节面和圆形的椎体，提供了极大的抗旋转稳定性。胸椎是整个脊柱中最稳定的部分，稳定性由可抵抗来自矢状面、冠状面和横断面运动的胸廓以及肋椎关节、椎弓根和横突（T1、T11、T12除外）提供，其中胸廓为胸椎至少提供了其所需强度的31%，这些关节周围致密强韧的韧带可进一步增强稳定性。同时，小关节的外侧部分在防止脊柱不稳定上起到了很重要的作用，比如广泛椎板切除减压术后可出现脊柱后凸畸形和节段性不稳。

胸椎椎板宽阔且厚实，每一个椎板覆盖在邻近下一节段的椎板之上，形成了"叠瓦状"的排列。棘突在冠状面上呈三角形并且向尾侧倾斜，同样形成了"叠瓦状"排列。胸椎椎弓根直接向后延伸，其上缘很浅，下缘形成一个较深的切迹，椎弓根大部分由松质骨构成，并由内侧较厚、外侧较薄的皮质骨壳包裹。随着椎体节段的变化，椎弓根有着很大的解剖学差异。横突中线在上胸椎位于椎弓根上部；在中部胸椎位于中间；在下胸椎位于下部。和腰椎相比，胸椎椎弓根与椎体后壁的连接更靠椎体上部。尽管T1～T12椎弓根的高度和长度逐渐增加，但对于椎弓根螺钉植入最关键的因素——椎弓根宽度，则T1～T4逐渐减小，在T4～T8处最小，然后再逐渐增加直至T12。一般来说，T1、T2椎体的稚弓根的直径是较大的。胸椎椎弓根的横断面内倾角角度T1～T12逐渐减小，在T1、T2为30°～40°；在T3～T11为20°～25°；在T12为10°。胸椎的横突相对较长，由椎弓根和椎板的结合部向后外侧延伸形成。除T11、T12外，胸椎横突的尖端附近有一椭圆形的小关节面，与相应的肋结节组成肋横突关节。

T2～T8的每个椎体上、下均具有两个半关节面。两个相邻椎体的相邻半关节面共同与一根肋骨的肋头构成关节，此关节往往跨越椎间盘间隙，使得椎间盘更为稳定。正确理解肋头和椎体的解剖学关系对于术中识别正确手术节段和决定肿瘤切除的边界十分重要。例如，T4肋头和T4下部的半关节面与T5上部的半关节面相关节，而且跨越T4、T5椎间盘。另外，每个胸椎横突的腹侧面也与相对应的肋骨的肋结节处形成关节。不同的是，T1上部的半关节与第1肋骨相关节，其下部的半关节与第2肋骨相关节，即T2肋头横跨T1、T2椎间隙。T9椎体则仅有上部的半关节与相应肋骨形成关节，同时T10、T11、T12椎体与对应肋骨构成单独的关节，且并不跨越椎间隙。

二、胸椎肌肉组织

胸椎后方覆盖的肌肉分为3层：浅层包括斜方肌和背阔肌；中间层由上后锯肌、下后锯肌和菱形肌组成；深层的竖脊肌群由棘肌、最长肌和髂肋肌及背部的内在肌组成。竖脊肌束沿整个脊柱纵向走行，其背外侧为椎旁横突棘肌群，竖脊肌的封套筋膜继续向外侧延至腹壁的腹横筋膜，为脊柱的外侧间室提供了一个解剖界面。在胸腰结合部，腰方肌和横突间肌被该封套筋膜分开。为便于安放胸椎器械，需充分、小心地分离肌肉显露出小关节和横突。

腹横腱膜延伸加入胸腰筋膜。分离腹横腱膜可以进入包含肾脏、输尿管、肾上腺和肾周脂肪的腹膜后间隙。右侧腹膜后间隙被右半膈肌、右肝小叶、结肠肝曲、胰十二指肠结合部、下腔静脉和肾静脉占据。左侧腹膜后间隙则被脾脏、胃底、结肠脾曲、胰尾、主动脉和其主要分支包括腹腔干、肠系膜上动脉和肾动脉占据。

在中下胸椎，经腔隙手术入路需通过胸膜和腹膜间隙完成，而前外侧入路不经过这些间隙。因此，辨认后外侧胸腹壁非常重要。

三、胸椎血管解剖

供应颈部脊髓的动脉起源于锁骨下动脉、椎动脉、颈深动脉和颈升动脉的分支。胸腰段脊髓是由胸主动脉、节段动脉（肋间后动脉）和腹主动脉、节段动脉（腰动脉）的分支供应，偶尔也由髂内动脉供应。头侧 4 对节段动脉（肋间后动脉）直接向上方走行离开脊柱，然后横行越过肋横突关节。T4 头侧的奇静脉向上走行离开脊柱。上胸椎血管结构的这种解剖特点提示在进行上胸椎全脊椎切除时，在分离椎体和椎间盘的过程中损伤这些血管的可能性较小。在 T4 以远，胸主动脉和腹主动脉紧贴脊柱前方向下走行。在中段和下段胸椎中，大约 8% 的椎体没有节段动脉。脊髓有两套几乎独立的动脉系统或者叫纵行吻合链：1 根前动脉和 2 条后动脉。

脊髓的血供主要有两个来源，分别是椎动脉发出的脊髓前、后动脉和起源于其他动脉的节段性动脉的分支根动脉，后者一般在 C4 或 C5 节段水平开始加入脊髓前、后动脉。脊髓前、后动脉均发自椎动脉的颅内段，前者由左右支于椎体前面汇合而成，沿脊髓前正中裂下降，陆续发出沟（连合）动脉深入脊髓实质并以左、右支形式交替供应脊髓前角、侧角、中央灰质及脊髓的前索和侧索等。沟（连合）动脉是脊髓前动脉的主要分支，其数量以颈、腰段脊髓为多。两根脊髓后动脉分别沿左、右脊神经后根基部下行，沿途供应脊髓后角和后索。左、右脊髓后动脉相互有分支吻合，少数在中段颈髓处合成一条下行。节段性动脉分别来自颈深动脉、肋间动脉、腰动脉和骶外侧动脉等，其发出的根动脉经椎间孔入椎管，主干分为前、后根动脉。根动脉的数量与粗细变异较大，通常前根动脉只有 7 ~ 8 支，后根动脉也仅为 7 ~ 15 支。一些细小的根动脉仅分布于神经根或被膜，较粗大的前根动脉称作 Adamkiewicz 动脉，又称根最大动脉。Adamkiewicz 动脉通常起源于胸主动脉分出的左侧肋间动脉的一个分支，内径 0.8 ~ 1.3 mm，最常见于 T9 ~ T12 椎体脊髓水平之间；然而，由于其变异性，可以在 T9 和 L5 椎体脊髓水平间的任何地方找到它。Adamkiewicz 动脉穿过相应水平的椎间孔；然后，经历具有特征性的"发夹形曲线"后，上升到脊髓前表面多达两个半椎体，之后与脊髓前动脉吻合（图 6-2-1、图 6-2-2）。通常 Adamkiewicz 动脉是下胸段和腰骶段脊髓腹侧的唯一供给动脉，其分支与其他髓支吻合成动脉网。其中环绕连接脊髓前、后动脉的血管称为动脉冠，主要供应脊髓前、侧索的周围区域。特别强调，必须保留 Adamkiewicz 动脉，以免中断脊髓的侧支循环，导致脊髓梗塞。研究发现根动脉主要存在于 C6、T9 和 L2 节段水平，且两条根动脉的吻合薄弱点多出现在 T4 和 L1 节段附近，因此，尽管动脉分支间有吻合存在，仍不足以在缺血时建立有效的侧支循环。由于脊髓受两个不同来源的血液供应，特别在两者移行衔接之间出现乏血管区，被临床视为危险区域。相反，脊髓后动脉因分布区域小，侧支循环好，因此，很少见到缺血症状。

四、神经解剖

上胸椎神经根的角度倾向头侧并靠近椎弓根，下胸椎神经根的角度倾向尾侧及远离椎弓根。

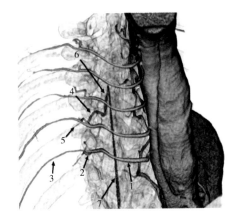

图 6-2-1　Adamkiewicz 动脉（3D VR CTA）解剖图

肋间动脉或腰动脉（1）从腹主动脉发出后，分为后支（2）和前支（3）；后支又分为脊神经根动脉（4）和肌支（5），最大的前根动脉为 AKA（6），后者与脊髓前动脉（7）形成特征性的"发夹形曲线"连接

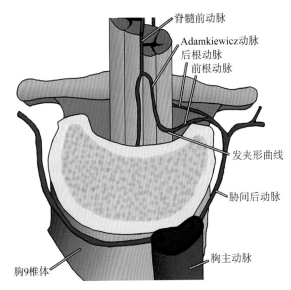

图 6-2-2　Adamkiewicz 动脉走形示意图

五、韧带解剖

如前纵韧带和后纵韧带的脊柱韧带保护了脊柱的关节特性。含有大量胶原成分的前纵韧带可以防止脊柱的过伸和过度分离，其强度随胸腰段下行而增加。后纵韧带的功能是限制过屈，其张力强度大约是前纵韧带的一半。

六、其他特殊解剖

膈肌是一圆盖形肌肉，其前方附着在下位 6 个肋软骨尖端、下位 4 个肋骨和剑突；在后方，膈肌起于上腰椎椎体的前面和第 12 肋。食道裂孔位于 T10 水平，主动脉裂孔位于 T12 水平。膈

神经以中枢 – 外周的方式支配膈肌顶。紧密黏附在膈上面的胸膜提供了一个额外加强层。

肋间隙包括肋间外肌、肋间内肌和肋间最内肌，与前腹部肌肉相连续。肋间神经和血管走形于肋骨下缘的肋骨沟。肋间内肌与上肋横突间韧带相连续。胸内筋膜（在上胸部为 Sibson 筋膜）位于肋间肌的下方，松松地靠着壁胸膜，进入胸膜后间隙需横断该筋膜层。左侧暴露较为有利，因为节段血管结扎后主动脉易于牵拉，半奇静脉和副半奇静脉也位于脊柱的左前外侧并汇入脊柱前方的奇静脉。胸导管经脊柱左前外侧上行，呈鸟嘴状注入左头臂静脉。内脏神经网与主动脉一起通过膈肌裂孔走行。在右侧遇到的主要血管结构是下腔静脉和奇静脉。肋膈窦由周围的壁胸膜组成，形成胸膜囊，肺脏最低点位于该窦上方约 5 cm 处。

第三节　临床表现与体格检查

一、临床表现

（一）疼痛

疼痛是脊柱转移瘤患者最主要和最先出现的症状，主要表现为三种不同性质的疼痛：生物学或肿瘤相关性疼痛、脊柱不稳定造成的机械性疼痛和神经根性疼痛。生物学疼痛是一种夜间或清晨的疼痛，白天会慢慢消失。一方面由于肿瘤释放各种炎症因子，另一方面由于夜间肾上腺分泌的类固醇激素减少出现的疼痛爆发。即使脊柱没有出现不稳定，生物学疼痛也可由肿瘤直接侵犯椎体而引起。生物学疼痛通常可通过服用类固醇激素或放疗来缓解。机械性疼痛是一种与运动相关的疼痛，平卧时可减轻，这种疼痛主要由于椎体破坏、塌陷以及椎体不稳定引起的。转移性病变破坏了椎体的机械完整性使其更容易发生骨折。由于椎体不稳定或潜在不稳定，那些出现或即将出现病理性骨折的患者一般伴有机械性疼痛。非手术治疗无法缓解此类疼痛，通常需要通过开放或微创手术来稳定椎体和脊柱。生物学和机械性疼痛可能会发展为神经根性疼痛，因为硬膜外的病变侵犯神经根孔，从而造成神经根症状，甚至出现硬膜外脊髓压迫，最终导致脊髓变性坏死和神经功能障碍。

脊柱转移瘤患者可能出现的神经症状包括感觉和运动异常、二便功能障碍、自主神经功能紊乱。硬膜外脊髓压迫是神经症状最常见的原因，此外还要考虑到肿瘤髓内转移、颅内转移和硬膜外血肿或感染的可能。

出现下列肿瘤学急症，需要立即转诊给脊柱转移瘤团队中的骨科专家：①神经系统症状，包括神经根痛、肢体无力、行走困难、感觉障碍、膀胱或肠道功能障碍；②脊髓或马尾神经受压相关的神经系统体征。

（二）转移性硬膜外脊髓压迫

转移性硬膜外脊髓压迫症（metastatic epidural spinal cord compression，MESCC）最常见于已确诊的原发肿瘤患者，也可以是未确诊的恶性肿瘤患者的初始表现。MESCC患者的病史特征为隐匿性发作和症状的逐渐进展，但也可以是迅速恶化，其临床表现取决于脊柱和相关神经结构压迫的程度以及是否伴有血管损伤和脊髓梗死。

在出现临床体征之前，高达95%的MESCC患者已存在长达2个月的背痛。疼痛常为持续性，夜间或清晨加重，咳嗽、用力或平卧翻身会使疼痛加剧。研究发现，约70%的脊柱转移瘤发生在胸椎，10%发生在颈椎。而中胸椎和上颈椎的疼痛和压痛在其他疾病中并不常见，此应视为需要脊柱转移瘤专家紧急会诊的"危险信号"症状。而如果胸椎和颈椎的疼痛和压痛同时出现，更需高度重视（图6-3-1）。其他"危险信号"症状见于英国国家卫生与临床优化研究所（National Institute for Health and Care Excellence，NICE）（2008）指南，该指南指出如果癌症患者发生以下情况，建议紧急（24 h内）转诊给脊柱转移瘤治疗的总协调者，并进行相应的处理，包括：①胸椎和（或）颈椎疼痛；②进行性腰椎疼痛；③严重持续性的脊柱疼痛；④活动时加重的脊柱疼痛（例如翻身、起坐或起站时）；⑤影响睡眠的夜间脊柱疼痛。MESCC患者的第二大常见症状是肢体无力，85%的患者在就诊时出现肢体无力症状。患者站立、行走或从床上移动到椅子上的困难程度在数天或数周内急剧增加。第三大常见症状是感觉障碍，例如躯干皮肤感觉异常、手指和脚趾的感觉减退和麻木，可延伸至实际脊髓压迫水平以下1～5个皮节。神经根性感觉丧失和腱反射消失可能与临床症状相对应的脊髓压迫部位密切相关。继发于转移性脊髓压迫的自主神经功能紊乱是晚期的临床表现，可以表现为膀胱和直肠功能紊乱，例如尿潴留、尿失禁、便秘或阳痿。

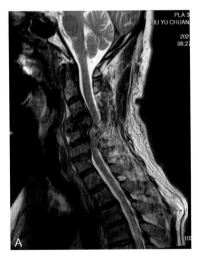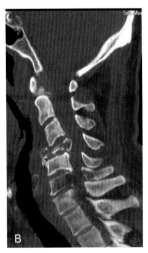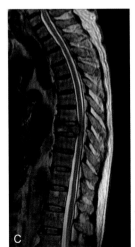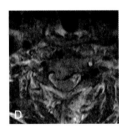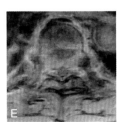

图6-3-1　肺癌颈胸椎脊柱转移瘤伴硬膜外脊髓压迫症的术前、术后影像

行C5、C7椎体转移瘤后入路椎板切除椎管减压内固定术联合T8椎体转移瘤后入路肿瘤部分切除椎管环形减压内固定术。A. 术前MRI T₂WI矢状位片显示C5、C7椎体转移瘤C5椎体病理性骨折伴硬膜外脊髓压迫；B. 术前CT矢状位片显示C5、C7椎体转移瘤C5病理性骨折半脱位；C. 术前MRI T₂WI矢状位片显示T8椎体转移瘤病理性骨折伴硬膜外脊髓压迫；D、E. 术前MRI T₂WI冠状位片显示C5椎体转移瘤伴硬膜外脊髓压迫；F. 术后CT矢状位片显示C5椎体转移瘤病理性骨折已复位，C3～C7椎板切除；G. 术后颈椎CT冠状位片；H、I. 术后胸椎CT冠状位及矢状位片

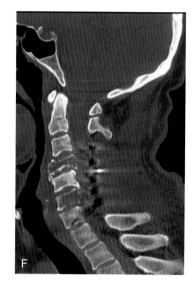
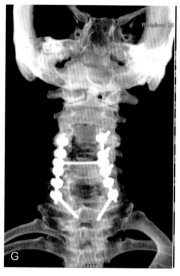
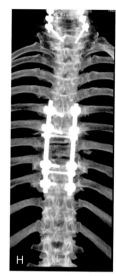
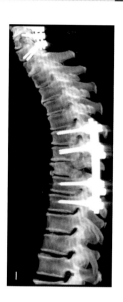

图 6-3-1 （续）

（三）恶性肿瘤髓内转移

恶性肿瘤髓内转移（intramedullary spinal cord metastases，ISCM）是恶性肿瘤晚期的少见并发症，同时可伴随肿瘤的全身迅速进展。在一些罕见的病例中，髓内转移是恶性肿瘤的最初表现。临床上，髓内转移患者可表现为肌力减弱、感觉缺失、括约肌功能障碍和疼痛。部分患者伴有脊髓半切综合征或者完全性脊髓横断综合征。神经功能障碍的范围、形式、恶化程度取决于ISCM的位置、体积及病灶进展的速度（图 6-3-2）。Gazzeri 等的研究表明，髓内转移患者最常见的症状是运动和感觉功能障碍（70% 和 83.3%），其次是疼痛（50%）和括约肌功能障碍（33.3%）。

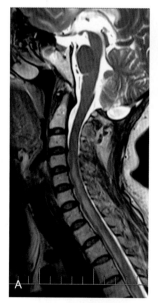
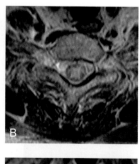
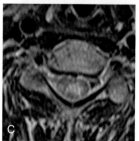
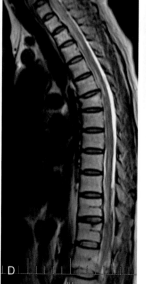
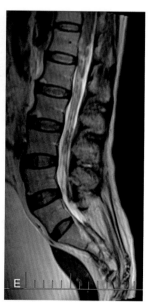

图 6-3-2 乳腺癌颈胸腰椎脊髓髓内脊膜内多发转移

A. 颈椎 MRI T_2WI 矢状位片显示髓内有高信号长斑片状病灶，边缘不清，内部信号不均匀；B、C. 颈椎 MRI T_2WI 横断位片显示髓内有高信号斑片状病灶；D. 胸椎 MRI T_2WI 矢状位片显示髓内有高信号长斑片状病灶，边缘不清；E. 腰椎 MRI T_2WI 矢状位片显示脊膜内多发斑点状低信号转移灶

二、体格检查

询问神经症状病史并进行全面的体格检查是术前评估的重要环节。在出现明显体征之前，局部脊柱压痛和叩击痛通常存在。任何神经症状，包括不全瘫、感觉异常、直肠或膀胱功能障碍，或者步态异常，常提示硬膜囊或神经根受到骨折或肿瘤压迫，甚至已发生髓内转移。如果出现情感、认知、言语异常或脑神经异常，需提高警惕，可能存在颅内肿瘤或转移。对于怀疑有 MESCC 的患者，需要进行完整的神经功能评估，对运动系统进行全面检查，同时判断患者是否存在自主感觉异常，并充分映射和记录皮节、肌节分布区域的神经功能。脊髓压迫水平以下的部位通常表现为上运动神经元损伤，并且皮节区感觉功能发生异常或下降；而终末脊髓水平以下（如圆锥，通常在 L1 椎体水平）受压的患者常表现为马尾神经损伤综合征。上运动神经元损伤通常是对称的，而下运动神经元损伤往往是不对称的。这些检查结果应记录在美国脊髓损伤协会（American Spinal Injury Association，ASIA）损伤量化评分表中。

ASIA 分级是 MESCC 患者脊髓损伤严重程度最常用的评估标准。ASIA 分级：A 级为在骶段 S4～S5 无任何感觉和运动功能保留；B 级为损伤平面以下包括 S4～S5 自主活动消失，但感觉功能保留；C 级为损伤平面以下感觉存在，且至少一半的关键肌肌力 < 3 级；D 级为损伤平面以下感觉存在，且至少一半的关键肌肌力 ≥ 3 级；E 级为自主活动和感觉功能正常。其中 A 级为完全损伤，E 级为无损伤，其余 B、C、D 级为不完全损伤。

骨转移最常发生的部位包括脊柱、骨盆带、肩胛带和股骨近端。除肺癌外，膝关节和肘部远端的骨转移很少见。因此，已确诊或怀疑脊柱转移瘤患者的体格检查应包括肢体检查，寻找和排除肢体局部压痛和功能障碍的所有原因（图 6-3-3）。同时应进行甲状腺检查、皮肤和淋巴

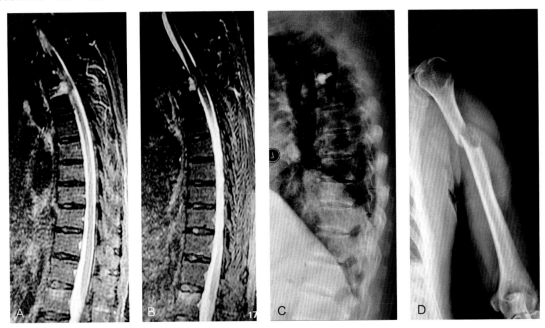

图 6-3-3　肺癌脊柱转移瘤椎体成形术前忽视对肢体骨转移的检查和评估，造成左侧肱骨干骨转移病灶的漏诊

A. 术前胸椎 MRI T_2WI 矢状位片显示 T5 椎体高信号合并病理性骨折；B. 椎体成形术后 3 周胸椎 MRI T_2WI 矢状位片显示硬膜囊轻度受压；C. 椎体成形术后 3 周 X 线片显示骨水泥位置佳；D. 术后 3 周 X 线片显示肱骨中上端病理性骨折

结检查、肺部听诊、乳房检查和直肠指诊等。

第四节　辅助检查

一、影像学检查

（一）X线片

X线片常规用于评估特定创伤和退行性变引起的颈部和背部疼痛。当怀疑存在脊柱转移瘤时，应当行脊柱X线平片检查，然而其敏感性较低，X线片仅能发现直径1 cm以上的病灶和超过50%的骨盐丢失。高达40%的病变可能无法通过X线发现或呈现假阴性。硬膜外病变可能表现为椎体后缘或椎弓根的骨质破坏，30%的硬膜外转移瘤病例中X线片可见虫蚀样改变。在CT和MRI问世前，椎弓根征（椎弓根破坏消失）是脊柱转移瘤溶骨性骨转移的特征性征象（图6-4-1）。

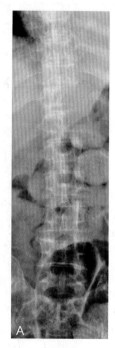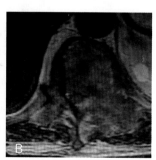

图6-4-1　肺癌T11、T12椎体椎弓根征

A. X线平片显示T11、T12椎体左侧椎弓根破坏消失；B. MRI T$_2$WI 显示椎体后缘和左侧椎弓根骨质破坏

（二）骨扫描

全身骨扫描已成为筛查骨转移的标准影像学检查方法。^{99m}Tc 显像剂聚集于局部成骨活动增

强、代谢旺盛和血流增多区域，可以可靠地识别成骨性转移病灶。虽然骨扫描的敏感性较高但其特异性较低。在已知原发肿瘤的患者中骨扫描显示多个高聚集区时提示骨转移，但即使在肿瘤患者中单一部位聚集也只有 50% 表示存在骨转移。由于示踪剂可以聚集在任何骨代谢增高的部位，创伤、感染、关节病、骨质疏松都可引起放射性核素的非特异性吸收。然而，骨扫描不能识别高度侵袭性和快速生长的溶骨性肿瘤（如骨髓瘤、肺癌等），因为它们的成骨活性极低。溶骨性病灶 ^{99m}Tc 全身骨扫描可以表现为"冷"缺失（图 6-4-2、图 6-4-3），必须引起临床医生高度重视。

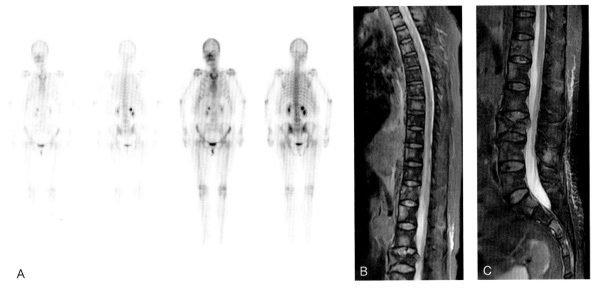

图 6-4-2　肺癌多发溶骨性脊柱转移瘤骨扫描表现为"冷"缺失（一）

　　A. 全身骨扫描显示脊椎骨及全身其余骨未见明显放射性浓聚；B、C. 胸椎及腰椎 MRI T$_2$WI 抑脂矢状位片显示多发脊柱转移伴腰 3 椎体病理性骨折

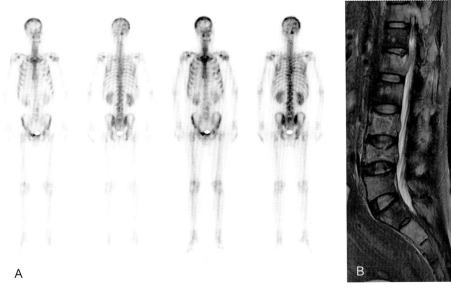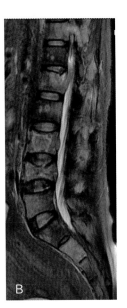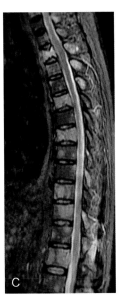

图 6-4-3　肺癌多发溶骨性脊柱转移瘤骨扫描表现为"冷"缺失（二）

　　A. 全身骨扫描显示脊椎骨未见明显放射性浓聚；B、C. 胸椎及腰椎 MRI T$_2$WI 抑脂矢状位片显示多发脊柱转移伴 T2、T7、L3、L4 椎体病理性骨折

（三）计算机断层扫描（CT）

CT 具有更高的敏感性和特异性，CT 扫描可以发现 2 mm 左右的脊柱转移灶，还可帮助监测椎体尤其是后壁骨质的完整性。在检测骨小梁和皮质骨破坏、软组织受侵犯程度以及神经血管结构受累方面均远优于 X 线平片，同时尤其有助于术前上胸椎椎弓根螺钉直径、长度和入路的测量。CT 矢状面和冠状面重建有利于术前评估病理性骨折的程度。单电子发射 CT（SPECT）将热点叠加于 CT 影像可以发现小骨转移瘤病灶，提高了 ^{99m}Tc 骨扫描的敏感性和特异性。SPECT 识别的聚焦热点溶骨区应高度怀疑转移瘤（图 6-4-4）。

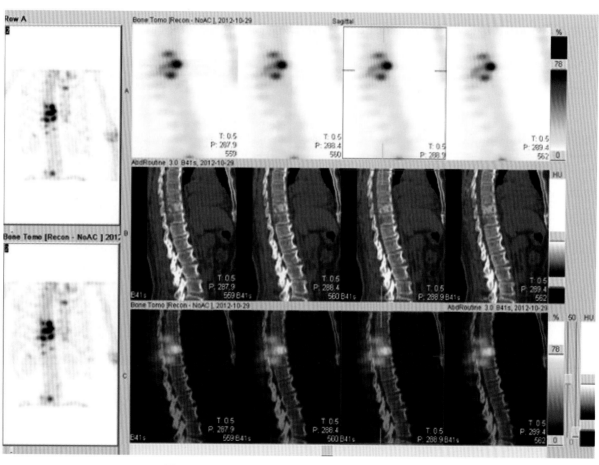

图 6-4-4　SPECT-CT 提示 T10~T12 椎体溶骨性转移瘤

SPECT-CT 提示 T10 ~ T12 椎体放射性摄取增高影，T10 ~ T12 椎体放射性摄取不均匀；T11 椎体骨质密度不均匀增高，T12 椎体骨质破坏，椎体后缘骨皮质不连续

（四）CT 脊髓造影

当患者不宜做 MRI 检查时，CT 脊髓造影是一个很好的选择。它可以显示骨的完整性和硬膜囊的结构，同时还可以抽取脑脊液进行检测。转移性疾病的 CT 脊髓造影可以表现为硬膜囊压迫、神经根增粗、蛛网膜下腔占位或蛛网膜下腔阻塞。如果患者不能进行 MRI 检查或者术后因金属植入物的伪影而脊髓显示不清时，放疗前 CT 脊髓造影可以用来勾画脊髓。

（五）FDG–PET/CT

^{18}F 标记的脱氧葡萄糖正电子发射断层扫描（FDG-PET）可以监测到骨髓内癌细胞糖代谢的升高，使其成为检查骨和骨髓转移的一个较为敏感的方法。^{18}F-FDG PET 和 ^{18}F-FDG PET/CT 发现脊柱转移灶的敏感性分别为 74% 和 98%。尤其是，FDG-PET 可以发现骨扫描阴性的溶骨性病灶，因为这些病灶糖代谢比正常组织高（图 6-4-5）。FDG-PET 虽然在发现溶骨性转移病灶方面具有优越性，但是在识别成骨性骨转移方面的敏感性没有 ^{99m}Tc 骨扫描高。因此，FDG-PET 通常在识别骨髓瘤、乳腺癌和肺癌等侵袭性骨转移病灶时的敏感性比骨扫描高，而在识别前列腺癌骨转移病灶时的敏感性比骨扫描低。然而，必须强调的是 PET/CT 诊断骨和骨髓转移的特异性并不是 100%，肿瘤和急性炎症在 PET/CT 均表现为高亮信号，最终确诊仍依赖病理活检。

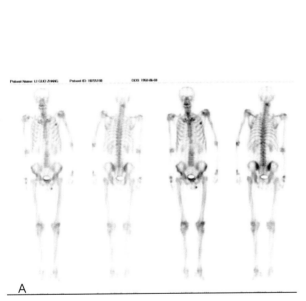
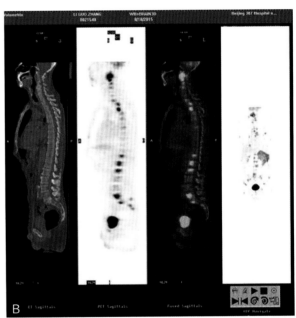

图 6-4-5　肾癌多发脊柱转移瘤

A. 全身骨扫描显示左前第 3 肋点状放射状摄取增高影，颈椎上段团状放射性摄取增高影；B. PET/CT 显示颈胸腰椎、双侧肩胛骨、胸骨、双侧多根肋骨、骨盆诸骨及双侧股骨多发放射性摄取增高灶，C1 ~ C2 水平椎管受侵，相应部位大部分骨质破坏，部分周围软组织肿物形成

（六）磁共振成像（MRI）

骨髓替代是脊柱转移瘤早期 MRI 的特征，MRI 能敏感地显示脊髓水肿及"骨髓脂肪替代征"。MRI 还可清晰显示椎管、硬脊膜及蛛网膜下腔等结构和受累情况，也可观察脊柱转移瘤引起的椎旁软组织肿块及其范围。支持脊柱转移瘤的 MRI 表现有椎体形态膨胀、在椎弓根或后侧椎弓内信号异常、硬膜外浸润或硬膜外肿块、椎旁软组织肿块、在未塌陷的椎骨内已证实有骨转移瘤。脊柱良性压缩骨折和恶性病变存在很大程度的相似性。

转移瘤病灶在 T_1WI 上相对于正常组织总是呈现低信号。在 T_2WI 上，通常认为转移瘤病灶的含水量较高，因此呈现高信号，但这并不是绝对的，在临床上转移瘤病灶 T_2WI 可出现低信号、高信号或混合信号。转移灶周围经常（但不是一贯的）有一个明亮的 T_2 信号圈包绕着低信号病灶（月晕征），月晕征和弥散高信号通常提示这是一个转移性病灶（敏感性 75%；准确性 99.5%）。

　　在标准的肿瘤显像中增强对比十分重要，其可以辨别髓内和硬膜内脊髓外的病变以及硬膜外的病变（尤其在硬膜外腔）。然而，在 T_1WI 上，强化的转移灶和正常骨髓信号强度相当，可能被掩盖。抑制正常高脂肪骨髓信号的序列可以清楚地识别强化的转移灶。增强后的 T_1WI 抑脂制可以凸显骨髓病灶，但病灶的轮廓较模糊、有夸大的感觉（图 6-4-6）。

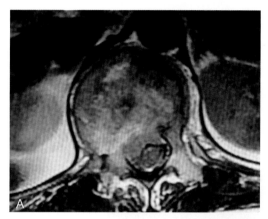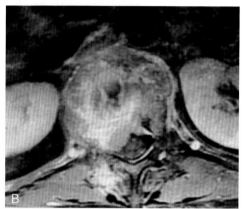

图 6-4-6　脊柱转移瘤硬膜外脊髓压迫 MRI 强化对比图像

A. 病椎 MRI T_2WI 呈等或稍高信号；B. 病椎增强 MRI T_1WI 抑脂像呈强化高信号，硬膜囊内外对比明显

　　在 T_1WI 像上，转移性疾病显示的是混合的高信号强度，反之，非肿瘤性的病灶信号强度较低。STIR 序列能较准确地了解椎体内的脂肪成分，对病变的发现最敏感，特别是溶骨性转移。虽然显示病灶的显著度在 T_2WI 抑脂像和 STIR 像上是相似的，但是前者序列有几个实用的优势，包括每单位时间可以获得更多的切片以及提升组织特异性。T_1WI、T_2WI 和抑脂序列中的任意一种的结合对骨髓病灶的评价都非常有效（图 6-4-7）。

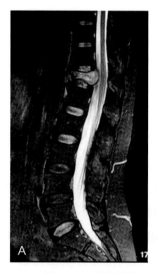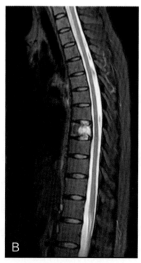

图 6-4-7　脊柱转移瘤 MRI 不同抑脂序列图像

A. 自旋回波序列，B. 快速反转恢复序列

恶性肿瘤髓内转移可表现为多发病灶，也可表现为单发病灶，病灶以斑片状为主，MRI 平扫病灶边缘往往显示不清。恶性肿瘤髓内转移病灶在 MRI T_1WI 上多表现为等或低信号，当病灶内出血或含蛋白成分时可以表现为高信号；在 MRI T_2WI 上多表现为高信号，内部信号多不均匀，当病灶出现囊变或周围有水肿时也可表现为高信号。钆增强后可以进一步区分病灶主体，强化的病灶往往比较明显，可表现为斑片状、环形、斑点状及结节状强化，以斑片状及环形强化为主（图 6-4-8）。恶性肿瘤髓内转移常见伴随的征象包括脊髓增粗、周围水肿、脊髓空洞等。

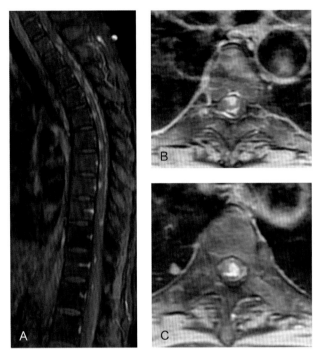

图 6-4-8　增强 MRI 对恶性肿瘤髓内转移病灶较敏感

A.MRI T_2WI 抑脂矢状位片显示多发髓内病灶为斑片状；B、C. 增强 MRI T_2WI 横断位片显示髓内病灶呈环形且明显强化

二、病理学检查

（一）穿刺活检的方法和意义

一般穿刺活检能满足大多数病灶病理诊断的需要，可以给 90% 以上的病例提供诊断。影像（超声 /CT/C 形臂）引导下，精确刺取病灶组织至关重要。进入骨骼的活检需要运用 Jamshidih 骨活检针或其他套管针。对于软组织肿块，Trucut 针穿刺活检已经足够，并且操作简单。除了细胞形态分析，免疫组化更有助于明确转移性病灶的原发部位。如果原发恶性肿瘤病理诊断明确，也可以运用单纯细针穿刺细胞学检查（fine needle aspiration cytology，FNAC）明确转移。如果骨科医生不熟悉穿刺活检方法或病理科医生无法明确报道穿刺活检诊断（常见于缺乏经验的医疗单位），建议患者最好就诊肿瘤专科医院。

（二）病理活检的时机

第一类患者：没有任何肿瘤病史或治疗史的病理性骨折、即将骨折、疼痛性骨病灶，且常常首诊于骨科。脊柱是最常见的部位，无或伴有椎体骨折、神经功能缺失。需要强调的是原发肉瘤早期阶段、感染性脊柱炎和骨质疏松症的患者临床表现可与转移性病灶相似。把原发肉瘤患者诊断为转移性疾病并进行病灶内手术对患者而言无疑是巨大的灾难。同理，感染性脊柱炎与骨质疏松性椎体压缩性骨折患者容易被诊断为脊柱转移瘤。除非同时合并硬膜外脊髓压迫并出现脊髓损害的症状，病理性骨折不属于急诊，任何治疗性手术之前都有必要进行全面系统的检查。推荐的影像学检查方式包括 CT、MRI、同位素骨扫描和 PET/CT，以确定这是一个孤立性的病灶还是广泛的病变。然而，从肿瘤学角度来看，组织病理学诊断最为关键。活检通常可以明确骨转移的诊断，并进一步通过免疫组化研究（激素受体、TTF1、PSA 和甲状腺球蛋白）或肿瘤分子生物学测试提供有关原发肿瘤的线索（例如上皮样癌或腺癌、乳腺癌、甲状腺癌或肺癌）。有时，组织病理学诊断需要同时结合 PET/CT 才发现原发病灶，并能指导患者的最终治疗。如果没有原发肿瘤病史，或虽有原发肿瘤病史，但原发肿瘤治疗后已长期不活跃且先前无转移，此时出现新的骨病变，则必须进行组织活检以明确诊断，特别是对那些目前不适合手术或没有手术指征的骨病变，以排除新的原发肿瘤转移或原发骨肿瘤引起脊柱病变的可能。尤其对于有化疗或放疗史的患者，发生第二种肿瘤的可能性更大（图 6-4-9）。

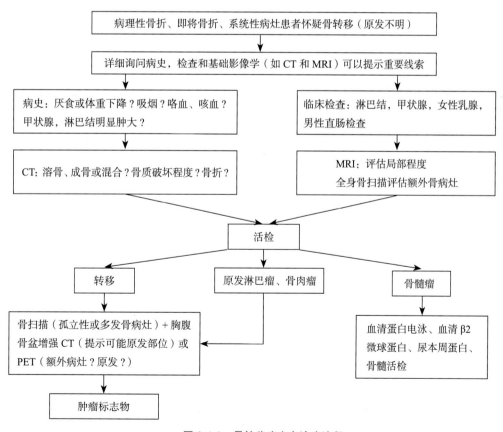

图 6-4-9　骨转移瘤患者诊疗流程

　　第二类患者：原发疾病已知，骨病灶发现于首诊流程检查或者周期性随访期间。这类患者更加常见，尤其是当骨扫描或 PET/CT 常规应用于恶性肿瘤患者的检查时，常常在流程检查或随访期间发现无症状的骨病变，有时是恶性肿瘤患者出现了骨相关事件进行相应检查时，骨病变才被发现。然而，即使原发肿瘤诊断已知，在没有对新发骨病变进行穿刺活检前，外科医生不能想当然地认为骨病灶是原发肿瘤转移来源，因为感染、良性病变（图 6-4-10）、原发骨肉瘤或浆细胞瘤（图 6-4-11）、淋巴瘤、骨髓瘤等均可混淆诊断。如果患者有明确的原发肿瘤病

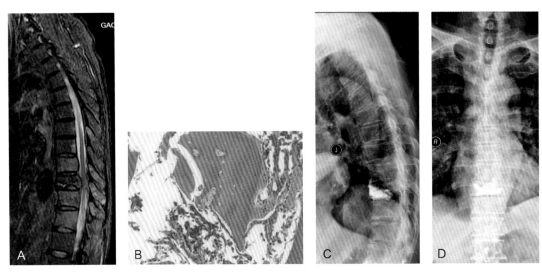

图 6-4-10　肺癌多发脊柱转移瘤伴 T10 椎体病理性骨折行 T10 椎体成形术的临床图像

　　A. 术前 MRI T$_2$WI 抑脂矢状位片显示多发脊椎病变伴 T10 椎体压缩性骨折；B. 术后穿刺病理结报告椎体病灶组织内发现异形细胞，免疫组化提示肺腺癌来源；C、D.T10 椎体压缩性骨折椎体成形术后 X 线正侧位片

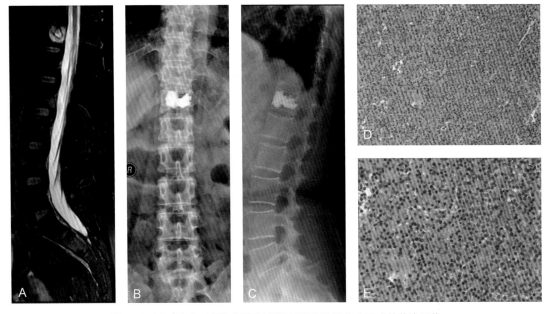

图 6-4-11　肺癌、乳腺癌脊柱转移瘤行 T12 椎体成形术的临床图像

　　A. 术前 MRI T$_2$WI 抑脂矢状位片显示 T12、S2 椎体病变；B、C. 椎体成形术后 T12 椎体转移瘤 X 线片；D.（×100倍）、E.（×200倍）术中穿刺活检病理结果报告镜下见中等大小的浆样细胞弥漫浸润，免疫组化显示浆样细胞呈单克隆性增生，符合浆细胞瘤

史，且已确认存在骨转移时，此时出现新的骨病变，可以不进行穿刺活检。如果原发肿瘤为肺癌或乳腺癌但病理分型尚未明确，骨病灶发现于首诊流程检查并伴有硬膜外脊髓压迫（epidural spinal cord compression，ESCC）1C 级或 2 级，在选择行减压手术或骨水泥增强手术前，应进行活检以明确肺癌或乳腺癌的病理分型判断原发肿瘤对分子靶向治疗及内分泌治疗的敏感性。如果原发恶性肿瘤诊断明确，影像学上发现多处病灶，高度怀疑转移瘤，病灶内姑息性手术前应进行病理活检。尤其是如果骨扫描没有发现其他部位的骨病变，则应该像处理原发性肿瘤一样进行活检以明确诊断。无论是椎体成形术还是球囊后凸成形术，椎体的病理活检必须同时进行或者已在前期进行。

（三）冰冻切片活检的适应证

病理性骨折、即将发生的病理性骨折、脊髓神经功能缺失需要早期或急诊手术的情况比较少见。只有所有检查（包括病理活检）都完成后，才可制订治疗计划和方案。可切除的孤立性脊柱转移瘤是冰冻切片病理活检的禁忌证，因为冰冻切片病理活检有误诊为感染、原发骨肉瘤和其他非转移性病灶的风险。需要急诊手术时，椎旁软组织的冰冻切片病理活检能在很短的时间内给出诊断。如果原发疾病已知，影像学上已发现多处骨破坏病灶，临床高度怀疑骨转移瘤，病灶内姑息性手术前或手术的同时应常规行病理活检。

三、肿瘤标志物检查

肿瘤标志物主要发现于体液（血液、血清、尿液）或组织（肿瘤、骨髓、骨骼），肿瘤标志物代表某一特定恶性肿瘤的独特遗传学标识，有助于肿瘤的诊断、筛查和监测治疗反应和发现肿瘤复发（表 6-4-1）。然而，肿瘤标志物不是肿瘤诊断的唯一依据，肿瘤确诊一定要有组织或细胞病理学的诊断依据。同时，某些肿瘤标志物在某些生理情况下或患某些良性疾病时也可以异常升高。研究发现，尽管进行了 PET/CT、病理免疫组化和肿瘤标志物等全套检查，但仍有 3% ~ 5% 的转移性疾病患者的原发肿瘤不明。脊柱转移瘤患者初诊时的病史收集及检查见表 6-4-2。

表 6-4-1　肿瘤标志物及疾病类别

肿瘤标志物	疾病类型	作用
β_2 微球蛋白	多发性骨髓瘤、慢性淋巴细胞性白血病	预后和反应评估
β-hCG	绒毛膜癌、睾丸癌	复发和反应评估
CA15-3、CA27、CA29	乳腺癌	
CA19-9	胰腺癌、胆囊癌和胆管癌	
CA125	卵巢癌	
降钙素	髓样甲状腺癌	
CEA	直肠和乳腺癌	
免疫球蛋白	多发性骨髓瘤、巨球蛋白和微球蛋白瘤	

续表

肿瘤标志物	疾病类型	作用
LDH	胚细胞肿瘤	
PSA	前列腺癌	
甲状腺球蛋白	甲状腺癌	

注：PSA 为甲状腺特异性抗原；LDH 为乳酸脱氢酶；CEA 为癌胚抗原；hCG 为人绒毛膜促性腺激素；CA 为碳水化合物抗原

表 6-4-2　脊柱转移瘤患者初诊时的病史收集及检查

	情节	检查项目
	所有患者	颈椎、胸椎和腰椎 MRI → 评估硬膜外肿瘤压迫情况以及是否需要手术减压或放疗 颈椎、胸椎和腰椎 CT 扫描 → 评估骨质情况以及是否需要内固定或经皮骨水泥强化手术或两者都不需要 如果既往已行内固定治疗 → 建议使用 CT 脊髓造影或 MRI 评估硬膜外脊髓压迫 如果考虑手术治疗 → 评估术前实验室检查（CBC、CMP、PT、APTT、INR、血型鉴定和交叉配血），药物（尤其是抗凝和抗血小板药物以及分子靶向药中的抗血管生成药物），既往放疗史，既往手术史，肿瘤内科治疗史
已确诊癌症的患者	急性神经压迫	行胸部、腹部和骨盆的非增强 CT → 评估全身性疾病 如果考虑手术：需行标准术前检查，同时要与最近一次进食间隔足够长的时间
	神经功能正常时的肿瘤学检查	行胸部、腹部和骨盆的非增强 CT → 评估全身性疾病 替代性检查：PET 扫描或 ^{99m}Tc 骨扫描 → 评估转移性肿瘤负荷 肿瘤标志物：如 CEA、CA19-9 肿瘤及治疗史（既往使用的全身治疗药物、脊柱转移瘤和原发肿瘤放疗史、当前免疫治疗或化疗方案） 既往使用类固醇药物（尤其是恶性血液肿瘤的患者）
未确诊癌症的患者	急性神经压迫	建议：行胸部、腹部和骨盆非增强 CT → 评估全身性疾病 如果考虑手术：需行标准术前检查，同时要与最近一次进食间隔足够长的时间
	神经功能正常时的肿瘤学检查	受累椎体活检 → 粗针穿刺活检优于细针穿刺活检 行胸部、腹部和骨盆非增强 CT → 评估全身性疾病 替代性检查：PET 扫描或 ^{99m}Tc 骨扫描评估转移性肿瘤负荷 肿瘤标志物，如 CEA、CA19-9 肿瘤及治疗史（既往使用的全身治疗药物、脊柱转移瘤和原发肿瘤放疗史、当前免疫治疗或化疗方案） 既往使用类固醇药物（尤其是恶性血液肿瘤的患者）

注：APTT 为活化部分凝血活酶时间；CBC 为全血细胞计数；CMP 为综合代谢检查；CT 为计算机断层扫描；INR 为国际标准化比值；PET 为正电子发射断层扫描；PT 为凝血酶原时间

第五节　手术决策

一、手术指征

脊柱转移瘤手术的主要目的是切除肿瘤、稳定和重建脊柱、缓解疼痛、预防和缓解神经压迫，同时可以帮助诊断原发肿瘤。手术指征包括：①内科治疗不能控制的严重疼痛；②脊柱不稳定［50% 椎体塌陷，后凸畸形，平移畸形（半脱位），肿瘤累及前、后柱］；③不完全神经功能缺失 > 24 h；④影像学存在明显的脊髓压迫；⑤孤立性脊柱转移瘤，无论原发和转移均可进行手术切除；⑥组织学诊断缺乏；⑦原发肿瘤对放疗不敏感（恶性黑色素瘤、肉瘤、肾癌、结肠癌）；⑧放疗期间神经功能恶化或接受放疗后局部肿瘤仍增长并潜在发生或已发生重要并发症。其中，伴有或者不伴有脊柱不稳定或潜在不稳定的疼痛（83% ~ 95% 的患者）和继发于转移性硬膜外脊髓压迫的神经功能障碍是脊柱转移瘤治疗最主要的两大主要指征。对于有临床症状的硬膜外脊髓压迫，Patchell 等的研究结果证实来源于实体肿瘤的高级别 MESCC（2 级、3 级），手术减压是最佳治疗方案。同时该研究结果表明，实体转移性肿瘤的高级别 MESCC 患者接受手术减压联合术后辅助放疗比接受单纯放疗可获得更好的功能改善。

二、术前规划

术前规划旨在确定手术目标、制订详尽的手术方案，同时评估脊柱转移瘤患者对外科手术的耐受能力。术前规划的依据是脊柱转移瘤患者的病史收集及检查。为帮助制订满足患者目标和期望的治疗计划，人们已经开发出脊柱转移瘤临床决策辅助工具和预后评分系统。2006 年和 2011 年分别被提出的 NOMS 决策系统与 LMNOP 策略是脊柱转移瘤目前最常用的两个治疗决策框架。NOMS 治疗决策框架包括对神经功能、肿瘤性质、稳定性和全身情况 4 个参数的评估。LMNOP 治疗决策框架则包括评估病变部位、稳定性、神经功能、肿瘤性质、患者健康状况 5 个参数的评估。这两个治疗决策框架都整合进了硬膜外脊髓压迫神经功能损害和脊柱不稳两个最重要因素，并可分别使用已得到验证的 ESCC 分级系统和 SINS 系统来进行评估。手术减压适用于 ESCC 分级评估为 3 级者。当 ESCC 评估为 0 ~ 1c 级时，单纯放疗即可。ESCC 分级评估为 2 级时则需要在放疗和（或）分子靶向治疗和（或）椎体成形术与手术减压治疗方式间做出选择。此外，肿瘤分期是术前评估的又一关键，因为原发肿瘤的组织学类型和转移性肿瘤负担与患者术后生存期密切相关。

三、手术方式

脊柱转移瘤手术治疗包括解除压迫的减压术、脊柱稳定和重建术。脊柱转移瘤减压手术可分为根治性手术和姑息性手术。影响肿瘤切除或神经减压手术的因素很多，包括受累的脊柱节段、肿瘤的位置和组织学特征。根治性减压手术即全椎骨整块切除术（total enbloc spondylectomy，TES），技术操作复杂，风险较大，并发症高，适应证苛刻，临床并不常用。姑息性减压手术即肿瘤部分切除椎管减压术，可分为前入路减压和后入路减压。由于大多数脊柱转移性病变发生在椎体，前路手术仍在探索进行肿瘤切除、神经减压和脊柱稳定，尤其是对于颈椎转移瘤患者。另一方面，经椎弓根入路、肋横突切除入路、经胸腔外入路也可从后路绕过脊髓神经到达椎体后方，达到环形减压的效果，而同时采用前后路联合的手术方法治疗脊柱肿瘤则更为激进。通常脊柱内固定适用于影像学或临床症状提示脊柱存在不稳定或潜在性不稳定（如机械性疼痛）或减压术导致的医源性不稳定（例如小关节或者后方张力带断裂）患者。

除非是最激进的椎体转移瘤全椎骨整块切除手术，脊柱转移瘤手术很少能够达到广泛切除并获得没有污染的切缘。因此，为了获得更好的局部控制，手术需联合其他的治疗方式，如术后放疗、靶向治疗、内分泌治疗等。目前临床上更强调放疗在局部肿瘤控制方面的作用，外科手术则更注重于脊柱稳定性恢复和脊髓减压。立体定向放疗等大剂量适形放疗的出现在一定程度上消除了传统意义上放疗敏感和不敏感肿瘤治疗效果的差异，过去认为对放疗不敏感的肿瘤现在变成对放疗敏感，同时最大限度地减少了重要器官暴露的风险。目前，后路环形减压内固定作为治疗胸腰椎转移瘤硬膜外脊髓压迫首选的手术方式，既可以实现椎管环形减压，又能够维持脊柱稳定性；结合术后常规放疗或立体定向放疗（如分离手术结合术后立体定向放疗的"Hybrid治疗"）可实现肿瘤的长期控制。与此同时，越来越多的微创技术，如椎体增强技术、射频消融技术、激光间质热消融技术、微波消融技术和冷冻消融技术等已开始应用于胸椎转移瘤的治疗。

四、决策制订

ESCC、SINS、新英格兰脊柱转移肿瘤评分（New England spinal metastasis score，NESMS）和SORG评分系统等辅助工具可以协助脊柱转移瘤治疗的决策制订。相对于更传统的预测模型，这些新开发的辅助性决策工具具有更高的临床预测价值。理论上所有脊柱转移瘤的手术均为姑息性的。脊柱转移瘤临床治疗指南指出，患者的临床表现、健康状态，以及患者个体化的治疗偏好和治疗目标都是治疗决策制订的重要考虑因素。目前多学科专家小组都建议，脊柱转移瘤治疗的决策制订更应该以患者为中心，站在患者和家属的角度，充分考虑患者的个体化治疗目标以及患者自身对于高强度还是低强度治疗干预的意愿。患者不仅需要遵从专家共识或临床医生的建议，而且需要积极参与治疗决策的制订。

五、经胸腔侧前方入路胸椎椎体次全切除重建术

（一）适应证

1. 单节段或2个节段椎体病理性骨折导致骨性或肿瘤后移压迫椎管的脊柱转移瘤。

2. 可通过与椎板切除术或后外侧入路联合完成的巨大肿瘤前后路切除及环形融合。

3. 中段胸椎（T4 ～ T10）采用标准开胸手术，低位胸椎（T11 ～ T12）采用胸腹联合入路。

（二）手术入路过程

1. T4 ～ T6 节段行右侧胸廓切开入路，T7 ～ T12 行左侧胸廓切开入路。

2. 患者取侧卧位，固定在可透视的手术台上。

3. 切口应位于目标间隙或椎体上方约 2 个间隙高度水平，沿相应肋骨做长 10 ～ 15 cm 的手术切口。切口向头侧延伸至近端肋角处，向尾侧延伸至远端肋骨尖。

4. 沿切口分离背阔肌，锐性分离前锯肌暴露肋骨。

5. 沿肋骨切开壁胸膜进入胸腔，并轻轻向内侧牵拉肺部，切除肋骨，保护肋骨下缘沟内的血管、神经束。

6. 在肋骨之间放入肋骨撑开器，暴露胸椎侧面。

7. 如果目标节段位于胸腰椎交界处（沿第 10、11 肋，暴露 T12 ～ L2），应从膈下进入腹膜后间隙。看到膈上、下面后，使用电凝在其边缘内侧 2 cm 沿胸壁分离膈肌并用多点缝线固定。沿内侧分离至膈脚时，使用电刀将其与脊柱附着点离断。随后术者安置肋骨撑开器，暴露 T12、L1、L2 椎体侧面。

8. 在椎体前方的胸膜作纵行切口，在椎体表面以平行的方式在节段血管上、下骨面环形暴露出节段血管，夹闭并结扎节段血管，继续分离节段血管到椎体的中段。

9. 对目标椎体上、下节段侧面行骨膜下剥离。向前，椎体暴露至少要到达前正中线。向后，至少要暴露椎弓根侧面。

10. 使用脑膜剥离子感触椎间孔的位置。T11 近端的节段需要切除覆盖在椎间隙表面的肋头，T12 远端的节段需要向后方牵拉腰大肌。

11. 用刀片将纤维环从侧方切至前正中，用骨膜剥离器将椎间盘从终板上剥离下来，用刮匙或咬骨钳切除椎体上、下方的椎间盘。

12. 用骨刀行中线的病变椎体次全切，可以使用骨刀或磨钻做扩大的椎体次全切，继续用咬骨钳和磨钻将椎体切除。

13. 对椎管进行减压。首先用咬骨钳切除同侧椎弓根，暴露椎管外侧缘进行前方椎管减压。使用 5 mm 球头磨钻将椎管内骨折碎片打磨至菲薄，使用长柄刮匙将骨折块或肿瘤组织从硬膜上刮下，推至前方骨腔内，随后使用刮匙与髓核钳取除。术者操作必须迅速，并使用止血纱、明胶海绵与双极电凝止血，保持术野清晰。与上位椎间盘后方纤维环粘连的骨折块，必须使用锐性分离。后纵韧带的保留或切除取决于减压的需要。对于突入椎体后方的骨折块，应首先取出对侧椎管（视野深部）的骨块，以防减压后膨出的硬膜囊阻挡剩余骨折块的取出（图 6-5-1）。

14. 硬膜向前方截骨腔内膨起说明减压较为彻底，用探子从椎管内可触及对侧椎弓根说明减压较为充分。

15. 先用刮匙去除终板软骨，再用磨钻去除骨皮质。

16. 若存在畸形，此时可以对畸形进行矫正复位（图 6-5-2）。

17. 使用卡尺测量椎间距离，把长短合适的椎间融合器或移植骨块植入其内。通过植骨结构本身的稳定即可维持脊柱畸形的复位状态。预期寿命＜1年或骨质不佳或需要进行局部放疗预计愈合能力低的患者，可采用聚甲基丙烯酸甲酯（polymethyl methacrylate，PMMA）骨水泥行脊柱前柱重建。

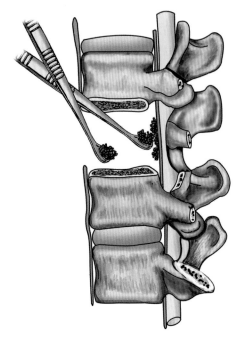

图 6-5-1　椎体切除术示意图

　　先使用剥离子、刮匙、髓核钳切除骨折椎体上下椎间盘，椎体切除术前，先使骨刀、刮匙随后再使用磨钻，最后使用刮匙去除靠近椎管的骨块和肿瘤，随后可以看到硬膜膨入骨腔内；术者需先确认整段椎管都被减压，再使用高速磨钻打磨终板，使其平行

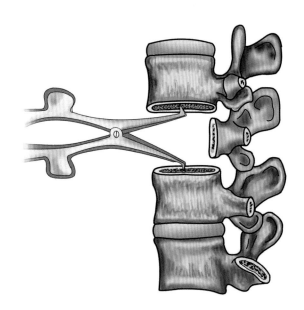

图 6-5-2　脊柱畸形矫正复位示意图

　　由助手对顶椎施加压力，先行复位，此外也可以将撑开器放入终板中线靠前处，这样也可以矫正后凸畸形

　　18.磨钻去除侧方终板上的突起和肋头，在锁紧前路内固定之前应对植骨结构进行加压，但

加压力度不宜过大。

19. 彻底止血，反复冲洗切口，留置胸腔引流管。

20. 如有需要可先修补膈肌，可使用连续缝合也可使用单纯间断缝合。肋间对合应使用不可吸收的粗缝线，逐层缝合前锯肌、背阔肌及皮肤。

六、胸椎后路椎板切除术 + 关节突关节切除入路

（一）手术适应证

没有后路全椎骨整块切除术指征的脊柱转移瘤背侧硬膜外脊髓压迫症。椎板内病变组织的切除或活检。

（二）手术入路过程

1. 患者取俯卧位。后正中切口，剥离椎旁肌肉，手术暴露的范围应包括病椎的整个椎板、横突尖。如需辅助后路固定，切口长度至少应暴露到病变上、下各 1 ～ 2 个节段。

2. 使用磨钻和咬骨钳在目标椎体上进行完整的椎板切除术，椎板切除范围可以按需要扩大。包括切除受累椎体椎板、上位椎体的下 1/2 椎板或硬膜外肿瘤相邻正常硬膜上方的部分椎板。下关节突通常与相连的部分椎板一起切除。

3. 用磨钻或咬骨钳切除覆盖在椎弓根上面的上关节突，上关节突通常与黄韧带的垂直束一起切除，充分去除黄韧带的外侧部分和上关节突关节的内侧部分，可以充分显露相应椎弓根的内侧部分（图 6-5-3）。

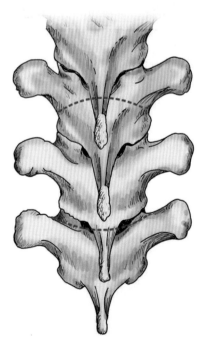

图 6-5-3　椎板切除手术示意图

七、胸椎侧后方入路椎体次全切除重建术

（一）手术适应证

胸椎侧后入路方式很多，包括经椎弓根入路手术、肋横突切除入路、暴露下胸椎的外侧腔外入路、暴露上胸椎及颈胸交界的肩胛旁胸膜外入路。这些术式的适应证常常重叠，包括没有后入路全椎骨整块切除术指征的脊柱转移瘤腹侧硬膜外脊髓压迫，腹侧椎管或椎体内病变组织的切除或活检（图 6-5-4）。

尽管经椎弓根入路对椎管中线的暴露有限，但这种入路可斜行进入硬膜囊及椎间盘的前外侧。肋横突切除入路在不进入胸腔的前提下可暴露一侧脊柱后柱结构、椎体侧方、椎管前方。与经椎弓根入路相比，经肋横突切除入路更靠外侧，进行脊髓减压、椎体次全切除更简单易行。外侧腔外入路是从胸椎侧后方进入，在不进入腹腔或胸腔的前提下可以暴露下胸椎椎体的外侧和前外侧，可提供更广泛的椎体腹侧面暴露，便于在前方及后方进行椎体的切除、融合、内固定等操作（图 6-5-5）。但是由于肩胛带的存在，外侧腔外入路并不能对颈胸交界处及上胸椎的前外侧进行暴露，而此区域侧前方的暴露可使用肩胛旁胸膜外侧入路。

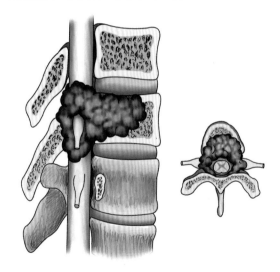

图 6-5-4　由椎体向硬膜外间隙延伸的典型脊柱转移瘤硬膜外脊髓压迫示意图

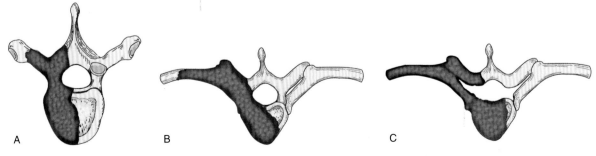

图 6-5-5　三种胸椎侧后方入路直视操作下去除的骨结构模拟图

A. 经椎弓根入路；B. 经肋横突切除入路；C. 外侧腔外入路

（二）经椎弓根入路

1. 患者取俯卧位。后正中切口，剥离椎旁肌肉，手术暴露的范围应包括病椎的整个椎板、横突尖和肋椎关节。切口长度至少应暴露到病变上、下各两个节段。

2. 使用磨钻和咬骨钳在目标椎体上进行完整的椎板切除术，以确定硬脊膜和出口神经根，椎板切除范围可以按需要扩大。用磨钻或者咬骨钳切除覆盖在椎弓根上面的关节突。

3. 切除横突和椎弓根的外侧壁可以使手术视野更宽。磨钻切除椎弓根中央的松质骨，到达椎体后壁后，用咬骨钳切除椎弓根内侧壁，将椎弓根切除至与椎体平齐。暴露神经根、硬膜囊和椎体。

4. 使用刮匙和咬骨钳将椎体内肿瘤切除。如果肿瘤已经侵犯椎体后方皮质，使用反向刮匙将骨块和肿瘤与后方硬膜囊分离后，推至椎体侧前方的骨腔内并刮除。后纵韧带的保留或切除取决于减压的需要。使用弯头剥离子探查硬膜前方确认减压是否充分。在不牵拉硬膜囊的情况下，通过椎弓根切除术完成椎体和硬膜囊前方肿瘤的切除（图 6-5-6）。

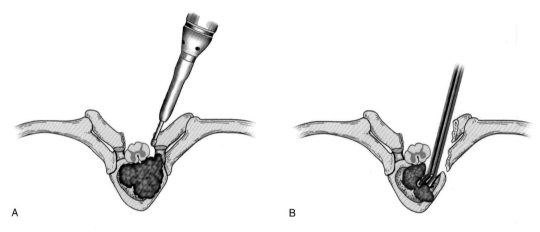

图 6-5-6　经椎弓根入路的横截面示意图

A. 后路椎板切除术后，经左侧椎弓根切除术显露前外侧瘤块和椎体；B. 用咬骨钳和刮匙经椎弓根完成肿瘤切除

5. 双侧经椎弓根入路可进行双侧减压，并可进行椎体次全切除（图 6-5-7）。

6. 如需植入后路内固定物，先前的软组织暴露程度足以满足这种要求。

7. 如果行椎间融合手术，椎弓根钉在减压前放置，纵棒和横连在减压后放置。

8. 椎体间填充物（如自体骨、新鲜或冷冻的同种异体骨和 PMMA 骨水泥）应完全地插入剩余的健康椎体之间。然而，如果需要行椎体次全切除术，则需要考虑更广泛的暴露（有时候必须切断神经根），从而进行前柱的重建（图 6-5-8）。

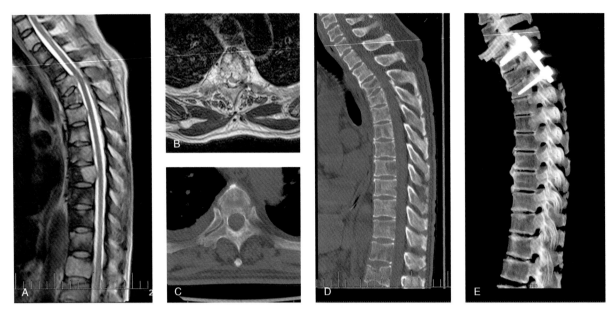

图 6-5-7   肺癌多发脊柱转移瘤伴 T3 椎体病理性骨折硬膜外脊髓压迫，
行经椎弓根后外侧入路 T3 椎体肿瘤部分切除椎管环形减压内固定术

A、B. 术前 MRI T$_2$WI 抑脂像矢状位、横断位片提示多发溶骨性胸椎转移瘤伴 T3 椎体病理性骨折 ESCC 2 级；C、D. 术前 CT 横断位、矢状位片提示 T3 椎体病理性骨折；E. 术后 CT 三维重建侧位片

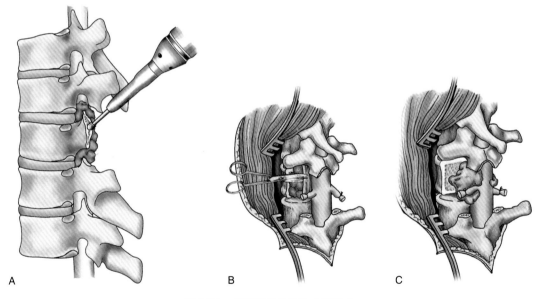

图 6-5-8   经椎弓根椎体次全切除术

A. 椎弓根及小关节切除后进入椎体：用磨和刮匙完成双侧小关节切除和直至椎体基部的椎弓根切除；B. 神经根切断术后，沿硬膜前方分离后纵韧带并用切腱剪将其切断；C. 用 PMMA 骨水泥充填椎体次全切除处

（三）肋横突切除入路

1. 患者取俯卧位，沿后正中切口依次显露，骨膜下分离包括竖脊肌、横突棘肌在内的深部椎旁肌肉组织直至暴露肋横突关节。必要时可行棘突旁筋膜和肌肉的横行切开，进而可在肋横

突关节侧方进行操作。或者，可选用切口中点距中线 6 cm、切口两端距中线 3 cm 的弧形旁正中切口，以直接暴露棘突旁肌肉的外侧缘，再将棘突旁肌肉向内侧牵拉。

2. 可以进行广泛的椎板切除术，显露椎管的边界，包括椎弓根和椎间孔。

3. 将横突切除，显露和切开肋横突关节。

4. 使用锋利的骨膜剥离子对肋骨前方进行骨膜下分离，从肋骨上环形去除骨膜，确认在肋骨下缘走行的神经血管束，避免损伤位于肋弓正下方的胸膜。

5. 使用肋骨剪在肋骨后凸角处或在肋横突关节远端 2 ~ 6 cm 处除切断肋骨，肋骨切除的长度和数量取决于减压和重建的需要。切除肋骨头暴露出相同节段的椎体及相连头侧椎体的下部分。一般来说仅将 1 或 2 根肋骨切除 2 ~ 4 cm 就可以进入两个椎体的外侧面（图 6-5-9）。

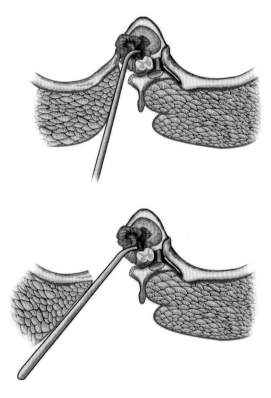

图 6-5-9　肋横突切除入路（肋骨切除前后对比）

6. 使用骨钳提起肋骨，在直视下分离肋骨的前表面，以避免损伤胸膜。在肋椎关节处，肋头依靠坚韧的韧带组织与椎体相连，从椎体直接撕脱肋头时常导致出血，因此常采用咬骨钳从肋椎关节处咬除肋骨头。

7. 切除肋骨后即可看到椎间孔走行处的神经血管束。向内侧分离神经，识别在椎间孔中的硬膜袖和前后硬膜。为了获得足够的减压或重建的通路，有时候必须切断神经根。

8. 当进行外侧椎间孔切开或椎体切除时，通常会遇到根动脉并常予以结扎。由于这些血管可能对脊髓的血供有重要的作用，所以必须在结扎前考虑到脊髓缺血的可能。

9. 分离横突基底部，沿椎弓根分离至椎体。可延展的牵开器可以进一步帮助保护胸膜前移，进一步的骨膜下剥离可暴露大部分椎体和外侧纤维环。

10. 使用刮匙和咬骨钳将椎体内肿瘤切除。如果需要进行广泛的椎体肿瘤切除，或者需要放置椎间融合器，则可能需要进行额外的一根或两根肋骨切除。安全放置大的椎间植骨或融合器可能需要双侧肋骨切除术（图 6-5-10）。

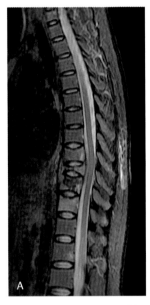
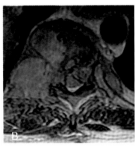
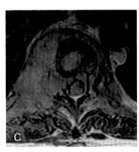
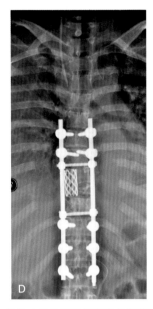
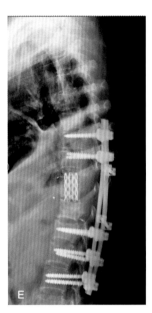

图 6-5-10　肺癌胸椎多发转移瘤 T9 椎体病理性骨折伴硬膜外脊髓压迫，
经肋横突切除入路 T9 椎体肿瘤部分切除椎管环形减压钛笼植骨融合重建内固定术

A. 术前 MRI T$_2$WI 矢状位片提示胸椎多发转移瘤 T9 椎体病理性骨折硬膜外脊髓压迫，MSCC 2 级；B、C. 术前 MRI T$_2$WI 横断位片提示硬膜外脊髓压迫，MSCC 2 级；D、E. 术后 X 线片正侧位片

11. 神经根或根动脉的切断应该在神经孔外侧进行，并在切断面的近端和远端打结。

12. 使用骨刀和磨钻仔细而又迅速地进行病变椎弓根及椎体的切除，以避免严重失血。在处理椎间盘时，后外侧纤维环被切开，上下终板被刮除。

13. 如果拟切除多根肋骨和大部分椎体，应临时行对侧的椎弓根钉棒固定，以避免由于医源性不稳定性导致脊髓损伤。

14. 手术完成后，灌洗创面，并进行 Valsalvaz 动作检查隐匿性胸膜破损，如果发现胸膜破损并无法缝补，在术中或术后放置胸腔引流管。

（四）外侧腔外入路

1. 患者取 3/4 半俯卧位，也可以取俯卧位，将手术床倾斜直至视线良好。

2. 以病变节段为中心，从后正中线向侧方做长 8 ～ 10 cm 长的"曲棍球杆"形切口。

3. 在胸背筋膜表面做"T"形切口，将皮瓣从胸背筋膜表面分离并翻转，暴露其下的竖脊肌，从外侧至内侧分离竖脊肌并将其与底面的肋骨和肋间肌表面分离。

4. 用肋骨剥离子保护肋骨下方的神经血管束，以骨膜下剥离的方式将 1 ～ 3 根肋骨内侧 6 ～ 10 cm 游离出来，将胸膜与肋骨分离，使用肋骨剪剪断远端肋骨。

5. 咬除横突，分离肋横突关节。如果分离肋椎关节较为困难，可以先切除肋骨，再分离肋头。

6. 对于单个椎体的暴露，必须切除上方和下方两根肋骨（图 6-5-11）。

7. 跟踪肋间神经血管束到硬膜囊，确定椎间孔入口及上方和下方的椎弓根。

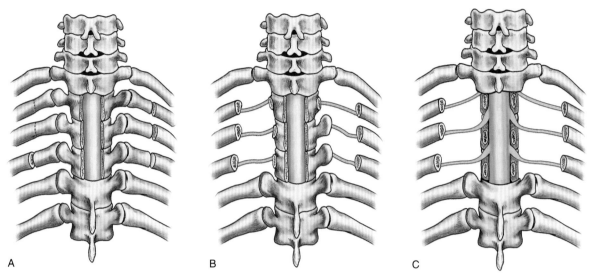

图 6-5-11　外侧腔外入路或肋横突切除术切除肋骨、肋头和横突

A.将肋头切除，切除过程中应注意保护胸膜；B.用咬骨钳和高速磨钻切除横突；C.暴露出神经根，硬膜囊及椎体

8. 可选择结扎切断肋间神经，将肋间神经的远端和近端结扎。

9. 在结扎根动脉时应先用血管夹夹闭 10 ~ 15 min，以确定结扎此动脉是否对脊髓有很大的影响。

10. 暴露椎弓根后，使用磨钻或咬骨钳去除椎弓根，暴露出椎体的侧壁。

11. 使用磨钻去除椎体前部，在椎体前面、侧面和后面留下薄薄的一层外壳。然后，去除椎体后侧骨块和肿瘤以减压脊髓，继续切除骨质到达对侧椎弓根。也可先用磨钻先在压迫脊髓的骨性或软组织的前方椎体制成一骨槽，随后使用反向刮匙将压迫物推至椎体凹槽内，达到减压目的。

12. 如果不需要椎管减压，建议保持后纵韧带完整，以保护硬脊膜。

13. 使用髓核钳和刮匙切除上下椎间盘及终板，继而进行椎间融合及植入内固定物（图 6-5-12）。

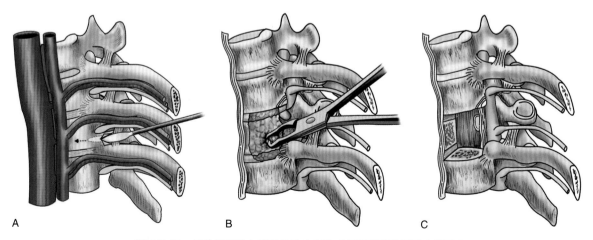

图 6-5-12　经外侧腔外入路椎体次全切除减压可扩张椎间融合器融合

A.沿椎弓根骨膜下剥离，避免损伤下方的节段血管和神经孔，用咬骨钳和磨钻切除椎体；B.椎体次全切除范围应达到对侧椎弓根；C.后纵韧带可以保留，脊髓完全减压

14. 彻底止血，逐层关闭切口。除非有胸膜的破裂，一般无须留置胸腔引流管。

（五）肩胛旁胸膜外入路

1. 患者取 3/4 半俯卧位，也可以取俯卧位，将手术床倾斜直至视线良好。

2. 自病变节段上 3 位椎体的棘突至病变节段下 3 位椎体的棘突做皮肤切口，切口向术侧肩胛线弧形偏移。

3. 切口要深至筋膜层，在棘突处切开深筋膜、锐性分离以暴露斜方肌。

4. 以骨膜下剥离的方式从棘突附着处分离斜方肌、菱形肌、夹肌，并暴露肌肉边缘，避免损伤棘间韧带。

5. 暴露肩胛区肌肉与背部肌肉之间疏松的蜂窝组织，并使用手指钝性分离。随后将皮肤连同斜方肌、菱形肌作为肌肉皮瓣翻向肩胛骨内缘。

6. 切除斜方肌下部肌纤维有助于肌肉皮瓣的翻转，但要注意保护切缘以便于在闭合切口时缝合。

7. 在移动斜方肌与菱形肌时肩胛骨内缘向外侧滑落，这样可为上方胸廓后方及椎体结构的暴露提供足够的空间。

8. 将背部的竖脊肌完全从棘突及后柱骨性结构上剥离，充分暴露后柱结构。

9. 暴露椎体需要切除该水平的肋骨及下位肋骨。

10. 与外侧胸腔外入路一样，从后侧去除自肋角外侧至肋横突、肋椎关节的 2 ~ 3 根肋骨。

11. 肋间肌肉及血管神经束以骨膜下剥离的方式从肋骨面分离。

12. 切除肋横突、肋椎韧带，游离肋头及肋颈。

13. 游离血管神经束并切除肋间肌肉，切除肋间静脉。

14. 沿肋间动脉与肋间神经寻找椎间孔，临时结扎肋间动脉及肋间神经，去除节段血管前应先夹闭判断。

15. 在椎体面寻找交感干与后侧肋间血管，切断交通支，以骨膜下游离的方法向前外侧游离交感干，暴露椎体、椎弓根、椎间孔。

16. 在背根神经节近端结扎并连同神经节一起切除该神经。

17. 使用磨钻、咬骨钳切除横突、椎板、椎弓根以暴露硬膜侧后方。

18. 使用磨钻、刮匙、咬骨钳进行椎体切除及硬膜充分减压。

19. 可使用多种方法进行前柱重建，如果需要可同时使用后柱固定系统。

20. 关闭切口前用生理盐水将术区填满，观察是否有漏气点，如有漏气点应留置胸腔引流管。仔细止血后逐层关闭切口。

八、胸椎后入路全椎骨整块切除术

（一）手术适应证

未扩散或侵及邻近脏器的孤立性脊柱转移病，与腔静脉或主动脉没有或仅有轻度粘连，且原发肿瘤已得到或可得到成功治疗，患者的预期生存期超过 12 个月。

（二）手术入路

手术操作过程如下：

1. 患者取俯卧位。沿棘突做后正中切口，切口起止于病变上下各 3 个节段。

2. 从棘突和椎板表面剥离椎旁肌，向两侧牵开。如果患者在术前曾行后侧活检，应以与保肢手术相似的方式切除活检通道。

3. 显露关节突关节，解剖出横突的下表面。

4. 受累节段和下一节段的肋骨在肋横突关节外 3 ~ 4 cm 处截断，将胸膜从椎体上钝性分离。

5. 截断病变椎骨近端相邻椎骨的下关节突和棘突，显露病变椎骨的上关节突。

6. 切断和去除附着于病变椎骨峡部下方的软组织，然后将 C 形 T-saw 线锯导向器由头向尾侧从椎间孔穿出，导向器的尖端要始终沿着病变椎骨椎板和椎弓根的内侧皮质推入。

7. 在病变椎骨峡部下缘神经根管的出口处找到导向器尖端。然后，将线锯穿入导向器的孔，维持线锯一定的张力下取出导向器。将线锯两端夹住，在保持线距拉紧的同时，将线锯置于上关节突和横突的下方，并环绕到椎弓根底部（图 6-5-13）。

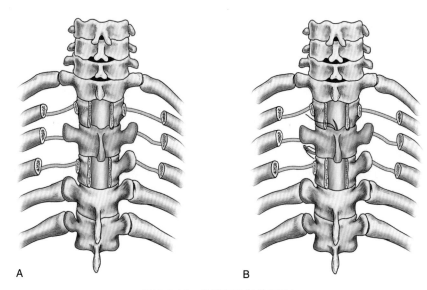

图 6-5-13　肋骨切除及线锯插入

受累节段和下一节段的肋骨在肋横突关节外 3 ~ 4 cm 处横断，从椎体上将胸膜剥离，线锯由内向外从关节交汇处向尾侧插入，在神经根背侧环绕椎弓根

8. 如果需要切除 2 或 3 个椎骨，则将 T-saw 线锯插入细的聚乙烯导管，然后从椎板下穿出。

9. 反复拉动线锯，将双侧椎弓根锯断，整个后侧结构（包括棘突、上下关节突、横突以及椎弓）即被整块切除（图 6-5-14）。对侧椎弓根重复此过程。

10. 如果一侧的椎弓根和相关的骨复合体（横突、关节突关节、肋骨头）已被肿瘤侵犯，截骨术可通过同侧椎板代替椎弓根来完成。

11. 用骨蜡封闭椎弓根断面以减少出血和肿瘤细胞的污染。

12. 行后侧的临时固定。如果只切除一节椎骨，一般建议远近端各固定两个节段。如果切除

2 或 3 个椎骨，则远近端必须各固定 2 个以上的节段。

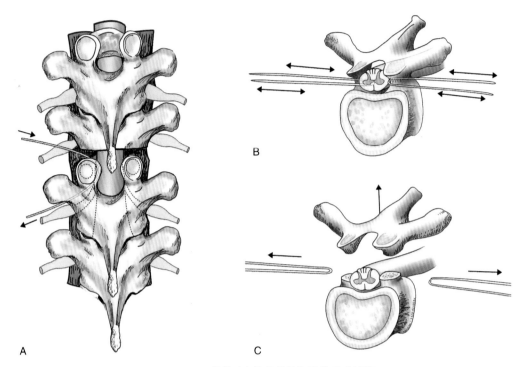

图 6-5-14　脊椎后方结构整体切除的手术过程

A.线锯引导器顶端沿椎板和椎弓根内侧皮质导入，以免损伤脊髓和神经根；B.将线锯置于上关节突和横突的下方，并环绕到椎弓根底部；C.脊椎后方结构，包括棘突、上下关节突、横突及椎弓根被整体切除

13. 沿椎体周围行钝性分离，找到双侧沿神经根走行的节段动脉脊髓分支（根动脉）后，将其结扎切断。节段动脉位于椎弓根断面的外侧。

14. 在胸段脊柱，可切断一侧的神经根，其后椎体即从该侧取出。为避免神经根撕脱性损伤，可以牺牲相应的双侧神经根。

15. 沿胸膜与椎体之间的界面进行钝性分离。通常，用一个弯形的脊柱挡板可以很容易地将椎体侧方分离出来。然后，将节段动脉从椎体表面分离。

16. 继续沿椎体两侧向前方分离，用手指或挡板将主动脉与椎体前面分开。术者的手指在椎体前方会师之后，用从小到大不同型号的挡板扩大分离的范围。最后，将一对最大号的挡板放在椎体前方以隔开病变椎体周围组织和器官。

17. 先用针头确定椎间盘的位置，然后用骨刀沿着计划截骨线凿出一个沟，在拟截除的椎骨远近处将线锯穿入。

18. 用脊髓分离器将脊髓与周围的静脉丛及韧带组织分开，置入脊髓保护器。

19. 用线锯将前后纵韧带及前柱锯断。

20. 检查椎体活动度，将已被游离的椎体沿脊髓表面小心地旋转取出，避免损伤脊髓（图 6-5-15）。

21. 在两端的椎体上各做出一个骨槽，然后将植骨块（可选用自体骨、新鲜或冷冻异体骨、钛网、可扩张椎间融合器）可靠地插入两端椎体的骨槽内。

22. 透视下确认椎间植骨块的位置良好后，调整后侧内固定对前侧植骨块进行适度加压。

23. 如果切除 2 或 3 节椎骨，建议在前侧植骨块和后侧连杆之间使用连接装置。

24. 彻底止血，逐层关闭切口。

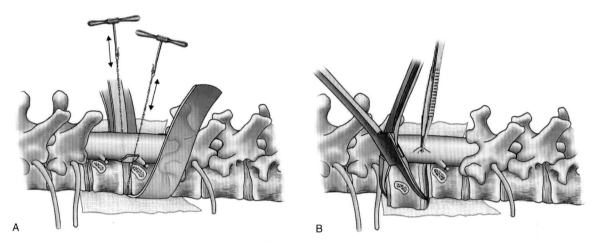

图 6-5-15　游离椎体取出的手术过程

A. 穿刺针确认椎间盘平面后，用 V 形骨刀沿规划的切割线凿槽，将线锯分别插到椎体远近端的切割面处；B. 再次检查椎体活动度，确认已完成椎体次全切，游离下来的前柱围绕脊髓轻轻旋转，小心移出，避免损伤脊髓

九、胸椎侧后方入路肿瘤分离手术

（一）手术适应证

实体恶性肿瘤脊柱转移，硬膜外脊髓压迫 ESCC 分级为高级别。

（二）手术入路和操作

1. 患者取俯卧位，选择后正中皮肤切口。

2. 使用单极电凝从棘突和椎板表面剥离椎旁肌，向两侧牵开，暴露脊柱后方结构。

3. 完成脊柱后路椎弓根螺钉内固定。通常行长节段固定，包括病变上下各 2 个节段。

4. 如果需要椎管后方减压，首先使用磨钻和咬骨钳在目标椎骨上进行广泛的椎板切除术，椎板切除范围包括硬膜外肿瘤相邻正常硬膜上方的部分椎板。自正常硬膜囊起从硬脊膜上小心剥离后方及侧方的肿瘤组织。

5. 通过经椎弓根入路或肋横突切除入路建立椎管前方病变椎体腹侧双通道。术中可采用磨钻将骨性结构磨除，切除约 20% 的后方受累椎体即可建立椎管前方间隙。

6. 采用肌腱剪切断 Hoffman 韧带和后纵韧带，然后分离硬脊膜前方结构，从硬脊膜上小心剥离前方肿瘤组织。采用 Woodson 剥离器或反向刮匙将已分离的硬膜外肿瘤推向前方已建立的椎管前方间隙，使其远离硬膜囊（图 6-5-16）。

7. 减压后硬膜外肿瘤与脊髓之间的距离 > 3 mm 或 > 5 mm 可为后期接受立体定向放疗的患

者提供较佳的预后（图6-5-17）。如果行肿瘤椎体的部分切除，可以将骨水泥注入剩余的前方椎体（图6-5-18），从而实现前柱支撑。

8.彻底止血，逐层关闭切口。

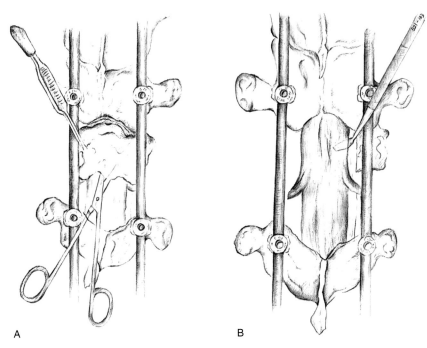

图6-5-16 脊柱转移瘤硬膜外脊髓压迫分离手术示意图

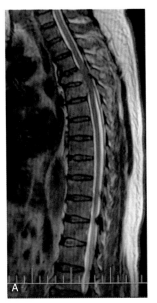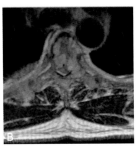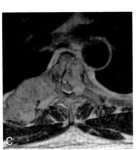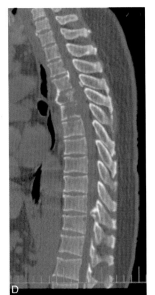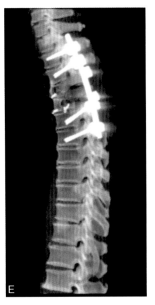

图6-5-17 肾癌T4、T5椎体转移瘤伴T4椎体病理性骨折硬膜外脊髓压迫症，
行T4、T5肿瘤部分切除分离手术

A、B、C.术前MRI T₂WI抑脂矢状位像、横断位像提示T4、T5椎体转移瘤伴T5节段硬膜外脊髓压迫，MSCC 2级；D.术前CT矢状位像提示T4、T5椎体转移瘤溶骨性改变；E.选择性肿瘤动脉栓塞减压内固定术后CT三维重建侧位片

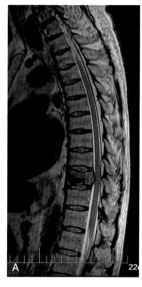
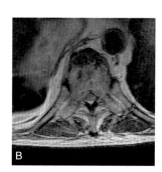
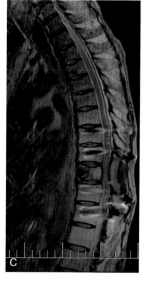
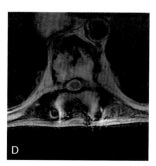

图 6-5-18　食道癌 T 10 椎体转移瘤病理性骨折伴硬膜外脊髓压迫行 T10 椎体转移瘤部分切除分离手术

A、B. 术前 MRI T$_2$WI 抑脂矢状位像、横断位像提示 T10 椎体转移瘤伴 T10 节段硬膜外脊髓压迫，MSCC 2 级；C、D. 分离手术椎管环形减压内固定术后 MRI T$_2$WI 抑脂矢状位像、横断位像提示残余的椎体肿瘤与脊髓之间建立一定的间隔

十、髓内肿瘤手术治疗

（一）手术适应证

孤立性髓内转移病灶，没有并发颅脑转移。对化疗、分子靶向治疗或放疗不敏感，或保守治疗无效。

（二）手术入路和操作

手术操作过程如下：

1. 以病变椎体为中心后正中切口，可适当向上、下延长。

2. 从棘突和椎板表面剥离椎旁肌，向两侧牵开。椎板切除范围应能充分显露出肿瘤的实体部分。

3. 一般采用椎板切除术或椎板切开术。椎板切除术只适合 1 ~ 2 个节段或胸椎节段的显露，椎板切开术则适合长节段的显露，尤其是颈部或颈胸交界处的年轻患者。

4. 可以不使用手术显微镜直接切开硬脊膜，但不切开蛛网膜，通过简单的缝线悬吊牵引硬脊膜可以获得充分暴露。

5. 观察到脊髓表面情况，轻柔地触碰感觉其硬度，确认实质区和囊性区。高倍显微镜下确认背正中沟以及在它上面走行的非常迂曲的脊髓后静脉。

6. 有时，背正中沟要靠血管向中线汇聚的方向来确认，或通过辨认和相连病灶上、下方正常脊髓的中线来确认中线。

7. 原则上采用中线手术入路通过分离脊髓背柱打开蛛网膜，切开蛛网膜尽可能使用显微手术器械。

8. 软脊膜缝线牵引改善了手术的显露，减少了重复剥离可能造成的严重脊髓损伤。可以使用 6-0 号缝线，无张力地、将中线处的软膜和硬膜牵引在一起，而不是用重力进行悬吊。

9. 当病变局限于脊髓的一个背柱，将垂直走行于脊髓背柱表面大小不等的血管游离至两侧，显露后沟，尽量少破坏桥接两柱之间的小血管，尽量保留沟联合区。

10. 小心牵拉脊髓，在肿瘤的上、下方轻柔地、渐渐地打开，直到暴露瘤体的全长，找到肿瘤与正常组织的界面。如果存在囊肿，采用同样方法显露。

11. 脊髓切开必须暴露瘤体的两端，确认囊肿壁，但不应暴露太多。

12. 用手术钳和剪刀进行瘤体组织冰冻活检取材，在继续手术之前仔细止血。

13. 将超声吸引器的吸力和振动力设置到一个适当的低水平后，用超声吸引器减小肿瘤体积。

14. 严格止血后，开始剥离肿瘤，一般从容易分离的一侧进行，让肿瘤界面清楚地露出来。如果肿瘤囊壁不易碎，可以钳夹瘤体。最后全部完整地切除肿瘤。

15. 检查瘤床的囊肿壁，当所见到的囊肿壁薄，透过囊壁能看到正常的脊髓组织时，手术就可以终止。如果囊肿壁很厚，就要考虑它是瘤内囊肿，应该沿肿瘤将它切除。术中病理组织学检查也可以帮助医生作出决定。

16. 如果能完整切除肿瘤，将不会再出血。很少需要在肿瘤外区域电凝止血。

17. 肿瘤切除后，松开软脊膜牵引，在无张力的情况下闭合脊髓背柱。只要有可能，使用 6-0 号缝线做软脊膜缝合。蛛网膜如果在术中被保留，也可以部分重建。

18. 无张力密封式关闭硬膜。如果需要，用筋膜或冻干硬膜做硬膜成形术。

19. 无论是否使用内固定，椎板切开术后，应将切除的骨块回植原处，但要特别注意避免压迫脊髓。

20. 筋膜下或皮下放置非负压的引流管。

十一、椎体增强术

（一）手术适应证和禁忌证

脊柱转移瘤椎体增强术的手术适应证：①脊柱转移瘤椎体破坏导致疼痛，对常规治疗无效（图 6-5-19）。②椎体转移引起病理性骨折或即将发生的病理性骨折。③有开放性手术禁忌证或拒绝接受开放性手术的椎体转移瘤伴脊髓压迫患者。④作为椎体次全切除减压重建手术和开放或经皮椎弓根螺钉内固定手术的一部分。

脊柱转移瘤椎体增强术的手术禁忌证包括绝对禁忌证和相对禁忌证。绝对禁忌证：①局部炎症；②严重凝血功能障碍；③心脑肺功能严重障碍或多器官功能衰竭；④已知对骨水泥过敏；⑤术中不能遵医嘱安置和保持体位；⑥严重全身感染。相对禁忌证：①硬膜囊受压，包括突出的骨折块和（或）转移瘤向后进入椎管压迫硬膜囊；②椎体严重塌陷（高度丢失超过 75%）和（或）椎体严重不稳定；③伴发其他脏器的感染；④没有症状或通过药物治疗可以缓解疼痛的椎体转移瘤；⑤根性症状较轴性疼痛更为严重；⑥体质极度虚弱，不能俯卧 30 ~ 90 min；⑦预期生存期＜ 3 个月；⑧椎体发生广泛溶骨性破坏，椎体周壁或者椎弓根周壁缺损，特别是椎体后壁发生缺损者；⑨成骨性脊柱转移瘤或经内科治疗后成骨化的脊柱转移瘤；⑩椎体纵裂形骨折，椎体后壁不稳定者。

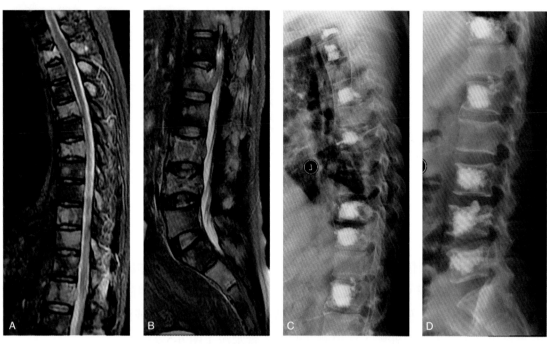

图 6-5-19　肺腺癌多发脊柱转移瘤伴病理性骨折行椎体增强术

A、B. 术前 MRI T₂WI 矢状位片提示胸腰椎多发溶骨性病变伴病理性骨折；C、D. 术后前后位和侧位 X 线片

相对禁忌证应根据患者的条件、顺应性以及术者的手术能力灵活掌握。已有椎体增强术用于具有相对禁忌证的患者并取得良好疗效的报道。椎体病理性骨折所致不稳定引起的根性疼痛适用于椎体成形术。对于无脊髓压迫症状的椎体后壁骨折或转移瘤向后进入椎管压迫硬膜囊，在严密影像学监视下仔细操作，不应视为绝对禁忌证（图 6-5-20）。此外，患有不可逆神经损害的脊柱转移瘤脊髓压迫患者也可接受椎体增强手术姑息性治疗轴性疼痛。相反，对于成骨性脊柱转移瘤的椎体增强术需要特别慎重，术前必须完善 CT 检查，充分进行椎体和椎弓根骨密度、手术风险、成本效益以及可替代方案的评估。

（二）手术入路和操作

1. 患者取俯卧位。

2. 行局部穿刺路径和骨膜下的浸润麻醉。

3. 经椎弓根入路，一般选取胸椎椎弓根投影的外上象限或者腰椎椎弓根投影的外侧进针，穿刺针向尾侧并向内侧倾斜。

4. 当前后位透视穿刺针针尖位于椎弓根影的中线时，侧位透视穿刺针针尖应抵达椎弓根影前后径的 1/2。当前后位透视穿刺针针尖位于椎弓根影的内侧时，侧位透视穿刺针应达椎弓根椎体交界处。当前后位单侧入路穿刺针尖抵达椎体中线时，侧位透视穿刺针针尖抵应达椎体前 2/3。

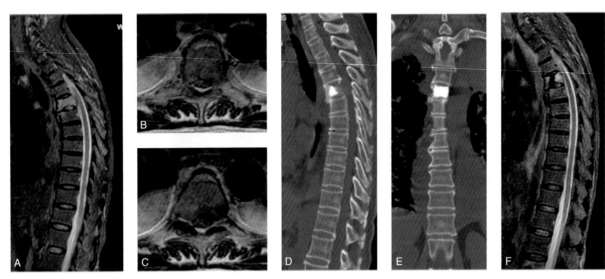

图 6-5-20　肺癌胸腰椎多发脊柱转移瘤伴 T5 椎体病理性骨折伴硬膜外脊髓压迫行 T5 椎体成形术

A. 术前 MRI T$_2$WI 矢状位片提示 T5 椎体病理性骨折伴硬膜外脊髓压迫；B、C. 术前胸椎 MRI T$_2$WI 横断位片提示 T5 椎管内硬膜外脊髓压迫，ESCC 1c ～ 2 级；D、E. 术后胸椎 CT 矢状位及冠状位片提示骨水泥分布良好；F. 椎体成形术联合靶向药及放疗后 1 个月胸椎 MRI T$_2$WI 矢状位片提示椎管内硬膜外脊髓压迫消失

5. 如果椎体病变的病因尚不明确，此时可取一部分组织行病理活检。

6. 根据椎弓根与椎体中轴线的夹角或位置，术中应在正侧位透视的控制下调整穿刺针的方向或选择侧开口推杆针，使骨水泥尽可能均匀地分布在椎体的前 2/3 或溶骨性转移灶内。

7. 也可以考虑经椎弓根外侧入路单侧穿刺注入骨水泥（图 6-5-21）。

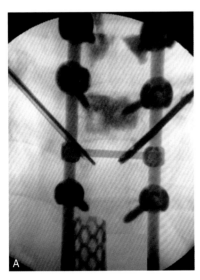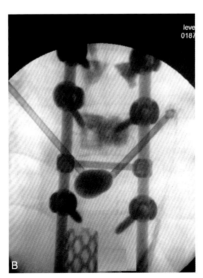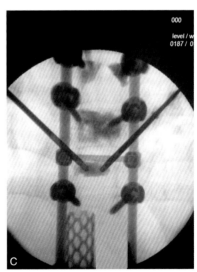

图 6-5-21　乳腺癌多发脊柱转移瘤伴 T10 椎体病理性骨折硬膜外脊髓压迫症，一期行 T10 椎体转移瘤肿瘤部分切除椎管环形减压钛网重建骨水泥椎弓根螺钉内固定术，二期行 T8 椎体转移瘤经椎弓根外入路椎体后凸成形术

A.T8 椎体行双侧经椎弓根外入路穿刺；B.T8 椎体球囊扩张椎体；C.T8 椎体球囊移除后双侧推注骨水泥

8. 不建议填充整个椎体溶骨性病变的空腔，因为有可能将肿瘤向后推移到椎管内，引起或加重神经功能损害。

9. 对于穿刺过程中出血较多的病例，建议使用骨水泥封堵椎弓根穿刺道。

10. 对于上胸椎病变，采用 CT 监控辅助技术可以精准地引导穿刺和注入骨水泥。

11. 椎体后凸成形术是首先通过可膨胀球囊扩张椎体，球囊移除后，再将骨水泥推注至空腔（图 6-5-22）。

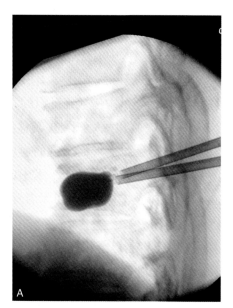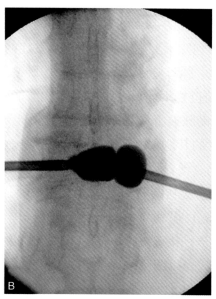

图 6-5-22　胸椎转移瘤椎体病理性骨折椎体后凸成形术，通过可膨胀球囊扩张椎体

第六节　并发症的治疗与预防

脊柱转移瘤手术并发症一直备受关注。手术并发症明显增加患者的医疗费用，降低患者的生存质量，甚至使患者术后生存期明显缩短。脊柱转移瘤手术并发症依据发生的时间节点可以分为术中并发症以及术后并发症。最近研究表明，脊柱转移瘤患者手术并发症的发生率为 15% ~ 35.5%，其中至少 18% 的病例接受了二次手术。脊柱手术并发症包括切口感染、肺炎、败血症、脑膜炎、心肺、尿 / 肾、胃肠道、静脉血栓、压疮及伤口问题等。以切口感染、肺炎、败血症等感染性并发症最为常见。胸椎转移瘤从后路椎板切除至侧后方入路的肿瘤部分切换椎管环形减压、椎体次全切除乃至后路全椎骨整块切除术，手术并发症的风险与发生率逐渐增高。

一、术中并发症

脊柱转移瘤术中并发症主要包括脊髓神经损伤、脑脊液漏、血管损伤以及周围器官损伤等。术中并发症的发生与手术时机与方式、肿瘤形态、位置、大小与血供以及手术者经验与能力等诸多因素相关。

（一）脊髓神经损伤

神经系统并发症是脊柱手术最常见的并发症之一，其发生率为 0.6% ~ 14.5%。脊髓损伤可导致暂时性或永久性神经功能损伤，如截瘫、偏瘫、单瘫、轻瘫、神经根病变和感觉丧失等。尽管任何椎体节段的手术均存在脊髓和神经根损伤的风险，但颈椎和胸椎节段手术以及广泛性手术（如整块切除术）出现神经系统并发症的风险相对较高。术中脊髓损伤的产生往往与手术方式过于激进、肿瘤与硬膜囊分界不清、肿瘤出血严重、固定减压时的震荡、术中拉钩的牵拉、椎弓根螺钉的位置不佳以及术者的经验与能力等因素相关。除术中神经组织的直接损伤外，Adamkiewicz 动脉损伤或闭塞以及意外结扎也可能导致脊髓缺血和截瘫。脊柱转移瘤患者发生神经系统并发症的其他原因还包括术中大量失血以及脊髓长期受压变形后出现的血压反射性下降等。神经损伤、硬脊膜损伤、硬膜外血肿是椎体增强手术不常见的并发症，术中或术后患者出现不同程度的神经功能障碍。此类并发症与所强化的目标椎体及椎弓根过硬、术者穿刺技术欠佳、术中透视效果差、患者依从和配合度差相关。

围手术期多项措施可降低神经功能恶化的风险。术前，患者若已经出现明显的脊髓受压症状，则推荐使用大剂量糖皮质激素治疗以减轻脊髓水肿。术前的肿瘤血管造影栓塞可以明显减少高血供肿瘤的术中出血，保障手术安全顺利地进行；且能识别 Adamkiewicz 动脉（图 6-6-1）。术中，若患者术前已有脊髓损伤，则不建议控制性降压，避免脊髓低灌注，建议术中维持动脉压在 80 ~ 90 mmHg。尤其要重视麻醉后搬运体位时有加重脊髓损伤的可能。同时，必须合理掌握椎管减压与椎弓根固定的时机，熟练掌握经后外侧入路减压重建的手术操作。对于硬膜外转移瘤侵犯严重且脊髓已被肿瘤组织包裹的病例，术中需自正常硬膜囊部位开始采用神经探钩谨慎彻底剥离硬膜外肿瘤组织，以达到彻底脊髓减压和预防术后肿瘤复发的目的。对于脊髓减压手术，术中可以监测体感诱发电位和运动诱发电位，尤其对于存在神经根压迫的患者还需监测非诱发肌电图。手术前获得神经电生理信号基线，术中信号应不偏离该基线。一旦出现偏离基线并下降的情况，手术者应考虑是否存在机械性压迫，并尽可能采取措施立刻去除压迫因素。此外，术中可考虑加用糖皮质激素 1 次，以增加脊髓血流灌注、减轻水肿。术后，若仍存在可疑脊髓损伤，则仍需大剂量糖皮质激素治疗。一般情况下，药物开始使用负荷剂量，而后使用维持剂量。成骨性脊柱转移瘤、部分接受过双磷酸盐、地舒单抗及分子靶向药物治疗后的脊柱转移瘤的患者成骨明显，为椎体强化术的相对甚至绝对禁忌证。穿刺过程中如果出现神经损害等临床表现，应立刻放弃手术。一旦确诊，首先积极行止血、脱水、激素等治疗。

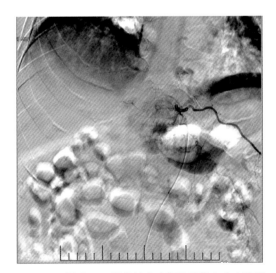

图 6-6-1　肾癌 T11 椎体转移瘤行肿瘤供血分支造影

左侧第 11 肋间动脉管径增粗，远端分支走形迂曲，T11 椎体及肿瘤染色明显，脊髓前动脉显影，与拟栓塞的左侧第 11 肋间动脉及肿瘤滋养血管共蒂

（二）脑脊液漏

接受脊柱手术的患者,脑脊液漏的总体发生率为2.1%～3.06%。脊柱手术位于既往放疗区域、硬膜外纤维化、粘连和硬脊膜变薄均会显著增加脑脊液漏的风险。脑脊液漏不仅会影响伤口愈合,引发脑脊液囊肿（图6-6-2）和伤口深部感染,还会造成肿瘤的硬膜内种植。

术中首先应尽量避免,但如果发生硬脊膜破裂,首选一期缝合硬脊膜。如果破裂处太大不能一期缝合,可以使用硬脊膜补片或者高分子组织密封膜覆盖。由于修复硬脊膜前方的技术难度较大,可能需要用层状硬脑膜替代物和密封剂进行修复。这种补片或高分子组织密封膜覆盖通常并不可靠。若无法修补硬脊膜破裂,应留置腰大池引流或切口引流延长数天至数周,同时严密缝合肌层和深筋膜层,消除死腔,预防蛛网膜下皮肤瘘管形成,保证切口的顺利愈合和修复。但应避免使用负压吸引,以防渗漏扩大、过度引流或者发生硬膜下血肿、颅腔积气甚至脑疝等其他不良事件。如果术中有胸腔引流管则不应有负压吸引。值得注意的是,经过放疗的组织对脑脊液的吸收能力受损,因此即使是少量脑脊液漏出也容易对伤口愈合造成影响。保证硬脊膜周围有足够的软组织覆盖、肌层和深筋膜的严密缝合、切口拆线前保留脑脊液引流是处理脑脊液漏最重要的三大原则。

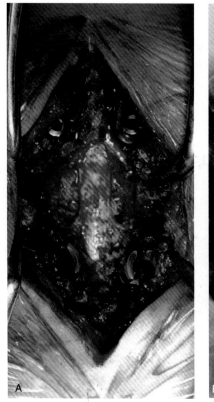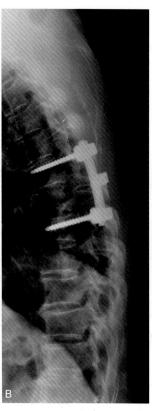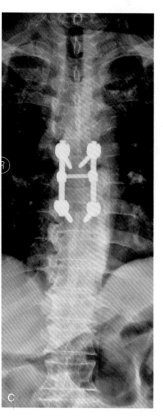

图6-6-2　肺癌T7椎体转移瘤引起脊髓压迫,行T7椎体肿瘤部分切除椎管环形减压内固定术。术前1周接受局部放疗（Dt12 Gy/4f）,术中观察到硬膜囊弹性差、无光泽,术后发生迟发性脑脊液漏,切口愈合后皮下形成脑脊液囊肿

A.T7椎体肿瘤部分切除椎管环形减压内固定术中；B、C.术后X线片

（三）血管损伤与术中继发大出血

脊柱外科术中血管损伤的总体发生率为 0.02% ~ 6.6%。不同手术方式和椎体节段的血管损伤风险不尽相同。胸椎后路术中出血过多通常是由于节段动脉和肋骨下方的血管束出血、刮除肿瘤时急速失血、硬膜外静脉丛渗血和手术时间延长所致。恶性肿瘤尤其是高血供肿瘤，如肾癌、甲状腺癌和神经内分泌肿瘤转移至脊柱，常常导致转移瘤部位血供丰富，这是转移瘤患者术中出血量大的重要原因，一旦损伤肿瘤供血动脉将导致大出血的可能性。肿瘤病变也可导致解剖结构异常，使术中血管损伤风险增加。

为降低血管损伤风险以及损伤后继发大出血，骨科手术之前，应充分评估肿瘤与血管之间的空间关系。术前选择性肿瘤供血动脉栓塞，可有效降低术中计划或非计划经瘤操作引起的出血，且 2 个或 3 个节段的血管栓塞比仅栓塞受累节段的单节段血管更能有效地减少术中出血（图 6-6-3）。建议切皮前给予冲击剂量氨甲环酸 10 ~ 20 mg/kg，根据情况术中以 1 mg/（kg·h）的速度持续泵入，能有效减少术中出血，并不增加血栓风险。此外，脊柱转移瘤椎体切除时术

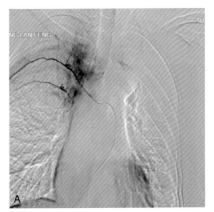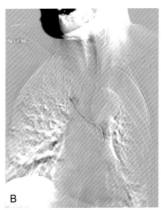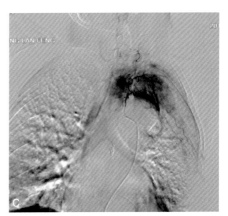

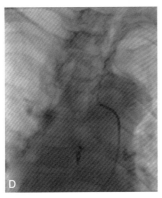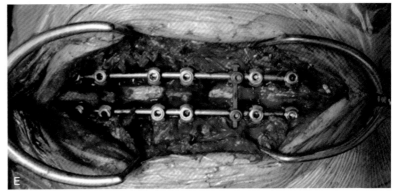

图 6-6-3　肺癌胸椎多发性转移瘤伴 T4 ~ T7 病理性骨折脊髓压迫不全瘫，
术前动脉栓塞后行胸椎后路 T4 ~ T7 肿瘤部分切除椎管环形减压内固定术

A. 将微导管在微导丝引导下超选择性插至右侧第 5 肋间动脉肿瘤供血动脉分支，造影实质期可见右侧第 5 肋间动脉管径增粗，远端分支及走行迂曲，可见肿瘤染色；B. 用明胶海绵颗粒 20 mL 进行右第 5 肋间动脉肿瘤供血分支的栓塞，栓塞后肿瘤染色消失；C. 将微导管在微导丝引导下超选择性插至左侧第 5 肋间动脉肿瘤供血动脉分支，造影实质期可见左侧第 5 肋间动脉管径增粗，远端分支及走行迂曲，可见肿瘤染色；D. 用明胶海绵颗粒 20 mL 行左第 5 肋间动脉肿瘤供血分支栓塞，栓塞后肿瘤染色消失；E. 胸椎后入路 T4 ~ T7 肿瘤部分切除椎管环形减压内固定术中出血少，视野清晰

中显露和分离节段动脉十分重要。该动脉通常位于椎弓根外侧，应仔细辨认节段动脉的脊髓支并进行结扎。为了避免血管壁撕裂至主动脉，可钳夹并结扎节段动脉。当怀疑肿瘤累及大血管、节段动脉和胸腹部内脏器官时，需首先行前路分离手术，然后经后入路整块切除肿瘤。如果是边缘切除或者是经瘤切除手术，应熟练掌握止血纱、明胶海绵、脑棉片的"三明治"压迫止血法。压迫/填塞出血组织时，注意避免压迫硬脑膜。如果出血是无法控制的，伤口可以被压迫和关闭，并且可以在以后的时间另做切口进行治疗。对于大血管的损伤，建议血管外科紧急手术。

（四）周围器官损伤

硬膜外肿瘤切除手术可能会损伤毗邻结构。例如，肿瘤生长引起的位置靠近脊柱的周围器官解剖关系异常，以及放疗对消化道的损伤和放疗后瘢痕都是导致术中胃肠道损伤的风险因素。脊柱各区域转移瘤的手术切除入路不同，常见的手术并发症也有所不同。对于术前给予放疗的患者应给予特别关注，因为放疗后食管组织损害和瘢痕形成会显著增加并发症风险（图 6-6-4）。肺部转移导致肺功能受限是胸廓切开术的相对禁忌证。术中肋间神经的过度牵拉可引起的感觉迟钝性疼痛综合征。后外侧入路手术并发症包括气胸、胸腔积液和血胸等。

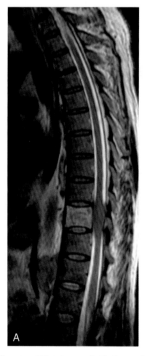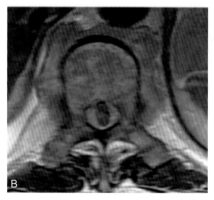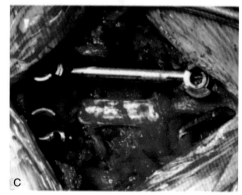

图 6-6-4　食管癌 T5 和 T10 椎体转移瘤、T10 椎体病理性骨折伴硬膜外脊髓压迫，行后入路 T10 椎体肿瘤部分切除椎管环形减压内固定术。患者手术前 1 个月有食管癌放疗史，术后喉头严重水肿疼痛不能进食水，鼻营养管置管营养支持 2 个月后营养管拔除恢复自主进食

A、B. 术前 MRI T₂WI 抑脂矢状位片显示 T5 和 T10 椎体转移瘤、T10 椎体病理性骨折伴硬膜外脊髓压迫；C. 后入路 T10 椎体肿瘤部分切除椎管环形减压内固定术中

术中降低这些风险的措施包括术前尽可能制订周全细致而又简单的手术方案，力争在提高手术成功率的同时降低并发症的发生率。术前应计划好术中出现邻近器官医源性损伤时的应对策略。损伤一旦出现，应立即请专科医生进行处理。术中尽量减少跨多腔隙的手术（如采用胸

膜外入路处理胸椎病变，而不采用经胸腔入路）。可选择结扎切断肋间神经，与 T1、T2 神经根不同，T3 ~ T12 神经根可以牺牲，并无明显的临床后果。通过向胸腔灌入生理盐水检查气泡，评估是否有肺泡破裂漏气。将一条红色橡胶管留置在胸膜破损处，并围绕其进行闭合。在闭合筋膜层后由于负压作用，红色橡胶管会自动退出。如果发现胸膜破损并无法缝补，可以用明胶海绵来填充。离开手术室之前，进行胸部透视以确保没有医源性气胸。怀疑有气胸或血胸时，应放置胸腔引流管。可放置两根胸腔引流管，下胸腔引流管应置于纵隔后角引流出血，而另一根引流管应置于肺尖附近引流漏出的气体。

（五）骨水泥渗漏

骨水泥渗漏是最常发生的并发症，骨水泥可外溢至邻近软组织、椎间盘、静脉、椎间孔或椎管内。然而，绝大多数的骨水泥渗漏是无症状的，仅能通过影像学检查发现。术中一旦发现骨水泥渗漏至椎管、椎间孔或前方血管，则需立即终止骨水泥注射。骨水泥渗漏到椎间隙可导致终板损伤或椎间盘突出。骨水泥渗漏引起的心血管系统并发症严重程度差别很大，轻者仅有轻微的一过性低血压，重者可因渗漏至肺血管诱发肺栓塞。一种可能的机制是骨水泥渗漏至椎旁静脉，引起局部或远端血管的阻塞；另一种可能是骨水泥干扰细胞外钙离子运输并激活凝血级联反应。

椎体增强术骨水泥渗漏常见的原因及预防措施：①病例选择不当。如成骨性脊椎转移瘤为椎体增强术的相对禁忌证，术前需完善 CT 检查，严格掌握手术适应证。②手术方式和骨水泥选择不当。如对椎体周壁破裂、骨水泥渗漏风险较大的病例，应选择球囊后凸成形术或高黏稠度骨水泥。③术中疏于透视下的实时监测，骨水泥推注者手感差。术中应一边透视一边操作，强烈建议采用推杆推注骨水泥，当骨水泥到达椎体后 1/3 时停止注射。④术中骨水泥推注时间过早，骨水泥推注过多。术中需骨水泥达到一定黏稠度再进行注射，并将骨水泥有计划地推注到骨折部位。如果骨水泥渗漏到椎间孔引起神经压迫出现神经根性疼痛，可以使用非甾体类抗炎药或激素治疗；如果出现按照神经根分布的感觉或肌力异常，必要时需要进行手术减压。如果骨水泥被怀疑渗漏到椎管中，则需行术中 CT 或透视以确定椎管内骨水泥渗漏的数量和位置。如果骨水泥的渗漏引起提示脊髓压迫或椎管狭窄的症状，则需行骨水泥移除术，甚至立即行急诊手术探查。

二、术后并发症

脊柱转移瘤术后并发症主要包括手术切口感染、内固定失败、脊柱不稳、假关节形成以及其他全身系统性并发症。术后并发症的发生多与患者一般情况、自身合并症以及肿瘤治疗的相关措施等相关。

（一）切口感染和裂开

手术切口感染是脊柱转移瘤最常见的严重手术并发症，可明显延长患者住院时间，增加住院费用，甚至需要再次手术。研究表明，脊柱转移瘤患者术后手术切口感染率为 4.5% ~ 8.4%。

切口感染是脊柱转移瘤最常见的再手术原因。如果患者伤口没有完全愈合，则不能进行局部放疗或全身化疗，这将直接影响患者后续治疗的信心与效果，也直接影响患者术后的生存期与生存质量。脊柱转移瘤手术区域感染的危险因素包括基础疾病、营养不良、放疗后组织损伤、术前神经功能缺损、翻修手术、后路手术、化疗和糖皮质激素免疫抑制、吸烟、糖尿病、外周血管疾病以及长期卧床等。既往研究认为亚低温可以保护神经系统，但近期研究发现，在脊柱手术期间亚低温可能导致手术部位的感染风险增加。术前放疗通常被认为是手术切口感染的危险因素，有研究发现，手术并发症在术前放疗患者组为12%，在术前无放疗患者组为1%。最理想的治疗方式是先进行一段时间抗肿瘤治疗再择期进行手术治疗，但实践中出现脊髓神经损害的患者多为高危切口感染者，而需紧急行手术治疗。例如糖皮质激素作为一种神经保护剂仍需大剂量应用于有症状的脊髓压迫患者。因此，每一例脊柱转移瘤手术患者都应作为高危切口感染者来对待。

针对上述危险因素，可以预防脊柱转移瘤手术区域感染的措施主要为：①治疗基础疾病，改善营养不良，必要时间断性输注人血白蛋白，维持和提升血清白蛋白水平；②围手术期应用抗生素，必要时及时应用高级别抗生素；③术后建议侧卧，避免对后路切口及周围组织的长时间压迫；④放置深筋膜下引流管，以减少死腔预防血液积聚；⑤延长术后脑脊液漏患者切口引流管的拔除时间，可以在切口拆线前2天拔除；⑥对于术前接受过放疗的患者，适当延长拆线时间，以确保切口全层愈合；⑦注意监测实验室感染及生化指标，包括血常规、血沉、超敏C反应蛋白、降钙素原、肝肾功能、尿细菌培养等；⑧保证术后肠道通畅，对于发生尿路感染的患者，必须早期使用敏感抗生素积极治疗。此外，术中适当延长手术切口，皮肤、皮下尽可能少使用单极电刀和电凝，同时避免术中对皮肤和肌肉的长时间牵拉。术中反复使用大量温盐水冲洗切口，整个手术团队勤换双层手套的外层手套。考虑到脊柱转移瘤患者伤口愈合比较慢，术中应选用吸收时间较长的缝线或者是永久性不可吸收缝合线（如倒刺线）进行肌层和深筋膜的严密缝合，不留死腔。目前还没有关于术前放疗或术后放疗最优时机的指南。一般情况下，患者术后3周才能进行化疗或局部放疗，条件是必须切口完全全层愈合。抗血管生成的分子靶向药物（如抗VEGF）会明显抑制伤口愈合，其停药时间取决于药物的半衰期。许多口服小分子血管内皮生成抑制剂的半衰期小于6 h，因此可以一直服用至术前24～48 h。而抗血管抑制剂单克隆抗体（如贝伐珠单抗）的半衰期为数天至数周，必须在开放手术前更早停药。

（二）肺部和呼吸道并发症

脊柱转移瘤患者术后内科系统性并发症中，肺部感染发生率为0.71%～11.90%，平均为3.98%，发生率仅次于谵妄。研究发现，老年组脊柱转移瘤患者肺部感染、胸腔积液、肺脓肿和完全性肺不张等呼吸系统并发症明显高于年轻组。肿瘤患者尤其是肺癌患者术前常合并肺炎、恶性胸腔积液、肺不张等肺部疾病，甚至合并多器官衰竭及恶病质。老年患者呼吸肌张力降低、支气管上皮纤毛运动和肺泡弹性降低、咳嗽反应迟钝，营养状况下降，机体对手术及麻药的耐受性差；且通常合并有慢性阻塞性肺疾病、术前肺部感染、心脑血管疾病、糖尿病、低蛋白血症等，明显降低机体的免疫功能。肿瘤患者常需要应用激素、放化疗及靶向药物治疗，造成机体免疫力下降、脏器损伤。肿瘤患者治疗周期长，住院时间长，与患者及医务人员接触多，增加医院内感染的发生机会。脊柱转移瘤接受开放手术全身麻醉的患者，麻醉气管插管机械性破坏上呼吸道正常防御屏障，导致细菌进入下呼吸道，易引起肺部感染；麻醉剂和镇痛剂抑制了患者的咳嗽反射，如果气管插管的时间延长，细菌在下呼吸道快速繁殖，容易在更短的潜伏期内发生感染（图 6-6-5）。胸椎转移瘤手术本身所导致的创伤及术后长时间手术切口疼痛，使膈肌运动减弱，再加上术后患者平卧体位，均可在一定程度上减少肺通气量，也可产生肺部感染；为减轻手术切口疼痛，患者呼吸变浅加快，换气量降低，潮气量减少，又因惧怕疼痛而不敢咳嗽或咳嗽无力，使分泌物在气道进一步集聚，引起肺部感染。

围手术期提高机体免疫力，加强肺部护理，减少手术和麻醉时间，控制液体量，控制疼痛，良好的麻醉复苏，积极治疗肺炎是减少术后肺不张、肺炎发生率的重要方法。

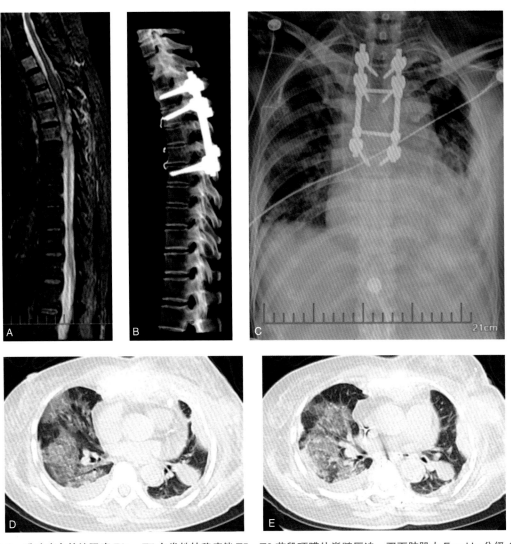

图 6-6-5　乳腺癌合并结肠癌 T2 ～ T7 多发性转移瘤伴 T5、T6 节段硬膜外脊髓压迫，双下肢肌力 Frankle 分级 1 级，术前选择性动脉栓塞后急诊行后路 T5、T6 椎体肿瘤部分切除椎管环形减压内固定术。术后双下肢肌力 4 级，因手术外科 ICU 气管插管拔管较迟诱发肺部感染，术后 3 周因肺部严重感染去世

A. 术前 MRI T_2WI 显示 T2 ～ T7 多发性转移瘤 T5、T6 硬膜外脊髓压迫，相应节段脊髓水肿；B. 行后入路 T5、T6 椎体肿瘤部分切除椎管环形减压内固定术 CT 矢状位片；C. 术后 2 周边床胸片提示双肺炎症，右肺实变；D、E. 术后 2 周胸部 CT 显示双肺严重渗出性改变伴实变、双侧胸腔积液

（三）局部肿瘤复发与进展

在生存期内实现肿瘤的局部控制是脊柱转移瘤手术的主要目标之一。脊柱转移瘤整块切除术可提供较高的局部控制率和生存率，术后局部复发率极低，国外 7 篇 10 例以上病例报道中，累计 122 例患者中仅 3 例（2%）复发。然而，这类手术难度高，对于脊柱转移瘤患者而言，整块切除的并发症和致死率不可忽视，即便是有经验的医生，整块切除术后并发症也高达 35%。多学科协作模式有助于预防脊柱转移瘤手术后局部进展和复发。Gasbarrini 在制订脊柱转移瘤治疗策略的时候，将肿瘤的化疗、放疗、激素治疗、免疫治疗的敏感性作为重要的参考依据。只有当转移瘤对化疗和药物治疗不敏感时，放疗和药物治疗难以有效控制肿瘤才推荐行整块切除术。与整块切除术相比，经瘤切除脊髓周围肿瘤以达到椎管环形减压的分离手术创伤小，联合术后放疗也可实现对局部肿瘤有效控制。然而，肿瘤部分切除椎管环形减压联合传统外放疗（cEBRT），术后局部复发率仍较高（图 6-6-6）。1988 年，Klekamp 等报道了接受手术减压的 101 例脊柱转移瘤患者的局部肿瘤控制情况，其中 60% 术后接受了 cEBRT，整体复发率 6 个月为 58%、1 年为 69%、4 年为 96%。多元回归分析显示，术前独立活动状态、原发肿瘤对放疗敏感、颈椎转移瘤、手术完整切除、受影响的椎体数量少以及择期手术是局部转移复发率低的独立预

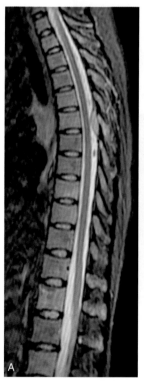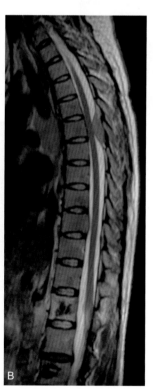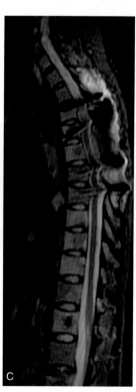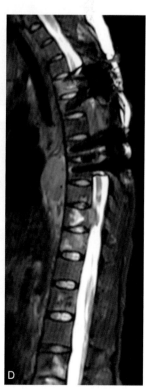

图 6-6-6　肺腺癌 T6、L1 椎体转移瘤伴 T6 椎体硬膜外脊髓压迫，L1 椎体成形术后 1 个月行 T6 转移瘤硬膜外脊髓压迫后入路肿瘤部分切除椎管环形减压内固定。术中出血较多，术后局部未行放疗；术后 6 个月，椎管内硬膜外肿瘤局部扩散和进展，神经功能进一步恶化

A. 术前 MRI T_2WI 矢状位片显示 T6 椎管内硬膜外脊髓压迫，L1 椎体高信号；B.L1 椎体成形术后 1 个月，MRI T_2WI 矢状位片显示 T6 椎体椎管内硬膜外脊髓压迫范围增大；C.减压内固定术后 1 个月，MRI T_2WI 矢状位片显示 T6 椎体椎管内硬膜外肿瘤消失，局部仍有软组织肿胀影；D.减压内固定术后 6 个月，MRI T_2WI 矢状位片显示 T6 椎体椎管内硬膜外，以及 T7、T8 椎体前方肿瘤局部扩散和进展

测因素。2006 年，Bilsky 等根据常规放疗后的影像学发现，1 年内多达 70% 的患者局部肿瘤进展。椎体增强术后肿瘤可以向椎管内、椎旁扩散和进展。与术前合并椎体后壁缺损、椎弓根溶骨性破坏、成骨性转移瘤局部反复穿刺、术后未进行局部放疗或全身系统内科治疗相关。穿刺道转移是椎体增强术的另一项特有并发症，肿瘤可以向沿椎弓根穿刺道发生筋膜下和皮下的扩散和转移（图 6-6-7），原因为术中穿刺部位出血较多、术后局部血肿、术后早期未进行局部放疗或全身系统内科治疗。

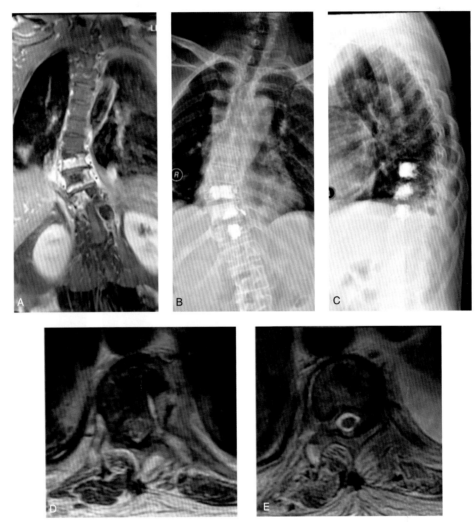

图 6-6-7　肺癌 T9 ~ T11 椎体转移瘤行 T9 ~ T11 椎体成形术。术中出血较多，2 个月后 T10 椎体右侧穿刺路径发生扩散转移

A. 术前 MRI T$_2$WI 冠状位片显示 T9 ~ T11 椎体转移；B、C. 术后前后位及侧位 X 线片；D. 术后 3 周 MRI T$_2$WI 横断位片显示 T10 椎体右侧为椎弓根内穿刺、左侧为椎弓根外穿刺；E. 术后 2 个月 MRI T$_2$WI 横断位片显示 T10 椎体左侧穿刺路径肌层内出现团块状低信号

立体定向放射外科（stereotactic radiosurgery，SRS）的出现解决了多数转移瘤对放疗技术敏感性欠佳的问题。即使对传统放疗敏感性差的一些肿瘤，SRS 在肿瘤控上也可以有较好的疗效。纪念斯隆－凯特琳癌症中心（memorial sloan-kettering cancer center，MSKCC）报道了 186 例 MESCC 患者接受"分离手术"后辅助 SRS 治疗，放疗后 1 年总体进展率为 16%（24 ~ 30 Gy/3f 组为 4%；24 Gy/1f 组为 9%；18 ~ 36 Gy/5 ~ 6f 组为 22%）。化疗同样被认为有加强

脊柱转移瘤局部控制、提高患者生存率的作用。但除乳腺癌外，化疗对脊柱转移瘤的作用并不像原发尤因肉瘤和骨肉瘤那样重要。在过去的 10 余年中，基因检测技术和靶向药物治疗的发展极大地提高了脊柱转移瘤靶向治疗的疗效。整体而言，虽然各种治疗方案中靶向治疗方案种类繁多，但对于需要行外科手术的脊柱转移瘤患者，靶向药物结合放疗可以更加有效地预防减压术后肿瘤的局部复发。脊柱转移瘤椎体强化术前必须纠正患者的出凝血功能；术中提高穿刺效率、避免反复穿刺；穿刺针拔除后局部要及时压迫止血或缝合止血；术后早期接受局部放疗及靶向药物或内分泌等全身治疗。对于术中椎弓根穿刺部位出血较多的病例，可采用椎弓根内骨水泥拉丝的方法及时闭塞穿刺道。

（四）深静脉血栓形成和肺栓塞

回顾性研究表明，脊柱转移瘤患者术后深静脉血栓形成和肺栓塞的发生率为 2%～5.6%，高于成人脊柱畸形手术报道的发生率（< 2%）。鉴于脊柱转移瘤患者的血液常处于高凝状态，脊柱外科医生需要警惕血栓栓塞事件。研究发现，在控制了相关的混杂变量，包括年龄、Charlson 合并症指数、内脏转移和化疗后，较长手术时间为症状性静脉血栓增加的独立风险因素。进一步研究发现，术前不能行走、深静脉血栓既往病史、较短的部分凝血活酶时间和较低的血红蛋白水平是该类患者发生深静脉血栓的危险因素。

因此，术前筛查血栓状态，有针对性地进行下肢多普勒超声以尽早发现深静脉血栓，可为脊柱转移瘤患者早期血栓干预和风险分层提供依据。对于神经功能恶化而失去活动能力的患者，应积极考虑并通过放置血管内滤器和药物抗凝治疗。术前充分进行手术计划，术中尽可能缩短手术时间，此外，接受脊柱转移手术的患者围手术期深静脉血栓发生风险较高，因此术前高危患者术中不常规应用止血药氨甲环酸，以降低这一人群症状性静脉血栓的术后发病率和死亡率。脊柱手术时间一般较长且患者需保持俯卧位，术中常使用下肢充气加压装置。值得注意的是，脊柱手术的高度复杂性也决定了抗凝治疗的特殊性，目前尚无指南明确指出脊柱手术的标准抗凝方案，有关抗凝药物剂量和抗凝时间的临床问题仍存在争议。若怀疑患者发生肺栓塞，应在完善相关检查的同时尽快开展治疗。

（五）内固定失败

内固定失败是脊柱转移瘤手术后严重并发症。随着肿瘤患者生存期的延长，内固定失败更为常见。脊柱肿瘤手术与其他脊柱手术出现的内固定相关并发症类似，包括螺钉错位、固定不稳定和钉棒断裂等，其总体发生率为 0.3%～5%。肿瘤患者骨质融合区域的异常生物学可能会扰乱骨质形成，全身化疗或局部放疗也会对骨质形成产生影响。由于肿瘤侵蚀骨质以及减压手术中的骨切除，当骨质融合缓慢或者不太可能融合时，人体大部分的力仍然继续由内固定器械承担，最终可能导致固定失败。有文献报道，脊柱转移瘤患者术后内固定失败需要再次手术的发生率为 1.9%～3.1%。手术区域术前放疗、骨质疏松、椎体肿瘤侵蚀、胸壁切除以及超过 6 个节段的脊柱手术均是内固定失败的危险因素。此时应增加固定节段的数量以分担载荷、通过添加聚甲基丙烯酸甲酯（polymethyl methacrylate，PMMA）骨水泥强化椎体，以及选用直径更大的螺钉以增加抗拔除力。

Kumar 等首先将脊柱转移瘤内固定失败按时间分为早期（＜3个月）或晚期（＞3个月），然后根据失败后是否有症状进行进一步细分。出现内固定松动和椎弓根螺钉所在椎体病理性骨折需及时预警，可通过对病理性骨折椎体行椎体成形术、增大椎弓根螺钉直径、延长内固定到骨与软组织活性更强的区域（如放疗范围外的区域）等方法来处理。行翻修手术后伤口和骨的愈合将都是很大问题，为避免情况进一步恶化，应该尽量避免对这些患者进行再次翻修手术，大多数脊柱转移瘤内固定失败无症状患者一般不需要处理。

三、其他并发症及风险因素

脊柱转移瘤症状性脊柱硬膜外血肿较为少见，其发生率为 0.3% ～ 5%，但该并发症是术后最紧急和最危险的并发症之一，可能导致患者出现永久性的神经损伤。事实上，症状性硬膜外血肿可能在术后 4 ～ 5 天后出现，也有报道称持续失血会导致患者在术后 2 周出现硬膜外血肿。术后硬膜外血肿形成的风险因素包括椎体成形术中穿刺失误（图 6-6-8）、一种或多种内科合并症、Frankel A ～ C 级、高血压、术后引流不畅、使用非甾体抗炎药、体重指数高、术中使用明胶海绵覆盖硬脊膜、饮酒、多节段手术、高龄、Rh 阳性血型和术前凝血障碍等。

心肌梗死、心脏骤停、心律失常和脑卒中是任何脊柱手术中都可能发生的并发症。据报道，接受脊柱手术的转移瘤患者，心血管事件的总体发生率可达 1.9%。尽管不常见，但此类并发症是患者高死亡率的重要原因。为了预防这些并发症，术者与心血管医生以及麻醉师之间的沟通就显得至关重要，以便术中有效控制血流动力学、止血和复苏。研究人员调查发现，脊柱手术后心肌梗死的发生率为 1% ～ 2%，平均诊断时间为术后 2 天。从病理生理学角度来讲，患者俯卧位会改变正常的血流动力学，使心功能不良的患者易发生心肌梗死。此外，心肌损伤会对患者造成长期影响，甚至在术后数月至数年出现心源性死亡。脑卒中同样是一种较为罕见但高死亡率的不良事件；据报道，接受脊柱手术的转移瘤患者，术中脑卒中的发生率为 0.014% ～ 0.20%，术后的发生率为 0.7%。围手术期脑卒中存在多种独立风险因素，包括高龄、术前 6 个月内心肌梗死病史、肾衰竭、房颤、脑卒中病史、吸烟史以及颈椎手术导致的医源性椎动脉和颈动脉损伤等。

对于接受脊柱手术的转移瘤患者，急性肾衰竭和尿路感染的发生率分别为 1.1% ～ 2.5% 和 7% ～ 21.5%。尿路感染是一种轻微的并发症，通常无明显的临床症状。而肾衰竭可能对患者造成长期影响，即使患者出院时肾功能完全恢复，10 年内死亡风险仍会增加 20%。此外，脊柱转移瘤术后胃肠道出血、麻痹性肠梗阻和小肠梗阻的发生率＜1%。麻痹性肠梗阻通常在术后 3 天出现，多与脊柱节段和手术入路有关。腰椎是最常发生肠梗阻的手术节段，尤其是联合入路手术的发生率最高，其次是前路手术和后路手术。麻痹性肠梗阻可能导致患者出现明显不适和活动减少，继而导致住院时间延长和费用增加。因此当患者诊断为麻痹性肠梗阻时，应避免使用阿片类镇痛药，并积极进行胃肠减压。

其他可能影响脊柱转移瘤并发症发生率的因素还包括患者的年龄、术中输血、脊柱转移位置和手术方式。一项纳入 1266 例脊柱转移瘤患者的国际多中心研究发现，年龄的增长与并发症发生率的增加呈现正相关：年龄大于 80 岁，并发症发生率为 33.3%；年龄 70 ～ 80 岁，并发症发生率为 23.9%；年龄小于 70 岁，并发症发生率为 17.9%。输血也与脊柱转移瘤患者手术并发症发生有关。一项单中心研究发现，接受输血的患者发生术后并发症的概率是没有接受输血患者的 2.27 倍，每增加 1 单位输血，发生术后并发症的优势比增加 1.24 倍。输血患者术后感染率是未输血患者的 3.58 倍，每增加 1 个单位的输血，感染率增加 1.24 倍。因此围手术期应采取严格的血液管理措施，以减少输血的不良影响。但是，输血并不影响脊柱转移瘤患者的术后总存活率或者无疾病生存率。

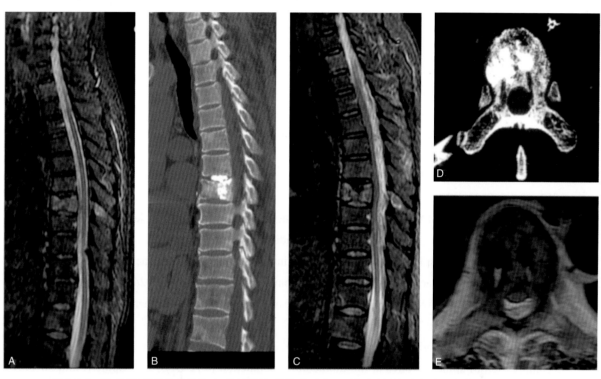

图 6-6-8　肺癌 T8 椎体转移瘤伴病理性骨折行椎体成形术。手术穿刺过程中发生硬脊膜损伤脑脊液漏，术后第 2 天出现双下肢不全瘫，诊断为硬膜外血肿，予以脱水、激素等保守治疗，后症状逐渐缓解

A. 术前 MRI T$_2$WI 抑脂像矢状位片显示 T8 椎体转移瘤伴病理性骨折；B. 术后 CT 矢状位片显示 T8 椎体成形术骨水泥向 T7 ～ T8 椎间隙渗漏；C. 术后第 2 天 MRI T$_2$WI 抑脂矢状位片显示 T2 ～ T10 水平椎管后方硬膜外外条索状高信号影；D. 术后 CT 横断位片显示右侧椎弓根穿刺道位置明显偏内；E. 术后第 2 天 MRI T$_2$WI 横断位片显示 T8 椎管内硬膜囊后方存在高信号影，硬膜囊被推挤至椎管的前方

综上所述，脊柱转移瘤手术并发症发生率较高，极大地影响了患者治疗效果与预后。手术并发症的发生与患者一般情况、合并症以及肿瘤相关治疗情况等诸多因素相关，了解与掌控各种并发症风险因素对脊柱转移瘤手术并发症的预防具有重要意义。只有最大限度地减少脊柱转移瘤手术并发症，才能切实提高脊柱转移瘤患者的生存期和生存质量，为患者带来最大福祉。

刘耀升　编写　刘宝戈　审校

参考文献

［1］BARZILAI O, LAUFER I, ROBIN A, et al. Hybrid therapy for metastatic epidural spinal cord compression: technique for separation surgery and spine radiosurgery［J］. Oper Neurosurg (Hagerstown), 2019, 16(3): 310-318.

［2］BEEN H D, BOUMA G J. Comparison of two types of surgery for thoraco-lumbar burst fractures: combined anterior and posterior stabilisation vs. posterior instrumentation only［J］. Acta Neurochir (Wien), 1999, 141(4): 349-357.

［3］BILSKY M H, LAUFER I, FOURNEY D R, et al. Reliability analysis of the epidural spinal cord compression scale［J］. J Neurosurg Spine, 2010, 13(3): 324-328.

［4］CHOI D, BILSKY M, FEHLINGS M, et al. Spine oncology-metastatic spine tumors［J］. Neurosurgery, 2017, 80(3s): S131-s137.

［5］CIANFONI A, RAZ E, MAURI S, et al. Vertebral augmentation for neoplastic lesions with posterior wall erosion and epidural mass［J］. AJNR Am J Neuroradiol, 2015, 36(1): 210-218.

［6］CINOTTI G, GUMINA S, RIPANI M, et al. Pedicle instrumentation in the thoracic spine. A morphometric and cadaveric study for placement of screws［J］. Spine (Phila Pa 1976), 1999, 24(2): 114-119.

［7］CLéZARDIN P, COLEMAN R, PUPPO M, et al. Bone metastasis: mechanisms, therapies, and biomarkers［J］. Physiol Rev, 2021, 101(3): 797-855.

［8］CLOHISY J C, AKBARNIA B A, BUCHOLZ R D, et al. Neurologic recovery associated with anterior decompression of spine fractures at the thoracolumbar junction (T12-L1)［J］. Spine (Phila Pa 1976), 1992, 17(8 Suppl): 325-330.

［9］DI PERNA G, COFANO F, MANTOVANI C, et al. Separation surgery for metastatic epidural spinal cord compression: A qualitative review［J］. J Bone Oncol, 2020, 25: 100320.

［10］EDIDIN A A, ONG K L, LAU E, et al. Mortality risk for operated and nonoperated vertebral fracture patients in the medicare population［J］. J Bone Miner Res, 2011, 26(7): 1617-1626.

［11］EISMONT F J, BOHLMAN H H, SONI P L, et al. Pyogenic and fungal vertebral osteomyelitis with paralysis［J］. J Bone Joint Surg Am, 1983, 65(1): 19-29.

［12］FIDLER M W. Anterior and posterior stabilization of the spine following vertebral body resection. A postmortem investigation［J］. Spine (Phila Pa 1976), 1986, 11(4): 362-366.

［13］GHANAYEM A J, ZDEBLICK T A. Anterior instrumentation in the management of thoracolumbar burst fractures［J］. Clin Orthop Relat Res, 1997, (335): 89-100.

［14］GIBBS W N, NAEL K, DOSHI A H, et al. Spine Oncology: Imaging and Intervention［J］. Radiol Clin North Am, 2019, 57(2): 377-395.

［15］GOOD C R, LENKE L G, BRIDWELL K H, et al. Can posterior-only surgery provide similar radiographic and clinical results as combined anterior (thoracotomy/thoracoabdominal)/posterior approaches for adult scoliosis?［J］. Spine (Phila Pa 1976), 2010, 35(2): 210-218.

［16］GOYAL A, YOLCU Y, KEREZOUDIS P, et al. Intramedullary spinal cord metastases: an institutional review of survival and outcomes［J］. J Neurooncol, 2019, 142(2): 347-354.

［17］HODGSON A R, STOCK F E, FANG H S, et al. Anterior spinal fusion. The operative approach and pathological findings in 412 patients with Pott's disease of the spine［J］. Br J Surg, 1960, 48: 172-178.

［18］IGOUMENOU V G, MAVROGENIS A F, ANGELINI A, et al. Complications of spine surgery for metastasis［J］. Eur J Orthop Surg Traumatol, 2020, 30(1): 37-56.

［19］KALLEMEIER P M, BEAUBIEN B P, BUTTERMANN G R, et al. In vitro analysis of anterior and posterior fixation in an experimental unstable burst fracture model［J］. J Spinal Disord Tech, 2008, 21(3): 216-224.

［20］KEHAYOV I, GENOVA S, GICHEVA M, et al. Intradural extramedullary metastasis of the upper thoracic spine-case report and literature review［J］. Folia Med (Plovdiv), 2019, 61(4): 624-629.

［21］KIESER D C, PARKER J, REYNOLDS J. En bloc resection of isolated spinal metastasis: a systematic review update［J］. Clin Spine Surg, 2021, 34(3): 103-106.

［22］KOSTUIK J P. Anterior fixation for burst fractures of the thoracic and lumbar spine with or without neurological involvement［J］. Spine (Phila Pa 1976), 1988, 13(3): 286-293.

［23］KUMAR N, MADHU S, BOHRA H, et al. Is there an optimal timing between radiotherapy and surgery to reduce wound complications in metastatic spine disease? A systematic review［J］. Eur Spine J, 2020, 29(12): 3080-3115.

［24］KURISUNKAL V, GULIA A, GUPTA S. Principles of management of spine metastasis［J］. Indian J Orthop, 2020, 54(2): 181-193.

［25］刘蜀彬, 刘耀升, 李鼎锋, 等. 转移瘤脊髓压迫症运动功能损害与影像学特征相关［J］. 中华医学杂志, 2010, 90(21): 1-4.

［26］LAUFER I, RUBIN D G, LIS E, et al. The NOMS framework: approach to the treatment of spinal metastatic tumors［J］. Oncologist, 2013, 18(6): 744-751.

［27］LEI M, LIU Y, LIU S, et al. Individual strategy for lung cancer patients with metastatic spinal cord compression［J］. Eur J Surg Oncol, 2016, 42(5): 728-734.

［28］曹叙勇, 刘耀升, 雷明星, 等. 椎体成形术联合术后放疗与单纯放疗治疗脊柱转移瘤的疗效比较［J］. 中华医学杂志, 2016, 96(47): 3805-3810.

［29］LEI M, LIU Y, YAN L, et al. Posterior decompression and spine stabilization for metastatic spinal cord compression in the cervical spine. A matched pair analysis［J］. Eur J Surg Oncol, 2015, 41(12): 1691-1698.

［30］MA J, TULLIUS T, VAN HA T G. Update on Preoperative Embolization of Bone Metastases［J］. Semin Intervent Radiol, 2019, 36(3): 241-248.

［31］蒋伟刚, 刘耀升, 刘蜀彬, 等. 胸椎转移瘤硬膜外脊髓压迫症减压内固定术生存预后因素分析［J］. 中国骨与关节杂志, 2016, 5(4): 284-290.

［32］MCDONOUGH P W, DAVIS R, TRIBUS C, et al. The management of acute thoracolumbar burst fractures with anterior corpectomy and Z-plate fixation［J］. Spine (Phila Pa 1976), 2004, 29(17): 1901-1908; discussion 1909.

［33］MIGLIORINI F, MAFFULLI N, TRIVELLAS A, et al. Bone metastases: a comprehensive review of the literature［J］. Mol Biol Rep, 2020, 47(8): 6337-6345.

［34］MURAKAMI H, KAWAHARA N, DEMURA S, et al. Neurological function after total en bloc spondylectomy for thoracic spinal tumors［J］. J Neurosurg Spine, 2010, 12(3): 253-256.

［35］ODA I, ABUMI K, Lü D, et al. Biomechanical role of the posterior elements, costovertebral joints, and rib cage in the stability of the thoracic spine ［J］. Spine (Phila Pa 1976), 1996, 21(12): 1423-1429.

［36］曹叙勇, 刘耀升, 曹云岑. 脊柱转移瘤手术并发症风险因素研究进展［J］. 中华损伤与修复杂志电子版, 2020, 15(5): 403-406.

［37］PETTIFORD B L, SCHUCHERT M J, JEYABALAN G, et al. Technical challenges and utility of anterior exposure for thoracic spine pathology ［J］. Ann Thorac Surg, 2008, 86(6): 1762-1768.

［38］PORRAS J L, PENNINGTON Z, HUNG B, et al. Radiotherapy and surgical advances in the treatment of metastatic spine tumors: a narrative review ［J］. World Neurosurg, 2021, 151: 147-154.

［39］RICHARDSON J D, CAMPBELL D L, GROVER F L, et al. Transthoracic approach for Pott's disease［J］. Ann Thorac Surg, 1976, 21(6): 552-556.

［40］ROSSI L, LONGHITANO C, KOLA F, et al. State of art and advances on the treatment of bone metastases from breast cancer: a concise review ［J］. Chin Clin Oncol, 2020, 9(2): 18.

［41］ROTHROCK R, PENNINGTON Z, EHRESMAN J, et al. Hybrid therapy for spinal metastases ［J］. Neurosurg Clin N Am, 2020, 31(2): 191-200.

［42］RUF M, HARMS J. Posterior hemivertebra resection with transpedicular instrumentation: early correction in children aged 1 to 6 years ［J］. Spine (Phila Pa 1976), 2003, 28(18): 2132-2138.

［43］SCIUBBA D M, PENNINGTON Z, COLMAN M W, et al. Spinal metastases 2021: a review of the current state of the art and future directions ［J］. Spine J, 2021, 21(9): 1414-1429.

［44］TOMASIAN A, JENNINGS J W. Percutaneous interventional techniques for treatment of spinal metastases ［J］. Semin Intervent Radiol, 2020, 37(2): 192-198.

［45］WANG Y, ZHANG Y, ZHANG X, et al. Posterior-only multilevel modified vertebral column resection for extremely severe Pott's kyphotic deformity ［J］. Eur Spine J, 2009, 18(10): 1436-1441.

［46］LAUFER I, BILSKY M H. Advances in the treatment of metastatic spine tumors: the future is not what it used to be ［J］. J Neurosurg Spine, 2019, 30(3): 299-307.

［47］XU R, GARCéS-AMBROSSI G L, MCGIRT M J, et al. Thoracic vertebrectomy and spinal reconstruction via anterior, posterior, or combined approaches: clinical outcomes in 91 consecutive patients with metastatic spinal tumors ［J］. J Neurosurg Spine, 2009, 11(3): 272-284.

［48］PENNINGTON Z, EHRESMAN J, COTTRILL E, et al. To operate, or not to operate? Narrative review of the role of survival predictors in patient selection for operative management of patients with metastatic spine disease ［J］. J Neurosurg Spine, 2020: 1-15.

［49］LEI M, LIU Y, TANG C, et al. Prediction of survival prognosis after surgery in patients with symptomatic metastatic spinal cord compression from non-small cell lung cancer ［J］. BMC Cancer, 2015, 15: 853.

第七章

下腰椎转移瘤

据 Marco 等报道，5% ~ 10% 的癌症患者会发生脊柱转移，其中 60% ~ 80% 位于胸椎，腰椎次之，占 16% ~ 22%。Schoenfeld 等报道高达 40% 的癌症患者会发生脊椎转移，其中 20% ~ 45% 的患者会累及腰椎。Schiff 认为，脊柱硬膜外转移瘤不会累及整个脊柱序列，约 60% 发生在胸椎，30% 发生在腰骶部，并且各脊柱区域的发病率与每个脊柱节段的骨体积成比例。Ibrahim 分析 223 例脊柱转移瘤的患者，发现约 45% 的转移瘤累及胸椎，腰椎转移瘤的发生率为 35%。临床上通常将 L4、L5 两个节段称为下腰椎，目前对于单纯下腰椎转移瘤的发病率尚无统计。

第一节　流行病学特点

脊柱转移瘤的发病类型多种多样，但确切机制尚不清楚。Arguello 等为了研究脊柱转移瘤与硬膜外脊髓压迫的发病机制，将不同的肿瘤细胞株注射到同基因裸鼠的体动脉循环中，发现肿瘤细胞寄居并生长在椎骨的造血骨髓中，由此认为椎体内造血骨髓的动脉扩散是脊柱转移瘤的一种发病方式。Batson 等为了解释前列腺癌转移到脊柱的高发病率，对多个尸体标本和活体动物经外周静脉注射了可追踪标记物，结果发现整个椎体静脉系统在每个脊柱节段都与胸、腹腔静脉有一个自由而丰富的吻合，证实肿瘤通过椎静脉丛的逆行种植是转移到椎体的一种途径。Schick 等评估了 220 例脊柱转移瘤患者的手术疗效，发现在 11 例硬膜内肿瘤患者中有 4 例继发于颅内肿瘤细胞脱落引起的转移，他们认为经脑脊液滴状转移是颅内肿瘤转移至脊柱的一种方式。值得注意的是，其中发生于骨盆的原发恶性肿瘤可直接侵犯下腰椎，但多数情况下通过血行转移侵犯下腰椎。由于下腰椎广泛静脉丛的存在，转移瘤首先影响椎体前方，而不是椎体后方结构。

第二节　应用解剖

一、解剖特点

　　腰 5 和骶 1 椎管组成了腰骶结合部，包含重要的神经血管和内脏结构。脊髓圆锥终止于 L1 水平，之后延续为神经根丝，马尾神经首先垂直向下移行到对应节段椎体，然后在椎弓根下方横行出椎管。与颈、胸、胸腰段椎管相比，下腰椎节段椎管较宽大，有着更大的空间容纳马尾神经和主要的神经根，故肿瘤引起的神经压迫在下腰椎并不常见。主动脉通常在中线左侧、L4 椎体尾端分叉处，延续为髂总动脉，髂总动脉从腰大肌外侧延续到腰大肌内侧，随后在骶髂关节前方分叉为髂内动脉和髂外动脉，髂总静脉在 L4 ~ L5 水平汇合成下腔静脉。此外，左侧和右侧输尿管松散地嵌入腹膜后间隙，在骶髂关节水平穿过髂总动脉前方，同时交感神经和副交感神经在髂总动脉之间下降，发出分支以支配骨盆结构，这些自主神经对协调顺行射精和勃起功能有重要作用，使得该区域的神经血管解剖更加复杂。

二、生物力学

　　腰椎有平均 60° 的前凸，主要集中在 L4 和 S1 节段水平，在矢状面平衡中起着关键作用。Kaner 等报道，腰骶部矢状面屈伸活动度平均为 17°，水平面旋转活动度平均为 1°，冠状面侧屈活动度不超过 3°。腰椎前凸曲度的存在使得 L5、S1 椎间盘与水平面成陡角，因此，下腰椎相对于骶骨有向前滑动的趋势。纵观整个脊柱，由于具有活动度的近端脊柱通过下腰椎与相对固定的骶骨和骨盆相连接，因此下腰椎区域承受着更大的负荷。下腰椎关节突关节面逐渐从矢状向冠状方向过渡，L5、S1 的冠状面关节突关节，连同肌肉和韧带元件共同抵抗这种向前滑动。

第三节　临床表现与体格检查

　　腰椎转移瘤患者常见的临床表现是非特异性腰痛和症状性不稳定，腰痛是腰椎转移瘤患者最常见和最初始的症状，发生率高达 90%。在下腰椎区域，轴性疼痛常常由转移瘤引起的机械性不稳定导致，SOSG 将脊柱不稳定定义为生理负荷下的疼痛、畸形或神经损伤。下腰椎转移瘤通常位于椎体前部，但也可能侵犯椎板或椎弓根，另外与颈、胸、胸腰段椎管相比，下腰椎节段椎管较宽大，有着更大的空间容纳马尾神经和主要的神经根，因此出现的神经功能障碍比近端脊柱区域少见。随着肿瘤的生长，肿瘤对神经根直接造成压迫，或由于周围椎体结构完整性的丧失而导致神经孔的骨性塌陷，38% ~ 76% 的下腰椎转移瘤患者会进展为神经损害。偏心性肿瘤可引起神经根病变的快速发作，硬膜内肿瘤或病理性骨折引起的中心性压迫可导致马尾综合征。转移瘤直接压迫引起的马尾综合征通常以亚急性方式表现，坐骨神经痛、鞍区感觉改变、排尿和排便功能障碍是最突出的症状，也可表现为性功能障碍和下肢肌无力，但很少有患者出现四肢瘫痪或截瘫，临床上需要与常见的腰椎退行性病变相鉴别。

第四节 手术决策

下腰椎转移瘤的外科治疗有四个主要适应证：神经压迫、脊柱不稳、病理性骨折、持续性疼痛以及必须通过手术明确组织学诊断的疾病。与之对应的外科治疗目标是实现神经减压、肿瘤切除、脊柱重建和稳定。

脊柱转移瘤的外科治疗经历了漫长的发展过程，从最初的囊内刮除、分块切除，再到大块切除，最后由日本学者 Tomita 开拓性地提出了"全脊椎整块切除术（total en bloc spondyl-ectomy，TES）"的概念，TES 技术使脊柱外科医生能够实现肿瘤广泛地切除，使患者获得良好的肿瘤局部和全身控制，从而有效提高患者的生存率。由于局部复杂的解剖结构和独特的生物力学，针对下腰椎转移瘤的 TES 具有不同于脊柱其他节段的技术特点，因此，本节重点围绕下腰椎 TES 的相关问题和争议展开介绍。

下腰椎 TES 的制约因素如下。

（一）前方血管结构对手术的影响

下腰椎前方血管包括腹主动脉、左右髂总动脉、左右髂总静脉、下腔静脉、椎前血管脏支以及节段血管。周学利等为了提供下腰椎前路椎间融合术及微创手术解剖学依据，使用腹部三维 CT 血管造影研究了下腰椎前方管解剖形态，结果显示腹主动脉分叉点 90% 位于 L4 ~ L5 椎间隙及 L4 椎体，髂总静脉汇合点 65.0% 位于 L4 ~ L5 椎间隙及 L5 椎体上半，腹主动脉分叉比髂总静脉汇合点平均高出 1 ~ 2 个节段。这些复杂的血管解剖给下腰椎尤其是 L5 椎体的显露带来了困难。术中过度牵拉可能会引起血管撕裂，这是术中大出血的重要原因之一，Shimada 等为了研究 L5 骨巨细胞瘤的手术疗效，回顾分析了 2 例接受一期前后联合入路行 L5 椎体切除术的患者资料，其中第 2 例患者手术因过度牵拉导致右侧髂腰静脉损伤，出血高达 6900 mL，认为 L5 骨巨细胞瘤的椎体切除对手术医师是很有挑战性的。

手术中下腔静脉损伤后的直接修复几乎是不可能的，结扎腔静脉或髂总静脉或许是一个可以接受的解决方案，但是可能会引起严重疼痛性股青肿和深静脉血栓的形成。为了确定腰椎前路手术中血管损伤的发生率，Brau 等对 1315 例接受 L2 ~ S1 节段前入路手术的患者进行了回顾分析，在 19 例发生静脉损伤的患者中有 17 例患者血管损伤发生在 L4、L5 水平，认为 L4 ~ L5 水平的前入路手术必须高度警惕血管问题。目前对于 L5 椎体取出的安全血管间隙仍然没有达成共识，过去前入路手术中 L5 椎体多数通过髂总动脉和髂总静脉之间的间隙取出，有时需要牺牲左髂总静脉；一些学者主张经髂总血管分叉之间取出 L5 椎体，由于需要将髂总血管向近端牵拉，容易引起血管损伤，尤其是脆弱的髂总静脉。Sangsin 为了探讨 L5 椎体转移瘤的手术安全性，对 1 例 L5 孤立性肾癌患者进行了椎体切除术，术中经双侧髂总静脉间取出了病变椎体（图 7-4-1），没有血管损伤及大出血的发生，建议将双侧髂总静脉之间作为取出 L5 椎体的安全间隙。

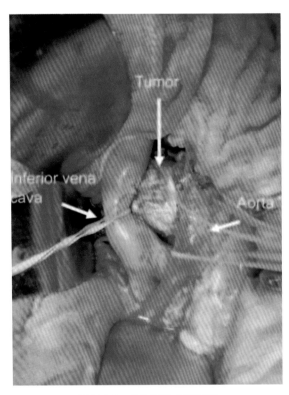

图 7-4-1　椎体切除术示意图

前方入路显露下腰椎肿瘤，肿瘤侵犯前方主要血管，术中将腔静脉和主动脉从肿瘤组织分离开

（二）神经结构对手术的影响

神经根及腰骶丛对椎体的阻挡是影响单纯后路全脊椎整块切除的最重要因素。下腰椎神经结构包括腰神经根、腰丛、骶丛、腰交感干及自主神经丛。Kawahara 等为了评估下腰椎肿瘤 TES 的手术效果，对 10 例患者的资料进行了分析，其中 3 例患者出现术中神经牵拉伤，术后出现下肢肌力减退，指出对于下腰椎肿瘤，术中在游离下腰椎椎体时需要将腰大肌从病椎上剥离，并向后外侧牵拉，可能存在因过度牵拉引起腰神经、腰骶丛损伤的风险，而在不牺牲神经根的情况下，从上下神经根间隙内将腰椎椎体旋出的难度较大。张靖等为了给一期后路全脊椎整块切除术治疗下腰椎恶性肿瘤提供解剖学基础，对 L3、L4 节段 TES 手术进行了解剖研究，发现同一节段的腰椎神经根形成的区域面积明显小于椎体的正中矢状面积，认为从神经根间隙旋出椎体时不但会造成神经根的牵拉伤，而且还有硬膜囊撕裂的风险。Tokuhashi 的研究发现，即使通过前后联合入路行 TES，椎体从腹侧取出时，仍有 30% 的患者术后存在神经损伤的情况。为此，国内 Dai 等进行了 12 例单纯后路行 L5 椎体 TES 的尸体解剖，认为手术最棘手的部分是通过硬脊膜、L4 及 L5 神经根和侧方肌肉形成的狭窄菱形间隙旋出椎体。通过测量 L4 神经根牵

引点至硬脑膜囊的水平距离（the distance between the traction point of L4 nerve root and the dural sac，Da）、L4 神经根起点至 L5 神经根牵引点的高度（the distance between the start point of L4 nerve root and the traction point of L5 nerve root，Dh）、椎体前后径（anteroposterior diameter of vertebral body，Va）和椎体高度（vertebral height，Vh）得出其平均值分别为（34.30±2.02）mm、（37.79±3.64）mm、（33.98±2.53）mm 和（36.46±3.07）mm（图 7-4-2）。根据回归方程，当 Va < 34.96 mm 时，多数情况下 Dh > Vh，同时 Da > Va。提示当术前测量 L5 椎体前后径小于 34.96 mm 时，才有可能通过单一后方入路来完成 TES。

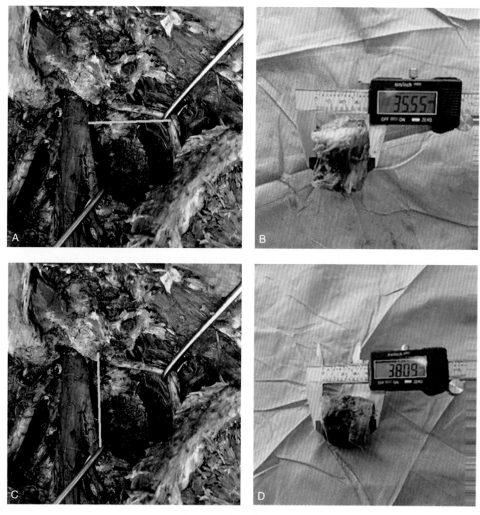

图 7-4-2　解剖参数的测量

A. L4 神经根牵引点至硬脑膜囊的水平距离（Da）；B. 椎体前后径（Va）；C. L4 神经根起点至 L5 神经根牵引点的高度（Dh）；D. 椎体高度（Vh）

（三）髂骨及周围软组织对手术的影响

髂骨翼，更确切地说是髂后上棘严重阻碍了经后路手术对 L5 椎体的显露和切除。相比于女性，男性患者骨盆更为狭窄，并且后入路手术受到髂骨的制约更为严重。下腰椎与骶骨构成了腰骶结合部，借助于髂腰韧带和骶髂前后韧带连接。髂腰韧带强韧肥厚，自 L5 横突向下辐射至髂嵴的后上部，呈倒"八"字形分布，越接近上方出口，髂骨翼与腰椎两侧的空间越大，可供手术操作的空间也就越大。Kawahara 等为了明确胸、腰椎前柱的血液供应，对 21 具尸体进行了局部解剖学研究，发现腰膈肌纤维恒定于 L2 ~ L3 椎间盘水平，从后方分离切除肿瘤时必须分离这些肌肉，他们认为髂腰肌和髂肌在腰椎的起点不利于单一后方入路显露和切除下腰椎。Yang 等为了评价 L5 椎体肿瘤 TES 的安全性和有效性，对 7 例 L5 节段的原发和转移瘤患者进行了 TES，通过髂骨截骨的方法完成了后路对 L5 的全脊椎切除，认为单一后方入路行 L5 椎体 TES 最大的解剖障碍就是来自髂骨翼对椎体的阻挡。Sangsin 等对 1 例孤立性 L5 椎体转移性肾细胞癌患者进行了椎体切除和前柱重建，并详细介绍了手术技术，认为由于髂骨翼的阻挡，经后路 L5 椎体连同横突的整块切除是不可能的，因此建议在横突没有受到肿瘤侵犯的情况下可以通过横突切断后留在原位的方法从后方取出椎体。黄稳定等为了探讨单纯后路全脊椎整块切除术治疗下腰椎肿瘤的可行性，对国人的腰骶部结构进行了影像学测量和尸体解剖研究，结果显示女性患者较男性患者更容易施行下腰椎全脊椎切除术，通过后方入路对 L4 椎体的全脊椎切除是可行的，L4 椎体下缘与双侧髂嵴连线的垂直距离是影响 L5 椎体 TES 手术的重要因素，但是并没有明确提出该距离的具体数值。

（四）椎体体积对手术的影响

L4 和 L5 是整个脊柱序列中体积最大的椎骨，并且处于腰椎前凸的顶点，位置深，给椎体的整块切除带来了难度。Abe 等为了评价全椎体切除治疗胸腰椎肿瘤的手术效果，对 6 例不同脊柱节段的肿瘤患者进行了全椎体整块切除，其中在对 1 例 L4 肿瘤患者行单纯后入路切除术中，因为 L4 椎体需要从 L4 和 L5 神经根之间旋出，导致了神经根撕裂继而出现一过性神经根麻痹，由此认为 L4 和 L5 的体积大到足以旋出时损伤神经根和腰神经丛。Dai 等为了明确后路行 L5 椎体整块切除手术的可行性，对 12 具尸体进行了 L5 椎体周围结构的解剖学研究，结果显示 L4 神经根牵拉点到硬膜囊的距离与 L5 椎体前后径，以及 L4 神经根起始点到腰 L5 神经根牵拉点的距离与 L5 椎体高度之间呈线性相关，并且当 L5 椎体前后径小于 34.96 mm 时，两者之间才具有统计学差异，作者认为只有当 L5 椎体前后径小于 34.96 mm，才有可能通过单一后入路来完成 TES。

另外，L5 切除后产生的巨大不规则梯形缺损不能单纯由自体骨块来填充，普通圆柱状钛笼也不能很好地匹配梯形缺损。Shousha 等为了强调 L5 椎体切除、重建稳定性的技术难度和评估临床和影像学效果，对 2003—2008 年连续 25 例接受 L5 椎体切除、植入钛笼并后路稳定患者进行资料回顾，所有患者在 L5 椎体切除后都采用带有前凸终板的可膨胀钛笼来完成缺损重建，在术后平均 3.4 年的随访期内没有出现器械故障问题，认为带有前凸终板的可膨胀钛笼可以很好地同时解决 L5 椎体切除后缺损的大小和形状这两个难题。为了增加 L5 椎体切除后 L4 ~ S1 的融合率，Detwiler 对 1 例乳腺癌合并 L5 椎体转移的女性患者使用了同种异体骨柱来完成 L5 椎体切除后重建，在 19 个月的临床随访期内平片显示同种异体骨柱排列良好，前后内固定位置正确。认为使用同种异体骨柱并通过修整骨柱下表面以达到与 S1 椎体上终板的匹配度可完美重建 L5 椎体切除后缺损。Lee 等为了评估 L5 椎体切除后用于重建前柱的植入物的失败率，回顾分析 19 例患者的术后影像学资料，结果显示使用柱形钛笼重建的 6 例患者中，有 4 例术后发生前移随后进行翻修手术，2 例患者发生骨不连；使用同种异体骨重建的 6 例患者中，3 例出现骨不连；使用髂骨植骨重建的 2 例患者中，1 例患者融合牢固、1 例患者出现骨不连；而使用自带前凸终板钛笼重建的 5 例患者术后均达到牢固融合。提示在结构骨或钛笼增加近 20° ~ 30° 的前凸可以创建更好的贴合感，提高稳定性和融合率。

（五）分期或一期手术对手术的影响

为了研究脊柱前路手术的围手术期并发症的类型和发生率，McDonnell 等对 447 例接受脊柱前路手术的患者进行了回顾性分析并将并发症类型分为主要和次要并发症，结果显示在 238 例一期后 – 前联合手术患者中有 14% 至少出现一种主要并发症，在 109 例分期手术的患者中有 8% 至少出现 1 种主要并发症，在 100 例单独前入路手术患者中有 4% 至少出现 1 种主要并发症。三组主要并发症发生率差异有统计学意义，并且一期联合手术与分期手术的主要并发症发生率也有显著差异。因此建议对于需要接受前 – 后联合手术的患者，采用分期手术的方法可有效降低围手术期并发症发生率。Santiago-Dieppa 等为了评估 L4 和 L5 双节段椎体同时切除后的手术疗效，对 1 例骨巨细胞瘤患者进行分期全椎体整块切除术，术后 2 年内没有发现肿瘤局部复发和内固定失效，因此建议对于下腰椎肿瘤的 TES 需要采用分期手术的方法。Gallia 等为了探索一种全 L5 椎体切除和腰骶交界处重建的技术，对 2 例 L5 肿瘤患者进行了分期全椎体切除和重建固定，2 次手术的间隔分别为 5 天和 1 天，在 13 和 17 个月的随访时间内没有局部复发的征象，指出采用分期手术治疗 L5 肿瘤是安全可行的。Fayazi 等为了评估钛笼在椎体骨髓炎中前柱重建的有效性，采用分期手术对 11 例椎体骨髓炎患者进行前入路清创和后路融合固定，结果表明在 7 例下腰椎受累的患者中，骨髓炎均得到很好的控制，没有严重并发症发生。

为了比较分期手术和一期手术治疗青少年脊柱畸形的短期疗效，Shufflebarger 对 92 例接受前 – 后联合手术的脊柱畸形患者超过 3 年的病例资料进行回顾性分析，结果显示分期手术患者的住院时间、手术时间、术中出血量、输血量、ICU 入住时间和围手术期血栓事件发生率更高；与分期手术相比，同一天一期完成畸形矫正具有手术时间短、术中出血少、住院时间短等优势。Safran 为了评估前 – 后联合手术治疗腰椎骨髓炎的有效性和临床效果，对 10 例腰椎骨髓炎患者进行同一天一期前入路清创、后入路重建固定手术。术后 2 天内患者即能被动活动，平均随访 30 个月，所有患者均获得了很好的感染控制和椎体稳定，恢复了行走功能；表明对于虚弱的腰椎骨髓炎患者，一期联合手术行清创及稳定性重建是安全有效的方式。另有两项研究表明，一期单次麻醉下行后 – 前路手术具有缩短手术和住院时间、减少术中出血、降低并发症发生率、早期功能锻炼以及缓解患者及家属紧张焦虑的优点。Kaner 通过一期后 – 前入路对 7 例 L5 椎体肿瘤或创伤患者进行了 L5 椎体切除术，围手术期没有并发症发生。Shousha 认为两次麻醉下分期手术对于合并症较多的患者来说风险更高，也更容易导致内植物的失败。至今为止，脊柱外科和肿瘤科医生对此尚未达成共识。

（六）联合入路或单一入路对手术的影响

对于下腰椎肿瘤，由于椎旁的髂腰肌、节段血管和椎体前大血管的存在，使得单纯通过后路难以实现腰椎肿瘤的切除，因此建议分期前 – 后联合入路进行 TES。Stener 等认为，单纯后入路手术仅适用于 L3 节段以上的胸腰椎肿瘤，而对于下腰椎肿瘤，考虑到椎体和前方大血管的关系以及显露 L5 椎体时髂骨翼的阻挡，则需要前、后联合入路手术。Abe 等认为，由于下腰椎椎体较大，在不切断神经根的情况下，将病变椎体整块从硬膜囊一侧神经根间隙旋出时，极容易造成腰神经根或腰丛损伤。而损伤或牺牲 L3、L4、L5 神经根将会引起严重的下肢神经功能障碍。因此建议对于下腰椎转移瘤的 TES 需要通过前 – 后联合入路来完成。Tomita 等认为，对于 L4 及近端的腰椎转移瘤可以通过单一后路行椎板整块切除和椎体整块切除术，而对于 L5 节段转移瘤，建议采用前后双入路。Kawahara 等通过联合后 – 前入路对 10 例下腰椎肿瘤患者进行 TES，术后 52 个月的随访期间未出现局部肿瘤复发，并在文中详细介绍手术过程。需要注意的是，联合后 – 前入路行下腰椎 TES 有手术时间长、手术失血多等缺点，另外下腹部前方手术也会对腹膜造成不必要的损失，进而导致腹部感染、肠道功能受损甚至有死亡的风险，Tokuhashi 报道，联合入路行 TES 的手术后并发症发生率约为 10%。最近有观点指出，从骨科视角来看，经后 – 前联合入路手术达到的整块切除实际为后方脊柱元件和前方椎体的分次切除。而从肿瘤学视角来看，肿瘤的整块切除意味着肿瘤连同周围的一层健康组织一块切除。因此经后 – 前联合入路分阶段实施的病椎整体切除可能不能满足肿瘤整体切除的要求。

由于下腰椎位于腰椎前凸的顶点，周围有髂骨翼的阻挡以及复杂的解剖结构包括降主动脉、腔静脉、双侧髂总动静脉，椎静脉丛和腰骶神经，单纯使用前入路手术进行下腰椎肿瘤的整块切除比较困难，尤其是在 L5 水平。有报道称，采用前入路手术时容易损伤髂腰静脉或髂总静脉而引起大量出血，其血管损伤率可能高达 1.2% ~ 15.6%。Kirkham 等通过对 28 篇关于前入路腰骶部手术的文献进行系统回顾，得出结论为腰骶部前入路手术造成的医源性血管损伤概率低于 5%，L4 ~ L5 水平比 L5 ~ S1 水平的手术更容易引起血管损伤。因此，绝大多数学者均不主张通过单纯前入路手术来进行下腰椎肿瘤的全脊椎切除。查阅国内外文献，目前仅一项关于前入路 L5 椎体切除后重建固定的研究。Dai 等通过单纯前方腹膜外入路分别对 7 例肿瘤患者、6 例脊柱结核患者和 2 例化脓性脊柱炎患者完成了 L5 椎体的切除、植骨和固定，术后没有局部复发和内固定失败发生。

随着临床经验的丰富和尸体解剖研究的进展，近年来，许多学者尝试仅通过单纯后入路来进行下腰椎肿瘤的 TES。它的优点是手术暴露简单，脊柱外科医生更熟悉后方神经血管和肌肉结构的方向，不需要血管外科医生的帮助。但是，腰神经根体积和骶骨的坡度限制了放置足够大小的笼子，特别是在 L5 处椎体切除术后。Boriani 等报道接受 TES 后至少有 35.1% 的患者会出现至少一种并发症，并且单纯经后入路行脊椎切除术的并发症发生率更低。Tonomura 介绍了一种经单纯后入路整块切除 L5 椎体巨大神经鞘瘤的手术方法，通过对髂骨进行 "L" 形截骨从后方充分显露肿瘤并切除，截骨块原位固定（图 7-4-3）。Huang 等对 9 例孤立性 L4 转移瘤患者进行单纯后入路 TES，并通过向侧方显露至横突尖部以增大手术操作空间，充分松解神经根至腰骶神经丛后顺利将 L4 椎体从后方旋出，通过调整连接杆弧度减少腰椎前凸的方法顺利从后方植入钛笼完成前柱重建。Yang 等通过单纯后入路对 7 例 L5 椎体肿瘤患者实施 TES，认为手术中遇到的最大障碍是髂骨翼对 L5 椎体的阻挡。为此设计了髂骨截骨的方式，首先在髂骨后方 L5 和 S1 椎间盘平面做水平截骨，然后在髂前上棘与髂后上棘连线中点平行脊柱纵轴或轻度向骶骨侧倾斜做第二次截骨，取出髂骨块后可充分显露、切除和旋出椎体，待完成前柱重建和后方固定后髂骨块回植原位，围手术期无严重并发症发生，术后到达了很好的肿瘤局部控制。Li等通过单一后方入路对 1 例 62 岁 L5 椎体转移瘤患者成功实施 TES，由于患者术前存在病理性骨折，L5 椎体部分塌陷，术中很顺利地将 L5 椎体旋出，没有进行髂骨截骨，术后没有神经根损伤和局部复发。

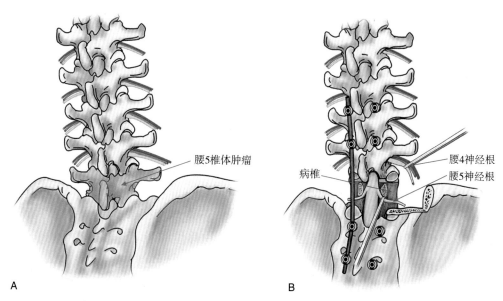

图 7-4-3　一期后入路髂嵴截骨辅助 L5 椎体全脊椎整块切除示意图

A. 腰 5 椎体肿瘤的三维示意图；B. 将 L5 后方附件切除后，两侧髂嵴后方部分切除，增加 L5 两侧显露和操作空间。经 L5 椎体两侧行椎体前方会师，并切除腰 5 椎体

（七）前方经腹腔或腹膜后入路对手术的影响

在对 10 例下腰椎肿瘤患者通过联合后 – 前联合入路进行 TES 过程中，Kawahara 等提出当肿瘤位于 L5 节段以上且局限于椎体内时，采用前外侧腹膜后入路进行血管和肿瘤椎体的解剖。当肿瘤位于 L5 水平，且已突破椎体侵犯椎旁组织，造成前方大血管压迫时，正中线经腹腔入路可以更轻松地游离受压血管，避免血管的损伤。Papanastassiou 等通过 1 期、同一体位、前外侧腹膜后入路对 1 例 L5 椎体肿瘤患者进行椎体切除、钛笼植入、L4 ~ S1 螺钉固定，认为当腰骶部肿瘤未侵犯后方结构时，单纯通过前外侧腹膜后入路切除病变椎体及可膨胀椎间融合器植入是可行的。前外侧腹膜后入路拥有更大的手术视野和足够的操作空间，允许在前外侧放置椎间融合器，还可以更方便地结扎肿瘤供血血管，与中线经腹腔入路相比，腹膜后入路对血管、硬膜囊和神经根的牵拉更少。Bianchi 等指出 L4 ~ L5 节段的前路手术具有很高的血管相关并发症发生率，与经腹腔入路相比，腹膜后入路发生血管并发症和逆行射精的风险显著降低。经腹腔或腹膜后入路的最终选择取决于肿瘤侵袭程度和患者本身的因素（ECOG 状态和心理预期），因此应该具体情况具体分析。

（八）脊柱稳定性重建方式对手术的影响

与单纯椎体部分切除不同，全脊椎整块切除术由于切除了受累椎体、后柱结构及与脊柱稳定相关的周围软组织结构，术后更需要进行脊柱的稳定性重建。由于下腰椎位置特殊，周围解剖结构复杂，全脊椎整块切除术后脊柱重建的难度更大。稳定性重建主要包括固定节段的长短及椎体重建方式的选择。

1. 椎体重建方式

临床中通常使用异体结构骨、自体结构骨、静态性钛笼、可膨胀钛笼或人工椎体进行椎体重建。应该注意到 L5 椎体切除后无论采用何种方式重建，其植入物失败率和不愈合率都会很高。在 Lee 等的报道中，分别采用静态钛笼、异体结构骨、自体结构骨、髂骨、前凸钛笼和具有前凸终板的可膨胀钛笼对 19 例 L5 椎体切除后患者进行重建，结果显示 6 例静态钛笼重建后不愈合率高达 100%（6/6），同种、异体结构骨重建后的不愈合率为 50%，而采用前凸钛笼和具有前凸终板的可膨胀钛笼重建后没有发生植入物失效。L5 椎体或后前方重建发生不愈合的原因是多方面的。首先，L5 椎体或 L4 和 L5 椎体同时切除后会残留不规则梯形缺损，而普通钛笼和结构骨通常为圆柱状，两者不能达到很好的贴合，减小了植入物和上、下终板的接触面积。其次，腰骶部属于一个过渡区，连接活动的腰椎和相对固定的骶椎，加上腰椎前凸的存在使得 L3 或 L4 下终板与 S1 上终板形成角度，相比脊柱其他节段，内植入物在腰骶部承受的剪切应力更大，这也导致了植入物与终板间的微动，最终引起内植入物移位和骨不连。解决这个问题的一个潜在可行的方法是使用一个有 20 ~ 30° 的前凸的钛笼，以此达到更好地匹配从 L3 或 L4 至骶骨的曲线的目的。Shousha 等采用可膨胀钛笼完成了 25 例 L5 椎体切除后的重建，除 1 例患者在术后 2 年时出现钛笼部分移位外，其余患者均达到足够的脊柱重建后稳定。而 Lau 等的研究指出，与静态钛笼相比，可膨胀钛笼具有更高的下沉率。近年来出现的人工椎体不但可以在体内完成高度调节，而且设计有不同的终板倾斜角度，有利于与上、下终板的完全接触，这在 L5 椎体的重建中尤为重要。

2. 内固定方式选择

完全切除 L5 椎体或 L4、L5 同时被切除后会造成腰椎 - 骨盆分离，这种特殊的脊柱不稳定需要区别于其他节段的固定方式，具体的重建方式国内外学者尚未达成统一共识。黄稳定等开展下腰椎全脊椎整块切除术后脊柱重建的生物力学研究，在 8 具 L4 全脊椎整块切除后标本模型上分别进行 L3 ~ L5 螺钉 + 人工椎体短节段、L3 ~ L5 螺钉 + 人工椎体 + 侧前方短节段、L2 ~ S1 螺钉 + 人工椎体长节段、L2 ~ S1 螺钉 + 人工椎体 + 侧前方长节段 4 种方式的固定（图 7-4-4）。通过生物力学分析认为，下腰椎全脊椎整块切除术后多节段固定具有良好的即刻生物力学稳定性，附加侧方固定后脊柱的稳定性更好，但后路长节段附加侧方固定并不比短节段附加侧方固定的稳定性更好。对于 L5 全脊椎切除后的重建，临床中不少学者尝试通过 L4 ~ S1 螺钉短节段固定、L4 ~ S1 螺钉短节段 +L4 ~ S1 前方钢板固定、L2/L3 ~ S1 螺钉长节段 +L4 ~ S1 前方钢板固定的方式来重建脊柱稳定性。Bartanusz 等在 7 具 L2 ~ S1 连带完整髂骨的标本上进行 L5 全脊椎切除后的生物力学和 L4 ~ S1 稳定性的实验研究。结果证实，在 L5 切除后 L4 ~ S1 的后路螺钉联合前方钢板固定能够提供足够的力学稳定性，增加 L3 椎弓根钉和髂骨螺钉不能进一步增加其稳定性。在不放置前方钢板的情况下，L3 至髂骨的长节段固定比 L4 ~ S1 的短节段固定有着更强的抗弯曲和抗旋转稳定性。

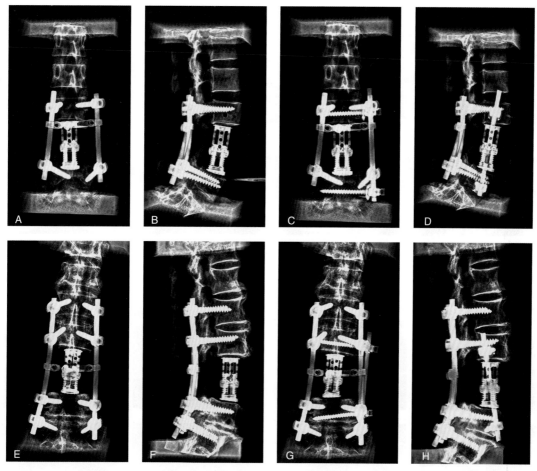

图 7-4-4 下腰椎全脊椎整块切除术后重建模型（病例由海军军医大学附属长征医院肖建如团队提供）

A、B. L3 ～ L5 螺钉＋人工椎体固定后正侧位 X 线片；C、D. L3 ～ L5 螺钉＋人工椎体＋侧前方固定后正侧位 X 线片；E、F. L2 ～ S1 螺钉＋人工椎体固定后正侧位 X 线片 ；G、H. L2 ～ S1 螺钉＋人工椎体＋侧前方固定后正侧位 X 线片

3. 典型病例

典型病理详见图 7-4-5 ～图 7-4-7。

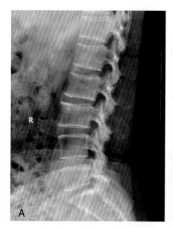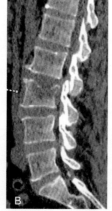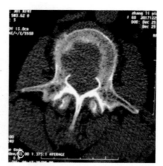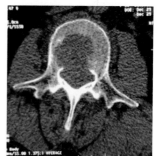

图 7-4-5 肺癌 L3 转移

A. X 线可见 L3 椎体骨破坏；B. CT 矢状面可见 L3 上终板溶骨性病变；C. CT 横断位可见椎体大部分骨质溶骨性破坏；D. MRI 冠状位可见 L3 异常信号影；E. MRI 横断位可见椎体病变突入椎管内，压迫脊髓

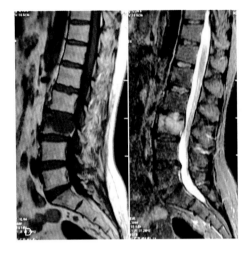
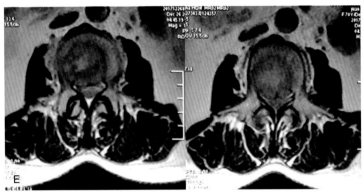

图 7-4-5　（续）

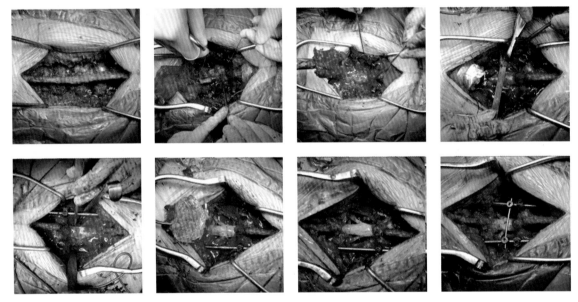

图 7-4-6　术中给予 L3 后路椎体全切术，可见脊髓充分解压

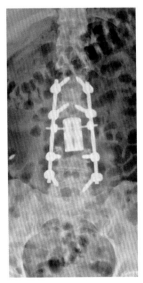
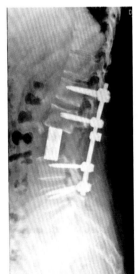
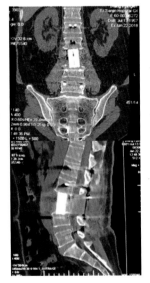
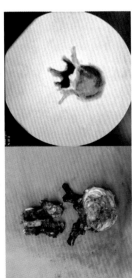

图 7-4-7　术后 X 线、CT 和大病理，可见椎管减压充分，内固定稳定

第五节　并发症的预防与治疗

一、术中并发症

（一）血管损伤及大出血

过度牵拉引起的血管分支撕裂或椎管静脉丛损伤可能是术中大出血的重要原因，血管损伤可发生于腔静脉、主动脉、髂血管及节段血管。Shimada 等报道，术中因牵拉导致右侧髂腰静脉损伤后方出血可达 6900 mL。Shousha 等在进行 L5 切除术中，因椎管减压致硬膜外大出血达 10 L。14 篇下腰椎肿瘤行 TES 共 80 例患者的文献报道，其血管损伤率为 2.5%。预防及处理措施主要有术前严格检查患者凝血功能，对肿瘤营养动脉进行栓塞；术中低温、低压麻醉，应用球囊临时阻断血流，双极电凝及明胶海绵压迫椎管内静脉出血。而下腔静脉损伤后的直接修复几乎是不可能的，结扎腔静脉或髂总静脉或许是一个可以接受的解决方案，但是可能会引起严重疼痛性股青肿和深静脉血栓的形成。

（二）脊髓、神经根损伤

术中脊髓及神经根的损伤为下腰椎 TES 常见的并发症，L4 和 L5 椎体是脊柱序列中最大的椎节，通过后方入路旋出时很容易造成神经根的过度牵拉，即使经腹侧取出，仍有 30% 的患者术后存在神经损伤的情况。14 篇 80 例下腰椎肿瘤患者行 TES 的文献报道，其神经损伤率为 8.75%。预防及处理措施包括术前测量 L4 与髂嵴连线的垂直距离、L5 椎体的前后径以及兼顾患者的性别，以便选择合适的入路。术中充分暴露、轻柔操作、小心椎弓根截骨、尽可能游离神经根、必要时切除横突及髂骨截骨。术后对存在神经损伤的患者早期积极康复锻炼，适当应用神经营养药物和糖皮质激素。

（三）硬膜囊撕裂

肿瘤与硬膜分界不清及术中操作不当是硬膜囊损伤的主要原因。另外单纯经后入路旋出下腰椎的过程中也容易引起硬膜囊撕裂，对于硬脊膜撕裂的处理原则是达到水密封口。缺损较小者行连续锁边缝合，缺损较大者采用硬膜囊补片、筋膜和肌肉组织等修补并加压包扎，术后绝对卧床 5 ~ 7 天，头低足高位平压引流。对于术中无法修补者，不能强行修补否则会损伤神经或使硬膜腔狭窄对脊髓产生压迫。

二、术后并发症

（一）切口并发症

切口并发症主要包括浅层和深层感染、切口积液、切口愈合不良自行裂开等。术中软组织广泛剥离、手术时间长、术中出血量大、死腔形成以及患者本身的营养不良都是发生切口并发症的风险因素。统计 80 例下腰椎肿瘤患者接受 TES 的术后切口并发症发生率为 5%。因此，围手术期抗生素使用及术前制订手术方案、减少术中反复操作以及术后精细护理可以有效减少 TES 的切口并发症。

（二）脑脊液漏

下腰椎 TES 后脑脊液漏的发生率为 6.25%。脑脊液漏可导致手术部位感染、化脓性脑膜炎、低颅压和住院时间延长等。TES 沿着硬膜周围分离后将形成巨大的死腔，术中必须仔细操作，避免损伤硬脊膜，防止出现术中及术后脑脊液漏。对于发生脑脊液漏的患者术中采取修复硬膜囊，分层关闭切口，术后采取头高脚低位，无菌袋平压引流，足量补液，调节水和电解质平衡，必要时应行腰大池引流。

（三）内固定松动、失效

由于下腰椎位于腰椎前凸的顶点，且属于连接具有活动度的上腰椎和相对固定的骶骨的移行区，承受的剪切应力更大，这是下腰椎重建后内固定松动、失效及不愈合的主要原因。钛笼沉降和螺钉断裂是下腰椎重建术后常见的并发症，符合下腰椎前凸角度和带有终板的人工椎体的设计以及足够节段的钉棒固定可以降低固定的失败率。另外，强调大块桥接植骨和术后支具的应用可以达到骨融合稳定和避免内固定相关并发症发生的作用。

（四）肿瘤局部复发

相比于分块切除，TES 可以更好地达到肿瘤控制的目的。但是由于椎体的不规则性，对于脊柱肿瘤来说，即使是行全脊椎整块切除术，有时也不能像四肢肿瘤那样达到广泛切除的目的。术中肿瘤细胞的残存和污染是术后肿瘤局部复发的主要原因。精细的术前计划、术中健康的切除边界及有效地控制出血、局部化疗药物的应用是预防肿瘤局部复发的主要措施。Kawahara 等发现肿瘤细胞先用蒸馏水浸泡 2.5 min，再用高浓度顺铂（0.5 mg/mL）浸泡 2.5 min 后，没有肿瘤细胞能够存活，原因是经蒸馏水浸泡后，肿瘤细胞膜的通透性升高，进入细胞内的顺铂量增高，导致肿瘤细胞灭亡。

TES 可以帮助脊柱外科医生实现肿瘤广泛切除，使患者获得良好的局部和全身控制。由于其特殊的解剖部位和生物力学，下腰椎 TES 具有很高的难度，选择合适的手术适应证和手术入路是确保手术效果和预防术后并发症的关键。解剖研究的进展和新兴材料的出现，使得下腰椎

TES 越来越受到脊柱外科医生和骨肿瘤科医生的青睐。

赵永杰，田东牧，宋坤修，邓晓强　编写　　　张净宇，胡永成　审校

参考文献

［1］周学利，黄万涛 . 下腰椎前血管解剖形态的三维重建分析［J］. 中国医学创新 , 2013, 10(13): 156-158.

［2］ARGUELLO F, BAGGS R B, DUERST R E, et al. Pathogenesis of vertebral metastasis and epidural spinal cord compression［J］. Cancer, 1990, 65(1): 98-106.

［3］BATSON O V. The function of the vertebral veins and their role in the spread of metastases［J］. Ann Surg, 1940, 112(1): 138-149.

［4］SCHICK U, MARQUARDT G, LORENZ R. Intradural and extradural spinal metastases［J］. Neurosurg Rev, 2001, 24(1): 1-5; discussion 6-7.

［5］CROCK H V. Normal and pathological anatomy of the lumbar spinal nerve root canals［J］. J Bone Joint Surg Br, 1981, 63B(4): 487-490.

［6］TOKUHASHI Y, AJIRO Y, UMEZAWA N. Outcome of treatment for spinal metastases using scoring system for preoperative evaluation of prognosis［J］. Spine (Phila Pa 1976), 2009, 34(1): 69-73.

［7］KANER T, OKTENOGLU T, SASANI M, et al. L5 vertebrectomy for the surgical treatment of tumoral and traumatic lesions of L5 vertebra［J］. Orthop Rev (Pavia), 2012, 4(1): 10.

［8］GALLIA G L, SUK I, WITHAM T F, et al. Lumbopelvic reconstruction after combined L5 spondylectomy and total sacrectomy for en bloc resection of a malignant fibrous histiocytoma［J］. Neurosurgery, 2010, 67(2): 498-502.

［9］FISHER C G, DIPAOLA C P, RYKEN T C, et al. A novel classification system for spinal instability in neoplastic disease: an evidence-based approach and expert consensus from the Spine Oncology Study Group［J］. Spine (Phila Pa 1976), 2010, 35(22): 1221-1229.

［10］TOMITA K, KAWAHARA N, BABA H, et al. Total en bloc spondylectomy for solitary spinal metastases［J］. Int Orthop, 1994, 18(5): 291-298.

［11］TOMITA K, TORIBATAKE Y, KAWAHARA N, et al. Total en bloc spondylectomy and circumspinal decompression for solitary spinal metastasis［J］. Paraplegia, 1994, 32(1): 36-46.

［12］HUANG W, WEI H, CAI W, et al. Total en bloc spondylectomy for solitary metastatic tumors of the fourth lumbar spine in a posterior-only approach［J］. World Neurosurg, 2018, 120: 8-16.

［13］SHIMADA Y, HONGO M, MIYAKOSHI N, et al. Giant cell tumor of fifth lumbar vertebrae: two case reports and review of the literature［J］. Spine J, 2007, 7(4): 499-505.

［14］BRAU S A, DELAMARTER R B, SCHIFFMAN M L, et al. Vascular injury during anterior lumbar surgery［J］. Spine J, 2004, 4(4): 409-412.

［15］SANGSIN A, MURAKAMI H, SHIMIZU T, et al. Surgical technique of vertebral body removal and anterior reconstruction in L5 spondylectomy［J］. Spine Surg Relat Res, 2018, 2(3): 236-242.

［16］KAWAHARA N, TOMITA K, MURAKAMI H, et al. Total en bloc spondylectomy of the lower lumbar spine: a surgical techniques of combined posterior-anterior approach［J］. Spine (Phila Pa 1976), 2011, 36(1): 74-82.

［17］SCHOENFELD A J, FERRONE M L, SCHWAB J H, et al. Prognosticating outcomes and survival for patients with lumbar spinal metastases: Results of a bayesian regression analysis［J］. Clin Neurol Neurosurg, 2019, 181: 98-103.

［18］TOKUHASHI Y, UEI H, OSHIMA M, et al. Scoring system for prediction of metastatic spine tumor prognosis［J］. World J Orthop, 2014, 5(3): 262-271.

［19］DAI T, PAN T, ZHANG X, et al. Feasibility of total en-bloc spondylectomy on L5 by a posterior-only approach: An autopsy study［J］. J Bone Oncol, 2019, 14: 100204.

［20］KAWAHARA N, TOMITA K, BABA H, et al. Cadaveric vascular anatomy for total en bloc spondylectomy in malignant vertebral tumors［J］. Spine (Phila Pa 1976), 1996, 21(12): 1401-1407.

［21］YANG X, YANG J, JIA Q, et al. A novel technique for total en bloc spondylectomy of the fifth lumbar tumor through posterior-only approach［J］. Spine (Phila Pa 1976), 2019, 44(12): 896-901.

［22］SCHIFF D. Spinal cord compression［J］. Neurol Clin, 2003, 21(1): 67-86.

［23］ABE E, SATO K, TAZAWA H, et al. Total spondylectomy for primary tumor of the thoracolumbar spine［J］. Spinal Cord, 2000, 38(3): 146-152.

［24］SHOUSHA M, EL-SAGHIR H, BOEHM H. Corpectomy of the fifth lumbar vertebra, a challenging procedure［J］. J Spinal Disord Tech, 2014, 27(6): 347-351.

［25］DETWILER P W, PORTER R W, CRAWFORD N R, et al. Lumbosacral junction fixation and fusion after complete L-5 spondylectomy. Case report［J］. Neurosurg Focus, 1999, 7(6): 3.

［26］LEE Y P, GHOFRANI H, REGEV G J, et al. A retrospective review of long anterior fusions to the sacrum［J］. Spine J, 2011, 11(4): 290-294.

［27］ELNADY B, SHAWKY A, ABDELRAHMAN H, et al. Posterior only approach for fifth lumbar corpectomy: indications and technical notes［J］. Int Orthop, 2017, 41(12): 2535-2541.

［28］SANTIAGO-DIEPPA D R, HWANG L S, BYDON A, et al. L4 and L5 spondylectomy for en bloc resection of giant cell tumor and review of the literature［J］. Evid Based Spine Care J, 2014, 5(2): 151-157.

［29］GALLIA G L, SCIUBBA D M, BYDON A, et al. Total L-5 spondylectomy and reconstruction of the lumbosacral junction. Technical note［J］. J Neurosurg Spine, 2007, 7(1): 103-111.

［30］FAYAZI A H, LUDWIG S C, DABBAH M, et al. Preliminary results of staged anterior debridement and reconstruction using titanium mesh cages in the treatment of thoracolumbar vertebral osteomyelitis［J］. Spine J, 2004, 4(4): 388-395.

［31］ARZENO A H, KOLTSOV J, ALAMIN T F, et al. Short-term outcomes of staged versus same-day surgery for adult spinal deformity correction［J］. Spine Deform, 2019, 7(5): 796-803.

［32］SAFRAN O, RAND N, KAPLAN L, et al. Sequential or simultaneous, same-day anterior decompression and posterior stabilization in the management of vertebral osteomyelitis of the lumbar spine［J］. Spine (Phila Pa 1976), 1998, 23(17): 1885-1890.

［33］OZALAY M, SAHIN O, DERINCEK A, et al. Non-tuberculous thoracic and lumbar spondylodiscitis: single-stage anterior debridement and reconstruction, combined with posterior instrumentation and grafting［J］. Acta Orthop Belg, 2010, 76(1): 100-106.

［34］KOROVESSIS P, PETSINIS G, KOUREAS G, et al. Anterior surgery with insertion of titanium mesh cage and posterior instrumented fusion performed sequentially on the same day under one anesthesia for septic spondylitis of thoracolumbar spine: is the use of titanium mesh cages safe? ［J］. Spine (Phila Pa 1976), 2006, 31(9): 1014-1019.

［35］TOMITA K, KAWAHARA N, MURAKAMI H, et al. Total en bloc spondylectomy for spinal tumors: improvement of the technique and its associated basic background ［J］. J Orthop Sci, 2006, 11(1): 3-12.

［36］CHIANG E R, CHANG M C, CHEN T H. Giant retroperitoneal schwannoma from the fifth lumbar nerve root with vertebral body osteolysis: a case report and literature review ［J］. Arch Orthop Trauma Surg, 2009, 129(4): 495-499.

［37］WOOD K B, DEVINE J, FISCHER D, et al. Vascular injury in elective anterior lumbosacral surgery ［J］. Spine (Phila Pa 1976), 2010, 35(9 Suppl): 66-75.

［38］DAI L Y, JIANG L S. Anterior-only instrumentation and grafting after L5 corpectomy for non-traumatic lesions ［J］. Acta Orthop Belg, 2010, 76(1): 94-99.

［39］PAPANASTASSIOU I D, JAIN S, BAAJ A A, et al. Vertebrectomy and expandable cage placement via a one-stage, one-position anterolateral retroperitoneal approach in L5 tumors ［J］. J Surg Oncol, 2011, 104(5): 552-558.

［40］MORALES ALBA N A. Posterior placement of an expandable cage for lumbar vertebral body replacement in oncologic surgery by posterior simple approach: technical note ［J］. Spine (Phila Pa 1976), 2008, 33(23): 901-905.

［41］SHEN F H, MARKS I, SHAFFREY C, et al. The use of an expandable cage for corpectomy reconstruction of vertebral body tumors through a posterior extracavitary approach: a multicenter consecutive case series of prospectively followed patients ［J］. Spine J, 2008, 8(2): 329-339.

［42］BORIANI S, BANDIERA S, DONTHINENI R, et al. Morbidity of en bloc resections in the spine ［J］. Eur Spine J, 2010, 19(2): 231-241.

［43］TONOMURA H, HATTA Y, NAGAE M, et al. Posterior resection of fifth lumbar giant schwannoma combined with a recapping transiliac approach: case report and technical note ［J］. Eur J Orthop Surg Traumatol, 2018, 28(6): 1209-1214.

［44］LI Z, LV Z, LI J. Total en bloc spondylectomy for the fifth lumbar solitary metastasis by a posterior-only approach ［J］. World Neurosurg, 2019, 130: 235-239.

［45］BIANCHI C, BALLARD J L, ABOU-ZAMZAM A M, et al. Anterior retroperitoneal lumbosacral spine exposure: operative technique and results ［J］. Ann Vasc Surg, 2003, 17(2): 137-142.

［46］LAU D, SONG Y, GUAN Z, et al. Radiological outcomes of static vs expandable titanium cages after corpectomy: a retrospective cohort analysis of subsidence ［J］. Neurosurgery, 2013, 72(4): 529-539; discussion 528-529.

［47］IBRAHIM A, CROCKARD A, ANTONIETTI P, et al. Does spinal surgery improve the quality of life for those with extradural (spinal) osseous metastases? An international multicenter prospective observational study of 223 patients. Invited submission from the Joint Section Meeting on Disorders of the Spine and Peripheral Nerves, March 2007 ［J］. J Neurosurg Spine, 2008, 8(3): 271-278.

［48］BARTANUSZ V, MUZUMDAR A, HUSSAIN M, et al. Spinal instrumentation after complete resection of the last lumbar vertebra: an in vitro biomechanical study after L5 spondylectomy ［J］. Spine (Phila Pa 1976), 2011, 36(13): 1017-1021.

［49］BOSMA J J, PIGOTT T J, PENNIE B H, et al. En bloc removal of the lower lumbar vertebral body for chordoma. Report of two cases［J］. J Neurosurg, 2001, 94(2): 284-291.

［50］WENGER M, TEUSCHER J, MARKWALDER R, et al. Total spondylectomy and circular reconstruction for L5 vertebral body chordoma using a telescopic lordotic cage［J］. Acta Orthop, 2006, 77(5): 825-829.

第八章

椎管内转移瘤

第一节　应用解剖

脊柱是人体重要力学结构之一，具有支持性、可动性、神经保护性等功能。脊柱主要包括颈椎（7 节，cervical spine，简称 C）、胸椎（12 节，thoracic spine，简称 T）、腰椎（5 节，lumbar spine，简称 L）及骶尾骨（sacrum，简称 S）。椎体之间的连接由 3 点组成：椎体间的椎间盘、左右两侧椎间关节，以此保持椎体之间的连接与稳定。椎间盘是由纤维软骨板层状构成的椭圆形结构，由外层的抗高压纤维环、中心富含蛋白多糖和胶原的髓核组成。通常认为，椎间盘内无血管存在，但既往研究也有报道称纤维环外 1/3 是存在血供的，这可能与年龄的增长、椎间盘退行性变相关，而髓核在整个生命周期中都是无血管的。椎体的前方有强韧的前纵韧带，后方有后纵韧带；棘突间及后方有棘间韧带和棘上韧带；椎间关节的关节囊厚且韧；这些韧带使脊柱的活动范围受到限制。

一、颈椎

颈椎支撑头部并连接躯干，维持头部旋转功能。颈椎在枕骨与胸椎之间由 7 节组成，包含 2 个特殊的椎体：寰椎和枢椎，形状相对特殊，起到了在脊椎与颅骨间连接的作用，头颈部的旋转功能 50% 在寰枢椎间进行。其余的 5 个椎体相对相似，称为下颈椎，国外资料显示成人颈椎椎体从 C7 下缘到齿状突尖的平均长度约为 12.5 cm，但随着颈椎的屈伸长度会有所变化，因此制订手术方案时对于硬脊膜下肿瘤的定位要根据术中的体位进行校正，术中切除骨质之前采用 X 线等影像学方法定位是非常必要的。

C2 ～ C7 椎体的后部构成了椎弓结构，由椎弓根、椎板、棘突组成，关节突关节连接起脊柱。关节突关节由上、下关节突组成，其中下方椎体突向上的称为上关节突，反之为下关节突。从关节的轴切面上观察，位于后部的关节面来自上位颈椎、前方的关节面来自下位颈椎。神经根通过椎间孔，椎间孔的后壁是椎间关节的前面，前壁是椎体和椎间盘的后外侧。C3 以下颈椎椎体头侧面外侧凸出，形成钩状突起与上位椎体尾侧面形成关节，与原有的椎间盘结构组成钩椎关节（Luschka 关节）。椎管是枕骨以下保护脊髓的重要结构，个体差异较大，单从 X 线侧位片测量椎管前后径，以 C5、C6 为例，中国男性平均为 17 mm，女性平均为 16 mm，一般认为前后径小于 12 mm 则可以判定为狭窄，11 mm 以下可能出现脊髓压迫症状。

椎间孔的上、下界由上、下相邻的椎体的椎弓根组成。前壁由椎间盘间隙及邻近的钩突组成，后壁则由关节突关节组成，在寰枕间走行的是 C1 神经根，由于特殊的解剖学结构，没有相应的神经根孔，而寰枢之间的 C2 神经根走行于寰枢侧块关节的后方，其外侧方有椎动脉走行。除寰椎之外颈椎的棘突正中位斜向下，C2 及 C7 较为明显，可于皮下触及，可作为手术的体表标记，但是偶有 C6 异常粗大的情况，影像学检查可于术前明确。一般来讲除 C7 外，C2 ~ C6 的棘突都有分叉，可作为术中区别 C6、C7 棘突的标记。

就韧带结构而言，颈椎有寰枢韧带、前纵韧带、后纵韧带、黄韧带、棘突间韧带及棘上韧带。由十字韧带、齿突尖韧带、翼状韧带从后方使齿突牢固地与寰椎前弓形成寰枢内关节。前、后纵韧带分别从寰椎到骶椎的前、后方表面起到连接椎体的作用，前纵韧带起自枕大孔水平的寰枕前膜，后纵韧带由枕大孔后方的覆膜延续而成。椎体后方的黄韧带、棘间韧带、棘上韧带对脊柱的稳定起到重要作用。黄韧带因由坚韧的黄色弹力纤维构成而得名，行走于相邻椎板之间，向上附着于上一椎板腹侧面，向下附着于下一椎板的上缘，与椎板形成叠瓦状，并向外延伸，参与椎间关节囊的组成。其外侧游离，构成椎间孔的后界。在中线两侧黄韧带相接，常有裂隙存在，常由此处作为手术切除的切入点。黄韧带占据椎管背侧约 3/4 面积，由上而下增强，在椎管内连接各个椎板，构成椎管的后界。棘间韧带在棘突间走行，对脊柱后方的稳定起重要作用。棘上韧带顾名思义是在棘突尖延伸的韧带，在半椎板入路手术中应尽可能保持其完整性。

二、胸椎

胸椎的特征是与肋骨和胸骨构成胸廓，形成了稳定的力学结构，但活动范围较小。胸椎有 12 节，12 节胸椎椎体的高度自上而下逐渐增加，间盘较颈、腰部扁薄，椎间孔位于侧方，椎弓根起自椎体的上半部，椎管呈圆形，脊椎形成轻度生理性后凸，硬脊膜囊及脊髓在胸椎管上部呈轻度前移。胸椎与其他椎体不同的是与肋骨形成胸肋关节，第 2 ~ 10 肋骨头与椎体的后、侧表面形成关节，一半的关节面位于上位脊椎，一半的关节面位于下位脊椎。第 1、11、12 肋仅和相应椎体的上部形成关节。此外，第 1 ~ 10 肋结节与相应节段的横突表面形成肋横突关节。胸椎椎管比较狭窄，其中存在脊髓和脊髓前动脉，但是其血运并不丰富。

三、腰骶椎

腰椎承担了躯干活动的主要功能，同时躯干的支撑也来自腰椎，日常生活的机械负载亦加载于此，因此脊柱退行性变的可能性较大。腰椎有 5 节，与胸椎形态相似。椎间孔的后界由关节突关节组成，关节突相对较长并形成冠状位关节，在腰椎上半部椎管呈卵圆形，在下半部呈类三角形，其前侧方的骨性隐窝由小关节的上关节突切迹构成。骶骨是由 4 个或 5 个椎体融合形成的一个三角形整体，侧方与髂骨形成骶髂关节。腰神经根袖在椎弓根水平走行于硬脊膜囊的前外侧并进入神经根孔的上半部，椎间盘在其下方。硬脊膜外脂肪包含丰富的静脉丛和结缔组织。静脉丛可伴行神经根经椎间孔外口与外部静脉丛交通。

第二节　髓内转移瘤

一、流行病学

　　髓内转移瘤（intramedullary spinal cord metastasis，ISCM）是一种较罕见但极具破坏性椎管内转移瘤。流行病学数据表明，ISCM 占所有中枢神经系统转移性肿瘤的 4.2% ~ 8.5%，占脊柱转移瘤的 3.5%，在所有癌症人群中发生率为 0.9% ~ 2.1%，在髓内肿瘤中占 1% ~ 3%，在所有脊髓肿瘤中约占 0.6%。由于髓内转移瘤发病率较低，因此尚无大规模髓内转移瘤回顾性研究揭示该患病人群的流行病学信息。检索近 10 年文献，将病例 > 10 例的研究汇总可知，髓内转移瘤患者平均年龄为 56.1 岁（4 ~ 86 岁）；男女比例约为 1∶0.87；在脊柱转移节段上无特殊倾向，分布较为平均，颈、胸、腰骶段的比例约为 1∶1.2∶0.9。原发肿瘤类型以肺癌、乳腺癌多见（图 8-2-1）。多数髓内转移瘤为单一节段病变，多节段髓内转移瘤概率较低（约为 12%）。髓内转移瘤患者生存期较短，其中手术患者生存期约为 6 个月，保守治疗患者生存期约为 5 个月，而姑息治疗患者生存期中位数仅为 1 个月。

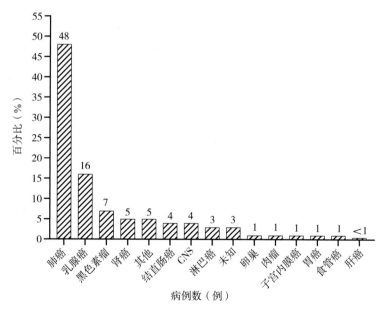

图 8-2-1　髓内转移瘤原发肿瘤类型

二、转移机制

　　髓内转移瘤的转移机制多样，总体可概括为 3 种，最常见的转移机制是由动脉系统转移而来，例如肺癌、乳腺癌等；其次为脑脊液途径，例如脑膜瘤细胞经脑脊液转移后浸润血管的周围间隙，然后穿过脊髓与软膜后侵犯至脊髓实质；再次为肿瘤细胞直接侵犯相邻结构。此外，Valsalva 动作有可能使血流逆向流动至椎静脉丛（Batson 静脉丛）而形成对脊髓的侵犯。虽然硬脑膜对脊髓具有较强的保护作用，可保护脊髓不受恶性肿瘤的侵犯，但是已经有研究指出恶性肿瘤可以通过脊髓硬脊膜外间隙或椎间孔穿过硬脑膜而转移至脊髓。

三、临床症状

由于影像技术的发展及对肿瘤研究的深入，癌症患者的生存时间逐渐延长，因此髓内转移的发生率可能会伴生存期延长而出现明显的增长。目前，在恶性肿瘤患者的晚期，髓内转移仍然罕见，髓内转移一旦出现即伴随着癌症的快速进展。但是所有髓内转移瘤病例中，22.5% ~ 39% 的患者髓内转移是首发症状。髓内转移瘤的及时诊断对治疗方案很重要，然而多数患者尽管有恶性肿瘤的病史，但临床表现并不能准确区分髓内转移与其他病变（如硬膜外转移、副肿瘤性脊髓病、放射性脊髓病、营养不良性、脱髓鞘性、炎症性及血管源性脊髓病等），因此髓内转移的早期诊断仍困难重重。文献资料表明，髓内转移患者从出现相关神经系统症状至最终确诊的时间间隔中位数为 1 周、2 周、7 周及 9 周，最长间隔为 17 个月。

当最终诊断髓内转移瘤时，仅有约 20% 的患者可独立行走，40% 的患者需要在助行器的帮助下行走，而其余约 40% 的患者已经失去了行走能力。然而，Kalayci 在其发表的文献中指出，约 75% 的患者在出现髓内转移神经症状后，间隔不足 1 个月即形成了完全瘫痪。神经功能障碍的快速进展可能是通过肿瘤体积的增加在转移部位周围压迫血管组织，升高血流阻力形成了严重的水肿，使神经功能障碍迅速加重。此外，髓内转移瘤患者多为老年人群，该人群通常有多种严重共存病，因此髓内转移的临床表现更加严重。神经功能障碍的范围、形式及恶化速度取决于髓内转移的位置与转移肿瘤的大小，临床表现多为疼痛、虚弱、感觉丧失、二便失禁、脊髓半切综合征或者完全脊髓横断，其中疼痛常伴随着感觉丧失与二便失禁。在所有髓内转移瘤患者中，约有 91% 的患者存在虚弱、79% 的患者有感觉丧失、60% 的患者排便障碍，而背部疼痛与神经根性疼痛分别出现在约 38%、34% 的患者中，脊髓半切综合征或假性脑半切症的概率为 23% ~ 45%，值得注意的是约有 1% 的病例在确诊时仍为无症状患者。

四、诊断

MRI 是诊断髓内转移瘤的必要检查，在 MRI 应用于髓内转移瘤的诊断之前，只有约 5% 的髓内转移瘤患者在死亡之前被确诊。髓内肿瘤的 MRI 影响常可见有脊髓的增粗，T_1 加权像为等或低信号，T_2 加权像为高信号，当肿瘤合并有囊变或空洞时，由于 T_2 加权像呈现混杂信号，因此对瘤体与空洞的界限难以区分，而造影剂的使用可根据肿瘤自身的影像学特点就能做出粗略的判断，不但可以对肿瘤进行术前的定位诊断，而且能够确定部分肿瘤的性质。此外，MRI 检查能够在矢状位、冠状位及轴位三个方向对肿瘤病变部位进行立体观察，不仅可以对肿瘤进行精确定位，还能够判断肿瘤与脊髓、神经、椎骨的关系，便于术前制订手术计划。脊髓血管造影可显示肿瘤的血供及静脉引流情况。

相比于 MRI，其他影像学技术（如 CT、PET-CT、脊髓造影）只有辅助作用，但对手术操作常有指导意义。自 MRI 应用于临床以来，脊髓造影已经很少使用。

由于髓内转移瘤的相对罕见，较低的发病率使临床医生在第一次发现肿瘤时将原发性椎管内肿瘤作为首选诊断。髓内转移瘤与原发性椎管内肿瘤相比一般生长较为缓慢，神经源性肿瘤病程在数年左右，少数可达 10 ~ 20 年，而髓内转移瘤的典型特征即是进展迅速。在髓内转移瘤确诊时，约 55% 的患者存在全身广泛转移，约 41% 的患者存在脑转移，而其他常见合并转移部位为骨（24%）、软脑膜（17%）、肺（13%）、淋巴结（12%）、肝脏（8%）、肾上腺（2%）、脾脏、骶骨及肋骨。髓内转移瘤多数为单个转移灶，只有约 6% 的病例出现了多个髓内转移灶。

对于髓内转移瘤的诊断，脑脊液检查结果通常为阴性，而超过 95% 的髓内转移瘤患者脑脊液蛋白处于高水平。在早期的临床回顾性研究中，50% ~ 66% 的脑膜癌患者的脑脊液中发现了恶性肿瘤细胞，因此腰椎穿刺与脑脊液检查对髓内转移瘤的诊断价值有限。

五、手术

20 世纪 90 年代初期，临床医生已经尝试对脊髓内肿瘤进行切除，但由于手术治疗的高失败率，导致手术治疗髓内肿瘤产生较高的死亡率及致残率。由于髓内转移瘤切除手术会加重脊髓损伤，可引起术后瘫痪、神经功能障碍（如呼吸功能障碍，排便障碍），因此在较长一段时间内，对于髓内转移瘤的治疗策略，多数医生倾向于保守治疗。保守治疗的方法包括椎板减压、激素冲击、放疗等。然而保守治疗无法形成有效的症状缓解，反而约 75% 的患者在确诊髓内转移瘤后 1 个月内出现为显著的神经功能障碍。随着医学技术的发展，显微外科技术与电生理监测技术的应用使得髓内肿瘤手术切除不但降低了死亡率，而且加快了神经功能的恢复，因此手术切除已经成为当前髓内转移瘤的主要治疗方式。

一旦手术成为髓内转移瘤患者的主要治疗方式，那么手术策略上应以完全切除为目标。考虑到在脑转移患者的手术治疗中完全切除肿瘤带来的益处，可以推断髓内转移瘤完全切除的重要性（图 8-2-2、图 8-2-3）。首先，髓内转移瘤与脑转移瘤相似，肿瘤的位置与边界通常可以通过影像学探查，明确的解剖位置为完全切除提供了便利，可以在较少实质损伤的情况下实现转移瘤的完全切除。其次，由于脊髓实质中水分含量常远高于髓内转移瘤，因此其易损性增加。在围手术期可以应用大剂量的甲泼尼龙以达到神经保护的作用，术中的监测可以对手术进行及时反馈，随时调整手术步骤，将术后损伤降至最低。此外，术中超声也经常用于打开硬脑膜之前确认足够的暴露程度以及评估肿瘤切除的范围是否足够。

在髓内肿瘤的切除过程中，CO_2 激光有助于减轻机械损伤以及手术过程中的机械压力。Payer 等在 10 例髓内转移瘤的手术治疗中应用 CO_2 激光，基本可以实现肿瘤的全切或次全切。由于髓内转移瘤原发组织来源多样化，因此肿瘤边缘的质地与浸润程度有很大的差异。鉴于此，在一些边界模糊不清的病例中常在切除肿瘤时留下一层较薄的肿瘤层，以防止过度切除造成更大的脊髓损伤。在这些病例中，可以利用 CO_2 激光对残余的肿瘤层进行二次处理，利用 CO_2 激光散射、低强度的优点，对病灶切除界面进行加强切除以及止血，术后 MRI 少见肿瘤增强影。

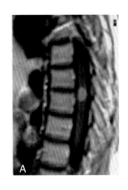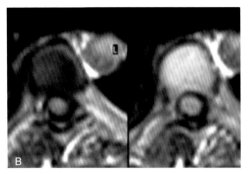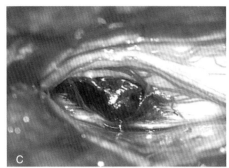

图 8-2-2　T7 水平髓内转移瘤，来源于黑色素瘤

A. 术前颈椎 MRI T_1 加权像矢状位；B. 术前颈椎 MRI T_1 加权像；C. 术中切除肿瘤

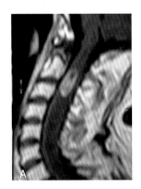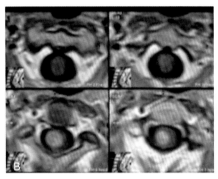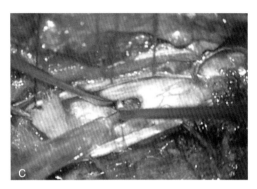

图 8-2-3　C2 ~ C3 水平髓内转移瘤，来源于肺癌

A. 术前颈椎 MRI T_1 加权像矢状位；B. 颈椎 MRI T_1 加权像；C. 术中超声吸引器辅助下切除肿瘤

对于肿瘤切除边界的争论，Gasser 等回顾性分析 146 例脊髓肿瘤患者的资料，其中 13 例为髓内转移瘤，所有肿瘤切除边界依据源于原发肿瘤组织学类型，但是回顾资料提示，由于肿瘤与脊髓之间缺乏清晰的边界（原发组织类型为肉瘤与低分化癌时多见），因此 Gasser 认为完全切除并不现实。Payer 等分析髓内转移瘤的切除范围与生存时间的相关性，结果并不显著，认为切除范围与术后生存时间无直接关联。这一结论在 Gazzeri 等的论文中也有提及，其中行肿瘤全切术患者生存期为 11.3 个月，而次全切患者生存期为 11.1 个月，两组之间无统计学差异；术后神经功能评估指标中，60% 的患者术后运动或感觉障碍程度有改善，20% 的患者没有变化，20% 的患者术后神经功能恶化；在 17 例行肿瘤全切术的患者中，58.8% 的患者术后神经功能障碍有所改善，17.5% 的患者神经功能障碍没有改变，23.5% 的患者出现神经功能障碍恶化；在 13 例行次全切的患者中，61.5% 的患者神经功能缺损现象得到改善，23% 的患者神经症状无改变，15.3% 的患者运动功能障碍加重。

术中神经电生理监测技术为髓内转移瘤的手术治疗提供了便利，包括四肢、肛门括约肌的运动诱发电位（motor-evoked potentials，MEP）以及由经颅刺激引起的正中神经和胫神经的躯体敏感诱发电位（somato-sensitive-evoked potentials，SSEP），其中 SSEP 为持续监测，而 MEP 为定期监测。电位阈值监测是一个较准确的指标，可以指示正在发生潜在的脊髓损伤，警示术者谨慎操作，防止损伤运动通路。同时，术中神经电生理监测技术允许术者进行更积极、更大胆的操作，使肿瘤切除的程度接近于全切术。如果在术中发生任何显著的电位变化，应该立即停止手术，在诱发电位回归正常之前，不应进行任何下一步的操作，以防止更大的脊髓损伤。若诱发电位始终无法复原，应考虑放弃肿瘤切除术。Gazzeri 的一项多中心研究中报道，术中 MEP 与 SEPP 稳定的患者中，术后无一例出现运动功能障碍；而在 9 例 MEP 改变的患者中，4 例术后出现运动功能恶化。

当神经系统肿瘤引起髓内转移时，应考虑放疗与化疗的优势。对于无神经系统症状的患者，放疗易于接受，可以取得较好效果。然而，对髓内转移瘤进行放疗的效果饱受争议，Lee 等报道 11 例髓内转移瘤患者接受放疗后的临床效果，结果发现放疗后神经系统功能改善明显，但随后神经功能障碍在短期内恶化，甚至可发生在短短数日之内；Conill 在一个包含 6 例患者的病例系列（放疗联合类固醇治疗）中报道类似的临床结果。因此，可以认为，除非放疗可以显著、快速地缩小肿瘤体积，否则在患者临床症状不明显的情况下，仍应考虑手术治疗。对于已经具有神经功能障碍的患者而言，手术治疗是首选治疗方法，而对于原发肿瘤类型不明的患者，手术治疗在切除肿瘤外还能够进行组织病理学诊断。Kalayci 等回顾分析 32 例髓内转移瘤患者手术治疗的临床效果，发现没有患者在术后出现新的神经功能缺损，且神经障碍改善明显，与保守治疗患者相比，生存期增加了 1 倍。

当前尚无具有统计效应的证据指出手术治疗相比于保守治疗具有明显的预后优势。Dam 等对比了髓内转移瘤患者手术治疗与保守治疗的生存期，其中手术治疗组生存期约为 9.4 个月，而保守治疗组仅为 5 个月。Kalayci 等报道的生存期分别为 7.4 个月、2.6 个月，虽然生存期差别较大，但均指出手术治疗预后明显优于保守治疗。然而，在 Gasser 的一项包含 13 例髓内转移瘤患者的报道中，指出原发肿瘤类型是影响患者生存期的唯一影响因素，手术治疗与保守治疗的分组并未影响患者的生存结局。

目前需要承认的是，由于伦理及招募患者等因素，能够进行髓内转移瘤手术治疗与保守治疗的随机对照试验可能永远无法开展。但是从目前得到的临床数据来看，髓内转移瘤的治疗需要充分考虑个体的不同身体状态、肿瘤性质、肿瘤位置等因素，提供最佳的治疗策略。实现这一目标，涉及多学科（骨科、神经外科、影像科、血管外科及肿瘤科等），紧密合作是合理治疗的前提。术前神经功能状态是术后结局的可靠预测因素，因此手术时机的选择也应是诊疗计划的一部分。对于表现出迅速恶化神经状态的患者，应首选手术治疗，但同时也应该考虑原发肿瘤类型、患者营养状态以及患者自己的决定。

对于部分髓内转移瘤患者，原发性脑肿瘤或存在脑转移的情况下，减瘤手术对预后具有积极影响，因此此时应将减瘤作为手术治疗的主要目的。正如脊髓型颈椎病的诊疗理念，脊髓的早期减压可能会保留或改善神经功能。在综合考虑之后，必要且及时的手术治疗可保护剩余脊髓功能，尽可能提高患者的生活质量。

六、术后并发症的分类与防治

髓内转移瘤的手术治疗带来了相关的并发症风险，文献报道髓内转移瘤手术相关并发症发生率约为 40%。

（一）深静脉血栓形成

最常见的并发症为术后深静脉血栓形成，发生率约为20%。髓内转移瘤患者通常行动不便或者长期卧床，正是导致深静脉血栓的危险因素之一。此外，由于在围手术期的行动限制以及患者常留置中心静脉导管，血栓形成的风险进一步增加。Gazzeri 等的一项多中心研究中报道，深静脉血栓发生及肺栓塞的发生率均为10%，因此建议无症状的患者术前及术后均应该进行深静脉血栓的筛查，术后3天所有患者应该进行四肢的主动或被动活动。此外，髓内转移瘤患者应严格遵循相关标准化静脉血栓预防方案（术后48 h 即开始皮下注射肝素），在施行抗血栓预防方案时，抗血栓弹力袜可同时应用。

（二）硬膜外血肿

抗凝治疗已经成为术后常规治疗，但随之带来的就是出血的风险增加。硬膜外血肿是危险的并发症，出血量的持续增加会造成神经压迫的风险。一旦发现患者术后出现硬膜外血肿，应该立即进行二次手术干预清理血肿，解除潜在的压迫风险，以防止形成神经功能缺损。原发肿瘤为脑相关恶性肿瘤形成的髓内转移瘤患者中，由于转移瘤生长迅速，内皮细胞更易漏出，血管脆弱，即使在没有抗凝治疗的情况下，其自发性出血也呈现高发生率。

（三）手术入路相关并发症

患者术后可能出现与手术入路相关的并发症，例如伤口裂开、伤口感染及脑脊液漏。浅表伤口感染通常经过抗生素治疗后即可痊愈；而脑脊液漏则需要拔除引流管并进行局部加压。另外，头低脚高的体位可以减少腰椎硬膜囊内脑脊液的压力，减少脑脊液的渗出。

（四）神经功能障碍程度加重

患者术后可出现神经功能障碍程度加重，多数患者为术后短期内加重，大多数可在术后数天或者数月内恢复，但仍有可能造成15% ~ 25%的患者出现永久性神经功能障碍。脊髓切开的切口若偏离中线，可能会造成脊髓背柱的损伤，术后可以出现不同程度的本体感觉、痛温觉功能障碍，感觉障碍多数可在术后3 ~ 6个月缓解或恢复。

（五）其他并发症

长期的慢性疼痛、肢体肌肉痉挛等也可在术后出现。一般而言，疼痛出现较早，其发生与术中损伤脊髓感觉传导通路有关，通常术后疼痛对药物治疗不敏感。疼痛可以呈现放射性或弥散性，疼痛程度可缓慢减轻。术后肢体肌肉痉挛可能与术中损伤脊髓前角细胞以及突触前后传导通路相关，术后患者可出现不同程度的肌张力增高或痉挛。

术后并发症的发生对患者而言是严重的灾难事件，发生并发症的危险因素尚不清楚。Gazzeri 在回顾性研究中发现，术后并发症的发生可能与转移瘤的大小相关，在瘤体长轴＞3 cm 的患者中，并发症发生率较低（仅出现1例），而在瘤体长轴＜3 cm 的患者中并发症发生率高达40%。但是该文献因样本量较少，结果并无统计学差异，并发症发生的危险因素尚需进一步探究。

　　髓内转移瘤患者多为恶性肿瘤的晚期阶段，避免并发症以及新的神经功能障碍是临床治疗中重要一环。首先，随神经功能恶化而来的是患者生活质量的严重受损，该结局已经将治疗变得毫无意义。其次，大多数并发症需要进一步治疗，将延长患者的住院时间，然后，一旦出现并发症，可能会使患者失去预期辅助治疗的机会，进一步降低患者的生活质量及生存率。

七、立体定向放疗在髓内转移瘤中的应用

　　由于髓内转移瘤位置的特殊性，与髓外转移瘤相比，使用 SRS 治疗髓内转移瘤引起的脊髓损伤和放射性脊髓病的风险更高。目前少有研究系统评估 SRS 对髓内转移瘤的治疗效果。Parikh 等报道 1 例原发肿瘤为肾细胞癌的髓内转移瘤患者经 SRS 治疗的效果，患者 50 岁，C5 髓内转移灶；考虑到转移灶位置以及手术的巨大风险，患者接受 SRS 放疗方案，剂量为 15 Gy（3 阶段完成），随访 26 个月后仍存活，临床症状几乎消失，无疼痛与感觉异常；因此认为对于髓内转移瘤患者而言，SRS 是一种安全可行且有效的治疗方法，在治疗类似手术难以进行的患者时应该被考虑。Veeravagu 等为探究放疗对髓内转移瘤的治疗效果，回顾了 2000—2010 年的 2050 例脊柱放疗病例，并筛选出 9 例髓内转移瘤患者（共 11 病灶），中位年龄为 63 岁（33～77 岁），包含 7 例女性及 2 例男性，肿瘤体积大小为 0.12～6.4 cm³，原发肿瘤为 5 例乳腺癌、2 例非小细胞肺癌、1 例囊性腺癌及 1 例上皮样血管内皮瘤，所有患者均接受了 14～27 Gy（1～5 阶段完成）的 SRS 疗程；随访至 14 个月后 1 例存活，8 例死亡患者生存期为 1～9 个月（中位为 4 个月），所有患者均无局部复发或神经功能的恶化现象；因此认为由于髓内转移瘤患者生存期较短，但是相比于手术治疗，SRS 的安全性及较低的局部复发率是值得肯定的。

　　现有文献表明，SRS 及其他立体定向放疗是治疗髓内转移瘤的潜在手段之一，可作为手术治疗的替代方案，考虑到手术治疗的潜在并发症以及生命延长的有限性，SRS 特别适用于预计生存期较短的髓内转移瘤患者。基于以上证据，SRS 是治疗髓内转移瘤的有效治疗方案，但是因病例样本的匮乏，未来需要更多研究来评估 SRS 治疗髓内转移瘤的总体成功率。

第三节　硬膜内髓外转移瘤

　　硬膜内髓外转移瘤（intradural extramedullary spinal metastases，IESM）是一种极其罕见的肿瘤晚期表现，约占所有脊柱转移瘤的 5%，虽然 IESM 罕见，但是随着癌症患者整体生存期的延长，其发生率逐渐增加。IESM 患者最常见的症状是神经根疼痛、虚弱、运动及感觉障碍以及大小便障碍。目前已有多篇综述揭示不同来源的原发恶性肿瘤具有转移至硬膜内髓外的能力，包括肺癌、肾癌、甲状腺癌以及骨肿瘤等。

一、流行病学

　　IESM 患者病例流行病学数据目前较匮乏，Gazzeri 等于 2021 年报道了涉及多中心的 IESM 患者，共 43 例，平均年龄为 67 岁（39 ~ 91 岁），男女比例为 20 ∶ 23；转移部位分布中以胸椎多见，颈、胸、腰比为 4 ∶ 22 ∶ 17；原发肿瘤以肺癌为主（23.2%），乳腺癌及前列腺癌分别占比为 20.9%、16.2%；17 例患者存在脊柱外转移灶；43 例患者均因神经功能恶化而进行了手术治疗；原发肿瘤诊断与 IESM 诊断时间间隔约为 8.1 个月（2 ~ 45 个月），神经障碍持续时间与手术时间间隔约为 5.6 周；患者症状主要表现为运动障碍（76.7%）、感觉障碍（72%）、疼痛（27.9%）及括约肌功能障碍（4.8%），术前 KPS 评分为 79.5 分（50 ~ 100 分）；手术治疗为切除椎板减压联合病灶切除术，其中 2 例患者接受了钉棒系统内固定。

二、转移机制

　　随着相关病例报道的发表，硬膜内髓外转移瘤的机制被深入探讨，目前可分为 5 种转移方式：椎静脉丛、神经周围淋巴管、邻近硬脑膜部位肿瘤的局部浸润、软脑膜（由蛛网膜下腔进行滴状转移）以及动脉系统播散。由于转移方式的复杂性，可能由单一转移或混合转移形成。超过 50% 的颅内恶行肿瘤患者的脑脊液检查中可发现肿瘤细胞，因此当前文献证据认为软脑膜路径是最常见的转移机制。值得注意的是，不同原发肿瘤类型形成硬膜内髓外转移瘤的机制可能并不相同，Kotil 描述了 1 例肺小细胞肺癌进展为髓外硬膜内转移瘤患者，表现为马尾综合征，由于肺癌易通过血行播散，并且除此之外未发现其他部位转移灶，因此推测该病例应为血行播散所致。肾细胞癌可通过自主神经扩散至肾主动脉、腹腔、肠系膜神经节，然后沿胸腰神经转移到相应的脊神经，最后扩散至硬膜内髓外间隙。由于多数硬膜内髓外转移瘤患者并没有发现硬膜外或髓内病灶，因此直接侵犯的病例少见，但鉴于转移机制的双向性及网络的广泛性，经椎静脉丛的血行传播已成为研究人员潜在的关注中心。然而，许多因素在硬膜内髓外转移瘤形成过程中起重要作用，例如在非小细胞肺癌中 ALK 基因突变可使肿瘤具有累及中枢系统的倾向，因此尚需更多进一步的研究来确定促使肿瘤通过各种途径扩散至硬膜内髓外间隙的因素，以及了解肿瘤的趋向性来对未来的临床治疗起到准确的预警作用。

三、影像学诊断

　　MRI 是目前诊断髓外硬膜内转移瘤的有效方法，MRI 具有较高的软组织分辨率，对于脊髓病变、椎旁结构以及病灶侵犯能清晰显示，在髓外硬膜内转移瘤的诊断中 MRI 具有较高的筛选价值。硬膜内髓外转移瘤 MRI 表现为向心性圆形及椭圆形肿块，脊髓受压后呈现弧形并移向对侧，而患侧邻近的蛛网膜下腔增宽，健侧狭窄。

四、临床表现

硬膜内髓外转移瘤患者可因病灶部位及大小差异引起不同的临床表现，主要症状为运动及感觉障碍，病灶平面下累及锥体束的体征及症状包括自主神经紊乱及括约肌功能障碍等。神经根性痛见于多数患者，随着病情的加重，严重者可造成括约肌功能障碍以及瘫痪。

神经根性痛常表现为针刺样、电灼、牵拉性疼痛，疼痛持续数秒钟至数分钟，呈阵发性，腹腔压力增大（咳嗽、喷嚏、大便）时疼痛加重，患者可感受到自身局部灼热、麻木。硬膜内髓外转移瘤患者疼痛感常在晚上或者平卧位时出现或加重，严重影响患者休息。

运动功能障碍、感觉功能障碍及括约肌功能障碍可由转移瘤对脊髓的压迫导致，肿瘤病灶对脊髓的长时间压迫，导致脊髓功能完全丧失，导致受损平面之下的肢体运动、感觉及括约肌功能失调，此时脊髓损伤为不可逆损伤，即使及时解除压迫，脊髓功能也难以恢复。

五、治疗

硬膜内髓外转移瘤的治疗包括放疗、放射外科、化疗及手术治疗。由于 IESM 是一种侵袭性、浸润性病变，其所在的解剖位置使手术可操作区域狭小，因此为获得更好神经功能状态而切除转移瘤的外科手术往往面临挑战。

（一）手术治疗

由中枢神经系统肿瘤引发硬膜内髓外转移瘤较罕见，通常会表现出神经根、圆锥以及马尾受压的症状。其中马尾综合征在硬膜内髓外转移瘤患者的临床表现中极具代表性，患者除马尾综合征的表现外，通常可追溯到具有肺癌、乳腺癌、肾癌、前列腺癌或甲状腺癌的原发肿瘤病史。尽管存在原发肿瘤病史，但选择手术治疗仍是硬膜内髓外转移瘤患者出现急性神经障碍时最主要的治疗方法。

在多数情况下，完全切除硬膜内髓外转移瘤病变是可行的，同时能够达到神经减压及减轻局部压迫症状。Carminucci 等报道 1 例由肾细胞癌转移至颈椎的硬膜内髓外转移瘤患者，经手术切除治疗后，症状明显好转（图 8-3-1 ~ 图 8-3-3）。然而，回顾文献却发现完全切除可能不是必要的。在多数病例中，只需进行简单的减瘤手术或次全切术，即可达到疼痛缓解，运动功能部分改善。此外由于原发肿瘤类型多样，在手术之前尚不清楚病灶是否可以完全切除。因此，一些病例的减瘤手术在文献中被描述为"tumour block"，而另一些病例在术中发现瘤体与神经元粘连，难以分离，从而否定了全切或次全切。现实世界中临床病例多数与后者更相似，瘤体与神经元界限模糊不清，在切除肿瘤的同时难以避免对神经系统造成更大伤害，以至于只能部分切除，进行疼痛姑息性治疗策略。Hoover 等报道的病例系列患者中，完全切除率为66%（10/15），其中 3 例为部分切除，2 例仅取活检后停止手术；Wostrack 等报道的病例系列中，完全切除患者仅占 56%（5/9），4 例为部分切除。Gazzeri 等进行的多中心回顾显示，完全切除率为 55.8%（24/43 例），认为术中一旦出现神经电生理监测出现阳性提示，则应改变手术切除边界,改为次全切或部分切除;在 15 例神经电生理监测出现阳性提示的患者中,术后仅 3 例出现神经功能恶化现象;预后资料提示,全切除与非全切除患者相比,无论是神经功能恶化还是总生存时间,均无统计学差异($P = 0.86$、0.20)。尽管全切除仍是手术的目标,但是当术中发现全切除难以实现时,次全切或部分切除仍是有效的治疗选择。

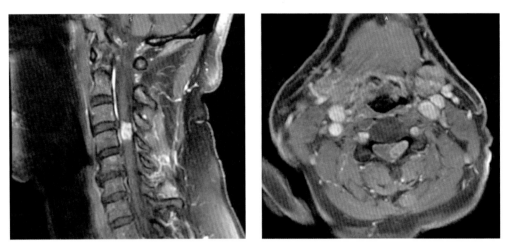

图 8-3-1 硬膜内髓外转移瘤的 MRI 图像

22 年前曾因肾细胞癌行右肾切除术,就诊 2 个月前出现双侧上肢疼痛并逐渐加重;颈椎 MRI 显示 C3 ~ C4 水平硬膜内髓外病变,随后接受手术切除治疗方案

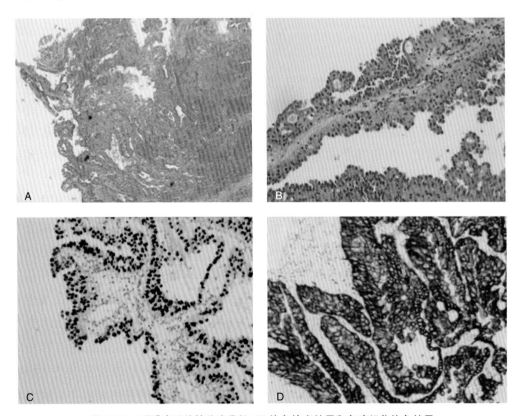

图 8-3-2 硬膜内髓外转移瘤常规 HE 染色检查结果和免疫组化染色结果

A. HE 染色检查结果低倍镜视野;B. HE 染色检查结果高倍镜视野;C. 免疫组化染色显示 CPAX8 阳性;D. 免疫组化染色显示 CAM5.2 阳性

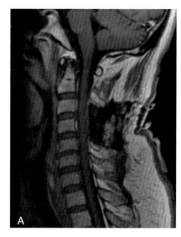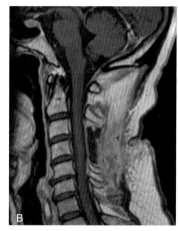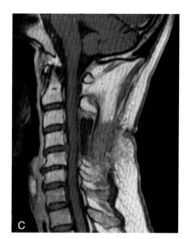

图 8-3-3　硬膜内髓外转移瘤颈椎 MRI T$_1$ 加权像

术前（A），术后 3 月（B）和术后 6 月（C），均未见残余肿瘤

姑息性手术治疗可以帮助脊髓减压、稳定或改善神经功能、解决顽固性疼痛。在 IESM 患者中，超过 70% 的患者因为神经受压而表现为运动或感觉障碍，30% ~ 50% 的患者表现为腰背部疼痛，值得注意的是腰背部疼痛的主要原因通常为椎体的病理性骨折。在疼痛为主要症状的患者中，75% 的患者疼痛位置在腰椎，手术治疗后患者疼痛缓解明显，生活质量显著提高。虽然手术治疗 IESM 患者具有较高的潜在并发症风险，但随着手术技术和护理理念的进步及更新，多数患者在术后功能改善较好。

虽然手术减压对神经功能的恢复有一定的作用，但必须要明确的是手术治疗并不能总是促进神经功能的恢复。Keen 报道 1 例滤泡性甲状腺癌所致的硬膜内髓外转移瘤病例，对该病例行减瘤术以减压，尽管术中神经检测无明显异常，但是术后该患者受影响的节段变多，神经功能障碍加重。考虑到原发肿瘤以及更多的影响因素，术前与患者讨论预后以及手术目标是非常重要的。

（二）辅助疗法

对于硬膜内髓外转移瘤，是否进行手术治疗尚存争议，但辅助治疗的必要性早已达成共识。文献中几乎所有硬膜内转移瘤患者都采用手术与化疗或放疗的联合应用，并且存在不同程度的症状缓解率。此外，辅助治疗在解决硬膜内髓外转移瘤急性症状的同时，对原发肿瘤的治疗也发挥了较大作用。Marotta 报道原发肿瘤为胸腺瘤的硬膜内髓外转移瘤患者术后接受放疗的临床效果，认为术后放疗可行的必要因素是原发肿瘤对放疗敏感，因此可在减瘤或次全切术后进行放疗，改善患者症状。此外，化疗也是治疗硬膜内髓外转移瘤的主要策略之一。但原发肿瘤的组织学特征以及遗传学变异位点可能对化疗的临床效果起到一定的决定作用。鉴于硬膜内髓外转移瘤患者的晚期表现，建议包括骨科、肿瘤专家在内的多学科团队尽早介入患者的治疗，提供一定的支持作用。

SRS 作为手术治疗之外的非侵入式治疗选择，是值得考虑的方法之一。尽管 SRS 的潜力有目共睹，但是目前少有研究阐明 SRS 治疗硬膜内髓外转移瘤的临床结果，多数为单一的病例报道。Shin 等回顾 9 例（11 处病灶）硬膜内髓外转移瘤患者经 SRS 治疗的临床效果，患者平均年龄约为 50 岁（范围为 14 ~ 71 岁），SRS 方案的平均剂量为 13.8 Gy（范围为 10 ~ 16 Gy）；经过

10个月的随访，1例失访，剩余10处病灶中8个临床症状特征改善明显，1例无变化，1例加重；而影像学特征中2处病灶完全缓解，3例部分缓解，3例稳定，1例进展；10个月后仍有7例患者可以行走，总体中位生存期为8个月（2～19个月），并且未发现放射相关并发症；因此认为尽管此研究病例量较少，但仍能够说明SRS是治疗硬膜内髓外转移瘤一种有效且安全的方法。

六、预后

无论原发肿瘤的恶性程度如何，硬膜内髓外转移瘤患者已经属于晚期疾病，预示着患者糟糕的预后，这也是多数医生推荐姑息性治疗的主要原因。患者中位生存期较短，Gazzeri等回顾2005—2019年欧洲多中心硬膜内髓外转移瘤患者的预后情况，发现中位生存期仅为9.6个月（6～9.4个月）。

术前神经功能状态是预测生存期的独立因素，Knafo等通过病例对照研究指出，相比于术前已存在神经功能障碍的患者，术前无神经功能障碍的患者生存期明显延长，OR值为10.2（95%CI：0.0～111.3，$P=0.04$），中位生存期分别为2个月、18个月。

肿瘤的组织学病理特征可能在术后患者的神经功能的恢复中起到关键作用，仍需进一步的深入研究来确定使恶性肿瘤与周围组织（或硬膜内其他结构）粘连的因素，这一因素可能会对预后生存期产生影响。

治疗策略包括对症治疗、功能治疗以及姑息性治疗，由于患者个体差异较大，因此治疗策略应针对不同患者的特定治疗目标而定。手术治疗的术式涉及患者治疗的目的以及意愿，同时对预后形成一定的影响。Petterwood报道1例结直肠腺癌转移至颈椎的髓外硬膜内转移瘤病例，60岁男性，曾因直肠腺癌行盆腔清除术以及新辅助放疗，4年后颈部顽固性疼痛，双上肢无力，MRI提示C3水平髓外硬膜内转移瘤，行C2～C4的椎板切除以及病灶切除术，患者术后对疼痛缓解表示满意；因此认为治疗策略应该与患者需求相结合，共同为改善患者生活质量努力。

无论原发肿瘤疾病进程如何，IESM患者均处于疾病的晚期，可预见的是不良的预后结局。因此，咨询患者意见并与治疗方案相结合反映出的是姑息性治疗原则。在不能改善生存预后的情况下，可通过手术治疗解除压迫，结合放疗等多学科诊疗措施，改善IESM患者生活质量。未来的研究应集中于对肿瘤患者形成IESM的预测，并进一步研究肿瘤发展为髓外硬膜内转移趋向性的遗传特征。

第四节　硬膜外转移瘤

一、病理过程

硬膜外转移的机制尚不明确，尽管来源于其他中枢神经系统肿瘤可以经过蛛网膜下腔空隙进入硬膜外，但是血液传播仍是最主要的传播途径。其中，动脉及静脉系统均可被肿瘤细胞利用，使肿瘤细胞得以传播。当腹腔内或胸腔内压力增高时，肿瘤细胞被迫向相应的静脉系统流动，形成转移灶。癌栓也可穿过椎静脉丛到达硬膜外，转移瘤直接在硬膜外腔内形成。值得注意的是，肿瘤向后膨大即可压迫脊髓，但首先并不会涉及椎体。但是尸检数据显示，多数脊髓压迫患者的椎体结构破坏先于转移性硬膜外脊髓压迫。动物模型研究支持这一结果，表明肿瘤通过动脉传播多于静脉传播。肿瘤细胞在动脉系统中循环，恶性肿瘤细胞可通过椎体内致密血管网进入椎体，这可能是脊柱（特别是胸椎）是肿瘤骨转移的主要部位。随着肿块向椎体后方生长进入椎管，即可形成转移性硬膜外脊髓压迫。肿瘤细胞也可侵入椎体外侧或后部，在后方直接形成肿块并压迫脊髓。临床 MRI 影像提示，脊髓压迫患者多表现为多种途径所致，而非单一途径，可形成对脊髓的环形包绕。随着肿瘤体积增大，肿瘤可阻碍硬膜外静脉丛血液流动，形成静脉淤滞后引发广泛的免疫级联反应及水肿。研究表明，及时使用糖皮质激素治疗可逆转这一病理过程，抑制炎症反应及水肿，这一现象解释了急性期使用糖皮质激素后神经功能改善的现象。然而，当未得到及时治疗时，硬膜外脊髓压迫可形成局部缺血及脱髓鞘反应。在脊柱转移的晚期，肿瘤可能仍不会破坏周围骨皮质，因此即使患者出现显著临床残疾症状，但是 X 线检查发现转移灶的可靠性较低。而 X 线检查可以有效地对转移肿瘤进行可视化时，30% ~ 70% 的椎体结构可能已经被破坏。显微镜下可以观察到，肿瘤细胞浸润的范围往往超过所累及椎体节段，因此术后联合放疗的临床疗效会明显优于单独切除。

二、临床特征

脊柱转移瘤患者中，硬膜外脊髓压迫患者预后明显比无脊髓压迫患者更差。患者的神经功能状态是原发肿瘤类型外最重要的预后因素之一，因此应尽早发现阳性体征及症状，避免在神经功能发生不可逆损伤之后才开始治疗，临床效果较差。当肿瘤患者出现腰背部疼痛、虚弱或括约肌功能障碍时，应立即进行相关评估，以免耽误最佳治疗时机。在硬膜外转移瘤患者中，约有 20% 的患者首发诊断即是硬膜外肿瘤，其中最多见的原发肿瘤为肺癌、血液系统肿瘤或未知肿瘤。相比于已知肿瘤转移所致的硬膜外转移瘤，当原发肿瘤为未知肿瘤时，诊断时间可延后约 2 个月。

腰背部或颈部疼痛是最常见的主诉，约有 90% 的硬膜外转移瘤患者有腰背部疼痛的症状。腰背部疼痛也常是最早出现的症状之一，相比于神经功能障碍，腰背部疼痛平均提前 7 周出现。特别是当疼痛定位于胸椎时，由于在胸椎节段上椎间盘突出及椎管狭窄少见，因此应增加恶性肿瘤的怀疑。在腰背部疼痛位置常有明确的叩击痛或触痛，硬膜外转移瘤所致的腰背部疼痛性质复杂，可能是局部的或机械的，甚至是根性的。腰背部局部疼痛常出现在受压迫部位，是最常见的疼痛综合征，常被患者描述为"咬痛"或"酸痛"，当患者处于仰卧位或硬膜外静脉丛扩张致椎管内压力增大时疼痛会更严重。当肿瘤接触神经根时，就会发生神经根性痛，患者常描述为"刺痛"或"电击痛"。定位于胸椎的硬膜外转移瘤所致的神经根性痛还可能被患者描述为胸部或腹部的紧绷状态、束缚感。

虚弱是仅次于腰背部疼痛的第二大常见症状，有 60% ~ 85% 的患者在就诊时存在虚弱现象。

硬膜外转移瘤患者出现的虚弱常与锥体束征相关，如深部肌腱反射过度活跃、肌痉挛和足底伸肌反应。如果不进行及时的治疗，症状将会进展致病变椎体水平以下脊髓功能的丧失。同时，患者就诊时的活动状态对预后具有很强的预测作用。括约肌功能障碍和感觉障碍很少表现为首发症状，多伴有不同程度的运动功能障碍。

三、诊断

在过去的 25 年里，MRI 一直是诊断疑似硬膜外转移瘤脊髓压迫的主要方法，其在诊断硬膜外转移脊髓压迫时诊断敏感性及特异性均在 90% 以上（图 8-4-1）。但是，当患者存在 MRI 检查禁忌证或无法耐受时，则会出现诊断困境。X 线检查方便且价格低廉，但是 X 线检查在用于诊断硬膜外转移瘤时受到较大限制，假阴性率为 10% ~ 17%，如前文所述，只有骨结构被破坏至 30% ~ 70% 时，X 线检查才会具有较高价值。此外，由于 X 线平片主要对骨结构显影，因此当涉及相邻多节段时，只依据 X 线平片难以给出合理的解释。

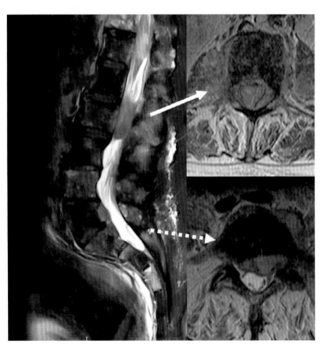

图 8-4-1　MRI T$_2$ 序列显示同时存在硬膜内髓转移瘤（虚线箭头）与硬膜内转移瘤（白色箭头）

放射性核素骨扫描在检测骨转移瘤时比 X 线平片更敏感，检测所需的异常与正常骨比率只有 5% ~ 10% 的变化。正电子发射断层扫描（PET）利用脱氧葡萄糖对全身骨代谢活动进行检测，对硬膜外转移瘤的诊断较为敏感。因此，当 PET 用于诊断恶性肿瘤分期时，可以发现早期的脊髓转移。然而 PET 并非无缺陷，成本较高，程序复杂，当肿瘤代谢活性较低时，可能会遗漏肿瘤而形成假阴性。

CT 扫描对椎体骨密度的变化及受累程度非常敏感，但是对脊髓显影较差，当前主要用于疑似肿瘤患者的经皮活检穿刺、放疗方案及术中应用。当前临床实践中，CT 脊髓造影术已经很少应用于硬膜外转移性脊髓压迫的检查，但是在特殊情况下，CT 脊髓造影术可以作为 MRI 的可靠替代品。硬膜外转移性脊髓压迫的并发症较多（多为神经功能障碍，发生率为 10% ~ 20%），如果出现神经阻滞，则需要进行多个节段穿刺以评估整个脊髓状态。此时，传统 CT 脊髓造影术与 MRI 的特异性及敏感性相似。

无论 X 线平片、CT 扫描或者放射性核素骨扫描在何时发现疑似椎管内肿瘤占位，都应及时补充 MRI 资料，以明确诊断。MRI 可以提供更高的分辨率，检测出可能改变临床策略的转移占位。对于硬膜外转移性脊髓压迫患者，MRI 通常是最敏感的影像学检查，可能也是唯一需要的影像学检查。MRI 能够对肿瘤的边界、脊柱外转移数量及潜在的病变进行良好的可视化，并且对临床治疗策略的制订至关重要。通过对脊柱矢状面图像进行轴向切分，可以对有症状及无症状脊髓进行有效识别。对于伴随或不伴随神经症状但已经表现有疼痛的患者，MRI 作为一种筛选手段时，能够发现 50% 存在肿瘤占位的患者。

对于尚未明确原发肿瘤类型的患者，组织学病理检查应作为强制性检查要求。对于施行开放性手术的患者，组织学病理应检查作为术中或术后的常规检查。

四、治疗

当前，硬脊膜外转移瘤的治疗多为姑息性治疗，目的为恢复或保留神经功能、缓解疼痛、维持或恢复脊柱稳定性。

（一）非手术治疗方法

1. 类固醇药物

对于大多数因硬膜内髓外转移瘤而形成脊髓压迫的患者而言，一线治疗药物都是类固醇。类固醇对可减轻血管源性水肿、止痛、溶瘤、改善神经系统功能及运动功能。关于类固醇药物可改善人类神经功能障碍的报道最早可追溯至 20 世纪 60 年代，动物实验也证明类固醇可减轻水肿及改善神经功能状态。类固醇可以改善血管源性水肿进而有效改善患者神经功能，研究证明，类固醇与放疗的联合使用可以有效提高患者下床活动率。然而，大量使用类固醇类药物会导致严重并发症，例如肠穿孔、败血症。目前对于使用类固醇时更合适的剂量方案已经在临床得到广泛研究，但结论仍有争议。Sorensen 等发表了一项关于大剂量糖皮质激素对硬膜外转移患者疗效的随机对照试验结果，实验组患者首先进行 96 mg 地塞米松静脉注射，然后口服 96 mg/d，持续 3 天，并且在放疗前 10 天逐渐减量；而对照组为单纯放疗；结果显示，在放疗后 3 个月时，具备行走能力的患者占比分别为 81%、63%（$P < 0.05$），5 个月时分别为 59%、33%（$P < 0.05$），因此认为高剂量糖皮质激素对患者神经功能的恢复具有促进作用。Vecht 等进行的另一项随机对照实验则关注于类固醇药物高剂量与常规剂量的效果差异，实验组地塞米松每天静脉注射 10 mg 联合口服 16 mg，对照组地塞米松每天静脉注射 100 mg 联合口服 16 mg；结果发现两组患者相比于治疗前均疼痛减轻明显（两组内差异均为 $P < 0.001$），并且两组在疼痛减轻、下床活动率及膀胱功能上无显著差异；因此认为两种剂量可形成相似的临床结局，在治疗硬脊膜外转移瘤时可使用低剂量类固醇药物。Quraishi 等认为，除原发淋巴瘤患者外，术前应该给予 16 mg/d 地塞米松（每天 4 次给药，每次 4 mg），持续 5 ~ 7 天；术后应持续减量给药

5 ～ 7 天。Siegel 等根据现有临床数据，建议在使用类固醇治疗转移瘤所致的脊髓压迫时，应遵循以下原则：①在无脊髓压迫征象时，患者不需要在接受放疗的同时接受类固醇药物的治疗；②如果患者疼痛难以控制，但无脊髓压迫症状及体征，应给予 16 mg/d 地塞米松的标准剂量治疗；③在已经观察脊髓压迫症状或其他神经障碍时，应及时给予患者高剂量的类固醇治疗，随后进行多种剂量类固醇试验性治疗，以提高运动功能恢复的可能性。

2. 镇痛药

疼痛是硬脊膜外转移瘤患者常见的症状，减轻疼痛是治疗的主要目的之一。局部镇痛应首先考虑非阿片类镇痛药，例如扑热息痛、阿司匹林及非甾体抗炎药。此外，类固醇药物也具有镇痛作用。如果以上药物未能改善症状，则应该结合患者感受设置一个疼痛阈值，在必要时升级镇痛药物，如阿片类药物。抗惊厥药或三环类抗抑郁药可治疗神经病理性疼痛。同时这些药物的其他不良反应也不应被忽视，如便秘、恶心、感觉平衡障碍及认知障碍等。需要与患者确认的是，放疗或手术才有可能是解决疼痛的最终手段。

3. 双膦酸盐

对于硬脊膜外转移瘤患者，双膦酸盐是另一种应考虑的支持性治疗。双膦酸盐通过抑制破骨细胞的功能而减少骨小梁破坏，减轻骨转移所致的疼痛，同时阻止骨基质破坏而释放细胞因子刺激肿瘤细胞生长，从而打破骨转移形成的恶性循环。Qura 等对乳腺癌骨转移患者使用氨羟丙双膦酸盐以缓解疼痛，止痛效果较好且持续时间较长，甚至优于吗啡类强止痛剂。Pterson 等研究发现，对于转移性骨痛，氯甲双膦酸盐的止痛作用与放疗或强止痛剂相似。Ross 等通过系统评价发现，双膦酸盐可以有效地减少脊柱转移瘤患者的并发症，相比于安慰剂组发生脊髓压迫的概率为 0.71 倍（95%CI：0.47 ～ 1.08），并可以延后第一次骨相关并发症的发生时间；因此建议在诊断出骨转移时即应该开始使用双膦酸盐，并持续使用，直到双膦酸盐对于该患者不再有临床意义。

4. 抗凝药

硬脊膜外转移瘤合并脊髓压迫患者具有固有的高凝状态及活动受限，因此发生静脉血栓的风险显著增加。然而当前尚未有此类患者预防静脉血栓的研究，但除非该患者具有抗凝类药物禁忌证，应该尽早考虑抗凝管理，以降低静脉血栓的风险。如果该患者确实存在抗凝类药物禁忌证，则应该尽早使用气动压缩装置或弹力袜进行机械性预防。

5. 放疗

自 1950 年以来，放疗治疗硬脊膜外转移瘤在临床普遍应用，已经成为标准疗法之一。然而，当前尚无随机对照试验来评估放疗与支持治疗的有效性。放疗有效的证据均来自回顾性研究，表明放疗在改善神经功能及保留运动功能上具有较好效果。值得注意的是，放疗对患者具有一定的选择性，原发肿瘤对放疗敏感、行走功能良好的患者具有最大收益。通常情况下，该类患者经过放疗后行走功能可得到良好的保留。

临床实践证明了放疗的有效性，但是放疗的最佳剂量及治疗方案仍争议不断。其中关键问题是中等剂量或低剂量的长期放射疗程是否比高剂量短期疗程更有效，对于预期生存期只有几个月的患者而言，短期高剂量放疗是可行的，然而每日接受高剂量会导致更大的放射毒性、对急性压迫损伤更差的疗效及复发后更严重的肿瘤生长状态。在已经发表的文献中，常使用多阶段放疗计划。在美国，总量为 30 Gy 的放射量共分为 10 个阶段完成，是最常用的放疗计划。然而在欧洲，高剂量短期疗程更常见。在一项大规模临床研究中，Rades 等回顾了包含 1304 侧硬脊膜外转移瘤患者的放疗效果，所有患者被分为 5 组：A 组（8 Gy/d，$n=261$）；B 组（4 Gy/d，每周 5 次，$n=279$）；C 组（3 Gy/d，两周 10 次，$n=274$）；D 组（2.5 Gy/d，三周 15 次，$n=233$）；E 组（2 Gy/d，四周 20 次，$n=257$）；治疗后所有组的可运动率（63% ~ 74%）和运动功能改善率（26% ~ 31%）相似，并无统计学差异。但是 2 年内复发率在 5 组中差异明显：A 组为 24%，B 组为 26%，C 组为 14%，D 组为 9%，E 组为 7%，*log rank* 检验后组间差异显著（$P < 0.001$）。因此建议对于生存期较短的硬脊膜外转移瘤患者，应采用 A、B 组放疗方案（8 ~ 20 Gy），而预计生存期较长的患者采用 C、D、E 组放疗方案（30 ~ 40 Gy）。Maranzano 等进行了一项随机试验评估硬脊膜外转移瘤患者不同放疗方案的临床效果差异，两个放疗方案分别为短期方案 A 组（16 Gy，8 Gy/d，间隔 6 天）；分段方案 B 组（3 次 5 Gy，5 次 3 Gy，间隔 4 天）。临床结果显示，背部疼痛缓解率为 56%、59%；行走功能保留率为 68%、71%；膀胱功能良好率为 90%、89%。因此建议对于硬脊膜外转移瘤患者应采用 8 Gy/d 方案进行治疗，但该研究只比较了两种非常见标准放疗方案的差异，并未将该放疗方案与标准的及更长时间的放疗方案进行比较。基于当前证据，更合理的方案是对预后不良的患者进行短期放疗方案，对预后良好、病程可控的患者进行长期放疗方案。

由于常规放疗在传递较高剂量时常需要更久的疗程、更长的间隔，这个过程给予肿瘤细胞自我修复的机会，因此 SBRT 逐渐被开发并应用于肿瘤患者放疗。SBRT 能够在短时间内、局部小范围区域提供更高的剂量，以便对肿瘤目标区域精确传递足够的剂量，同时目标周围组织（脊髓）暴露始终保持在较低剂量下而避免不良反应。

既往文献表明，使用 SRBT 治疗后，脊柱转移瘤的局部控制率及疼痛缓解率均较好。Sprave 等对比 SRBT 与常规放疗在脊柱转移瘤疼痛控制上的疗效差异，结果显示 SRBT 在 3 个月时有更好的疼痛缓解率，可以更显著地缓解疼痛；在 6 个月时疼痛缓解率与常规放疗相比仍优于常规放疗，差异具有统计学意义（$P < 0.01$）。Husain 等对 SRBT 的临床结局进行系统回顾，共纳入 14 项研究包含 1024 个转移病灶，均进行单次 SRBT 或多次 SBRT 治疗，结果提示 1 年后 SRBT 组局部控制率达 90%、椎体压缩骨折率为 9%、神经损伤率仅为 0.2%。此外，纪念斯隆凯特琳癌症中心对 278 例行 SRBT 治疗（24 Gy，单次剂量）的脊柱转移瘤患者进行回顾性分析，5 年生存率为 11.2%，尽管该队列中放射不敏感性肿瘤比例为 58%，但是局部控制率达 90.3%；在中位随访 25.7 个月（11.6 ~ 76.0 个月）时，椎体压缩性骨折（vertebral compression fractures，VCF）发生率为 36%，其中仅 14% 需要临床对症干预。

高剂量单次 SRBT（例如 24 Gy）常与更高的 VCF 风险相关，但数据显示长期局部控制率较高。为了尽量降低 VCF 风险，可进行多阶段 SBRT 治疗，但是单次剂量仍需要足够高，以保证局部控制率。日溪健康科学中心（Odette Cancer Centre–Sunnybrook Health Sciences Centre）对行 SBRT 治疗的 279 例脊柱转移瘤患者进行回顾分析，其中 SBRT 方案总剂量为 24 Gy（分两阶段完成，每次各 12 Gy）；结果表明，局部控制失败率 1 年内积累为 9.7%，2 年内积累为 17.6%；1 年内椎体骨折累积发生率为 8.6%，2 年内累积发生率为 17.6%。

从缓解疼痛角度看，文献报道疼痛缓解率＞85%，疼痛完全缓解率为 43.8% ~ 56.3%。

Chow 等通过一项 Meta 分析指出 SBRT 的疼痛缓解率为 60%～70%，而疼痛完全缓解率仅为 20%。

多数硬脊膜外转移瘤患者出现椎体压缩骨折、脊柱不稳及脊髓压迫症状时，手术是最常用的治疗措施。一项由 Patchell 等进行的随机对照试验指出，与单独的常规放疗相比（30 Gy，分 10 次），手术减压联合辅助放疗在神经系统预后、行走功能及生存期方面均具有优势，然而值得关注的是，术后 1 年、4 年的局部控制失败率分别高达 69.3% 和 96.0%。Redmond 等回顾 12 项研究共 426 例患者，手术减压联合术后 SARB 局部控制率达 88.6%；其中 4 项研究报告疼痛缓解，疼痛缓解时间＞6 个月患者占 90%。Randa 等对术后接受 SBRT 治疗的 6 个病例系列（共 69 例患者）进行回顾，其中 1 年局部控制率为 84%～100%。尽管当前证据有限，且证据等级较低（B 级或以下），但迄今为止的研究支持 SBRT 在局部控制上优于常规放疗的假设。然而，由于证据类型多为回顾性研究，因此难以排除患者的选择偏倚性，需要更优质的前瞻性随机研究。

尽管 SBRT 对硬脊膜外转移瘤的局部控制及疼痛缓解有效且应用广泛，但 SBRT 有多个难以忽视的潜在的毒副作用。SBRT 引起的急性不良反应之一是爆发痛（pain flare），爆发痛常在 SBRT 治疗后的短暂间隔后出现，即治疗后 24～48 h 疼痛短期加重。在多个病例系列中，爆发痛的发生频率差异较大（23%～68%），通常认为爆发痛的发生率约为 25%。对于爆发痛的预防、应对措施，目前多为在短期内应用类固醇药物（服用 3～5 天）。VCF 是 SBRT 的另一种潜在并发症，可于急性期或晚期发生，文献报道 VCF 的发生率为 5%～42%。Faruqi 等对 SBRT 后发生 VCF 的危险因素进行综述，共纳入 11 项研究 2911 节段，VCF 总体发生率为 13.9%；其中 10 项研究报告 VCF 发生时间为 SBRT 后 1.6～3.3 个月；SBRT 后发生 VCF 的主要危险因素为 VCF 发生史、溶骨性肿瘤、高剂量 SBRT、脊柱畸形、高龄（＞55 岁）及肿瘤累及椎体超过 40%。Tseng 等对单中心 279 例进行 SBRT 治疗的患者进行了回顾，SBRT 治疗方案为总剂量 24 Gy（2 次），SBRT 后 1、5 年 VCF 的发生率分别为 8.5%、13.8%，因此认为 VCF 发生的危险因素为 VCF 发生史、溶骨性肿瘤、高剂量 SBRT（＞20 Gy/ 次）、脊柱畸形、高龄（＞55 岁）及肿瘤累及椎体超过 40%，该结论与 Faruqi 等相吻合。VCF 发生时常伴有明显的疼痛，多数患者需要手术干预。

放射性脊髓病（radiation myelopathy，RM）是与 SBRT 相关的最严重并发症，对于患者而言，RM 是毁灭性打击，可能导致神经麻痹、二便失禁，更严重则危及生命。然而，遵循现有的临床指导方针，更先进的放射技术使用已验证的安全剂量计划，可将低风险患者发生 RM 的概率降低到 1% 以下。基于脊柱转移瘤放疗入路及解剖的研究，SBRT 与化疗同时进行可能会增加肿瘤邻近器官发生不良反应的风险，因此在无更进一步研究揭示 SBRT 与靶向治疗、免疫治疗联合使用的安全性之前，不推荐 SBRT 与其他疗法联合使用。需要注意的是，激素治疗与骨改良药物（例如双膦酸盐与地诺单抗）通常不作为 SBRT 治疗的禁忌证。

对于硬脊膜外转移瘤患者而言，最佳的 SBRT 方案仍有争议。常用剂量方案如 24 Gy（1～2 个阶段完成）、16～18 Gy（单次完成）及 27 Gy（3 次完成），尚需更多高质量、多中心研究评估各种方案差异，以及临床实践的验证。在等待高质量数据期间，临床医生应根据科室经验、多学科评估、患者偏好、可实现性来选择合适的放疗方案。

（二）手术治疗

硬脊膜外转移瘤患者手术指征一般为：①疼痛剧烈且经各种非手术治疗无效；②急性脊髓压迫症状；③明确原发肿瘤病理诊断；④脊柱不稳定。手术禁忌证为：①一般外科手术禁忌证，如心、肺、肝、肾功能不全以及营养严重不良、恶病质、凝血功能异常等；②恶性肿瘤晚期，全身广泛转移，且一次手术难以同时切除多处病灶。

手术治疗的目的是神经解压、保留或提高神经功能、减轻疼痛、稳定脊柱结构及提高生存率（图8-4-2）。对于存在脊髓压迫的患者，无论是否存在病理性骨折，当转移瘤对放疗或对化疗、激素治疗不敏感时，均推荐进行手术治疗。手术治疗通常是切除硬膜囊周围的肿块，尽可能进行脊髓减压或者缩小肿瘤，并进行固定及重建骨缺损。硬脊膜外转移瘤与原发性硬脊膜外肿瘤不同，硬脊膜外转移瘤的手术治疗很少以完全切除局部肿瘤为目的。

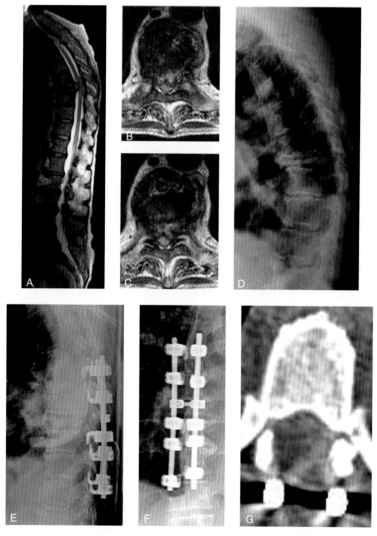

图 8-4-2　椎管内转移瘤术前术后临床图像

A. MRI T_2 序列，显示 T8 存在病理性骨折并形成脊髓压迫；B ~ C. 轴位像，提示转移瘤与硬膜囊及脊髓的关系；D. 脊柱侧位 X 线片，可观察到压缩性骨折导致的椎体高度丢失；E ~ F. 术后 X 线片，行椎板切除减压术后，联合使用椎板钩和纵向杆固定脊柱，适度恢复椎体高度；G. 轴位 CT 扫描，显示椎板切除术后脊髓减压状况良好在一项对 1990—2006 年共 100 例接受手术治疗的脊柱转移瘤患者的回顾性调查研究中，手术适应证分为 4 类：①由于脊柱不稳定引起的疼痛或瘫痪，相对移位超过 5 mm 或成角 10° 及以上；②快速进展性瘫痪；③脊柱病变来源不明或原发肿瘤控制良好；④局限性转移灶。在该研究中，当转移部位仅涉及 1～2 个椎体时，采用前入路或者前后入路联合进行肿瘤切除，而只有多发转移时才会采用后路减压手术；78 例患者采用后路手术（73 例椎板切除联合后路钉棒内固定，5 例患者仅行后路椎板切除术），10 例患者采用前路手术，4 例患者采用前后路联合手术，8 例患者采用后路全脊椎切除术，所有患者术后神经系统功能改善明显，1 年生存率为 57%，2 年生存率为 35%，3 年生存率为 22%。因此认为后路减压内固定手术或前后路减压联合固定手术治疗脊柱转移瘤及硬脊膜外转移瘤是安全且有效的。Kim 等报道 57 例失去行走功能硬脊膜外转移瘤患者手术治疗的临床效果，其中 21 例患者 Nurick 分级为 4 级（只有借助他人帮助或助行器行走），36 例患者 Nurick 分级为 5 级（瘫痪在床或躺椅）；在手术方式选择上，除 1 例颈椎转移之外，所有患者均采用常规后路手术，行病灶内肿瘤切除或减瘤合并脊髓减压。术后 57 例患者中 39 例恢复了行走功能（68.4%），10 例维持术前状态（17.5%），8 例出现恶化（14%），因此认为患者行走功能的恢复会延长生存期，即使考虑到手术带来的潜在并发症，但是对于具备适应证的患者仍应该推荐手术治疗。Schoeggl 等研究后路手术治疗硬脊膜外转移瘤患者的术后结局，主要纳入硬膜外背侧浸润的转移瘤患者或不能通过前路手术的患者，共计 84 例接受了后路椎板切除减压术（切除全部或者部分肿瘤）；术后观察运动功能、疼痛缓解及二便功能状态；结果显示相比于术前，术后运动功能改善明显，在术前仅能轻微弯曲膝盖或移动脚趾的 28 例患者中，6 例患者完全恢复了活动能力，而在术前平躺状态下可抬腿的 23 例患者中，9 例患者可在他人或器械帮助下行走，3 例患者可在无辅助的情况下自由活动，但是 5 例术前即截瘫患者术后均未恢复；在术前仅以疼痛为主要症状的患者中，术后镇痛药摄入量明显减少，但部分患者（55%）在术后 2～4 个月出现疼痛加重情况；因此认为姑息性椎板切除术使硬脊膜外转移瘤患者的病灶部分或全部减少，从而改善患者的运动功能，减轻疼痛，提高患者生活质量。

术后神经功能恢复状态程度与硬脊膜外转移瘤患者的生存预后密切相关。Veek 等通过一项含有 166 例患者的队列研究分析了术前神经功能状态与术后生存期的关系，结果提示更好的术前神经功能状态预示着较长的术后生存期；该系列患者中，Frankel 分级为 Frankel A～C 级患者中位生存期为 5.1 个月，Frankel D～E 级患者生存期为 28.2 个月；该结果表明，术前能够行走的患者比行走功能障碍的患者生存期明显延长；此外，术前年龄＜65 岁与较长生存期显著相关。

Patchel 等于 2005 年通过一项多中心随机试验探究手术与术后放疗联合应用的重要性，硬脊膜外转移瘤患者被分为减压手术后联合放疗组（$n=50$）与单纯放疗组（$n=51$），放疗总剂量为 30 Gy（10 次）；首要结局为运动功能的恢复，而结果表明联合组相比于放疗组运动能力恢复提高 6.2 倍，恢复比例分别为 84%（42/50）、57%（29/51），$OR=6.2$（95%CI：2.0～19.8），差异具有统计学意义（$P=0.001$）。因此认为相比于单纯放疗组，手术联合放疗使患者有更多概率从瘫痪状态恢复至可行走状态，以及维持更长久的行走功能，并建议对于硬脊膜外转移瘤患者，手术联合放疗会更有益于患者的运动功能恢复及生活质量的提高。但是对于该研究结论争议不断：首先，该研究患者选择偏倚性较大，因此不能普遍适用于临床实践；其次，该研究样本量较小，因此统计学效能受质疑；再次，单纯放疗组患者非神经系统并发症远高于手术组患者，作者难以解释；最后，虽然预后因素标准一致，但是未对患者进行分层处理，因此结论未必可信。2012年，Rades等通过更完善的试验设计，对比了硬脊膜外转移瘤患者中单纯放疗与术后联合放疗的临床结局差异，该研究将每例接受手术联合放疗的患者与2例单纯接受放疗患者进行匹配，以期减少偏倚，得到更可靠的结论；11个预后因素被纳入：年龄、性别、ECOG评分、原发肿瘤类型、受累椎体数量、骨转移、内脏转移、肿瘤诊断至MESCC间隔时间、运动功能、运动障碍发生时间及放疗方案；其中108例接受手术联合放疗，216接受单纯放疗；联合组中70例手术方式为减压内固定，38例为单纯椎板切除术；中位放疗时间2周（1～8周）；治疗后联合组、单纯治疗组可行走比例分别为69%（75/108）、68%（147/216），差异无统计学意义（$P = 0.99$）；在治疗前无行走功能的患者中，治疗后恢复行走功能比例分别为30%（12/40）、26%（21/80），差异无统计学意义（$P = 0.86$）；术后1年两组局部控制率分别为90%、91%。在该研究中，手术联合放疗与单纯放疗相比并未体现出临床结局的优势，因此认为有必要在此课题上进行更大规模、多中心研究以深入探究手术联合放疗与单纯放疗的差异。然而，当前临床实践中，排除患者具有放疗禁忌证的情况下，多数患者在手术后均会接受短期放疗计划，尽管手术联合放疗治理的费用明显较高，但临床经验提示联合治疗后患者结局会得到一定程度的改善。而另外一项纳入20项研究的荟萃分析关注手术（联合或不联合放疗）与单纯放疗的临床差异，结果显示手术组相比于放疗组，行走功能恢复更好 $OR = 1.74$（95%CI：1.35～2.25），疼痛缓解得更好 $OR = 3.61$（95%CI：2.75～4.74），1年生存率更高 $OR = 1.92$（95%CI：1.37～2.71），因此认为手术治疗相比于单纯放疗有更好的生存预后及更高的生活质量。Martino等报道一项纳入32例患者的病例系列研究，选取患者均为一般身体状况较好的硬脊膜外转移瘤患者，所有患者均行辅助RT/CT后脊髓减压内固定术；随访结果显示，在术前已无行走功能的患者中43%（9/21）恢复了行走功能，术后总体可行走患者比例达62%。

分离手术（separation surgery）由Lyliana Angelov等提出并设计，目的是进行脊髓减压并且为SBRT得以实施提供安全区域。目前，分离手术的提出改变了外科医生对硬脊膜外转移瘤外科手术治疗的观念。在硬脊膜外转移瘤中，对放射疗敏感的肿瘤，常规体外放疗即可提供持久及可靠的局部控制率；而对放疗抵抗的肿瘤，SBRT治疗的临床效果也显著；这些实践已经让临床医生质疑激进或保守的外科减瘤手术的必要性。如今，激进的肿瘤切除手术（如全脊椎切除术）已经失去了其临床角色，只有在特定的病例中才会考虑该策略，比如放射敏感的单一椎体转移病例、存在常规放疗及SBRT禁忌证或无法完全应用。Bilsky等建议对肺上沟癌形成的椎体转移瘤进行积极手术治疗，因为该类型的治疗经常伴有新辅助化疗及放疗，并且常伴有骨质疏松症及常年吸烟史。肺上沟癌形成的椎体转移瘤患者，常采用脊柱后路切口与胸后外侧切口联合应用。

如前文所述，Moulding及Laufer先后发表文献报道，采用手术联合放疗方案的局部控制率更高的系列病例，这可能为混合疗法治疗更高级别的硬脊膜外转移瘤奠定了临床实践基础。当短时间内剂量达到能够杀灭肿瘤细胞时，高剂量的SBRT治疗面临着可能损伤脊髓的风险，这种严重的并发症难以令临床医生接受。因此，若在肿瘤与脊髓之间没有检测到预留空间，那么SBRT就难以实施。分离手术应是硬脊膜外转移瘤患者接受混合疗法的第一步，任务即是创造一个安全的空间以间隔肿瘤与脊髓，目前认为该间隔应为2～3 mm，以便为SBRT提供安全的目标区域（图8-4-3）。Barzilai等描述了胸椎压迫患者分离手术的细节，第一步仍是恢复脊柱稳定，

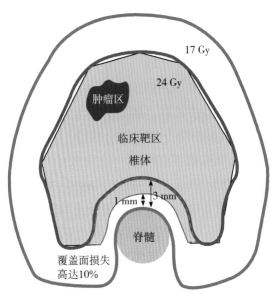

图 8-4-3　分离手术创造的相对安全区域

　　灰色区域为临床目标区域；红色区域为临床目标剂量区域，同时使脊髓（黄色区域）所受剂量为安全剂量水平；蓝色虚线区域为潜在缓冲区域

缓解机械性疼痛；术者以转移椎体节段为中心，分别向上、向下延伸 2 节段，形成典型的长节段脊柱固定。事实上，由于肿瘤的发展，为了均匀、彻底减压，需要切除部分椎板及椎弓根 / 椎弓关节，因此所有接受分离手术的患者都需要进行脊柱内固定以降低脊髓损伤的风险。此外，考虑到后续的放疗，其他研究者已经在使用聚合碳纤维、聚醚醚酮（PEEK）作为脊柱内固定装置材料，以减少钛植入物带来的相关伪影。第二步即是脊髓减压阶段，为了达到这个目的，可以利用高速磨钻、Kerrison 咬骨钳去除病椎棘突、双侧椎板和上下关节突，切除黄韧带显露硬脊膜，以咬骨钳尽量切除病椎两侧椎弓根达到扩大椎管横径的目的，小刮勺将椎体后松质骨及肿瘤组织刮除并保留以进行病理检查，神经剥离子将硬脊膜前方的后纵韧带及椎体后壁向前方推挤，留出神经剥离子可自由通过的空间而不损伤脊髓，然后使用咬骨钳小心清除多余骨质。椎体内部、椎旁组织的肿瘤组织不需要进行扩大切除，但是当椎体去除 50% 以上时，可采用 PMMA、PEEK、碳纤维或钛网笼植入椎体内以填充（图 8-4-4）。为了预防在术中损伤脊髓，应该及时进行神经监测。以上分离手术方法应根据应用于不同脊柱节段而顺应环境改变来具体实施。

　　Bate 等对 57 例硬脊膜外转移瘤患者（69 个病灶）进行回顾分析，21 个病灶接受分离手术后联合 SBRT 治疗，48 个病灶接受单独 SBRT 治疗；随访 3 个月后，局部控制率达到 91.3%（63/69），Frankel 评分提高或平稳占 98.6%（68/69），但是两组间差异无统计学意义。最近，由 Barzilai 等发表的一项前瞻性研究（111 例硬脊膜外转移瘤患者）显示，所有患者均进行分离手术联合 SBRT 方案治疗；术后 3 个月时，与术前相比疼痛缓解显著（$P < 0.0001$），MD 安德森脊柱肿瘤症状清单（MD Anderson symptom inventory，MDASI）改善明显（$P < 0.001$），术后 6、12 个月时局部复发率分别为 2.1%、4.3%，再手术与患者术后改善不明显相关。

　　许多研究也关注于患者接受分离手术后的并发症，伤口延迟愈合与植入物相关并发症是主要关注点；考虑到患者同时需要接受放疗及预期寿命较短，应该注意患者可能始终存在椎体前

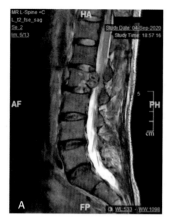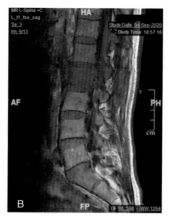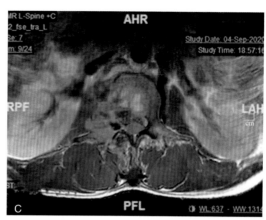

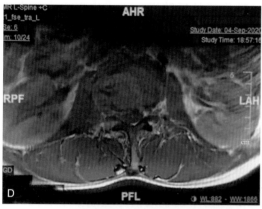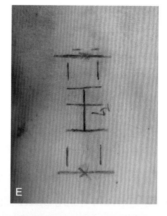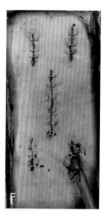

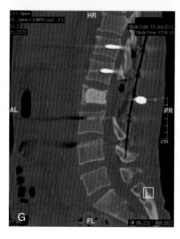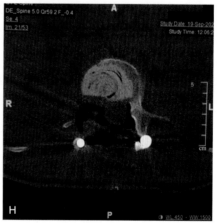

图 8-4-4　肝癌 L2 转移瘤椎体植入内固定

A ~ D. MRI T_2 及 T_1 加权像（矢状位、冠状位）显示 L2 转移瘤，并形成脊髓压迫；E ~ F. 术前切口规划及植入内固定后小切口（微创入路）；G ~ H. 矢状位、冠状位显示微创术后椎弓根螺钉、纵向棒位置及 PMMA 植入情况

柱重建不足与形成骨性融合的可能性较低的情况。Drakhsandeh 等发表了一项纳入 27 例患者的回顾性研究，所有患者均行椎板切除和后路脊柱内固定而未融合的分离手术，平均随访时间为（12.17±11.73）个月；结果所有患者的内固定装置位置、脊柱对位角度均未发生改变，所有患者均未发生椎弓根螺钉脱落、断裂、再手术；因此认为对于硬脊膜外转移瘤，后路固定不融合的分离手术是可以考虑的手术方式。Amankulor 等回顾 318 例硬脊膜外转移瘤患者的临床结局，所有患者均接受后路内固定的前柱重建的分离手术，随访时间 > 12 个月；植入物并发症发生率

为 2.8%，超过 6 节段是手术失败的危险因素。Cofano 等最近报道 78 例采用后路内固定分离手术，36 例为碳纤维、PEEK 植入物，42 例为钛笼植入，平均随访 11 个月，术后两组均无植入物相关并发症发生。而对于伤口并发症，Wang 等报道 140 例患者的病例系列，由于硬脊膜外转移瘤患者常伴有放疗、器械植入及营养不良，因此伤口感染或延迟愈合是常见并发症之一。采用真空辅助闭合装置（如负压吸引术）缩短愈合时间的尝试往往会导致后路中线切口在植入金属装置处裂开，特别是在颈胸交界处，最好的解决办法是使用周围肌肉覆盖或肌皮瓣，包括斜方肌和背阔肌翻转，皮瓣用于颈椎和胸椎，局部椎旁推进皮瓣用于腰椎。在金属植入物上覆盖未经辐照的带血管组织有利于避免反复感染，而且不需要二次移除。一旦出现伤口延迟愈合或感染，通常仅需一次清创手术处理；如果出现严重感染，那么应该应用抗生素静脉输注 6 周以上。Vitaz 等回顾 37 例经旋转皮瓣或移位肌皮瓣覆盖处理伤口的后路脊椎手术患者，术后患者平均经历 1.3 次伤口愈合治疗，3 例（8%）患者由于植入物穿出皮肤或反复裂开而二次手术，其余 97%（36/37 例）内固定良好；患者在术后 6 周内接受常规放疗是患者创面裂开的高风险因素；因此认为局部组织皮瓣的使用有利于治疗后路脊柱手术引起的切口并发症，带血管组织可以加速伤口的愈合，促进细菌的清除，填充空间。Wang 等报道纳入 140 例经后路脊柱手术的脊柱转移瘤患者的系列研究，术后 30 天 16 例（11.4%）患者出现伤口并发症，主要包含伤口裂开或感染，其中 9 例进行二次手术；术前放疗于术后伤口感染无相关性（$P = 0.21$）；此外术前 6 周内的放疗也未增加伤口感染率（$P = 0.29$）。由于 SBRT 或 SRS 治疗时能量是从多个方向穿过的，而不是像传统放疗直接穿过伤口，因此 SBRT 或 SRS 作为术前辅助治疗应减少术后伤口裂开的风险。Keam 等对比术前常规放疗与 SRS 治疗伤口并发症发生率的差异，其中 SRS 组 35 例，常规放疗组 130 例；术后 6 个月，两组伤口累计并发症比例分别为 17%、6%，差异具有统计学意义（$P < 0.05$）。

脊柱转移瘤患者的规范疗法需要更多学科的参与，例如肿瘤科医生、放疗科医生、外科医生及康复科医生，为患者提供更清晰的疾病现状，提供最佳的综合治疗。随着癌症患者预期寿命的延长，脊柱转移瘤的发生率将继续增高，未来数年内脊柱转移患者的健康管理及社会负担将不断增加。由于手术会增加并发症的潜在风险，因此明确哪些患者更适合进行手术是至关重要的。患者预期寿命的评估是脊柱转移瘤患者诊疗过程中重要一环，目前多种预后评估工具层出不穷，但是多数评估工具的可靠性仍饱受质疑。

冯江涛，靳洋洋，孙琦，赵云龙，丁红梅　编写

张树泉，胡永成　审校

参考文献

[1] HASHIZUME Y, HIRANO A. Intramedullary spinal cord metastasis. Pathologic findings in five autopsy cases [J]. Acta Neuropathol, 1983, 61(3-4): 214-218.

［2］GASSER T G, POSPIECH J, STOLKE D, et al. Spinal intramedullary metastases. Report of two cases and review of the literature ［J］. Neurosurg Rev, 2001, 24(2-3): 88-92.

［3］COSTIGAN D A, WINKELMAN M D. Intramedullary spinal cord metastasis. A clinicopathological study of 13 cases ［J］. J Neurosurg, 1985, 62(2): 227-233.

［4］CHASON J L, WALKER F B, LANDERS J W. Metastatic carcinoma in the central nervous system and dorsal root ganglia. A prospective autopsy study ［J］. Cancer, 1963, 16: 781-787.

［5］CONNOLLY E S, JR., WINFREE C J, MCCORMICK P C, et al. Intramedullary spinal cord metastasis: report of three cases and review of the literature ［J］. Surg Neurol, 1996, 46(4): 329-337; discussion 337-338.

［6］PAYER S, MENDE K C, WESTPHAL M, et al. Intramedullary spinal cord metastases: an increasingly common diagnosis ［J］. Neurosurg Focus, 2015, 39(2): 15.

［7］KALAYCI M, CAGAVI F, GUL S, et al. Intramedullary spinal cord metastases: diagnosis and treatment - an illustrated review ［J］. Acta Neurochir (Wien), 2004, 146(12): 1347-1354; discussion 1354.

［8］GAZZERI R, TELERA S, GALARZA M, et al. Surgical treatment of intramedullary spinal cord metastases: functional outcome and complications-a multicenter study ［J］. Neurosurg Rev, 2021, 44(6): 3267-3275.

［9］CONILL C, MARRUECOS J, VERGER E, et al. Clinical outcome in patients with intramedullary spinal cord metastases from lung cancer ［J］. Clin Transl Oncol, 2007, 9(3): 172-176.

［10］PARIKH S, HERON D E. Fractionated radiosurgical management of intramedullary spinal cord metastasis: A case report and review of the literature ［J］. Clin Neurol Neurosurg, 2009, 111(10): 858-861.

［11］VEERAVAGU A, LIEBERSON R E, MENER A, et al. CyberKnife stereotactic radiosurgery for the treatment of intramedullary spinal cord metastases ［J］. J Clin Neurosci, 2012, 19(9): 1273-1277.

［12］PETTERWOOD J, LIM K, GONZALVO A, et al. Intradural extramedullary colorectal adenocarcinoma metastasis to the cervical spine ［J］. ANZ J Surg, 2015, 85(78): 582-583.

［13］SORENSEN S, HELWEG-LARSEN S, MOURIDSEN H, et al. Effect of high-dose dexamethasone in carcinomatous metastatic spinal cord compression treated with radiotherapy: a randomised trial ［J］. Eur J Cancer, 1994, 30(1): 22-27.

［14］VECHT C J, HAAXMA-REICHE H, VAN PUTTEN W L, et al. Initial bolus of conventional versus high-dose dexamethasone in metastatic spinal cord compression ［J］. Neurology, 1989, 39(9): 1255-1257.

［15］RADES D, STALPERS L J, VENINGA T, et al. Evaluation of five radiation schedules and prognostic factors for metastatic spinal cord compression ［J］. J Clin Oncol, 2005, 23(15): 3366-3375.

［16］MARANZANO E, BELLAVITA R, ROSSI R, et al. Short-course versus split-course radiotherapy in metastatic spinal cord compression: results of a phase Ⅲ, randomized, multicenter trial ［J］. J Clin Oncol, 2005, 23(15): 3358-3365.

［17］QURAISHI N A, GOKASLAN Z L, BORIANI S. The surgical management of metastatic epidural compression of the spinal cord ［J］. J Bone Joint Surg Br, 2010, 92(8): 1054-1060.

［18］SPRAVE T, VERMA V, FORSTER R, et al. Randomized phase Ⅱ trial evaluating pain response in patients with spinal metastases following stereotactic body radiotherapy versus three-dimensional conformal radiotherapy ［J］. Radiother Oncol, 2018, 128(2): 274-282.

［19］HUSAIN Z A, SAHGAL A, DE SALLES A, et al. Stereotactic body radiotherapy for de novo spinal metastases: systematic review ［J］. J Neurosurg Spine, 2017, 27(3): 295-302.

［20］TSENG C L, SOLIMAN H, MYREHAUG S, et al. Imaging-based outcomes for 24 Gy in 2 daily fractions for patients with de Novo spinal metastases treated with spine stereotactic body radiation therapy (SBRT) ［J］. Int J Radiat Oncol Biol Phys, 2018, 102(3): 499-507.

［21］PATCHELL R A, TIBBS P A, REGINE W F, et al. Direct decompressive surgical resection in the treatment of spinal cord compression caused by metastatic cancer: a randomised trial ［J］. Lancet, 2005, 366(9486): 643-648.

［22］REDMOND K J, LO S S, FISHER C, et al. Postoperative stereotactic body radiation therapy (SBRT) for spine metastases: a critical review to guide practice ［J］. Int J Radiat Oncol Biol Phys, 2016, 95(5): 1414-1428.

［23］FARUQI S, TSENG C L, WHYNE C, et al. Vertebral compression fracture after spine stereotactic body radiation therapy: a review of the pathophysiology and risk factors ［J］. Neurosurgery, 2018, 83(3): 314-322.

［24］BARZILAI O, LAUFER I, ROBIN A, et al. Hybrid therapy for metastatic epidural spinal cord compression: technique for separation surgery and spine radiosurgery ［J］. Oper Neurosurg (Hagerstown), 2019, 16(3): 310-318.

［25］MOULDING H D, ELDER J B, LIS E, et al. Local disease control after decompressive surgery and adjuvant high-dose single-fraction radiosurgery for spine metastases ［J］. J Neurosurg Spine, 2010, 13(1): 87-93.

［26］BARZILAI O, AMATO M K, MCLAUGHLIN L, et al. Hybrid surgery-radiosurgery therapy for metastatic epidural spinal cord compression: a prospective evaluation using patient-reported outcomes ［J］. Neurooncol Pract, 2018, 5(2): 104-113.

［27］DRAKHSHANDEH D, MILLER J A, FABIANO A J. Instrumented spinal stabilization without fusion for spinal metastatic disease ［J］. World Neurosurg, 2018, 111: 403-409.

［28］AMANKULOR N M, XU R, IORGULESCU J B, et al. The incidence and patterns of hardware failure after separation surgery in patients with spinal metastatic tumors ［J］. Spine J, 2014, 14(9): 1850-1859.

［29］COFANO F, DI PERNA G, MONTICELLI M, et al. Carbon fiber reinforced vs titanium implants for fixation in spinal metastases: a comparative clinical study about safety and effectiveness of the new "carbon-strategy" ［J］. J Clin Neurosci, 2020, 75: 106-111.

［30］BATE B G, KHAN N R, KIMBALL B Y, et al. Stereotactic radiosurgery for spinal metastases with or without separation surgery ［J］. J Neurosurg Spine, 2015, 22(4): 409-415.

［31］WANG J C, BOLAND P, MITRA N, et al. Single-stage posterolateral transpedicular approach for resection of epidural metastatic spine tumors involving the vertebral body with circumferential reconstruction: results in 140 patients. Invited submission from the Joint Section Meeting on Disorders of the Spine and Peripheral Nerves, March 2004 ［J］. J Neurosurg Spine, 2004, 1(3): 287-298.

［32］CHOW E, ZENG L, SALVO N, et al. Update on the systematic review of palliative radiotherapy trials for bone metastases ［J］. Clin Oncol (R Coll Radiol), 2012, 24(2): 112-124.

第九章

颈椎脊柱转移瘤前柱重建

第一节　材料学

当脊柱转移瘤压迫脊髓时，可能引起一系列不良神经症状（如疼痛和瘫痪），通常需要手术干预。过去，颈椎转移瘤伴脊髓压迫的手术治疗主要是椎板减压切除术。近年来，其逐渐发展为比减压更为直接的颈椎前路椎体切除，然后重建并维持稳定。虽然颈椎转移瘤的手术治疗不能治愈疾病，但可以恢复稳定性，缓解疼痛，挽救脊髓功能，改善行走能力。

椎体肿瘤切除后前柱重建的材料应该支持周围的骨骼生长并适应其新的邻近结构。理想情况下，颈椎重建材料应具有骨整合、生物相容性、适宜的弹性模量、成像和放疗相容性、提供术后稳定性的最佳生物力学性能等。目前临床使用的植骨重建材料很多，包括自体骨和同种异体骨、聚甲基丙烯酸甲酯（polymethyl methacrylate，PMMA）、钛网或钛笼（titanium mesh cage，TMC）、聚醚醚酮（poly-ether-ether-ketone，PEEK）或以上的组合等，但尚未能同时满足上述特性。例如，自体骨在供体部位可能会引起许多并发症；钛合金等金属材料在成像过程中会产生伪影，可能会阻碍最佳的肿瘤评估；PEEK 作为一种生物惰性材料，不利于成骨细胞的黏附等。因此，更适合颈椎重建的植入材料仍在探索中。本节将对临床广泛应用的颈椎重建脊柱植入材料进行综述，讨论其特点、优缺点，并对新型、突破性的替代植入材料进行展望。

一、自体骨和同种异体骨

据报道，最早使用移植骨的骨科手术是在 17 世纪，荷兰外科医生 Meekeren 将一只狗的骨头移植到一名士兵的颅骨缺损处，但被教会下令移除。然而这块骨头无法取出，因为其已经和士兵的头骨融合在一起。在骨科领域，骨移植通常用于提供一个骨传导、骨诱导及骨生长的环境，以促进骨的修复和融合。骨移植的临床应用主要有畸形愈合、骨折不愈合、肿瘤引起骨缺损、缺血性坏死等。

（一）自体骨

自体和异体骨移植是最早使用的骨移植类型之一，至今仍经常使用。自体骨移植是从同一患者的一个解剖部位获取骨质并移植到另一个部位的过程，由于其取样方便、良好的生物相容性、骨整合、骨诱导、骨传导等优点，被认为是颈椎重建的优良骨移植材料。尽管目前人们大量研究和开发潜在的骨移植替代品，但自体骨依然被视为颈椎前路手术的金标准。髂骨是自体骨移植最常用的部位（图 9-1-1）。

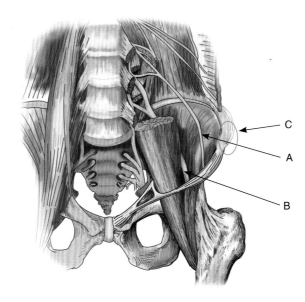

图 9-1-1　腹膜后解剖示意图：股外侧皮神经

A. 股外侧皮神经；B. 股神经；C. 髂骨收集区（绿圈）

自体骨成骨除了保持完整的组织相容性，还可以提供结构支撑，并且无疾病传播的风险。与同种异体骨相比，其不会发生免疫排斥反应。在新鲜自体骨中，存活的细胞包括成骨细胞、骨细胞和间充质细胞，可以形成新骨（骨生成），增加融合成功的概率，这是自体骨最突出的优势。Park 等利用自体骨对 32 例患者进行双节段的颈前路减压融合术并记录融合率，融合率结果在术后 3、6、12、24 个月分别为 28.1%、68.8%、93.8% 和 93.8%。Bishop 等发现在椎间盘切除术后单节段和多节段颈椎前路椎间融合中，自体三面皮质髂骨融合物的间隙塌陷和成角较少，融合率高于冻干三面皮质髂骨异体骨。

然而，自体骨移植也会导致供体部位疼痛（最常见的并发症）和感染，增加失血，延长手术时间以及造成步态障碍。Weber 等发现自体髂骨移植可能导致骨吸收、椎体下沉、假关节形成等相关的并发症。Sayama 等发现当使用自体骨时，用于植骨的髂骨采集部位会产生明显的术后疼痛，可能会进一步影响预期寿命有限患者的生活质量。Robert 等创造了一种环钻取骨技术，该技术可提供充足的自体骨，在短期或长期随访中没有任何并发症，并且在收集部位没有出现明显疼痛，但其研究依赖历史对照进行比较，并且存在技术和患者选择偏倚。相反，使用同种异体骨可以避免供体部位的并发症。

（二）同种异体骨

同种异体骨移植的使用至今已有数百年的历史，最早可以追溯到 1867 年法国学者 Ollier 利用同种异体骨移植进行动物实验研究，许多医生后来将其应用于骨科手术。Macewen 在 1881 年第一次将同种异体骨用于临床实践，解决了患者自体骨供应不足的问题。然而，其生物活性差、受体免疫排斥、感染性疾病的传播、愈合不良、无菌性松动、供体不足等原因，限制了同种异体骨移植在临床的应用。随着同种异体骨加工和保存技术的进步、骨库建设的发展及相关管理制度的建立，上述问题已基本得到解决。

根据制备方法的不同，同种异体骨可分为新鲜异体骨、深冻骨、新鲜冷冻异体移植骨（fresh frozen allograft，FFA）和脱矿骨基质（demineralized bone matrix，DBM）等。新鲜同种异体骨移植是指不经任何处理的直接移植骨，其缺点是容易引起受体免疫排斥，增加传染病传播的风险，因此在临床手术中已被淘汰。深冻骨是将同种异体骨加工成需要的形状，然后在低温下保存，以保持原有的机械强度。FFA 是指将冷冻的骨分离解冻，使其充分脱水，使骨组织的含水量保持在 5% 以下，其应力强度因此有所下降。FFA 灭菌后进行真空包装，便于携带和使用。DBM 指的是利用一系列化学方法对同种异体骨进行脱钙、脱骨以降低免疫原性，同时保留骨形态发生蛋白（bone morphogenetic protein，BMP）等多种成骨因子以诱导成骨。DBM 具有多孔结构，更容易与细胞因子结合，提高了骨传导的可能性，促进成骨。虽然 DBM 的结构强度降低，骨承载能力丧失，但在骨缺损修复和填充方面具有独特的临床优势。

与自体骨相比，异体骨在手术时间和出血控制方面具有优势，且不会发生自体骨在供骨部位出现的任何并发症。Roberts 等也认为同种异体骨虽然没有成骨特性，但解决了自体骨移植的缺点，且同种异体骨供应充足，无供体部位并发症或增加手术时间，且相对便宜。由于同种异体骨细胞死亡，骨诱导活性和生物力学性能不可避免地下降。植入后的愈合主要是宿主端形成新骨，通过爬行替代过程逐渐整合和重塑。爬行替代是指植入的同种异体骨为新骨提供成骨的基质和框架，使新骨随着同种异体骨的分解而逐渐生长，最终取代植入骨的过程。Han 等用异体骨填充网笼重建患者颈椎，以治疗侵犯椎体但无明显破骨的原发性颈椎平滑肌肉瘤。术后 6 个月无复发，重建效果良好。Martin 等应用冻干异体腓骨移植进行颈椎前路椎间盘切除术后的结构重建，发现异体腓骨融合率高，并发症少。

随着医学水平的提高以及生物力学和材料科学的发展，骨移植方法越来越多样化。植入人工骨替代物修复骨缺损，重建脊柱结构已成为骨科研究的重点。作为可以替代人体骨骼的人造生物材料，人造骨骼主要由高分子合成材料组成，如生物活性陶瓷、聚甲基丙烯酸钙骨水泥（poly methy/methaory late，PMMA）等，下文将对其进行介绍。

二、生物活性陶瓷

随着医学科学的发展，科学家们对颈椎肿瘤重建的材料进行了进一步的探索。生物活性陶瓷作为骨填充和修复材料已广泛应用于临床。羟基磷灰石（hydroxyapatite，HAP）、磷酸三钙（tertiary calcium phosphate，TCP）和硅酸钙（calcium silicate，CS）等生物活性陶瓷因其在骨缺损植入后能与活骨形成直接键合而得到广泛研究。HAP 是天然骨的主要成分和必需成分，植入后可与组织通过化学键结合形成新的骨组织。TCP 具有良好的生物降解性、生物相容性、生物活性，可增强干细胞增殖能力从而诱导骨再生。CS 具有优良的生物活性和与活骨、软组织结合的能力。特别地，硅离子能够在模拟体液（simulated body fluid，SBF）中诱导骨样磷灰石的形成。然而，这些材料是在高温下烧结而成的块状或颗粒状，导致其不具有可塑性。在手术过程中，医生不能根据患者的骨缺损情况任意塑造材料，不能完全填充异常骨腔。但这些材料可以作为表面涂层来改善 PEEK 的性能，例如增强其骨整合能力，提高其生物活性。例如，Frankenberger 等发现 PEEK 植入物表面 HA/SiO$_2$ 基界面复合生物活性涂层创造了一种持久的骨 - 植入物界面，并且可能是永久性改变基于 PEEK 的植入物表面生物惰性的一种具有前景的方法；Meng 等发现 PEEK 表面的 KR-12 涂层通过聚多巴胺提高体内抗菌活性和骨整合能力；Addai 等在室温下用羟基磷灰石磺化 30% CFR-PEEK，并成功制备了还原性氧化石墨烯羟基磷灰石复合涂层，使 PEEK 的亲水性和生物活性得到显著提高。

三、骨水泥

由于生物活性陶瓷不具有可塑性，为了完全填充异常骨腔，一种新型生物材料——骨水泥成为人们关注的热点。骨水泥作为一种水泥性材料，可用于人工关节置换手术以及椎体重建手术。自 1958 年 Charney 首次使用骨水泥固定股骨假体并成功完成全髋关节置换术以来，骨水泥在骨科领域已经得到广泛应用。这种植入材料可以在大约 15 min 内从黏性状态变为固体，使手术切口更小，可以减轻患者疼痛。另外，骨水泥的凝固时间较短，可以使患者尽快下床，减少卧床时间。骨水泥可分为两类：一类是 PMMA，是一种不可降解的生物惰性材料；另一类是磷酸钙骨水泥（calcium phosphate cement，CPC），具有一定降解性。PMMA 目前在临床上应用最为广泛。PMMA 可在非根治性肿瘤切除后立即重建稳定性，对于预期寿命有限但仍需要进一步治疗的癌症患者来说，是骨移植实用的替代方案。

PMMA 的其他优点是易于使用，避免供区并发症，不受肿瘤侵袭的影响，且相对便宜。PMMA 牢固地固定在椎体上可达到预期效果。但 PMMA 的缺点包括毒性、移植物移位的可能性、食管穿孔或对脊髓的热损伤（这种情况少见但存在）。并且其一旦漏出，有可能压迫周围组织。如果患者是过敏体质，则易对骨水泥成分产生变态反应，严重时甚至出现休克等不良后果。为解决脊髓热损伤这一最严重的问题，Xia 等采用乳液聚合法成功研制出 Paraffin/P（MMA-MBA）PCM，PMMA 掺杂微囊可有效降低其聚合反应最高温度（maximum temperature of polymerization，Tmax），有助于避免 PMMA 固化过程强放热的不利影响。此外，许多其他 PMMA 重建技术也被开发以防止椎体切除术后对邻近脊髓的热损伤。Cooper 等在 1992 年首先阐述使用 PMMA 填充的硅橡胶管进行胸腰椎椎体重建，该技术包括在相邻椎体中制作用于容纳胸引管的圆孔，将胸引管插入这些孔中，然后用 PMMA 浸渍胸引管。Elias 等报道 1 例 70 岁男性滤泡性甲状腺癌转移至颈椎的脊髓压迫病例，其使用后路减压和从 C2 ~ T2 固定融合的后入路进行 C6 ~ C7 部分椎体切除术，其技术包括术前栓塞右椎动脉，以使安全进入脊髓腹侧的椎体。前柱支撑由胸引管 /PMMA 结构提供，允许在后入路期间将植入物放置在前柱，而不会牺牲神经根，患者耐受良好，术后无神经功能缺损。Miller 等后来将此技术用于颈椎转移瘤患者的椎体重建。29 例患者接受同轴双腔 PMMA 技术，随后使用颈椎前路钢板固定。这项技术与 Cooper 等的类似；然而，他们增加第二个外部胸引管来捕获任何可能从第一个胸引管中挤压出的 PMMA（图 9-1-2）。一项研究指出，使用 PMMA 重建椎管前柱对于广泛转移和预期寿命有限的患者是一个有效的选择，但对于预期寿命大于 6 个月的患者，同种异体骨移植优于 PMMA。

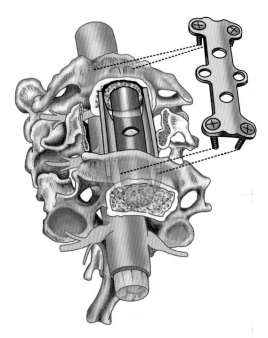

图 9-1-2　椎体重建示意图，PMMA 通过同轴双腔胸引管注射

　　图中描绘了注射 PMMA 前 No. 28 French 和 No. 40 French 胸引管的同轴定位。注意，从 No.40 French 胸引管纵向移除 1 条大约 10 mm 宽的管壁。图中还展示了带螺钉的颈椎锁定板，在 PMMA 固化后用于固定。PMMA 变硬后将外管（No.40 French）移除

四、钛笼

　　金属材料也被广泛用于颈椎重建。钛笼（titanium mesh cage，TMC）是金属材料中最常见的植入物之一。笼式结构的优点包括恢复椎体高度和脊柱前凸，而无需从另一个部位获取自体骨并且具备坚固的前柱支撑。

　　首次报道颈椎椎体切除术后用 TMC 进行椎体重建是为了治疗颈椎病。这些圆柱形椎间重建装置有多种配置和直径可供选择，通过测量椎体终板之间的距离，并在椎体切除术后将钛网笼切割成适当的长度，以适应不同的患者体形。在颈椎前路椎体次全切除减压植骨融合术手术中，使用 TMC 与局部骨移植已成为颈椎重建的主要方法。该方法避免了骨供区并发症，保持了术后颈椎前柱的即刻稳定性，具有良好的生物相容性，融合率高。TMC 联合自体骨移植已被广泛接受和应用。Thalgott 等报道，采用 TMC 和局部植骨的颈椎多节段全椎体切除术融合率为100%。Kang 等提出一种新的颈椎重建方法：将 TMC 两端齿状边缘外翻折成约 90° 角，形成一个平行于终板的凸缘，以增加 TMC 与终板的接触面积，并且最终结果表明这种带凸缘的 TMC 是一种有效的颈椎重建移植物。

　　TMC 在椎体切除术中显示出良好的疗效，但不可扩展的 TMC 可能会导致松动或过度撑开，具体取决于 TMC 相对于椎体切除缺损的测量方式。松动可能导致 TMC 移位。过度撑开可能导致节段性神经牵拉损伤或对终板施加过大压力，增加下沉风险。使用可撑开的 TMC 可以确定笼

的高度，使假体与上下终板更好地贴合，不会对相邻椎体过度牵拉（图 9-1-3）。可撑开笼具备一个额外的优势，即通过简单的一步后凸矫正装置直接施加和保持牵引力，而不需要对脊髓造成危险的撞击，且这些笼也可以跨越多个节段。还有一些不同类型的可撑开笼，如 Synex ECC（图 9-1-4），其由钛合金制成，具有自锁棘轮扩张机械装置，便于插入椎体缺损处，有多种高度（23 ~ 73 mm）和终板尺寸（21 ~ 22 mm 或 25 ~ 28 mm）可供选择，用于颈椎、胸椎或腰椎，并被用于 Auguste 等报道的 1 例颈椎转移性肿瘤。

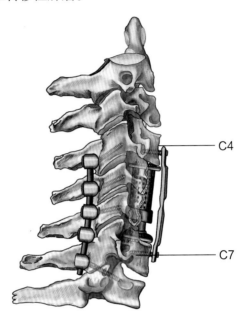

图 9-1-3　椎体切除术示意图：C5 ~ C6 椎体切除术的侧位，使用可扩展钛笼和 C4 ~ C7 前钢板，后固定从 C4 ~ T1

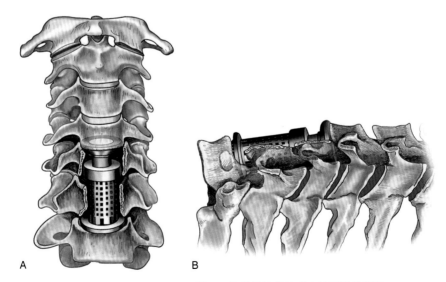

图 9-1-4　使用 Synex 可撑开圆柱笼描绘前部重建的模型示意图

A. 前后视图；B. 侧视图

　　TMC 的缺点包括与同种异体骨相比，成本增高，钛笼移位、骨折或下沉的可能性均增大。严重下沉会导致症状复发、神经功能恶化、内固定失败和颈椎后凸畸形。据报道，术后 TMC 下沉的发生率超过 28.3%。TMC 沉降的定义尚不明确，Van 等认为由于测量误差，一般术后椎间高度下降超过 3 mm 定义为 TMC 下沉。此外，Chen 等将 TMC 下沉程度分为轻度（1～3 mm）和重度（＞3 mm）。Hu 等对 52 例单节段前路椎体切除术患者进行 8 年多的随访研究，发现 TMC 下沉＞3 mm 的概率高达 40.4%。TMC 和椎体终板之间的接触面积是有限的，且颈椎上下终板呈不规则弯曲。TMC 植入后与终板镶嵌，终板边缘呈齿状，粘连性较差。这导致应力分布不均匀，应力相对集中，容易发生术后 TMC 下沉。Wang 等发明一种新型的解剖型 TMC（图 9-1-5），其上下边缘的弯曲结构可以完全贴合颈椎间盘的上下端，实现颈椎理想的面对面接触，大大提高了抗下沉性能。

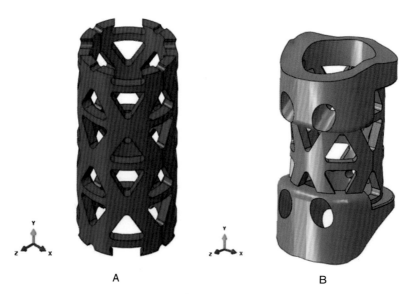

图 9-1-5　两个钛网笼（TMC）模型
A. 传统钛网笼（TTMC）；B. 新型钛网笼（NTMC）

除了下沉的缺点外，TMC 作为一种金属材料，还会导致伪影和应力遮挡。伪影会影响医生对颈椎肿瘤切除术后肿瘤复发和疗效的判断，应力遮挡是由于钛网笼的弹性模量远高于皮质骨。根据专著《骨转化定律》中提出的沃尔夫定律，使用高弹性材料会导致种植体周围的骨密度下降。Tytgat 等曾报道，骨重塑对动态载荷高度敏感。由于应力遮挡效应，研发比金属材料具有较低弹性模量、较高的短期和长期力学抗力的材料成为必要。

五、聚醚醚酮

金属植入物的缺点促使研究人员探索用于制造脊柱植入物的其他生物材料。氮化硅、PMMA 和 PEEK 均已得到充分研究，并用于脊柱手术。氮化硅具有较高的弹性模量（约 300 Gpa），会导致应力遮挡。PMMA 具有较低的弹性模量（约 3 Gpa）和良好的承载性能，但其放热反应过程可能在一定程度上损伤邻近的神经结构，例如脊髓。20 世纪 90 年代末，PEEK 作为一种高性能热塑性材料代替了金属植入物，并且在 1998 年 4 月由英国制造商 Invibio 率先进行商业化生产。Williams 等首次报道 PEEK 的生物相容性和生物医学应用潜力。PEEK 作为脊椎植入物材料的首次应用是作为椎间笼，克服了传统金属椎间笼的两个问题：应力遮挡和与人骨弹性模量的差异。PEEK 的弹性模量小于皮质骨的弹性模量（17 ~ 21 GPa），在 PEEK 中加入碳纤维，使其弹性模量与皮质骨的弹性模量大致相同。这种特性允许骨骼的最佳负载和应力遮挡的预防。同时，PEEK 具有良好的耐化学性，可抵抗身体的自然氧化环境，最大限度地减少局部组织反应的机会。此外，PEEK 具有射线可透性，便于对种植体融合结果进行放射影像学评估，并且抗辐射损伤，使其适用于术后放疗。

PEEK 虽具有诸多优点，但由于其表面疏水的化学性质，是一种生物惰性材料，不利于成骨细胞黏附。在不添加外源性生长因子的情况下，可以通过改变表面结构来创造促进骨形成和种植体稳定的成骨环境，所以可以将 HA 微粒、HA 晶须和其他陶瓷颗粒掺入 PEEK 中，以增强骨细胞黏附和机械刚度等生物活性。另外，PEEK 不能很好地与周围的骨质融合，可能形成纤维性连接界面，因此可能产生微动，最终导致融合失败。此外，为了改善 PEEK 的特性，科学家们还开发了许多 PEEK 复合材料，例如 Nano-TiO$_2$/PEEK，其生物活性得到显著提高；纳米 HAp/PEEK，可以促进细胞附着；PEEK/ 碳纳米管，可以提高 PEEK 的力学性能和 PEEK 的结晶速度。Stefano 等应用复合 PEEK/ 碳纤维棒治疗颈椎骨肿瘤，并报道复合植入物是脊柱肿瘤术后颈椎及颈胸椎区脊柱重建的有效解决方案，并且植入物不会在术后图像中产生伪影，解决了术后放疗的规划和执行问题。Valerio 等报道 1 例 C7 硬化性上皮样纤维肉瘤，该肉瘤累及范围从 C5 至右肺尖的右颈后区。为保证颈椎的稳定性和治疗的效果，提出了一种带亚层带的碳纤维增强 PEEK 预制棒新技术以固定颈胸交界处。在 2 年的随访中，未发现局部复发，种植体稳定，无内固定失败。

六、3D 打印椎体

3D 打印技术，又称增材制造、立体光刻、快速成型或固体自由成型技术，是一项在医疗领域应用日益广泛的创新技术。其独特的生产工艺可以轻松定制和快速制作复杂几何形状原型，这是传统制造业无法做到的。近年来，3D 打印技术不断发展，加工自由度非常高。工程师可以使用 CT、MRI 及其他医学图像，通过计算机建模重建患者受损的骨骼，并制造具有生物和机械特性的假体，更好地匹配骨骼，有利于降低下沉和假关节率。3D 打印钛合金（图 9-1-6）修复体具有良好的生物相容性和耐腐蚀性能，目前在骨科应用广泛。3D 打印椎体可根据不同患者进行定制，是脊柱重建植入材料的重大突破。由于 3D 打印技术的特殊工艺，3D 打印的椎体表面比较粗糙，为早期细胞贴附创造了理想的条件。

与 TMC 相比，3D 打印人工椎体在保持椎间高度和颈椎生理曲度方面表现更好，是 ACCF 的良好候选材料。Yang 等使用个性化 3D 打印钛合金人造椎体来重建 6 节段复发脊索瘤。植入个性化的 3D 打印假体，无需额外植骨，即可高精度替换缺损，具有较好的抗下沉或错位承载能力，长期来看可有效降低翻修率。Xu 等使用钛合金粉末根据计算机模型制造个性化 3D 打印椎体，重建患有尤因肉瘤青少年的上颈椎，并且优化微结构以获得更好的生物力学稳定性并增强骨愈合。

Zhu 等开发了第一个 3D 打印的、基于 PEEK 的骨支架，用于骨肉瘤切除术后的重建，具有很强的发展潜力。此外，由 3D 打印 PEEK 制成的植入物在机械刚度和弹性方面与人体骨非常接近，并且对 X 线透明。鉴于 PEEK 的生物惰性特性限制了与骨骼的相互作用，多孔 PEEK

（图 10-1-7）完美地解决了这一问题，通过控制孔隙率来提高材料的骨传导性能。正如 Godlewski 等所言：3D 打印和生产 3D 多孔表面植入物的能力为这种技术在现代椎间植入物的生产中开辟了广阔的前景。与 3D 打印的实体对照相比，3D 打印的多孔 PEEK 有利于增加前成骨细胞活性。Liu 等在生物测试中发现，孔的大小会影响细胞的反应，而对于骨长入，建议使用尺寸梯度进行测验。

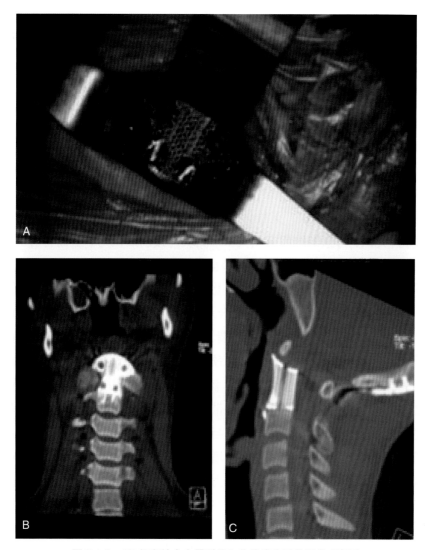

图 9-1-6　3D 打印钛合金骨科植入物临床应用首例成功案例

A. 前路手术期间 3D 打印人工椎体的术中视图；B. 3 个月随访时 3D 打印人工椎体的冠状位 CT 重建；C. 3 个月随访时 3D 打印人工椎体的矢状 CT 重建

Spece 等使用基于挤压的商业化 3D 打印技术成功制造了孔径和孔隙率与骨小梁相似的多孔 PEEK 支架，但没有进行动物实验和人体实验来进一步验证 3D 打印多孔 PEEK 作为一种突破性植入材料的骨长入能力。其他与 3D 打印多孔 PEEK 相关的文献还没有类似的实验报道。在未来，如果通过实验验证 3D 打印多孔 PEEK 有效的骨长入能力，将在颈椎重建植入材料领域取得重大突破。

综上所述，手术联合术后放疗已成为颈椎转移肿瘤的主要治疗方式。近年来，肿瘤切除术后颈椎重建的植入材料已被广泛地研究。从原始的自体骨到生物活性材料、金属材料、有机高分子材料到现在的 3D 打印个性化椎体，尽管它们各有优缺点，但均对术后颈椎的机械稳定性起到了有效的维持作用。在未来，对植入材料持续深入研究，将有利于颈椎重建领域的进一步发展。

第二节　生物力学

一、颈椎解剖结构

脊柱颈段由 7 个颈椎及其间的连接组织构成，呈生理性前凸。颈椎共 7 节，其中 C3 ~ C6 为典型椎骨，C1、C2、C7 为非典型椎骨。典型颈椎的解剖特征包括：①椎体较小，左右径大于前后径，上面突起（形成钩椎关节），下面凹陷；②椎孔较大呈三角形；③所有颈椎（典型或非典型）的横突孔中都有椎血管走行。

C1 又名寰椎（atlas），呈环状，无椎体、棘突和关节突，由前弓、后弓及侧块组成。前弓较短，后面正中有齿突凹，与枢椎的齿突相关节。侧块连接前后两弓，上面各有一椭圆形关节面，与枕髁相关节；下面有圆形关节面与枢椎上关节面相关节。后弓较长，上面可见横行的椎动脉沟，有椎动脉通过。C2 又名枢椎（axis），椎体向上伸出齿突，与寰椎齿突凹相关节。齿突原为寰椎椎体，发育过程中脱离寰椎而与枢椎椎体融合。C7 又名隆椎（prominent vertebra），棘突长，末端不分叉，活体中易于触及，常作为计数椎骨序数的标志。C1、C2 与其余颈椎椎体相比，具有独特的解剖形态和复杂的运动功能，称为上颈椎；C3 ~ C7 解剖结构和功能基本相似，称为下颈椎。上颈椎中，C1 外形呈环状，无椎体、棘突及关节突，由前弓、后弓以及两侧块和横突组成。寰枢椎之间无椎间盘，主要通过附着韧带维持寰枢椎复合体的稳定性，其中横韧带是维持稳定性最主要的韧带。生物力学实验表明，当横韧带断裂后，寰枢关节的前屈运动范围明显增加，同时侧屈和轴位旋转的运动范围也相应增加。下颈椎均由椎体、椎弓和关节突构成。李光灿等通过测试椎体终板不同位置的最大压缩力后得出结论：椎体间隙相邻面上一椎体下终板的抗压强度大于下一椎体上终板；越靠近外侧终板，抗压强度增大越明显；上终板后部抗压强度大于前部，下终板前后部分抗压强度无显著性差异。

颈部韧带按其部位可分为上颈椎韧带和下颈椎韧带。上颈椎区域的韧带作用特殊，既有灵活的运动性，又有可靠的稳定性。其中十字韧带是稳定 C1 ~ C2 的重要因素，可防止 C2 齿状突在 C1 环内向后位移。中下段颈椎区域的前纵韧带跨越中央颈段脊柱，与间盘连接较松弛，后纵韧带位于椎体背侧，与间盘连接较紧密。黄韧带与每一个椎板相连，处于椎管后侧。颈椎后侧韧带提供颈椎前屈时的主要稳定力，而前侧韧带则提供颈椎后伸时的主要稳定力。

二、周围肌群

颈肌可依其所在位置分为颈浅肌与颈外侧肌、颈前肌、颈深肌三群。

颈浅肌与颈外侧肌主要包括颈阔肌与胸锁乳突肌。颈阔肌位于颈部浅筋膜内，起自胸大肌和三角肌表面的筋膜，向上内止于口角、下颌骨下缘及面下部皮肤。收缩时拉口角及下颌向下，并使颈部皮肤出现皱褶。胸锁乳突肌位于颈部两侧，大部分为颈阔肌所覆盖。起自胸骨柄前面和锁骨胸骨端，二头会合斜向后上方，止于乳突。其作用是一侧收缩使头向同侧倾斜，脸转向对侧；两侧同时收缩可使头后仰。

颈前肌包括舌骨上、下肌群。

舌骨上肌群位于舌骨与下颌骨和颅底之间，每侧各有4块，止于舌骨。①二腹肌位于下颌骨下方，有前、后两个肌腹，以中间腱相连。前腹起自下颌骨二腹肌窝，斜向后下；后腹起自乳突内侧，斜向前下；中间腱借筋膜形成的滑车系于舌骨。②下颌舌骨肌位于二腹肌前腹深面的三角形扁肌，起自下颌舌骨肌线。③茎突舌骨肌起自茎突，位于二腹肌后腹之上并与之伴行。④颏舌骨肌起自下颌骨颏棘，位于下颌舌骨肌深面。舌骨上肌群的作用是上提舌骨，使舌升高；当舌骨固定时，可拉下颌骨向下而张口。

舌骨下肌群位于颈前部、舌骨下方正中线的两旁，居喉、气管、甲状腺的前方，每侧有4块，分浅、深两层排列，各肌的起止点与其名称相一致。①胸骨舌骨肌位于颈部正中线的两侧，为薄片带状肌。②肩胛舌骨肌位于胸骨舌骨肌的外侧，为细长带状肌，分为上、下腹，由位于胸锁乳突肌下部深面的中间腱相连。③胸骨甲状肌位于胸骨舌骨肌深面。④甲状舌骨肌位于胸骨甲状肌上方，被胸骨舌骨肌遮盖。舌骨下肌群的作用是下降舌骨与喉。

颈深肌可分为内、外侧两群。

内侧群位于颈椎前面、正中线的两侧，每侧有头长肌、颈长肌、头前直肌和头外侧直肌，共4块。其中，一侧头长肌和颈长肌收缩使颈向同侧屈；两侧同时收缩使颈前屈。外侧群位于颈椎的两侧，有前斜角肌、中斜角肌和后斜角肌。各肌均起自颈椎横突；前、中斜角肌止于第1肋，后斜角肌止于第2肋骨。前、中斜角肌与第1肋骨之间的间隙为斜角肌间隙，有锁骨下动脉和臂丛神经通过。当胸廓固定时，一侧斜角肌收缩使颈向同侧屈，两侧同时收缩使颈前屈；当颈部固定时，双侧肌收缩可上提第1、2肋骨协助吸气。

三、颈椎功能及生物力学

正常人体颈椎的平衡稳定由两大部分来维持：①静力平衡，由椎体、附件、椎间盘和相连韧带构成，为内源性稳定。②动力平衡，由头、颈、项、背部肌肉的活动和调节构成，是颈椎运动的原始动力，为外源性稳定。颈椎的基本运动单位是运动节段，即相邻的两个脊椎骨及其间的软组织构成一个能显示脊柱生物力学特性的最小功能单位，包括相邻的两节椎体及其间的椎间盘、关节突关节以及韧带肌肉结构等。当脊柱因各种原因导致其结构改变、功能减退时，以至于在生理负荷的作用下出现脊柱运动节段的异常活动，即脊柱失稳。当颈段脊柱发生运动节段的异常活动时，即提示有颈椎失稳。

颈椎活动度明显大于胸、腰椎，其功能是在保持稳定和保护脊髓的同时支撑头部，但与有骨骼和肌肉等保护的胸、腰椎相比，仅有软组织保护的颈椎脆弱而极易受损。颈椎的解剖结构决定了每个节段的生物力学因素在脊柱疾患的发病机制中具有十分重要的意义。颈椎上接颅底，下连胸椎，椎间盘相对较厚，椎板不重叠，其结构的特殊性决定了生物力学功能的特殊性。颈椎的基本生物力学功能包括载荷的传递、三维空间的生理活动、保护颈部脊髓。

运用生物力学知识全面分析植入材料及手术方式的作用原理，对于正确选择手术方法和合理使用内固定器械、取得最佳矫形和固定效果，降低手术失败率和减少并发症等具有重要意义。

四、钛笼

目前临床上对颈椎肿瘤重建材料生物力学研究最多的为钛笼（titanium mesh cage，TMC）。TMC 联合颈椎锁定钢板（cervical spine locking plate，CSLP）能够增强颈椎稳定性，维持椎间高度及生理曲度，大大提高植骨融合率，目前已广泛应用于 ACCF 中。但 TMC 也有其潜在的并发症，如下沉、术后邻近节段退变等问题。新研发 TMC 应在降低应力遮挡效应的同时降低下沉率，提高植骨融合率以及维持良好的术后颈椎生物力学性能等方面发挥重要作用。

TMC 外形呈一中空圆柱状，侧面有菱形或圆形制孔，TMC 内部可填充术中自体骨、同种异体骨或其他植骨材料，并且有不同直径、规格适配各种脊柱外科手术，TMC 长度可根据术中减压槽大小进行截取。Kandziora 等研究了在绵羊颈椎模型中自体髂骨植骨、圆柱形 TMC 植骨和箱形 TMC 植骨的融合特点，通过对比分析不同椎间融合方式在维持术后的撑开能力、生物力学稳定性及椎间骨基质形成的组织学特征上的差异，圆柱形 TMC 显示出更高的生物力学稳定性、更强的生物力学刚度和更快速的椎间植骨融合性能。相比于其他椎间融合方式，TMC 植骨具有显著优势。但传统 TMC 仍有不足之处：① TMC 的弹性模量（110 GPa）远高于人体骨的弹性模量（0.05 ~ 30 GPa），因此会造成应力遮挡。②大部分应力由 TMC 向下传递，而其中的植骨颗粒由于缺少应力刺激会被逐渐吸收，导致植骨不融合，术后发生邻近节段退变，严重者需要进行再次手术治疗。③根据影像学特征来判断 TMC 植骨是否达到骨性融合较为困难。④ TMC 下沉是 ACCF 术后最主要的并发症。Chen 等随访 300 例行 ACCF 术患者，术后 12 个月内 TMC 下沉有 239 例，下沉率高达 79.7%。

为了维持良好的术后颈椎生物力学性能，新型 TMC 正在不断开发探索当中。传统 TMC 的上下两端与终板之间为点—面接触，容易造成接触部位的应力集中，从而导致下沉。为解决这一问题，Lu 等设计一种新型解剖型 TMC（anatomical adaptive titanium mesh cage，AA-TMC），该型 TMC 有两种形态结构，分别适用于单节段和双节段 ACCF 术，TMC 上下两端在冠状面和矢状面上为弧形，并在上下两端增加了环形支撑结构，降低了 TMC- 骨终板界面应力集中现象的发生，有效防止下沉；且相较传统 TMC，其可显著提高终板支撑强度（图 9-2-1）。

由于钢板的弹性模量远高于自然骨，由此形成的应力遮挡效应也会影响植骨颗粒的融合，并且钢板对食管的侵及会对患者造成一些刺激性症状。可固定式 TMC 不使用钢板固定，而是采用插片固定的方式，消除了钢板的应力遮挡效应，在一定程度上促进了植骨融合，但 3D 运动范围测试的结果显示稳定性不及 TMC+ 钢板模式坚固。

研究显示，多孔材料能够显著降低弹性模量，并且可以通过设置孔隙率使弹性模量接近于人体骨的弹性模量。Wu 等将 Ti-6Al-4V 作为制备材料，通过电子束熔化法将其制成多孔 TMC。经测定，多孔 TMC 弹性模量为（2.5±0.2）GPa，与人体骨弹性模量十分接近。多孔 TMC 与

PEEK 融合器在绵羊颈椎标本中的 3D 运动范围结果显示：在所有测试模式下，多孔 TMC 活动度都显著低于 PEEK 融合器，表明多孔 TMC 有更好的融合效果和更高的生物力学稳定性，并且由于多孔 TMC 无需填充自体骨，对于自体移植骨不足的患者较为适用。

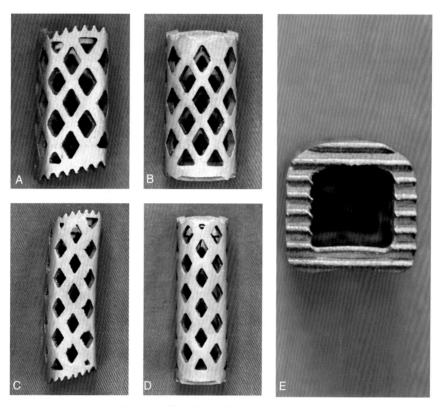

图 9-2-1　单节段及双节段 AA-TMC 示意图

A. 单节段 AA-TMC 矢状位示意图；B. 单节段 AA-TMC 冠状位示意图；C. 双节段 AA-TMC 矢状位示意图；D. 双节段 AA-TMC 冠状位示意图；E. 双节段 AA-TMC 轴状位示意图

近年来，3D 打印技术的新兴也为新型 TMC 的研发开辟了道路。Mobbs 等使用 3D 打印 TMC 治疗 1 例脊索瘤侵犯 C1 ~ C2 椎体患者，在整块切除病变椎体后，将 3D 打印 TMC 植入缺损部位并用螺钉进行固定，在术后 9 个月的随访中，X 线片显示在颈部的屈伸活动中 TMC 没有产生位移，具有良好的生物力学稳定性。Xu 等也报道 2 例接受病椎切除 +3D 打印钛笼修复重建手术的患者，术后均获得牢固的融合和颈椎稳定性。与传统 TMC 相比，3D 打印 TMC 最大的优势在于能够根据患者手术及生物力学需求进行定制，更好地匹配患者的解剖结构，增加脊柱生物力学稳定性，尽可能恢复脊柱的生理功能，最大限度改善患者预后。

五、颈椎手术入路及内固定

手术切除肿瘤、脊髓减压和植骨融合及内固定重建脊柱稳定性是目前治疗颈椎原发及继发肿瘤的有效手段。常规的脊椎肿瘤刮除或者病灶内切除常导致病灶残留和复发，全椎切除术（total spondylectomy，TS）一般采用前后方联合入路或者单纯后方入路，将被肿瘤侵犯的一节或数节椎体及其附件全部切除，可显著降低局部复发率，是临床医生公认的一种脊柱肿瘤的治疗方法。

全椎切除术需要即刻稳定，利用内固定器械提供足够的生物力学强度和重建节段的稳定性，减少脊柱的塌陷和移位，使全椎切除术后脊柱稳定性的重建和彻底切除肿瘤成为可能。

Singh 等对双节段颈椎椎体切除术后重建技术进行生物力学研究，认为在多节段颈椎切除术后的长节段结构中，充分的移植物、椎体终板准备以及后路固定可以更好地恢复正常的颈椎矢状面轮廓，并可以避免与颈椎前路钢板相关的成本和潜在并发症，并且无论是否有前路内固定，后路内固定都为多节段颈椎全切除术提供了很好的稳定性。在多节段重建的稳定性较弱的情况下，外科医生应考虑植入节段性后入路固定，以显著提高融合结构的整体稳定性。Hussain 等比较了三种不同固定技术（前路固定、后路固定和前后联合）对 C5、C6 椎体切除后，C4 ～ C7 椎体间固定模型的活动范围、终板应力、植骨应力和螺钉应力的影响（图 9-2-2、图 9-2-3），

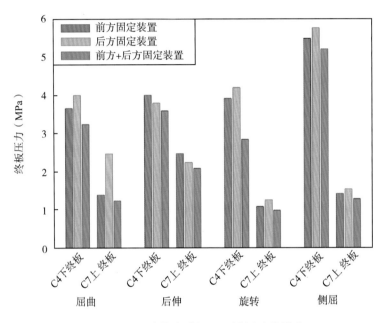

图 9-2-2　固定技术对上、下端板应力的影响

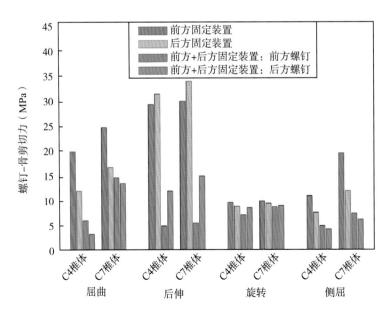

图 9-2-3　固定技术对椎体全切除结构头侧 (C4) 和尾侧 (C7) 螺钉附近骨应力的影响

发现前路单独固定后，联合后路内固定可以减轻螺钉的峰值应力，降低螺钉拔出导致前路内固定失败的可能性。而前路内固定联合后入路固定可以减轻植骨的高应力。也有研究表明，前路联合后路比单纯前路更有利于结构稳定性的维持，这和联合固定允许移植物与前、后器械共同分担负荷，从而使支架移植物免受单独使用前、后路器械时所观察到的较高应力有关，可以降低患者术后出现骨质疏松的概率。生物力学比较也表明，在前后方联合入路固定模型中，内固定的活动量最小。

Sundaresan 等通过标本实验和患者术后随访，发现在全椎切除后，前后方联合入路固定比单纯前入路固定稳定，前后方联合入路对脊柱恶性肿瘤，尤其是累及脊柱椎体及附件的肿瘤患者，实现完整切除肿瘤，能更加彻底地椎管减压和恢复脊柱稳定性。Wang 等就单节段与双节段椎弓根螺钉植入对颈椎稳定性和内固定器械应力分布的影响，发现单节段椎弓根螺钉固定时，邻近节段出现较大的代偿活动，验证了前后方联合入路固定的情况下，后入路双节段的椎弓根螺钉固定效果优于单节段。Disch 等也通过实验验证多节段的后入路固定效果比单节段的固定效果更加稳定（图 9-2-4）。Akamaru 等采用有限元方法比较发现全脊椎切除术后前路＋后路椎弓根螺钉联合固定术式中，后入路双节段椎弓根螺钉固定对钛网内移植骨的应力遮挡较小。

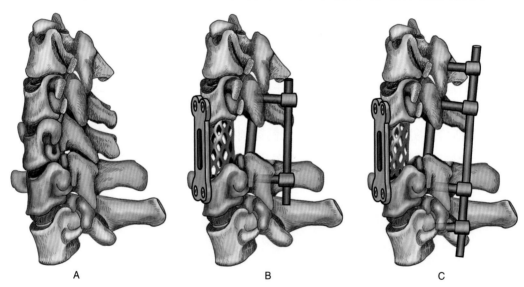

图 9-2-4　颈椎 C3 ~ C7 无损模型及两种术式状态下的示意图

A. 颈椎 C3 ~ C7 示意图；B. 钛网重建＋前路钢板＋后路上下单节段椎弓根螺钉固定；C. 钛网重建＋前路钢板＋后路上下双节段椎弓根螺钉固定

Kirkpatrick 等进行三节段椎体切除术，并采用各种方法进行重建，发现在控制矢状面运动方面，后入路侧块固定优于颈椎前路固定。相比于前入路钢板，后入路侧块固定可增加 3 倍的强度。首先，后入路内固定允许多节段固定，允许外科医生沿着脊柱轴有多个固定点，而前入路钢板仅依赖端点固定。其次，侧块在本质上多为皮质性，螺钉拔出的强度大于椎体松质骨。最后，后入路侧块固定距颈椎瞬时运动轴的距离比前路颈椎钢板更远（屈伸轴沿前 1/3 椎体）。因此，后入路侧块固定增加了有效的力臂，显著增强颈椎屈伸时的稳定性。

第三节　临床应用

一、钛笼 + 异体骨前柱重建

钛笼内植入同种异体骨是临床中最为常用的重建前柱稳定性的方法。

病例 1，男性，51 岁，因"颈痛 2 个月（VAS 9 分），进行性加重，伴四肢麻木无力 2 周"入院。查体示：双上肢肌力 3 级，双下肢肌力 2+；四肢腱反射减弱，病理征阴性。CT 扫描显示 C5 椎体及附件溶骨性破坏。MRI 显示 C5 椎体及附件肿瘤形成，软组织肿块累及椎管压迫脊髓。经 CT 引导下穿刺活检提示病变为肾透明细胞癌转移。PET/CT 提示左肾占位，孤立 C5 椎体转移。介入血管外科在术前行肿瘤动脉栓塞。骨科于全麻下行后入路 C5 附件切除，C3、C4 和 C6、C7 椎弓根螺钉固定，同期行颈前入路 C5 全椎体切除，钛笼 + 同种异体骨植骨及钛板固定。术后四肢肌力恢复正常。随后转入泌尿外科行左肾癌切除，术后服用靶向药物。患者于术后 1 年因肿瘤多器官转移去世（图 9-3-1）。

病例 2，男性，44 岁，因"颈肩部疼痛伴双上肢麻木 1 个半月"入院。专科查体正常。CT 显示 C2、C3 椎体及附件骨质破坏。PET/CT 检查显示 C3、C4 椎体病变，提示骨髓瘤可能性大。CT 引导下穿刺活检证实为浆细胞骨髓瘤。骨髓穿刺排除多发性骨髓瘤。诊断为孤立性浆细胞骨髓瘤。骨科行全麻下颈椎前路 C3、C4 椎体次全切除，钛笼 + 同种异体骨重建及钛板固定。术后射波刀放疗。术后 2 年复查 X 线片显示内固定稳定，C3、C4 骨皮质硬化增厚（图 9-3-2）。

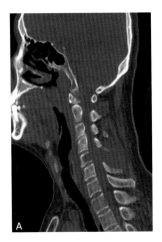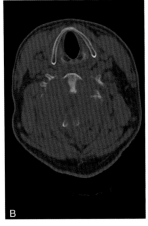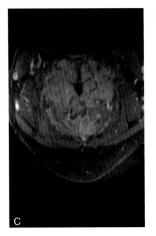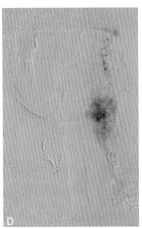

图 9-3-1　肾癌 C5 转移行钛笼 + 同种异体骨植骨及钛板固定

A. CT 矢状面扫描显示 C5 椎体及棘突骨质破坏；B. CT 横断面扫描显示 C5 椎体及附件严重骨质破坏；C. MRI 横断面 T_2 压脂像显示 C5 椎体被肿瘤累及，肿瘤侵犯椎管严重压迫脊髓；D. 术前动脉造影及肿瘤动脉栓塞；E、F. 术后 X 线正位片及 X 线侧位片显示 C3、C4、C6、C7 椎弓根螺钉固定，C4 和 C6 椎体间钛笼植入及钛板固定；G、H. 术后 CT 矢状面扫描及冠状面扫描显示钛网位置良好

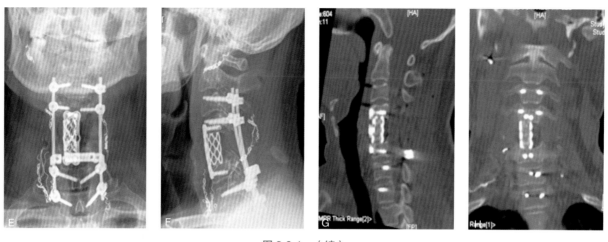

图 9-3-1 （续）

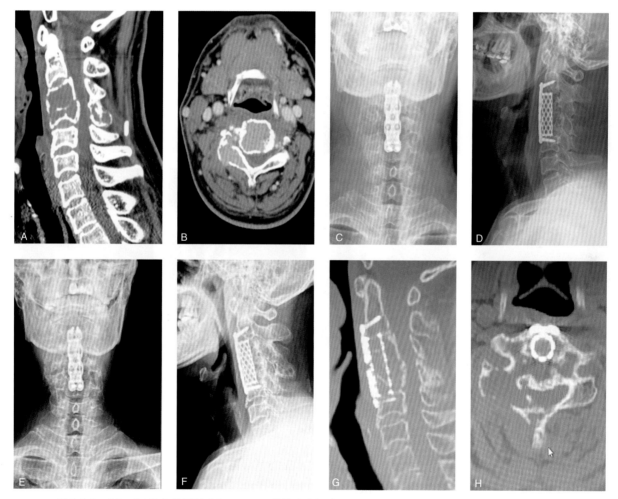

图 9-3-2　C3、C4 浆细胞骨髓瘤行 C3、C4 椎体次全切除及 C2 ~ C5 肽笼 + 同种异体骨重建和钛板固定

A、B. CT 矢状面扫描和横断面扫描显示 C3、C4 椎体及附件骨质破坏；C、D. 术后 X 线正位片和侧位片显示颈椎前路 C3、C4 椎体次全切除，C2 ~ C5 间钛网植入及钛板固定；E、F. 术后 2 年 X 线正位片和侧位片显示 C2 ~ C5 间钛笼植入及钛板固定牢固；G、H. 术后 CT 矢状面扫描和横断状面扫描显示钛笼位置良好，骨皮质增厚硬化

二、骨水泥前柱重建

当转移瘤累及 C2 或多节段椎体时，后路侧块螺钉长节段固定有利于维持颈椎稳定性。而椎体内的缺损区可通过骨水泥注入或经椎弓根椎体肿瘤切除后填塞骨水泥的方式进行前柱支撑。

病例 1，男性，60 岁，因"颈部疼痛活动受限 1 个月"入院。检查发现 C2 溶骨性破坏。PET/CT 显示右肾占位性病变及 C2 转移。骨科全麻下后路枕颈固定，C2 椎板切除，经 C2 椎弓根骨水泥注入。病理证实为肾透明细胞癌。术后 C2 行射波刀放疗。右肾切除后服用靶向药物。术后 2 年复查显示枕颈固定稳固，C2 肿瘤稳定，患者正常生活（图 9-3-3）。

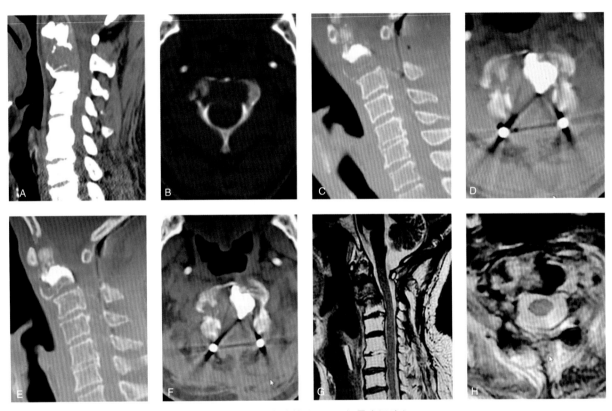

图 9-3-3　C2 肾癌转移经 C2 行骨水泥注入

A、B. 术前 CT 矢状面扫描和横断面扫描显示 C2 及附件骨质破坏；C、D. 术后 CT 矢状面扫描和横断面扫描显示 C2 内骨水泥填充；E、F. 术后 2 年 CT 矢状面扫描和横断面扫描显示 C2 内骨水泥位置稳固，椎体内有骨质修复；G、H. 术后 MRI 矢状面扫描和横断面扫描显示颈椎顺列良好，脊髓无受压

病例 2，男性，66 岁，原发性肝癌外院切除术后 8 个月，术后行介入化疗 2 次。颈痛向左上肢放射，左手无力 1 个月。CT 和 MRI 检查发现 C7、T3、T5 转移。骨科手术行后路椎弓根螺钉固定，C7、T3、T5 分离手术，骨水泥填塞椎体缺损。术后射波刀放疗及靶向药物肿瘤。患者颈痛及上肢无力症状改善，正常生活直至术后 33 个月，因其他器官转移去世（图 9-3-4）。

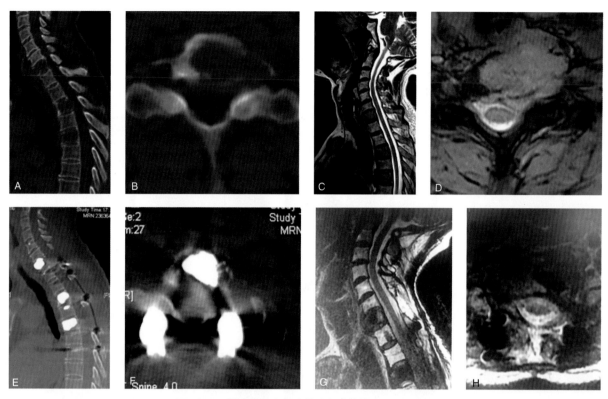

图 9-3-4　颈胸段多发肝癌转移行脊柱骨水泥注入手术

　　A. CT 矢状面扫描显示 C7、T3、T5 椎体溶骨性破坏；B. CT 横断面扫描显示 C7 骨质破坏；C. 矢状面 MRI T₂ 加权像显示肿瘤累及 C7、T3、T5 椎体；D. 横断面 MRI T₂ 加权像显示肿瘤侵犯左侧椎间孔压迫神经根；E、F. 术后 CT 矢状面扫描和横断面扫描显示 C7、T3、T5 椎体内骨水泥填充；G、H. 术后 2 年 MRI 矢状面扫描和 MRI 横断面扫描显示颈胸段顺列良好，肿瘤局部控制良好，脊髓无受压

三、3D 打印人工椎体

　　3D 打印钛金属人工椎体比钛笼有更大的接触面，因此假体下沉的发生率明显降低。3D 打印的多孔结构有利于邻近终板的骨长入，从而不易移位，能够保持假体的长久稳定性。

　　病例 1，男性，76 岁，颈痛伴上肢麻木半年，进行性加重。CT 和 MRI 提示 C6 椎体破坏性病变，C6 椎体压缩骨折，脊髓受压。PET/CT 提示左肺癌，多发淋巴结转移及 C6 椎体转移。骨科行颈前路 C6 椎体次全切除，3D 打印人工椎体植入及钛板固定。术后颈痛明显减轻。术后颈椎射波刀放疗，口服靶向药物。肺内病灶及颈椎病灶控制良好。术后 21 个月，患者正常生活（图 9-3-5）。

　　病例 2，女性，56 岁，1 年前体检发现肿瘤标志物升高，PET/CT 检查发现结肠癌合并肝转移，予以化疗。3 个月来出现颈痛右手麻木无力，症状进行性加重。颈椎 CT 和 MRI 检查发现 C6 溶骨性破坏，肿瘤压迫脊髓。骨科行颈前路 C6 次全切除，椎体间植入 3D 打印人工椎体及钛板。术后疼痛改善，继续化疗并行颈椎局部放疗。颈椎术后 8 个月普外科行右半结肠切除及左肝叶切除。术后 18 个月随访，患者带瘤生存（图 9-3-6）。

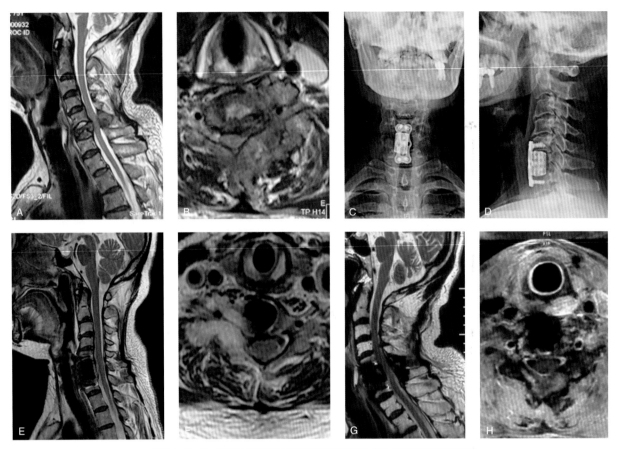

图 9-3-5　颈 C6 肺癌转移行 3D 打印人工椎体植入及钛板固定手术

　　A、B. MRI 矢状面扫描和横断面扫描显示肿瘤累及 C6 及附件，造成脊髓受压；C、D. 术后 X 线正位片和侧位片显示 C6 切除后 C5 ~ C7 间 3D 打印人工椎体植入及钛板固定；E、F. 术后 MRI 矢状面扫描和横断面扫描显示脊髓减压充分；G、H. 术后 21 个月 MRI 矢状面扫描和 MRI 横断面扫描显示颈椎顺列良好，肿瘤局部控制良好，脊髓无受压

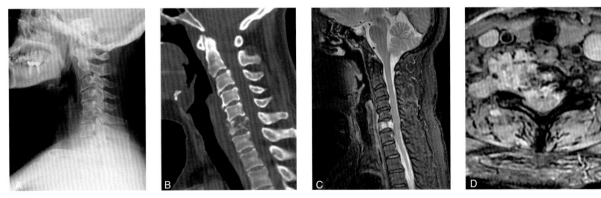

图 9-3-6　颈 C6 结肠癌转移行 3D 打印人工椎体及钛板植入手术

　　A. X 线侧位片显示 C6 椎体透亮度增加；B. CT 矢状面扫描显示 C6 椎体骨质破坏、椎体压缩骨折；C、D. MRI 矢状面扫面和横断面扫描显示肿瘤累及 C6 及附件，造成脊髓受压；E、F. 术后 12 个月复查 X 线正位片和侧位片显示 C6 切除后 C5 ~ C7 间 3D 打印人工椎体植入及钛板固定；G、H. 术后 12 个月复查 MRI 矢状面扫描和横断面扫描显示脊髓减压充分，颈椎顺列良好，肿瘤局部控制良好，脊髓无受压

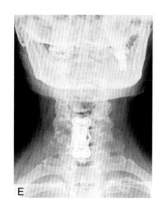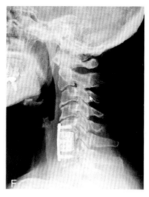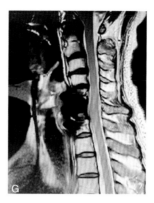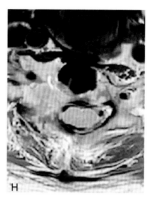

图 9-3-6　（续）

第四节　展望

脊柱转移瘤属于恶性肿瘤远处转移阶段，预示患者预后较差，但随着肿瘤多学科治疗技术的快速发展，患者的无进展生存期已显著延长。对脊柱转移瘤进行积极治疗，不但有助于提高患者生存质量，改善患者生活功能，而且可降低照护难度，减轻家庭和社会负担。目前脊柱外科手术仍然是解除脊柱转移瘤造成的神经压迫、脊柱稳定性下降的主要手段，术前重建材料的选择在一定程度上决定着手术疗效和患者预后。

自体骨移植一直以来都是骨缺损重建的最佳材料，尽管其具有良好的生物相容性、骨整合、骨诱导、骨传导能力，但在临床实践中，由于取骨量有限、取骨区并发症等原因，在很大程度上限制了其应用。因此，研究者开始探索各种自体骨替代材料。传统的钛笼具有强度高、易加工的优点，但弹性模量过大，应力遮挡效应，导致存在下沉、塌陷等并发症。PEEK 材料、生物陶瓷等材料随之兴起，其弹性模量和骨组织相近，但其形状并不能任意加工，仍需要在假体中植骨方能实现骨长入。近 10 年随着增材制造技术的快速进步，研究者发现利用 3D 打印技术制造的钛合金孔隙人工椎体具备人工骨小梁结构，利于骨长入，同时其形状可任意加工，甚至可任意设计配合内固定的钉孔结构。基于这些优点，3D 打印孔隙金属人工椎体很快受到脊柱外科医生的欢迎，在脊柱重建中普及，从普通人工椎体到自稳型人工椎体，再到最新的涂层材料人工椎体，研究者对于更好的脊柱重建材料的追求和探索从未止步。尽管 3D 打印金属人工椎体解决了很多问题，但由于其金属材料的特性，在影像学检查中伪影较大，干扰术后评估，同时可能对局部放疗效果产生影响。

人们理想中的脊柱重建材料应该具备以下优点：①具有足够的强度，可支撑躯体重量。②与骨组织相近的弹性模量，减小塌陷下沉。③具备孔隙结构，无须额外植骨，有良好的骨长入特性。④可任意加工的形状，契合重建区域。⑤伪影小，不影响影像学观察及放疗。3D 打印孔隙 PEEK 材料、3D 打印陶瓷材料等极可能同时具备上述要求，为脊柱重建带来新的解决方案。

李梓赫　编写　　韦峰　审校

参考文献

［1］The utility of 3D printing for surgical planning and patient-specific implant design for complex spinal pathologies: case report［J］. J Neurosurg Spine, 2017, 26(4): 513-518.

［2］ADDAI ASANTE N, WANG Y, BAKHET S, et al. Ambient temperature sulfonated carbon fiber reinforced PEEK with hydroxyapatite and reduced graphene oxide hydroxyapatite composite coating［J］. J Biomed Mater Res B Appl Biomater, 2021, 109(12): 2174-2183.

［3］AKAMARU T, KAWAHARA N, SAKAMOTO J, et al. The transmission of stress to grafted bone inside a titanium mesh cage used in anterior column reconstruction after total spondylectomy: a finite-element analysis［J］. Spine (Phila Pa 1976), 2005, 30(24): 2783-2787.

［4］APONTE-TINAO L A, RITACCO L E, ALBERGO J I, et al. The principles and applications of fresh frozen allografts to bone and joint reconstruction［J］. Orthop Clin North Am, 2014, 45(2): 257-269.

［5］AUGUSTE K I, CHIN C, ACOSTA F L, et al. Expandable cylindrical cages in the cervical spine: a review of 22 cases［J］. J Neurosurg Spine, 2006, 4(4): 285-291.

［6］BISHOP R C, MOORE K A, HADLEY M N. Anterior cervical interbody fusion using autogeneic and allogeneic bone graft substrate: a prospective comparative analysis［J］. J Neurosurg, 1996, 85(2): 206-210.

［7］BOHM P, HUBER J. The surgical treatment of bony metastases of the spine and limbs［J］. J Bone Joint Surg Br, 2002, 84(4): 521-529.

［8］BORIANI S, PIPOLA V, CECCHINATO R, et al. Composite PEEK/carbon fiber rods in the treatment for bone tumors of the cervical spine: a case series［J］. Eur Spine J, 2020, 29(12): 3229-3236.

［9］BURKETT C J, BAAJ A A, DAKWAR E, et al. Use of titanium expandable vertebral cages in cervical corpectomy［J］. J Clin Neurosci, 2012, 19(3): 402-405.

［10］BYRNE T N. Spinal cord compression from epidural metastases［J］. N Engl J Med, 1992, 327(9): 614-619.

［11］CAI H, LIU Z, WEI F, et al. 3D Printing in Spine Surgery［J］. Adv Exp Med Biol, 2018, 1093: 345-359.

［12］CHANDRA R V, MAINGARD J, ASADI H, et al. Vertebroplasty and kyphoplasty for osteoporotic vertebral fractures: what are the latest data?［J］. AJNR Am J Neuroradiol, 2018, 39(5): 798-806.

［13］CHEN X, XU L, WANG Y, et al. Image-guided installation of 3D-printed patient-specific implant and its application in pelvic tumor resection and reconstruction surgery［J］. Comput Methods Programs Biomed, 2016, 125: 66-78.

［14］CHEN Y, CHEN D, GUO Y, et al. Subsidence of titanium mesh cage: a study based on 300 cases［J］. J Spinal Disord Tech, 2008, 21(7): 489-492.

［15］CONVERSE G L, CONRAD T L, MERRILL C H, et al. Hydroxyapatite whisker-reinforced polyetherketoneketone bone ingrowth scaffolds［J］. Acta Biomater, 2010, 6(3): 856-863.

［16］COOPER P R, ERRICO T J, MARTIN R, et al. A systematic approach to spinal reconstruction after anterior decompression for neoplastic disease of the thoracic and lumbar spine［J］. Neurosurgery, 1993,

32(1): 1-8.

[17] DAS K, COULDWELL W T, SAVA G, et al. Use of cylindrical titanium mesh and locking plates in anterior cervical fusion. Technical note [J]. J Neurosurg, 2001, 94(1): 174-178.

[18] DIANGELO D J, FOLEY K T, VOSSEL K A, et al. Anterior cervical plating reverses load transfer through multilevel strut-grafts [J]. Spine (Phila Pa 1976), 2000, 25(7): 783-795.

[19] DISCH A C, SCHASER K D, MELCHER I, et al. En bloc spondylectomy reconstructions in a biomechanical in-vitro study [J]. Eur Spine J, 2008, 17(5): 715-725.

[20] FANG T, ZHANG M, YAN J, et al. Comparative analysis of 3D-printed artificial vertebral body versus titanium mesh cage in repairing bone defects following single-level anterior cervical corpectomy and fusion [J]. Med Sci Monit, 2021, 27: 928022.

[21] FEHLINGS M G, DAVID K S, VIALLE L, et al. Decision making in the surgical treatment of cervical spine metastases [J]. Spine (Phila Pa 1976), 2009, 34(22): 108-117.

[22] FILLINGHAM Y, JACOBS J. Bone grafts and their substitutes [J]. Bone Joint J, 2016, 98-B(1A): 6-9.

[23] FOLEY K T, DIANGELO D J, RAMPERSAUD Y R, et al. The in vitro effects of instrumentation on multilevel cervical strut-graft mechanics [J]. Spine (Phila Pa 1976), 1999, 24(22): 2366-2376.

[24] FRANKENBERGER T, GRAW C L, ENGEL N, et al. Sustainable surface modification of polyetheretherketone (PEEK) implants by hydroxyapatite/silica coating-an in vivo animal study [J]. Materials (Basel), 2021, 14(16).

[25] GALGANO M, FRIDLEY J, OYELESE A, et al. Surgical management of spinal metastases [J]. Expert Rev Anticancer Ther, 2018, 18(5): 463-472.

[26] GALLER R M, DOGAN S, FIFIELD M S, et al. Biomechanical comparison of instrumented and uninstrumented multilevel cervical discectomy versus corpectomy [J]. Spine (Phila Pa 1976), 2007, 32(11): 1220-1226.

[27] GAO C, DENG Y, FENG P, et al. Current progress in bioactive ceramic scaffolds for bone repair and regeneration [J]. Int J Mol Sci, 2014, 15(3): 4714-4732.

[28] GILLMAN C E, JAYASURIYA A C. FDA-approved bone grafts and bone graft substitute devices in bone regeneration [J]. Mater Sci Eng C Mater Biol Appl, 2021, 130: 112466.

[29] GODLEWSKI B, DOMINIAK M. Advantages and disadvantages of the use of various types of interbody implants in cervical spine surgery. critical review of the literature [J]. Ortop Traumatol Rehabil, 2020, 22(4): 213-220.

[30] GROSS B C, ERKAL J L, LOCKWOOD S Y, et al. Evaluation of 3D printing and its potential impact on biotechnology and the chemical sciences [J]. Anal Chem, 2014, 86(7): 3240-3253.

[31] HU B, WANG L, SONG Y, et al. A comparison of long-term outcomes of nanohydroxyapatite/polyamide-66 cage and titanium mesh cage in anterior cervical corpectomy and fusion: A clinical follow-up study of least 8 years [J]. Clin Neurol Neurosurg, 2019, 176: 25-29.

[32] HUSSAIN M, NASSR A, NATARAJAN R N, et al. Biomechanical effects of anterior, posterior, and combined anterior-posterior instrumentation techniques on the stability of a multilevel cervical corpectomy construct: a finite element model analysis [J]. Spine J, 2011, 11(4): 324-330.

[33] JI C, YU S, YAN N, et al. Risk factors for subsidence of titanium mesh cage following single-level anterior cervical corpectomy and fusion [J]. BMC Musculoskelet Disord, 2020, 21(1): 32.

[34] KANDZIORA F, SCHOLLMEIER G, SCHOLZ M, et al. Influence of cage design on interbody fusion in a

sheep cervical spine model［J］. J Neurosurg, 2002, 96(3): 321-332.

［35］ KANG J H, IM S B, YANG S M, et al. Surgical reconstruction using a flanged mesh cage without plating for cervical spondylotic myelopathy and a symptomatic ossified posterior longitudinal ligament［J］. J Korean Neurosurg Soc, 2019, 62(6): 671-680.

［36］ KATO S, DEMURA S, SHINMURA K, et al. Surgical metastasectomy in the spine: a review article［J］. oncologist, 2021, 26(10): 1833-1843.

［37］ KHAN S N, CAMMISA F P, JR., SANDHU H S, et al. The biology of bone grafting［J］. J Am Acad Orthop Surg, 2005, 13(1): 77-86.

［38］ RUCKA M, TURKIEWICZ B. Removal of RNA during protein concentration by means of enzyme membrane［J］. Appl Biochem Biotechnol, 1989, 22(2): 119-127.

［39］ KIRKPATRICK J S, LEVY J A, CARILLO J, et al. Reconstruction after multilevel corpectomy in the cervical spine. A sagittal plane biomechanical study［J］. Spine (Phila Pa 1976), 1999, 24(12): 1186-1191.

［40］ KUMAR N, MALHOTRA R, ZAW A S, et al. Evolution in treatment strategy for metastatic spine disease: Presently evolving modalities［J］. Eur J Surg Oncol, 2017, 43(9): 1784-1801.

［41］ KUMAR N, LOPEZ K G, ALATHUR RAMAKRISHNAN S, et al. Evolution of materials for implants in metastatic spine disease till date - Have we found an ideal material?［J］. Radiother Oncol, 2021, 163: 93-104.

［42］ KURTZ S M, DEVINE J N. PEEK biomaterials in trauma, orthopedic, and spinal implants［J］. Biomaterials, 2007, 28(32): 4845-4869.

［43］ LANDY B C, VANGORDON S B, MCFETRIDGE P S, et al. Mechanical and in vitro investigation of a porous PEEK foam for medical device implants［J］. J Appl Biomater Funct Mater, 2013, 11(1): e35-e44.

［44］ LE PAPE S, GAUTHE R, DU POUGET L, et al. Endopelvic approach for iliac crest bone harvesting［J］. World Neurosurg, 2017, 106: 764-767.

［45］ LEE K A, HONG S J, LEE S, et al. Analysis of adjacent fracture after percutaneous vertebroplasty: does intradiscal cement leakage really increase the risk of adjacent vertebral fracture?［J］. Skeletal Radiol, 2011, 40(12): 1537-1542.

［46］ LI X, WANG Y, ZHAO Y, et al. Multilevel 3D printing implant for reconstructing cervical spine with metastatic papillary thyroid carcinoma［J］. Spine (Phila Pa 1976), 2017, 42(22): 1326-1330.

［47］ LIAO C, LI Y, TJONG S C. Polyetheretherketone and Its composites for bone replacement and regeneration［J］. Polymers (Basel), 2020, 12(12).

［48］ RYAN G, PANDIT A, APATSIDIS D P. Fabrication methods of porous metals for use in orthopaedic applications［J］. Biomaterials, 2006, 27(13): 2651-2670.

［49］ LIU X, MORRA M, CARPI A, et al. Bioactive calcium silicate ceramics and coatings［J］. Biomed Pharmacother, 2008, 62(8): 526-529.

［50］ LOMAS R, CHANDRASEKAR A, BOARD T N. Bone allograft in the U.K.: perceptions and realities［J］. Hip Int, 2013, 23(5): 427-433.

［51］ LU T, GAO Z, HE X, et al. Effects of a new anatomical adaptive titanium mesh cage on supportive load at the cervical endplate: a morphological and biomechanical study［J］. Nan Fang Yi Ke Da Xue Xue Bao, 2019, 39(4): 409-414.

［52］ ROBERTS T T, ROSENBAUM A J. Bone grafts, bone substitutes and orthobiologics: the bridge between basic science and clinical advancements in fracture healing ［ J ］ . Organogenesis, 2012, 8(4): 114-124.

［53］ MCGILVRAY K C, WALDORFF E I, EASLEY J, et al. Evaluation of a polyetheretherketone (PEEK) titanium composite interbody spacer in an ovine lumbar interbody fusion model: biomechanical, microcomputed tomographic, and histologic analyses ［ J ］ . Spine J, 2017, 17(12): 1907-1916.

［54］ MCLAIN R F, TECHY F. Trephine technique for iliac crest bone graft harvest: long-term results ［ J ］ . Spine (Phila Pa 1976), 2021, 46(1): 41-47.

［55］ MENG X, ZHANG J, CHEN J, et al. KR-12 coating of polyetheretherketone (PEEK) surface via polydopamine improves osteointegration and antibacterial activity in vivo ［ J ］ . J Mater Chem B, 2020, 8(44): 10190-10204.

［56］ MILLER D J, LANG F F, WALSH G L, et al. Coaxial double-lumen methylmethacrylate reconstruction in the anterior cervical and upper thoracic spine after tumor resection ［ J ］ . J Neurosurg, 2000, 92(2): 181-190.

［57］ MIRTCHI A A, LEMAITRE J, TERAO N. Calcium phosphate cements: study of the beta-tricalcium phosphate--monocalcium phosphate system ［ J ］ . Biomaterials, 1989, 10(7): 475-480.

［58］ NAJEEB S, ZAFAR M S, KHURSHID Z, et al. Applications of polyetheretherketone (PEEK) in oral implantology and prosthodontics ［ J ］ . J Prosthodont Res, 2016, 60(1): 12-19.

［59］ PARK J S, PARK S J, LEE C S, et al. Is allograft a more reliable treatment option than autograft in 2-level anterior cervical discectomy and fusion with plate fixation? ［ J ］ . Medicine (Baltimore), 2019, 98(32): 16621.

［60］ PENG S, FENG P, WU P, et al. Graphene oxide as an interface phase between polyetheretherketone and hydroxyapatite for tissue engineering scaffolds ［ J ］ . Sci Rep, 2017, 7: 46604.

［61］ PIPOLA V, BORIANI S, GHERMANDI R, et al. Composite peek/carbon fiber pre-shaped rods and sublaminar bands for posterior stabilization of cervico-thoracic junction: A novel technique ［ J ］ . J Clin Neurosci, 2020, 72: 429-433.

［62］ RAO P J, PELLETIER M H, WALSH W R, et al. Spine interbody implants: material selection and modification, functionalization and bioactivation of surfaces to improve osseointegration ［ J ］ . Orthop Surg, 2014, 6(2): 81-89.

［63］ REN Y, SIKDER P, LIN B, et al. Microwave assisted coating of bioactive amorphous magnesium phosphate (AMP) on polyetheretherketone (PEEK) ［ J ］ . Mater Sci Eng C Mater Biol Appl, 2018, 85: 107-113.

第十章

脊柱转移瘤术中出血问题

第一节　脊柱转移瘤血供评估

一、脊柱的血供

（一）脊柱的动脉血供

节段动脉：脊柱的动脉具有明显节段性，节段动脉的分支之间形成纵向吻合链。在椎体两侧、横突前外侧、椎弓后方、椎体后方、椎弓前方共五对绳梯式吻合，后两对位于椎管内。同节段左、右侧分支之间，在椎体前面、椎管前后壁表面、椎弓后方等处也存在横行的动脉吻合。节段动脉按解剖部位可分为颈段、胸段、腰段和骶尾段。

（二）脊柱的静脉血供

脊椎的静脉广泛吻合成丛，可分为椎管外静脉丛和椎管内静脉丛两大部分（图 10-1-1）。其共同特点是无瓣膜，血液可以双向流动；管壁薄，同一段血管口径不一，成局部膨大甚至串珠状；不与动脉密切伴行。需要指出的是，脊柱肿瘤术中椎体周围动脉的止血往往比较容易，但肿瘤出血合并椎管内外静脉丛的出血是脊柱肿瘤术中出血的关键因素。

（三）脊柱转移瘤血供特点

虽然脊柱椎骨含有丰富的红骨髓，造血能力强，但其血流缓慢，血窦无基底膜，从而导致脊柱是肿瘤骨转移好发部位。脊柱转移瘤的血供特点对肿瘤的治疗方案及预后具有重要意义。临床上，按肿瘤血供丰富程度将其分为富血供肿瘤及乏血供肿瘤，常见富血供转移瘤有肾细胞癌、甲状腺癌等，乏血供转移瘤有乳腺癌、肺癌、前列腺癌等。富血供转移瘤的术中出血（intraoperative blood loss，IBL）可影响手术视野，加大手术的难度，增加损伤脊髓的可能性或致肿瘤不能完全被切除，影响手术切除效果。因此术前识别并预测术中广泛出血的可能性，对于患者的治疗及预后具有至关重要的作用。

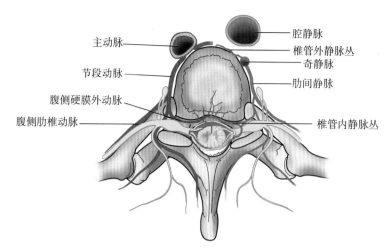

图 10-1-1　脊柱动、静脉血供

研究表明，脊柱转移瘤术中出血量与患者性别、年龄及发病椎体没有明显相关性，与原发肿瘤组织学来源是否相关尚不确定，而与分子生物学、基因学有密切关系。不同组织学来源的转移瘤血供程度有所不同，一方面，脊柱转移瘤组织学类型决定供血血管的管径，如原发肿瘤为肾癌的脊柱转移供血血管比较粗大，为避免术中肿瘤大量出血临床上常进行术前供血血管栓塞；而多发性骨髓瘤等肿瘤的供血血管可形成一个毛细血管网，这种情况需要对近端的节段血管或椎动脉进行栓塞；另一方面，即使同一组织来源的脊柱转移瘤，因其大小、病变位置不同而出血量也不一致。

血管内皮生长因子（vascular endothelial growth factors，VEGF）是反映肿瘤血管生成重要的分子生物学指标，可特异性促进血管内皮细胞分裂增殖并增加血管通透性，与肿瘤生长及转移密切相关。VEGF 主要通过两种方式调节血管形成：①增加微血管的通透性；②直接作用于内皮细胞上的特异性受体促进内皮细胞增殖、迁移。肿瘤组织学检查中发现，VEGF 在脊柱转移瘤中表达程度增加，反映其血管内细胞生成量的增加，从而造成肿瘤术中出血量的相应增加。陈华江等研究发现表明，VEGF 及其受体表达在脊柱转移瘤病灶新生血管形成中有重要作用，VEGF 表达上调可作为临床判断其预后的重要指标。目前，VEGF 及其受体对新生血管形成的影响已经成为肿瘤治疗的一个极有希望的新靶点，已证实有多种药物如 TNP-470、angiostatin、endostain 和干扰素等对抑制肿瘤新生血管形成具有一定作用。

Id-1 作为一种最近几年新发现的癌基因，其过表达可以直接促进肿瘤的发生。多位学者研究表明，Id-1 可以通过 ras 等多种癌基因的活化，抑制多种抑癌基因在肿瘤细胞中的表达，以及在肿瘤细胞的增殖、细胞周期的调控、肿瘤的侵袭及肿瘤血管发生中发挥作用，达到促进肿瘤生长的目的。研究表明，Id-1 在不同组织类型脊柱转移瘤中的表达程度不一致，对于上皮来源的脊柱转移瘤，其表达量较高，术中出血量也较大。

二、评估脊柱转移瘤血供的临床意义

（一）对治疗方式选择的影响

脊柱肿瘤的外科手术治疗包括脊髓减压、根治性肿瘤切除和使用器械固定脊柱。然而，在肿瘤血管过多的情况下，这些大范围的手术可能会因术中大量出血而复杂化，这可能会限制肿瘤切除并增加手术风险。富血供肿瘤是脊柱肿瘤术前栓塞术最常见的指征。一般来说，椎体富血供肿瘤的术前栓塞被认为是安全有效的，可以减少术中失血，辅助肿瘤切除。脊柱最常见的富血供转移瘤是肾细胞癌和甲状腺癌，其他肿瘤也可能呈现富血供模式。有明确的证据表明，术前栓塞肾源性转移瘤可降低术中出血的风险；然而，对于非肾源性转移瘤的术前栓塞尚无共识。

Manke 等研究发现，肾癌脊柱转移的患者术前进行聚乙烯醇颗粒栓塞能够显著减少患者术中出血量。该研究将 27 例患者分为栓塞组和对照组，栓塞后 2 天进行外科手术，栓塞组中 17 例患者 20 个节段进行栓塞，对照组中 10 例患者 11 个节段未进行栓塞，其中栓塞组术中平均出血量为 1500 mL，而对照组术中平均出血量为 5000 mL。因此，对于富血供脊柱转移瘤如肾癌，在患者条件具备的前提下应该进行术前动脉栓塞。

Robial 等也证实了术前栓塞可显著减少肾癌脊柱转移瘤患者的术中出血，而对于乳腺癌及肺癌脊柱转移的患者术前栓塞并没有明显减少术中出血量。该研究对 93 例脊柱转移瘤患者（28 例乳腺癌，19 例肺癌，16 例肾癌及 30 例其他癌种）外科手术进行术中出血量的评估（其中 35 例患者进行了术前栓塞），结果发现在乳腺癌、肺癌及其他癌种骨转移的患者中，栓塞组与对照组术中出血量无显著差异（$P > 0.05$）；肾癌脊柱转移患者中，栓塞组与对照组术中出血量有显著差异（$P < 0.05$）。Kato 等回顾性分析了来自多种原发肿瘤共 46 例因胸腰椎转移瘤接受姑息性手术减压的患者的术中出血量，23 例接受术前栓塞的患者术中平均失血量为 520 mL（范围：100 ~ 3260 mL），而 23 例术前肿瘤未栓塞的患者术中平均失血量为 1128 mL（范围：1000 ~ 3260 mL）。因此得出结论，脊柱转移瘤的术前栓塞术在减少术中失血方面是安全有效的（图 10-1-2）。

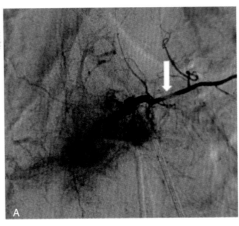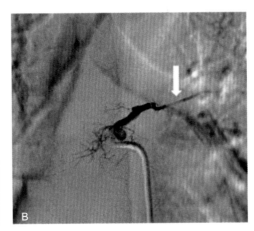

图 10-1-2　肾癌 T10 转移术前栓塞

A. 左侧 T10 节段动脉的选择性血管造影显示呈现动静脉分流的富血供转移；B. 栓塞后血管造影显示左侧 T10 供血完全断流

（二）对治疗效果评价的影响

　　肿瘤血管细胞膜常表达肿瘤特异性膜分子，不同肿瘤或恶性程度不同的肿瘤其血管细胞也存在膜分子差异表达。这种肿瘤血管表面标志物表达的异质性，可作为血管特有"邮政编码"，使靶向作用肿瘤血管系统的药物改变了癌症治疗模式。放疗、化疗、靶向治疗等内科治疗方法的目的之一在于切断这些分子信号通道，使肿瘤血管停止生长从而使肿瘤走向"消亡"。因此治疗后的病变区域血供评估可以直接观察到这一结果，明确早期药物疗效。Miles 等认为肿瘤血管生成对肿瘤的生长、分级、转移、预后等有非常重要的影响，血管生成可引起 CT 灌注参数（如血流量、血量、毛细血管的渗透性）增加，而 CT 灌注反映上述改变。因此 CT 灌注可以判断肿瘤血管生成的情况，并进一步推断肿瘤的生物学特性及预后。Gossmann 等应用动态对比增强磁共振成像（dynamic contrast enhanced-magnetic resonance imaging，DCE-MRI）对鼠恶性胶质瘤动物模型抗肿瘤血管生成药物的疗效进行评价，发现治疗后肿瘤血管的渗透性降低，肿瘤的生长减缓。Alic 等在人体及动物模型上均证实在新辅助化疗（neo-adjuvant chemotherapy，NAC）后肿瘤组织对化疗反应良好组和无反应组中，定量 DCE-MRI 参数能够测量和评估实验模型中微血管短时间内的改变。

　　Stacy 等用 DCE-MRI 评价肿瘤对放疗的反应，预后较好的患者，肿瘤富血供状态均明显改变（图 10-1-3）。该研究对脊柱转移瘤患者在放疗前后均进行 DCE-MRI，分析了来自 15 例患

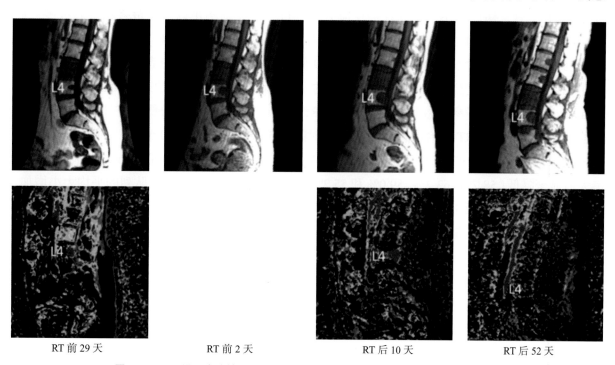

| RT 前 29 天 | RT 前 2 天 | RT 后 10 天 | RT 后 52 天 |

图 10-1-3　平滑肌肉瘤转移到 L4 椎体在 T_1 加权像（上排）上观察到的肿瘤进展

　　在第一次或第二次治疗后扫描的 T_1 加权像上，肿瘤大小没有明显变化。相反，Vp（DCE 灌注参数，下排）从放疗（radiotherapy，RT）前 29 天扫描的 7.30 下降到 RT 后 10 天扫描的 3.27（下降 55.12%）。在 RT 后 52 天的扫描中，在 L4 区域可以看到 Vp 颜色图上的红色部分减少，Vp 为 0.45（与最初的治疗前扫描相比下降了 93.83%）。RT 前 2 天的预处理扫描未获取灌注数据，需要注意的是 L3 转移瘤在治疗前扫描中过度灌注，在治疗后扫描中显著减少，但其大小和信号特征在常规 MRI 中保持不变

者的 19 个病灶的灌注数据。通过 CT 判断：肿瘤收缩（$n=4$）、肿瘤消失（$n=2$）或 11 个月内肿瘤体积无变化（$n=11$），无法判断肿瘤体积是否减小（$n=4$），将放疗组分为成功（$n=17$）和失败（$n=2$）。其中 15 例患者成功 13 例，失败 2 例。观察灌注参数血浆体积（Vp）、时间依赖性渗漏（Ktrans）、曲线下面积和信号强度 - 时间曲线，计算治疗前后参数值的变化，定性评估治疗前后曲线形态。Vp 是预测治疗反应的最强因子（假阳性率 $=9.38 \times 10^{-9}$ 和假阴性率 $=0.055$）。所有成功治疗的病灶均显示 Vp 降低，而 2 例治疗失败的病灶显示 Vp 急剧增加。曲线下面积的变化和峰值增强表现出与治疗反映相似的关系；Ktrans 的变化与治疗效果无明显关系。因此 DCE-MRI 中灌注参数的变化，尤其是 Vp 的变化，能够间接反映脊柱骨转移瘤放疗的效果。

（三）对患者预后评价的影响

研究表明，肿瘤血管的变化要早于形态学的变化，对治疗后患者肿瘤血管特征的评估能够较早预测患者预后情况。预后较好的患者，肿瘤富血供状态明显改善。Eric 等研究发现，放疗后 1 h 就可以发生脊柱骨转移瘤的血供急剧下降并持续维持，DCE-MRI 能够间接反映肿瘤内血管微环境和血流动力学的变化，术后应用功能影像检查技术如 MRI 灌注检查能够通过评估肿瘤血供来帮助判定治疗疗效。

Daniel 等首次报道了 DCE-MRI 对 SBRT 手术的转移性肉瘤脊柱转移的效用的分析，证明在 SBRT 后 2 个月，病灶大小和主观神经反应分析进行早期评估不足以判断最终的疾病进展，而磁共振灌注参数的组合能够极好地反映治疗局部控制的情况（图 10-1-4）。该研究收集 2011—2014 年具有脊柱转移性肉瘤病灶的患者，共 9 例、12 个病灶，这些患者均接受 SBRT 治疗，并在 SBRT 治疗前后进行 DCE-MRI 相关参数的评估，评估参数包括 DCE-MRI 灌注参数（包括 Ktrans、Vp），复合多参数磁共振成像（mpMRI）评分、肿瘤大小和分级反应评估等，并与局部控制相关联。从 SBRT 到治疗后 MRI 的中位时间为 57 天。SBRT 后 10 个月，1 个病灶（8.3%）出现局部失败。与 SBRT 前相比，SBRT 后的 Vp 平均值、Ktrans 平均值、Vp 最大值和 Ktrans 最大值显著降低（58.7%、63.2%、59.0% 和 55.2%）。肿瘤大小测量显示整个队列的平均大小增加。病灶大小和主观疾病反应评分均具有良好的读者间可靠性（$R^2 = 0.84$）。mpMRI 评分在预测最后一次随访时的局部控制方面具有 100% 的准确性。与 SBRT 后 mpMRI 评分变化相比，大小变化没有明显相关性（$R^2 = 0.026$）。

Kiran 等发现脊柱转移瘤患者进行高剂量放疗后 DCE-MRI 灌注参数的变化，尤其是 Vp 的变化可以预测局部肿瘤复发，这些变化较常规 MRI 预测的局部复发一般提前 6 个月以上。该研究纳入 30 例脊柱转移患者，这些患者在放疗前后均接受 DCE-MRI 检查。其中 20 例患者接受单次分割 SBRT 手术（24 Gy），10 例患者接受大分割 SBRT 手术（3 ~ 5 次分割，总共27 ~ 30 Gy）。Kaplan-Meier 分析用于评估精算局部复发率，每例转移瘤患者测量两个灌注参数（Ktrans 和 Vp），计算并比较治疗前后参数值的百分比变化。结果显示，中位随访时间为 20 个月，30 例患者中 5 例具有局部复发的病理学证据。大分割 SBRT 队列的 1 年、3 年精算局部复发率分别为 24% 和 44%，而单次 SBRT 的局部复发率分别为 5% 和 16%（$P = 0.20$）。没有局部复发的患者与有局部复发的患者相比，Vp 和 Ktrans 的平均变化分别为 –76%、–66% 和

+28%、–14%（$P < 0.01$）。阈值为 –20%，Vp 检测高剂量放疗后局部复发的敏感性、特异性、阳性预测值和阴性预测值分别为 100%、98%、91% 和 100%。因此，DCE-MKI 比常规 MKI 早（18±6.6）个月识别出局部复发。

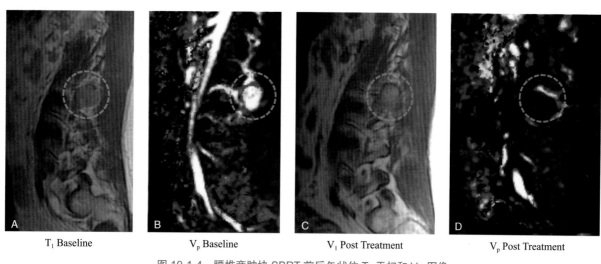

T₁ Baseline　　Vₚ Baseline　　V₁ Post Treatment　　Vₚ Post Treatment

图 10-1-4　腰椎旁肿块 SBRT 前后矢状位 T₁ 平扫和 Vp 图像

预处理（A、B）和 SBRT 后（C、D）显示肿瘤体积变化不大，但肿瘤灌注基本消失

三、脊柱转移瘤血供评估方法

脊柱转移瘤的血供主要由微循环供应，微循环指直径小于 200 μm 的血管，包括小动脉、毛细血管和小静脉，主要负责血液的分布、氧气和营养物质的运输以及组织内毒素的清除。目前临床上对于微循环的检查主要通过组织灌注成像间接分析。灌注加权成像是反映组织或病灶微血管分布和血流灌注情况的成像技术，可以在活体中无创地评价肿瘤组织的血管生成情况，是对肿瘤血供研究极富价值的影像学检查。对组织内部的血流灌注状态观测以及组织血管化程度分析，可间接反映肿瘤血管的功能状态，为诊断和治疗提供有力依据。目前临床常用灌注成像有 CT 灌注成像、磁共振灌注成像、超声灌注成像等，这些方法凭借其微创、辐射低、费用低、利于推广等优势成为临床评价脊柱转移瘤血供的首选方式，但数字减影血管造影技术仍是术前评价肿瘤血供的金标准。

（一）CT 灌注成像

CT 灌注成像（CT-perfusion imaging，CTPI）是核医学放射性示踪剂稀释原理和中心容积原理相结合的 CT 成像技术，于 1991 年由 Miles 首先提出，指在静脉团注（影像学称呼）对比剂时，对选定的感兴趣区域（region of interest，ROI）进行连续多次同层扫描，获得该层面内每一像素的时间-密度曲线（time-density curve，TDC），并根据该曲线利用不同的数学模型计算出血流量（blood flow，BF）、血容量（blood volume，BV）、对比剂的平均通过时间（mean transit time，MTT）、对比剂峰值时间（time to peak，TTP）、表面通透性（permeability surface，PS）等参数反映对比剂在器官内的浓度变化。CTPI 通过对比剂进入体内来达到检测肿瘤血管生成这一目的。经静脉注入对比剂后，进入量由组织的血供决定，从而间接反映组织器官灌注量的变化。随着动态增强 CT 的广泛应用，标准化的动力学（血流量、血量、平均通过时间等）指标已经产生，可有助于在多部位临床研究中的应用。

目前，CTPI 已较成熟地运用到体部肿瘤的研究中，报道较多的是对脑、肝脏和肺等器官肿瘤的研究，骨肿瘤的研究也在逐渐增加。1992 年 Terada 等首次报道了脑肿瘤的 CTPI。2000 年 Cenic 等通过动物实验对一组脑肿瘤的 CTPI 研究显示，肿瘤的血流量、血量明显高于正常组织。姚灵等应用 CTPI 定量评价肺癌体循环和肺循环的血流量。高鹏飞等发现 CTPI 参数与黏蛋白 1（MUC1）、存活蛋白（survivin）及微血管密度（micro vessel density，MVD）可能有关，可为肿瘤血管生成及相应生物学行为提供实时、无创的评价，为早期诊断、治疗方案拟订提供参考依据。赵晖等通过对 30 例脊柱单发椎体溶骨性改变的患者行 CT 灌注检查，分析不同病变的 BF、BV 的改变，TDC 的特点、病灶的边缘 – 中心血流量差异率（rim-to-center differential blood flow ratio，Rrim-cenBF）和边缘 – 中心血容量差异率（rira-to-center differential blood volume ratio，Rrim-cenBV）的不同，发现 CTPI 能够反映脊柱良、恶性骨肿瘤以及脊柱结核的不同血供特点，而且灌注的高低能反映脊柱溶骨性病变的血管化程度。

目前的一些研究都是基于正常椎体与肿瘤椎体的对比，提示肿瘤是否为富血供肿瘤（图 10-1-5）。动力学指标血流量和血量比正常椎体部位有明显增大，平均通过时间比正常椎体减小即能说明该肿瘤为富血供肿瘤，增大越明显、平均通过时间越小，相对术中出血就越大。总之，在术前诊断脊柱转移瘤血供情况对于其治疗非常重要，CTPI 在骨肿瘤的诊断、分级，判断侵及范围，观察疗效等方面有重要价值。CT 灌注不足不仅会增加患者肾脏负担，而且较长的检查时间增加了患者的辐射剂量；Feng 等在脑血管瘤的研究中指出，碘造影剂的禁忌证可能限制接受这些研究的患者人数，而且其仅能显示较大血管尚不能全面评价肿瘤血供；上述原因限制了 CTPI 在脊柱转移瘤血供评价中的应用。

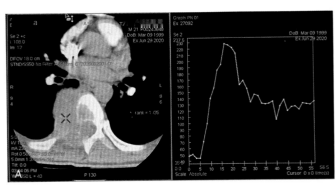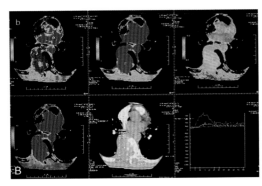

图 10-1-5　T9 椎旁软组织肿物侵犯椎体右侧大部及右侧椎弓附件结构，
CT 灌注扫描图像显示病变内部血供不均匀，呈富血供改变

A. 时间 – 增强强度曲线显示肿瘤内部局部兴趣区曲线呈快入快出型，血供丰富；B. 富血供区域，可见达峰时间、平均通过率、血容量、血流量均明显增高，肿瘤内部血管分布不均匀，富血供区局部曲线出现明显高灌注形态

（二）磁共振灌注成像

磁共振灌注加权成像（perfusion weighted imaging，PWI）是一种反映组织微血管分布和

血流灌注情况的 MR 功能成像技术，能从微循环水平揭示组织生理及病理改变，通过观察水溶性对比剂在肿瘤组织中的早期分布特点，获得组织血流量、相对血容量、毛细血管通透性等微观信息，间接反映肿瘤微循环变化和血流灌注状态。因此，在评价肿瘤性质、监测肿瘤复发及活体定位等方面有巨大的优势。PWI 常用序列包括 T_2+ 加权磁敏感动态增强（dynamic susceptibility contrast，DSC）磁共振成像、T_1 加权 DCE-MRI、动脉自旋标记增强（arterial spin labeling，ASL）磁共振成像。ASL 和 DSC 主要应用于脑部灌注研究，目前骨肌系统病变较常用的为 DCE-MRI。

DCE-MRI 由 Heywang 等于 1986 年首次应用于乳腺疾病的诊断中，该技术通过对某指定区域或特定解剖部位进行多次重复扫描，在注射小分子磁共振对比剂前、中、后连续获得一系列高时间分辨率磁共振图像，为在无创的情况下，反映肿瘤内部磁共振对比剂进入和排出病灶的血流动力学过程，提供了观察病变组织内的血管密度、血管通透性等相关信息的可能，具备了在分子水平上对肿瘤血管进行描述的能力。1997 年 Kawai 等报道，通过 DCE-MRI 评估骨肿瘤血管分布的变化来了解肿瘤对化疗的灵敏度。

作为一种成熟的 MRI 检查方法，DCE-MRI 可通过对时间 - 信号强度曲线（time intensity curves，TIC）及其半定量和定量灌注参数进行分析来评价脊柱转移瘤病灶内血管生成情况。作为 DCE-MRl 分析方式之一，半定量方式通过量化 TIC，可以比较客观、综合地反映病灶血流动力学特征。常用的半定量参数有曲线下面积、强化峰值、血流量、血容量、平均通过时间、达峰时间及上升或下降斜率等。对比剂的首过效应主要由骨髓的微血管化和灌注状态决定，在 TIC 表现为峰值信号强度与基线信号强度之间的快速上升阶段（对比剂流入期），通常认为此期对比剂从椎体动脉血管网快速进入细胞外间隙；毛细血管的通透性和间质的成分决定了首过效应之后的 TIC 特征，根据观察的 ROI 可以表现为进一步上升（曲线为逐渐上升型）、平台期（曲线为速升 - 平台型）或快速下降（曲线为速升 - 速降型）。曲线的峰值增强百分率和增强斜率反映了一个复杂的血流动力学过程，包括血液的流入、流出、转运以及影响细胞外室对比剂浓度的血管通透性因素。最陡增强斜率代表对比剂首过期间的最大增强率。在增强峰值信号强度时间点，毛细血管网和间质的对比剂浓度达到平衡。Tokuda 等通过对 TIC 分布的分析，评价病变椎体灌注 MRI 的诊断价值。TIC 中峰值增强百分率，增强斜率和达峰时间这些半定量参数都是与正常椎体进行对比后根据比值大小反映肿瘤血供情况。一般大于 1 就提示为富血供肿瘤，比值越大提示肿瘤的血供越丰富，相对术中出血量就越大。因个体差异，每个人椎体血供在动态 MKI 中显示的数值是不一样的，因此通过单纯的数值大小判断该肿瘤是否为富血供肿瘤是不准确的（图 10-1-6）。DCE-MRI 利用肿瘤感兴趣区的 TIC 曲线及这些半定量参数特征反映肿瘤血管生成状态，为肿瘤诊断、疗效评价及预测分析提供了一种新的方法和思路，同时也开启了无创性研究血管生成的新纪元。半定量分析应用简便，量化指标较为明确，能比较客观地描述曲线形态，但其无法反映组织中对比剂浓度，且易受扫描参数序列的影响，从而无法监测组织药物代谢动力学信息（图 10-1-7）。

定量 DCE-MRI 技术基于对充盈顺磁性对比剂的组织扫描时 T_1 弛豫时间大幅缩短的原理，使用重复成像的方式记录组织内信号强度的变化，动态监测对比剂在体内的吸收、代谢等药物代谢动力学过程，从而反映肿瘤药物代谢动力学特性。龚威等采用定量 DCE-MRI 评价抗血管生成药物 endostar 对兔 VX2 骨肿瘤模型血管生成改变的影响，结合 MVD、VEGF 病理免疫组化检测证实定量 DCE-MRI 参数与 MVD、VEGF 表达水平呈正相关，可以反映肿瘤血管生成情况。随着肿瘤进展，肿瘤组织对氧和营养的需求增加，肿瘤微环境因乏氧等改变而产生组织乏氧诱导因子（hypoxia-inducible factor，HIF），它是促进 VEGF 生成的重要诱导因子。综上所述，定量 DCE-MRI 参数与 MVD、VEGF 具有相关性，能够直接反映肿瘤的血流灌注及乏氧情况。由此可以推断，定量 DCE-MRI 监测肿瘤微血管环境改变可以达到对肿瘤诊断、疗效评估及远期管理的目的。对比半定量 DCE-MRI，定量 DCE-MRI 能够更准确、直观地描述肿瘤微血管生成情况及功能状态（图 10-1-8）。

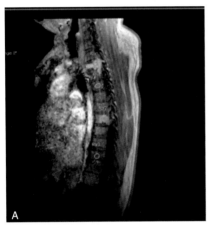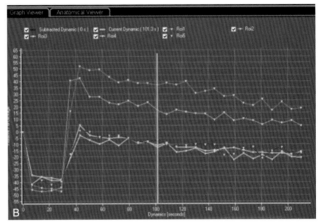

图 10-1-6　肾癌胸椎多发转移

A. 肾癌胸椎多发转移，脊髓受压；B. DCE-MRI 半定量分析病灶（黄色，蓝色曲线）曲线呈速升 – 速降型，显示肿瘤达峰斜率和最大增强曲线下面积较大，提示血供丰富（术前 DSA 栓塞，术中出血 1000 mL），正常椎体（绿色，红色，粉色曲线）

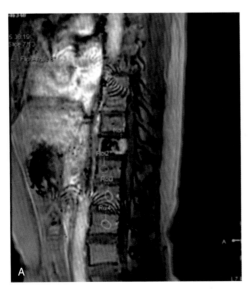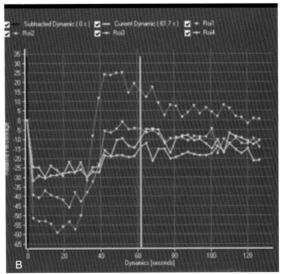

图 10-1-7　肾上腺肉瘤胸椎单发转移

A. 肾上腺肉瘤胸椎单发转移，脊髓受压；B. DCE-MRI 半定量分析病灶（蓝色曲线）曲线呈速升 – 速降型，显示肿瘤达峰斜率和最大增强曲线下面积较大，提示血供丰富（术前 DSA 栓塞，术中出血 1200 mL），正常椎体（绿色，粉色，黄色曲线）

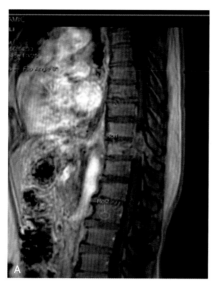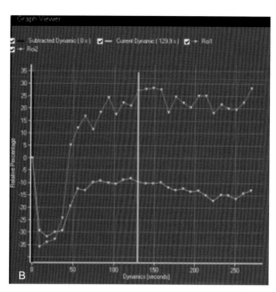

图 10-1-8 肾癌胸椎单发转移

A. 肾癌胸椎单发转移，脊髓受压；B. DCE-MRI 半定量分析病灶病灶（蓝色曲线）曲线呈速升 – 平台型，显示肿瘤达峰斜率和最大增强曲线下面积较大；提示血供丰富（术前 DSA 栓塞，术中出血 1500 mL），正常椎体（黄色曲线）

Meng 等发现应用 DCE-MRI 半定量参数能够准确评估脊柱肿瘤血管分布特征，并与 DSA 具有很高的相关性。该研究对 40 例未经治疗的脊柱肿瘤患者在术前造影栓塞前行 MRI 检查。根据血管造影表现将肿瘤分为富血供、中度或乏血供组，并通过 DCE-MRI 半定量参数在 ROI 区评估肿瘤血管分布。计算 Spearman 相关系数以确定血管造影血供分布程度与 DCE-MRI 半定量参数之间的相关性。其中有 12 例富血供肿瘤，12 例中度血供肿瘤和 16 例乏血供肿瘤，DCE-MRI 半定量参数与造影血管分布程度的 Spearman 相关系数分别为 0.899（RSlopemax）、0.847（Slopemax）、0.697（Emax）、0.694（ERmax）和 –0.587（TTP），反映了 DCE-MRI 相关参数与 DSA 评价脊柱肿瘤血供情况具有较好的相关性（图 10-1-9）。同时该研究发现 DCE-MRI 在评价脊柱肿瘤血供方面特异性及敏感性也较高。

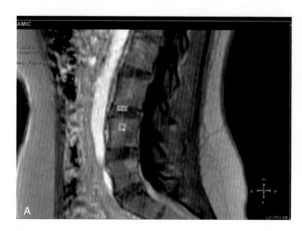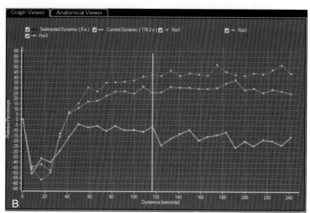

图 10-1-9 乳腺癌 L5 转移

A. 乳腺癌 L5 转移；B. DCE-MRI 半定量分析病灶（蓝色。黄色曲线）曲线呈逐渐 – 上升型，显示肿瘤达峰斜率和最大增强曲线下面积较小，提示血供不丰富（术中出血 200 mL），正常椎体（粉色曲线）

　　Saha 等研究也证实，应用 DCE-MRI 可以鉴别富血供和乏血供脊柱转移瘤。该研究对 40 例肾癌、前列腺癌脊柱转移患者 DCE-MRI 的灌注参数［血管通透性、Vp、流入率和峰值增强参数、血管通透性之间差异显著性（P 均 ≤ 0.01）；Vp 的流入率和峰值增强参数］进行评分析，以评估这些参数鉴别脊柱转移瘤血管分布的能力。在该研究的 4 种灌注参数中，Vp 在前列腺癌及肾癌脊柱转移病灶的平均值具有较大差异，其次是峰值增强、血管通透性和流入参数。两组患者 Vp、峰值增强参数、血管通透性之间存在显著差异（$P ≤ 0.001$），（$P ≤ 0.01$）；Vp 的受试者操作特征曲线（AUC）下面积为 0.867。结果证明，Vp 能够更好地鉴别肾癌脊柱转移及前列腺癌脊柱转移，因此能够区分富血供、乏血供肿瘤。

　　DCE-MRI 对肿瘤预后分析具有非常重要的意义。在一项针对 69 例接受 NAC 的非转移性骨肉瘤患者的研究表明，Ktrance、Kep、Ve、Vp 等多个定量 DCE-MRI 灌注参数值在 NAC 有反应组中均明显下降，Ktrance、Kep、Vp 在有反应组和无反应组中差异有统计学意义，说明在这三个参数可以反映病灶组织学改变。同时采用 Kaplan-Meier 模型估计无事件生存期（event-free survival，EFS）分布，通过分析与化疗前后各项定量 DCE-MRI 参数的相关性，发现化疗前 Ktrance 和 Ve 低的患者 EFS 更长，其中 Ve 的差异具有统计学意义（$P = 0.02$），此外化疗前 Ve 与总生存天数也有明显相关性（$P = 0.03$），故 Ve 可以作为无事件生存期和总生存天数的早期预测因子。因此 DCE-MRI 可以为预测新辅助化疗反应良好组无事件生存期和总生存天数提供依据（图 10-1-10）。

　　目前 DCE-MRI 检查尚未实现标准化且有检查时间较长等缺陷，还需要更多的数据去验证及调整。

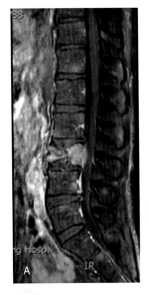
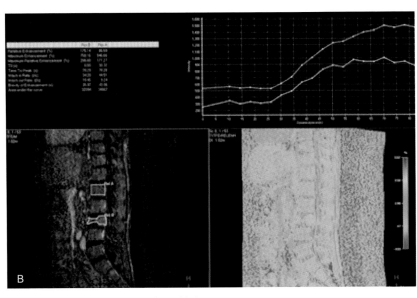

图 10-1-10　肝癌 L3 转移

A. 肝癌 L3 转移；B. Rslopemax、Slopemax、Emax、ERmax 和 TTP 值分别为 0.768、34.20、750.16、298.80 和 70.29；C、D. 双侧腰动脉造影显示肿瘤相对邻近正常椎体染色浅淡，定义为乏血供

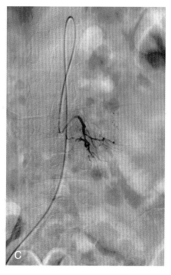
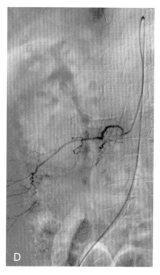

图 10-1-10　（续）

（三）超声灌注成像

彩色超声多普勒（color Dopler flow image，CDFI）有着无创、实时、经济及方便的特点，在临床应用中，因三维能量多普勒超声，在血管检查中的实时性，常为介入手术提供引导。超声造影（contrast-enhanced ultra sound，CEUS）是可用于评估微血管灌注并量化微血管血容量的成像技术，现已发展成为高度专业化的医学诊断领域，其独特之处在于可实时显示造影剂在组织中的灌注与廓清过程，显示并量化病灶微血管灌注特征，提高诊断灵敏性和特异性。近年来CEUS已广泛用于评价肿瘤内新生血管、不同组织器官的微血流灌注及斑块新生血管等。动态CEUS定量分析可同时无创评估新生血管密度及其分化程度，为评价肿瘤生物学行为提供了新思路（图 10-1-11）。

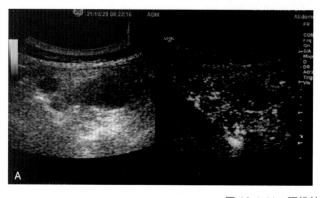
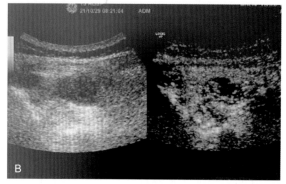

图 10-1-11　腰椎转移瘤超声造影

　　A. 上腰段棘突左缘可见不规则低回声包块，边界清楚，内部回声不均匀；B. 超声灌注造影后，包块近端快速增强（提示血供丰富），远端增强程度较低，部分区域无显著增强（提示血供不丰富）

CEUS 与 MRI 均是评估肿瘤血管化程度的无创性方法。超声造影剂直径多在 2 ～ 5 μm，不易通过血管壁的细胞间隙进入细胞外间质，是真正意义上的血池性造影剂。与 CT、MRI 造影剂相比，超声造影剂更适合用于评价微循环灌注，但增强方式也更容易受到血管扭曲、闭塞或血管压力等的影响；而 MRI 造影剂作为组织间隙对比剂，可以同时反映血管通透性，对血流动力学特征的诊断价值可能更胜一筹。CEUS 和增强磁共振虽然都是血管造影，都可勾画 ROI 获得描述血流灌注情况的时间 – 强度曲线，但两者差别依然非常明显。①造影剂不同，超声造影的微泡造影剂不能渗出血管壁，而磁共振造影剂可以；②检查范围不同，超声造影的检查范围受限于超声探头，造影过程中探头不能移动，故检查范围多局限，磁共振视野范围可较大；③图像质量不同，磁共振图像组织分辨率要明显好于超声造影。

（四）数字减影血管造影

数字减影血管造影（digital substraction angiography，DSA）作为血管相关病变诊断和治疗的金标准具有无可替代的作用，可利用数字减影成像快速短脉冲采集图像，从而达到实时成像，获得清晰的纯血管影像。在临床应用中，DSA 空间分辨力较强，可以显示直径为 0.5 mm 的血管，能清晰显示动脉各级分支的大小、形态、走行以及是否变异，并且不受金属伪影限制。

DSA 能够清楚地显示肿瘤的血供程度、血管侵蚀范围、新生的肿瘤血管等。一般根据肿瘤的 DSA 染色，对照邻近正常椎体，每个病灶都被赋予 3 个血供等级（1 ~ 3 级）。判定血供的标准是：1 级为乏血供，没有染色或仅有微弱的染色；2 级为中等血供，即中等染色，比邻近椎体染色稍明显；3 级为富血供，病灶有丰富的染色（图 10-1-12）。Caroline 等在对 46 例脊柱转移瘤需要手术的患者 DSA 图像进行观察者内与观察者间评价时发现，在肿瘤 DSA 染色三种分级中，组内与组间一致性均较好。

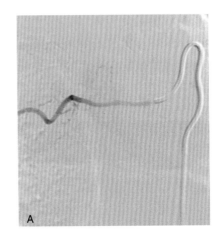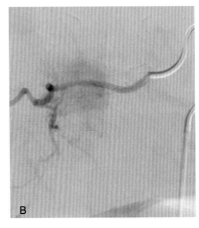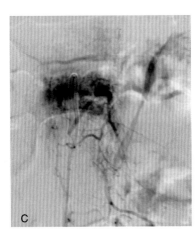

图 10-1-12　1 ~ 3 级血供

A.1 级乏血供；B.2 级为中等血供；C.3 级富血供

Chen 等证实了脊柱病变术前 DSA 检查发生神经系统和全身并发症风险非常低。该研究回顾 10 年期间的 302 次脊柱血管造影检查，统计术中和术后神经系统、非神经系统和局部并发症的发生率。对每例患者脊柱 DSA 的适应证、既往非侵入性影像学检查结果和血管造影诊断进行评估，发现该研究队列中没有发生术中或术后神经系统并发症。2 例（0.7%）出现全身并发症（1 例出现背部痉挛，另 1 例出现肺水肿），均迅速康复并出院。穿刺部位并发症包括 3 例（1.0%）腹股沟血肿，均采用保守治疗。

　　骨科医生在对脊柱转移瘤患者做 DSA 的时候，不仅可以发现肿瘤供血的大动脉，而且可以对富血供肿瘤进行栓塞减少术中出血（图 10-1-13）。相较于以上三种灌注技术，DSA 具有辐射、有创及术中可发生严重并发症等缺点，所以在临床上通过影像的灌注技术术前鉴别富血供或乏血供脊柱转移瘤，避免乏血供转移瘤患者行术前 DSA 是十分必要的。

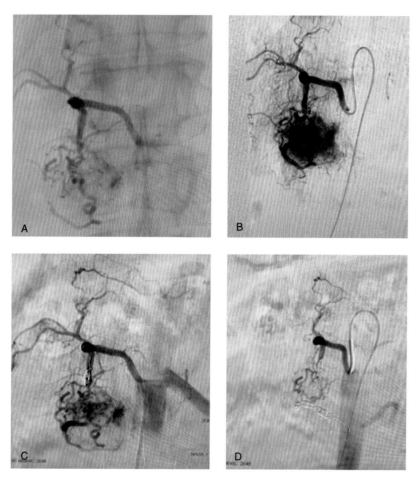

图 10-1-13　L2 椎体肾癌骨转移术前腹主动脉造影、脊柱肿瘤灌注及栓塞

　　术中显示肿瘤染色明显呈高灌注、供瘤血管粗大丰富，肿瘤高血运，术后主要瘤血管栓塞后血供明显减低，手术时间缩短，术中出血约 5400 mL。A. DSA 显示肿瘤供血血管多支、粗大、瘤血管形成丰富来源于腰 2 椎体右侧上下缘腰动脉分支；B. 灌注成像显示肿瘤染色明显，呈富血供；C. DSA 下弹簧栓栓塞，瘤体血供减低；D. L2 椎体上下缘血管供瘤，弹簧圈栓塞后供瘤血管栓塞完全无复瘤、瘤体无明显显影

　　脊柱转移瘤的发生发展伴随血管生成，转移瘤的新生血管有着独特的结构和特点，对肿瘤血供的评价与术前治疗方案的选择、术后疗效的评价及术后预后的评估都有至关重要的作用。随着检查技术飞速发展，临床可采取多种手段对肿瘤病灶的血供进行评估，但将各种检查新技术应用临床并成为常规检查还需要 MDT 交流合作，脊柱转移瘤术前血供评估作为常规操作还需进一步高质量临床实验文献的证实。

第二节 控制性降压在脊柱转移瘤手术中的应用

随着治疗手段不断进展，癌症患者生存期不断延长的同时，脊柱转移瘤的发生率不断升高，目前脊柱肿瘤采取的主要方法是手术治疗。手术治疗除了提高患者生活质量，还可以改善脊髓受压的相应症状，增加稳定性，更可延长生存期。然而骨科手术通常涉及骨髓、肌肉组织和一些静脉丛的操作。由于血管复杂，骨科手术中的出血相对较多，通常表现为弥漫性出血。Chen 等的一篇 Meta 分析文献纳入 760 例脊柱肿瘤与脊柱转移瘤手术患者，围手术期总出血量为 2180 mL（95%CI：1805 ~ 2554）。朱秋峰等的研究表明，脊柱肿瘤手术中一个最为严重的并发症是大量失血，并且大都出现在肿瘤的切除阶段，一般达 1000 mL 以上，其中颈椎、胸椎、腰椎、骶椎的失血量分别为（1050±164）mL、（1709±315）mL、（1982±289）mL 和（3250±383）mL，因此选择有效的方法来减少术中出血至关重要。

脊柱转移瘤减少术中出血的方法包括无菌纱条填塞压迫、急性高容量或等容量血液稀释、围手术期血液回收、电凝止血、应用抗纤溶药物、控制性降压等，其中急性高容量和急性等容量血液稀释不仅有同样的扩容效应，而且操作简单、费用低，对血液保护的作用予以肯定，但血液稀释后，凝血因子也得到不同程度的稀释，可能会对机体凝血功能造成影响；当患者失血量超过 40% 血容量时，其安全性还需进一步探讨。自体血回收技术可最大限度地减少术中异体血输入，理论上 60% 的术中失血可以回输，患者可不需要异体输血而得到足够的血容量补充，但脊柱转移瘤手术创伤大、出血量多，不能完全避免输入异体血。电凝止血常需要通过高达 300℃ 的温度将局部组织烧焦来封闭出血点，对局部组织损伤较大，不利于术后切口的愈合，且对于局部软组织广泛渗血难以发挥其优势。抗纤溶药物能够减少脊柱手术围手术期的失血量和输血量，但存在增加静脉血栓栓塞的风险，其应用仍然存在争议。控制性降压（controlled hypotension，CH）可以减少术中出血，保证手术视野清晰，避免对重要的神经血管造成损伤，缩短手术时间，降低输血需求，减少结扎烧灼组织，降低水肿程度、加快伤口愈合等优势，使其在手术中的应用越发广泛。

控制性降压是指利用药物和（或）麻醉技术将平均动脉血压（mean arterial pressure，MAP）降至 55 ~ 65 mmHg 或将收缩压降至 80 ~ 90 mmHg，或将 MAP 降低基础值的 30%。早在 1946 年，Gardner 首先采用动脉放血降压及动脉输血恢复血压的方法增加脑膜溴沟瘤切除术的手术视野，该方法实际是使患者处于失血状态再进行手术，虽然通过降压增大了术野，但术前放血极易导致血容量下降，造成严重的失血性休克甚至死亡。1948 年，Griffiths 等采用脊椎麻醉阻滞交感神经的方法使血管扩张降低血压，然而该方法降压的程度及时间不易控制。1950 年，Enderby 开始应用神经节阻滞药进行降压，但药物同时也阻滞副交感神经引起心动过速、瞳孔散大、睫状肌麻痹、胃肠道运动减弱及尿储留等不良反应，研究者继而采用吸入麻醉药如氟烷等抑制心排血量降压，降压效果持续、稳定、易控制。至此药物性降压一直应用于临床，时至今日仍然发挥着不可替代的作用（图 10-2-1）。

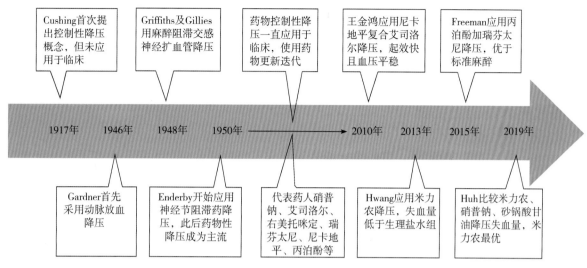

图 10-2-1　控制性降压的发展过程

从概念提出、放血降压到阻滞交感神经，再到药物性降压，药物降压一直沿用至今，各种药物更新迭代各有优势

在药物性降压研究方面，Hwang 为了确定米力农对老年患者脊柱手术期间诱发低血压的影响，选择 40 例 60 ～ 70 岁接受择期腰椎融合手术的患者，随机分配为米力农组和对照组。米力农组 10 min 内输注 50 mg/（kg·min）的米力农作为负荷剂量，然后输注 0.6 mg/（kg·min）的米力农作为连续剂量；对照组以相同方式注入等量生理盐水。结果显示米力农组术中失血量为（445.0±226.5）mL，对照组为（765.0±339.2）mL（$P = 0.001$）；米力农组每小时尿量为（1.4±0.6）mL，对照组为（0.8±0.2）mL（$P < 0.001$）。结果很明显地表明米力农降压可以减少术中出血。2015 年，Freeman 等为了比较标准麻醉或低血压硬膜外麻醉下患者的失血量及血制品使用情况，对 2000 ～ 2014 年一个中心的 174 例骨盆和骶骨切除术患者进行失血、输血使用、并发症发生率及死亡率的分析。其中，102 例（59%）应用异丙酚加瑞芬太尼术中降血压，而其余人接受了标准麻醉。结果发现，低血压硬膜外麻醉组的平均失血量较少（1457 mL，SD 1721，95%CI：1114 ～ 1801 vs. 2421 mL，SD 2297，95%CI：1877 ～ 2965；$P = 0.003$）；低血压硬膜外麻醉组患者平均接受较少的浓缩红细胞输注（2.7，SD 2.9，95%CI：2.1 ～ 3.2 vs. 3.9，SD 4.4，95%CI：2.9 ～ 5.0；$P = 0.03$）。这表明在盆腔和骶骨肿瘤手术中，低血压硬膜外麻醉可减少失血和输血，并且严重并发症没有明显增加。但是控制性降压的手术并发症依然存在。Walsh 等通过 33 330 例非心脏手术的围手术期数据，评估术中 MAP 低于 55 mmHg 或 75 mmHg 与术后 AKI 和心肌损伤之间的关联，以确定风险增加的 MAP 阈值。结果显示，AKI 和心肌损伤分别在 2478（7.4%）和 770（2.3%）例手术中发生，两种结果风险增加的 MAP 阈值为低于 55 mmHg；在 1 ～ 5 min、6 ～ 10 min、11 ～ 20 min 和 20 min 内 MAP 低于 55 mmHg 的患者发生两种结局的风险分级增加，分别为 AKI：1.18（95%CI：1.06 ～ 1.31）、1.19（95%CI：1.03 ～ 1.39）、1.32（95%CI：1.11 ～ 1.56）和 1.51（95%CI：1.24 ～ 1.84）；心肌损伤：1.30（95%CI：1.06 ～ 1.5）、1.47（95%CI：1.13 ～ 1.93）、1.79（95%CI：1.33 ～ 2.39）和 1.82（95%CI：1.31 ～ 2.55），值得注意的是，似乎没有任何低于 55 mmHg 的 MAP 的安全持续时间。

由此可见，通过控制性降低血压，可减少术中出血，提高术野等优势，但同时也存在血压下降后终末器官低灌注损伤、血栓形成、持续性低血压、心搏骤停等风险。对于可能存在严重失血的脊柱转移瘤手术，合理控制血压阈值，达到减少术中失血但又不会损坏患者身体功能的目的显得尤为重要，因此本节从脊柱的出血机制开始，逐一介绍控制性降压的方法、降压后重要脏器的功能状态以及应用新兴技术降低其并发症的方法。

一、脊柱手术易出血机制

术中失血是一个常见的问题，Hossein 等表明，成人脊柱手术中的大量失血尚无统一定义，并且在麻醉学文献中对大量失血的定义有些武断，但通常认为在 24 h 内损失患者血液总量的 1/2（成人 60 ml/kg）构成严重失血。Chen 等的文章表明，在 760 例接受脊柱手术的患者中，围手术期失血量总共为 2180 mL（95%CI：1805 ~ 2554），约占成人血液总量的 51%。转移性疾病脊柱手术期间的失血可能是来自过多的肿瘤血管和扩张的硬膜外静脉，也可能来自软组织，椎旁血管等，下面从三个方面论述脊柱手术易出血机制。

（一）脊柱血管解剖造成

脊柱血管错综复杂，不仅有胸骨、锁骨及肋骨等骨性结构，而且还有血管、神经、淋巴结、气管、食管、胸导管等重要组织和器官，手术极易造成血管损伤，特别是髓外动脉和动脉吻合系统最易损伤。

1. 髓外动脉 沿脊髓有三条纵行动脉向白质和灰质提供横支。这些动脉供应位于脊髓表面的环状动脉网，称为"硬膜动脉丛"。第一纵行动脉是前动脉，称为"脊髓前动脉"（anterior spinal artery，ASA）。另外两条纵行动脉是后动脉和成对动脉，称为"脊髓后动脉"（posterior spinal arteries，PSA）。ASA 为脊髓的前 2/3 提供血流，而 PSA 为脊髓的后 1/3 提供血液。少数到达脊髓的神经根动脉专门称为"神经根延髓动脉"，最大的神经根延髓动脉与 ASA 吻合，为腰椎膨大提供主要的动脉血流（图 10-2-2）。

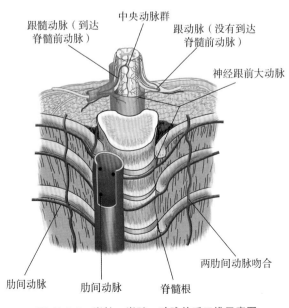

图 10-2-2 脊柱、脊髓、动脉关系三维示意图

2. 动脉吻合系统　在轴位平面上考虑脊髓时，有4个吻合环，分别为髓内、硬膜内、硬膜外、椎体外，它们各自承担着血液的汇合与分流。ASA 和 PSA 到达脊髓圆锥，在那里通过"圆锥吻合环"吻合，它是 ASA 和 PSA 之间最大的吻合系统。最具侵袭性的脊柱肿瘤切除术很多主要危及髓外动脉和硬膜内吻合网络（图 10-2-3）。

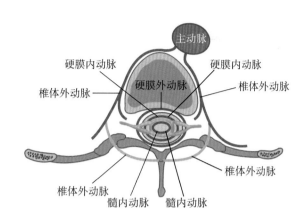

图 10-2-3　在轴向平面上吻合网络示意图

（二）肿瘤新生血管数量增多

脊柱肿瘤及其附近组织有着更多的血管，Edwin 等运用活体显微镜研究肿瘤组织的病理和生理结构，这项技术可以更加详细地观察肿瘤组织在分子、细胞、解剖和功能层面的结构，包括血管生成和微环境方面，结果发现肿瘤血管生成在组织出血方面起着重要作用。肿瘤血管生成是指由现有的血管系统萌芽而形成的新血管，为了保持直径在数毫米以上的生长，所有恶性肿瘤都需要新血管的生长，它在实体瘤的发生、侵袭和转移中起着关键作用。血管生成被认为是肿瘤侵袭的标志，因为丰富的血管网络可以为肿瘤细胞提供充足的氧气、营养等，并且有助于肿瘤的转移。

（三）肿瘤血管的特异性

肿瘤血管生成不同于正常血管，其比正常血管更易出血的原因：①内皮不完整，平滑肌细胞和周围组织相对缺乏覆盖，新生血管稀疏、易碎、变形、渗透率高；②肿瘤血管的动、静脉分流，甚至急性血管破裂导致的逆流，肿瘤间质压力和血容量增加。

二、控制性降压对机体的影响

在控制性降压对器官影响的研究中，Bijker 等研究表明缺血性胞卒中发生率为 0.1% ~ 3%；Walsh 等研究表明心肌损伤发生率为 2.3%；Sun 等研究表明急性肾损伤发生率为 2.34% ~ 3.53%。由此可见，在降压的同时不可避免地出现实质脏器灌注不足、功能障碍的情况，究其原因均与降压适应证选择不当、降压技术掌握不熟练，管理不当密切关系，此外还与降压过急、药量过多、血容量不足以及对患者术前潜在危险性因素缺乏了解等有重要关系，因此熟悉控制性降压对各实质脏器的影响尤为重要，通过平衡降压效果和其对脏器的影响，可最大限度地减少术中出血，保护机体功能（表10-2-1）。

表 10-2-1　不同研究者术中控制性降压的效果

研究者	控制性降压/药物	血压范围	检测指标（实验组 vs. 对照组）		结果
Hwang 等	米力农	MAP 不少于 60 mmHg	术中失血量（mL）445.0±226.5 vs. 765.0±339.2	每小时尿量（mL）1.4±0.6 vs. 0.8±0.2	术中失血量减少，尿量增加
Huh 等	米力农、硝普钠、硝酸甘油	收缩压下降30%	术中失血量（mL）288.5±94.4 vs. 399.8±60.3 vs. 367.0±122.5	每小时尿量（mL）1.4±0.5 vs. 0.7±0.3 vs. 0.9±0.4	用于诱发低血压的米力农可减少术中失血和增加尿量
Park 等	尼卡地平	MAP 为 50~65 mmHg	肌酐清除率（mL/min）200 vs. 150	血清胱抑素 C（mg/L）0.58 vs. 0.63	尼卡地平增加肌酐清除率，肾功能得以保留
Freeman 等	丙泊酚加瑞芬太尼或氯胺酮	MAP 为 53 mmHg 左右	术中失血量（mL）1457 vs. 2421 mL，SD 1721 vs. 2421，SD 2297	输注红细胞（units）2.7 vs. 3.9	低血压麻醉导致更少的失血量和红细胞输注量

（一）对大脑的影响

人体脑组织因代谢率高、氧耗量大及对缺氧敏感等特点，控制性降压时最大的顾虑就是脑血流不足导致脑缺血缺氧性损害，因此保证脑组织的血流灌注和氧供需平衡是控制性降压的基本安全要求。当动脉血压发生改变时，颅内小动脉可以通过收缩或舒张来维持脑血容量相对稳定，以保持正常的生理功能，该能力称为脑血流自动调节能力。当血压低于脑血流调节能力的下限时，伴随着血压的不断下降，脑血流量也将不断减少，最终出现脑组织不可逆性损伤。这些损伤包括中枢神经系统的损伤、局部组织压力的升高、侧肢循环的减少，还可以显著影响大脑海马 CA1 神经元的功能活动。

在研究术中轻度低血压与脑卒中的关系时，Bijker 等对 2002 年 1 月至 2009 年 6 月接受非心脏和非神经外科手术的 48 241 例患者进行病例对照研究，共有 42 例脑卒中患者（0.09%）与 252 例对照患者的年龄和手术类型相匹配。用条件逻辑回归分析术中低血压持续时间（根据血压阈值范围定义）对术后 10 天内缺血性脑卒中发生的影响，并针对潜在的混杂因素进行了调整。结果显示，在对潜在的混杂因素进行校正和多次测试后，平均血压从基线下降超过 30% 的持续时间仍然与术后脑卒中的发生显著相关（$OR = 1.013$/min 低压值，99.9%CI：1.000 ~ 1.025）。然而，Jakson 等研究的证明确与此相反，其通过使用倾向评分按 4：1 的比例匹配非心脏手术后脑卒中患者与术后未发生脑卒中的对照患者，并对术中低血压与术后脑卒中之间的关联使用零膨胀负二项式回归进行评估。结果发现，在符合纳入标准的 106 337 例患者中，审查确定了 120 例术后脑卒中事件的患者，4：1 倾向匹配产生了 104 例脑卒中患者和 398 例对照者；与对照者相比，脑卒中患者出现低血压的可能性并不高（$OR = 0.49$ 95%CI：0.18 ~ 1.38），在术中低血压患者中，脑卒中患者的低血压程度并不高于对照者（几何平均值比 =1.07 95%CI：

0.76 ~ 1.53），并没有发现术中低血压（定义为 MAP < 70 mmHg）与术后脑卒中之间存在关联。对此，Bijker 等作出解释，MAP 自基础值下降超过 30% 与术后脑卒中的发生具有统计学意义，"基线"的定义不同，根据所使用的基线，可能会影响术中低血压程度与术后缺血性脑卒中的相关性；除此之外，脑卒中的风险也与术中低血压持续时间相关，每分钟脑卒中风险增加 1.013 倍。

（二）对心脏的影响

非心脏手术的心肌损伤的总发生率为 3.1%，心肌损伤不存在一个固定的定义，一般定义为术后 7 天内，第四代肌钙蛋白峰值超过 0.03 ng/mL 一次，CK-MB 的峰值超过 8.8 ng/mL 一次。为了评估术中低血压与心肌损伤的关系是否依赖于基线 MAP，Vafi 等研究显示 MAP 低于 65 mmHg 的绝对阈值与心肌损害呈进行性相关。绝对阈值越低，低血压持续时间越长，损伤越常见。在 MAP 为 50 mmHg 时，仅仅 1 min 就会显著增加心肌和肾脏损伤的风险。MAP 低于 65 mmHg 持续时间大于 13 min 与心肌和肾脏损伤概率增加显著相关，当 MAP 低于术前的 50% 时，仅 5 min 就会显著增加心肌和肾脏损伤的风险。同样的观点 Van 等表明，MAP 低于术前的 40% 超过 30 min 与心肌损伤的发生率增加有关，甚至是短时间的低于术前 MAP 的 40% ~ 50% 都与肾脏和心肌损伤相关。因此，他们认为术中血压应维持在术前 20% 以内的经典建议似乎是合理的。

（三）对肾脏的影响

控制性降压对肾脏的影响主要表现为 AKI。AKI 定义为患者术后前 2 天肌酐相对增加 50% 或绝对增加 0.3 mg/dL。在成人中，肾脏 MAP 为 75 ~ 170 mmHg 之间保持不变，但超过这一范围后会变得依赖于血压，MAP 为 50 ~ 60 mmHg 是肾血流自动调节的下限。Rhee 等提出了肾血管反应指数（renovascular reactivity index，RVx），它量化了肾血容量对动脉血压自发变化的被动性，测试 RVx 能检测肾血流量的减少。结果发现在灌注压为 60 mmHg、45 mmHg 和 40 mmHg 时，肾血流量分别下降至基线的 75%、50% 和 25%，而在大脑中，这些下降分别发生在 30 mmHg、25 mmHg 和 15 mmHg 的压力下；使用 50% 和 25% 基线的肾血流量阈值的受试者操作特征曲线下面积分别为 0.85（95%CI：0.83 ~ 0.87）和 0.90（95%CI：0.88 ~ 0.92），肾血管自动调节可以被监测，并且在失血性休克期间在脑血管自动调节之前受损。为了研究术中 MAP 小于 55 mmHg、60 mmHg 和 65 mmHg 与 AKI 之间的关联，Sun 等对 5127 例接受有创 MAP 监测且住院时间为 1 天及其以上的非心脏手术患者（2009—2012 年）进行一项回顾性队列研究，结果发现 AKI 发生在 324 例（6.3%）患者中，处于 MAP 低于 60 mmHg 的情况下 11 ~ 20 min，患者 AKI 发生率为 1.84%，处于 MAP 低于 55 mmHg 的情况下 11 ~ 20 min，AKI 发生率为 2.34%；时间延长超过 20 min 时，AKI 发生率为 3.53%。MAP 水平降低程度至关重要，因在术前根据患者自身年龄、肾功能水平选择合适的降压基线水平和降压时间，一般以不低于 55 mmHg、时间不超过 20 min 为宜。

（四）对视力的影响

脊柱手术中视力丧失的发生率为 0.2%。双侧视神经受累在围手术期后部缺血性视神经病变患者中很常见，大约一半的患者和 70% 的腰椎手术后患者会发生双侧视神经受累。术中贫血和控制性维持的低血压是缺血性视神经病变患者在腰椎手术后视力丧失的主要危险因素，原因可能是会增加中心静脉压和降低眼灌注压。

为明确术中低血压与脑部疾病发生的关系，Mione 等研究了由脊柱手术术中低血压引起的双侧枕叶分水岭缺血性脑卒中，并报道了腰椎椎板切除术后术中低血压引起的双侧对称性的枕叶梗死导致视力丧失的患者。患者 55 岁，无任何基础疾病，也未进行任何治疗，术前血压为 176/114 mmHg，为防止出血，收缩压控制在 80 mmHg 以下，降压时间为 75 min，手术过程中未进行输血，醒来时患者主诉完全失明，2 年后仍然存在严重的视觉障碍和空间忽视。脊柱手术患者非常容易出现术中低血压，并存在因眼梗死和皮质梗死导致视力丧失的风险，特别是在大脑动脉环存在变异的情况下。

三、临床常用控制性降压的药物

（一）血管扩张药

1. 硝普钠　硝普钠是临床常用的药物，通过在血管平滑肌内代谢产生一氧化氮（nitricoxide，NO），舒张血管平滑肌，是目前强有力的血管扩张剂。由于其降低了后负荷，心肌耗氧降低，所以心输出量不降低，而且起效快，作用时间短，血压易于控制，曾是临床首选的控制性降压药物，但血小板抑制具有增加失血量的潜在风险，其他潜在的不良反应，包括心动过速、肝脏和骨骼肌缺氧、肺内分流等。与硝酸甘油相比，硝普钠在降低 MAP 方面可能更为有效。Yaster 等在儿科人群中评估硝酸甘油在脊柱、颅面或肝脏手术期间控制性降压的作用，硝普钠能将所有患者的 MAP 降至 55 mmHg 以下或基线的 1/3，而硝酸甘油则不能。

2. 硝酸甘油　硝酸甘油主要是松弛血管平滑肌，扩张静脉系统，使外周循环阻力降低和容量血管扩张，临床上也主张与艾司洛尔联用，以降低心率。与硝普钠相比，硝酸甘油的作用较慢，但不会导致心肌缺血、反跳性高血压或有毒代谢。

（二）β_1 肾上腺素能受体阻滞剂

艾司洛尔作为高选择性 β_1 肾上腺素能受体阻滞剂，起效快，作用时间短，能明显降低心率，减少心输出量而降低血压。研究表明，应用艾司洛尔降压可以减少神经损伤模型大鼠脊髓缺血再灌注损伤。理论上艾司洛尔与硝酸甘油一起输注，更有利于控制性降压的顺利实施。徐建国等研究硝普钠或硝普钠 – 艾司洛尔用于轻或中度颅内高压患者控制性降压对脑氧，18 例颅内压轻度增高的颅内肿瘤患者，在持续丙泊酚静脉麻醉（目标血浓度 5 μg/mL）下行开颅手术。采用硝普钠或硝普钠 – 艾司洛尔控制性降压至动脉压 64 ~ 68/40 ~ 45 mmHg，持续 1 h，结果显示合并使用艾司洛尔有助于维持较低的颅内压 [（8.3±3.6）mmH$_2$O vs.（8.1±3.8）mmH$_2$O；（8.8±3.1）mmH$_2$O vs.（8.5±3.7）mmH$_2$O；（9.4±3.6）mmH$_2$O vs.（8.8±3.8）cmH$_2$O，$P < 0.05$]，并可减慢心率 [（96.2±8.2）次 / 分 vs.（62.3±5.2）次 / 分；（91.4±9.3）次 / 分 vs.（61.7±3.8）次 / 分；（88.5±6.9）次 / 分 vs.（62.0±4.2）次 / 分，$P < 0.05$]，防止硝普钠停药后反跳性高血压代谢和颅内压的影响。

（三）α₂- 肾上腺素能受体激动剂

右美托咪定作为一种高选择性 α₂ 肾上腺素能受体激动剂，具有镇痛、镇静、降低交感神经活性的作用，其主要是通过抑制交感神经活性，从而减慢心率、降低血压；同时还可降低患者脑氧摄取率，降低患者术后认知功能障碍的发生率，而具有神经保护作用。雷钟等为探讨右美托咪定肿瘤手术中控制性降压的临床疗效，选择 2012 年 6 月—2014 年 8 月择期在全身麻醉下行椎体肿瘤切除手术患者 50 例，采用随机数表法随机分为右美托咪定组（D 组）和硝酸甘油组（N 组），各 25 例，术中使患者 MAP 较基础值下降达 30% 左右，且保证 MAP 大于 55 mmHg。结果术术中 D 组补液总量 [（4804±1738）mL vs.（3662±1592）mL]、输注胶体溶液 [（1800±677）mL vs.（1060±416）mL] 及麻醉期间尿量 [（1224±446）mL vs.（340±94）mL] 明显多于 N 组，差异均有统计学意义（$P < 0.05$）；与 N 组比较，D 组控制性降压 30 min 后心率和拔管时心率 [（81.2±10.3）次 / 分 vs.（89.3±14.0）次 / 分）]、血压较低 [（72.8±7.4）mmHg vs.（99.2±11.3）mmHg]，差异均有统计学意义（$P < 0.05$），结果表明右美托咪定用于脊柱肿瘤手术控制性降压时，术中心率及术后拔管时血压更平稳。

（四）钙离子通道阻断药

尼卡地平是一种静脉注射的钙通道拮抗剂，可以适度快速地控制血压，松弛血管平滑肌，降低全身血管阻力。Lustik 等通过比较发现，尼卡地平引起的暂时性严重低血压比硝普钠要少。Bernard 等为了在麻醉期间诱发故意低血压，将尼卡地平用于接受全髋关节置换术的患者，并与硝普钠进行随机比较。在开始施用尼卡地平或硝普钠之前和之后的 10 min、20 min、30 min 和 60 min 进行血流动力学测量；在药物输注结束时的 10 min、20 min 和 60 min 后测量血浆肾素活性和儿茶酚胺水平。结果发现尼卡地平可在全髋关节置换术期间诱发故意低血压，但会导致停止输注后持续存在的累积效应，并可能导致术后低血压，而硝普钠出现较多。王金鸿等观察尼卡地平复合艾司洛尔在脊柱手术中控制性降压的效果。患者随机分为实验组和对照组各 15 例，两组患者 ASA 分级、年龄、性别、体重、血红蛋白等指标差异无统计学意义。实验组插管后静脉注射尼卡地平 20 μg/kg，患者俯卧位消毒铺巾后，双静脉通路微泵输注尼卡地平每分钟 2 μg/kg，艾司洛尔每分钟 10 μg/kg，将平均动脉压控制在 60 ~ 70 mmHg，手术结束前 20 min 停止控制性降压。结果手术出血量实验组为（426±48）mL、对照组为（746±123）mL，两组比较差异有统计学意义（$P < 0.05$），心率实验组分别为（91.8±15.2）次 /min、（82.5±14.0）次 /min、（87.2±8.4）次 /min，对照组分别为（80.0±12.7）次 /min、（78.7±13.9）次 /min、（79.4±5.7）次 /min。由于尼卡地平具有冠状动脉及外周阻力血管的扩张作用，用药后心肌收缩力和心输出量增加，可以减弱艾司洛尔对心脏的抑制作用，而艾司洛尔可抑制尼卡地平引起的心动过速，同时减少心脏作功和心肌氧耗，两药联合应用降压起效快、可控性强、血压平稳。

（五）磷酸二酯酶Ⅲ型抑制剂

米力农是一种选择性磷酸二酯酶Ⅲ型抑制剂，用于充血性心力衰竭患者或心脏手术中。磷酸二酯酶抑制剂可增加环磷酸腺苷，促进钙离子流入心肌和血管平滑肌细胞。动脉和静脉血管平滑肌均有血管扩张，从而降低全身血压。使用米力农控制性降压比使用硝普钠或硝酸甘油减少术中失血量和增加尿量。Choi等为了比较米力农、硝普钠和硝酸甘油对接受脊柱手术的老年患者诱发的低血压、脑灌注和术后认知功能的影响，选择60例大于60岁进行腰椎融合手术的患者，随机分配为米力农（M组）、硝普钠（S组）或硝酸甘油（N组）组，目标血压是收缩压较基线下降30%或平均血压为60～65 mmHg。用局部脑静脉血氧饱和度衡量脑灌注量，用围手术期简易精神状态检查（mini-mental state examination，MMSE）评分量术后认知功能。结果显示在给药期间，M组静脉血氧饱和度小于60%的持续时间短于其他组［M：（67.5±54.6）min；S：（114.9±60.0）min；N：（109.5±70.2）min，$P = 0.03$］，M组术后第5天的MMSE评分高于其他组，这表明米力农用于诱导低血压可以有更好的术中脑灌注和术后认知功能。

（六）麻醉药物

丙泊酚作为静脉全身麻醉药，通过直接降低外周血管阻力、抑制内质网对钙离子的提取而抑制心肌收缩力、抑制循环压力感受器对低血压的反应。丙泊酚对循环抑制较弱，因此临床上常与多种药物合用以达到降压作用。梁冰等评估在经后路椎体间植骨、椎弓根钉内固定术中，靶控输注舒芬太尼复合丙泊酚控制性降压的可行性。将60例经后路椎体间植骨、椎弓根钉内固定术患者随机分为降压组（H组）和对照组（C组），H组手术开始后行控制性降压，每隔2 min调高舒芬太尼的靶控浓度0.05 ng/mL，直到MAP降至55～70 mmHg，C组不施行控制性降压，维持舒芬太尼的靶控浓度不变。结果表明与C组相比，H组术中出血量少、手术时间缩短（$P < 0.05$），H组切开皮肤时心率减慢［（65.00±4.25）次/min vs.（75.00±10.43）次/min，$P < 0.05$）］、MAP降低［（62.00±5.12）mmHg vs.（82.00±13.01）mmHg，$P < 0.05$）］在椎间盘取出时，H组的MAP［（58.00±2.16）mmHg vs.（78.00±8.75）mmHg，$P < 0.05$）］和心率［（62.00±6.71）次/min vs.（80.00±7.51）次/min，$P < 0.05$）］较C组明显降低。至于七氟烷，它已被证明以多种方式降低全身血管阻力，Albertin等发现采用丙泊酚的患者虽然局部血流较七氟烷组多，但术中出血更少。不同控制性降化药物对比见表10-2-2。

表10-2-2　不同控制性降压药物对比

药物分类	药物名称	降压机制	降压效果	临床特点
血管扩张药	硝普钠	通过在血管平滑肌内代谢产生一氧化氮，舒张血管平滑肌，扩张小动脉和小静脉	起效快（<30 s），持续时间短（<2 min），血压易于控制	曾是临床首选，但存在血小板抑制增加失血量、心动过速、肝脏和骨骼肌缺氧、高血压反弹等风险
	硝酸甘油	松弛血管平滑肌，扩张静脉系统，使外周循环阻力降低和容量血管扩张	硝酸甘油的作用较慢，但不会导致心肌缺血、反跳性高血压	临床上主张与艾司洛尔联用，但会反射性引起心动过速，增加心肌耗氧，大剂量长时间使用可能发生正铁血红蛋白血症
β_1肾上腺素能受体阻滞剂	艾司洛尔	减少中枢神经系统的交感兴奋性，减慢心率，降低收缩压，使心脏作功及氧耗量降低	起效快，作用时间短，能明显降低心率从而保护心肌，预防心肌缺血	艾司洛尔常与硝酸甘油一起输注

续表

药物分类	药物名称	降压机制	降压效果	临床特点
α₂肾上腺素能受体激动剂	右美托咪定	抑制交感神经活性，从而减慢心率、降低血压，稳定血流动力学	减慢术中患者心率，减少术中出血量，从而改善术野	降低患者脑氧摄取率，降低患者术后认知功能障碍的发生率
阿片受体激动剂	瑞芬太尼	扩张容量血管及阻力血管，抑制血管运动中枢	提供更好地血流动力学稳定性，并且可以减少脑血流量的变化	手术后疼痛控制和这些患者的痛觉过敏
钙离子通道阻断药	尼卡地平	松弛血管平滑肌，降低全身血管阻力	减少失血、减少输血、改善手术条件和减少手术时间	尼卡地平引起的暂时性严重低血压比硝普钠要少
磷酸二酯酶Ⅲ型抑制剂	米力农	可增加环磷酸腺苷，促进钙离子流入心肌细胞和血管平滑肌，降低了全身血管阻力	米力农控制性降压比硝普钠或硝酸甘油减少术中失血量和增加尿量	适用于伴有充血性心力衰竭患者或心脏手术中
麻醉药物	丙泊酚	直接降低外周血管阻力、抑制内质网对钙离子的提取，从而抑制心肌收缩力	快速短效静脉麻醉药，起效快，诱导平稳，持续时间短，苏醒完全，不引起噩梦和幻觉等精神症状	对循环抑制较弱，因此临床上常与多种药物合用以达到降压作用；单纯使用，需要大剂量才能达到有效控制血压的目的
	七氟烷	通过扩张外周血管，降低外周血管阻力而降低血压	心肌抑制作用较弱，具有脑保护作用，且停用后血压迅速恢复	无反弹性高血压而广泛应用于临床，但高浓度吸入异氟烷有增加颅内压的潜在危险

四、控制性降压的术中监测

尽管控制性降压并发症发生率极其低下，但是也需要术中更加合理地监测，保证患者器官及生命更加安全。常规的术中监测如心电图、血氧饱和度和无创动脉血压监测是必不可少的。新兴技术如术中经颅多普勒（transcranial doppler，TCD）监测脑血流、躯体感觉诱发电位（somatosensory evoked potential，SSEP）监测脊髓束、经食管超声心动图（transesophageal echocardiography，TEE）监测心功能、近红外光谱（near infrared spectroscopy，NIRS）监测肾灌注血流等，监测在很大程度上让临床医生知道低血压状态下重要器官的灌注量、血氧饱和度、心输出量、神经生理传导电位变化等重要信息，极大降低了术中并发症的发生率。这可帮助临床医生决定降低围手术期并发症风险的最佳策略，监测全身麻醉诱导和维持时的脑灌注情况，帮助减少围手术期缺血性并发症的发生等，这些技术使得控制性降压应用于临床更为安全与广泛。

（一）常规术中监测

1. 心电图监测

在手术麻醉中，常规使用心电图监测患者心脏功能情况，其目的主要持续观察心电活动，持续监测心率、心律变化，监测有无心律失常；观察心电波形变化，诊断心肌损害、心肌缺血及监测药物对心脏的影响，并作为指导用药的依据等。

2. 脉搏血氧饱和度

血氧含量（SpO_2）是血液中氧与血红蛋白结合为氧合血红蛋白结合的氧量和溶解于血浆中氧量之和，其中结合氧量占绝大部分。因此 SpO_2 通常能及时、可靠地反映机体的氧合状态。成人 SpO_2 正常值为 ≥ 95%，SpO_2 90% ~ 94% 为失饱和状态，< 90% 为低氧血症。因此 SpO_2 通常能及时、可靠地反映机体的氧合状态。

3. 连续无创动脉血压（continuous non-invasive arterial pressure C，CNAP）监测技术

CNAP 是通过无创的方式实时采集的连续实时动脉压和动脉压波形，基于国际独特运算法则通过数学分析法以无创的方式获得动态容量参数脉压变异率（pulse pressure variability，PPV）和心功能参数心输出量（cardiac output，CO）等全面血流动力学参数。能在主界面同时实时显示 15 个参数、12 个趋势图、1 个实时动脉血压波形图。连续无创血压（blood pressure，BP）、连续无创 CO、连续无创 PPV 以及每搏输出量变异率（stroke volume variability，SVV）等是血流动力学"三合一"监测产品，即不仅能监测血压，还能监测血压变化的原因（心功能、液体容量、外周血管阻力），可以根据 BP、CO、PPV、SVV 等的变化趋势，针对性地指导控制血压用药、抗心力衰竭药物用药、液体（容量）管理用药、血管活性药物用药等，对指导临床麻醉医师进行围手术期血压管理具有重要意义和广阔的应用前景。

（二）新兴技术监测

1. 术中经颅多普勒（TCD）监测脑血流

利用 TCD 分析颅内动脉的搏动性脑血流速度波形，可以提供各种脑血管变化的信息，最新的 TCD 包括使用光谱和彩色多普勒以及灰阶组织成像，允许直接显示主要的颅内动脉，允许识别动脉及其血流动力学。脑血流阻力可通过脉搏指数（pulsatility index，PI）测量，Abdelhaleem 等运用 TCD 监测阻滞手术前后脑血流动力学变化来评估阻滞是否成功。123 例患者接受脊髓和（或）硬膜外麻醉，患者在进行经鼻阻滞前均采用 TCD 进行评估，实验组的术前 PI 和平均流速分别为 0.63±0.04 和（57.20±4.85）cm/s，阻滞后 PI 和平均流速分别显著增加至 0.87±0.08 和（71.15±7.686）cm/s，结果表明 TCD 是评估经鼻蝶腭神经节阻滞的成功客观工具。Chaix 等用 TCD 监测大脑中动脉血流速度（Vm），记录收缩期速度（systolic velocity，Vs）、舒张期速度（diastolic velocity，Vd）和搏动指数［（Vs-Vd）/Vm］，以评估全身麻醉诱导和维持时的脑灌注情况，包括 81 例患者（37 例高风险和 44 例低风险），在麻醉诱导期间，所有患者的 MAP 和平均血流速度均下降，与低风险患者相比，高风险患者的变化更大［–34（38 ~ 29）vs. –17（25 ~ 8）%，$P < 0.001$；–39（45 ~ 29）vs. –28（34 ~ 19）%，$P < 0.01$］，在高风险患者中，MAP 降低与 Vm 降低相关（$R = 0.48$，$P < 0.01$），即大脑中动脉 Vm 测得的脑灌注减少与高危患者 MAP 降低的发生有关。相同地，Larsen 等也表示 MAP 下降与 Vm 呈正相关，尽管 MAP 在脑自动调节范围内的变化不应影响脑血流量。

2. 躯体感觉诱发电位（SSEP）监测脊髓束

SSEP 是通过对特定的混合神经或皮肤刀施加电刺激来产生感觉刺激，并记录沿上升神经通路和感觉皮质的反应来进行。SSEP 和其他形式的术中神经监测的目的是尽早发现可逆性的电变

化，以防止不可逆性的缺血性损伤。鉴于这种关系，SSEP波幅的降低可以用来表明围手术期缺血性并发症，特别是如脑卒中、视神经损伤的风险增加。Thirumala等也表明术中SSEP对医源性损伤、硬脑膜牵引、全身血压降低等具有高度的特异性，其进行一项回顾性研究，旨在分析SSEP监测在儿科器械脊柱侧凸病例组中的效果。排除包括任何神经肌肉疾病的患者或不可靠的SSEP监测，最终477例接受SSEP监测的手术患者纳入研究。对仅使用SSEP 15项监测的477例特发性脊柱侧凸手术进行的观察显示，新的缺陷率为0.63%，没有永久性损伤病例。敏感性为95.0%，特异性为99.8%，阳性预测值（positive predictive value，PPV）为95%，阴性预测值（negative predictive value，NPV）为99.8%。结果表明监测SSEP仍然是检测和预防医源性损伤的一种高度可靠的方法。然而Abdelkader等的研究表明，SSEP单独监测在选择性皮质脊髓束损伤方面的敏感性较低，其对一所大学神经外科部门在5年内接受宫颈手术的连续系列患者进行前瞻性分析，使用标准贝叶斯技术确定敏感性、特异性、阳性预测值和阴性预测值。研究人群包括1055例患者（614例男性和441例女性），平均年龄为55岁。执行的监测模式包括1055例患者的SSEP记录、26例患者的运动诱发电位（motor evoked potential，MEP）记录和427例患者的肌电图（electromyography，EMG）记录。结果表明26例患者（2.5%）有显著的SSEP变化；212例患者（49.6%）的EMG活动是短暂的；34例患者（3.2%）出现新的术后神经功能缺损；12例患有脊柱肿瘤，其中7例是髓内肿瘤。SSEP的敏感性为52%，特异性为100%，PPV为100%，NPV为97%。MEP敏感性为100%，特异性为96%，PPV为96%，NPV为100%。EMG的敏感性为46%，特异性为73%，PPV为3%，NPV为97%。所以结合使用EMG和SSEP记录更加有助于预测和预防颈椎手术期间的神经损伤。Kelleher等也表明敏感性低可能是因为神经根和皮质脊髓束损伤，对这些损伤，EMG和MEP是更敏感的检查方法。MEP与SSEP的结合使用已被证明可以将SSEP的敏感性从59%提高到92%。因此结合MEP和SSEP进行多模式监测脊髓束，不失为一种更加有效且合理的方法。

3. 经食管超声心动图（TEE）监测心功能

最近，使用超声检查被证明在改善低血容量和左心室功能障碍的监测和纠正方面具有重要影响，更短的手术时间和死亡率降低的趋势。超声心动图主要分为经胸超声心动图（transthoracic echocardiography，TTE）和TEE，相比之下，TEE通过食道提供可靠的声学窗口，减少图像生成的可变性并通常确保高分辨率图像；并且TEE已被证明在危重患者的临床高风险方面优于TTE。从血流动力学监测的角度来看，TEE对液体反应性的评估主要基于主动脉速度时间指数（aortic velocity time index，VTI）变化、左心室（LV）收缩功能、CO对被动抬腿的动态变化，以及下腔静脉直径的测量值，并具有更高的准确性，同时TEE在测量上腔静脉直径随其呼吸变化方面具有非常好的特异性和中等敏感性；因此术前和术中使用超声心动图可能有助于临床医生决定降低围手术期并发症风险的最佳策略，包括加强监测或更高水平的术后护理。

4. 近红外光谱（NIRS）监测肾灌注

血流不同的生物标志物（如Cystatin C和NGAL）常被用于肾脏损伤的早期检测。尽管如此，肾血氧饱和度被证明是比血肌酐、EGFR和尿NGAL更好的急性肾脏低灌注的标志。NIRS是一种非侵入性的光学技术，它连续测量局部组织区域内氧合和脱氧血红蛋白之间的差异，从而获得局部氧饱和度。肾静脉血氧饱和度（renal venous oxygen saturation，SrvO$_2$）的下降已被证明与术后肾损害有关，因此术中和术后肾血氧饱和度降低均可预测急性肾损伤。Tholen 等将使用 NIRS 从肾脏上的皮肤传感器获得的局部组织肾脏氧饱和度（tissue oxygenation，rSO_2）与侵入性测量的肾静脉血氧饱和度（$SrvO_2$）进行了比较。所有患者接受肾静脉导管进行 $SrvO_2$ 的侵入性测量，并使用超声引导将用于评估肾脏 rSO_2 的 NIRS 电极放置在肾脏上。所有患者接受肾静脉导管进行 $SrvO_2$ 的侵入性测量，并使用超声引导将用于评估肾脏 rSO_2 的 NIRS 电极放置在肾脏上。在体外循环之前、体外循环期间和体外循环之后以 3 种不同的流速 [2.4、2.7 和 3.0 L/（min·m²）] 进行测量。结果表明肾脏 rSO_2 与 $SrvO_2$ 相关（$R = 0.61$，$P < 0.001$），对于所有测量点，肾脏 rSO_2 与 $SrvO_2$ 相关（$R = 0.61$，$P < 0.001$），rSO_2 和 $SrvO_2$ 之间的平均差（偏差）为 -2.71 ± 7.22（$P = 0.002$），误差为 17.6%。这表明肾脏 rSO_2 和 $SrvO_2$ 之间有很好的一致性。Malakasioti 等表明围手术期或休克状态下肾血氧饱和度的下降反映了血液向重要器官的转移减少，损害了肾脏的灌注。因此 NIRS 不失为一种监测肾血流的非侵入性方法（表 10-2-3）。

表 10-2-3　术中监测技术的新进展

参数	方法	优势	限制
血管血流	经颅多普勒超声	无创连续 反映血管动态变化	结果依赖于探头位置和使用者经验
局部血管氧饱和度	近红外光谱	无创连续 适用于所有年龄	高成本 颅外污染的可能性
电位改变	躯体感觉诱发电位	提供脑缺血的实时反馈 敏感性 连续性	只能检测运动区域的缺血性损伤，空间分辨率有限
血流动力学监测	经食管超声心动图	提供可靠的声学窗口 确保高分辨率图像 侵入性更小	更加耗费时间 存在诸多禁忌证

脊柱手术是脊柱肿瘤患者常用手段，由于脊柱特殊的解剖结构和肿瘤血管易出血的原因，术中失血尤为常见。采取控制性降压技术可有效减少术中失血量，并可提高术野清晰度，医生必须熟练掌握和使用控制性降压技术，在关键时刻并适度地进行降压，血压下降的数值应以维持心、脑、肾等重要脏器的充分灌注为限度，在满足手术要求的前提下尽可能维持较高的血压水平，同时严格监测重要器官的生理功能，避免并发症的发生以确保患者安全。

第三节　复苏性动脉球囊阻断技术在下腰椎肿瘤手术中的应用

20% 的脊柱转移瘤累及腰椎，并伴有脊柱手术部位的大量出血。Chenet 等对 18 项脊柱肿瘤手术相关的研究进行 Meta 分析，发现在脊柱转移瘤手术中灾难性出血（大于 5000 mL）的发生率高达 12%。据报道，出血来源于扩张的硬膜外静脉丛、椎旁血管、未受累的骨和软组织，而不是肿瘤血管本身。出血引起的手术野不清会增加神经和邻近血管的损伤概率。此外，大量出血引起的肿瘤边界不清和肿瘤细胞污染容易导致肿瘤复发。因此，控制术中出血是下腰椎肿瘤手术切除的难点和关键。

许多技术和药物用于减少下腰椎肿瘤手术的出血，主要包括控制性降压、抗纤溶药物使用和术前栓塞术，但是这些技术控制术中出血的效果仍存在争议。主动脉球囊阻断技术已经成功应用于盆腔肿瘤切除手术，但在腰椎肿瘤手术中使用主动脉球囊导管尚未见报道。天津医院胡永成团队在国内率先开展应用复苏性球囊阻断技术（resuscitative endovascular balloon occlusion of the aorta，REBOA）来控制下腰椎肿瘤手术中出血，并取得了优良的临床效果（图 10-3-1）。

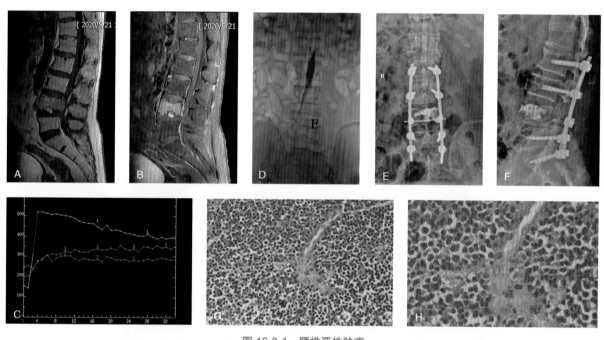

图 10-3-1 腰椎恶性肿瘤

患者，男性，69 岁。A、B. 术前磁共振表现为 L4 水平 T_1 加权像为低信号，T_2 加权像为高信号；C. 术前行 DCE-MRI 检查，平均时间 – 信号强度曲线显示病灶内血流增加；D. 透视显示球囊导管的位置在 L4 椎体头端、肾动脉尾端；E、F. 肿瘤和受累椎体节段切除后，使用椎弓根钉 - 棒系统重建脊柱稳定性；G、H. 术后病理诊断为浆细胞瘤

一、下腰椎手术球囊植入的解剖学基础

正常成人的腹主动脉在 L2 和 L4 水平分别分成右肾动脉、左肾动脉和髂总动脉。这意味着它们之间的距离超过 6 cm，有足够的空间放置球囊。此外，由于肠系膜下动脉与肠系膜上动脉之间有吻合支，即使球囊放在肠系膜下动脉近端，也不会阻断肠的血供。球囊植入如同四肢止血带一样，在肿瘤切除过程中，球囊可以直接减少流向主动脉远端的血流量。因此，可以清楚地识别肿瘤的手术边缘和腰神经根，有助于更彻底地切除肿瘤，而不会对手术部位造成污染和医源性神经损伤。当肿瘤位于肾动脉尾侧时，这项技术在理论上适用于下腰椎肿瘤手术。

二、球囊植入手术过程

在手术当天，患者首先被转移到介入放射科，并处于仰卧位。聚维酮碘消毒双侧腹股沟区域。在充分局部麻醉后，遵循 Seldingerer 技术，用动脉导管针刺入靶动脉并引入导丝，然后插入带扩张器的 8F 经皮引导鞘管。测量腹主动脉直径，腹主动脉造影下确定肾动脉的位置。插入前常规用造影剂检查以确保其完整性和通畅性，最终选择直径比腹主动脉直径大 1 ~ 2 cm 的球囊扩张导管并通过导丝到达指定位置。球囊植入的最佳位置是紧贴腹主动脉分叉，但必须位于肾动脉远端。然后球囊内注入造影剂，尝试阻断腹主动脉。当球囊逐渐被充盈时，球囊远端动脉内血流随之消失，此时准确记录造影剂的注射剂量（图 10-3-2）。

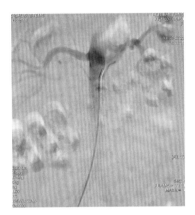
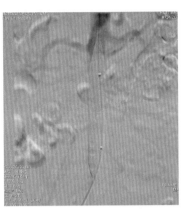
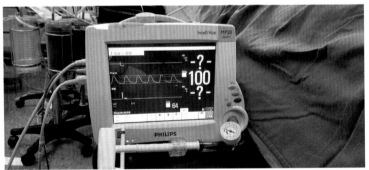

图 10-3-2　经 Seldingerer 技术向腹主动脉内插入球囊导管，随后向球囊内注射造影剂使球囊阻断，通过监测肢体远端末梢动脉氧分压来确定造影剂的注射剂量

排空球囊前导管末端用缝线牢固固定在皮肤上以防止球囊移位。俯卧位行下腰椎肿瘤手术时再用等量造影剂再次充盈球囊。通过足背动脉消失和足趾末梢血氧饱和度信号来判断术中腹主动脉是否完全阻断（图 10-3-3）。单次阻断时间控制在 90 min 以内，两次球囊阻断的间隔时间为 20 min。术中重点监测患者的尿量和血压以明确肾动脉是否受到阻断。只要植入位置正确，球囊就能够最大限度地减少流向腰椎肿瘤的血流量。无血的手术野使得肿瘤边界和腰神经根很容易暴露，缩短了肿瘤切除、神经减压、腰椎重建的手术时间。术后拔除球囊导管，股动脉穿刺点部位加压包扎。

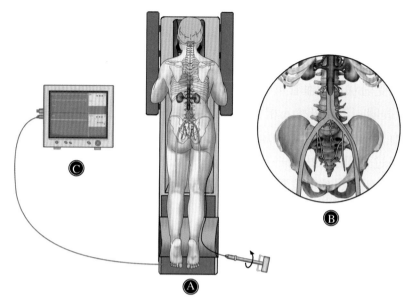

图 10-3-3　Seldinger 技术将球囊植入示意图

A. 患者首先取仰卧位，经 Seldinger 技术将球囊扩张导管（BDC）插入预定位置，然后改为俯卧位；B. 气囊的理想位置位于腹主动脉分叉头端，肾动脉的尾端，球囊充盈后，球囊远端的腹主动脉血流即被阻断；C. 在行下腰椎肿瘤手术过程中，通过观察足背动脉搏动消失和足趾末梢血氧饱和度来确定腹主动脉血流是否完全被阻断

三、球囊植入技术要点

（一）做好患者术前评估

因球囊植入后循环后负荷急剧增加，凝血状态也会发生变化，术前应充分评估患者的心脏和全身凝血功能。数字减影血管造影（DSA）或主动脉造影技（CTA）通常用于排除血管畸形、动脉瘤和不稳定斑块。动态对比增强磁共振成像（DCE-MRI）作为血流动力学特性的无创性测量技术，有助于外科医生确定患者术前是否需要植入动脉球囊以减少术中出血。

（二）血管单次阻断时间

长时间阻断主动脉可能会造成缺血再灌注损伤，到目前为止，最长安全阻断时间尚未达成共识。一篇对 19 项共 223 例受试者接受Ⅲ区血管阻断临床研究表明，中位阻断时间为 55.2 min。另外一项研究表明，单次阻断时间少于 90 min，组织的缺血损伤较轻。肢体离断 6 h 后再回植后仍能重新建立血运。胡永成团队在对下腰椎肿瘤手术实施球囊阻断时，单次球囊阻断持续时间最长达到了 90 min，尚未发生肢体缺血坏死。

为了缩短阻断时间，建议在肿瘤暴露后再充盈球囊。间歇性阻断是缩短肢体缺血时间的另一种推荐方法。但是在老年患者中这常常引起血流动力学不稳定甚至循环衰竭，因此球囊的充盈和排空速度应非常缓慢。此外，两次充盈的安全间隔时间仍然存在争议。

（三）球囊植入后并发症

与球囊相关的并发症主要是血管事件，包括血肿形成、假性动脉瘤、血栓形成等。在一项关于 911 例患者接受冠状动脉血管重建术的研究中，其血管事件发生率为 6%。另一项对 89 项研究的 Meta 分析表明，与球囊植入相关的医源性损伤发生率不到 5%。另外，充盈后的球囊并不会对局部动脉血管内壁产生明显的压迫性损伤。虽然肾损伤是主动脉球囊阻断引起的潜在严重并发症，但不必过分担心，因为一旦球囊植入正确的位置，球囊就不会在高压血流的作用下移位到肾动脉头端。因此，球囊位置的正确植入是避免肾缺血的关键。

第四节　选择性动脉栓塞

一、概述

脊柱转移瘤常常导致脊柱生物力学改变，进而造成顽固性疼痛及神经系统相关并发症，如运动障碍、感觉异常、性功能障碍、大小便失禁等，严重影响患者的生活质量，需采用放疗化疗及手术等方式进行综合治疗。对于存在神经压迫症状和脊柱生物力学不稳定的患者，需积极进行肿瘤切除、力学稳定性重建、解除脊髓压迫、恢复机体功能。然而，部分脊柱转移瘤血供丰富，手术过程中常常伴有大量的出血。一项 Meta 分析统计脊柱转移瘤围手术期失血量为 2180 mL（95%CI：1805 ～ 2554），复杂病例失血量可以达 5000 mL 以上，严重影响手术视野，增加手术难度和风险。因此，在术前准确评估肿瘤血供基础上，应积极对富血供的肿瘤进行干预，减少术中的出血。

早在 1972 年，Hekster 报道了 1 例选择性动脉栓塞术治疗椎体血管瘤的病例。患者老年女性，双下肢感觉异常伴行走困难，经腰穿脊髓造影及 X 线造影明确病变为 T7 椎体血管瘤并脊髓压迫，同时明确血管瘤为双侧第 7 组肋间动脉供血。术者局麻下选择直径 2.8 mm KIFA 导管，将取自阔筋膜张肌的组织剪成 2 mm × 2 mm × 4 mm 颗粒，经导管输送组织颗粒依次栓塞双侧肋间动脉。术后 2 天患者双下肢肌力明显恢复（4 ～ 5 级），术后 1 个月患者可以正常行走，排尿功能恢复正常，治疗取得了满意效果。

由于缺乏较高质量的随机对照研究，脊柱转移瘤是否一定需要术前栓塞仍存在一定争议。但对于富血转移瘤，大量研究表明，术前选择性动脉栓塞术可以有效减轻肿瘤压迫症状，减少术中出血量，有利于脊髓减压和肿瘤切除，改善患者的预后。Caroline 等通过单盲、单中心、随机对照研究纳入 45 例脊柱转移瘤患者（术前栓塞组 23 例，对照组 22 例），主要结果为术中失血量，次要结果包括围手术期失血量、红细胞输血量和手术时间，研究结果提示对于症状性脊柱转移患者，术前栓塞并不能显著减少术中出血量和红细胞输血量，但能缩短手术时间，同时亚组分析提示富血供肿瘤栓塞组较对照组术中出血量有明显减少。Gong 等统计 11 项研究中的

839 例脊柱转移瘤患者（1 项随机对照试验和 10 项回顾性研究），对于所有类型的肿瘤，在随机对照试验组中栓塞组和非栓塞组的平均术中出血量无显著差异（$P = 0.270$），在回顾性研究中两组之间无显著差异（$P = 0.05$）。对于有明确血管造影显示富血供的患者，在随机对照试验（$P = 0.041$）和回顾性研究（$P = 0.004$）中，栓塞组的术中出血量均明显低于非栓塞组。Yoo 等通过回顾 79 例（术前栓塞 36 例，非栓塞 43 例）低血供脊柱转移瘤患者，分析术中失血量、围手术期失血量、总输血量及失血量与手术方式的关系，结果显示术前栓塞低血供脊柱转移瘤不能减少围手术期的失血量，而椎体切除术组经栓塞后，术中出血量明显减少，输血量明显减少。

随着微导丝导管、新型栓塞剂以及数字减影成像技术的进步，脊柱转移瘤选择性动脉栓塞目前已成为一种标准治疗手段。本节将对脊柱及脊髓血管解剖、栓塞手术适应证和禁忌证、栓塞剂选择、栓塞治疗过程及栓塞术后注意事项等方面做详细的介绍，通过多学科的合作，改善脊柱转移性瘤患者的治疗预后。

二、脊柱及脊髓血管解剖

对于脊柱转移瘤，选择性动脉栓塞治疗的疗效和安全性很大程度上取决于血管造影的评估以及对脊柱脊髓血管解剖的理解。脊髓的供血动脉可能与部分脊柱椎体的供血动脉共干，因此脊柱转移瘤行选择性动脉栓塞时，应充分评估脊髓根动脉与肿瘤供血动脉的关系，避免栓塞剂异位栓塞引起严重后果。

（一）脊柱供血解剖

脊柱不同部位的椎体有相对固定的供血动脉。在颈部，椎动脉、甲状颈干和肋颈干是为脊柱供血的主要来源。在颅底病变时，还应造影评估枕骨动脉、咽升动脉在 C1 和 C2 颈椎节段的供应情况。对于下颈椎和上胸椎，除了甲状颈干和肋颈干外，还应评估最上肋间动脉。在胸腰椎椎体附近有发自主动脉后壁成对的节段动脉，包括肋间动脉和腰动脉，其小穿支直接供给胸腰椎椎体（图 10-4-1）。腰动脉发出两组与椎体相关的分支，第一组为短的椎体分支，它们以一定的间隔穿过滋养孔供应椎体。第二组为沿着椎体的前方和外侧形成密集血管网的上行和下行分支，它们的末稍分支进入椎体终板区域，而其他分支在前纵韧带和纤维环表面形成细的血管网。在骶骨水平，骶正中动脉、髂腰动脉和骶外侧动脉提供 L5 椎体和骶骨血供。术前 CT 血管造影有助于提供有关肿瘤供血动脉、髓根动脉、脊髓动脉以及肿瘤本身血供的详细解剖信息。

（二）脊髓供血解剖

脊髓主要由 3 条纵向动脉供血，包括 1 条脊髓前动脉和 2 条脊髓后动脉。脊髓前动脉从枕骨大孔到脊髓圆锥，走形于前正中裂中，并向脊髓前 2/3 供血。2 条脊髓后动脉沿着脊髓后外侧沟表面下行，为脊髓后 1/3 供血。脊髓前动脉最头侧的部分由椎动脉的小分支组成，脊髓后动脉头侧的血液供应来自椎动脉或小脑后下动脉的小分支。脊髓前动脉和脊髓后动脉沿脊髓下行过程中接受节段性动脉脊髓分支的血流，即脊髓段动脉。所有的脊神经根均有伴行的根动脉或者脊髓段动脉，两种动脉都沿脊神经根走形，但根动脉在到达脊髓前动脉或脊髓后动脉之前已终止，较粗大的脊髓段动脉继续延伸与脊髓前、后动脉吻合供应相应的脊髓节段。有 6 ~ 8 条脊髓前段动脉与脊髓前动脉相交通，有 11 ~ 16 条脊髓后段动脉与脊髓后动脉相交通。每条脊髓前段动脉分为升支和降支，两者在近脊髓中线处与脊髓前动脉吻合，形成典型的"束发夹"状结构，可在脊髓血管造影中发现。脊髓后段动脉和脊髓后动脉也表现出典型的"束发夹"结构，但其连接位置在脊髓后两侧。脊髓前、后动脉在脊髓圆锥水平通过篮状的吻合网相连接（图 10-4-2）。

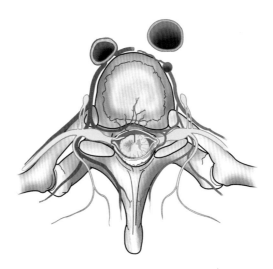

图 10-4-1   胸腰椎椎体的血供

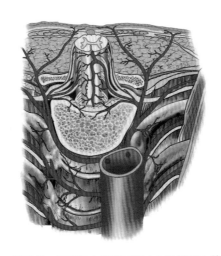

图 10-4-2   脊髓前、后动脉在脊髓圆锥水平的篮状血管吻合网

在颈椎水平，脊髓段动脉多起源于椎动脉和颈升动脉、颈深动脉。颈椎 C5 或 C6 水平处有一条重要的脊髓段动脉，供应颈膨大。此动脉可起源于椎动脉，也可起源于肋颈干和甲状颈干的分支。在胸腰椎水平，脊髓段动脉分别起源于最上肋间动脉、肋间后动脉和腰动脉。Adamkiewicz 动脉是胸腰椎区最大的脊髓前段动脉，是下胸椎、上腰椎段脊髓前动脉的主要供血动脉（图 10-4-3）。在 75% 的个体中，Adamkiewicz 动脉出现在 T9 ~ T12 平面，最常出现在左侧。当它出现在 T8 以上或 L2 以下时，通常有第二条脊髓前段动脉供给脊髓前动脉。充分认识和重视该动脉的解剖，避免在脊柱肿瘤介入治疗或手术治疗中意外损伤导致脊髓缺血严重并发症的

发生。马尾的血液供应多来自髂内动脉的骶外侧动脉和髂腰动脉,少部分由骶正中动脉分支供应。充分了解脊髓血管的解剖是进一步行选择性动脉栓塞治疗的基础。

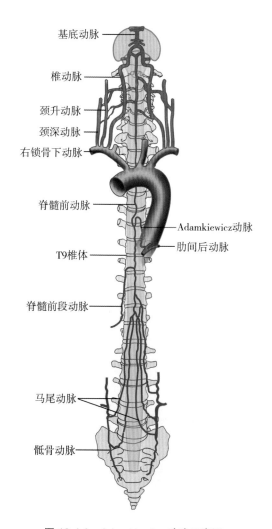

图 10-4-3　Adamkiewicz 动脉示意图

三、适应证和禁忌证

自 1972 年 Hekster 应用动脉栓塞术治疗椎体血管瘤取得良好临床效果以来,国内外大量的学者应用选择性动脉栓塞术治疗各种富血供的脊柱良性、恶性和转移性肿瘤(表 10-4-1)。Panya 等在一项 Meta 分析中纳入 6 项研究,统计在肾癌脊柱转移患者和原发脊柱肿瘤患者的手术治疗中,术前动脉栓塞是否能够有效减少术中出血量,结果显示两组患者均可有效减少术中出血量。Gao 等在一项 Meta 分析中共纳入 12 项研究(1 项随机对照研究和 11 项回顾性病例对照研究)共 744 例脊柱转移瘤患者,评估富血供脊柱转移瘤患者术前行动脉栓塞治疗效果,结果显示富血供脊柱转移瘤患者术前行动脉栓塞治疗,其术中出血量明显减少[MD:−1171.49 mL,95% CI:−2283.10 ～ 59.88,P = 0.039],输血量减少[MD:−3.13 U,95%CI:−4.86 ～ −1.39,P < 0.001],手术时间缩短[MD:−33.91 min,95%CI:−59.65 ～ −8.17,

P =0.010〕。Rossi 等回顾了 365 例经动脉栓塞治疗的骨肿瘤患者，结果表明在骨转移患者中，疼痛有中等程度的改善，持续时间约 8.1 个月，脊髓病变患者表现出中等程度的疼痛缓解。Giancarlo 等回顾了 164 例无手术指征的脊柱转移瘤患者，予以姑息性选择性动脉栓塞治疗，术后 97% 的病例（159/164）取得了临床成功，患者疼痛症状明显缓解，平均疗效持续时间约为 9.2 个月。

（一）适应证

结合既往研究，目前认为选择性动脉栓塞治疗脊柱肿瘤的临床适应证主要包括：①对于需要手术切除的富血供肿瘤，为了减少术中出血，改善术者手术视野，减少围手术期输血量，缩短手术时间，术前可行肿瘤栓塞治疗（图 10-4-4）。②对于放疗或化疗失败后无法切除的脊柱肿瘤患者，姑息性肿瘤栓塞治疗可减轻患者疼痛，改善神经相关症状。③对于无法直接行手术切除的肿瘤，术前选择性动脉栓塞治疗，可以致使肿瘤坏死体积缩小，使得之前无法切除的肿瘤得以完整切除。④对于某些良性原发肿瘤，如骨巨细胞瘤和动脉瘤性骨囊肿等，连续性动脉栓塞可以作为初始的单一治疗方式。

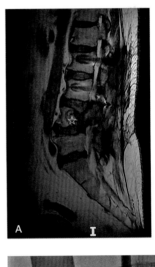
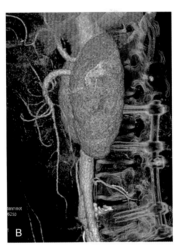
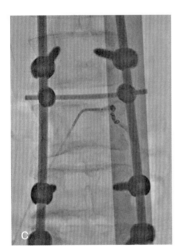
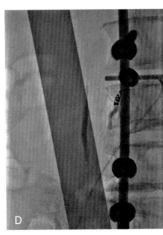
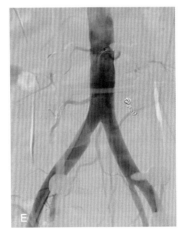
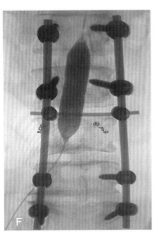

图 10-4-4　腰椎骨巨细胞瘤行肿瘤栓塞治疗

A. 肿瘤累及 L4 椎体；B. 盆腔 CTA 提示双侧腰动脉与瘤体关系密切；C. 选择性动脉插管造影明确左侧腰动脉，于其近端主干行弹簧圈栓塞治疗；D. 选择性动脉插管造影明确右侧腰动脉，于其近端主干行弹簧圈栓塞治疗；E. 主动脉造影见双侧腰动脉栓塞完全；F. 手术当日行腹主动脉球囊阻断术，顺利完成 L4 椎体肿瘤切除及重建手术

表 10-4-1　富血供脊柱肿瘤

良性肿瘤	恶性肿瘤	
	原发性	转移瘤
血管瘤	脊索瘤	肾细胞癌
动脉瘤性骨囊肿	骨肉瘤	甲状腺癌
骨巨细胞瘤	软骨肉瘤	肝癌
骨样骨瘤	尤因肉瘤	乳腺癌
骨母细胞瘤	浆细胞瘤 / 多发性骨髓瘤	肉瘤
副神经节瘤	骨巨细胞瘤	黑色素瘤
骨软骨瘤	血管外皮瘤	神经内分泌瘤
软骨瘤	淋巴瘤	

（二）禁忌证

多项研究表明，脊柱转移瘤患者术前行选择性动脉栓塞治疗可以有效减少围手术期风险及出血量，缩短手术时间，不过，严重的神经损伤仍然是潜在的风险。神经损伤可能继发于脊髓前或后动脉的动脉供血受损后出现脊髓梗死，因此，脊髓段动脉邻近肿瘤供血动脉被认为是栓塞治疗的绝对禁忌证。术中如果不能有效识别脊髓段动脉，可能会在无意中导致脊髓动脉栓塞，进而发生严重的并发症，如瘫痪、感觉异常、大小便失禁以及性功能障碍等。Griessenauer 等在一篇综述中回顾了 37 个临床报道共 1305 例患者，结果表明，脊柱肿瘤栓塞术后并发症发生率约为 3.1%，是一项安全有效的治疗选择，极少数患者出现一过性或严重的神经损伤。脊柱肿瘤栓塞的相对禁忌证包括肿瘤内动静脉分流、凝血功能障碍和肾衰竭等。

四、栓塞剂的选择

介入科医生应熟悉不同栓塞剂的特性。针对富血供脊柱转移瘤患者行栓塞治疗前，根据肿瘤供血特点及临床应用经验选择合适的栓塞剂，以达到最佳栓塞效果。历史上第一个用于栓塞治疗的材料是人自体血凝块，其容易获得并具有天然的生物相容性，不过由于其在人体内可被纤溶系统溶解导致栓塞血管再通，极大限制了其临床应用。硬脑膜、阔筋膜张肌的组织颗粒、丝线等也曾被用作栓塞剂，特别是颅内血管畸形。随着现代颗粒和液体栓塞剂的出现，血栓块、组织颗粒、丝线等已被临床所淘汰。目前应用的栓塞剂主要包括两大类，临时性栓塞剂和永久性栓塞剂，对于肿瘤患者，永久性栓塞剂更常用些。

理想的栓塞剂应满足以下条件：精确的尺寸、良好的输送性、不透 X 线、无毒副作用、无致敏性、价格便宜，在特定的时间范围内提供可靠的栓塞效果，可以独立或者联合其他栓塞剂共同使用。虽然没有一款栓塞剂满足以上所有条件，但是临床应用中可以根据不同产品的特点，个体化选择栓塞剂，安全有效地进行栓塞治疗。为了达到最佳的肿瘤栓塞效果，栓塞剂应渗透到肿瘤组织毛细血管床，造成永久性血管阻塞。常用的栓塞剂包括微粒栓塞剂（如明胶海绵、聚乙烯醇颗粒、三丙烯酸酯明胶微球等）、液体栓塞剂（氰基丙烯酸正丁酯、Onyx 液体栓塞系统等）和弹簧圈等。

（一）明胶海绵

明胶海绵（gelfoam）是由纯化的动物皮肤明胶制成。1964 年 Speakman 使用明胶海绵治疗 1 例外伤后颈动脉海绵窦瘘，术后瘘管的杂音消失，无视力丧失或其他严重并发症发生，取得良好的临床效果。自此明胶海绵作为一种临时性栓塞剂广泛地应用于临床。

明胶海绵进入血管后，会造成血管阻塞，减慢血液流动，加速血栓的形成，其剂型包括薄片和颗粒两种。明胶海绵片可以根据栓塞靶血管的直径剪成相应大小的颗粒，与稀释的造影剂充分混合后制成混悬液行栓塞治疗。明胶海绵颗粒直径为 40 ~ 60 μm，其颗粒聚集后可以栓塞 100 ~ 200 μm 直径的血管，造成绝大部分侧支循环的栓塞，可以导致比明胶海绵片更严重的组织缺血。由于明胶海绵在体内数天或数周后可以经酶降解，会导致栓塞血管的再通，作为短期的栓塞剂，临床上主要应用于良性病变引起的出血，也可应用于肿瘤栓塞或器官切除前临时性阻断血管，减少术中出血。有学者建议，应用明胶海绵栓塞的患者，肿瘤切除手术应在栓塞后 24 ~ 72 h 之内完成。明胶海绵早期应用于脊柱肿瘤的栓塞治疗，后随着新型栓塞剂的出现逐渐被取代。

（二）聚乙烯醇颗粒

聚乙烯醇（polyvinyl alcohol，PVA）是一种无活性、不可被组织吸收的水溶性高分子聚合物。1975 年 Tadavarthy 详细介绍了 PVA 颗粒作为新型栓塞材料应用于 4 例患者，取得满意疗效。Sun 等应用 PVA 颗粒栓塞 13 例骨转移患者，与未行术前栓塞治疗患者相比，术前栓塞明显减少术中出血量，并且对愈合无不良影响。Christoph 回顾性分析 20 例肾癌脊柱转移术前用 PVA 颗粒栓塞的情况，栓塞后 2 天内行手术治疗，结果显示完全栓塞 10 例、部分栓塞 10 例。栓塞组术中中位出血量为 1500 mL（300 ~ 8000 mL），对照组中位出血量为 5000 mL（1440 ~ 15 000 mL）。亚组分析部分栓塞组，其术中中位失血量（2000 mL）也明显低于对照组。结果显示术前用 PVA 颗粒栓塞肾源性脊柱转移瘤是安全的，并且可以显著减少术中出血量。

聚乙烯醇颗粒生物相容性良好，可以制成 50 ~ 1200 μm 大小的颗粒，其中 100 ~ 300 μm 的颗粒可以栓塞肿瘤血管床或者其近端的血管，是目前临床应用最广泛的永久性肿瘤栓塞剂。聚乙烯醇颗粒通过黏附在血管壁上造成永久性阻塞，导致血流停滞，此外，它们还会导致血管腔内炎症反应和局灶性血管坏死，促进管腔内纤维化。直径小于 50 μm 的颗粒应避免使用，因其可能穿过血管床进入静脉循环导致其他部位正常组织的栓塞。PVA 颗粒在应用时需与造影剂混合制备成混悬液，不同直径的 PVA 颗粒对应的造影剂稀释浓度不同，具体制备方法可参照说明书。PVA300 微粒使用建议：将非离子型造影剂（300 mg/mL）与生理盐水以 80 ： 20 比例混合，后取 20 mL 混合溶液与 1 mL 栓塞微粒混匀使用。在注射过程中，PVA 颗粒会漂浮于造影剂表面，注射时可以将注射器头端朝上，避免颗粒在针管后部的聚集。然而，PVA 颗粒表面不规则、颗粒大小不同，这些因素可导致颗粒在微导管中结块或聚集，引起微导管阻塞，在栓塞过程中应密切关注微导管头端造影剂量的变化。由于 PVA 颗粒结块，肿瘤近端血管存在阻塞后再通可能，有学者建议肿瘤切除手术应在栓塞术后 1 周以内完成。

（三）三丙烯酸酯明胶微球

三丙烯酸酯明胶微球（trisacryl gelatin microspheres，TAGM）于 2000 年获得美国 FDA 批准上市（Embosphere®，Biosphere Medical，Rockland，MA），其由丙烯酸聚合物基质浸渍和嵌入猪明胶制成，是不可吸收的亲水颗粒，可以精确地校准大小。Embospheres 有 6 种尺寸范围：$40 \sim 120~\mu m$、$100 \sim 300~\mu m$、$300 \sim 500~\mu m$、$500 \sim 700~\mu m$、$700 \sim 900~\mu m$、$900 \sim 1200~\mu m$。TAGM 具有细胞黏附特性，可实现完全持久的机械阻塞。均匀的球型颗粒、良好的亲水性和输送性使其渗透深度高于 PVA 颗粒，可以彻底地栓塞血管床，而且不易堵塞导管。Antonio 等在一项回顾性研究中对比了 TAGM（20 例）和 PVA 颗粒（29 例）术前栓塞骨肿瘤的效果，研究结果提示与接受 PVA 治疗的患者相比，使用 TAGM 微球治疗的患者术中出血量更少。

直径 $300 \sim 500~\mu m$ 的 TAGM 可以用来栓塞富血供的脊柱肿瘤。TAGM 也需与造影剂混合后使用，在栓塞过程中，需要连续透视以避免栓塞脊柱正常血管造成严重并发症。Embospheres 使用时需要间歇搅拌，以防止沉淀保持悬浮状态。此外，Embospheres 部分由猪明胶组成，有过敏的可能。与 PVA 相比，同样大小的 Embosphere 会渗透更深，并可能导致血管床（如结肠）的缺血。

（四）氰基丙烯酸正丁酯

氰基丙烯酸正丁酯（N-butyl-2 cyanoacrylate，NBCA）是一种作用快速、不可吸收的液体栓塞剂，在接触血液或生理盐水时迅速聚合成固体堵塞血管。NBCA 需与乙碘油、钽粉末混合后制成混悬液使用。钽不仅可以提高栓塞剂的不可透光性，也可以延缓聚合反应的启动。碘剂不仅可以作为栓塞剂载体，同时也控制聚合反应的时间，通过调节 NBCA 在乙碘油中的浓度可以控制聚合反应的时间。自 2000 年美国 FDA 批准用于临床治疗后，目前主要用于颅外病变、脊柱肿瘤、脊髓动静脉畸形、动静脉瘘等治疗。Giancarlo 等回顾分析 164 例术前应用 NBCA 栓塞治疗的脊柱转移瘤患者，结果提示所有手术病理供血血管完全闭塞，159 例（97%）患者的疼痛评分和止痛需求降低 50% 以上。平均疼痛缓解时间为 9.2 个月（1 ~ 12 个月），93 例患者（56.7%）发生栓塞相关的并发症，最常见的是栓塞后综合征（80 例，48.8%），其次是下肢感觉异常（10 例，6%）、腰动脉破裂（1 例，0.6%）。Giuseppe 回顾性分析 243 例骨转移瘤患者应用 NBCA 行栓塞治疗的效果，结果显示肿瘤超过 80% 的血管断流。在 97% 的手术中，疼痛评分和镇痛药物剂量降低超过 50%，平均疼痛缓解时长为 8.1 个月（1 ~ 12 个月），不过 87 例患者出现栓塞后综合征、栓塞部位缺血性疼痛、感觉异常、皮下组织坏死等并发症。

由于栓塞剂的快速聚合反应，所以在应用 NBCA 栓塞治疗时需要快速且连续地推注，这样可能会降低栓塞治疗的精准度。当移除导管时，存在导管粘在栓塞剂内不易撤出或撕裂动脉内膜的风险。与微粒型栓塞剂不同，液体栓塞剂可以通过毛细血管床并流入静脉循环，可以作为完全性肿瘤栓塞材料。由于其可以在组织内广泛分布，栓塞过程中更难控制，容易造成正常组织的栓塞，对术者的经验及技巧要求更高。

（五）乙烯 – 乙烯醇聚合物

Onyx 液体栓塞系统主要成分为乙烯 – 乙烯醇聚合物（ethylene vinyl alcohol copolymer, EVOH）、二甲基亚砜溶剂（DMSO）和微粉化钽粉材料，于 1990 年首次由 Dr. Taki 应用于临床，并且于 2005 年获得 FDA 批准用于脑部动静脉畸形。Onyx 接触血液时，DMSO 迅速从混合物中逸出，进入血液中，而 EVOH 则析出，在血管内凝固为海绵状固体起栓塞作用。Pankaj 等在一项前瞻性研究中评价术前应用 Onyx 液体栓塞系统栓塞头、颈部肿瘤的效果、技术因素及并发症，结果显示 10 例患者均取得良好临床效果，无栓塞相关并发症发生，术后手术病理标本证明栓塞剂可以渗透到肿瘤内部并导致肿瘤广泛发生坏死。Lim 等学者相继报道在局麻下使用 Onyx 液体栓塞系统直接肿瘤内注射栓塞的病例并取得了良好的效果，不过这种治疗方式仍需更多病例来验证其安全性及有效性。

Onyx 液体栓塞系统相较于 NBCA 的优点是不粘连，可以延长注射时间，并能够暂时中止栓塞，允许实时造影评估，具有栓塞部位更深、栓塞次数更少、更安全的特点。Onyx 液体栓塞系统的缺点包括需要 DMSO 专用的导管和注射器，DMSO 有毒性，快速注射 DMSO 可引起血管痉挛和组织坏死。

（六）弹簧圈

弹簧圈为永久栓塞剂，通常用于阻塞肿瘤的主干血管，造成相当于外科结扎的完全阻塞。弹簧圈应用于栓塞治疗的原理除了金属和棉织物的机械堵塞外，更重要的是诱发局部血栓形成。通常情况下，血栓形成在弹簧圈释放后 5 min 内就会发生，随着时间的推移，弹簧圈会诱发慢性炎症反应，新生内膜形成和血栓纤维化导致永久栓塞。Gianturco 于 1975 年设计并描述弹簧圈可用于栓塞治疗，其由 5 cm 长的 0.035 英尺光滑导丝卷曲制成。后来逐渐出现将棉织物纤维粘贴在导丝上来促进血栓形成，提高栓塞效果。早期弹簧圈仅适用于 7F 导管系统，用来治疗动静脉畸形。随后于 1978 年出现了可经 5F 导管系统输送的"小型弹簧圈"。随着技术进步及应用范围扩大，可经微导管直接输送的直径更小的铂圈（直径 0.012 ~ 0.018 英尺）应用于临床。目前可以使用的弹簧圈长度 1 ~ 300 mm、直径 1 ~ 27 mm，形状包括 J 形、C 形、螺旋形、锥形、龙卷风形、直线形和复杂的 3D 形状，可根据不同的临床情况选择使用。

Patrick 回顾分析 46 例 T4 ~ L5 单椎体切除术前行栓塞治疗的转移瘤患者，其中应用弹簧圈栓塞 23 例，应用颗粒栓塞 6 例，联合应用弹簧圈和颗粒栓塞者 17 例。术中估计失血量（EBL）中位数为 2300 mL（500 ~ 15 000 mL）。估计失血量弹簧圈组约 2500 mL，颗粒组约 1450 mL，联合组约 2200 mL，三组患者均未出现严重栓塞相关并发症，且出血量之间并无统计学差异。单独应用弹簧圈栓塞富血供肿瘤临床效果欠佳，因为其仅能栓塞肿瘤供血动脉近端部分，其远端仍可能通过大量的侧支动脉开放供血。但是当微导管不能超选到肿瘤靶血管时，弹簧圈可以用来堵塞靶血管远端分支，避免栓塞过程中造成其他部位损伤。另外，在应用弹簧圈栓塞时应注意，如果预估肿瘤复发、二次手术、需要多次栓塞的情况，应尽量避免在肿瘤靶血管的近端主干放置弹簧圈。

五、栓塞治疗

（一）栓塞策略

针对脊柱转移瘤患者，术前应该针对病情进行全面评估：一般情况、肿瘤分期、根治或者姑息性治疗、肿瘤血供特点、适应证和禁忌证等。具有栓塞手术适应证的患者，根据不同的手术目的制订不同的手术方案：①手术前单次栓塞治疗：对于需要手术切除的富血供肿瘤，为了减少术中出血，改善术者手术视野，降低围手术期输血量，可以选择术前行单次肿瘤栓塞治疗，介入术后尽快行手术切除，避免侧支重新开放。②手术前多次栓塞治疗：对于无法直接行手术切除的肿瘤，术前连续多次动脉栓塞治疗，可以导致肿瘤坏死体积缩小，使肿瘤得以完全切除。③姑息性多次栓塞治疗：对于放疗或化疗失败后无法切除的脊柱肿瘤患者或者某些良性肿瘤，连续性动脉栓塞可以缓解患者临床症状，必要时作为单一的治疗方式。

（二）术前评估

术前影像评估在脊髓血管造影和肿瘤栓塞术中是必不可少的。X线平片上发现椎体或椎弓根骨质的破坏，有助于确定血管造影时需要评估的区域。CT和MRI可以确定肿瘤的位置、范围以及脊柱的受累情况。CTA和MRA可以提供有关肿瘤血管分布、肿瘤供血动脉、脊髓段动脉等信息，为后续治疗提供更多的参考。

DSA技术的进展很大程度上促进了脊柱肿瘤栓塞手术的发展，诊断性脊髓血管造影目前仍然是脊髓血管成像的金标准。DSA影像可以更加清晰地动态评估脊柱肿瘤局部及周边的供血情况，更加精准安全地实施肿瘤栓塞术。

（三）手术方法及效果评价

在部分医疗中心，血管造影和栓塞术常规使用全身麻醉，但我们更建议局麻下操作，有利于在手术过程中实时监测评估患者的神经系统状态。造影一般选择双侧股动脉入路，特殊情况可通过肱动脉入路。文献报道对于非糖尿病患者，术前静脉注射胰高血糖素可以改善肠蠕动导致的伪影。选择性插管的方法取决于所选择的导管形状和局部解剖因素。脊柱血管造影常用的导管包括 Cobra 导管、Simmons 导管、Mikaelsson 导管、MPA 导管等（图 10-4-5）。Cobra 2 导管适用于主动脉、对侧髂总动脉和髂内动脉造影，Cobra 3 导管适用于胸主动脉较宽的患者，Simmons 1 和 Mikaelsson 导管用于同侧髂内动脉、骶正中动脉和扭曲明显的腰动脉，特别是 L3 和 L4（图 10-4-6）。选择合适的造影导管，能够减少术中造影剂和放射线的剂量，同时为后续栓塞操作提供更稳定的支撑。

完整的脊柱肿瘤血管造影需要全面评估肿瘤可能存在的供血动脉。对于颈椎部位肿瘤，需要分别行椎动脉、甲状颈干、肋颈干、最上肋间动脉等选择性插管造影。对于颈椎部位肿瘤，还需评估颈外动脉和颈内动脉直到 Willis 环。对于上胸椎部位肿瘤，需插管造影评估最上肋间动脉、甲状颈干和肋颈干。累及下胸椎和腰椎的病变，需要在受累椎体水平插管造影评估双侧的肋间后动脉或腰动脉。此外，还应评估受累椎体相邻的上下 2 个节段的肋间后动脉或腰动脉，以明确可能为肿瘤提供血供的任何潜在分支。骶骨肿瘤相对而言血供最丰富，其供血动脉主要来源于患侧髂内动脉，但也可能来源于对侧髂内动脉、骶正中动脉，甚至髂腰动脉、骶外侧动脉等。

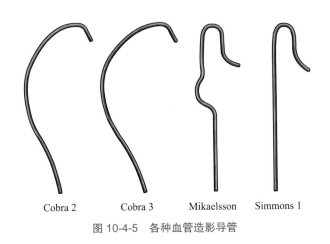

Cobra 2　　　Cobra 3　　　Mikaelsson　　　Simmons 1

图 10-4-5　各种血管造影导管

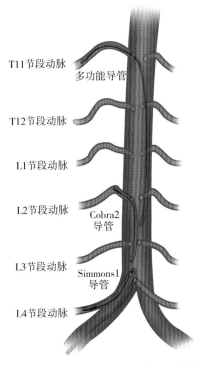

图 10-4-6　导管位于血管内的示意图

明确肿瘤供血动脉后，局部放大造影，在确定无禁忌的情况下进一步行肿瘤动脉栓塞术。以 PVA300 颗粒为例，超选微导管到位后，利用 Flow-controlled 技术，可在透视下缓慢注入 PVA 颗粒与造影剂的混悬液，当供瘤血管造影剂流速明显降低时，应减慢栓塞剂推注速度，并且密切观察供瘤血管开口处有无造影剂反流。栓塞结束后，由于微导管腔内仍残存部分栓塞颗粒和造影剂的混悬液，为避免异位栓塞可能，使用生理盐水缓慢冲洗微导管腔内，直到微导管头端不再有造影剂流出方可造影。当遇到肿瘤供血动脉扭曲成角明显、血管直径小、分支多等情况微导管不能顺利插管到位时，为了避免栓塞过程中异位栓塞可能，微导管可穿过供瘤血管起始部，在其远端放置弹簧圈阻断正常组织供血，然后在供瘤动脉近端行栓塞治疗。栓塞治疗结束时，可行术前、术后肿瘤染色情况对比评估即时栓塞治疗效果（图10-4-7）。根据肿瘤栓塞前后染色对比，栓塞效果可分为完全栓塞、次完全栓塞、部分栓塞。理想的完全栓塞无疑是追求的目标，因为它与手术中更少的失血量有关，但在临床实践中并不总是可能达到这样的最佳结果。Westbrook 等对 66 例术前行血管内栓塞术的患者进行比较，评估完全栓塞、次完全栓塞和部分栓塞各组的估计失血量。结果证明，完全栓塞和次完全栓塞组估计失血量之间没有显著差异，但两者都显著低于部分栓塞组的失血量（$P < 0.001$）。

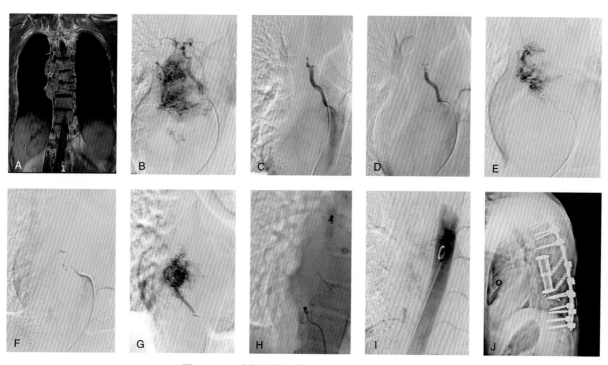

图 10-4-7 胸椎副神经节瘤术行肿瘤栓塞治疗效果

A. 肿瘤累及 T5 ~ T9 多节段椎体；B. 瘤体上部选择性动脉插管见供瘤动脉粗大，肿瘤染色明显；C. 予以 PVA 颗粒栓塞瘤体后造影，见肿瘤染色明显减少；D. 供瘤动脉主干处予以弹簧圈栓塞治疗；E. 瘤体中间部位选择性动脉插管造影明确供瘤血管，肿瘤染色明显；F. 瘤体予以 PVA 颗粒栓塞，供瘤主干动脉予以弹簧圈栓塞，造影见肿瘤染色明显减少；G. 瘤体下部选择性动脉插管造影明确供瘤血管，肿瘤染色明显；H. 瘤体予以 PVA 颗粒栓塞，供瘤主干动脉予以弹簧圈栓塞，造影见肿瘤染色明显减少；I. 主动脉腔内造影见瘤体显影浅淡；J. 多学科合作顺利完成肿瘤切除及多节段椎体重建，术后患者神经功能恢复良好

六、栓塞术后注意事项

术前脊柱肿瘤栓塞的并发症发生率相对较低，估计为 2% ~ 10%。极少数患者仍可能出现一过性或严重的神经损伤，所以在脊柱肿瘤栓塞治疗术中和术后均应进行神经功能方面的检查以确定有无并发症发生。脊髓梗死常继发于脊髓前动脉或脊髓后动脉供血动脉受损，脑组织梗死主要由于栓塞物质反流入血，然后沿颈动脉或椎动脉上行栓塞脑组织所致。

John 等回顾 924 例患者的 48 项研究，动脉栓塞治疗后未发现神经系统并发症。另一报道回顾 1648 例行脊柱动脉栓塞治疗的患者，其术后出现颅内缺血梗死 10 例（0.6%）、出现脊髓缺血或梗死 17 例（1.0%）。Berkefeld 等描述 1 例应用明胶海绵栓塞右侧 L1 水平腰动脉治疗富血供脊柱转移的病例，术后患者并发一过性截瘫，造影考虑栓塞物质阻断了脊髓根动脉的供应，该动脉侧支动脉在 T12 节段供应脊髓。Zaborovskii 报道 32 例肾癌脊柱转移术前行动脉栓塞治疗，其中 1 例术后行 MRI 诊断为脊髓缺血导致的"不可逆截瘫"。Tang 等报道 125 例富血供脊柱肿瘤患者术前行栓塞治疗，其中术后 2 例（1.3%）患者出现新的神经功能缺损，考虑术中栓塞物质被带入脑循环所致。

由于栓塞术后肿瘤组织坏死，可能导致肿瘤肿胀严重压迫脊髓可能，不过综合文献的结果表明，栓塞后因肿瘤肿胀而导致脊髓受压的风险相对较低。术后部分患者还可能出现栓塞后综合征，包括低热、疼痛、恶心、呕吐和白细胞计数升高等，这些症状通常持续几天，可以通过保守治疗缓解症状。

综上所述，脊柱肿瘤术前选择性动脉栓塞是一种有效且安全的治疗方法，可以减少术中出血量，缓解局部疼痛，改善神经症状。然而，详细的脊髓血管解剖知识、仔细的术前脊柱血管造影分析、合理的栓塞材料选择以及精准的术中栓塞操作，对于提高栓塞治疗效果、避免潜在的灾难性并发症是必不可少的。伴随着新型栓塞制剂及影像学进一步发展，选择性动脉栓塞术将进一步改善脊柱转移瘤患者的治疗现状及预后。

第五节   止血药在脊柱肿瘤手术中的应用

脊柱手术部位深，毗邻脊髓神经，手术操作日趋复杂。脊柱肿瘤通常与周围重要脏器及大血管粘连，止血复杂、难控制。脊柱手术常见的出血部位包括椎管内静脉丛出血、椎骨创面出血、肿瘤切除过程中肿瘤的滋养血管出血。脊柱肿瘤切除手术术中出血量大，出血急。

脊柱肿瘤手术中如何有效控制出血方案众多，如提前制订手术计划，术前靶血管定位、栓塞，术中应用控制性降压技术，各种止血材料的应用如明胶海绵、骨蜡、棉片等。其中全身或局部止血药的应用是术中止血的重要手段之一。止血药既可以预防性地应用以减少术野失血，也可以作为大出血时的治疗措施。

骨科大手术常用的止血药主要针对凝血或纤溶过程发挥作用。

一、作用于凝血过程的药物

（一）维生素 K

维生素 K 是一种促进凝血因子活性的促凝血药，故又称凝血维生素，其主要功能是参与凝血作用。维生素 K 是凝血酶原前体转变为凝血酶的必需的物质，作为辅酶参与肝脏合成凝血因子的活化过程，使凝血酶原转化为凝血酶，后者能促使纤维蛋白原转变成纤维蛋白，加速血液凝固。一项研究显示，配合维生素 K 和巴曲酶治疗长期口服抗凝药物合并骨盆骨折出血的患者临床效果确切。维生素 K 是华法林的解毒剂，肝功能异常患者使用维生素 K 能在一定程度上改善凝血指标。其可防止维生素 K 缺乏引起的出血，由肝功能减退引起的凝血因子 Ⅱ、Ⅶ、Ⅸ 及 Ⅹ 等合成减少可通过补充维生素 K 来增强凝血功能。

维生素 K 的用法为肌肉或深部皮下注射，每次 10 mg，每天 1 ~ 2 次，24 h 总药量不超过 40 mg，静脉注射每次 10 mg，给药速度不超过 1 mg/min。静脉用药一般 24 ~ 48 h 起效。静脉用药可引起过敏反应，如面部潮红、出汗、血压下降甚至休克，但一般肌内注射、口服或深部皮下注射时不良反应很少。

（二）凝血酶

凝血酶是从巴西矛头腹蛇中分离提取出来的凝血酶类物质，属于酶性止血药，其主要活性成分是巴曲酶和磷脂依赖性凝血因子 X 激活物，具有凝血酶样和凝血活酶样作用。凝血酶可选择性促进纤维蛋白原的形成，迅速在出血部位形成纤维蛋白凝血块，同时促进血管破损处凝血酶的形成从而促进止血，它在正常血管内不会形成血栓，不干扰凝血系统中的凝血因子数目，对正常生理凝血系统无明显影响。

凝血酶可全身和局部应用，对有血栓形成风险的患者可考虑局部使用，对已有血栓性疾病的患者不推荐使用。凝血酶在神经外科手术中应用可明显降低术中出血。周亮等研究发现，凝血酶对 CPB 下的凝血系统有着积极的保护作用，但其机制有待进一步研究。有研究显示外科手术术前、术中、术后经静脉和局部给药能加速伤口的止血过程，减少单位面积出血量。此外，局部给药可通过加速动脉外膜恢复和减少动脉内膜增生而促进伤口愈合。

凝血酶的活性不受肝素抑制，故可应用于长期接受肝素或低分子量肝素治疗的患者，缓解出血倾向。长期应用凝血酶可致低纤维蛋白原血症，但停用后输注纤维蛋白原即可恢复，故其不建议用于弥漫性血管内凝血（disseminated intravascular coagulation，DIC）的患者。连续使用凝血酶超过 5 天需监测纤维蛋白原水平，不推荐较长时间使用（小于 7 天）。

临床常用的凝血酶有速乐消、立止血、邦亭、苏灵、巴曲亭等。

二、作用于纤溶过程的药物

手术失血包括显性失血和隐性失血。有报道脊柱融合手术隐性失血量为 600 ~ 1000 mL，占总失血量的 40% 左右，其主要原因是手术出血导致的纤溶亢进。抗纤溶药在低浓度时抑制纤溶酶原激活物，阻碍纤溶酶原生成纤溶酶，在高浓度时能直接抑制纤溶酶的活性而阻止纤维蛋白的溶解，达到止血作用。

（一）抑肽酶

抑肽酶（aprotinin，AP）是 1936 年首次发现并成功从牛肺中提取的丝氨酸蛋白酶抑制剂，其通过抑制纤溶酶活性而起作用。其与蛋白水解酶竞争一个赖氨酰基从而形成可逆的复合物，抑制人体的多种丝氨酸蛋白水解酶，包括纤维蛋白溶解酶、凝血酶、胰蛋白酶、激肽释放酶等，进而对激肽、补体、凝血和纤溶等系统发挥抑制作用，起到减少出血和减轻组织缺血再灌注损伤的作用。AP 可抑制 TNF-α 活化及随后的 IL-8 分泌，这可能是发挥抗缺血再灌注损伤的机制之一。一项试验通过大鼠异体肺移植缺血再灌注损伤模型证实，静脉应用 AP 能减轻移植肺水肿程度，改善肺氧合。

一项系统 Meta 分析显示，AP 能显著减少术中、术后失血量，患者平均输血量及输血需求显著降低，但 DVT 发生的风险并未增加。AP 的价格昂贵，可发生严重的变态反应，尤其是二次应用的患者。Mangano 等报道，AP 可能增加心血管不良事件（心肌梗死、心力衰竭）、脑血管事件（脑卒中、昏迷）、肾功能不全甚至肾衰。Blauhut 等在动物实验中发现，应用小到中等剂量（200 ~ 300 KIU）AP 对肾脏有保护作用，能抑制游离肾的蛋白酶释放和促进缺血肾的肾小球滤过率的恢复，其在大剂量或低温时对肾脏产生有害作用，应用极大剂量组织学证实可出现近曲小管因肿胀而闭塞，但即使连续应用 2 周，这一变化也是可逆的。Feindt 等研究显示，抑肽酶通过加重肾小管的重吸收负荷来损坏肾功能，但肾功能正常的患者则能够代偿因体外循环而引起的围手术期肾损害和抑肽酶引起的肾小管损坏。

我国食品药品监督管理局于 2007 年 12 月起停止 AP 销售和使用，2008 年 5 月 AP 全球下架。

（二）氨基己酸

氨基己酸（epsilon aminocaproic acid，EACA）是一种人工合成的赖氨酸类化合物，可与纤溶酶原以及纤溶酶上的赖氨酸结合位点结合，从而竞争性抑制纤维蛋白与纤溶酶原以及纤溶酶的结合，抑制纤维蛋白被纤维蛋白酶原溶解，从而起到减少出血的作用。

氨基己酸在心脏外科中有良好的疗效和安全性，现广泛应用于骨科手术来减小围手术期的失血量，降低输血率和并发症的发生率。大量研究显示，多种麻醉技术配合氨基己酸的使用，可减少围手术期失血和输血要求。钟等研究显示，氨基己酸完全能替代抑肽酶在心脏手术后的止血作用。有报道 EACA 与 AP 效果相近，但价格低廉、安全性更高。

氨基己酸大部分以原型经过肾脏排出的方式消除，约 35% 经肝代谢为己二酸后经肾脏排出。肾消除率接近于内生肌酐清除率，在健康成年人消除半衰期为 1 ~ 2 h。EACA 静脉快速给药可能因血管扩张导致低血压、心律失常。其有血栓形成的报道。

在动物实验以及体外循环手术中有使用氨基己酸导致血栓形成的报道，尤其是深低温停循环的情况下这种风险会增加。目前报道的应用氨基己酸出血栓塞的病例，其负荷剂量均较大（150 mg/kg），故相对小的负荷剂量更为安全。

（三）氨甲环酸

氨甲环酸（tranexamic acid，TXA）是赖氨酸合成衍生物，是一种抗纤维蛋白溶解剂。TXA 作为一种新兴的抗纤维蛋白溶解剂在学界得到了广泛的推崇。因其效果确切、不良反应少、价格低，目前已广泛应用于髋膝关节置换手术和脊柱手术，可减少脊柱手术围手术期失血量和降低输血率。

TXA 可竞争性密切结合赖氨酸位点，抑制纤维蛋白溶解酶活性，阻断纤维蛋白的分解，进而达到止血效果。同时 TXA 对纤维蛋白溶解酶的抑制也可能有助于防止血小板降解，抑制纤维蛋白的溶解。TXA 在体内由肾脏代谢，半衰期 80 ~ 120 min，药物在静脉推注给药后 5 min 和输注开始后 60 min 达到峰值血浆浓度。大部分药物 24 h 内可通过肾脏排出体外，因此肾功能不全的患者应该调整 TXA 的使用剂量。此外，TXA 可抑制术后炎症反应，减轻疼痛，缩短住院时间。脊柱手术后常激活并释放多种炎性介质因子，如白细胞介素（interleukin，IL）、肿瘤坏死因子、黏附分子。高景等研究结果显示，使用 TXA 组患者术中出血和输血量显著低于对照组，同时 TXA 组患者术后 IL-6 的血浆水平明显低于对照组，IL-10 的血浆水平术后显著高于对照组，因此在脊柱结核手术中，TXA 具有止血和抗炎双重效果。

TXA 常用的给药途径是静脉输注和局部给药。在脊柱外科和创伤骨科手术主要以静脉应用为主。多项 Meta 分析显示，在主要针对胸腰椎失稳、狭窄、骨折、侧凸需要进行减压植骨融合和螺钉内固定手术的患者研究中，与安慰剂组对比，术中静脉输注 TXA 可显著减少手术总失血量和输血需求。WANG 等发现术前静脉应用 TXA 可明显减少腰椎后路手术的总失血量。一项研究发现，接受双节段后路腰椎椎体融合术的患者静脉和局部应用 TXA 均可有效减少失血量、缩短拔管时间和住院时间，但静脉输注 TXA 可更有效地减少显性和隐形失血。

TXA 静脉应用有增加血栓形成的风险。但更多研究表明静脉应用 TXA 不会增加深静脉血栓的发生率。从理论上来说，静脉应用 TXA 有可能增加血液中纤维蛋白的含量，易导致深静脉血栓和肺栓塞的形成。但大多数文献支持 TXA 的使用不增加髋关节、膝关节置换术后深静脉血栓和肺栓塞的发生，仅有个案报道，但无统计学差异。随着 TXA 更多地应用于脊柱手术，目前暂无发生静脉血栓形成的不良事件。有文献报道，过量应用 TXA 会引起继发性大出血、癫痫等不良事件。

脊柱外科手术中多以切皮前 10 ~ 15 min 应用 TXA 15 ~ 20 mg/kg 或 1 g 稀释于 100 mL 生理盐水静脉滴注，术中可给予 1 ~ 2 mg/（kg·h）维持剂量。局部应用建议从 1 g 开始。

《中国髋、膝关节置换术围手术期抗纤溶药序贯抗凝药应用方案的专家共识》中提出，在髋、膝关节置换术中 TXA 可静脉、局部、静脉局部联合应用。髋、膝关节置换术围手术期应用 TXA 后序贯应用抗凝血药，即可减少出血，又不增加静脉血栓栓塞发生的风险。《脊柱外科围手术期出血防治专家共识》中常用的止血药物推荐使用 TXA 预防围手术期出血。

TXA 止血效果与应用剂量和应用次数相关，随着应用剂量和次数的增加，静脉血栓栓塞的风险也会增加。

三、重组活化因子Ⅶ

重组活化因子Ⅶ（recombinant acterated factor Ⅶa，rFⅦa）是一种由 406 个氨基酸残基组成的维生素 K 依赖性糖蛋白，是从新生仓鼠肾细胞克隆的人因子Ⅶ基因中表达出来的重组蛋白。结构类似于人类的凝血因子Ⅶ，能同组织因子（tissue factor，TF）结合形成复合物，激活凝血途径，促进凝血酶原转化为凝血酶，产生"凝血酶爆发"，使纤维蛋白原转化为纤维蛋白，在血管损伤局部形成稳定的血块，达到止血的目的。其可与组织损伤部位或破损血管壁的组织因子结合产生凝血酶并活化血小板，启动凝血系统，此外 rFⅦa 还可介导凝血酶活化纤维蛋白溶解抑制因子而发挥抗纤维蛋白溶解作用。其止血作用呈剂量依赖性，很少引起血栓的形成。rFⅦa在治疗难以控制的出血方面受到越来越多的关注。大量研究表明，rFⅦa对于外科手术、创伤、凝血机制紊乱导致的出血且应用血液制品及其他促凝剂难以奏效时显示出良好的效果。对于服用阿司匹林导致的血小板功能降低，给予rFⅦa治疗后凝血机制得到恢复。

rFⅦa被广泛应用于预防或治疗先天性和获得性血友病患者的出血，也被推荐用于脊柱手术的止血。

尽管rFⅦa治疗的有效性和安全性得到证实，但其仍有一定的血栓发生率。Dietrich等认为其在心脏外科的应用应慎重，尤其对合并动脉粥样硬化的患者，体外循环会导致大量TF的产生，增加了他们形成血栓的风险。动脉粥样硬化、血栓栓塞史、败血症是发生血栓的危险因素，对于临床上DIC、败血症、动脉粥样硬化等引起TF在循环中释放增加的患者，rFⅦa有导致血栓栓塞发生的风险，故rFⅦa的相对禁忌证是动脉粥样硬化。

需要注意的是，对于由纤维蛋白原、血小板、凝血因子消耗或被稀释引发的难以控制出血的患者，在rFⅦa应用前需补充凝血因子及血小板，对于大部分（90%）严重酸中毒（pH < 7.1）的患者，其失去止血效能。

孙曼，蔡琳，马荣星，赵永杰，张松，贾方　编写

高金妹，黄梅，李平，王植　审校

参考文献

［1］ GOLDMANN E. The growth of malignant disease in man and the lower animals, with special reference to the vascular system［J］. Proc R Soc Med, 1908, 1(Surg Sect): 1-13.

［2］ BOUCK N, STELLMACH V, HSU S C. How tumors become angiogenic［J］. Adv Cancer Res, 1996, 69: 135-174.

［3］ KERBEL R S. Tumor angiogenesis: past, present and the near future［J］. Carcinogenesis, 2000, 21(3): 505-515.

［4］ FUKUMURA D, XAVIER R, SUGIURA T, et al. Tumor induction of VEGF promoter activity in stromal cells［J］. Cell, 1998, 94(6): 715-725.

［5］ RAMANUJAN S, KOENIG G C, PADERA T P, et al. Local imbalance of proangiogenic and antiangiogenic factors: a potential mechanism of focal necrosis and dormancy in tumors［J］. Cancer Res, 2000, 60(5): 1442-1448.

［6］ CARMELIET P, JAIN R K. Angiogenesis in cancer and other diseases［J］. Nature, 2000, 407(6801): 249-257.

［7］ LEU A J, BERK D A, LYMBOUSSAKI A, et al. Absence of functional lymphatics within a murine sarcoma: a molecular and functional evaluation［J］. Cancer Res, 2000, 60(16): 4324-4327.

［8］ BAISH J W, JAIN R K. Fractals and cancer［J］. Cancer Res, 2000, 60(14): 3683-3688.

［9］ HOBBS S K, MONSKY W L, YUAN F, et al. Regulation of transport pathways in tumor vessels: role of tumor type and microenvironment［J］. Proc Natl Acad Sci U S A, 1998, 95(8): 4607-4612.

［10］HASHIZUME H, BALUK P, MORIKAWA S, et al. Openings between defective endothelial cells explain tumor vessel leakiness［J］. Am J Pathol, 2000, 156(4): 1363-1380.

［11］DVORAK H F, NAGY J A, FENG D, et al. Vascular permeability factor/vascular endothelial growth factor and the significance of microvascular hyperpermeability in angiogenesis［J］. Curr Top Microbiol Immunol, 1999, 237: 97-132.

［12］FUKUMURA D, YUAN F, MONSKY W L, et al. Effect of host microenvironment on the microcirculation of human colon adenocarcinoma［J］. Am J Pathol, 1997, 151(3): 679-688.

［13］KUMAR N, RAMOS M R D, PATEL R, et al. The "Spinal Metastasis Invasiveness Index": A Novel Scoring System to Assess Surgical Invasiveness［J］. Spine (Phila Pa 1976), 2021, 46(7): 478-485.

［14］RANJAN T, ABREY L E. Current management of metastatic brain disease［J］. Neurotherapeutics, 2009, 6(3): 598-603.

［15］HELISSEY C, LEVY A, JACOB J, et al. External beam radiotherapy in the management of spinal metastases: review of current strategies and perspectives for highly conformal irradiation modalities［J］. Discov Med, 2011, 11(61): 505-511.

［16］MORRIS P G, HUDIS C A. Personalizing therapy for metastatic breast cancer［J］. Expert Rev Anticancer Ther, 2009, 9(9): 1223-1226.

［17］BROXTERMAN H J, GOTINK K J, VERHEUL H M. Understanding the causes of multidrug resistance in cancer: a comparison of doxorubicin and sunitinib［J］. Drug Resist Updat, 2009, 12(4-5): 114-126.

［18］VAN DER WOUDE H J, BLOEM J L, VERSTRAETE K L, et al. Osteosarcoma and Ewing's sarcoma after neoadjuvant chemotherapy: value of dynamic MR imaging in detecting viable tumor before surgery［J］. AJR Am J Roentgenol, 1995, 165(3): 593-598.

［19］FLETCHER B D, HANNA S L, FAIRCLOUGH D L, et al. Pediatric musculoskeletal tumors: use of dynamic, contrast-enhanced MR imaging to monitor response to chemotherapy［J］. Radiology, 1992, 184(1): 243-248.

［20］CHU S, KARIMI S, PECK K K, et al. Measurement of blood perfusion in spinal metastases with dynamic contrast-enhanced magnetic resonance imaging: evaluation of tumor response to radiation therapy［J］. Spine (Phila Pa 1976), 2013, 38(22): 1418-1424.

［21］SUNDARESAN N, ROTHMAN A, MANHART K, et al. Surgery for solitary metastases of the spine: rationale and results of treatment［J］. Spine (Phila Pa 1976), 2002, 27(16): 1802-1806.

［22］TOMITA K, KAWAHARA N, KOBAYASHI T, et al. Surgical strategy for spinal metastases［J］. Spine (Phila Pa 1976), 2001, 26(3): 298-306.

［23］GHOGAWALA Z, MANSFIELD F L, BORGES L F. Spinal radiation before surgical decompression adversely affects outcomes of surgery for symptomatic metastatic spinal cord compression［J］. Spine (Phila Pa 1976), 2001, 26(7): 818-824.

［24］MAZURA J C, KARIMI S, PAULIAH M, et al. Dynamic contrast-enhanced magnetic resonance perfusion compared with digital subtraction angiography for the evaluation of extradural spinal metastases: a pilot study［J］. Spine (Phila Pa 1976), 2014, 39(16): 950-954.

［25］ERLEMANN R, REISER M F, PETERS P E, et al. Musculoskeletal neoplasms: static and dynamic Gd-DTPA--enhanced MR imaging［J］. Radiology, 1989, 171(3): 767-773.

［26］VERSTRAETE K L, DE DEENE Y, ROELS H, et al. Benign and malignant musculoskeletal lesions:

dynamic contrast-enhanced MR imaging-parametric "first-pass" images depict tissue vascularization and perfusion ［J］. Radiology, 1994, 192(3): 835-843.

［27］BOLLOW M, KNAUF W, KORFEL A, et al. Initial experience with dynamic MR imaging in evaluation of normal bone marrow versus malignant bone marrow infiltrations in humans ［J］. J Magn Reson Imaging, 1997, 7(1): 241-250.

［28］CHEN W T, SHIH T T, CHEN R C, et al. Blood perfusion of vertebral lesions evaluated with gadolinium-enhanced dynamic MRI: in comparison with compression fracture and metastasis ［J］. J Magn Reson Imaging, 2002, 15(3): 308-314.

［29］ESSIG M, SHIROISHI M S, NGUYEN T B, et al. Perfusion MRI: the five most frequently asked technical questions ［J］. AJR Am J Roentgenol, 2013, 200(1): 24-34.

［30］ESSIG M, LODEMANN K P, LE-HUU M, et al. Intraindividual comparison of gadobenate dimeglumine and gadobutrol for cerebral magnetic resonance perfusion imaging at 1.5 T ［J］. Invest Radiol, 2006, 41(3): 256-263.

［31］ESSIG M, ANZALONE N, COMBS S E, et al. MR imaging of neoplastic central nervous system lesions: review and recommendations for current practice ［J］. AJNR Am J Neuroradiol, 2012, 33(5): 803-817.

［32］LACERDA S, LAW M. Magnetic resonance perfusion and permeability imaging in brain tumors ［J］. Neuroimaging Clin N Am, 2009, 19(4): 527-557.

［33］GUNTHER M. Perfusion imaging ［J］. J Magn Reson Imaging, 2014, 40(2): 269-279.

［34］SALAPURA V, JEROMEL M. Minimally invasive (percutaneous) treatment of metastatic spinal and extraspinal disease-a review ［J］. Acta Clin Croat, 2014, 53(1): 44-54.

［35］TANG B, JI T, GUO W, et al. Which is the better timing between embolization and surgery for hypervascular spinal tumors, the same day or the next day?: A retrospective comparative study ［J］. Medicine (Baltimore), 2018, 97(23): 10912.

［36］ECKENHOFF J E, RICH J C. Clinical experiences with deliberate hypotension ［J］. Anesth Analg, 1966, 45(1): 21-28.

［37］BILSKY M H, FRASER J F. Complication avoidance in vertebral column spine tumors ［J］. Neurosurg Clin N Am, 2006, 17(3): 317-329.

［38］SOUBEYRAND M, COURT C, FADEL E, et al. Preoperative imaging study of the spinal cord vascularization: interest and limits in spine resection for primary tumors ［J］. Eur J Radiol, 2011, 77(1): 26-33.

［39］FUKUMURA D, JAIN R K. Imaging angiogenesis and the microenvironment ［J］. APMIS, 2008, 116(7-8): 695-715.

［40］FREEMAN A K, THORNE C J, GASTON C L, et al. Hypotensive epidural anesthesia reduces blood loss in pelvic and sacral bone tumor resections ［J］. Clin Orthop Relat Res, 2017, 475(3): 634-640.

［41］HUH J, CHUNG H, HWANG W. Comparison of the effects of milrinone, sodium nitroprusside, and nitroglycerine for induced hypotension in elderly patients undergoing spine surgery: a randomized controlled trial ［J］. Clin Spine Surg, 2019, 32(8): 366-371.

［42］DEGOUTE C S. Controlled hypotension: a guide to drug choice ［J］. Drugs, 2007, 67(7): 1053-1076.

［43］LUKSANAPRUKSA P, BUCHOWSKI J M, TONGSAI S, et al. Systematic review and meta-analysis of effectiveness of preoperative embolization in surgery for metastatic spine disease ［J］. J Neurointerv Surg, 2018, 10(6): 596-601.

［44］LEVY J H, BAILEY J M, DEEB G M. Intravenous milrinone in cardiac surgery［J］. Ann Thorac Surg, 2002, 73(1): 325-330.

［45］WAELKENS P, ALSABBAGH E, SAUTER A, et al. Pain management after complex spine surgery: A systematic review and procedure-specific postoperative pain management recommendations［J］. Eur J Anaesthesiol, 2021, 38(9): 985-994.

［46］HSIEH J K, DALTON J E, YANG D, et al. The association between mild intraoperative hypotension and stroke in general surgery patients［J］. Anesth Analg, 2016, 123(4): 933-939.

［47］THYGESEN K, ALPERT J S, JAFFE A S, et al. Third universal definition of myocardial infarction［J］. J Am Coll Cardiol, 2012, 60(16): 1581-1598.

［48］SALMASI V, MAHESHWARI K, YANG D, et al. Relationship between intraoperative hypotension, defined by either reduction from baseline or absolute thresholds, and acute kidney and myocardial injury after noncardiac surgery: a retrospective cohort analysis［J］. Anesthesiology, 2017, 126(1): 47-65.

［49］SUN L Y, WIJEYSUNDERA D N, TAIT G A, et al. Association of intraoperative hypotension with acute kidney injury after elective noncardiac surgery［J］. Anesthesiology, 2015, 123(3): 515-523.

［50］MURPHY M A. Bilateral posterior ischemic optic neuropathy after lumbar spine surgery［J］. Ophthalmology, 2003, 110(7): 1454-1457.

［51］MIONE G, PISCHE G, WOLFF V, et al. Perioperative biooccipital watershed strokes in bilateral fetal posterior cerebral arteries during spinal surgery［J］. World Neurosurg, 2016, 85(367): 17-21.

［52］VIEILLARD-BARON A, MILLINGTON S J, SANFILIPPO F, et al. A decade of progress in critical care echocardiography: a narrative review［J］. Intensive Care Med, 2019, 45(6): 770-788.

［53］ABDELKADER A A, ZOHDI A, EL GOHARY A M, et al. Somatosensory evoked potentials as a stand-alone tool during spine surgery: an egyptian preliminary report［J］. J Clin Neurophysiol, 2019, 36(2): 161-165.

［54］HEKSTER R E, LUYENDIJK W, TAN T I. Spinal-cord compression caused by vertebral haemangioma relieved by percutaneous catheter embolisation［J］. Neuroradiology, 1972, 3(3): 160-164.

［55］THOLEN M, RICKSTEN S E, LANNEMYR L. Renal near-Infrared spectroscopy for assessment of renal oxygenation in adults undergoing cardiac surgery: a method validation study［J］. J Cardiothorac Vasc Anesth, 2020, 34(12): 3300-3305.

［56］MALAKASIOTI G, MARKS S D, WATSON T, et al. Continuous monitoring of kidney transplant perfusion with near-infrared spectroscopy［J］. Nephrol Dial Transplant, 2018, 33(10): 1863-1869.

［57］ZHAO Y J, DU X C, DENG X Q, et al. Resuscitative endovascular balloon occlusion of the aorta for blood control in lumbar spine tumor resection surgery: a technical note［J］. Orthop Surg, 2021, 13(5): 1540-1545.

［58］YANG L, WANG F, ZHANG H, et al. Patient characteristics following surgery for spinal metastases: a multicenter retrospective study［J］. Orthop Surg, 2019, 11(6): 1039-1047.

［59］HOLMAN P J, SUKI D, MCCUTCHEON I, et al. Surgical management of metastatic disease of the lumbar spine: experience with 139 patients［J］. J Neurosurg Spine, 2005, 2(5): 550-563.

［60］TANAKA M, NAKAHARA S, ITO Y, et al. Surgical treatment of metastatic vertebral tumors［J］. Acta Med Okayama, 2009, 63(3): 145-150.

［61］MANKE C, BRETSCHNEIDER T, LENHART M, et al. Spinal metastases from renal cell carcinoma: effect of preoperative particle embolization on intraoperative blood loss［J］. AJNR Am J Neuroradiol,

2001, 22(5): 997-1003.

[62] LUO Y, DUAN H, LIU W, et al. Clinical evaluation for lower abdominal aorta balloon occluding in the pelvic and sacral tumor resection [J]. J Surg Oncol, 2013, 108(3): 148-151.

[63] JIANG J, ZHOU R, LI B, et al. Is deliberate hypotension a safe technique for orthopedic surgery: A systematic review and meta-analysis of parallel randomized controlled trials [J]. J Orthop Surg Res, 2019, 14(1): 409.

[64] LIANG J Q, RONG T H, LIU H Z, et al. Topical injection of tranexamic acid via a drain plus drain-clamping to reduce blood loss in degenerative lumbar scoliosis surgery [J]. Orthop Surg, 2020, 12(1): 67-73.

[65] TAN B W L, ZAW A S, RAJENDRAN P C, et al. Preoperative embolization in spinal tumour surgery: Enhancing its effectiveness [J]. J Clin Neurosci, 2017, 43: 108-114.

[66] HONG C G, CHO J H, SUH D C, et al. Preoperative embolization in patients with metastatic spinal cord compression: mandatory or optional? [J]. World J Surg Oncol, 2017, 15(1): 45.

[67] DAMADE C, TESSON G, GILARD V, et al. Blood loss and perioperative transfusions related to surgery for spinal tumors. Relevance of tranexamic acid [J]. Neurochirurgie, 2019, 65(6): 377-381.

[68] CLAUSEN C. Preoperative embolization in surgical treatment of metastatic spinal cord compression [J]. Dan Med J, 2017, 64(7).

[69] LIM K Z, GOLDSCHLAGER T, CHANDRA R V. Pre-operative embolization of hypervascular spinal metastasis using percutaneous direct intra-tumoural injection with Onyx under local anesthesia [J]. J Clin Neurosci, 2017, 44: 306-309.

[70] BAILEY A J, LEE A, LI H O, et al. Intraoperative balloon occlusion of the aorta for blood management in sacral and pelvic tumor resection: a systematic review and meta-analysis [J]. Surg Oncol, 2020, 35: 156-161.

[71] HORER T M, SKOOG P, PIROUZRAM A, et al. A small case series of aortic balloon occlusion in trauma: lessons learned from its use in ruptured abdominal aortic aneurysms and a brief review [J]. Eur J Trauma Emerg Surg, 2016, 42(5): 585-592.

[72] MI C, LU H, LIU H. Surgical excision of sacral tumors assisted by occluding the abdominal aorta with a balloon dilation catheter: a report of 3 cases [J]. Spine (Phila Pa 1976), 2005, 30(20): 614-616.

[73] OZGIRAY E, CAGLI S, ZILELI M, et al. Occlusion of the abdominal aorta by balloon dilation catheter assisting surgical excision of a sacrum chordoma: case report [J]. Turk Neurosurg, 2009, 19(3): 265-268.

[74] ZHANG L, GONG Q, XIAO H, et al. Control of blood loss during sacral surgery by aortic balloon occlusion [J]. Anesth Analg, 2007, 105(3): 700-703.

[75] ZHANG Y, GUO W, TANG X, et al. Can aortic balloon occlusion reduce blood loss during resection of sacral tumors that extend into the lower lumber spine? [J]. Clin Orthop Relat Res, 2018, 476(3): 490-498.

[76] WANG H, TANG X, XIE L, et al. Stop-flow pelvic chemoperfusion for the treatment of malignant pelvic bone tumors: a preliminary study [J]. Orthop Surg, 2020, 12(3): 741-748.

[77] CHEN M C, CHANG S C, WENG M J, et al. Use of angioplasty balloon-assisted Seldinger technique for complicated small vessel catheterization [J]. J Vasc Interv Radiol, 2006, 17(12): 2011-2013.

[78] GAO X, FAN T, HE S, et al. A useful model for predicting intraoperative blood loss in metastatic spine tumor surgery [J]. Clin Spine Surg, 2020, 33(6): 256-262.

［79］SAHA A, PECK K K, LIS E, et al. Magnetic resonance perfusion characteristics of hypervascular renal and hypovascular prostate spinal metastases: clinical utilities and implications ［J］. Spine (Phila Pa 1976), 2014, 39(24): 1433-1440.

［80］HOUTEN J K, SWIGGETT S J, HADID B, et al. Neurologic complications of preoperative embolization of spinal metastasis: a systemic review of the literature identifying distinct mechanisms of injury ［J］. World Neurosurg, 2020, 143: 374-388.

［81］FANG C L, YANG C S, TANG H C, et al. Successful replantation of amputated bilateral lower limbs ［J］. Plast Reconstr Surg, 2012, 129(1): 215-217.

［82］MEHARWAL Z S, TREHAN N. Vascular complications of intra-aortic balloon insertion in patients undergoing coronary reavscularization: analysis of 911 cases ［J］. Eur J Cardiothorac Surg, 2002, 21(4): 741-747.

［83］BASILE A, RAND T, LOMOSCHITZ F, et al. Trisacryl gelatin microspheres versus polyvinyl alcohol particles in the preoperative embolization of bone neoplasms ［J］. Cardiovasc Intervent Radiol, 2004, 27(5): 495-502.

［84］BERKEFELD J, SCALE D, KIRCHNER J, et al. Hypervascular spinal tumors: influence of the embolization technique on perioperative hemorrhage ［J］. AJNR Am J Neuroradiol, 1999, 20(5): 757-763.

［85］CERNOCH P, HECHELHAMMER L, VON HESSLING A, et al. Pre-operative embolisation of spinal metastasis: technique, complication rate and outcome-clinical experience ［J］. Int Orthop, 2015, 39(7): 1399-1404.

［86］CHEN Y, TAI B C, NAYAK D, et al. Blood loss in spinal tumour surgery and surgery for metastatic spinal disease: a meta-analysis ［J］. Bone Joint J, 2013, 95-b(5): 683-688.

［87］CLAUSEN C, DAHL B, FREVERT S C, et al. Preoperative embolization in surgical treatment of spinal metastases: single-blind, randomized controlled clinical trial of efficacy in decreasing intraoperative blood loss ［J］. J Vasc Interv Radiol, 2015, 26(3): 402-412.

［88］FACCHINI G, PARMEGGIANI A, PETA G, et al. The role of percutaneous transarterial embolization in the management of spinal bone tumors: a literature review ［J］. Eur Spine J, 2021, 30(10): 2839-2851.

［89］GAILLOUD P. Introduction to diagnostic and therapeutic spinal angiography ［J］. Neuroimaging Clin N Am, 2019, 29(4): 595-614.

［90］GAO Z Y, ZHANG T, ZHANG H, et al. Effectiveness of preoperative embolization in patients with spinal metastases: a systematic review and meta-analysis ［J］. World Neurosurg, 2021, 152: 745-757.

［91］GILCHRIST R V, SLIPMAN C W, ISAAC Z, et al. Vascular supply to the lumbar spine: an intimate look at the lumbosacral nerve roots ［J］. Pain Physician, 2002, 5(3): 288-293.

［92］GONG Y, WANG C, LIU H, et al. Only tumors angiographically identified as hypervascular exhibit lower intraoperative blood loss upon selective preoperative embolization of spinal metastases: systematic review and meta-analysis ［J］. Front Oncol, 2020, 10: 597476.

［93］GORE P, THEODORE N, BRASILIENSE L, et al. The utility of onyx for preoperative embolization of cranial and spinal tumors ［J］. Neurosurgery, 2008, 62(6): 1204-1212.

［94］GRIESSENAUER C J, SALEM M, HENDRIX P, et al. Preoperative embolization of spinal tumors: a systematic review and meta-analysis ［J］. World Neurosurg, 2016, 87: 362-371.

第十一章

开放微波消融在脊柱转移瘤中的应用

第一节　肿瘤微波消融概述

　　微波消融是热消融的一种，其他还包括激光消融、射频消融、超声消融等。虽然各种热消融手段的原理和特点有所不同，但治疗的目标和过程是基本类似的。根据笔者团队的经验和工作基础，本节介绍脊柱转移瘤微波消融相关内容。

　　微波消融可灭活肿瘤，现已被广泛应用于多种肿瘤的治疗，如肝癌、肺癌、肾癌、前列腺癌、子宫肌瘤、骨肿瘤等。其原理是微波场中组织内的极性分子发生震动摩擦生热，热导致肿瘤细胞损伤。除直接导致肿瘤细胞坏死外，还可通过诱导凋亡、破坏肿瘤血管、增强机体对肿瘤免疫反应、增加肿瘤对化疗的敏感性等方面来达到对肿瘤的治疗作用。目前，这一技术用于骨肿瘤治疗的有效性与安全性也得到越来越多的认同。

一、微波及其特点

　　微波是特定频率范围的电磁波，即 300 ～ 300 000 MHZ（波长 1 ～ 1000 mm），其频率介于高频波与激光之间。它的发热原理与其他电磁波不同，激光与高频波其能量由组织表面给予，称为外部加热法，而微波由于每个光子能量在 3 ～ 10 ev 以下，不能产生电离作用。它以生物体本身作为热源，机体组织大部分是由水和蛋白质等极性分子组成，在微波电场力矩的作用下，极性分子沿着微波电场的方向进行有序排列的取向运动，并随着高频电场的交变而来回转动，在转动的过程中与相邻的分子产生摩擦、碰撞而生成热量。由于极性分子随微波频率变化而剧烈运动，并且细胞中的带电离子及胶状颗粒也随微波震荡而运动摩擦生热，所以微波热场中组织内温度升高极快。同时，因为微波组织加热主要靠极性分子的摩擦而不是热传导，所以微波热场内组织温度相对均衡。

　　微波对机体组织的治疗效应取决于温度的高低，在较低温度下可改善局部血液循环、降低神经肌肉组织兴奋性、抑制微生物生长等，达到解痉镇痛、消炎、促进组织再生修复等作用，可用于各种慢性炎症、皮肤病损、肌肉软组织劳损等的治疗。如果微波辐射的功率和作用时间达到一定高度，可产生超过 60℃ 的高温，高温下蛋白质凝固变性，细胞核和染色质也发生凝固，甚至发生细胞炭化，从而使细胞完全坏死，这主要用于肿瘤消融治疗。

目前治疗用微波的频率主要为 915 MHz 和 2450 MHz，频率越低、热穿透深度越深。

二、肿瘤微波消融的概念及微波治疗效应

"消融"是个物理学名词，原意是指冰雪在温度升高时的融化、消失，也可指其他事物在视觉、感觉或意念上的淡化、消失。肿瘤微波消融是指在微波能量作用下，因为温度升高导致肿瘤组织凝固变性、肿瘤细胞死亡的过程。这一过程不仅仅指微波导致的肿瘤即刻变性坏死，也指正常机体组织对变性坏死肿瘤组织的吸收和机化，表现为肿瘤的缩小甚至消失。

微波消融除了直接导致肿瘤组织凝固、坏死外，还可通过诱导凋亡、破坏肿瘤血管、增强机体对肿瘤免疫反应、提高肿瘤对化疗的敏感性等方面来达到对肿瘤的治疗作用。据以往研究结果报道，热效应诱发机体免疫功能增强的机制主要包括以下几个方面：①热效应与免疫刺激相关假说，热疗后变性坏死的肿瘤细胞作为抗原刺激机体的免疫系统。②体液因子相关理论，热效应破坏或解除了肿瘤细胞分泌的封闭因子、抑制因子对免疫系统的抑制，使机体恢复对肿瘤细胞的免疫应答反应。③细胞因子理论，高热可以增加瘤细胞的各种生物因子（IL-1、IL-2、TNF-α 等）受体的活性，从而增强机体抗肿瘤免疫反应。④膜结构相关理论，高热能增加膜脂流动性，使肿瘤抗原暴露，有利于抗体和补体与抗原结合。⑤热休克蛋白理论，肿瘤细胞加热后可以合成一种应激性蛋白 - 热休克蛋白，热休克蛋白与多肽形成的复合物具有抗原性，刺激机体的免疫系统，产生针对自身肿瘤的特异性免疫反应。热休克蛋白是一种典型的自身抗原，已经发现在热休克蛋白上的几亿条肽链均具有免疫刺激效果。

除了直接的热效应，微波还可通过多种途径增强机体抗肿瘤免疫反应，这方面文献主要集中在微波消融治疗肝癌的研究中。肝癌患者外周血中及肿瘤局部免疫状态低于常人，外周血中 NK 细胞、CD4+T 细胞数量减少，抑制性 CD8+T 细胞数量明显增多，CD4+/CD8+ 比值倒置，转化生长因子 β1（TGF-β1）含量显著升高，淋巴因子激活的杀伤细胞（LAK cells）、IL-2 等免疫指标均明显降低。微波消融治疗后 NK 细胞活性及 CD4+/CD8+ 比值均有不同程度的提高，CD4+ 数目明显增加。

三、微波消融治疗仪

微波消融治疗仪主要由两部分组成：微波发生器和微波辐射器。微波发生器就是微波源，辐射器的作用是将微波能集中在一定范围内，从而能有效地辐射到治疗区，并且不对健康组织造成热损伤。根据加热方式的不同，有各种形状和大小的辐射器。体外加热用的，有圆形和方形；体内加热用的，根据治疗目的和部位不同可做成不同形状，如杆形的直肠辐射器，棒状的宫颈辐射器、尿道辐射器、食道辐射器、鼻腔辐射器等。

肿瘤消融用微波辐射器多做成针式，直径为 1 ～ 4 mm、长度为 15 ～ 30 cm，可穿刺置入肿瘤组织内部。其内部结构为同轴电缆，在消融针末端留有缝隙，即为微波辐射窗口（图 12-1-1）。为了避免消融针杆部的余温对穿刺通道及皮肤造成热损伤，现有微波消融针都设计有循环水冷

系统，可通过针杆内部冷水的流动对杆部降温。为了监测消融过程中肿瘤内部及周围正常组织的温度，还需要集成或独立的温度测量系统，多采用热电偶测温仪。

微波消融系统可以分成3代：第一代缺乏针杆主动降温系统，因而只能限定于较低的功率和较短的消融时间；第二代虽带有针杆降温装置，但功率仍没有提高；第三代整合了针杆降温装置和更高功率的微波发生器。但目前，不同厂家的产品在微波针直径、可使用微波针数量、微波频率和相位控制、发生器功率、发生器与微波针辐射窗口间的功率丧失率都不同，导致其性能可能存在较大差异。所以医生应熟悉所使用特定产品在不同时间和功率组合下的消融区形状及范围，以避免副损伤。

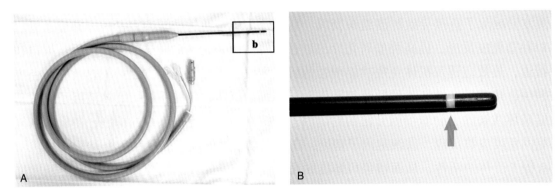

图 11-1-1　微波消融针

A.肿瘤消融用微波消融针；B.蓝色箭头所指为微波发生器窗口

四、微波消融范围

单个微波消融针的消融范围与微波频率、微波源功率、微波消融针设计和形状、消融时间及组织特性相关。频率越低、功率越大、消融时间越长，则消融范围越大。针对牛肝的微波消融研究发现，行离体牛肝体外微波（2450 MHz）消融，功率 50 W 时，消融 4 min 消融短轴直径（3.0±0.0）cm、长轴直径（3.5±0.4）cm；而功率 150 W 时，消融 20 min，消融短轴直径（7.6±0.2）cm、长轴直径（12.3±0.8）cm。但在体消融因为受血流等因素的影响，在消融时间超过8 min 之后，随消融功率及时间的增加，消融范围不再明显增加（表 11-1-1）。因此，在实际治疗时，并不需要无限延长消融功率及时间。从理论上讲，不同的组织，因为含水量及蛋白含量不同，微波热穿透距离可能存在差异，因而微波消融的范围也存在差异。

目前除肝脏外，人们对其他组织的微波导热性能及消融范围尚缺乏相关的研究。我们行成年猪股骨远端干骺端在体微波消融，功率 60 W，时长 5 min，形成的消融区短轴直径（2.8±0.3）cm、长轴直径（3.7±0.3）cm（图 11-1-2）。实际应用中，为了增加消融范围，可组合多根微波消融针，不同的间距和空间排布可产生不同形状及大小的消融区，但多根消融针的使用增加了副损伤及并发症的风险，因而对技术的要求更高。另外，根据肿瘤的形状和部位，还应考虑消融针的置入点和方向，以使消融区尽量远离重要组织结构并与肿瘤区"匹配"。

表 11-1-1　不同功率及时间组合下肝脏微波消融凝固范围

功率（W）	时间（min）	体外		在体	
		短轴直径（cm）	长轴直径（cm）	短轴直径（cm）	长轴直径（cm）
50	4	3.0±0.0	3.5±0.4	2.8±0.2	4.1±0.7
	8	3.9±0.1	4.8±0.5	3.8±0.6	4.2±0.4
	12	4.6±0.1	6.8±0.7	4.1±0.2	6.6±0.4
	20	4.7±0.1	7.2±0.1	4.2±0.2	6.3±0.4
100	4	3.7±0.3	6.0±0.6	4.2±1.1	6.4±0.4
	8	4.6±0.1	7.0±0.1	4.1±0.5	6.7±0.3
	12	5.5±0.3	8.5±0.5	4.1±0.4	5.7±0.9
	20	6.4±0.3	10.1±1.1	4.4±0.4	6.3±0.5
150	4	4.1±0.1	7.1±0.2	4.9±0.3	6.7±1.9
	8	4.9±0.2	7.8±0.4	5.7±0.2	6.5±1.7
	12	6.5±0.4	10.3±1.0	6.0±0.3	5.2±0.5
	20	7.6±0.2	12.3±0.8	5.8±0.2	5.5±0.4

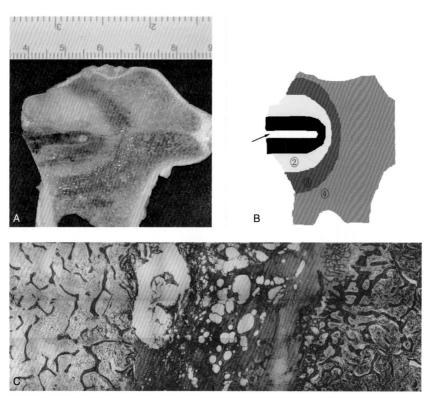

图 11-1-2　成年猪股骨髁消融后各区域测量

　　成年猪股骨髁在体微波消融（功率 60 W，时间 5 min），从中央到周边分别是碳化区、消融区、反应区和正常区（①～④）。A. 大体标本；B. 示意图；C. 消融后 4 周处死动物，消融部位病理切片（10012），从左到右依次是消融区、反应区和正常区，消融区表现为坏死的骨小梁、无造血细胞及骨细胞存活，反应区为反应性增生的肉芽组织，正常区为正常的骨小梁结构

五、微波肿瘤消融的优点

（一）与传统手术治疗相比

微波消融以"灭活"代替了切除，其最大的优势是微创。微波消融可经皮穿刺实施，不存在切口愈合问题，且创伤较小、并发症发生率较低、术后康复更快，对整个辅助治疗过程干扰较小。而对需要开放手术的病例，可以进行术中辅助的微波消融，从而减少出血或缩小手术切除范围，可以达到降低手术难度、减少手术创伤的目的。

（二）与其他消融方法相比

微波消融导致的细胞死亡几乎和射频消融一样，但其加热机制与射频不同。射频是通过电传导，而微波不是。在微波场中，极性分子（主要是水）持续震荡，所产生的能量和导致的温度升高也呈持续增加。而且，微波辐射可穿透所有生物组织，包括高电阻抗的组织，如骨、肺、炭化或干燥组织，这允许微波在更大的组织范围持续不断地产生热能。因此，与射频相比，微波消融升温更快、能达到的温度更高、消融范围更大，并适用于更多的肿瘤类型，如对射频不够敏感的肉瘤和血管外皮细胞瘤（图 11-1-3）。

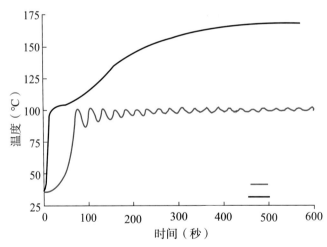

图 11-1-3　微波消融与射频消融对比：第三代微波（microwave）消融系统与类似射频（RF）消融系统温度曲线对比，微波消融升温更快、温度更高

六、肿瘤微波消融存在的问题及并发症

（一）存在的问题

微波消融较射频消融发展晚、应用少，目前还存在一些问题：①临床资料和经验相对较少，对其疗效和规律还需要进一步的研究和总结。微波消融的效果高度依赖于系统相关因素，如微

波频率、微波功率、多消融针的微波场相对相位等，这些因素目前并无统一标准，需要深入开展针对消融的技术层面研究，同时对活体组织的生物物理学热特性以及与能量的相关性进行深入研究，扩大微波消融的作用范围，增强其三维适形能力。②与射频相比，微波消融的范围更大、升温的速度更快、能达到的温度更高，所以要保证安全，需要更为精细的操作和更长的学习曲线。③不同生产厂家出品的微波治疗系统在消融针设计、微波波长及频率、功率、降温系统等方面各不相同，导致对疗效的预测和评价存在混乱。④微波消融优势是对小的病灶肿瘤疗效良好，目前普遍认为对直径小于 3 cm 的肿瘤可以做到根治。对体积较大或形状不规则的病灶，虽然理论上可以通过多根消融针多点消融达到"全覆盖"，但目前对消融点间隔距离的确定和消融区的准确判断仍缺乏客观的标准。⑤微波消融的操作与监视的可视化、精准化、智能化辅助技术存在不足。目前，微波消融的图像引导主要基于 X 线或 CT，临床手术在很大程度上取决于操作医生的经验，消融范围判断模糊，容易出现未完全覆盖肿瘤范围或因消融范围过大导致邻近正常组织受损等情况。后续需要通过科学合理的单针及多针组合热场计算，综合肿瘤病理性质和血流特点而准确计算消融时间、功率、针距、布针方案等参数，规划精准的穿刺路径，使得消融更加安全有效，在不损伤邻近正常组织的情况下，使消融区域完全覆盖肿瘤。

（二）并发症

微波消融最常见的并发症包括出血、感染、脏器功能障碍、其他脏器损伤和晚期并发症如针道种植转移等，但总体发生率很低。梁萍等总结 1136 例 1928 个病灶行微波消融治疗的肝癌患者，其中较大出血发生率仅为 0.08%，肝脓肿发生率为 0.3%，针道种植转移发生率为 0.4%；轻度并发症包括发热、疼痛，无症状的胸腔积液，胆囊壁增厚，动脉门静脉分流，胆管轻度狭窄和无需治疗的皮肤烧伤等。因此肿瘤微波消融治疗耐受性好，严重并发症的发生率低，安全性较高。

1. 肿瘤溶解综合征

肿瘤细胞坏死崩解，大量蛋白代谢产物进入血液循环，形成高尿酸血症，尿酸在肾盂内弥漫性沉淀，导致肾内梗阻，可引起肿瘤溶解综合征。临床表现为高尿酸血症、高钾血症及高磷酸血症甚至并发急性肾衰竭。肿瘤溶解综合征在冷冻消融时发生率相对较高，在微波消融时发生率比较低，但对消融范围较大，或术前肾功能较差的患者也应警惕发生的可能。术后 1 ~ 3 天内密切观察患者的尿量及尿色，定时监测尿比重，每天复查肝肾功能、尿常规、电解质和血气分析，及时了解肾功能状态，并预防性给予 5% 碳酸氢钠静滴以碱化尿液。鼓励患者多饮水，有利于尿酸沉淀物排出，减少对肾脏的损害。

2. 出血

理论上消融治疗可引起大出血，主要原因有穿刺时误伤大血管、消融治疗使部分血管管壁损伤、穿刺通道填塞不彻底、肿瘤患者术前凝血机制差、术后患者肿瘤破裂导致出血等。因此，围手术期需严密监测各项凝血指标，注意观察术区敷料的渗出量和性质及手术区域皮肤色泽、局部的张力、各种引流管引流液的量和性质等。

3. 感染

消融引起肿瘤细胞及肿瘤周围组织坏死，这些坏死组织残留于空腔之中成为可能的感染源，引起感染，造成组织坏疽。同时坏死细胞崩解后释放致热源进入血液循环，会引起全身性反应，进一步加重感染。如有内植物植入，这些医用植入物也成为可能的感染源，加大感染风险。围手术期应严密监测体温、血常规、炎症指标等，按时进行切口清洁和换药，力求将感染风险降至最低。如果明确感染，血培养鉴定及药敏试验可以指导临床使用特异性抗生素，若用药后切口局部情况无改善，则需行二次清创术或多次清创术。

4. 周围脏器及组织损伤

微波消融术通过直接细胞损伤和阻滞局部微循环对肿瘤产生杀伤效应，因为肿瘤与周围脏器或组织毗邻，甚至粘连，有时难以区分清晰的界限，所以术中极有可能误伤周围正常脏器及组织。如肝癌微波消融可能导致肠道、胆道、膈肌及大血管损伤。骨肿瘤微波消融在不同部位可能会造成不同器官及结构的损伤。为降低损伤风险，经皮消融应仔细选择穿刺通道并在影像引导下进行，消融过程中要掌握好消融剂量并持续通过水循环对针杆进行降温，如果可行，还可对消融肿瘤周围组织间隙注射气体、生理盐水或清蛋白凝胶进行隔离。开放消融可通过对肿瘤周围重要结构的分离和隔离来实施保护。

七、微波消融在骨肿瘤治疗中的应用

（一）微波消融技术治疗骨肿瘤的历史与现状

骨组织主要成分为胶原和无机盐，质地较硬，可耐受较高的温度，能较好地保持生物力学强度，因此采用微波消融治疗骨肿瘤有其独特的优势和特点。国内微波消融治疗骨肿瘤最早报道于 20 世纪 80—90 年代，唐都医院范清宇教授和解放军总医院卢世璧院士均开始了这方面的探索，都为开放微波消融。1997 年第 8 期《中华外科杂志》同时刊登了他们的初步观察结果。唐都医院应用插入式微波消融技术，治疗各类骨肿瘤患者 112 例，其中 79 例恶性、33 例良性，术后随访 3 ~ 50 个月，平均 23 个月，107 例保肢手术患者中 10 例局部复发截肢、97 例局部控制良好；74 例肢体恶性肿瘤患者中，12 例术后 4 个月至 2 年内出现了肺部转移，8 例发生术后病理性骨折。40 例随访 2 年以上且肿瘤无复发。关节功能大多良好，稳定无痛，屈伸功能正常。因此认为微波消融是一种治疗骨肿瘤安全、有效的新手段。解放军总医院则使用外部的微波辐射器对瘤区进行热疗，治疗温度 50℃ 左右，每治疗野治疗时间 15 min，并对 25 例肢体恶性骨肿瘤患者应用该方法结合辅助化疗进行治疗，平均随访时间 57 个月，5 年生存率 70.49%，10 年生存率 54.83%，因此认为该方法安全有效。

后续唐都医院应用开放式微波消融技术治疗了大量患者，其手术过程：①将荷瘤骨从周围的正常组织分离而不将整块骨关节切除；②通过微波消融针阵列对肿瘤进行原位灭活；③对灭活的荷瘤骨段进行加固（包括自体骨移植、异体骨移植、骨水泥、钢板螺钉内固定等，单用或者复合）。他们认为"该术式使骨肿瘤邻近的自然大关节结构得以保留，极大地促进了骨肿瘤患者近期和远期的肢体功能恢复"。在一组大宗的病例报告中，唐都医院总结了 204 例骨盆恶性或高度侵袭性肿瘤的治疗效果，局部复发率 7.8%、骨折发生率 1.3%、感染率 1.2%，认为"与截肢或其他治疗方法相比，微波消融治疗在肿瘤学效果上至少没有负面影响，且功能学效果远超于任何治疗手段"。他们还总结了 719 例肢体肿瘤患者施行微波消融保肢手术,其中高度恶性肿瘤 629 例(主要是成骨肉瘤,恶性纤维组织细胞瘤和尤因肉瘤分别居第 2、3 位),低度恶性肿瘤 62 例(主要有软骨肉瘤 42 例、造釉细胞瘤 16 例),孤立性转移癌 28 例。肿瘤类型分布,患者性别、年龄与文献报道无明显差别。

术前均给予 2 ～ 3 个疗程的化疗。微波消融保肢术后高度恶性肿瘤 3 年生存率为 59.1%,低度恶性肿瘤 3 年生存率为 88.7%。尽管转移癌患者手术的主要目的是姑息性治疗和减轻症状,但也有 11 例患者得到了长期的局部和全身控制。并发症包括局部复发(8.5%),深部感染(1.8%),术后骨折(5%,多发生在研究早期)。绝大多数存活病例保留的肢体在美容学和功能学上都达到了满意,按世界保肢学会标准,平均功能得分在 90% 以上;对于骶骨肿瘤,由于需要顾及神经功能及骶髂关节稳定性,所以往往因截骨平面达不到安全边界而导致复发。唐都医院的做法是先对预定的截骨平面进行微波消融,然后再施行截骨,认为如此可以有效地消灭截骨平面上可能存在的残留灶,从而降低复发率。天津医院胡永成等也不断进行微波消融治疗骨肿瘤的探索,除了恶性及侵袭性骨肿瘤的开放微波消融,还开展了 CT 引导下经皮穿刺消融治疗骨样骨瘤的工作。

总体来说,在相当长时间内,开展骨肿瘤微波消融治疗的医疗机构仅属个别。尤其是原发恶性骨肿瘤,在没有国外文献佐证的前提下,微波消融能否达到和广泛切除同样的局部控制,多数人持怀疑态度。最近 10 年以来,根据会议交流及公开发表的文献,越来越多的医生开始微波消融治疗骨肿瘤的尝试。治疗对象包括中间侵袭性骨肿瘤的术中辅助微波消融,以及原发恶性骨肿瘤髓内反应区的辅助微波消融,但更多的还是集中于四肢骨转移瘤的开放微波消融及椎体转移瘤的经皮微波消融。微波消融具体适应证和禁忌证,以及技术操作细节各家机构仍有不同意见和做法。

根据笔者的经验,目前的微波消融技术很难客观保证对一大段不规则形的肿瘤消融不留死角,而消融后如果遗留大段坏死,那么骨远期病理骨折(内固定失败)和感染的风险也相对较高。因此,对于原发恶性骨肿瘤,暂时不推荐微波消融。骨肿瘤微波消融目前合理的适应证包括:①骨转移瘤,根据情况可经皮或开放微波消融;②中间侵袭性肿瘤辅助微波消融,刮除前消融可减少刮除时的出血和种植风险,刮除后再对瘤腔消融可降低复发风险;③小的有症状的良性肿瘤经皮消融可达到根治;④原发恶性骨肿瘤优先考虑传统的广泛切除,但跳跃病灶和过长的单纯髓内反应区可辅助消融。

国外鲜见应用微波消融治疗原发恶性骨肿瘤的报道,相关报道主要集中于 CT 引导下经皮穿刺微波消融,治疗部分有症状的局限性良性骨肿瘤及骨转移瘤。骨样骨瘤是一种可引起疼痛的良性骨肿瘤,好发于股骨及胫骨皮质骨内,通常由直径不足 1 cm 的瘤巢和周围的反应性硬化骨壳组成。传统手术需要打开骨壳,彻底刮除瘤巢,手术创伤较大且术中定位困难。经皮射频消融治疗骨样骨瘤最早可追溯到 20 世纪 90 年代初,经过不断摸索完善,经皮热消融治疗骨样骨瘤疼痛缓解率可达到 96%,2 年复发率在 7% 左右。

与传统开放手术相比,经皮穿刺热消融手术创伤更小、术后恢复更快,已成为骨样骨瘤一线治疗手段。最近研究发现,经皮微波消融可达到和射频消融同样的疗效。经皮微波消融是在 CT 引导下完成,先向瘤巢中心穿入穿刺针并留取标本,之后将微波消融针置入瘤巢中心行微波消融。因病灶直径较小，微波消融可达到使肿瘤完全灭活，从而治愈该病。除了骨样骨瘤，也有应用经皮穿刺热消融治疗其他大小局限（直径小于 3 cm）的骨良性肿瘤的报道，如骨母细胞瘤、软骨母细胞瘤、软骨黏液样纤维瘤、皮质内软骨瘤、动脉瘤样骨囊肿、骨囊肿等。经皮微波消融治疗的另一主要适应证是骨转移瘤，骨是除肺和肝之外恶性肿瘤转移第三好发部位，可引起疼痛，如保守治疗不能缓解，则需要手术治疗。考虑到晚期肿瘤的预后及患者的身体条件，骨转移瘤的手术治疗应追求微创化。Puscedd 等报道一组经皮微波消融治疗骨转移瘤的病例，共18 个病例 21 个转移，其中脊柱 3 个、髂骨 13 个、髋臼 1 个、肩胛骨 1 个、肋骨 3 个。其中 8 例行单纯微波消融，另 10 例考虑到骨折风险，同时行骨水泥注射。无手术相关并发症，术后疼痛明显缓解并维持到术后 12 周，12 周时评价：13 例完全无痛，4 例仍有疼痛但程度明显减轻（疼痛评分较治疗前评价降低 85%），1 例无缓解。同时行骨水泥注射的患者，术后 3 个月内未出现病理性骨折。

总之，目前微波消融治疗骨肿瘤的研究还不够深入，基本均为小宗病例的回顾性研究。虽然多数研究肯定了治疗的有效性和安全性，但证据等级较低，今后需要多中心更大宗病例的随机对照研究。而关于适应证选择、消融方式及剂量、消融后辅助处理等方面也需要更多的研究以达成共识，最后形成明确的技术规范。

（二）骨肿瘤的特点及其对微波设备和消融技术的特殊要求

1. 骨组织坚硬，需要特殊工具（经皮穿刺可使用骨活检针，开放手术可直接用电钻）预先钻孔，然后才能置入微波消融针。正因为不需要借助微波消融针本身穿入，故微波消融针末端可做成圆钝头，这样既可以减少术中损伤肿瘤周围正常组织的机会，也可避免刺伤操作人员。

2. 多数实质器官解剖位置固定，穿刺通道及注意事项相对单一，而骨肿瘤要根据部位的不同个体化考虑具体的穿刺通道，以避开主要的血管神经，并避免穿入关节，有时候因为穿刺时无法避开血管神经，或病灶距离血管神经太近，不能进行经皮穿刺微波消融，则需要实施开放手术。

3. 多数实质器官借助超声作为影像引导工具，而骨肿瘤则需借助 C 臂或 CT 来定位并引导穿刺针及微波消融针置入。

4. 骨为负重结构，必须考虑骨的强度问题，对肿瘤或消融过程导致骨强度明显下降者，应考虑加固措施，如骨水泥注入或内固定。

第二节　脊柱转移瘤开放微波消融

开放微波消融是指在开放手术基础上进行微波消融，一般经后路手术，显露病变椎体后方结构，行椎板切除减压后在直视下行转移灶微波消融，消融完成后根据椎体破坏程度及脊柱稳定程度行病椎内骨水泥注射强化和相应节段椎弓根螺钉系统内固定。对于合并脊髓受压或轴向不稳定的脊柱转移瘤患者，推荐采用开放辅助微波消融的治疗方式。微波消融在开放减压手术中有如下作用：①提供良好的止血效果；②有效缓解疼痛，肿瘤细胞在局部分泌炎性因子也可介导疼痛，因此微波消融辅助开放手术可明显缓解疼痛的原因与微波消融灭活肿瘤细胞有关；③减少肿瘤细胞播散，行局部刮除手术时，先行微波消融灭活局部病灶可降低肿瘤播散风险。

一、适应证及禁忌证

（一）适应证

对不宜实施经皮微波消融或存在开放减压手术指征的脊柱转移瘤可考虑行开放微波消融，主要的指征包括 3 个方面：①椎管占位明显，尤其是脊髓受压明显或已出现脊髓或马尾神经损伤表现。②脊柱序列不稳，SINS 评分 ≥ 13 分。③虽然椎管占位效应不重，但因神经根受压出现严重的根性疼痛症状。

其他次要的指征：预计生存期较长，Takuhashi 评分 ≥ 9 分。肿瘤对放疗不敏感或不能进行放疗。脊柱序列不稳，SINS 评分 7 ~ 12 分。如已表现为脊髓完全损伤，则需为孤立性转移且原发病灶控制。

（二）禁忌证

①存在严重内科并发症，不能耐受手术者。②放疗后切口区存在严重放射损伤或切口区存在活动感染者。③预计生存期极其有限，Takuhashi 评分 ≤ 8 分。④不伴明显脊柱不稳定、对放疗敏感，该类患者应优先考虑放疗。⑤脊髓完全损伤、原发病灶未控制或存在其他转移灶、脊髓完全损伤，患者术后神经功能恢复机会渺茫，如为孤立转移且远方病灶已控制应考虑肿瘤切除手术，否则手术价值不大，应视为禁忌。

二、手术过程

全麻下行后路手术，显露范围包括病椎及上下 1 ~ 2 个椎体，自棘突、椎板剥离椎旁肌，直至完整显露双侧关节突，先行病椎上下正常椎体的椎弓根系统内固定，然后对病变椎体行全椎板减压（单侧局限病灶也可酌情行开窗或半椎板），在 C 臂透视引导下经椎弓根向病椎内置入微波消融针，设置功率 50 W，消融前如硬膜与椎体后壁有粘连应予分离，消融期间椎管内生理盐水灌洗降温并进行脊髓诱发电位监护，监测椎管内温度不超过 43℃，单点消融时间 10 min，闭合切口并放置引流管，3 天后待 24 h 引流不足 100 mL 后拔除，拔除引流后即在腰背支具保护下开始下床活动（图 11-2-1）。

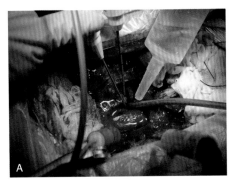
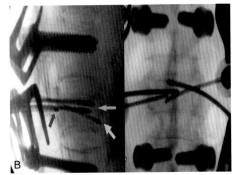

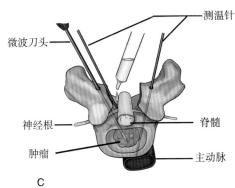

图 11-2-1 微波消融过程

A. 全椎板减压后，经双侧椎弓根置入微波消融针，消融过程中，椎管内盐水滴注降温，监测椎管内温度不超过43℃、椎体前缘温度不超过50℃；B. 透视示微波消融针（绿色箭头）及测温针（红色及黄色箭头）位置；C. 模式图

三、注意事项及技术要点

（一）关于消融时间

根据动物实验结果，10 min 内消融范围随消融时间延长而增大，但 10 min 后趋于稳定，因此应确定单个消融点消融总时长 10 min。但这 10 min 不是连续进行消融，而是累积消融时间，术中监测椎管（椎体后壁）温度超过 43℃ 时停止消融，待温度低于 40℃ 时再开启消融。

（二）关于消融点的选择

单点消融范围直径在 3 cm 左右，对于小的病变，单点消融即可达到治疗目的。对于累及整个椎体或伴椎旁肿物者，可经双侧椎弓根置入微波消融针，并调整消融针方向及深度进行多点消融。但为保证安全，不建议同时行多点消融，而是完成一个部位的消融后再进行下一个部位的消融。

（三）关于微波消融针的置入

目前在 C 臂透视引导下进行微波消融针的置入（先用钻头预钻孔），这有赖于术者对影像学资料的透彻了解和娴熟的椎弓根螺钉植入技术。有条件者可应用 CT 引导以提高精准度。未来，利用各种导航技术和机器人手术，有可能真正实现微波消融针的精准置入。

（四）关于消融时的神经保护

微波消融时保护脊髓及神经根免受热损伤非常重要，充分的椎管减压和硬膜囊及神经根的显露、消融时持续椎管内盐水灌洗、椎管内温度实时监测等措施，可将神经损伤的风险降到最低。同时可尽量分离硬膜及椎体后壁并置入棉片隔热。微波消融针距离椎体后壁及椎弓根根部的距离最好保持在 2 cm 以上。

（五）关于消融完成后是否行病灶刮除

成骨病灶消融后不需要进一步刮除，溶骨病灶消融后可行肿瘤刮除，刮除后的瘤腔应用骨水泥进行填充。

（六）关于内固定

对于肿瘤局限、仅行开窗或半椎板切除者，视情况可不行内固定。但对于行全椎板切除、椎体破坏明显、已存在病理骨折者需要行内固定，可采用椎弓根钉棒系统。固定范围较全椎体切除要小，一般腰椎上下各一个节段、胸椎上下各两个节段。

（七）关于辅助治疗

骨转移瘤外科治疗只是解决局部症状，术后一定要根据原发肿瘤的来源和病理分型进行全身抗肿瘤治疗。局部如无禁忌，建议行常规术后放疗。

（八）疗效及并发症

有研究总结 1 组 76 例病例资料，男性 48 例、女性 28 例，年龄 34 ~ 80 岁（平均 57.4 岁），随访截止时间 2011 年 12 月。累及单一椎体 51 例、连续 2 ~ 3 个节段 19 例、跨节段发病 6 例。累及胸椎 40 例、腰椎 16 例、颈椎 6 例、骶椎 2 例、颈胸段和胸腰段各 4 例。55 例存在不同程度神经功能障碍，其中 6 例表现为脊髓完全损伤。所有患者均有不同程度颈背部或腰骶部疼痛，69 例伴根性疼痛症状。手术时间 80 ~ 260 min，平均（120±14）min；术中出血量 100 ~ 2500 mL，平均（457±182）mL。术后 1 个月 VAS 评分从术前 6.4 分下降到 2.2 分。除 6 例脊髓完全损伤者外，其他神经功能障碍的患者术后肌力均有恢复，全部恢复行走能力。随访期间，9 例患者可明确复发，复发率为 12%。神经并发症 3 例，1 例 C5 浆细胞瘤患者术后出现交感干和 C5 神经根损害症状、术后半年左右恢复，1 例 T12 椎体肾透明细胞癌患者术后脊髓损伤症状加重、术后 1 个月左右恢复，另 1 例为腰椎术后出现根性感觉功能减退。伤口延迟愈合 6 例（3 例为放疗后患者、3 例为脂肪液化），1 例为继发感染，经清创手术后愈合，其余经换药在术后 3 ~ 4 周伤口愈合。脑脊液漏 9 例、下肢深静脉血栓 3 例、肺部感染 3 例，均经保守治疗治愈。总之，本组病例平均手术时间 2 h，平均术中出血不足 500 mL，手术创伤及出血与单纯后路减压内固定手术相当。在充分的椎板减压和脊髓暴露的基础上，辅以持续的盐水灌洗降温和椎管内温度监测，脊髓损伤的风险是完全可控的。其他并发症中，伤口延迟愈合和脑脊液漏相对发生率较高，前者可能和部分患者术前接受放疗相关，后者多数是因为肿瘤侵犯椎管并和硬膜粘连，在病灶清除时导致硬膜微小裂孔。关于肿瘤的控制率，本组病例在随访期间复发率为 12%，效果是较为理想的。

四、典型病例

病例 1，男性，57 岁，肺腺癌 T11、T12 椎体转移，一直吉非替尼维持治疗，术后 34 个月死于脑转移，随访期间胸椎手术部位肿瘤无复发（图 11-2-2）。

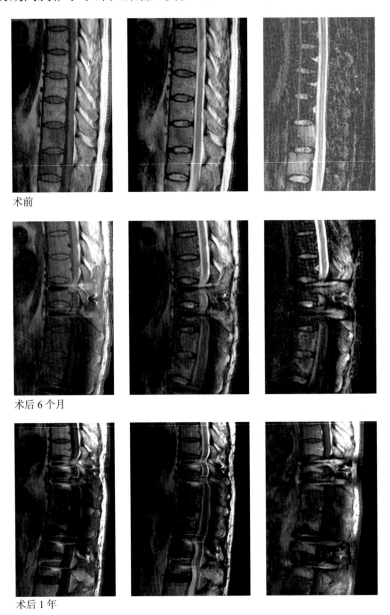

术前

术后 6 个月

术后 1 年

图 11-2-2　肺腺癌 T11、T12 转移术前及术后随访的图像，提示术后复查未见局部肿瘤复发表现，
消融骨在 MRI 上呈"死骨"改变

病例 2，女性，49 岁，肺腺癌 T5 椎体转移伴病理骨折、椎管占位，主诉腰部并左下肢剧烈疼痛，VAS 评分 8 分，术后疼痛缓解（术后 VAS 评分 1 分），随访 1 年，病情稳定，局部肿瘤无复发迹象（图 11-2-3）。

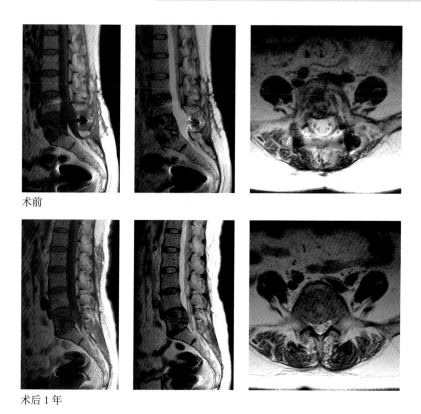

图 11-2-3 肺腺癌 T5 椎体转移并病理骨折术前及术后 MRI 图像，提示未见复发

病例 3，男性，65 岁，肾透明细胞癌 T9、T11 椎体转移，术前不全瘫 Frankel C 级，术后脊髓功能恢复至 Frankel E 级，规律口服索拉非尼，术后 4 年复查未见局部肿瘤进展（图 11-2-4）。

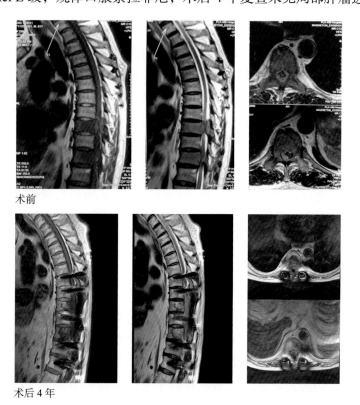

图 11-2-4 肾癌 T9、T11 椎体转移、脊髓明显受压术前及术后 MRI 图像，提示未见肿瘤生长

第三节　总结与展望

应该说，微波消融治疗骨肿瘤（尤其是脊柱肿瘤）的发展之路并不顺利。一开始，人们对其有效性和安全性的质疑几乎是压倒性的。除了对该技术的陌生和误解，部分开展者过于宽泛的适应证选择和过于理想化的治疗结果设定也让自己丧失了更多"闪转腾挪"的空间。但探索和发展的努力从来没有停止，其中最核心的就是适应证的细化、技术的优化和治疗目标的合理化。经过近40年几代人的探索和努力，今天微波消融治疗骨肿瘤的有效性和安全性已不用再争论，而且其应用推广在近10年迅速发展。目前，微波消融已成为骨转移瘤手术治疗的重要手段，其中脊柱转移瘤占绝大部分。虽然共识越来越多，但有关适应证及消融方式选择、治疗目标确定等仍有争议，而为了治疗更安全、更有效，技术上的更新和发展也必然是永远努力的方向。

一、适应证及消融方式选择

在相当长的时间内，因术者对微波消融技术的认知不统一、应用不规范、开展的临床研究数量较少，加之脊柱解剖的复杂性及周围各种结构功能的重要性，脊柱转移瘤的微波消融治疗存在较大争议。为规范微波消融在脊柱转移瘤中的应用，中国抗癌协会肿瘤微创治疗专业委员会骨与软组织肿瘤学组和《中华骨科杂志》编辑部组织骨与软组织肿瘤及介入领域的专家制定了《微波消融治疗脊柱转移瘤临床指南》，刊载于2022年第2期《中华骨科杂志》。

该指南认为，伴有顽固疼痛但不伴有神经压迫和轴向不稳定的脊柱转移瘤适合经皮微波消融治疗，不受骨破坏的类型和累及椎体个数的限制，也就是说无论溶骨病灶还是成骨病灶、无论单个椎体病变还是多个椎体病变，均可进行经皮微波消融。对于邻近椎管的病灶，该指南认为经皮微波消融会增加神经损伤的风险，因而列为相对禁忌证。但实际上，局限于椎体前方而远离椎管的情况非常少见，尤其是伴有疼痛的，要么是肿瘤侵及或压迫神经根、要么是肿瘤广泛累及椎体导致不同程度病理骨折。根据经验，除非椎管压迫严重或已经存在明显的神经功能损害表现，邻近椎管甚至存在部分椎管侵袭者仍可安全地实施经皮微波消融，当然消融过程中应注意维持好消融针和椎管的距离以及消融的剂量，一般来说，颈胸段风险更高，腰段相对安全。今后，为达到更好的消融效果和保证更高的安全性，应对病灶与椎管的距离及椎管受累程度进行分级，从而量化确定消融针的位置及消融的剂量。

该指南认为，开放减压合并微波消融可以治疗合并脊髓受压或轴向不稳定的脊柱转移瘤，可有效提高止痛效果、减少出血和肿瘤细胞的播散。笔者认为，对初始开展者进行这种约束是审慎而必要的。但已如前述，神经受压和病理骨折并非经皮消融的绝对禁忌证，除非因为神经急症需要椎板减压，轻度的神经受压仍可考虑经皮微波消融，而脊柱的不稳可以通过辅助单纯的椎体成形或联合经皮内固定来解决。当然开放手术可以达到隔离手术的目的，术后可以进行根治性的放疗。总之，除了根本性的原则，具体手术方式的选择应根据患者全身状况、病灶具体情况、术者经验等综合考虑。对一般情况较好、预计生存期较长的患者可倾向于开放手术以期达到更好的局部控制，而对一般状况差、预期生存时间有限者则尽量选择经皮消融方式。对远离椎管的小的寡病灶，经皮微波消融有可能达到局部根治，即便不存在疼痛症状，也可考虑积极治疗。

二、姑息性治疗或根治的选择

在很多情况下，微波消融被当作一种姑息性治疗的手段。这里的"姑息"有两个含义，一个是针对全身的状况，或者是原发病而言，仅仅处理一个（或几个）病灶，是一种"非彻底"的治疗；另一个含义，是本次治疗的这个病灶，也是"非彻底"的治疗，或者说消融不完全。

第一种含义是热消融这一技术的特点所决定的，它有别于化疗或生物治疗的治疗原理，特别是在治疗骨转移瘤的过程中，仅针对病灶对象，而非针对全身。至于第二种含义，的确是充满了争议，也是矛盾的聚焦点。部分专家认为，应用热消融治疗骨转移瘤，主要目标是减轻疼痛；也有专家认为，可以根据不同的病灶，制定针对性的治疗目标，对于直径小于 3 cm 的间室内病灶，有条件时可以规划彻底消融。

通常情况下，脊柱肿瘤微波消融很难达到局部病灶的根治。一方面，这是由脊柱的解剖特点决定的。椎管内走行着脊髓或马尾神经，椎间孔里有神经根，椎体前方除了大血管，在不同节段还有纵隔、肺或其他重要脏器。另一方面，肿瘤形状不规则，时常会累及整个椎体，并可能侵及椎弓及椎管。这就决定了消融的范围在不累及周围重要结构的前提下，很难完全覆盖整个肿瘤区。好在多数时候，脊柱转移瘤并不需要局部根治，而只需要解决疼痛、解除神经压迫和重新获得脊柱稳定。但这并不意味着局部肿瘤的控制并不重要，对原发病灶得到控制的孤立转移，对于预计生存期超过 2 年（内科治疗的进步使这样的患者越来越多）的脊柱转移瘤，局部肿瘤的彻底控制仍是必要的，前者孤立转移灶的彻底切除仍有望获得肿瘤治愈，后者姑息手术意味着可能因为局部肿瘤再次进展而需要再次手术。目前虽然全脊椎切除技术可能获得脊柱肿瘤彻底切除，但巨大的手术创伤和高难度的技术要求决定了这并非脊柱转移瘤最理想的手术方式，而且因为脊柱特殊的解剖限制，即便全脊椎切除往往也只能达到边缘甚至囊内切除的效果。从理论上讲，技术的改进可以让微波消融无限接近靶区的完全覆盖，并最终有可能实现相当于边缘或者广泛切除的结果。技术上的改进至少包括以下 3 个方面。

1. 精准的微波消融针置入

微波消融针辐射窗应置于肿瘤中心，当肿瘤体积较大或形状不规则时，则需要多个消融点。各消融点需要合适的空间排布，这需要通过精确的术前设计和精准的手术设计来实现，旨在提高手术精准性和个体化的最新导航技术进展（包括虚拟现实及混合现实技术）和机器人手术，无疑为该目标的实现提供了可能。

2. 准确的实时测温

目前只能通过测温针对重要的位点进行测温来了解瘤区是否达到有效消融温度和瘤周重要组织结构是否处于安全温度，无法获得多个部位动态实时显示的温度信息。日益发展的核磁实时测温技术为实现这一点带来希望，它不仅有可能提供实时影像上的动态温度分布图，还可用于术中导航，这部分内容在本节后面还会详细介绍。

3.必要的瘤周组织导热阻隔

可以通过向肿瘤周围的组织间隙注射气体、液体或凝胶来实现热阻隔，目前已有这方面的尝试，今后应进一步改进注射材料及注射技术流程。

三、改进精准度

应用热消融技术治疗肿瘤，精准与安全应该是目标，或者说是一种理想的追求。可以达成共识的是，局部病灶消融越彻底，患者越受益，但前提条件是治疗风险的可控性。热消融的风险，主要是来自病灶周围正常组织的热损伤，特别是主要的神经、血管和脏器等。所以，从某种意义上说热消融的治疗效果取决于对病灶周围关键结构的热量控制。有学者把骨转移瘤的热消融治疗过程称为"寻求安全性与有效性的最大公约数"，也有比喻为"对病灶的定点清除"。因此，热消融技术的发展方向应该是"精准"。

在现有的医疗环境下，完成一次骨转移瘤的热消融治疗（以经皮为例），不夸张地说，也是一个系统工程。大致涉及术前对患者的多学科评估、术前的热消融影像规划、热消融设备及参数调整、术中影像学引导、术中温度或重要参数监测、术中术后热消融评估等。这其中可能需要肿瘤内科、肿瘤外科、放疗科、影像科、工程师、神经科、血管科等专业人员等共同参与。精准应该是贯穿整个治疗周期的，而其中最核心的是影像引导和温度监测。

（一）影像引导

在热消融技术的发展进程中，几乎所有的影像技术都被广泛地应用于热消融的引导，也可以说，热消融技术是依赖于影像学技术而产生的。许多熟悉的脏器组织的热消融治疗，主要是在超声、CT引导下完成的，而骨转移瘤的热消融治疗，多数是在X线、CT引导下进行的。不同的影像技术，有其不同的特点，或者说优、劣势。

以骨转移瘤的热消融治疗为例，X线引导的特点是便捷。在现阶段，几乎所有二级（市、区级）以上的医院手术室都配备了X线设备，部分还可以进行图像的即时重建。多数骨转移病灶在X线上会呈现骨组织的信号高低不同，有一定经验的术者可以根据术中的正、侧位二维图像，设计并实施热消融针（消融针）的布阵。由于可以在手术室完成治疗，此方法在无菌消毒、麻醉、生命体征监测等方面，都具有较大的优势。

但X线也有明显的缺陷，骨病灶的X线成像结果很大程度上取决于肿瘤的性质及时限，当然还受设备的影响。病灶不清晰或边界模糊时，治疗存在较大的盲目性，手术风险增加；由于病灶是不规则的三维结构，单纯凭借二维的成像很难达到精准的要求。

骨转移病灶的微创热消融治疗越来越多的在CT引导下进行。CT在骨组织的影像检查方面，具有显著的优越性。几乎所有的骨病灶，都可以在CT影像上得到清晰的显示，而且可以进行三维的空间影像。CT引导为精准治疗提供了有力保障。但相对而言，CT手术室的建设条件较高，并且具有电离辐射。对于相对浅表的骨转移病灶，也可以选择超声引导，其特点是无电离辐射，操作相对简便，费用较低。

（二）温度监测

热消融技术是一种物理治疗，其中温度是最主要的参数。热消融的温度监测包括两个方面，一是肿瘤病灶内达到消融效果的温度，二是周围正常组织的可耐受热损伤温度，可以将它们简称为"工作温度"和"安全温度"。理论上讲，工作温度越高越好，安全温度接近人体的生理温度最理想。由于人体解剖学的特点，有时两个温度之间缓冲空间很窄小。范清宇等曾提出骨肿瘤微波灭活的"温度-时间"曲线关系，简单地说，就是在一定的温度条件下，持续一定的时长，也可以达到骨肿瘤组织的完全灭活。"50℃、30 min"是一个推荐的"温度-时间组合"，当然，如果工作温度更高，则可以缩短治疗时间。根据这样的建议，有利于在疗效与安全之间找到一个平衡点。

目前应用于热消融治疗中的测温设备大致有两种，红外测温和热电偶测温。前者主要是用于比较浅表或开放式的情况，特点是便捷、非接触、无创式，可实时显示整个平面的温度分布，精度高，但无法在内部的非开放式热消融场景下测量温度；后者是插入针式点测温，可用于深部组织的测温，精度高，机动性强，但测温设备植入过程中会造成一定损伤，且该方法只能测量某一点或某几点的温度，无法进行连续的空间测温。部分测温产品可能受电磁干扰。此外，部分厂家的热消融针（消融针）上也可以携带热电偶测温。

四、MR 导航及实时温度检测的应用展望

有资料显示，2021 年中国的热消融治疗各种肿瘤患者超过 10 万例次。有关肿瘤热消融治疗的基础及临床研究方兴未艾。近年来，有不少学者聚焦于磁共振影像技术与热消融技术的有机融合，因此磁共振有可能实现导航与实时温度监测的双重目标。

磁共振成像已经在临床得到了广泛应用。在解决了医用设备的核磁兼容问题后，MR 导航较易实现。核磁共振的温度成像（magnetic resonance temperature imaging，MRTI）是近些年来发展起来的一项技术，其是利用水质子共振频率（proton resonance frequency，PRF）或纵向弛豫时间（T1）等参数与温度的相关性来进行温度测量，相比于其他测温方式，有着温度敏感性高、适用于多种生物组织、可同时得到高分辨率解剖图像和全局温度图像等优点。

近 10 年来，笔者团队联合清华大学应葵教授团队开展了磁共振下微波热消融脊柱肿瘤的基础及应用基础研究，主要涉及 3 个方面。

1. 术前脊柱建模及模拟热源传热模型的建立

术前利用高精度 MR 序列进行完备扫描，利用基于深度学习的图像分割算法，在 MR 图像的基础上进行器官分割，医生根据分割结果规划探针插入点和插入角度，进行多次仿真直到确定探针插入方案；同时研究微波探针的热源属性以及各个器官、组织的热力学参数，建立传热学方程，以期望在术前预测微波加热随时间的进程，确定消融范围，多次仿真后得到较理想的探针插入方案和加热方案。

2. 术中热消融针的插入导航

通过优化算法等技术手段，降低微波探针伪影，同时修改序列以提高成像时间分辨率，并

得到微波针与周围组织的高对比度图像，基于图像来进行消融针和肿瘤实时跟踪。

3. 加热过程中的温度监控

进行多回波序列高速扫描，重建代码进行优化加速，实现实时图像更新，水脂分离算法提高磁共振测温技术适用范围；结合生物传热模型协同提升，得到三维高精度动态全局温度分布等。

与此同时，病变组织热消融后出现的组织特性改变，也可以通过常规 MR 扫描得以实时显示，达到术后即时评估，充分体现 MR 在诊断及治疗一体化中的优势。

有理由相信，随着医学影像及热消融技术的高速发展，MR 监视下的热消融技术，一定会对人类的肿瘤治疗带来划时代的影响。

陈秉耀，宋光泽　编写　　韦兴　审校

参考文献

［1］AFATHI M, MANSOURI N, FARAH K, et al. Use of cement-augmented percutaneous pedicular screws in the management of multifocal tumoral spinal fractures［J］. Asian Spine J, 2019, 13(2): 305-312.

［2］AHN H, MOUSAVI P, CHIN L, et al. The effect of pre-vertebroplasty tumor ablation using laser-induced thermotherapy on biomechanical stability and cement fill in the metastatic spine［J］. Eur Spine J, 2007, 16(8): 1171-1178.

［3］胡永成，卢世璧，王继芳，等. 微波原位热疗保肢手术后机体免疫功能的变化［J］. 中华骨科杂志，1997, 17(7): 412-415.

［4］FARROKHI M, NOURAEI H, KIANI A. The efficacy of percutaneous vertebroplasty in pain relief in patients with pathological vertebral fractures due to metastatic spinal tumors［J］. Iran Red Crescent Med J, 2012, 14(9): 523-530.

［5］武乐斌，李成利，林征宇，等. 介入性磁共振技术临床应用经验初探［J］. 医学影像学杂志，2002, 12(2): 96-98.

［6］HINES-PERALTA A U, PIRANI N, CLEGG P, et al. Microwave ablation: results with a 2.45-GHz applicator in ex vivo bovine and in vivo porcine liver［J］. Radiology, 2006, 239(1): 94-102.

［7］HINSHAW J L, LUBNER M G, ZIEMLEWICZ T J, et al. Percutaneous tumor ablation tools: microwave, radiofrequency, or cryoablation--what should you use and why?［J］. Radiographics, 2014, 34(5): 1344-1362.

［8］卢世璧，王继芳，胡永成. 术中微波原位加热与辅助化疗治疗恶性骨肿瘤的随诊报告［J］. 中华外科杂志，1997, 35(4): 196-199.

［9］LEWIN J S, CONNELL C F, DUERK J L, et al. Interactive MRI-guided radiofrequency interstitial thermal ablation of abdominal tumors: clinical trial for evaluation of safety and feasibility［J］. J Magn Reson Imaging, 1998, 8(1): 40-47.

［10］LIANG P, YU J, LU M D, et al. Practice guidelines for ultrasound-guided percutaneous microwave ablation for hepatic malignancy［J］. World J Gastroenterol, 2013, 19(33): 5430-5438.

［11］MUELLER P R, STARK D D, SIMEONE J F, et al. MR-guided aspiration biopsy: needle design and clinical trials［J］. Radiology, 1986, 161(3): 605-609.

［12］PUSCEDDU C, SOTGIA B, FELE R M, et al. Treatment of bone metastases with microwave thermal ablation［J］. J Vasc Interv Radiol, 2013, 24(2): 229-233.

［13］RAO G, SUKI D, CHAKRABARTI I, et al. Surgical management of primary and metastatic sarcoma of the mobile spine［J］. J Neurosurg Spine, 2008, 9(2): 120-128.

［14］袁振超, 黄保华, 吴振杰. 经皮微波消融联合经皮穿刺椎体成形术治疗腰椎转移瘤的疗效［J］. 中国癌症防治杂志, 2020, 12(6): 632-636.

［15］TOKUHASHI Y, MATSUZAKI H, ODA H, et al. A revised scoring system for preoperative evaluation of metastatic spine tumor prognosis［J］. Spine (Phila Pa 1976), 2005, 30(19): 2186-2191.

［16］TOMASIAN A, JENNINGS J W. Percutaneous interventional techniques for treatment of spinal metastases ［J］. Semin Intervent Radiol, 2020, 37(2): 192-198.

［17］TOMITA K, KAWAHARA N, MURAKAMI H, et al. Total en bloc spondylectomy for spinal tumors: improvement of the technique and its associated basic background［J］. J Orthop Sci, 2006, 11(1): 3-12.

［18］WALLACE A N, ROBINSON C G, MEYER J, et al. The metastatic spine disease multidisciplinary working group algorithms［J］. Oncologist, 2019, 24(3): 424.

［19］WESTBROEK E M, GOODWIN M L, HUI F, et al. Thermal injury to spinal cord, a rare complication of percutaneous microwave spine tumor ablation: Case report［J］. J Clin Neurosci, 2019, 64: 50-54.

［20］ZHANG H R, XU M Y, YANG X G, et al. Percutaneous vertebral augmentation procedures in the management of spinal metastases［J］. Cancer Lett, 2020, 475: 136-142.

［21］陈秉耀, 韦兴, 李南, 等. 微波消融治疗下肢长骨骨肉瘤 15 例随访报告［J］. 中国骨与关节杂志, 2014, 10(4): 272-276.

［22］陈秉耀, 韦兴, 史亚民, 等. 开放式微波消融结合减压内固定治疗椎体转移瘤的随访报告［J］. 中国骨与关节杂志, 2014, 10(5): 346-350.

［23］陈硕, 宋光泽, 陈飞宇, 等. 磁共振测温用于椎体肿瘤热疗的可行性研究［J］. 中国骨与关节杂志, 2015, 11(4): 895-899.

［24］程实, 柯晋, 周洁龙, 等. 经皮置钉开放微波消融术治疗脊柱转移瘤［J］. 中华骨科杂志, 2020, 40(16): 1054-1062.

［25］范清宇, 马保安, 郭爱林, 等. 恶性或侵袭性骨肿瘤患者的微波高温治疗［J］. 中华外科杂志, 1997, 35(8): 484-487.

［26］范清宇, 马保安, 周勇, 等. 微波消融治疗骨肿瘤［J］. 中国骨科临床与基础研究杂志, 2011, 3(4): 304-317.

［27］BANDIERA S, BORIANI S, DONTHINENI R, et al. Complications of en bloc resections in the spine［J］. Orthop Clin North Am, 2009, 40(1): 125-131.

［28］纪经涛, 胡永成, 苗军, 等. 冷循环微波灭活联合经皮穿刺椎体成形术治疗脊柱转移瘤的初步应用［J］. 中华骨科杂志, 2017, 37(16): 1036-1044.

［29］李南, 韦兴, 陈秉耀. 微波原位灭活技术治疗髋臼周围骨转移癌［J］. 中国骨与关节杂志, 2013, 2(6): 340-344.

［30］李远, 马珂, 刘文生, 等. 原位微波消融术治疗骨转移癌［J］. 中国骨与关节杂志, 2014, 3(4): 277-281.

［31］林振宇. MRI 引导在肝癌消融中的优势及地位［J］. 肝癌电子杂志, 2017, 4(4): 39-42.

［32］KHAN M A, DEIB G, DELDAR B, et al. Efficacy and safety of percutaneous microwave ablation and cementoplasty in the treatment of painful spinal metastases and myeloma［J］. AJNR Am J Neuroradiol, 2018, 39(7): 1376-1383.

［33］沈万安，范清宇，张明华，等．微波诱导高温原位灭活技术治疗椎体肿瘤［J］．现代肿瘤医学，2007, 15(3): 401-404.

［34］韦兴，肖熠，刘申．关于脊柱热消融手术的计算机建模仿真研究进展［J］．中国医疗器械杂志，2021, 45(4): 416-419.

［35］GERMAIN D, VAHALA E, EHNHOLM G J, et al. MR temperature measurement in liver tissue at 0.23 T with a steady-state free precession sequence［J］. Magn Reson Med, 2002, 47(5): 940-947.

［36］姚雨，任刚，韦兴，等．微波灭活松质骨的动物实验研究［J］．中国骨与关节杂志，2013, 5(2): 288-292.

［37］于秀淳．遵循共识综合评价准确应用椎体成形术治疗脊柱转移瘤［J］．中国骨与关节杂志，2018, 7(5): 321-323.

［38］ROSENTHAL D. Endoscopic approaches to the thoracic spine［J］. Eur Spine J, 2000, 9(1): 8-16.

第十二章

经皮微波消融在脊柱转移瘤中的应用

第一节　概述

　　脊柱转移瘤治疗需要包括放疗、肿瘤内科、骨肿瘤科等多学科的整体合作，外科治疗的根本目的是缓解疼痛，改善神经症状，维持脊柱稳定性，提高患者生活质量。疼痛是脊柱转移瘤患者最主要的症状，对于原发灶不明确的脊柱转移瘤患者，疼痛常常是其来门诊就诊的主要原因。脊柱转移瘤患者发生的癌性疼痛症状往往较为顽固，夜间疼痛显著，且不随体位变化，普通止痛药物治疗效果不佳，NCCN 指南推荐放疗作为首选，但放疗存在疼痛反复、缓解疼痛延迟，且部分患者疼痛缓解不明显等缺点，对于存在神经卡压或脊柱失稳患者仍需要外科手术干预。

　　近年来消融技术已经广泛应用于脊柱转移瘤的临床治疗，消融方式包括微波、射频、冷冻消融等。相比较其他消融方式，微波消融以其发热快、消融范围大、热沉降效应小等优点被广泛应用，不仅能缓解疼痛，而且能控制局部肿瘤的进展，对于单发的骨转移灶，经皮消融甚至可以实现治愈的目的。微波消融有经皮微波消融和开放减压手术合并微波消融两种方式。经皮消融有创伤小、恢复快、不影响整体的放疗化疗、止痛效果显著等优点，已经得到越来越多学者的认可。本节针对经皮微波消融在脊柱转移瘤中的应用进行梳理和总结，以协助临床医生熟悉经皮微波消融治疗脊柱转移瘤的流程和技术特点。

第二节　微波消融的原理

　　微波是指频率为 300 MHz ~ 300 GHz，波长通常为 1 ~ 1000 mm 的电磁波，可通过对生物组织的加热效应来引起肿瘤组织发生变性和凝固性坏死，近年来研究发现，微波消融技术除可引起热效应外，还可通过激发机体免疫和促进肿瘤细胞活性氧的产生，发挥微波免疫效应和微波动力学效应，进而丰富了微波消融的临床应用。微波的热效应有离子加热和偶极子加热两种形式，离子加热指生物组织中带电离子受到微波交变电场作用后产生振动，与其他离子或分子碰撞产热，而偶极子加热指生物组织中水分子、蛋白质分子等极性分子随外加电场变动频率转动，从而与相邻分子摩擦产热。

微波消融与单纯通过离子加热方式发挥效用的射频消融不同，可通过离子加热与偶极子加热双重作用产热，且以偶极子加热为主。水是吸收微波能量的良好介质，因此当实质器官或实体肿瘤中水含量非常丰富时，微波消融升温迅速且范围均匀。微波消融除具备其他消融方式的共同优点外，还具有不受电流传导影响、升温迅速、受组织碳化及热沉降效应影响小和消融范围大等优点，因此尤其适合骨肿瘤这类传导性好的实体肿瘤的治疗。临床应用的微波方式有微波辐照和微波阵列天线等，目的是产生微波并将其输送至目标组织，微波产生的超高频电磁场作用于生物体内的极性分子（主要是水分子），使其随电场的变化产生反复快速（$2 \times 10^9 \sim 5 \times 10^9$ 次/s）的取向转动，从而摩擦生热，其产热原理为介质损耗，这种电磁场的产生无须完整的电流环路，甚至不需要和目标组织直接接触，也无须放置电极垫。

微波电磁场能够对一个立体空间范围内的组织进行均匀、快速地加热升温。鉴于这种空间立体式加热模式，微波能够穿透至更深的组织并产生更高的温度（接近150℃），焦痂及干燥组织均不影响微波的传播。由于不存在电流环路，微波消融在理论上对于高电阻的组织器官具有更大的应用优势，如肺脏和骨组织。因此，产生一个更大且可以更好预测的消融范围对微波消融而言是可行的。由于微波主要作用于水分子，微波消融对于囊性肿块和靠近血管的肿瘤能够达到更好的加热效果。鉴于微波消融无须电流环路的存在，多根微波消融针能够同时并排应用而不相互干扰，有利于该方法在更大体积肿瘤消融上的应用。在经皮微波消融治疗脊柱转移瘤时常用针式微波消融针，便于医生设计穿刺通道达到精准消融的目的。此外，微波消融相对于射频消融还有另一个优势，针对装有心脏起搏器的患者，微波消融由于不伴有电流传导，在这类患者中使用是较为安全的，而这类患者却属于射频消融的相对禁忌证人群。

第三节　经皮微波消融治疗脊柱转移瘤

在过去的几年里，影像引导的微创微波消融治疗技术在缓解骨转移癌性疼痛方面取得了满意的效果，它不仅能使患者即刻缓解疼痛、减少对止痛药物的依赖，同时还能控制局部肿瘤的进展，这是一项在门诊即可开展的治疗，能缩短住院时间且不影响患者的整体治疗，如化疗、生物治疗、激素治疗等，因此影像引导的微创微波消融技术已成为骨转移癌综合治疗的重要手段。如何选择适应证，提高手术的疗效，降低手术相关的并发症至关重要。

一、适应证及禁忌证

（一）影像引导下经皮微波消融适应证

1. 脊柱转移瘤性疼痛（VAS≥4分），传统治疗无效或复发的病例（阿片类药物、化疗和放疗），且无脊髓、神经压迫。

2.稳定的椎体病理性骨折。

3.生存期大于 1 ～ 2 个月。

（二）影像引导下经皮微波消融禁忌证

1.体质较差且无症状的脊柱转移瘤患者。

2.合并不稳定的椎体病理性骨折。

3.转移性硬膜外脊髓压迫（metastatic epidural spinal cord compression，MESCC），转移灶已侵犯脊髓或与神经根粘连需行开放减压手术。

4.严重凝血功能异常。

5.术前评估无安全穿刺路径。

6.病灶已侵及周围重要血管或脏器，无法安全消融。

7.颈椎转移瘤，颈椎椎体小、穿刺路径要求高，颈脊髓或食管一旦损伤后果严重，不建议行经皮微波消融，对有手术适应证者可选择开放手术。

二、术前准备

（一）临床及影像学检查

术前 2 周内行 X 线、增强 CT、增强 MRI、ECT 或 PET-CT 检查，常规心电图胸片等心肺功能检查；实验室检查包括血、尿、便常规，血生化，凝血四项，肿瘤标志物，血型及术前八项等，评估患者的整体状况以及基础疾病的相关检查。仔细的病史询问和体格检查，明确病灶以及疼痛的部位，评估影像与临床症状之间的关系。从影像学角度充分了解患者的病情以及转移情况，包括转移瘤的性质（溶骨性、成骨性还是混合性）、部位、大小以及与周围组织（血管神经及重要脏器）的关系。通过评分表如 VAS 评分、ECOG 评分、焦虑评分等评估患者疼痛程度、身心状态；通过 Frankel 分级或 ASIA 评分、SINS 评分评价患者的脊髓功能及脊柱稳定性；通过 Tokuhashi 评分、Tomita 评分或 SORG 评分等评估患者预后情况。

（二）术前谈话

与患者及其家属充分沟通，缓解患者紧张、恐惧心理，告知经皮微波消融治疗的目的、手术方法、手术过程、手术的风险、预期疗效、主要风险、可能并发症及相应的应对措施、术前及术后注意事项等，取得患者及家属同意后，签署知情同意书。

（三）相关工具准备

穿刺骨活检针（11 G），配备冷循环的微波消融针套装（16 G 或 18 G，200 cm 以上长度），检查微波消融机器是否在正常工作状态，若需要同时行骨水泥灌注治疗，则术前需要准备相应的器械材料。

三、术中应用

1. 影像方式

CT 或 X 线，可用于引导椎体转移瘤的消融手术。有研究报道单纯微波消融会导致脊柱不稳定，使得病理性骨折的风险增加 15% ~ 40%，故消融术常常联合椎体成形术，其也需在 CT 或 X 线引导下进行。这种方法较简单可行，对术中操作能提供近乎实时的指导，能准确定位微波针的位置，及时发现骨水泥渗漏的情况。CT 主要的优点是能够清晰地显示横断面，准确定位目标病灶，同时可以清晰的显示椎管及椎间孔，为穿刺针的路径提供准确信息，条件允许的情况推荐 CT。

2. 麻醉方式

全麻、局麻或局麻＋镇静，大部分患者采取单纯局麻即可，由于术中微波消融肿瘤释放高能量热辐射，部分患者出现疼痛、恶心等不适，单纯局部浸润麻醉等不能满足手术的需求时，往往需要配合全身镇静。对于不能长时间俯卧位的患者可以采取侧卧的方式，对于神志不清或无法配合的患者建议全麻，全麻的患者术前需要禁食、禁水 6 ~ 8 h，局麻手术者不需禁食水。

3. 心电监护

术中需要实时监测血压、心率、心电图以及血氧饱和度等，如有条件，可行神经电生理监护。

4. 术前定位

利用影像学引导定位，椎体内的病灶一般通过一侧或双侧椎弓根入路，胸椎的病灶可选经横突 – 椎弓根外侧入路。这是由肿瘤的形态、具体位置、大小来决定的。

5. 术中监测

术中消融的同时，理想状态下需要将测温针放置在以下三个部位测温进行保护：①经对侧椎弓根至椎体的位置；②椎体后缘的位置；③椎间孔的位置。

6. 术中神经电生理监测

选择全麻的患者术中可以进行神经电生理监测，监控内容包括体感诱发电位（SSEP）、运动诱发电位（MEP）、肌电图（EMG），其可靠性是可变的，容易受许多因素的影响，包括探针放置和麻醉剂等，神经电生理技术目前临床上并不常用。

7. 手术步骤

影像引导定位准确后，消毒铺巾，根据术前影像定位，于一侧椎弓根外侧做 0.52 cm 切口，插入一根 11 号穿刺导针至椎弓根尾部，透视导针位于椎弓根显影上缘，经椎弓根方向进至椎体肿瘤的边缘，拔出针芯，同轴插入一根 13 号的椎体后凸成形设备至肿瘤的前缘，取部分瘤体组织送检病理活检，拔出椎体后凸成形设备，同轴插入一根 16 号或 14 号的微波消融针（长度 18 cm 或 21 cm），确定微波发热源位于肿瘤前缘以外 2 ~ 3 mm 处（若肿瘤前缘邻近椎体前侧皮质，则无需满足上述要求），此时应透视确保微波辐射发热源位于金属鞘套以外至少 4 mm。

理论上微波消融针能位于肿瘤中心，消融的范围能超出肿瘤范围 2 ~ 3 mm 椭圆消融区（不同的微波仪器会得出不同的测试功率和作用时间，推荐对于椎体不同部位的病灶，选择消融功率 20 ~ 60 W，时间 1 ~ 3 min）。消融的同时需要将测温针置于上述 3 个位置，确保需要保护的正常组织温度 45℃，若高于此温度，则需要立即停止消融工作。消融结束后，保留鞘套拔除微波消融针，在透视下将骨水泥注射入瘤巢内，骨水泥的体积由瘤巢的体积决定（术前可通过影像初步计算），注射骨水泥期间，注意观察有无骨水泥的渗漏（注：消融结束后瘤巢内温度较高，最高可超过 100℃，此时注射骨水泥可能会加速骨水泥硬化，影响注射剂量，因此推荐椎体成形在消融结束后 5 min 进行）（图 12-3-1）。

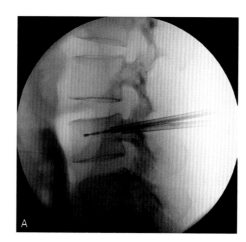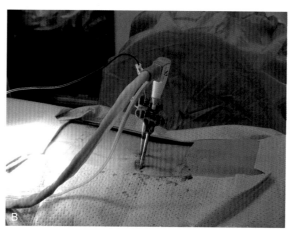

图 12-3-1　肝癌腰 3 椎体转移，依据术前影像选择经皮微波消融治疗

A. X 线引导微波消融针置入；B. 微波消融时，于对侧椎弓根测温监测

8. 术后注意事项

术后 6 h 平卧，随后可佩戴支具下地活动，24 h 内预防使用抗生素治疗，避免剧烈运动。

9. 术后评估

记录消融术前后的 VAS（视觉模糊评分）疼痛评分（0 ~ 10 分）；术后复查 X 线观察骨质情况，如有联合骨水泥注入或经皮椎弓根钉可观察骨水泥或椎弓根钉棒位置是否满意。记录手术前后的功能评分，包括恶化、无改善和改善，同时还需要记录术中有无并发症发生的情况，包括脊髓及神经损伤、伤口感染、脑脊液漏等。

四、注意事项及技术要点

（一）经皮微波消融疼痛缓解机制

目前有相当多的微波消融治疗骨转移瘤性疼痛的临床报道，具有一定的前景。Khan 等报道了 94%（65/69）的病例在治疗后获得即刻的止痛效果，且疗效持续时间超过 6 个月。目前对于该治疗方式缓解疼痛的机制尚不明确，有多种解释：①微波高温的作用破坏骨膜和骨皮质的疼痛神经纤维，减少疼痛传递；②减轻肿瘤的负担和体积，减少通过神经末梢传递的疼痛；③高温使得肿瘤细胞的破骨活性下降和凝固性坏死，从而减少神经刺激细胞因子的产生，如白细胞介素和肿瘤坏死因子。

（二）关于麻醉方式的选择

绝大多数椎体肿瘤经皮微波消融和后续椎体成形术可以在局麻下完成，局麻和全麻相比，除了肺部并发症发生率低、术后恢复快之外，更大的优势是安全。神经组织对热刺激比较敏感，局麻下消融，随着温度的升高，患者可感受到消融区域相应神经根支配区或整个下肢的烧灼感或胀痛。消融过程中，如患者疼痛达到无法忍受的程度，应暂时中止消融，待症状消失后再次启动消融，如此往复直至达到计划的消融时间，这样基本可保证不出现神经损害症状。若患者不能耐受局麻治疗，可以改为静脉麻醉或全身麻醉，但一般全身麻醉的患者很难在 CT 室进行操作治疗。

（三）关于影像的引导

目前经皮微波消融都是在影像学引导下进行操作，结果显示在 X 线和 CT 两种影像引导方式下所有患者均能顺利完成手术，X 线引导的经皮消融由于其对软组织的分辨率低，适用于结合椎体成形的治疗。CT 引导下操作应用是最为广泛的，因其定位准确，适用于任何一个部位，尤其是复杂部位，如骨盆、脊柱等，这些部位解剖较为复杂，周围重要的脏器较多，CT 能提供精准的定位，但是其对操作空间要求较高，且耗时较长，对患者或术者都具有一定的辐射作用。Caroline 等介绍在 CT 引导下进行的消融过程中利用低剂量 CT 透视（low-milliampere CT fluoroscopy），降低了辐射的不良反应。

由于 CT 影像并不能实时反映出消融的范围，只能依据微波消融针提供的参数以及标本上的操作经验来指导。因此在面对骨转移瘤合并软组织包块的病例时，选择 X 线联合超声引导下进行操作，X 线虽然定位不精准，但是辐射小。超声虽然在骨组织探测中准确性较差，一般运用在软组织肿瘤的消融治疗，但是可对软组织肿瘤提供良好的实时可视化操作，两者结合起来各取所长。相比较 CT 和单纯使用 X 线，该操作能实现术中对转移瘤消融范围的实时监测，精确性得到了提升，另外该项操作只适用于单根微波消融针治疗，这与许多学者报道的较为一致。

（四）关于椎体成形

溶骨性破坏的椎体病灶可导致病理性骨折，因此在出现病理性骨折前需要进行干预，单纯的椎体成形治疗属于姑息性治疗，不能阻止肿瘤的进展，它可以缓解疼痛，并巩固承重的椎体，微波消融通过高温杀灭了肿瘤，但是会引起局部不稳定，这种现象类似于放疗后并发的病理性骨折风险，据报道其发生率为 15% ~ 40%，因此推荐消融术后需要合并椎体成形，巩固对肿瘤病灶的控制以及增加缓解疼痛的效应。

骨水泥注入应注意以下两个方面：①微波消融后不要马上注射骨水泥，因此时椎体内温度过高，会加速骨水泥固化，缩短可操作的时间，使骨水泥注入不足。应等待 5 ~ 10 min，椎体内的温度大致降至正常后再进行后续操作；②要掌握好骨水泥的注入量，应尽量使骨水泥填满瘤腔且对周围正常骨质有一定的渗透，这样可增加骨水泥的稳定作用，但要避免骨水泥注入过多出现渗漏。骨水泥的注入应在全程影像监视下进行，对椎体后缘破坏者更需如此，也可应用网袋技术减少骨水泥的渗漏。手术团队最好具备即刻开放手术取出骨水泥的技术。

对骨水泥注入不充分或脊柱后方结构破坏预计术后序列不稳者，可考虑行经皮椎弓根系统内固定。对术中判定仅为姑息性消融的患者，如预计患者存活时间较长，建议术后放疗。

（五）关于消融功率和时间的选择

肿瘤微波消融范围主要取决于功率和时间，功率越大，升温越快，最终消融范围越大，时间越长，消融范围越大。最终消融范围由功率－时间的组合决定，但在体消融时因为组织碳化和周围血供的散热，一般超过 10 min 以后消融范围不再增加，因此一般确定单点的消融时间不超过 10 min。功率方面，一般选择 20～50 W，椎体越小或者病灶离椎管越近，采用的功率越小。通过功率－时间的组合，可以大致控制消融的范围。具体消融治疗中，应根据肿瘤的大小、在椎体内的位置，在影像监控和实时温度监测下进行消融，可采用短时、间断多次，使单点总消融时间接近 10 min。对于小的病灶，可缩短总消融时间。对于较大的病灶，可多点、双侧交替消融。

（六）关于术中安全问题

有学者报道少量关于微波消融致神经损伤的病例，为了降低微波消融过程中损伤脊髓及神经的风险，学者们尝试通过使用液体隔离技术进行保护。液体隔离技术包括主动保护技术和被动保护技术。主动保护指在微波消融过程中持续注射低温盐水；被动保护指增加消融区域与周围重要组织之间的距离及其产生的绝缘和对流效应。为了提供对周围正常组织的保护，推荐使用测温针多点测温对周围组织进行保护，关于消融过程中测温针如何放置，多数学者推荐置于邻近病灶的重要组织区域，如椎间孔、硬膜外腔（椎体后壁）、胸膜等，尤其是椎体后壁的测温，受到了多数学者的推荐，消融过程中当测温针的温度接近 44℃ 时，需要立即停止消融。

全麻患者在消融过程中进行神经电生理监测，可以及时发现神经损伤的变化，虽然目前该项技术应用于微波消融的治疗例数不多，但在射频消融以及冷冻消融中的应用较为广泛，能实时反映上述操作过程中是否存在因牵拉、缺血、热凝等而造成的神经损害，因此参考其他消融方式，对于神经损伤的预防有一定的意义。

五、典型病例

病例 1，男性，59 岁，发现肺癌 2 年，既往规律化疗治疗，近 2 个月来自觉右侧腰背部疼痛，影响睡眠，活动无明显受限，全身骨扫描提示恶性肿瘤多处肋骨及多发胸腰椎转移。诊断肺癌 L1、L2 椎体转移，术前 VAS 评分 5 分，Tokuhashi 评分 4 分，Tomita 评分 8 分，Tomita 分型 7 型，Frankel 评分 E 级 SINS 10～12 分，ESCC 评分 Grade 0。采取 X 线引导下经皮微波消融 L1、L2 椎体穿刺消融术（图 12-3-2）。

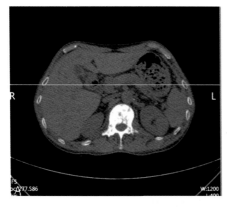
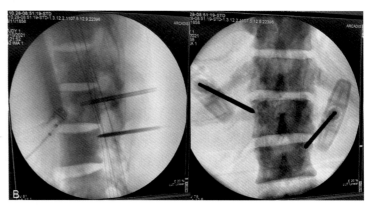
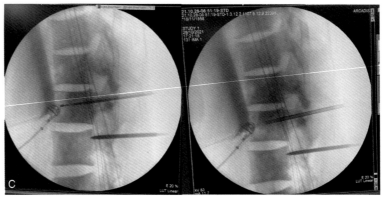

图 12-3-2　肺癌腰 1、2 椎体转移 CT 及 X 线引导下影像

A. 术前腰椎 CT 提示 L1 椎体呈现成骨、破骨混合性改变；B. 显示在 C- 臂引导下行腰 1、2 椎体穿刺；C. 显示在穿刺的基础上置入微波消融针行病灶消融

病例 2，女性，62 岁，主诉 2021 年 10 月 5 日在家做家务后出现腰背部疼痛不适，自述运动后出现腰背部酸痛不适，于 2021 年 10 月 8 日行 MRI 检查考虑恶性肿瘤，CT 示 L3 椎体压缩性骨折，于 2021 年 10 月 14 日行 PET 示 L3 椎体压缩变扁，伴代谢不均匀增高，考虑压缩型骨折，查 PET-CT 提示考虑肺腺体前驱病变（图 12-3-3）。

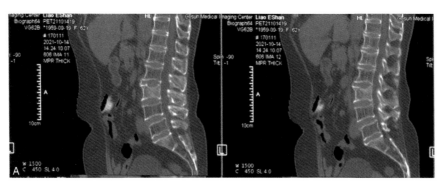
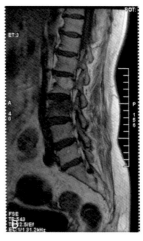

图 12-3-3　肺腺体前驱病变伴腰椎转移影像

A、B. 术前腰椎 CT 提示 L3 椎体破坏，合并病理性骨折；C、D. L4 椎体内混杂信号影；E、F. 在穿刺的基础上置入微波消融针行病灶消融；G. 大体外观；H、I. L3/4 椎体术后 CT 影像

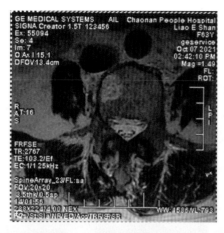
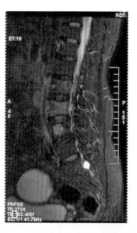

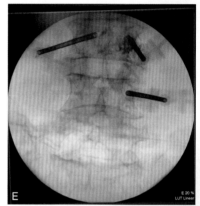
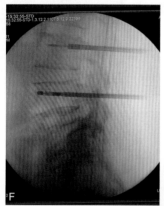
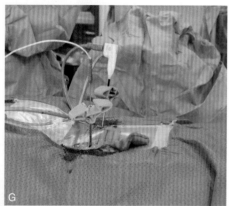

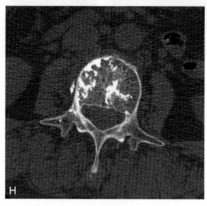
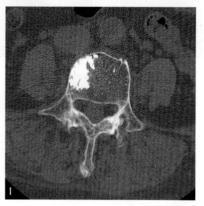

图 12-3-3 （续）

　　病例 3，男性，83 岁，发现前列腺癌 2 年，规律化疗，近 2 个月来出现腰背部疼痛，遂行 MRI 检查：①胸、腰椎多发椎体骨质破坏，考虑前列腺癌转移瘤可能性大。②L1、L4 椎体新近压缩性骨折。查体：腰背部 L1、L4 棘突及周围附件可触及压痛，有叩痛，直腿抬高试验和加强试验阴性，双下肢肌力正常，感觉正常，病理征未引出。术前评估：Tokuhashi 评分 9 分，Tomita 评分 5 分，Tomita 分型 7 型，Frankel 评分 E 级，SINS 8 ~ 9 分，ESCC 评分 Grade 0（图 12-3-4）。

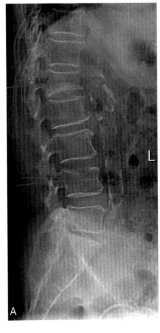
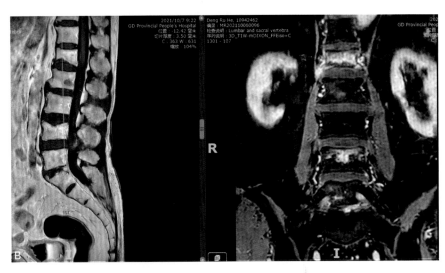
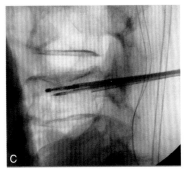
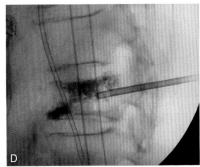
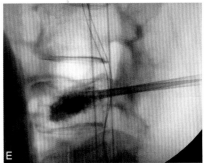
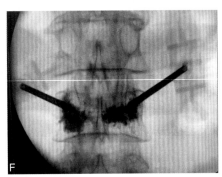
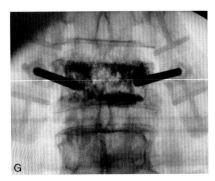

图 12-3-4　前列腺癌胸腰椎转移影像

A、B. 显示 L2、L4 椎体破坏改变，L2 椎体病理性骨折；C. 在 C- 臂引导下行 L2、L4 椎体穿刺消融；D ~ G. 消融术后同时予以椎体成形处理

第四节　经皮微波消融治疗脊柱转移瘤的手术风险和预防策略

一、经皮微波消融治疗的主要并发症

（一）对脊髓及神经根的影响

经皮微波消融治疗脊柱转移瘤的最大风险在于对脊髓或神经组织的热损伤，尤其是脊髓对温度敏感性较高，一旦损伤极难恢复。避免该项并发症的主要措施包括安全的穿刺通道选择、准确的消融剂量控制、实时的温度或电生理监测、必要的隔热措施等。Klass 等报道射频消融治疗 9 例脊柱骨样骨瘤过程中加热至 90℃，术中应用 26 G 针管快速注射 10 mL 室温盐水于椎间孔及相邻的椎管内，以达到消融时对神经的保护，结果无一例神经损伤发生。Dupuy 等报道骨皮质及骨松质可在一定程度上阻挡热量扩散，椎体后壁完整时对脊髓可以起到一定程度的保护作用，因此术前评估肿瘤是否破坏椎体后壁以及肿瘤与神经根和脊髓的位置关系是非常有必要的。

（二）脏器及大血管损伤

穿刺时需在透视引导下确认穿刺针位置，尤其在沿套筒插入微波消融针后务必再次透视确认消融针头的位置，预估消融范围，脊柱周围大血管主要为前方的主动脉及腔静脉，故只要保证消融点距离邻椎体前缘有 1 ~ 2 cm，并避免穿刺时穿透椎体前缘，前方脏器及大血管的损伤一般可以避免。使用微波消融一般不会导致出血，因微波消融本身具有良好的止血效果，术中出血较多可能因患者本身凝血功能异常导致，应术前纠正凝血情况或术前栓塞。

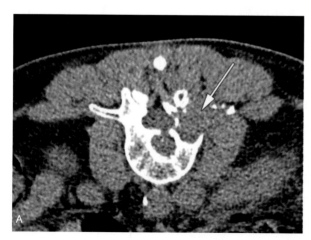
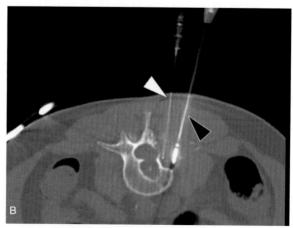

图 12-4-1　使用测温针监测下的腰椎经皮微波消融灭活椎体及椎弓根病灶

A. CT 轴位像显示椎弓根附近病灶；B. 使用测温针密切监测下的经皮微波消融灭活局部肿瘤组织

（三）消融后综合征

消融后综合征包括低热、乏力及全身不适等症状，多具有自限性。其严重程度及持续时间与消融肿瘤体积有关，消融肿瘤体积小的患者可无任何症状。一般予以非甾体抗炎药对症治疗即可，必要时短期内予以小剂量糖皮质激素。

（四）皮肤或软组织灼伤

由于微波消融针的热效应经针体本身进行传导，可对周围组织（如肌肉、皮肤）造成损伤，如软组织血肿、穿刺口感染、穿刺口愈合延迟等问题（图12-4-2）。同时部分患者出现术后吸收热，表现为术后第2～5天发热，多为中度热。因此可通过重复、短时间的消融周期进行，从而可在不降低微波消融效果的情况下控制加热区的扩散，以减少对周围软组织的损伤。为预防局部热损伤的发生，可在穿刺道皮下打入生理盐水形成热隔离带，也可替换为局麻药物进一步止痛。在发生局部热损伤后，可予抗生素预防伤口感染；解热镇痛药可止痛并减少周围正常组织的炎症反应，常规使用。预防消化道应激性损伤常使用：制酸剂、黏膜保护剂等。微波治疗范围较大者，为防止肿瘤坏死导致高血钾或其他有毒物质蓄积，应多补充液体、酌情利尿等。

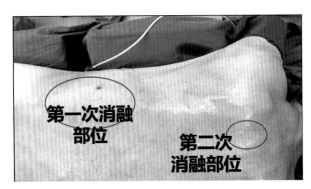

图 12-4-2　经皮消融术后出现皮肤灼伤

二、微波消融治疗联合椎体成形的骨水泥渗漏风险

微波消融技术输送电磁微波（大约900 MHZ）到达目标组织，使组织内部离子摩擦迅速产热，组织随即发生热坏死。微波消融技术由于不会受组织电阻抗性能影响并且消融范围可控，因此能够达到瘤体内部，均一且较大范围的高温。对于成骨性病损，微波消融是较好的选择，但不建议再行骨水泥增强，因为成骨性病灶行骨水泥注射有更高的渗漏风险。李新春等通过动物实验，进行微波对骨细胞活力及骨质生物力学强度影响的研究，提出微波对骨细胞有强大的杀伤力，但对骨组织的生物力学强度影响不大。正如之前提到的，微波消融在手术当中的应用较开放性手术可以减少出血、缩短手术时间，但椎体有因肿瘤侵蚀造成的损伤及潜在的骨折，有脊柱不稳定的风险，故热消融后的椎体成形、加强内固定对提高脊柱力学强度是有帮助的。

在经皮行微波消融脊椎转移瘤的手术操作过程中，因消融灶内经高温灭活后形成空洞，部分病理性结构破坏导致椎体完整性被破坏，可能出现骨水泥在注射过程中向两侧或椎体前方渗漏，在后壁不完整的情况下水泥易漏入椎管内。术中应立即在透视下明确渗漏方向，术后 24 h 内严密监护患者生命体征，观察有无腹痛等腹部不适；漏入椎管内时应严密观察有无脊髓及神经压迫症状，术后出现神经损伤患者应尽早行激素消肿脱水、营养神经等对症处理。必要时由经皮消融转为开放减压手术。

第五节　经皮微波消融治疗脊柱转移瘤的术后康复

经皮微波消融治疗脊柱转移瘤术后需要制订完整、系统的康复训练计划，定期复查并根据复查情况做相应的调整。由于经皮微波消融创伤小，且基本不破坏脊柱的稳定结构，术后早期即可开始功能康复锻炼，但是微波消融后骨的生物活性和力学强度会下降，因此术后仍需佩戴护具进行防护。脊柱转移瘤患者皆为晚期癌症患者，身体基础条件普遍差，且往往合并基础病，术后应严密监护患者生命体征，同时做好临床护理及康复，积极预防并发症的发生。因此对于胸腰段脊柱转移瘤行微波消融联合椎体成形手术的患者，通过有计划、预见性护理可及时发现可能导致严重不良后果的事件，让患者得到及时、有效的治疗，减少并发症的发生，使患者安全度过围手术期，同时指导并协助患者进行功能锻炼，有利于患者病情早日恢复。

一、术后护理

（一）一般护理

术后将患者保持脊椎水平位平移到病床，去枕平卧休息 4 ~ 6 h，之后每 2 h 轴线翻身 1 次。在 24 h 内每 30 min 观察记录 1 次患者生命体征，术后 1 ~ 2 天，每 4 ~ 6 h 观察记录 1 次。同时要密切观察患者肢体感觉、血运、二便情况。持续关注患者的心理、情绪变化，如有不良情绪反应，及时做好心理疏导，将手术效果、疾病恢复好转情况及时告知患者。

（二）疼痛护理

术后对患者的疼痛状况进行实时评估，为进一步治疗和护理提供依据。疼痛评估遵循"评估－干预－再评估"的原则，直至疼痛评分低于 3 分。对术后疼痛缓解不明显的患者，在药物镇痛的同时进行心理疏导、按摩、转移对疼痛的注意力等非药物方法辅助镇痛。

（三）微波消融后综合征的处理

微波消融后肿瘤坏死吸收，其严重程度及持续时间取决于产生坏死的体积以及患者的总体情况，小的病灶不太可能出现消融后综合征，大部分患者症状持续 2 ~ 7 天，消融肿瘤体积较大者则持续 2 ~ 3 周。由于大多数患者为一过性自限性疾病，一般予以非甾体抗炎药对症治疗即可，必要时短期内予以小剂量糖皮质激素。

（四）并发症的观察与护理

1. 骨水泥渗漏及神经损伤的观察

骨水泥渗漏是骨水泥成形术最常见的并发症，骨水泥渗漏会导致脊髓压迫、神经根损伤，严重者形成肺栓塞。因此术后双下肢感觉、运动功能的观察是术后不可缺少的护理内容。术后24 h内严密观察记录呼吸、双下肢感觉、肌力、运动功能的异常变化，骶骨肿瘤患者还要观察大小便有无异常。如果患者出现感觉或运动障碍，提示有骨水泥渗漏风险，及时报告医生对症处理。要谨防骨水泥渗漏导致肺栓塞的发生，一旦出现胸闷、憋气、嘴唇发绀等症状，要立即进行抢救。在经皮行微波消融脊椎转移瘤的手术操作过程中，因消融灶内经高温灭活后形成空洞，部分病理性结构破坏导致椎体完整性被破坏，可能出现骨水泥在注射过程中向两侧或椎体前方渗漏。在后壁不完整的情况下水泥易漏入椎管内。术中应立即在透视下明确渗漏方向，术后24 h内严密监护患者生命体征，观察有无腹痛等腹部不适；漏入椎管内时应严密观察有无脊髓及神经压迫症状，术后出现神经损伤患者应尽早行激素消肿脱水、营养神经等对症处理。必要时由经皮消融转为开放减压手术。

2. 发热的护理

发热是消融术后常见的并发症之一，最常见的原因为聚甲基丙烯酸树脂的聚合物产物所引起的炎性反应；机体吸收肿瘤坏死细胞也会导致发热症状的产生，一般为中、低热，给予物理降温处理。老年人由于体温调节功能较弱，较年轻人更容易出现发热症状，因此对老年患者要严格监测体温变化，常规每天测体温4次，当体温＞38.5℃时，应每4 h测量体温1次，指导患者多饮水，开窗透气，可给予温水、乙醇（酒精）擦浴，必要时服用退热药。

3. 预防穿刺部位感染

术后要注意观察穿刺点敷料是否清洁，有无肿胀、渗血，出现肿胀及时给予平卧压迫止血，及时进行穿刺点的消毒和敷料更换。

（五）睡眠管理

脊柱转移瘤患者由于疼痛导致睡眠质量较差，睡眠质量会直接降低治疗依从性，影响骨科患者术后康复。日间通过体位变换或离床活动，增加躯体舒适性，夜间避免噪音和光线干扰，给患者营造安静、舒适的住院环境。还可以通过睡眠卫生健康宣教和听音乐等放松活动，降低患者情绪障碍的发生率，提高睡眠质量。

二、术后康复指导

术后体位、活动指导及术后功能锻炼应保障患者能得到良好的休养，以防止术后并发症的发生，尽早恢复患者脊柱各项生理功能，达到手术预期效果。指导患者术后在进行搬运动作时，应保持脊柱水平位，避免局部弯曲，不扭转，动作一致，在术后24 h内应尽量避免或减少局部活动次数及幅度。术后的功能训练可以有效地改善和促进血液循环，避免肌肉萎缩，增强机体运动功能，提高自理能力。患者病情稳定后鼓励行屈髋屈膝、直腿抬高、肌肉的静力收缩训练，

15 ~ 20 min/ 次，根据耐受适当增加时长。术后 24 h 适当床边活动，术后 2 ~ 3 天，鼓励离床坐，循序渐进，逐渐在室内缓步行走或借助助行器行走，下床活动时要注意戴好颈围、胸背支架、腰围等支具。术后 3 ~ 5 天可行腰背部的肌肉功能锻炼。上述功能训练要在护理人员的指导下进行，防止意外的发生。

柯晋，黄文汉，马立敏　编写　　　张余　审校

参考文献

［ 1 ］MOYNAGH M R, KURUP A N, CALLSTROM M R. Thermal ablation of bone metastases［J］. Semin Intervent Radiol, 2018, 35(4): 299-308.

［ 2 ］DEIB G, DELDAR B, HUI F, et al. Percutaneous microwave ablation and cementoplasty: clinical utility in the treatment of painful extraspinal osseous metastatic disease and myeloma［J］. AJR Am J Roentgenol, 2019, 212(6): 1377-1384.

［ 3 ］SCIUBBA D M, GOKASLAN Z L. Diagnosis and management of metastatic spine disease［J］. Surg Oncol, 2006, 15(3): 141-151.

［ 4 ］WITHAM T F, KHAVKIN Y A, GALLIA G L, et al. Surgery insight: current management of epidural spinal cord compression from metastatic spine disease［J］. Nat Clin Pract Neurol, 2006, 2(2): 87-94; 116.

［ 5 ］JEMAL A, THUN M J, RIES L A, et al. Annual report to the nation on the status of cancer, 1975-2005, featuring trends in lung cancer, tobacco use, and tobacco control［J］. J Natl Cancer Inst, 2008, 100(23): 1672-1694.

［ 6 ］KIM J M, LOSINA E, BONO C M, et al. Clinical outcome of metastatic spinal cord compression treated with surgical excision +/- radiation versus radiation therapy alone: a systematic review of literature［J］. Spine (Phila Pa 1976), 2012, 37(1): 78-84.

［ 7 ］KALOOSTIAN P E, YURTER A, ZADNIK P L, et al. Current paradigms for metastatic spinal disease: an evidence-based review［J］. Ann Surg Oncol, 2014, 21(1): 248-262.

［ 8 ］GILBERT H A, KAGAN A R, NUSSBAUM H, et al. Evaluation of radiation therapy for bone metastases: pain relief and quality of life［J］. AJR Am J Roentgenol, 1977, 129(6): 1095-1096.

［ 9 ］HARA S. Opioids for metastatic bone pain［J］. Oncology, 2008, 74(1): 52-54.

［10］LEA W, TUTTON S. Decision making: osteoplasty, ablation, or combined therapy for spinal metastases［J］. Semin Intervent Radiol, 2017, 34(2): 121-131.

［11］KHAN M A, DEIB G, DELDAR B, et al. Efficacy and safety of percutaneous microwave ablation and cementoplasty in the treatment of painful spinal metastases and myeloma［J］. AJNR Am J Neuroradiol, 2018, 39(7): 1376-1383.

［12］GENNARO N, SCONFIENZA L M, AMBROGI F, et al. Thermal ablation to relieve pain from metastatic bone disease: a systematic review［J］. Skeletal Radiol, 2019, 48(8): 1161-1169.

［13］TOMASIAN A, GANGI A, WALLACE A N, et al. Percutaneous thermal ablation of spinal metastases: recent advances and review［J］. AJR Am J Roentgenol, 2018, 210(1): 142-152.

［14］LIU B, WU Z, MO H, et al. Safety and efficacy of microwave ablation for breast cancer thoracic metastases ［J］. Cancer Manag Res, 2018, 10: 5685-5689.

［15］LIU B, YUAN Z, WEI C Y. Combined microwave ablation and minimally invasive open decompression for the management of thoracic metastasis in breast cancer ［J］. Cancer Manag Res, 2018, 10: 1397-1401.

［16］BARILE A, ARRIGONI F, ZUGARO L, et al. Minimally invasive treatments of painful bone lesions: state of the art ［J］. Med Oncol, 2017, 34(4): 53.

［17］TAN L A, DEUTSCH H. Thermal injury of thoracic spinal cord after percutaneous cryoablation of spinal tumor--When needles are more dangerous than the knife ［J］. Br J Neurosurg, 2015, 29(3): 443.

［18］SIMON C J, DUPUY D E, MAYO-SMITH W W. Microwave ablation: principles and applications ［J］. Radiographics, 2005, 25(1): 69-83.

［19］WRIGHT A S, SAMPSON L A, WARNER T F, et al. Radiofrequency versus microwave ablation in a hepatic porcine model ［J］. Radiology, 2005, 236(1): 132-139.

［20］FAN W, LI X, ZHANG L, et al. Comparison of microwave ablation and multipolar radiofrequency ablation in vivo using two internally cooled probes ［J］. AJR Am J Roentgenol, 2012, 198(1): 46-50.

［21］YU J, LIANG P, YU X, et al. A comparison of microwave ablation and bipolar radiofrequency ablation both with an internally cooled probe: results in ex vivo and in vivo porcine livers ［J］. Eur J Radiol, 2011, 79(1): 124-130.

［22］BRANNAN J D, LADTKOW C M. Modeling bimodal vessel effects on radio and microwave frequency ablation zones ［J］. Annu Int Conf IEEE Eng Med Biol Soc, 2009, 2009: 5989-5992.

［23］LIANG P, YU J, LU M D, et al. Practice guidelines for ultrasound-guided percutaneous microwave ablation for hepatic malignancy ［J］. World J Gastroenterol, 2013, 19(33): 5430-5438.

［24］WESTBROEK E M, GOODWIN M L, HUI F, et al. Thermal injury to spinal cord, a rare complication of percutaneous microwave spine tumor ablation: case report ［J］. J Clin Neurosci, 2019, 64: 50-54.

［25］SHI W, LIANG P, ZHU Q, et al. Microwave ablation: results with double 915 MHz antennae in ex vivo bovine livers ［J］. Eur J Radiol, 2011, 79(2): 214-217.

［26］MERCADANTE S, KLEPSTAD P, KURITA G P, et al. Minimally invasive procedures for the management of vertebral bone pain due to cancer: the EAPC recommendations ［J］. Acta Oncol, 2016, 55(2): 129-133.

［27］PUSCEDDU C, SOTGIA B, FELE R M, et al. Treatment of bone metastases with microwave thermal ablation ［J］. J Vasc Interv Radiol, 2013, 24(2): 229-233.

［28］JAWAD M S, FAHIM D K, GERSZTEN P C, et al. Vertebral compression fractures after stereotactic body radiation therapy: a large, multi-institutional, multinational evaluation ［J］. J Neurosurg Spine, 2016, 24(6): 928-936.

［29］ROSE P S, LAUFER I, BOLAND P J, et al. Risk of fracture after single fraction image-guided intensity-modulated radiation therapy to spinal metastases ［J］. J Clin Oncol, 2009, 27(30): 5075-5079.

［30］WALLACE A N, GREENWOOD T J, JENNINGS J W. Radiofrequency ablation and vertebral augmentation for palliation of painful spinal metastases ［J］. J Neurooncol, 2015, 124(1): 111-118.

［31］KASTLER A, KRAINIK A, SAKHRI L, et al. Feasibility of real-time intraprocedural temperature control during bone metastasis thermal microwave ablation: a bicentric retrospective study ［J］. J Vasc Interv Radiol, 2017, 28(3): 366-371.

［32］RINGE K I, PANZICA M, VON FALCK C. Thermoablation of bone tumors［J］. Rofo, 2016, 188(6): 539-550.

［33］KASTLER A, ALNASSAN H, PEREIRA P L, et al. Analgesic effects of microwave ablation of bone and soft tissue tumors under local anesthesia［J］. Pain Med, 2013, 14(12): 1873-1881.

［34］GROETZ S F, BIRNBAUM K, MEYER C, et al. Thermometry during coblation and radiofrequency ablation of vertebral metastases: a cadaver study［J］. Eur Spine J, 2013, 22(6): 1389-1393.

［35］KURUP A N, MORRIS J M, BOON A J, et al. Motor evoked potential monitoring during cryoablation of musculoskeletal tumors［J］. J Vasc Interv Radiol, 2014, 25(11): 1657-1664.

［36］ENNEKING W F, SPANIER S S, GOODMAN M A. Current concepts review. The surgical staging of musculoskeletal sarcoma［J］. J Bone Joint Surg Am, 1980, 62(6): 1027-1030.

［37］BORIANI S, WEINSTEIN J N, BIAGINI R. Primary bone tumors of the spine. Terminology and surgical staging［J］. Spine (Phila Pa 1976), 1997, 22(9): 1036-1044.

［38］TOMITA K, KAWAHARA N, BABA H, et al. Total en bloc spondylectomy for solitary spinal metastases［J］. Int Orthop, 1994, 18(5): 291-298.

［39］KLASS D, MARSHALL T, TOMS A. CT-guided radiofrequency ablation of spinal osteoid osteomas with concomitant perineural and epidural irrigation for neuroprotection［J］. Eur Radiol, 2009, 19(9): 2238-2243.

［40］DUPUY D E, HONG R, OLIVER B, et al. Radiofrequency ablation of spinal tumors: temperature distribution in the spinal canal［J］. AJR Am J Roentgenol, 2000, 175(5): 1263-1266.

［41］PUSCEDDU C, SOTGIA B, FELE R M, et al. Combined microwave ablation and cementoplasty in patients with painful bone metastases at high risk of fracture［J］. Cardiovasc Intervent Radiol, 2016, 39(1): 74-80.

［42］FOURNIER L, AMMARI S, THIAM R, et al. Imaging criteria for assessing tumour response: RECIST, mRECIST, Cheson［J］. Diagn Interv Imaging, 2014, 95(7-8): 689-703.

［43］AUBRY S, DUBUT J, NUEFFER J P, et al. Prospective 1-year follow-up pilot study of CT-guided microwave ablation in the treatment of bone and soft-tissue malignant tumours［J］. Eur Radiol, 2017, 27(4): 1477-1485.

［44］郭卫, 姬涛. 对脊柱转移癌如何进行合理的治疗［J］. 北京大学学报(医学版), 2015, 47(2): 200-202.

［45］张然昕, 汤小东, 郭卫, 等. 射频消融辅助开放手术姑息性治疗脊柱转移癌的近期临床疗效［J］. 中国脊柱脊髓杂志, 2016, 26(9): 839-844.

［46］沈万安, 范清宇, 张明华, 等. 微波诱导高温原位灭活技术治疗椎体肿瘤［J］. 现代肿瘤医学, 2007, 69(3): 401-404.

第十三章

放疗在脊柱转移瘤中的应用

第一节 放疗治疗骨转移瘤的机制

放疗是恶性肿瘤治疗重要的治疗手段之一。放疗、手术、化疗以及近年来研发并应用于临床的靶向治疗及免疫治疗是目前恶性肿瘤治疗的五大手段。50% ~ 70% 的恶性肿瘤患者在抗癌过程中都经历过放疗，而其中约 50% 的患者接受过根治性放疗。对于脊柱转移瘤的患者，姑息性放疗的主要目的是缓解骨转移引起的疼痛或功能障碍。本节将针对放疗杀伤骨转移瘤的机制进行概述。

一、骨转移的病理生理机制

骨转移是一系列机体内病理生理事件导致的结果，包括原发肿瘤渐进性生长，肿瘤新生血管化，肿瘤细胞从原发肿瘤中分离，邻近组织的侵袭，新生血管内注入血流，肿瘤细胞进入循环系统中，肿瘤细胞在骨髓中的归巢和停留，肿瘤细胞的外渗，肿瘤细胞逃避宿主防御，破骨细胞的增殖及其介导的骨质吸收。下文将详细叙述各种细胞是如何参与骨转移的过程。

在增殖活跃的骨髓中存在大量生长因子，其刺激了转移性肿瘤细胞的生长，导致恶性级联事件。癌细胞 → 炎症细胞 → 释放破骨细胞激活因子，如甲状旁腺激素（parathyroid hormone，PTH）和 PTH 释放蛋白（PTHrP）、白细胞介素 1（IL-1）、IL-6、IL-11、肿瘤坏死因子（TNF）、转化生长因子 β（TGF-β）、表皮生长因子（EGF）、血小板衍生生长因子（PDGF）和前列腺素等。所有这些因子都可以触发成骨细胞和基质细胞的增殖，刺激破骨细胞祖细胞的分化和融合。

活化的破骨细胞最终会导致骨基质的分解。破骨细胞是来源于单核细胞前体细胞的特殊细胞，受 RANKL 的影响，RANKL 是破骨细胞前体上 NF-κB 受体激活剂（RANK）的配体。TNF 受体家族的一员，天然存在的诱饵受体骨保护素（osteoprotegerin，OPG）抑制 RANKL 对破骨细胞分化的影响。RANKL 由成骨细胞和基质细胞产生，作为骨形成和破坏的调节因子。在基质中的可溶性 RANKL 也能刺激破骨细胞祖细胞的增殖。OPG 通过捕获自由漂浮的 RANKL 分子来治疗骨转移的临床试验正在进行。RANKL 的其他功能还包括诱导淋巴细胞发育，从而参与转移性肿瘤细胞附近的炎症反应。研究表明，RANKL 是由破骨细胞产生的，由此表明在生理和病理条件下破骨细胞内存在自分泌刺激环。

与肿瘤宿主微环境有关的其他机制包括基质细胞产生的 TGF-β 和 TNF。研究证明，这种特殊的途径在类风湿关节炎骨病变的发展中至关重要。TGF-β 促进骨细胞和肿瘤细胞产生 PTHrP，反过来通过增强破骨细胞的溶骨作用刺激骨转换。另外，TGF-β 也可以促进破骨细胞的凋亡，从而减少骨溶解。研究表明，来源于正常骨髓的基质细胞产生单核细胞趋化蛋白（monocyte chemoattractant protein，MCP），参与多发性骨髓瘤细胞系的骨髓归巢。

由被吸引的炎症细胞产生的前列腺素存在于骨转移微环境中，并诱导进一步的炎症。炎症是肿瘤进展的关键因素。肿瘤微环境在很大程度上由炎症细胞协调。这些炎症细胞负责炎症的急性效应，常常导致疼痛。炎症细胞因子的合成和释放介导了这种作用，已知多种细胞因子，如生长因子、淋巴因子、集落刺激因子、转化生长因子、TNF、干扰素。炎症细胞产生的细胞因子可能有助于机体对抗癌细胞，导致炎症反应，从而经常引起疼痛。这种炎症反应是一个非常复杂的系统，同时存在许多协同和抵消的细胞因子。TGF-β 由癌细胞产生，可以作为某些细胞的生长因子，但也可以阻断 EGF、PDGF、成纤维细胞生长因子（fibroblast growth factors，FGF）和胰岛素的促有丝分裂作用。失去 TGF-β 受体的癌细胞将失去至少一种生存抑制因子。但是，在抑制生长的同时，TGF-β 刺激破骨细胞，从而帮助癌细胞侵入骨骼。此外，例如在结肠癌细胞中，TGF-β 可将成纤维细胞转化为肌成纤维细胞，从而分泌促进癌细胞侵袭性的其他因子。

尽管癌细胞是"自我"的，不应该引发免疫反应，但它们通常被大量炎症细胞包围。在某些情况下，这些炎症细胞甚至可能占肿瘤细胞体积的 50% 以上。这也解释了在临床中，抗炎药如类固醇或非类固醇抗炎化合物可以暂时减小肿瘤体积。即使是常规抗生素也可能会减小肿瘤体积，当然，只有在感染了大量炎症细胞的肿瘤情况下。免疫细胞可以检测到癌细胞上的肿瘤相关抗原，因此可能引发巨噬细胞、自然杀伤细胞或细胞毒性 T 细胞等的免疫反应。这些肿瘤抗原可能来源于病毒，特定的肿瘤抗原可能来源于突变基因。坏死组织是肿瘤新生血管和营养供应不足的结果，也会招募炎症细胞。炎症细胞产生的细胞因子网络极其复杂。单核细胞是 IL-1 的主要来源，但在适当的条件下，人体内几乎每种类型的细胞都能产生 IL-1。IL-1 将通过招募 T 细胞等其他炎性细胞和诱导其他淋巴因子的合成。它还将通过 IL-1 诱导的前列腺素生成产生炎症反应。当 T 淋巴细胞受到刺激时，例如被激活的巨噬细胞刺激时，细胞因子的产生将开始级联反应。T 细胞不仅会产生 IL-2，还会增加其细胞膜上 IL-2 受体的数量，从而形成一个自分泌环，从而产生高度活跃的免疫反应。由 B 细胞、巨噬细胞和树突状细胞产生的 IL-12 通过诱导 TH2 发育和抑制 TH1 发育发挥关键作用。由于炎症细胞产生的细胞因子通常与疼痛反应有关，对放疗高度敏感，因此放疗可能通过简单地杀死炎症细胞而打破细胞因子级联，从而产生快速镇痛效果。

二、疼痛的传导

疼痛是一种复杂的体验，其基础是身体周围有害环境刺激的传导，并由大脑皮质神经元的认知和情绪处理进行调节。疼痛的主观性极大地阻碍了随机临床试验的发展，一般来说，骨转移瘤患者有两种类型的疼痛。第一种类型是持续性疼痛，通常被描述为钝性疼痛，随着时间的推移，其严重程度会增加。第二种类型是运动诱发的、突破性的或偶发性的，本质上更为剧烈。骨转移瘤引起的疼痛可以通过直接机械损伤刺激的传入疼痛神经纤维或骨转移复杂微环境中存在的多种因素来解释。局部组织酸中毒是损伤和炎症的标志性生理反应，疼痛程度与酸化程度相关。感觉神经元上存在许多酸感应离子通道（ASIC3/VR1）。

三、放疗治疗骨转移疼痛的机制

虽然外照射治疗在大多数患者中取得了良好的效果，但确切的作用机制尚不清楚。姑息性放疗使用的剂量虽然比根治性疗程要小，但仍然能引起大量的肿瘤细胞死亡。因此，在照射区域内有大量的肿瘤细胞死亡进而导致肿瘤体积缩小。一旦肿瘤细胞从骨中消失，成骨细胞的修复将部分恢复骨的完整性。有一种常见的误解是放疗会降低骨质正常骨化。但实际上外照射能使 65% ~ 85% 的未出现骨折的溶骨性骨转移中发生骨化。

肿瘤的消退是否是放疗止痛效果的唯一解释尚未明确。这种反应的某些特征，如几次治疗后疼痛减轻，表明肿瘤萎缩本身不太可能解释疼痛缓解的早期阶段。缺乏剂量 – 反应关系提示肿瘤缩小可能对疼痛缓解没有那么重要。因为一些非常低的单次剂量（低至 4 Gy）预计不会出现肿瘤缩小，但这些剂量已被证明可以缓解疼痛。此外，原发肿瘤的放射敏感性与疼痛反应之间似乎没有明显的关系。一些患者在照射后 24 h 内症状明显缓解的临床观察提示了一个假说，即早期反应和非常敏感的细胞及其产生的细胞因子共同参与了这个反应。炎症细胞在骨转移的微环境中显著大量存在。通过电离辐射减少炎症细胞可迅速抑制化学疼痛介质的释放，这可能是某些患者出现快速缓解疼痛的原因。

破骨细胞是对肿瘤细胞侵袭的早期重要反应细胞。针对破骨细胞活性的药物，如双膦酸盐，对骨痛的缓解暗示破骨细胞在介导骨痛中的重要作用。已经有研究证明，放疗后尿液中的骨吸收（以及破骨细胞活性）标志物的变化与疼痛缓解是相关的。给予胚胎小鼠的跖骨 5 Gy 的照射导致选择性消除破骨细胞形成的前体细胞。有研究观察到电离辐射剂量与体外破骨细胞数量减少之间存在明显的剂量 – 反应关系。图 13-1-1 展示了骨转移的形成及放疗的作用机制。

第二节　放疗的时机及技术选择

在过去的 20 年中，各类肿瘤靶向、免疫治疗药物的不断演进显著延长了肿瘤患者的总生存期，随之而来的脊柱转移患者数量也显著增加。脊柱转移瘤的治疗在过去 10 年中有了显著的进展，微创脊柱手术和微创手术技术的发展促进了患者更快康复和恢复系统治疗。而放疗则可考虑用于不可手术或不宜手术治疗的患者，或作为术后的辅助治疗，以改善局部肿瘤控制。立体定向放疗在放疗耐受的肿瘤治疗中取得显著成效，甚至可能取代放疗敏感肿瘤的手术治疗。本节将针对脊柱转移瘤放疗的适应证及时机展开叙述。

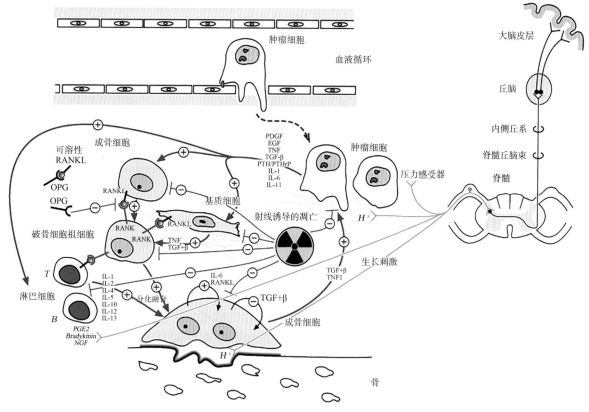

图 13-1-1　骨转移的形成及放疗的作用机制

一、放疗时机的选择

脊柱转移瘤的治疗本质上是姑息性的。其目的是减轻疼痛，改善、维持功能和神经状态，并实现肿瘤的局部控制。脊柱转移瘤患者的护理涉及多学科团队，包括原发肿瘤的初始医生、内科肿瘤学医生、放射肿瘤学医生、放射科医生和脊柱外科医生。脊柱转移的症状因肿瘤大小、位置和侵犯程度而异。手术适应证通常包括顽固性疼痛、机械性不稳定和神经系统损害。治疗的紧迫性因患者症状的严重程度而异。荷兰国家指南建议，症状性脊髓压迫在 24 h 内得到明确治疗，无症状放射性脊髓压迫在 72 h 内得到明确治疗，仅出现疼痛的患者在 14 天内得到明确治疗，因此组建一个包含骨科、麻醉科、放疗科、肿瘤内科等的脊柱转移瘤多学科诊疗团队是非常必要的。

2013 年纪念斯隆凯特琳癌症中心（Memorial Sloan Kettering Cancer Center）提出了指导脊柱转移瘤患者综合评估的 NOMS 决策框架，该系统包含多种因素：①神经系统检查：基于磁共振的硬膜外脊髓压迫（epidural spinal cord compression，ESCC）评分系统评价脊髓受压程度；②肿瘤对放疗的敏感性（肿瘤学）；③生物力学是否存在脊柱不稳定（SINS 系统）；④全身性疾病。首先，综合评估神经学和肿瘤学指标。神经学方面的考虑包括临床神经状况和 ESCC 的影像学严重程度。对患者进行临床评估，以确定神经根病或脊髓病变的情况。临床脊髓病变与 MRI 上的高级别 ESCC 高度相关。根据脊柱肿瘤学研究组的 6 分分级标准对 ESCC 的严重程度进行分类。0 级、1a 级、1b 级和 1c 级代表低级别 ESCC，即硬脊膜可能受到侵犯，但未发现可见的脊髓压迫。2 级和 3 级代表高级别 ESCC，显示脊髓受压的影像学证据。出于肿瘤学考虑，原发性恶性肿瘤根据对现有治疗的预期反应进行分类，尤其是对常规外照射放疗（conventional external beam radiation therapy，cEBRT）。高至中度放射灵敏度肿瘤包括血液系统恶性肿瘤，如多发性骨髓瘤、淋巴瘤和浆细胞瘤，以及包括前列腺、乳腺癌在内的实体瘤、卵巢和神经内分泌肿瘤。大多数其他实体瘤，包括结肠癌、非小细胞肺癌、甲状腺癌、肾细胞癌、黑色素瘤、肝细胞癌和肉瘤，对 cEBRT 具有放射抗性。对于没有脊髓病变或高级别 ESCC 证据的患者，可以在不进行手术的情况下，通过 cEBRT 治疗对射线敏感的肿瘤，并通过脊柱 SBRT 治疗放疗抗性的肿瘤。对放疗敏感的肿瘤中出现高级别 ESCC 和（或）脊髓病变时，cEBRT 可以作为确定性的治疗手段，因为预期会出现快速的肿瘤退缩。然而，在现实世界中，这组患者可能会先接受减压脊柱手术，以获得更佳的神经功能学上的获益。对于表现为高级别 ESCC 和（或）脊髓病的放疗耐受肿瘤，建议先进行脊柱稳定和减压术，然后进行脊柱的 SBRT 治疗。

脊柱转移瘤病椎的机械稳定性根据 SINS 进行评估，该评分被证明具有显著的可靠性。SINS 评分为 0 ~ 6 分、7 ~ 12 分和 13 ~ 18 分，分别表示脊柱稳定、不确定和不稳定。脊柱不确定和不稳定意味着需要脊柱外科医生会诊。无论 ESCC 的严重程度和是否存在脊髓病变，机械性不稳定是明确的手术指征。最后，对患者的情况进行系统评估，以确定患者是否能够承受制订的治疗计划。在这个过程中，患者的合并症、预期寿命和肿瘤负荷会根据治疗的风险和获益进行权衡。无论是手术治疗还是放疗，都是姑息性治疗手段，旨在减轻疼痛、保证脊柱稳定性、改善和维持神经功能、促进尽早恢复系统治疗。

二、生存期的预测

在发生骨转移后，患者及家属往往最关心的问题即是还有多长生存期，然而主管医生对患者预期寿命的估计往往不准确，尤其是对于临终的患者。因此，为了防止治疗不足或过度治疗，目前已经开发了几种患者生存预测模型。修正的 Tokuhashi、Tomita 和修正的 Bauer 评分是广泛用于预测预期寿命的模型。然而，这些评分是在 20 世纪 90 年代制定的，是在药物治疗最新进展显著改善癌症治疗结果之前。这些新的发展，包括免疫治疗、靶向治疗、激素治疗和抗血管内皮生长因子，已导致几乎所有类型恶性肿瘤的无进展生存期和总生存期延长。2014—2017 年，法国全国范围内对 739 例手术治疗患者的回顾性研究显示，传统生存预测评分的敏感性和特异性较差。在这项研究中，修订的 Tokuhashi 和 Tomita 评分在预测现代癌症患者生存率方面的准确性分别为 42.8% 和 25.6%。因此，新的预后模型的发展已转向纳入患者的个体化风险参数，而不是使用传统的风险评分表。骨骼肿瘤研究组（skeletal oncology research group，SORG）列线图是一个模型，由年龄、原发肿瘤类型、东部肿瘤合作组（eastern cooperative oncology group，ECOG）表现量表、脑及内脏转移的存在、脊柱转移的数量、实验室标志物（白细胞计数和血红蛋白）和之前的系统治疗组成。每个因素的风险大小根据特定被评估患者单独测量的值进行加权。SORG 列线图在估计可手术脊柱转移瘤患者 3 个月和 12 个月的生存率方面具有极高的准确性。其预测 3 个月、6 个月和 12 个月生存率的准确率分别为 90%、71% 和 78%。它显示了良好的分辨能力，在不同时间段的特性分析中，曲线下区域始终显示在 0.70 以上。新的生存预后模型应强烈考虑纳入生物学参数，如靶向基因突变，因为针对这些突变的治疗已被证明可显著提高选定恶性肿瘤的无进展生存率和总体生存率。可通过靶向治疗的例子包括非小细胞肺癌中的表皮生长因子受体及间变性淋巴瘤激酶突变、黑色素瘤中的 B-Raf 突变和乳腺癌中的激素状态。通过预测模型得到患者的预期生存时间，对于预期生存时间较长的患者应尽量考虑手术治疗，而对于生存期较短、体力状态较差的患者可考虑偏保守的短程、大剂量放疗，在接受最少创伤的前提下尽早改善短期内的生活质量。

三、放疗技术的选择

近年来，精确放疗技术的进步，如调强放疗（intensity-modulated radiation therapy，IMRT）、容积调强放疗（volume modulated radiation therapy，VMAT）和 SBRT 显著提高了放疗精准性及治疗肿瘤的有效性。通过精确放疗技术增加了脊椎转移瘤的照射剂量，而不超过脊髓的耐受剂量，同时大幅减少邻近危险器官（organs at risk，OARs）的辐射暴露。对于肿瘤体积复杂或几何结构具有挑战性的患者，IMRT 已被广泛用于提供高度适形的靶区覆盖，同时保护了风险器官，其骨密度和疼痛控制效果与三维适形放疗（3D-CRT）相当。因为需要多个角度放出射线来提供更多适形剂量来克服常规治疗计划的技术挑战，从而导致 IMRT 显著增加了治疗时间。这在使用静态 IMRT（步进、拍摄和滑动窗口形式）而不是完全旋转技术（volume modulated arc therapy，VMAT）时尤为明显。SBRT 已逐渐成为一种有前途且耐受性良好的放疗技术，可将高剂量的射线以剂量递增的方式传送到目标椎体区域，同时最大限度地减少对附近关键器官（如脊髓）和周围正常组织的照射。它通过 VMAT 或非等中心技术（赛博刀）与立体定向设备联合使用，进而达到高度精确的治疗效果。

SBRT 在图像引导下将高辐射剂量输送到指定的靶区，在目标照射区域的边界周围有一个急剧的下降梯度。与常规外照射（cEBRT）相比，SBRT 单次分割的照射剂量相对较高。高剂量会导致微血管功能障碍和细胞凋亡，导致肿瘤灌注不足。此外，SBRT 有助于产生针对肿瘤细胞的宿主免疫反应，最终导致肿瘤破坏，而对邻近组织的损伤较少。对于出现神经功能损伤的不可手术患者，建议预期寿命较短的人使用 8 Gy 单次放疗的 cEBRT。对于预期存活 6 个月以上的患者，建议使用总剂量为 30 Gy 的多次分割 cEBRT。对于没有脊髓压迫的脊椎患者，建议使用 8 Gy 的 cEBRT。证据表明，过高的照射剂量既不能更有效地减轻疼痛，也不能延长缓解疼痛的维持时间。对于单发转移或寡转移的患者，建议采用更积极的治疗方案，如减压手术和放疗相结合。这可能有助于延长无进展生存期，并可能改善总生存。这种情况下，术后辅助放疗以使用总放疗剂量 30 ～ 39 Gy 通过 10 ～ 13 次分割进行。此外，还可以考虑采用更先进的辐射技术，如 SBRT。在耐受射线的肿瘤中，无论 ESCC 的严重程度如何，均推荐 SBRT 优于 cEBRT。对于低级别 ESCC 的射线抵抗的肿瘤患者，SBRT 可以代替椎体切除术作为最终治疗方法。由于单次放疗剂量高，SBRT 仅需要治疗 1 ～ 3 次，而 cEBRT 则需要 10 ～ 20 次，这显著提高了患者对放疗的依从性。

对于行术前新辅助放疗的患者，据报道伤口并发症的发生率为 6%。然而，无论放射剂量是多少，术前放疗均未被证明是伤口愈合问题的独立风险因素。脊柱转移瘤手术后辅助放疗延迟的证据仍有争议。一项研究表明，辅助 SBRT 可以在手术稳定后 24 h 内进行，术后 90 天内并不会出现显著的伤口愈合不良并发症。而对于 cEBRT，建议在术后 5 ~ 21 天后再开始放疗，以减轻伤口并发症。术后延迟超过 4 周才开始放疗对伤口愈合不良无任何帮助。相反，延迟 1 个月会增加脊柱转移的局部进展，导致生活质量、局部控制和总体生存率降低。

第三节　放疗剂量的选择与疗效

放疗是脊柱转移瘤有效的局部治疗手段，可以有效地缓解疼痛、恢复神经功能、改善生活质量，并明显提高肿瘤控制率。常用的放疗技术包括 3D-CRT、IMRT、IGRT、VMAT 等。然而，统计显示，世界范围内脊柱转移瘤放疗剂量分割方案差异较大，放疗方案的选择尚无定论，但这些治疗方案主要分为常规放疗和 SBRT 两大类。国内外大量的前瞻性以及回顾性的研究表明，不同分割模式的放疗在缓解疼痛、改善生活质量方面的相仿，SBRT 疗程短、费用少、更加便捷，但复发率高，适合预期寿命短的患者；长程的多分次照射可以降低复发率，适合预期寿命长、无法忍受长时间单次治疗的患者。

一、常规放疗

常规放疗是最常见的放疗形式，但脊柱转移瘤放疗的分割方案尚无统一定论。临床医生采用的剂量分割方案常取决于多种因素，包括肿瘤原发部位、转移瘤的位置、既往放疗病史、病理性骨折的风险、癌症患者的预期寿命等。常用的剂量分割方案包括 10×3 Gy、15×2.5 Gy、20×2 Gy 等，其中 10×3 Gy 是最常用的分割方案。国内外调查研究显示，放疗医生倾向选择多分次治疗模式，亚洲、美国常用的模式是 10×3 Gy。

Rades 等对 1304 例转移性脊髓压迫症放疗患者进行一项回顾性的大样本研究。这些患者采用单一后野照射或对穿野照射的三维适形放疗，放疗剂量分割方式共计 5 种：1×8 Gy 组（261 例）、5×4 Gy 组（279 例）、10×3 Gy 组（274 例）、15×2.5 Gy 组（233 例）、20×2 Gy 组（257 例），放疗后患者的运动功能改善率、行走率以及复发率作为不同分割方案的评价指标。分析结果显示：患者对 5 种不同分割方式放疗引起的不良反应均可耐受，未见晚期毒性反应；5 组不同放疗方案的运动功能改善相似，患者治疗后的运动功能改善率及行走率均无统计学差异（$P > 0.05$）；放疗后 2 年，照射野内肿瘤复发率分别为 24%、26%、14%、9% 和 7%，差异有统计学意义（$P < 0.01$），后 3 组长疗程的多分次放疗方式复发率更低。Rades 等于 2007 年纳入更多脊柱转移瘤患者的放疗数据（1852 例）进行回顾性分析（放疗方案依旧采用前述的五种方式），后 3 组的长程放疗对于转移性脊髓压迫症有更好的局部控制效果，1 年局部控制率为 90%，明显高于短程放疗的 74%（$P > 0.01$）。

Rades 等随后又开展前瞻性非随机临床研究，共纳入 265 例仅接受放疗的患者，比较短程放疗（1×8 Gy、5×4 Gy，$n = 131$）和长程放疗（10×3 Gy、15×2.5 Gy、20×2 Gy，$n = 134$）。分析结果显示，短程放疗后 1 年肿瘤局部控制率为 61%，长程放疗后 1 年肿瘤局部控制率为 81%（$P = 0.005$）。在多因素方差分析中，局部控制率的改善与长程放疗相关（$P = 0.018$）；不同方案运动功能的改善相似，短程放疗后运动功能改善 37%，长程放疗后运动功能改善 39%（$P = 0.95$）。短期放疗后的一年生存率为 23%，长程放疗后为 30%，两者差异无统计学意义（$P = 0.28$）。尽管与短程放疗相比，长程放疗在行走功能以及生存率改善方面效果相近，但有更好的局部控制率。预期生存期相对较好的患者应接受长程放疗。基于此，Rades 等建议：对于预计生存期较短的脊柱转移瘤患者，短程放疗 1 ~ 5 次，剂量 8 ~ 20 Gy，可以缩短治疗时间，减少患者的痛苦；而对于预计生存期较长（如超过 6 个月）的脊柱转移瘤患者，则需要考虑照射部位是否出现疾病进展或复发，可以行 10 ~ 20 次分割治疗方案，例如 10×3 Gy 次或 20×2 Gy 次放疗。

随着放疗技术的不断进步，调强放疗（intensity-modulated radiation therapy，IMRT）可以采用逆向放疗计划，提高靶区剂量，而危及器官限量在耐受范围内。容积调强放疗（volumetric modulated arc treatment，VMAT）在旋转加速器机架的同时调整加速器剂量率和多叶准直器（multileaf collimator，MLC）射野形状，达到调强目的。VMAT、IMRT 均可以实现较好的适形指数（conformal index，CI）、靶区剂量均匀性指数（homogeneity index，HI），但 VMAT 剂量分布优，单次治疗时间短。

Gong 等对 10 例行 IMRT 的脊柱转移瘤患者进行回顾性分析，放疗处方剂量为 60 ~ 64 Gy，分次为 29 ~ 31 次，患者的中位随访时间为 15.6 个月，治疗后大部分患者的疼痛在 1 个月内缓解，无放疗相关脊髓损伤发生。Guckenberger 等对 12 例脊柱转移瘤患者和 2 例椎旁肿瘤患者共 14 例患者行 IMRT，中位生物等效剂量为 74 Gy（55 ~ 86 Gy），中位治疗次数为 20 次（3 ~ 34 次）。中位随访时间 17 个月后，数据显示：局部控制与快速长期缓解疼痛有关，1 例患者在放疗 15 个月后肿瘤局部复发，2 年局部控制率为 88%；在 11 例接受放疗的单一脊柱转移病灶患者中，6 例患者出现全身疾病进展；14 例患者的 1 年和 2 年总生存率分别为 85% 和 63%。2 例患者出现 2 ~ 3 级放射性皮肤不良反应，其晚期毒性未大于 2 级，无放疗相关脊髓疾病发生。

Wu 等回顾性分析 3260 例患者的数据，比较单次放疗（处方剂量中位数 8 Gy，8 ~ 10 Gy）与多次放疗（处方剂量中位数 20 Gy/5 次，范围 20 Gy/5 次 ~ 30 Gy/10 次）的效果。1613 例患者中的 539 例（33.4%）和 1618 例患者中的 523 例（32.3%）分别在单次和多次放疗后达到完全缓解，风险比为 1.03（95%CI：0.94 ~ 1.14，$P = 0.5$）。总体缓解率方面，单次放疗（1011/1629，62.1%）优于多次放疗（958/1631，58.7%），风险比 1.05（95%CI：1.00 ~ 1.11，$P = 0.04$），差异有统计学意义。然而，当分析仅限于对患者进行单独评估时，单次和多次放疗的总体缓解率相似，分别为 1391 例中的 1011 例（72.7%）和 1321 例中的 958 例（72.5%）（风险比 1.00，$P = 0.9$）。接受单次放疗方案的患者复发率比多分次治疗方案患者复发率高将近 2.5 倍，在接受单次治疗的患者中，继发病理性骨折的风险显著增加。Chow 等进行的一项 Meta 分析比较 30 Gy/10 次、20 Gy/5 次、8 Gy/1 次 3 种方案治疗脊柱转移瘤的效果，也得出相似结论：疼痛总缓解率无明显统计学差异，多分次放疗组复发率较低，单次治疗方案的复发率是多分次治疗方案的 2.5 倍，差异有统计学意义（$P < 0.05$）。

Maranzano 等主导一项多中心随机实验，比较短程放疗（2×8 Gy）和中短程放疗（3×5 Gy、5×3 Gy）治疗脊柱转移瘤的效果，中位随访时间为 33 个月（范围为 4 ~ 61 个月），共评估 276 例患者。142 例（51%）接受短程放疗，134 例（49%）接受分程放疗方案。两组之间的放疗反应、反应持续时间、毒性反应无显著差异。两种方案放疗后，患者背痛缓解率分别为 56% 和 59%，患者能够行走的比例分别为 68% 和 71%，患者膀胱功能良好率分别为 90% 和 89%。两组的中位生存期为 4 个月，改善的中位持续时间为 3.5 个月。毒性反应在两组之间平均分布：4 例外患者（1.5%）出现 3 级食管炎或咽炎，4 例患者（1.5%）出现 3 级腹泻，10 例患者（6%）出现 3 级呕吐或恶心。Maranzano 等也进行短程 2×8 Gy 和 1×8 Gy 单剂量放疗方案的评估，中位随访时间为 31 个月（范围为 4 ~ 58 个月），150 例患者接受短程放疗，153 例接受单剂量放疗。采用的两种放疗方案的治疗效果无差异。短期和单剂量放疗的中位反应持续时间分别为 5 和 4.5 个月（$P = 0.4$）。所有病例的中位总生存期为 4 个月。少数病例出现轻度急性毒性反应。Maranzano 等的另一项前瞻性试验纳入 209 例转移性脊髓压迫患者，评估长程放疗（10×3 Gy）和分程放疗（5×3 Gy、3×5 Gy）的效果，中位生存期为 6 个月，1 年生存率为 28%。症状缓解方面，54% 和 17% 的患者背部疼痛完全或部分缓解，约 20% 的患者疼痛加重；76% 的患者完全恢复或维持行走能力，44% 的患者括约肌功能障碍得到改善。放疗前和（或）后能够行走的患者、组织学良好的患者和女性患者的生存时间更长。同时，癌症患者的生存时间与反应时间具有一致性。

二、立体定向放疗

SBRT 具有图像引导功能，与常规放疗相比，能够对肿瘤进行大剂量、高度适形的治疗。SBRT 的剂量分布具有小野集束照射、剂量分布集中、靶区周边剂量梯度变化较大、靶区周边正常组织剂量很小的特点。虽然常规放疗是一种被广泛接受的脊柱转移的治疗方式，且临床医生在其临床应用中已积累了丰富的经验。但从理论上讲，SBRT 作为脊柱转移瘤的治疗方法仍有许多优势，如局部肿瘤控制率更高，疼痛缓解更快、更彻底。目前，脊柱转移瘤行 SBRT 最好的剂量分割方式尚无统一定论，其常用的分割方式包括（18 ~ 24）Gy/1f、24 Gy/2f、（24 ~ 30）Gy/3f、30 Gy/4f 以及（30 ~ 40）Gy/5f。

Amdur 等进行一项 II 期前瞻性研究来评估单次 SBRT 脊柱转移瘤放疗的毒性、疗效以及可行性。25 例患者接受单次立体定向全身放疗，处方剂量为 15 Gy，对既往未接受过脊柱放疗的患者（$n = 9$）给予 $V_{12\,Gy} < 0.1$ mL 的脊髓剂量限制，而对接受过脊柱放疗的患者（$n = 12$）给予 $V_{5\,Gy} < 0.5$ mL 的脊髓剂量限制。患者急性毒性反应均为 1 ~ 2 级，吞咽困难或恶心，未见晚期毒性。3 例患者存在照射区域椎体受压的放射学表现；2 例无症状，1 例接受椎体成形术治疗。1 例患者在照射部位出现进展（局部控制率 95%）；43% 的患者疼痛缓解。大多数患者在术后不久死亡或肿瘤发生全面进展。1 年无进展生存率为 5%，60% 的患者在 1 年内死亡。

Gerszten 等分析不同类型的脊柱转移瘤患者行 SBRT 的安全性和有效性。在 77 例非小细胞肺癌脊柱转移的患者中，平均治疗剂量为 20 Gy，范围为 15 ~ 25 Gy/1f，89% 的患者疼痛得到改善，局部控制率为 100%。此外，在 12 个月的随访中，未见急性或慢性放射性损伤。Gerszten 等在

48 例肾细胞癌脊柱转移患者 SBRT 研究中观察到相似疗效，最长中位随访时间为 37 个月，平均治疗剂量为 20 Gy，范围为 17.5 ~ 25 Gy/1f。Gerszten 等对 393 例脊柱转移瘤患者的数据回顾性分析，中位随访时间为 21 个月，平均治疗剂量为 20 Gy，范围为 12.5 ~ 25 Gy/1f，肿瘤控制率为 88%。基于这些实验，脊柱 SBRT 是安全可行的，对各种组织学的脊柱转移性疾病的治疗都有效。

Chang 等的 Ⅰ、Ⅱ 期临床研究报道对 63 例脊柱转移瘤患者共 74 个椎体转移病灶进行 SBRT 放疗研究，其中 32 例接受 30 Gy/5f 治疗方案，31 例接受 27 Gy/3f 治疗方案，中位随访时间为 21.3 个月，随访期间未观察到神经病变或脊髓病变，无急性及晚期 3 ~ 4 级不良反应发生，中位生存期为 24 个月，肿瘤 1 年局部控制率为 84%。17 例失败分析显示，两处易复发，一是照射肿瘤椎体周边复发，椎体后部多见；二是硬膜间隙复发。

Yamada 等进行的单次大剂量的脊柱转移瘤放疗研究纳入了 93 例脊柱转移瘤患者（共 103 个病灶），这些患者接受了图像引导的调强放疗，中位处方剂量为 24 Gy（18 ~ 24 Gy），中位随访 15 个月（2 ~ 45 个月）时局部控制率为 90%，放疗剂量是局部控制的显著预测因素（$P = 0.03$），研究中未出现局部复发的所有患者都获得持续的症状缓解，急性不良反应较轻，仅有 1 ~ 2 级轻度皮肤、食管毒性反应，无一例出现脊髓神经损伤。

Moulding 等进行单次大剂量脊柱 SBRT 效果评估，其回顾性分析了 21 例接受单次大剂量脊柱 SBRT（剂量范围 18 ~ 24 Gy，中位数 24 Gy）的患者数据，16 例患者（76.2%）接受高剂量（24 Gy），5 例患者（23.8%）接受低剂量（18 Gy 或 21 Gy）。患者平均总生存时间为 310 天，21 例患者总的肿瘤局部控制率为 81%，其中接受高剂量辅助立体定向放射外科手术的患者总体局部控制率为 93.8%（15/16），接受低剂量的患者总体局部控制率为 40%（2/5）。

Ryu 等回顾性分析 49 例脊柱转移瘤患者的病历资料，共 61 个转移病灶接受单次大剂量放疗，其中转移病灶接受的照射剂量为 10 ~ 16 Gy。结果显示，疼痛缓解的中位时间为 14 天（1 ~ 69 天），疼痛缓解率达 85%，疼痛复发率仅为 7%，有 5% 的病灶出现邻近椎体的转移；随访结果显示，患者的 1 年生存率为 74.3%，且 2 年随访期间无脊髓损伤发生。其另一项纳入 62 例脊柱转移瘤（共计 85 个病灶）硬膜外压迫患者的单次 SBRT 研究，中位剂量为 16 Gy（范围 12 ~ 20 Gy），结果显示，SBRT 后 2 个月肿瘤体积平均缩小（65±14）%；脊髓压迫最严重区域的硬膜外肿瘤体积放疗前为（0.82±0.08）cm³，放疗后为（0.41±0.06）cm³，差异有统计学意义（$P < 0.001$）；81% 的患者神经功能得到改善。

Nelson 等介绍其在杜克大学治疗脊柱肿瘤的临床经验，研究纳入 32 例（33 个病灶）患者，中位处方剂量为 18 Gy/3f，中位随访 7 个月。接受 SBRT 的患者中 94% 疼痛得到改善，40% 疼痛完全消除，随访期间未观察到放射性毒性反应。

Sahgal 等报道加州大学旧金山分校 39 例患者（60 例肿瘤病灶）的脊柱 SBRT 结果，该研究中位随访时间为 8.5 个月，总处方剂量中位数为 24 Gy/3f。分析结果显示，1 年和 2 年无进展概率分别为 85% 和 69%。值得注意的是，绝大多数复发的肿瘤距离硬膜囊小于或等于 1 mm。在随访 6 个月以上的肿瘤中（39/60），未发现辐射引起的神经损伤。本研究进一步支持了脊柱 SBRT 的安全性和有效性。

Pan 等评估 195 例接受 SBRT 的脊柱转移瘤患者的疼痛发作情况，其中 58 例接受 24 或 18 Gy/1 次放疗，111 例接受 27 Gy/3 次放疗，26 例接受 30 Gy/5 次放疗，结果显示放疗分次是爆发疼痛的唯一独立预测因子，3 种放疗方案引起爆发疼的比例分别为 34%、20%、8%，存在显著差异（$P = 0.005$）。

Thibault 等研究报道 30 Gy/4f 是脊柱再程 SBRT 一种行之有效的放疗方案。该研究采用 SBRT 的脊柱转移瘤患者中，85% 的局部复发发生在硬膜外组织。40 例患者共 56 个脊柱转移瘤，这些病灶均为 SBRT 后再进展，其中 24 个病灶（42.9%）在 SBRT 前还接受了常规外照射治疗。初始 SBRT 的中位照射剂量为 24 Gy/2f（范围为 20～35 Gy，1～5 次），进展后 SBRT 挽救治疗的中位照射剂量为 30 Gy/4f（范围为 20～35 Gy，2～5 次）；中位随访时间为 6.8 个月（0.9～39.0 个月），中位生存时间为 10.0 个月，1 年生存率为 48%；两次 SBRT 的间隔时间越长，患者的生存时间越长（$P = 0.02$）；1 年局部控制率为 81%，中位局部控制时间为 2.0 个月（2.7～16.7 个月）；未见放疗相关压缩性骨折及脊髓炎发生。

Chang 等对 54 例再程患者和 131 例首程 SBRT 患者的病历和放射学数据进行回顾性分析，两组中等效生物剂量（equivalent dose in 2 Gy/f，EQD2）（$\alpha/\beta = 10$ Gy）分别为 51.1 Gy2/10 和 50.7 Gy2/10。患者平均生存期为 29.6 个月（总体）、20.7 个月（再程治疗）、32.4 个月（首程治疗）；平均无进展期为 23.9 个月（总体）、18.0 个月（再程治疗）、26.0 个月（首程治疗）。两组 6 个月生存率分别为 96% 和 95%，1 年生存率分别为 81% 和 89%，2 年生存率分别为 79% 和 90%。随访过程中，54 例再治患者中，有 13 例患者出现肿瘤局部进展。所有患者均无放射性脊髓炎发生，再程放疗的脊柱转移瘤患者接受 SBRT 是安全有效的。

Sahgal 等分析接受常规外照射放疗后进行 SBRT 再程治疗的脊柱转移瘤患者，其中 5 例患者出现放射性脊髓炎，14 例患者无放射性脊髓炎发生。中位初始 EQD2 为 40 Gy（30～50 Gy），无放射性脊髓炎患者接受 SBRT 再程治疗硬膜囊 EQD2 为 20.0 Gy（95%CI：10.8～29.2），累计最大 EQD2 为 62.3 Gy（95%CI：50.3～74.3），均明显低于放射性脊髓炎患者，再程治疗 EQD2 为 67.4 Gy（95%CI：51.0～83.9），累计最大 EQD2 为 105.8 Gy（95% CI：84.0～127.4）。Sahgal 等也开展脊柱转移瘤患者行 SBRT 后椎体压缩性骨折的风险评估研究，共纳入 252 例（共计 410 个病灶）患者，处方剂量 8～35 Gy/1～5f，中位随访时间为 11.5 个月（0.03～113 个月），中位生存期和总的平均生存期分别为 16 个月和 26 个月。随访中观测到 57 处骨折（57/410，14%），其中 47%（27/57）是新骨折，53%（30/57）骨折进展。椎体压缩性骨折的中位时间为 2.46 个月（0.03～43.01 个月），其中 65% 的骨折发生在放疗后的前 4 个月内。1 年和 2 年骨折的累计发生率分别为 12.35% 和 13.49%。当单次照射剂量超过 20 Gy 时，椎体压缩性骨折的发生率达到 40%。

在 Sprave 等报告的一项随机试验中比较了姑息性 SBRT 与常规分割的 3D-CRT 在先前未经治疗的脊柱转移瘤患者中的疗效差异，该研究采用单机构、非盲、随机探索性试验，对 55 例经组织学或放射学证实为疼痛的脊柱转移瘤患者进行分析。参与者被随机分配到（1∶1）接受单次 SBRT（24 Gy）或 3D-CRT（30 Gy/10 次）组。研究显示各组之间 3 个月的 VAS 评分没有显著差异（$P = 0.13$），但在这段时间内 SBRT 组的 VAS 值下降得更快（$P = 0.01$）。放疗后 6 个月，SBRT 组的 VAS 评分值明显降低（$P = 0.002$）。SBRT 组在 3 个月时有改善疼痛反应的趋势（$P = 0.057$），但在 6 个月后明显改善（$P = 0.003$）。研究中未见患者发生 ≥ 3 级毒性。该随机试验证明了姑息性 SBRT 在脊柱转移中的应用，这与更快改善疼痛反应有关。

一项三期的随机研究（NCT02512965）报道145例脊柱转移瘤患者接受了24 Gy/2次放疗的效果，中位随访时间为15.0个月（0.1～71.6个月）。分析显示1年和2年总生存率（OS）分别为73.1%和60.7%，硬膜外疾病（$P < 0.0001$）、肺（$P = 0.0415$）和肾细胞（$P < 0.0001$）的原发性组织学和基线弥漫性转移（$P = 0.0034$）的存在是OS的重要预后因素。

Heron等回顾性分析228例脊柱转移瘤患者的348个病灶的临床结果，其中195个病灶采用单次SBRT治疗方案（平均16.3 Gy）进行治疗，另外153个病灶采用多分次方法治疗（平均剂量20.6 Gy/3次，23.8 Gy/4次，24.5 Gy/5次）。在治疗后1年内，单次治疗方案组的疼痛控制得到显著改善（100% vs. 88%，$P = 0.003$）。毒性和神经功能缺损改善率没有统计学差异。多分次治疗组放疗后2年的局部肿瘤控制明显更好（96% vs. 70%，$P = 0.001$），再治疗需求显著降低（1% vs. 13%，$P < 0.001$），一年总生存率显著更高（63% vs. 46%，$P = 0.002$）。可见单次和多分次方案治疗脊柱转移瘤均有效。虽然单次方法可提供更好的早期疼痛控制和等效毒性，但多分次方法可实现更好的肿瘤控制，并减少长期幸存者的再治疗需求。

Howell等报道的RTOG97-14实验分析909例椎体骨转移瘤患者数据，患者随机接受8 Gy/1次或30 Gy/10次放疗，在疼痛缓解（分次放疗和单次大剂量放疗方案分别为62%和70%，$P = 0.59$）方面没有统计学上的显著差异。放疗后3个月内分次放疗和单次大剂量放疗产生的急性2～4级毒性（分次放疗和单次大剂量放疗方案分别为20%和10%，$P = 0.01$）和急性2～4级胃肠道毒性（分次放疗和单次大剂量放疗方案分别为14%和6%，$P = 0.01$）存在显著差异，在单次大剂量放疗的患者中观察到较低的毒性。研究中未见晚期毒性，未观察到放疗相关的脊髓病。相比于分次放疗，单次大剂量放疗3年内复发率更高（5% vs. 15%，$P = 0.01$）。

Sohn等开展了一项多中心、配对研究来分析比较SRS与常规放疗在肾细胞癌脊柱转移瘤治疗时的差异。13例患者接受SRS作为肾细胞癌脊柱转移瘤的主要治疗方法。根据年龄、脊柱转移数量、从原始肿瘤诊断到脊柱转移的时间间隔、治疗年份，将13例接受常规放疗作为肾细胞癌脊柱转移瘤主要治疗方式的患者与SRS患者配对，分析两组疼痛缓解程度和无进展生存期。两组的中位总生存期分别为15个月和7个月，不存在显著差异（$P = 0.08$）；与基线值相比，SRS组（2.8 vs. 7.5，$P = 0.0001$）和常规放疗组VAS评分（3.1 vs. 5.6，$P = 0.007$）显著降低，SRS组VAS评分降低幅度更大（$P = 0.04$）。SRS组无进展生存期显著高于常规放疗组（$P < 0.01$）。两组患者的辐射相关毒性无明显差异，SRS组38.5%、常规放疗组53.9%发生毒性反应。

虽然目前仍未能从临床试验得出一个公认的最佳剂量分割方案，但从现有的研究中可以看出，少分次的SBRT肿瘤局控率高，缓解疼痛快且持久，省时便捷，但易出现局部病灶复发。常规的长疗程放疗可实现更好的肿瘤控制，并减少长期幸存者的再治疗需求，这在预期寿命较长的患者中是一个优势。因此，对于广泛内脏转移的患者、预期寿命小于6个月的患者以及一般情况较差、活动困难、多次往返放疗困难的患者，可以考虑使用短疗程的SBRT方案。对于预期寿命超过6个月的患者和内脏转移较少的患者，可以考虑采用长疗程、高剂量的治疗方案，以降低放疗后的再治疗率。

第四节　放疗的并发症及处理

　　放疗是一种局部治疗手段，因此由放疗引起的不良反应绝大多数是局部的，与照射范围相关，主要局限在照射野内。放疗不良反应的严重程度与照射范围、剂量大小、分割方式以及个体异质性相关，可能出现的症状包括咽炎、喉咙痛、食管炎、吞咽困难、局限性的肺纤维化、脊椎骨受累的症状性肺炎、呕吐、腹泻和腹部痉挛等胃肠道疾病等。本节将针对脊柱转移瘤放疗后常见及可能显著影响生活治疗或生存的放疗不良反应及处理方法进行概述。

一、爆发痛

　　放疗后的爆发痛的定义为，放疗过程中及放疗结束后立刻出现的疼痛的加重。一项回顾性临床研究表明，高达 68% 的患者可能会在 SBRT 脊柱转移瘤期间或之后经历爆发痛。这显著高于常规分割放疗后报告的发病率，后者的发生率为 2% ~ 40%。一项前瞻性脊柱 SBRT 研究的回顾性数据发现，疼痛发作风险的唯一显著预测因素是分割次数，分割次数越少发生爆发痛的风险越高。在一项研究中，34% 接受单次脊柱 SBRT 治疗的患者出现了爆发痛，而接受 3 次分割的患者有 20%，接受 5 次分割的患者有 8%（$P = 0.005$）。未来的前瞻性研究需要进一步评估两者的关系，目前初步研究表明多次分割的 SBRT 比单次分割的 SBRT 更不容易出现放疗后的爆发痛。

　　疼痛发作的治疗通常采用类固醇药物，最常用的是地塞米松。在一项针对脊柱转移瘤 SBRT 的回顾性研究中，13 例患者出现爆发痛，其中 11 例患者使用地塞米松（多数是在治疗期间或 SBRT 后 5 天，每天口服 1 次，每次 4 mg），并有完整的疼痛评估来跟踪反应。结果显示，随着时间的推移，疼痛评分显著降低，疼痛得到明显缓解。在一项研究中，27 例经临床评估为爆发痛，16 例（59%）接受短期地塞米松治疗（4 mg，每天 2 次，持续 1 周），5 例（19%）增加了阿片类药物的剂量，6 例（22%）没有进行干预（均未得到自我缓解）。大多数接受类固醇治疗的患者在治疗后数天内症状消失。

　　也有针对预防爆发痛的研究，一项对 41 例接受预防性使用地塞米松治疗的患者进行的 II 期临床试验（在 1 次 8 Gy 的放疗当天和之后的 3 天内服用 8 mg 地塞米松），报告疼痛发作的发生率为 22%。更重要的是，只有 27%（3/11 例）的疼痛发作发生在放疗后的前 4 天内，大多数发生在第 4 ~ 10 天。考虑到地塞米松 36 ~ 54 h 的半衰期，研究表明该方案在预防早期疼痛发作方面是有效的，但对于晚期疼痛发作，需要延长方案。另一项使用地塞米松预防脊柱转移瘤放疗爆发痛的 III 期随机对照临床试验同样证实了激素的预防作用。该研究共入组 298 例患者，均接受 8 Gy/ 次的 SBRT，按 1：1 比例随机分为地塞米松组和安慰剂组。地塞米松组患者放疗前至少 1 h、放疗后 1 ~ 4 天分别口服 8 mg 地塞米松。结果显示：安慰剂组爆发痛的发生率较地塞米松组明显增高（35% vs. 26%，$P = 0.05$），在放疗后第 0 ~ 5 天，地塞米松组爆发痛的发生率较安慰剂组减少（$P = 0.03$），而第 6 ～ 10 天两组爆发痛发生率的差异无统计学意义。地塞米松组患者恶心症状、食欲及功能活动明显改善，但两组患者生活质量无显著差异。

二、放射性脊髓损伤

脊髓是一个对射线比较敏感的器官。晚期放射性脊髓损伤是一种永久性的进展性损伤。其可以稳定在某种程度的轻瘫，但更常见的情况是逐渐进展直至完全瘫痪。对于接受颈椎照射的患者可能导致颈段脊髓的损伤，严重时会导致四肢瘫痪甚至危及生命。关于放射性脊髓损伤的发病机制，人们已经在小鼠、大鼠、猫、狗、豚鼠、猪和恒河猴中研究了 40 多年，其中的部分机制已被阐明，但仍有许多空白有待填补。

（一）病理特征

放射性脊髓损伤的病理改变一般分为两类，即白质反应和血管反应。白质反应包括脱髓鞘，首先分离出神经纤维并发展成纤维群。指软化症脱髓鞘轴突群被改变成球状或完全消失。在活动性软化症中，神经纤维的分解仍在进行中。活动性软化的区域包括星形胶质细胞和小胶质细胞数量的增加。这些细胞在修复和吞噬中发挥作用，但它们也可能通过增加 IL-1 和 TNF-α 等细胞因子的产生或释放，在病变的发病机制中发挥更积极的作用。这些区域可能会发展成泡沫细胞区或空腔。血液可能会填满坏死区域（出血性坏死）。不活动性软化症的特征可能是海绵状、球状和胶质瘢痕。除了血管病变与出血性坏死密切相关外，这些病变的发生不会对血管系统造成任何显著改变。

在受照脊髓中看到的血管病变是多种多样的，但并非照射所独有。更细微的变化包括血管增多、黑色素扩张、透明膜增厚或变性。水肿和纤维蛋白渗出是常见的。血管周围纤维化、纤维蛋白样坏死、血栓形成和出血是血管损伤更严重的表现。炎症反应也是可变的，并且取决于病变的年龄。小胶质细胞和星形胶质细胞在辐射损伤的脊髓中表现出显著的变化。可以看到正常白质被小胶质巨噬细胞和星形胶质细胞完全取代的区域。强烈的星形胶质细胞反应是受照脊髓的一个共同特征，并作为其中的介质导致了许多关于星形胶质细胞在放射损伤过程中的作用。Schultheiss 等对尸检研究中观察到的病变进行分类：Ⅰ型病变仅涉及白质实质，或包括血管变化，这些变化很小，似乎不太可能导致症状；Ⅱ型病变主要累及血管系统，任何被评估为继发于血管损伤的白质损伤；Ⅲ型病变具有两种原发性的特征白质与原发性血管损伤。三种病变类型均发生了炎症改变。这一分型也被用于美国一项对恒河猴放射性脊髓损伤的研究中。

（二）脊髓的限量

研究表明，脊髓接受 45 ～ 50 Gy 的剂量照射后仅有 5% 的概率出现放射性脊髓损伤。因此在常规分割照射中，对脊髓的限制剂量控制在 50 Gy 以下，以保护脊髓。而在大分割放疗（如SBRT）的情况下，脊髓的剂量限制可参考：最大点剂量（Dmax）10 ～ 12 Gy、V8 Gy < 1 cc、V10 Gy < 10% 以及 V12 Gy < 0.15 cc。一项大宗回顾性研究显示，单次剂量及分割次数分别为12.4 Gy×1、8.5 Gy×2、6.7 Gy×3、5.75 Gy×4、5.06 Gy×5，出现放射性脊髓损伤的风险为 5%。

因此，上述的剂量及分割次数对脊髓是安全的。表 13-4-1 展示了 SBRT 脊髓最大点剂量与放射性脊髓损伤发生率的对应关系。

表 13-4-1　1～5 次分割的 SBRT 中发生 1%～5% 放射性脊髓损伤的脊髓最大点剂量

基于脊髓受量的放射性损伤发生率（%）	1 次分割 P_{max} 限量（Gy）	2 次分割 P_{max} 限量（Gy）	3 次分割 P_{max} 限量（Gy）	4 次分割 P_{max} 限量（Gy）	5 次分割 P_{max} 限量（Gy）
1	9.2	12.5	14.8	16.7	18.2
2	10.7	14.6	17.4	19.6	21.5
3	11.5	15.7	18.8	21.2	23.1
4	12	16.4	19.6	22.2	24.4
5	12.4	17	20.3	23	25.3

注：P_{max} 为最大点剂量。

（三）临床表现

根据临床观察及文献回顾，放射性脊髓损伤患者的临床症状并无特征性。对于放疗后最初几周就出现症状的患者来说，不适感基本上都可以自行缓解。早期的脊髓损伤表现为勒米征（Lhermitte's sign），即颈部发热或运动引起的脊柱电击感。迟发性放射性脊髓病是一种罕见但严重致残的并发症，一般发生在放疗结束数月至数年后，可能会出现感觉缺陷，随后出现运动障碍和括约肌障碍，进而导致泌尿道和（或）消化道症状。体检时可以发现感觉水平的异常，一些患者会出现 Brown Sequard 综合征。晚期放射性脊髓损伤大多是不可逆的。

（四）影像学诊断

由于放射性脊髓损伤的症状缺乏特异性，脊髓 MRI 有助于确认放疗后脊髓损伤的诊断，并将继发性损伤与肿瘤进展区分开来。在放射性脊髓损伤患者中，MRI 观察到了几种影像学变化：相邻椎体的 T_1 高信号、脊髓的 T_2 信号异常、脊髓扩张、对比增强和脊髓萎缩。

（五）治疗

放射性脊髓损伤的患者可以使用皮质类固醇治疗，而抗凝和高压氧治疗则很少使用。干细胞治疗是一种很有前途的方法，目前正在进行相关临床研究。

三、椎体骨折

（一）发生率及危险因子

受肿瘤侵犯的椎体受到照射后会导致骨折风险增加、骨愈合不良、邻近骨骼变弱。对骨转移瘤姑息性放疗方案的回顾显示，常规剂量（1×8 Gy～10×3 Gy）的骨折发生率为 4%～5%，对于接受 SBRT 的患者，36% 的受照椎体节段存在椎体压缩性骨折的风险。可见使用高 BED 值的 SBRT 更增加了这种不良反应的发生。

因此，寻找骨折相关因素至关重要。一些回顾性研究已经确定了导致患者骨折的几个因素。在一项涉及 123 个转移椎体（93 例患者）的研究中，中位随访 15 个月，SBRT 剂量为 1×18 Gy、3×9 Gy 或 5×6 Gy（BED：α/β=3 Gy，或 BED：126、108 和 90 Gy），20% 的椎体出现新的或进展性骨折，中位进展时间为 3 个月。结果发现，预先存在的骨折是骨折加重的重要预测因素（HR：6），这意味着应考虑 SBRT 前的预防性稳定脊柱。其他危险因素包括年龄 > 55 岁（HR：6）和现有疼痛（HR：1.4），以及较大的溶骨性病变（HR：4.5，80% 以上受累）。另一项研究指出，当单次剂量为 18 ~ 24 Gy（BED3：124 ~ 216 Gy）时，SBRT 后骨折加重的概率为 39%，骨折发生的中位时间为 25 个月（溶骨性骨折 19 个月，混合性和硬化性骨折 32 个月）。危险因素包括溶骨性病变（HR：3.8）和椎体受累（> 40%；HR：3.9）。T10 的尾部位置导致骨折的中位时间为 20 个月，而 35 个月时损伤更大，这可能是由于负重机械应力增加所致。对 167 个转移椎体进行 SBRT 治疗（剂量范围 5×5 Gy ~ 1×24 Gy）的分析显示，骨折发生率为 11%（2/3 新发骨折，1/3 原有骨折）。研究发现组织学（肺和肝细胞）、病变类型（溶骨性、混合性/硬化性或囊状）和每次分割剂量大于 20 Gy（BED3：153）可作为发生骨折的预测因子。Yamada 报告 103 个治疗病灶中的 2 个骨折，其治疗剂量为 24 Gy（BED3：216 Gy）。表 13-4-2 展示了 SBRT 脊柱转移瘤发生椎体骨折的相关研究。对于术后放疗的患者，一项对 200 例患者（274 个椎体）的回顾研究指出，2 例患者在切除术后发生骨折，SBRT 3 次分割的剂量达到 21 ~ 24 Gy（BED3：70 ~ 88 Gy），5 次分割的剂量达到 37.5 Gy（BED3：131 Gy）。

表 13-4-2　SBRT 脊柱转移瘤发生椎体骨折的研究汇总

研究	随访时间（月）	平均剂量（Gy）	BED3（Gy）	患者人数（n）	转移瘤数量（n）	骨折发生率[n(%)]
Boehling 等	14.9	1×18	126	93	123	25（20%）
		3×9	108			
		5×6	90			
Cunha 等	7.4	1×24 ~ 5×7	216	90	167	19（11%）
			116			
Rose 等	13	1×18 ~ 1×24	124 ~ 216	62	71	27（39%）
Gagnon 等	12	$3 \times (7 ~ 8)$	88	200	274	2
		5×7.5	131			
Yamada 等	15	$1 \times (18 ~ 24)$	—	93	103	2
Chang 等	21.3	5×6	90	63	74	NR
		3×9	108			
Degen 等	12	3.6×6.45	73	51	72	NR
Dodd 等	23	1×19.6	148	51	55	NR
Gertszen 等	21	12.5 ~ 25	—	393	500	NR
Gertszen 等	18	1×12 ~ 20（14）	80	115	125	NR

注：BED 为生物等效剂量；NR 为未报道。

（二）脊柱稳定性评估

SINS 可持续评估脊柱稳定性。SINS 包含 6 个维度，每个维度的潜在得分为 3 分：位置、疼痛、骨损伤、影像学脊柱对齐（4 分）、椎体塌陷（受累百分比）、脊髓后外侧受累。这些与上述回顾性研究中得出的易导致患者发生椎体骨折的因素一致：溶骨性病变、椎体塌陷（意味着显著的肿瘤性受累）和机械应力。总得分为 0 ~ 6 分、7 ~ 12 分和 13 ~ 18 分分别被视为稳定、潜在不稳定和不稳定。用次评分量表发现潜在不稳定和不稳定病变的敏感性和特异性分别为 95.7% 和 79.5%。值得注意的是，50% 以上的椎体受累仅对 SINS 量表的一个维度有贡献，但对 SBRT 后骨折率的贡献可能比 SINS 量表所显示得更高。符合 SBRT 选择标准、具有潜在不稳定或不稳定 SINS 病变的患者，尤其是那些具有溶骨性病变和显著椎体受累的患者，应在 SBRT 前评估手术治疗以稳定脊柱。

第五节　再程放疗的应用

随着骨转移患者预后的改善，那些经过第一程放疗后疼痛得到缓解的患者可能会再一次出现骨转移疼痛加重。其中某些患者可考虑再次接受放疗，一般分为以下 3 种情况：①首次放疗后疼痛没有缓解；②对第一次放疗取得部分缓解，需要进一步缓解的患者；③第一次放疗部分或完全缓解后疼痛复发加重。虽然首次放疗在缓解骨转移疼痛方面已被普遍认同，但由于缺乏相关安全性和有效性研究，再程放疗的选择需要更加谨慎。本节将对骨转移瘤的再程放疗的疗效及毒副作用进行概述。

一、疗效

一项回顾性研究总结并分析了骨转移再程放疗的疗效，结果发现，再程放疗后的整体完全缓解率为 20%（70/355 例可评估患者）、部分缓解率为 50%（177/355 例可评估患者）、总缓解率为 68%（438/645 例可评估患者）。

Mithal 发现在首程放疗中获得完全缓解的患者，在再程放疗后更容易再次获得疼痛缓解，还发现首次放疗只获得部分缓解的患者，在再程放疗后获得疼痛缓解的维持时间较短。同样地，Jeremic 发现与首次放疗获得部分缓解的患者相比，获得完全缓解的患者在再程放疗中更容易再次完全缓解，再程放疗后疼痛的复发率与首次放疗的疗效不相关。然而，Vander Linden 则发现首次放疗的疗效不影响再程放疗的疗效，首次放疗疼痛缓解与未缓解的患者均在再程放疗后得到相似的疼痛缓解率。

针对首次放疗疼痛无缓解的患者，再程放疗是否有获益这一问题尚未确定。一项荷兰的骨转移研究对初始放疗无效的患者进行再程放疗。共 53 例患者被纳入研究，这些患者在首次放疗中接受 8 Gy 单次分割或 24 Gy 6 次分割的放疗，初次疗效评价均为疼痛无缓解。而再程放疗后，其中 33 例（62%）患者疼痛得到明显缓解。Jeremic 等报道 26 例（46%）初始放疗无应答患者中有 12 例对再程放疗有应答，获得疼痛明显缓解。Mithal 等发现 8 例先前无应答患者中有 6 例对再程放疗有应答。然而，Hayashi 等研究中的 2 例初次放疗无缓解的患者对随后的再程放疗仍然没有缓解疼痛。Price 等同样发现，对于 7 例先前无应答的患者，再次放疗仍然无效。

二、毒性反应

在 15 项临床研究中，只有 7 项提到与毒性相关的观察结果。Jeremic 等发现再程放疗后 2.2% 的患者出现脊髓压迫。在研究出组的患者中，18.5% 出现 1 级或 2 级恶心和呕吐反应，11.9% 的患者出现 1 级或 2 级腹泻反应，未报告 3 级或 4 级毒性。其余 6 项研究没有报告任何脊髓压迫或毒性超过 3 级的反应。Hayashi 等仅报告了罕见的 1 级或 2 级血液学或胃肠道毒性，没有发生放射性脊髓损伤。同样，Van der Linden 等报告，大多数接受再照射的患者没有或仅有轻微恶心和呕吐反应。3 例患者出现严重恶心，1 例患者出现严重疼痛的皮肤反应。Roszkowski 等报告了恶心、呕吐、皮肤红斑、腹泻、发热、疲劳、粒细胞减少症、红细胞减少症和勒米征的发生率分别为 15.8%、3.5%、40.4%、1.8%、7.0%、24.6%、8.8%、10.5% 和 1.8%，没有发现严重并发症。Sayed 等也没有报告急性或晚期毒性。Hernanz 等报告轻度 1 ~ 2 级直肠毒性。而大家比较关心的再照射后病理性骨折的发生率并不常见，Jeremic 等发现再治疗后仅 2.2% 的患者会发生骨折。

徐中标，黄唯　编写　　谭佩欣　审校

参考文献

［1］CHOONG P F. The molecular basis of skeletal metastases［J］. Clin Orthop Relat Res, 2003, (415): 19-31.

［2］MAREEL M, LEROY A. Clinical, cellular, and molecular aspects of cancer invasion［J］. Physiol Rev, 2003, 83(2): 337-376.

［3］KONG Y Y, BOYLE W J, PENNINGER J M. Osteoprotegerin ligand: a common link between osteoclastogenesis, lymph node formation and lymphocyte development［J］. Immunol Cell Biol, 1999, 77(2): 188-193.

［4］OGASAWARA T, YOSHIMINE Y, KIYOSHIMA T, et al. In situ expression of RANKL, RANK, osteoprotegerin and cytokines in osteoclasts of rat periodontal tissue［J］. J Periodontal Res, 2004, 39(1): 42-49.

［5］REDLICH K, GORTZ B, HAYER S, et al. Repair of local bone erosions and reversal of systemic bone loss upon therapy with anti-tumor necrosis factor in combination with osteoprotegerin or parathyroid hormone in tumor necrosis factor-mediated arthritis［J］. Am J Pathol, 2004, 164(2): 543-555.

［6］GUISE T A. Parathyroid hormone-related protein and bone metastases［J］. Cancer, 1997, 80(8 Suppl): 1572-1580.

［7］VAN DEN HOUT W B, VAN DER LINDEN Y M, STEENLAND E, et al. Single- versus multiple-fraction radiotherapy in patients with painful bone metastases: cost-utility analysis based on a randomized trial［J］. J Natl Cancer Inst, 2003, 95(3): 222-229.

［8］COUSSENS L M, WERB Z. Inflammation and cancer［J］. Nature, 2002, 420(6917): 860-867.

［9］BUCHER P, CORTHESY P, IMBERT J, et al. A conserved IL-2 responsive enhancer in the IL-2R alpha gene［J］. Immunobiology, 1997, 198(1-3): 136-143.

［10］CHOW E, WU J S, HOSKIN P, et al. International consensus on palliative radiotherapy endpoints for future clinical trials in bone metastases［J］. Radiother Oncol, 2002, 64(3): 275-280.

［11］JULIUS D, BASBAUM A I. Molecular mechanisms of nociception［J］. Nature, 2001, 413(6852): 203-210.

［12］HOSKIN P J. Bisphosphonates and radiation therapy for palliation of metastatic bone disease［J］. Cancer Treat Rev, 2003, 29(4): 321-327.

［13］MERCADANTE S. Malignant bone pain: pathophysiology and treatment［J］. Pain, 1997, 69(1-2): 1-18.

［14］HOSKIN P J, STRATFORD M R, FOLKES L K, et al. Effect of local radiotherapy for bone pain on urinary markers of osteoclast activity［J］. Lancet, 2000, 355(9213): 1428-1429.

［15］SCHEVEN B A, KAWILARANG-DE HAAS E W, WASSENAAR A M, et al. Differentiation kinetics of osteoclasts in the periosteum of embryonic bones in vivo and in vitro［J］. Anat Rec, 1986, 214(4): 418-423.

［16］TSAY T P, CHEN M H, OYEN O J, et al. The effect of cobalt-60 irradiation on bone marrow cellularity and alveolar osteoclasts［J］. Proc Natl Sci Counc Repub China B, 1995, 19(3): 185-195.

［17］VAKAET L A, BOTERBERG T. Pain control by ionizing radiation of bone metastasis［J］. Int J Dev Biol, 2004, 48(5-6): 599-606.

［18］GONG Y, ZHUANG H, CHONG S, et al. Delayed postoperative radiotherapy increases the incidence of radiographic local tumor progression before radiotherapy and leads to poor prognosis in spinal metastases［J］. Radiat Oncol, 2021, 16(1): 21.

［19］AZAD T D, VARSHNEYA K, HERRICK D B, et al. Timing of adjuvant radiation therapy and risk of wound-related complications among patients with spinal metastatic disease［J］. Global Spine J, 2021, 11(1): 44-49.

［20］ITSHAYEK E, YAMADA J, BILSKY M, et al. Timing of surgery and radiotherapy in the management of metastatic spine disease: a systematic review［J］. Int J Oncol, 2010, 36(3): 533-544.

［21］JARVERS J S, LANGE M, SCHIEMANN S, et al. Risk factors for wound-related complications after surgical stabilization of spinal metastases with a special focus on the effect of postoperative radiation therapy［J］. BMC Surg, 2021, 21(1): 423.

［22］VERSTEEG A L, VAN DER VELDEN J M, HES J, et al. Stereotactic radiotherapy followed by surgical stabilization within 24 h for unstable spinal metastases; a stage Ⅰ/Ⅱa study according to the IDEAL framework［J］. Front Oncol, 2018, 8: 626.

［23］KEAM J, BILSKY M H, LAUFER I, et al. No association between excessive wound complications and preoperative high-dose, hypofractionated, image-guided radiation therapy for spine metastasis［J］. J Neurosurg Spine, 2014, 20(4): 411-420.

［24］BARZILAI O, FISHER C G, BILSKY M H. State of the art treatment of spinal metastatic disease［J］. Neurosurgery, 2018, 82(6): 757-769.

［25］DE BARI B, ALONGI F, MORTELLARO G, et al. Spinal metastases: Is stereotactic body radiation therapy supported by evidences? [J]. Crit Rev Oncol Hematol, 2016, 98: 147-158.

[26] ZHANG H R, LI J K, YANG X G, et al. Conventional radiotherapy and stereotactic radiosurgery in the management of metastatic spine disease [J]. Technol Cancer Res Treat, 2020, 19: 1533033820945798.

[27] RADES D, STALPERS L J, VENINGA T, et al. Evaluation of five radiation schedules and prognostic factors for metastatic spinal cord compression [J]. J Clin Oncol, 2005, 23(15): 3366-3375.

[28] RADES D, LANGE M, VENINGA T, et al. Final results of a prospective study comparing the local control of short-course and long-course radiotherapy for metastatic spinal cord compression [J]. Int J Radiat Oncol Biol Phys, 2011, 79(2): 524-530.

[29] RADES D, DUNST J, SCHILD S E. The first score predicting overall survival in patients with metastatic spinal cord compression [J]. Cancer, 2008, 112(1): 157-161.

[30] NATER A, SAHGAL A, FEHLINGS M. Management - spinal metastases [J]. Handb Clin Neurol, 2018, 149: 239-255.

[31] LAUFER I, RUBIN D G, LIS E, et al. The NOMS framework: approach to the treatment of spinal metastatic tumors [J]. Oncologist, 2013, 18(6): 744-751.

[32] JAIPANYA P, CHANPLAKORN P. Spinal metastasis: narrative reviews of the current evidence and treatment modalities [J]. J Int Med Res, 2022, 50(4): 3000605221091665.

[33] GUCKENBERGER M, GOEBEL J, WILBERT J, et al. Clinical outcome of dose-escalated image-guided radiotherapy for spinal metastases [J]. Int J Radiat Oncol Biol Phys, 2009, 75(3): 828-835.

[34] GONG Y, WANG J, BAI S, et al. Conventionally-fractionated image-guided intensity modulated radiotherapy (IG-IMRT): a safe and effective treatment for cancer spinal metastasis [J]. Radiat Oncol, 2008, 3: 11.

[35] FAIRCHILD A, BARNES E, GHOSH S, et al. International patterns of practice in palliative radiotherapy for painful bone metastases: evidence-based practice? [J]. Int J Radiat Oncol Biol Phys, 2009, 75(5): 1501-1510.

[36] BOLLEN L, DIJKSTRA S P D, BARTELS R, et al. Clinical management of spinal metastases-The Dutch national guideline [J]. Eur J Cancer, 2018, 104: 81-90.

[37] BILSKY M H, LAUFER I, FOURNEY D R, et al. Reliability analysis of the epidural spinal cord compression scale [J]. J Neurosurg Spine, 2010, 13(3): 324-328.

[38] RADES D, LANGE M, VENINGA T, et al. Preliminary results of spinal cord compression recurrence evaluation (score-1) study comparing short-course versus long-course radiotherapy for local control of malignant epidural spinal cord compression [J]. Int J Radiat Oncol Biol Phys, 2009, 73(1): 228-234.

[39] VAN DER LINDEN Y M, LOK J J, STEENLAND E, et al. Single fraction radiotherapy is efficacious: a further analysis of the Dutch Bone Metastasis Study controlling for the influence of retreatment [J]. Int J Radiat Oncol Biol Phys, 2004, 59(2): 528-537.

[40] MARANZANO E, TRIPPA F, CASALE M, et al. 8 Gy single-dose radiotherapy is effective in metastatic spinal cord compression: results of a phase III randomized multicentre Italian trial [J]. Radiother Oncol, 2009, 93(2): 174-179.

[41] SONG C W, KIM M S, CHO L C, et al. Radiobiological basis of SBRT and SRS [J]. Int J Clin Oncol, 2014, 19(4): 570-578.

[42] PONTORIERO A, IATI G, CACCIOLA A, et al. Stereotactic body radiation therapy with simultaneous integrated boost in patients with spinal metastases [J]. Technol Cancer Res Treat, 2020, 19:

1533033820904447.

[43] SAHGAL A, MYREHAUG S D, SIVA S, et al. Stereotactic body radiotherapy versus conventional external beam radiotherapy in patients with painful spinal metastases: an open-label, multicentre, randomised, controlled, phase 2/3 trial [J] . Lancet Oncol, 2021, 22(7): 1023-1033.

[44] ROZANEC N, ALLIBHAI Z, BHATTI M, et al. Palliation of vertebral metastases with radiotherapy: exploration of volumetric-modulated arc therapy from development to implementation in routine clinical practice [J] . J Med Imaging Radiat Sci, 2019, 50(1): 68-73.

[45] SPRAVE T, VERMA V, FORSTER R, et al. Bone density and pain response following intensity-modulated radiotherapy versus three-dimensional conformal radiotherapy for vertebral metastases - secondary results of a randomized trial [J] . Radiat Oncol, 2018, 13(1): 212.

[46] ROMANO K D, TRIFILETTI D M, BAUER-NILSEN K, et al. Clinical outcomes of helical conformal versus nonconformal palliative radiation therapy for axial skeletal metastases [J] . Pract Radiat Oncol, 2017, 7(6): 479-487.

[47] RADES D, CACICEDO J, CONDE-MORENO A J, et al. Precision radiation therapy for metastatic spinal cord compression: final results of the PRE-MODE trial [J] . Int J Radiat Oncol Biol Phys, 2020, 106(4): 780-789.

[48] PAULINO PEREIRA N R, MCLAUGHLIN L, JANSSEN S J, et al. The SORG nomogram accurately predicts 3- and 12-months survival for operable spine metastatic disease: External validation [J] . J Surg Oncol, 2017, 115(8): 1019-1027.

[49] TABOUREL G, TERRIER L M, DUBORY A, et al. Are spine metastasis survival scoring systems outdated and do they underestimate life expectancy? Caution in surgical recommendation guidance [J] . J Neurosurg Spine, 2021, 35(4): 527-534.

[50] TOMITA K, KAWAHARA N, KOBAYASHI T, et al. Surgical strategy for spinal metastases[J]. Spine (Phila Pa 1976), 2001, 26(3): 298-306.

[51] TOKUHASHI Y, MATSUZAKI H, ODA H, et al. A revised scoring system for preoperative evaluation of metastatic spine tumor prognosis [J] . Spine (Phila Pa 1976), 2005, 30(19): 2186-2191.

[52] FISHER C G, DIPAOLA C P, RYKEN T C, et al. A novel classification system for spinal instability in neoplastic disease: an evidence-based approach and expert consensus from the Spine Oncology Study Group [J] . Spine (Phila Pa 1976), 2010, 35(22): 1221-1229.

[53] FOURNEY D R, FRANGOU E M, RYKEN T C, et al. Spinal instability neoplastic score: an analysis of reliability and validity from the spine oncology study group [J] . J Clin Oncol, 2011, 29(22): 3072-3077.

[54] FOX S, SPIESS M, HNENNY L, et al. Spinal instability neoplastic score (SINS): reliability among spine fellows and resident physicians in orthopedic surgery and neurosurgery [J] . Global Spine J, 2017, 7(8): 744-748.

[55] PENNINGTON Z, AHMED A K, COTTRILL E, et al. Intra- and interobserver reliability of the Spinal Instability Neoplastic Score system for instability in spine metastases: a systematic review and meta-analysis [J] . Ann Transl Med, 2019, 7(10): 218.

[56] RADES D, FEHLAUER F, STALPERS L J, et al. A prospective evaluation of two radiotherapy schedules with 10 versus 20 fractions for the treatment of metastatic spinal cord compression: final results of a multicenter study [J] . Cancer, 2004, 101(11): 2687-2692.

[57] WU J S, WONG R, JOHNSTON M, et al. Meta-analysis of dose-fractionation radiotherapy trials for the

palliation of painful bone metastases [J] . Int J Radiat Oncol Biol Phys, 2003, 55(3): 594-605.

[58] CHOW E, HARRIS K, FAN G, et al. Palliative radiotherapy trials for bone metastases: a systematic review [J] . J Clin Oncol, 2007, 25(11): 1423-1436.

[59] MARANZANO E, BELLAVITA R, ROSSI R, et al. Short-course versus split-course radiotherapy in metastatic spinal cord compression: results of a phase III, randomized, multicenter trial [J] . J Clin Oncol, 2005, 23(15): 3358-3365.

[60] MARANZANO E, LATINI P. Effectiveness of radiation therapy without surgery in metastatic spinal cord compression: final results from a prospective trial [J] . Int J Radiat Oncol Biol Phys, 1995, 32(4): 959-967.

[61] AMDUR R J, BENNETT J, OLIVIER K, et al. A prospective, phase II study demonstrating the potential value and limitation of radiosurgery for spine metastases [J] . Am J Clin Oncol, 2009, 32(5): 515-520.

[62] GERSZTEN P C, BURTON S A, BELANI C P, et al. Radiosurgery for the treatment of spinal lung metastases [J] . Cancer, 2006, 107(11): 2653-2661.

[63] GERSZTEN P C, BURTON S A, OZHASOGLU C, et al. Stereotactic radiosurgery for spinal metastases from renal cell carcinoma [J] . J Neurosurg Spine, 2005, 3(4): 288-295.

[64] GERSZTEN P C, BURTON S A, OZHASOGLU C, et al. Radiosurgery for spinal metastases: clinical experience in 500 cases from a single institution [J] . Spine (Phila Pa 1976), 2007, 32(2): 193-199.

[65] CHANG E L, SHIU A S, MENDEL E, et al. Phase I/II study of stereotactic body radiotherapy for spinal metastasis and its pattern of failure [J] . J Neurosurg Spine, 2007, 7(2): 151-160.

[66] YAMADA Y, BILSKY M H, LOVELOCK D M, et al. High-dose, single-fraction image-guided intensity-modulated radiotherapy for metastatic spinal lesions [J] . Int J Radiat Oncol Biol Phys, 2008, 71(2): 484-490.

[67] MOULDING H D, ELDER J B, LIS E, et al. Local disease control after decompressive surgery and adjuvant high-dose single-fraction radiosurgery for spine metastases [J] . J Neurosurg Spine, 2010, 13(1): 87-93.

[68] RYU S, ROCK J, ROSENBLUM M, et al. Patterns of failure after single-dose radiosurgery for spinal metastasis [J] . J Neurosurg, 2004, 101 (3): 402-405.

[69] RYU S, ROCK J, JAIN R, et al. Radiosurgical decompression of metastatic epidural compression [J] . Cancer, 2010, 116(9): 2250-2257.

[70] NELSON J W, YOO D S, SAMPSON J H, et al. Stereotactic body radiotherapy for lesions of the spine and paraspinal regions [J] . Int J Radiat Oncol Biol Phys, 2009, 73(5): 1369-1375.

[71] SAHGAL A, AMES C, CHOU D, et al. Stereotactic body radiotherapy is effective salvage therapy for patients with prior radiation of spinal metastases [J] . Int J Radiat Oncol Biol Phys, 2009, 74(3): 723-731.

[72] PAN H Y, ALLEN P K, WANG X S, et al. Incidence and predictive factors of pain flare after spine stereotactic body radiation therapy: secondary analysis of phase 1/2 trials [J] . Int J Radiat Oncol Biol Phys, 2014, 90(4): 870-876.

[73] THIBAULT I, CAMPBELL M, TSENG C L, et al. Salvage stereotactic body radiotherapy (SBRT) following in-field failure of initial SBRT for spinal metastases [J] . Int J Radiat Oncol Biol Phys, 2015, 93(2): 353-360.

[74] CHANG U K, CHO W I, KIM M S, et al. Local tumor control after retreatment of spinal metastasis using

stereotactic body radiotherapy; comparison with initial treatment group［J］. Acta Oncol, 2012, 51(5): 589-595.

［75］SAHGAL A, MA L, WEINBERG V, et al. Reirradiation human spinal cord tolerance for stereotactic body radiotherapy［J］. Int J Radiat Oncol Biol Phys, 2012, 82(1): 107-116.

［76］SAHGAL A, ATENAFU E G, CHAO S, et al. Vertebral compression fracture after spine stereotactic body radiotherapy: a multi-institutional analysis with a focus on radiation dose and the spinal instability neoplastic score［J］. J Clin Oncol, 2013, 31(27): 3426-3231.

［77］SPRAVE T, VERMA V, FORSTER R, et al. Randomized phase II trial evaluating pain response in patients with spinal metastases following stereotactic body radiotherapy versus three-dimensional conformal radiotherapy［J］. Radiother Oncol, 2018, 128(2): 274-282.

［78］TSENG C L, SOLIMAN H, MYREHAUG S, et al. Imaging-Based Outcomes for 24 Gy in 2 Daily Fractions for Patients with de Novo Spinal Metastases Treated With Spine Stereotactic Body Radiation Therapy (SBRT)［J］. Int J Radiat Oncol Biol Phys, 2018, 102(3): 499-507.

［79］HERON D E, RAJAGOPALAN M S, STONE B, et al. Single-session and multisession CyberKnife radiosurgery for spine metastases-University of Pittsburgh and Georgetown University experience［J］. J Neurosurg Spine, 2012, 17(1): 11-18.

［80］HOWELL D D, JAMES J L, HARTSELL W F, et al. Single-fraction radiotherapy versus multifraction radiotherapy for palliation of painful vertebral bone metastases-equivalent efficacy, less toxicity, more convenient: a subset analysis of Radiation Therapy Oncology Group trial 97-14［J］. Cancer, 2013, 119(4): 888-896.

第十四章

多发性骨髓瘤及其他浆细胞病

第一节 多发性骨髓瘤

多发性骨髓瘤（multiple myeloma，MM）是浆细胞异常增殖性恶性肿瘤，MM大多数产生单克隆免疫球蛋白重链或轻链（M-蛋白）并出现一系列症状体征。在没有有效治疗之前，其生存期1～1.5年。随着蛋白酶体抑制剂和免疫调节药物以及新的治疗方案的研究及应用，MM的生存时间持续延长，目前可达10年以上，国内中位生存期也已经达到了5～6年。

MM不是单一疾病，在从MGUS到MM的发展过程中，浆细胞出现大量的遗传基因事件和细胞突变以逃避免疫系统的监控。骨髓微环境和免疫系统相互作用，促进了MM进展。本节就多发性骨髓瘤的流行病学、遗传特点和骨髓微环境的作用进行论述，有助于加强骨肿瘤科医生对MM的整体认知。

一、流行病学

MM是第二常见的血液恶性肿瘤，西方国家的成年人发病率为5/10万人，在老年人中更为常见，诊断时年龄为69～70岁。我国的发病率低于欧美各国，年发病率约为1/10万人，平均年龄59.5岁。男性与女性比为1.54～2.4∶1，年龄范围28～82岁，中位发病年龄56.3岁。说明我国MM的发病年龄与欧美相比提前约10年。随着诊断水平的提高和我国人口的老龄化，MM发病率也逐年增加。所以在临床骨科门诊工作中，对就诊的中老年人，要想到MM可能，这种诊断意识对及时发现MM意义重大。但也有许多青年（＜40岁）的MM患者，提示临床注意。

二、病因及发病机制

MM起源于一株浆细胞单克隆扩增，是MM的初期阶段，称为意义不确定单克隆免疫球蛋白血症（monoclonal gammopathy of undetermined significance，MGUS），这是一种无症状的病变前期，在此期无溶骨性病变、无贫血、无肾功能不全等靶器官受损的表现。疾病可从MGUS发展为冒烟型骨髓瘤到多发性骨髓瘤，但骨髓瘤始终伴随着MGUS。不是所有的MGUS都进展为 MM。MGUS 到骨髓瘤的进展率为每年 0.5% ~ 1%。因此，MGUS 患者需终生随访。一般认为，MM 均是由 MGUS 发展而来的。虽然临床上许多 MM 患者并未发现这种癌前病变，这是由 MGUS 没有临床症状，患者未及时就诊所致。所以有无 MGUS 病史对预后无影响。

在我国，MM 确诊时往往是已经出现靶器官损害甚至是终末期，所以体检时将血清免疫球蛋白检测列为常规项目可以及早发现 MUGS，这对及时诊疗 MM 有重要作用。

MGUS 和骨髓瘤的病因还不完全清楚，有许多宿主因素和外部因素。前者包括年龄，老年人患骨髓瘤的风险更高。MGUS 和多发性骨髓瘤在男性中更为常见，而且存在种族差异。全基因组关联研究表明存在遗传易感性。与白种人和墨西哥裔美国人相比，MM 在非洲裔美国人和非洲黑种人中更为常见。此外，接触某些杀虫剂和除草剂，包括橙色杀虫剂与 MGUS 风险增加有关。

（一）遗传特点

基因组不稳定在发病机制中起主要作用，包括染色体易位、染色体数目异常以及体细胞突变。荧光原位杂交（FISH）在临床工作中被广泛用于评估染色体易位和数目变化。利用全基因组、全外显子组以及靶向测序，人们对多发性骨髓瘤的基因组图谱有了很好的了解。现在细胞遗传学及基因分析已经应用于多发性骨髓瘤临床诊疗的危险分层及预后判断，骨髓瘤患者基因检测成为临床新兴领域，正在各大医院逐步开展。

（二）染色体异常

根据染色体畸变，MM 可分为两组：易位涉及 14 号染色体上的 IgH 和超二倍体。一般认为这是初始或主要事件，说明向骨髓瘤的演变至少可以遵循两种不同的途径，但仅这些尚不足以发展为骨髓瘤。有研究显示 45% 的骨髓瘤患者发现 IgH 易位，50% 的骨髓瘤患者发现超二倍体。大约 10% 的骨髓瘤患者同时存在 IgH 易位和超二倍体，而 5% 的骨髓瘤患者均检测不到 IgH 易位和超二倍体。除此之外在 MM 中还发现了大量的染色体增多和丢失以及体细胞突变现象。

1. IgH 易位

易位发生在双链 DNA 断裂并异常重新连接。免疫球蛋白重链（IgH）基因进行基因编辑，首先有一个高变区重排（V-D-J），称为体细胞超突变，随后细胞发生类开关重组，产生不同的同型抗体。体细胞超突变和类开关重组均可造成免疫球蛋白位点（14q32）的双链 DNA 断裂，并激活诱导脱氨酶的表达。这种基因编辑可能造成异常的重新连接，从而导致染色体易位。易位可发生在 B 细胞发育的不同阶段，包括前 B 淋巴细胞的早期阶段。

骨髓瘤中最常见的 IgH 易位是 t（4; 14）、t（6; 14）、t（11; 14）、t（14; 16）和 t（14; 20），这些都导致癌基因被置于强 IgH 增强子之下从而过度表达，促进 cyclin D 蛋白生成，使细胞周期从 G_1 期增殖到 S 期，使克隆有选择性地提前。此外，在 10% ~ 25% 的病例中，伴侣易位基因发生突变。

包括 IgH 在内的易位对疾病预后有不同的影响，在骨髓瘤患者的检查中建议评估 IgH 的重排。染色体间 t（11; 14）11q13（CCND1）和 14q32 染色体是最常见的易位，常发生在 15% ~ 20% 的骨髓瘤患者中，易位导致 CCND1 上调，促进细胞周期从 G_1 期增殖到 S 期。

关于 t（11；14）在骨髓瘤中的预后意义尚不明确。一般认为是中性的，但有迹象表明，t（11；14）易位和 CCND1 突变的组合与不良预后相关。伴随 t（11；14）易位和 CCND1 突变，在 10% 的 MM 患者中是由 Kataegis 机制引起的。此外，t（11；14）易位经常发生在 B 细胞发育的早期，t（11；14）易位的患者可出现淋巴浆细胞分化、CD20 过表达和轻链限制表达。这些患者对传统的骨髓瘤药物可能没有很好的反应。t（4；14）易位是隐性的，传统分裂中期细胞遗传学无法检测到。因此必须进行检测 FISH 或聚合酶链反应（PCR）。t（4；14）易位与从染色体 4p16 到 IgH 增强子的 *MMSET* 和 *FGFR3* 基因并列过表达。4 号染色体上的断点位于两个基因之间，*MMSET* 保持在 der（4）上，且 *FGFR3* 易位 der（14）。这两个基因对初始转化都很重要，但 *FGFR3* 的持续表达不是必需的，而在 25% ～ 30% 的病例中这部分 der（14）在 t（4；14）缺失。在无进展生存期和总生存期方面，t（4；14）易位都与较差的预后相关。硼替佐米和卡非佐米（carflzomib）的治疗可能至少部分克服了 t（4；14）患者的不良后果。

t（14；16）和 t（14；20）易位分别影响 *c-MAF* 原癌基因和 *MAFB* 原癌基因，导致其过度表达。这些反过来影响 *CCND2*，*CCND2* 也通过影响细胞周期 G_1/S 期的调节来促进增殖。t（14；16）和 t（14；20）与不良预后相关。更罕见的易位为 t（6；14）（q21；q32）和 t（12；14）（p13；q32），分别涉及 *CCND3* 和 *CCND2*，结果也导致这些细胞周期蛋白 D 的上调和促进整个细胞周期。另一种涉及 6 号染色体的易位是 t（6；14）（p25；q32），在此部位 IRF4 与 14 号染色体上的 IgH 并列。

2. 超二倍体

超二倍体患者的染色体为奇数，分别为 3、5、7、9、11、15、19 和 21 号染色体，细胞总共含有 48 到 75 条染色体。超二倍体的机制还不太清楚，但主要的假说是发生在一次不成功的有丝分裂过程中，而不是连续地一次获得一个染色体。超二倍体患者是一个异质性群体，但总体来说，与 IgH 易位患者相比，预后更好；总体年龄较大。超二倍体常与 IgG kappa 骨髓瘤有关，这些患者常有继发性易位。最常见的是 del1p、+1q、del17p，以及包括 8q24 上 MYC 位点在内的易位和扩增。

3. 继发易位

除了 IgH 易位和超二倍体外，还可见到染色体物质的增加和丢失，这种变化随着疾病的进展而增加。易位包括 8q24 上的 *MYC*，高达 18% 的新诊断 MM 患者和 50% 的复发患者有此易位，该易位与不良后果相关。最常见的继发易位是免疫球蛋白重链和轻链基因 *IgH*、*IgL* 和 *IgK* 以及其他经常与骨髓瘤有关的基因，如 *FAM46C*。

4. 拷贝数变化

1q21 的扩增在复发和治疗后标本中更为常见，与较差的总生存率相关。30% 的骨髓瘤患者存在 1 号染色体短臂的缺失。缺失 1p 与不良预后相关，主要涉及两个区域：1p21、1p32，或者两者均缺失。1p21 包含肿瘤抑制基因 *FAM46C*，该基因在蛋白质翻译中起重要作用。1p32 含有 *CDKN2C* 和 *FAF1*。*CDKN2C* 抑制细胞循环，并将细胞保持在 G_1 期。*CDKN2C* 的缺失会导致细胞周期循环加快。骨髓瘤中 17p 缺失与预后不良相关。*TP53* 也是一个重要的 DNA 修复和肿瘤抑制基因，位于 17p13 上。10% 新诊断的和 80% 晚期的骨髓瘤患者存在 17p 缺失。17p 双等位基因缺失或 17p 缺失与合并其余等位基因上的 *TP53* 突变与预后不良相关。

Del13q存在于40%～50%的骨髓瘤患者中，在 *IgH* 易位的骨髓瘤中更常见。在大多数情况下，13号染色体的整个长臂缺失。最小缺失区域包括肿瘤抑制基因 *Rb1*，该基因在细胞周期调控中发挥作用。在骨髓瘤中经常发生突变或缺失的 DIS 3 也位于13号染色体的长臂上。目前尚不清楚 del13q 是否独立于 t（4;14）易位对预后有影响。

（三）体细胞突变

在 MM 中发现了许多体细胞突变，这些经常发生突变的基因影响多种细胞功能，包括 MAPK 和 NFKB 信号通路以及 DNA 修复、RNA 编辑和细胞循环。在50%的患者中观察到 *KRAS* 和 *NRAS* 突变，并且在大多数患者中它们是互斥的，通过 RAS/MAPK 通路影响细胞内信号转导的致癌基因。RAS/MAPK 通路的激活改变基因表达，最终影响细胞分化、增殖和存活。BRAF 也是这一信号通路的一部分，在10%的骨髓瘤患者中发生突变。这些突变是与进展相关的次级克隆事件，而不是相关的初始突变。NFKB 通路在骨髓瘤细胞中上调，导致基因转录和细胞增殖。这一信号通路在骨髓瘤细胞中很重要，这也反映有许多参与该信号通路的基因频繁突变，如 *TRAF3*、*CYLD*、*MAP3K14*、*BIRC2*、*BIRC3*、*IKBKB* 等。

体细胞突变和 *TP53* 基因缺失以及 17p 短臂缺失改变 DNA 修复机制。随着疾病进展，影响 17p 区域的突变和缺失变得更加频繁，与不良预后相关。ATM 和 ATR 的突变和缺失与 TP53 在骨髓瘤中也很常见。这些突变涉及与 RNA 编辑和蛋白翻译相关的调控基因。

另外，除了一些影响细胞周期蛋白 D 的易位和突变外，一些基因组事件还会影响细胞周期调控，这些事件可以是失活突变、基因缺失或两者均有。双等位基因失活事件在骨髓瘤中很常见，包括已知的肿瘤抑制基因的缺失和（或）失活突变，如 *TP53*、*FAM46C*、*TRAF3* 和 *CYLD* 等。与新诊断的多发性骨髓瘤患者相比，双等位基因事件在复发患者中更为常见，包括 17p 缺失和 TP53 突变与不良预后相关。

1. 克隆演化

染色体易位是发生骨髓瘤的必要条件，但不是充分条件。*MGUS* 和冒烟型骨髓瘤在易位方面与骨髓瘤相似，但骨髓瘤的基因更复杂，突变负荷更高。到目前为止，关于从 *MGUS* 转化为冒烟性骨髓瘤进而转化为骨髓瘤的基因组图谱和克隆演化的信息有限。发展为骨髓瘤可能是在 MGUS 阶段获得额外的遗传事件或扩大已存在的克隆导致的。在骨髓瘤阶段通常有多个克隆。在现实中，每个骨髓瘤患者的亚克隆数量可能要大得多。此外，骨髓瘤中的一些突变往往是克隆性的，如 *RB1*、*CCND1* 和 *TP53*，而其他基因通常是亚克隆的，如 *KRAS/NRAS* 和 *FAM46C*，说明早期和晚期 MM 的获得克隆不同。

骨髓瘤的演化可能有 4 种不同的疾病进展模式。包括直系演化、分支演化，在这种演化中，复发时出现不同的显性亚克隆，一个新的亚克隆与原来显性克隆同时出现，或在原来的克隆未被检测到的情况下出现一个新的亚克隆。

2. 对预后的影响

目前还没有关于特殊基因突变的对预后影响的可靠信息。在这些研究中，*TP53*、*KRAS*、*STAT3*、*PTPN11*、*PRDM1*、*CXCR4*、*IRF4*、*MAFB*、*ZFHX4*、*NCKAP5* 和 *SP140* 与较短的总生存期和无进展生存期相关。另外，*TRAF3* 与较长的无进展生存期相关，但需要进一步研究。

3. 复发

在染色体畸变方面，1q 扩增、del17p 等高危特征和涉及 MYC 的遗传事件在复发 MM 患者的标本中更常见。此外，有学者描述了更高频率的 del（1p）和 6q 和 16q 杂合度的丢失。与初诊时标本的相比，特定治疗靶点的突变［如免疫调节药物（IMiDs）的靶点 cereblon］在复发标本中更常见。这些患者对 IMiDs 难治无效。这些变异包括 CRBN、CUL4B、IRF4、IKZF1。除 CRBN 外，在对蛋白酶体抑制剂和免疫调节药物难治性患者中，蛋白酶体 19S 亚基也出现了突变。在 Kortuem 等的研究中，发现大多数 CRBN 突变的患者对 IMiDs 耐药难治。与初诊断标本相比，复发标本中有更高的突变负荷，在初诊时平均有 43 个非同义体细胞突变，复发时为 60 个。此外，复发时肿瘤抑制基因有更多的双等位基因事件，如 TP53、FAM46C 和 TRAF3。

（四）基因表达

应用基因表达图谱对骨髓瘤进行分子分型，为临床提供了一种预测工具，可以在 FISH 进行常规风险分层基础上提供另外的信息。有各种基因的过表达或低表达，包括致癌基因、肿瘤抑制基因、细胞信号和转录因子基因。在新诊断的 MM 中，10% ~ 15% 是高危特征，而在复发患者系列中，高危特征比例更高，与进展风险高相关的基因表达更多。

通过对骨髓标本的高通量 RNA 测序和外周血循环肿瘤细胞的单细胞分析进行基因表达评估。基因表达尤其是 RNA 测序与 DNA 测序相结合对进一步揭示骨髓瘤发病机制具有重要意义。

需要指出的是，目前这些只是已经逐步应用于临床诊断、治疗方案选择及预后评估上。许多问题还有待进一步研究。

（五）骨髓微环境

骨髓微环境在骨髓瘤的发病中起着重要作用。在骨髓龛和恶性浆细胞之间，通过细胞 - 细胞直接相互作用和黏附分子、分泌细胞因子和趋化因子以及含有 miRNA 的外泌体发生作用，这些相互作用促进肿瘤细胞的存活和增殖。骨髓环境由细胞成分和非细胞成分组成，细胞成分包括造血细胞和非造血细胞；非细胞成分包括细胞外基质、液体环境和氧气水平。各细胞间存在包括多个反馈回路的相互作用，总体上促进恶性浆细胞生长和存活。

骨髓细胞成分内的造血细胞有造血干细胞、骨髓细胞、B 淋巴细胞和 T 淋巴细胞、自然杀伤细胞、树突状细胞和巨噬细胞。其中一些细胞在骨髓瘤中功能发生改变，导致免疫抑制，使恶性浆细胞逃避免疫系统监视或支持骨髓瘤克隆生长和存活。免疫抑制机制通常由肿瘤细胞诱导，通过调节或抑制性免疫细胞的扩张介导，主要是骨髓来源干细胞（myeloid-derived stem cells，MDSCs）和调节性 T 细胞（regulatory T-cells treg）。MDSCs 是在正常情况下发育成粒细胞、巨噬细胞和树突状细胞的未成熟细胞，然而在骨髓瘤中它们仍处于这种早期形态，具有免疫抑制特性，并可能通过免疫逃逸和抑制 T 细胞反应促进骨髓瘤细胞生长。通过双向交互作用，MDSCs 有助于保护 MM 细胞抵抗化疗，促进血管生成和肿瘤转移。此外，MDSCs 可以直接作为破骨细胞前体，从而促进骨髓瘤中的骨破坏。IMiDs 和硼替佐米均对骨髓瘤细胞和骨髓微环境起作用。Treg 是 CD4$^+$ 以 FOXP3 转录因子表达为特征的 T 细胞。在骨髓瘤中，Treg 在血液和骨髓中积累，越来越多的 Treg 被认为与较差的预后有关。Treg 抑制有效的抗骨髓瘤免疫反应，这种效应是通过抑制正常抗原呈递细胞的功能和效应 T 细胞或直接接触或通过细胞因子分泌来介导的。在骨髓瘤中，促进免疫或耐受性的树突状细胞、自然杀伤细胞（NK 细胞）功能缺陷，进一步帮助骨髓瘤细胞增殖和逃避免疫系统监视。此外，NK 细胞表达 PD-1，并与骨髓瘤细胞上的 PDL-1 结合，而不是与正常的浆细胞结合，从而抑制 NK 细胞在骨髓瘤中的抗肿瘤作用。

　　综上所述，这些效应通过直接刺激和有效抗原呈递的缺失、效应细胞功能障碍，髓系特异性 T 细胞缺失，抑制性细胞增多（tregs and MDSCs）途径导致肿瘤细胞免疫逃逸和肿瘤生长。巨噬细胞通过接触和非接触机制与恶性浆细胞相互作用，从而刺激细胞生长和肿瘤细胞侵袭，并保护骨髓瘤细胞免受治疗诱导的凋亡。巨噬细胞分泌多种促血管生成的细胞因子，包括血管内皮生长因子（VEGF）、白细胞介素 -8（IL-8）、成纤维细胞生长因子，以及细胞因子 IL-1b、IL-10、TNFa 和 IL-6，促进血管生成和骨髓瘤细胞生长（图 14-1-1、图 14-1-2）。

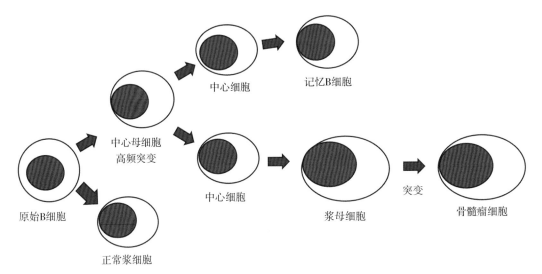

图 14-1-1　恶性浆细胞起源

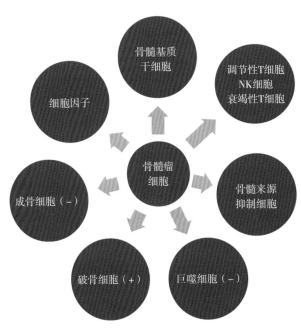

图 14-1-2　骨髓瘤细胞和骨髓间充质细胞相互作用

　　非造血细胞是骨髓基质干细胞、成纤维细胞、骨髓脂肪细胞、破骨细胞、成骨细胞、内皮细胞、间充质细胞等。骨髓基质细胞通过各种黏附分子如细胞间黏附分子 1（intercellular adhesion molecule 1，ICAM-1）和血管细胞黏附分子 1（vascular cell adhesion molecule 1，VCAM-1）与浆细胞紧密结合，这种黏附信号通过浆细胞中的许多通路触发，如 RAS/MAPK、NFKB 和 PI3K 信号通路，导致细胞增殖和耐药性。骨髓间充质干细胞分泌细胞因子，如 IL-6。IL-6 是骨髓瘤中的关键细胞因子，可促进骨髓瘤细胞的增殖和存活。浆细胞反过来分泌生长因子，如 VEGF、成纤维细胞生长因子等，刺激骨髓间充质干细胞、内皮细胞和新血管生成。在骨髓浆细胞和骨髓生态龛位之间形成了一个细胞因子分泌回路，这对骨髓瘤细胞的生存至关重要。骨髓间充质干细胞分泌基质细胞衍生因子 1（SDF-1），该因子是骨髓生态位中基质 - 骨髓瘤相互作用和骨髓瘤细胞在骨髓内传播以及髓外部位播散的关键因子。BMSCs 释放带有 miRNA 和特殊蛋白的外泌体，这些外泌体被浆细胞吸收，具有影响基因表达和肿瘤生长的潜力。硼替佐米可以逆转骨髓瘤和间质细胞之间的许多相互作用，并抑制细胞因子的产生和分泌，从而起到治疗作用。

　　在骨髓瘤患者中，骨髓内有新生血管不断地形成。这个过程从 MGUS 到冒烟型骨髓瘤再到多发性骨髓瘤逐渐增加，微血管密度升高与预后不良相关。在骨髓内，骨髓瘤细胞分泌 VEGF 和刺激内皮细胞，内皮细胞反过来分泌 IL-6 导致骨髓瘤细胞同时增殖和新血管生成。IMiDs 治疗对血管生成有抑制作用。

　　在骨髓瘤中，骨形成和骨吸收之间的平衡发生改变，促进骨吸收和抑制成骨细胞活性。在正常情况下负责骨形成的成骨细胞通过 Dickkopf-1（DKK1）受到抑制，DKK1 是一种 Wnt 信号抑制剂，Wnt 有助于骨溶解。成骨细胞还分泌 IL-6 和骨保护素，阻断 trail 介导的程序性细胞死亡 MM 的分泌。破骨细胞活化，导致溶骨性病变。骨髓瘤细胞产生核因子 -κB 受体激活因子配体（RANKL）、巨噬细胞炎性蛋白 1α（MIP-1α）、IL-3、IL-6，这些都有助于增加破骨细胞的活性。RANKL 是 TNF 家族成员，在骨髓瘤破骨细胞激活中起重要作用。在体内模型中，用可溶性 RANK 的单克隆抗体地诺单抗阻断 RANKL 已被证明可以调节骨丢失和提高整体存活率。此外，双膦酸盐可以抑制破骨细胞，但也靶向破骨细胞和骨髓瘤细胞的反馈回路。

　　非细胞间室可分为细胞外基质组分和可溶性组分。细胞外基质由纤维蛋白组成，其中胶原蛋白占 90%，剩下的 10% 由蛋白聚糖、糖胺聚糖和整合素结合配体 n- 连接的糖蛋白组成。这些蛋白构成了骨髓细胞的支持结构，但也与骨髓瘤细胞相互作用，直接促进细胞增殖。骨髓间充质干细胞对细胞外基质的重塑可能在 MGUS 向骨髓瘤发展过程中起重要作用。

　　可溶性成分包括骨髓瘤细胞和骨髓中非肿瘤细胞产生的各种细胞因子、生长因子和黏附分子，这些是骨髓瘤细胞生长的关键因子。IL-6 通过 MAPK 刺激破骨细胞形成并通过 JAK/STAT 和 PI3K/Akt 信号通路影响骨髓瘤细胞的基因表达，导致转录因子的表达和抗凋亡蛋白的激活。骨髓间充质干细胞产生的 SDF-1 上调骨髓瘤细胞对纤维连接素和 VCAM-1 的黏附，从而导致增殖、迁移和保护肿瘤细胞免受药物诱导的凋亡。SDF-1 也影响骨髓间充质干细胞导致 IL-6 和 VEGF 分泌上调。TNFα 和 TNF 超家族成员包括 CD40L、BAFF 和 APRIL，都介导骨髓瘤细胞生长，通过直接机制或 IL-6 上调 RANKL。胰岛素样生长因子 -1（IGF-1）也在骨髓瘤患者的液体环境中发现，促进细胞生长、存活和迁移。此外，基质金属蛋白酶通过生长因子发挥作用，导致新生血管形成和增加破骨细胞活性，导致骨髓瘤进展。

在骨小梁附近、血管龛附近、静脉窦附近组织有不同的氧含量。骨内膜生态龛位的缺氧主要通过 *HIF-1* 和 *HIF-2* 介导支持骨髓瘤细胞。除了促进骨髓瘤克隆生长之外，低氧也会降低 *CD138* 的表达，并在骨髓瘤细胞中诱导一种更不成熟的干细胞样表达程序。

三、相关进展及方向

目前基因组学评估在多发性骨髓瘤中的应用尚处于起步阶段，更先进的技术让我们对骨髓瘤基因组图谱有了更深刻的认识，可能有助于判断预后的信息。新一代测序包括整个基因组、整个外显子组，或靶向测序技术已用于骨髓瘤研究，多发性骨髓瘤肿瘤细胞的平均突变数约为 50 个。

展望未来，各种体细胞突变的临床意义需要结合临床数据进行分析。有许多问题需要明确，如突变图谱是否受到治疗的影响？治疗如何影响克隆演化和亚克隆优势？治疗是否选择了更具侵袭性的亚克隆？测序和功能研究结果如何与骨髓图像特征相关联？这些技术以后能否用于诊断和预后评估？此外，循环肿瘤细胞的评估可能是一种可靠的非侵入性的检测。外周血循环的肿瘤细胞分析、细胞游离 DNA、RNA 表达和蛋白质组学，将最有可能对骨髓瘤的形成有进一步认知。结合多种技术进行检测，以探索患者之间差异以及患者体内的遗传环境的差异，如肿瘤内差异及时空差异及其临床意义。这些知识将进一步加深对骨髓瘤发病机制的认知，从而更好地治疗多发性骨髓瘤。

第二节　多发性骨髓瘤诊断和分期

MM 的诊断，除了恶性浆细胞克隆外，还要有特定的靶器官损害——高钙血症、肾衰竭、贫血或骨病（hypercalcemia, renal failure, anemia, or bone lesions, CRAB）。只有恶性浆细胞克隆没有靶器官损害才是意义未明单克隆球蛋白血症（MGUS）或冒烟型骨髓瘤（smoldering multiple myeloma, SMM），MM 与 MGUS 和 SMM 区分对于临床护理、咨询、预后评估和管理至关重要。与 MGUS 相比，SMM 进展为 MM 的风险（每年约 10%）高于 MGUS（每年约1%）。许多 MGUS 和 SMM 患者在不接受治疗的情况下可以多年无症状和无进展，所以 MGUS 和 SMM 的患者需要定期随访。

在我国的临床实际工作中，患者就诊时往往已经是 MM，如何筛选并发现 MGUS 及 SMM 从而及时进行治疗还有许多层面的问题需要解决。

一、MM 新的诊断标准

MM 的诊断需要骨髓 10% 及以上单克隆浆细胞的证据，或经活检证实的浆细胞瘤外加一个或多个骨髓瘤的定义事件（myeloma defining events，MDE）。MDE 包括由于浆细胞恶性增殖导致的 CRAB 特征，也包括克隆骨髓浆细胞 ≥ 60%，血浆游离轻链比值（FLC）≥ 100（FLC 水平 ≥ 100 mg/L），同时在 MRI 上不止一个病灶（表 14-2-1）。

表 14-2-1　国际骨髓瘤工作组多发性骨髓瘤及相关浆细胞疾病的诊断标准

疾病	疾病定义
非 IgM 意义未明单克隆球蛋白血症（MGUS）	以下三条必须满足： ·血清单克隆球蛋白（非 IgM 型）< 3 g/dL ·骨髓浆细胞 < 10%[a] ·无靶器官损伤，由浆细胞恶性增殖导致的高钙血症、肾功能不全、贫血和骨病（CRAB）
冒烟型骨髓瘤	以下两条必须满足： ·血清单克隆球蛋白（IgG 或 IgA）≥ 3 g/dL，或尿单克隆球蛋白 ≥ 500 mg/24 h，和（或）骨髓浆细胞 10% ~ 60% ·无骨髓瘤定义事件或淀粉样变
多发性骨髓瘤	以下条件必须满足： ·骨髓浆细胞 ≥ 10% 或活检证实的骨髓瘤或髓外浆细胞瘤 ·满足 1 个或多个骨髓瘤定义事件： 潜在的浆细胞恶性增殖导致的靶器官损害，特别是： 　高钙血症：血清钙高于正常值上限 0.25 mmol/L（> 1 mg/dL）或 > 2.75 mmol/L（11 mg/dL） 　肾功能不全：肌酐清除率 < 40 mL/min，或血清肌酐 > 177 μmol/L（> 2 mg/dL） 　贫血：血红蛋白值低于正常下限 > 2 g/dL，或 < 10 g/dL 　骨损害：骨 X 线、CT 或 PET-CT 上的一个或多个溶骨性病变 骨髓克隆性浆细胞比例 ≥ 60% 累及：未累及的血清游离轻链（FLC）比值 ≥ 100（累及的游离轻链水平必须 ≥ 100 mg/L） MRI 提示 1 个局灶性病变（至少 5 mm 大小）
IgM 型意义未明单克隆球蛋白血症（IgM MGUS）	以下三条必须满足： ·血清 IgM 单克隆球蛋白 < 3 g/dL ·骨髓浆细胞浸润 < 10% ·无贫血，由潜在的淋巴细胞恶性增殖导致的全身症状、高黏滞血症、淋巴结肿大或肝脾大
轻链 MGUS	所有条件必须满足： ·异常 FLC 比值（< 0.26 或 > 1.65） ·适当的轻链水平增加（患者增加 kappa 游离轻链比率 > 1.65，患者增加 lambda 游离轻链比率 < 0.26） ·免疫固定电泳未见免疫球蛋白重链表达 ·无靶器官损害 ·骨髓克隆性浆细胞 < 10% ·尿单克隆球蛋白 < 500 mg/24 h
孤立性浆细胞瘤	必须满足以下四条： ·活检证实骨损部位或软组织单发病变，有克隆性浆细胞的证据 ·无克隆性浆细胞的正常骨髓 ·骨骼检查及脊柱和骨盆的 MRI（或 CT）检查正常（原发的单发病灶除外） ·没有因淋巴 - 浆细胞恶性增殖导致的靶器官损害，如高钙血症、肾功能不全、贫血或骨损害（CRAB）
孤立性浆细胞瘤伴少量的骨髓累及[b]	必须满足以下四条： ·活检证实的骨或软组织孤立性病变，并有克隆浆细胞的证据 ·克隆性骨髓浆细胞 < 10% ·骨骼检查及脊柱和骨盆的 MRI（或 CT）检查正常（原发单发病灶除外） ·没有浆细胞恶性增殖导致的靶器官损害，如高钙血症、肾功能不全、贫血或骨病变（CRAB）

续表

疾病	疾病定义
POEMS 综合征	必须满足以下四条： ·慢性进行性神经病 ·单克隆浆细胞恶性增殖（几乎全是 lambda） ·满足以下三条中的任意一条： 　硬化性骨病变 　巨淋巴结增生症（Castleman disease） 　血管内皮生长因子（VEGF）[c] 升高 ·满足以下六条中的任意一条： 　器官肿大（脾大，肝大或淋巴结肿大） 　血管外容量负荷高（水肿，胸腔积液或腹水） 　内分泌异常（肾上腺、甲状腺、垂体、性腺、甲状旁腺、胰腺）[d] 　皮肤变化（色素沉着、多毛症、肾小球样血管瘤、多血症、发绀、脸红、指甲苍白） 　视神经乳头水肿 　红细胞增多症 注：并不是每个符合上述标准的患者都会有 POEMS 综合征；特征之间应该有一个时间关系，没有其他的原因。贫血和（或）血小板减少在这种综合征中是很不寻常的，除非存在巨淋巴结增生症
系统性淀粉样变性[e]	必须满足以下四条： ·存在淀粉样变性相关的综合征（如肾、肝、心、胃肠道或周围神经病变） ·任何组织（如脂肪、骨髓或器官活检）的刚果红染色阳性提示淀粉样变性 ·淀粉样蛋白是轻链相关的证据，通过使用质谱（MS）为基础的蛋白质组分析或免疫电子显微镜直接检查淀粉样变性 ·单克隆浆细胞异常增殖（血清或尿 M 蛋白，游离轻链比异常，或骨髓中克隆性浆细胞异常） 注：2% ~ 3% 的淀粉样变患者不符合上述单克隆浆细胞疾病的证据要求；对这些患者的淀粉样变的诊断必须谨慎

　　注：MGUS：意义未明的单克隆球蛋白血症；AL：免疫球蛋白轻链淀粉样变性；AHL：免疫球蛋白重链及轻链淀粉样变性；AH：免疫球蛋白重链淀粉样变性；FLC：游离轻链。

　　[a] 低危 MGUS 患者（IgG 型、M 蛋白 < 15 g/L、正常游离轻链比）可延迟治疗，这些患者无骨髓瘤相关的临床特征。

　　[b] 孤立性浆细胞瘤伴有 10% 或以上克隆性浆细胞被认为是多发性骨髓瘤。

　　[c] 原始数据没有定义一个最佳的阈值来考虑升高的 VEGF 水平作为主要标准，建议血清或血浆中 VEGF 的测量值应至少比正常参考值范围高 3 倍，以便实验室将其作为主要标准进行检测。

　　[d] 为了考虑将内分泌病作为次要标准，除外糖尿病或甲状腺功能减退是因为这两种疾病在一般人群中很常见。

　　[e] 同时符合多发性骨髓瘤标准的 AL 淀粉样变患者被认为同时患有这两种疾病。

（一）克隆骨髓浆细胞 ≥ 60%

　　克隆性骨髓浆细胞 ≥ 60% 且不伴有 CRAB 特征非常少见。如果单纯骨髓浆细胞 ≥ 60%，在几个月内很有可能会存在靶器官损害。这些患者快速进展为有症状 MM，SMM 患者骨髓浆细胞 ≥ 60%，95% 的患者 2 年内进展为 MM，中位进展时间（time to progression，TTP）为 7 个月。

（二）血清受累或未受累 FLC 比值 ≥ 100

　　在 SMM 患者中，异常的受累或非受累 FLC（≥ 8）是进展为 MM 的高风险因素。FLC 比 ≥

100 的患者 2 年内进展为 MM 的风险为 72%。如果加上进展为 AL 淀粉样变性的病例，2 年内进展的风险增加到 79%。如果考虑到 3 年内进展的风险，这种风险会进一步增加。除了 FLC 比值 ≥ 100 外，国际骨髓瘤工作组（International Myeloma Working Group，IMWG）增加了一项要求，受累的 FLC 最低水平至少为 100 mg/L，以便被视为 MDE。

（三）MRI 显示多于 1 个病灶

MRI 上的弥漫性和局灶性病变与 SMM 进展的高风险有关，在全身 MRI 上存在一个以上的局灶性病变，2 年内进展到症状性 MM 的风险为 70%，中位进展时间为 13 个月。IMWG 增加了一个要求，即局灶性病变大小至少 5 mm 或更大，并建议在 3 ~ 6 个月内对有孤立局灶性病变、模棱两可的病变或弥漫性浸润的患者进行随访检查（图 14-2-1、图 14-2-2）。

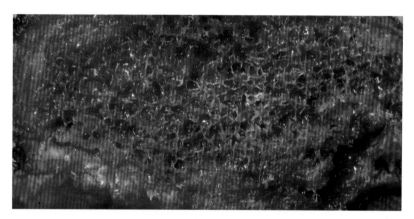

图 14-2-1　骨髓瘤弥漫性浸润（骨髓瘤骨标本断面）

可见骨小梁间有弥漫散在灰白色骨髓组织

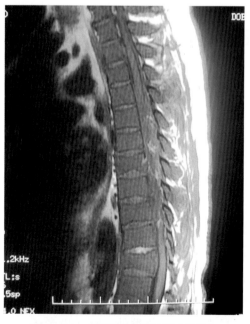

图 14-2-2　骨髓瘤弥漫性浸润（MRI）

显示椎体弥漫性低信号（T_1）

（四）影像标准

更新的 IMWG 标准指出，除了全身骨骼 X 线片外，CT 扫描、全身低剂量 CT、正电子发射断层扫描（PET）与 PET-CT 可以用来诊断 MM 溶骨性病变。这些检测手段更敏感，可在早期更准确地诊断 MM。为了符合 MDE，继发于浆细胞增殖的一个或多个溶骨破坏的位置至少达到 5 mm 或更大病灶。在 PET-CT 局灶性或弥漫性 FDG 摄取且有确定的溶骨性病变证据。因此，缺少溶骨性病变仅存在骨质疏松、椎体压缩性骨折或骨密度变化不是 MM 骨病的充分证据。如果不能确定仍有疑问，则应选择其中 1 个骨病变进行活检。

（五）其他项目标准

高黏滞血症、系统性 AL 淀粉样变性、周围神经病变和复发性细菌感染不是 MDE。在肾脏方面，只有怀疑或证实的轻链沉积肾病才被认为是 MDE。与 M 蛋白相关的其他肾脏疾病，如轻链沉积病、膜增生性肾小球肾炎和 AL 淀粉样变性被认为是其他疾病，而不是 MM。对于怀疑肾病类型的患者，建议进行肾活检，以明确肾衰竭的根本原因，特别是当血清中 FLC 水平小于 500 mg/L 时更应如此。

在临床工作中，MM 的多学科合作（MDT）诊断很有意义，需要血液科及时完善血液相关检查，必要时骨科进行活检，病理检查至关重要。有限的经验表明，骨科和血液科合作使许多疑难病例得到及时确诊，调整治疗方案可提高疗效。

二、SMM 诊断新标准

SMM 的定义是血清单克隆蛋白（M 蛋白）≥ 3 g/dL 和（或）克隆骨髓浆细胞 10% ~ 60%，不伴有 MDE 或淀粉样变的证据。对疑似 SMM 或孤立性浆细胞瘤的患者应至少进行一次高级影像检查（PET-CT、全身低剂量 CT 或全身或脊柱 MRI）。

三、骨髓瘤的分子分类

大多数 MM 患者可分为 3 组：原发性免疫球蛋白重链（IgH）易位、三倍染色体（40%）或 IgH 易位和三倍染色体的联合。有 5 个常见的原发性 IgH 易位，由此产生的 5 个基因位点，命名为：t（11; 14）、t（4; 14）、t（6; 14）、t（14; 16）和 t（14; 20），MM 患者不会有两种不同类型的 IgH 易位。MM 的分子亚型确实影响临床特征和预后。比如，三倍染色体 MM 对以来那度胺为基础的治疗缓解特别好；相反，t（4; 14）MM 需要基于硼替佐米的诱导治疗、干细胞移植和维持治疗才能获得良好的结果。在诊断时，t（4; 14）MM 不太可能与骨疾病相关，而 t（14; 16）MM 往往与血清游离轻链（FLC）水平高和急性肾衰竭风险有关。一般认为 t（4; 14）、t（14; 16）和 t（14; 20）是高风险的细胞遗传学特征。

除了基于特定细胞遗传学异常的分子分类外，MM 患者还可以根据染色体核型的倍性状态分为两大类：超二倍体组（超过 46/47 条染色体）和非超二倍体组，由低二倍体（多达 44/45 条染色体）、假二倍体（44/45 ~ 46/47）和近四倍体（更多超过74）类型。非超二倍体MM的特点是IgH易位的概率非常高，涉及5个复发的染色体。除了原发性细胞遗传学异常外，MM还存在几种复发异常，具有预后意义。MM最常见的异常是1号染色体的病变；这些包括（1q）扩增和（1p）缺失。这两种异常可能与不良预后相关，但是否为独立影响因素仍然存在争议。13号染色体的丢失是MM中最常见的单染色体，发生在40% ~ 50%的新诊断患者中。这种异常与t（4; 14）和t（14; 16）以及17p缺失和（1q）扩增有很强的相关性。虽然13/（13q）缺失最初被认为是一个不良的预后特征，但这主要是由于与其他不良预后因素有关。（17p）缺失，包括TP53的丢失，在新诊断的MM中发生的频率较低（5% ~ 10%）。在MM较晚期阶段，（17p）缺失的可能性增加，但到了晚期，这一比例更高。（17p）缺失可能是MM最不利的预后遗传特征，并经常与髓外病变有关（表14-2-2）。

表 14-2-2　多发性骨髓瘤的原发性分子细胞遗传学分类

亚型	基因 / 染色体的影响 [a]	骨髓瘤患者的比例（%）
三倍体 MM	涉及奇数染色体的重复三倍体，但1号、13号和21号染色体除外	42
IgH 移位 MM		30
t（11; 14）（q13; q32）	CCND1（cyclin D1）	15
t（4; 14）（p16; q32）	FGFR-3 and MMSET	6
t（14; 16）（q32; q23）	C-MAF	4
t（14; 20）（q32; q11）	MAFB	< 1
其他 IgH 移位 [a]	CCND3（cyclin D3）在 t（6; 14）多发性骨髓瘤患者中	5
联合 IgH 易位，三倍体多发性骨髓瘤	在同一患者中存在三倍体和任何复发的 IgH 易位	15
孤立的单倍体 14	少数病例可能代表 14q32 易位累及未知的同源染色体	4.5
在无 IgH 易位或三倍体或单倍体 14 情况下，其他细胞遗传学异常		5.5
正常		3

注：[a]包括 t（6; 14）（p21; q32）易位，很少涉及不常见的同源染色体 IgH 易位。

（一）MM 分期和危险分层

MM 分期和危险分层在预测预后及制订治疗方案，如药物选择、治疗时间等很重要。除 MM 分子亚型外，还有其他因素影响预后。这些因素包括宿主因素（年龄、一般情况、其他疾病）、疾病分期和对治疗的缓解深度。继发细胞遗传学异常如（17p）缺失和（1q）扩增通常意味着预后不良。

一般意义上，MM 的分期是采用 Durie-Salmon 分级（DSS）或国际分期系统（international staging system, ISS）进行的。DSS 主要根据肿瘤负荷对患者进行分期，而 ISS 还包括血清白蛋白。

IMWG 通过了一项修订的国际分期系统（RISS），将 ISS 与疾病生物学的决定因素结合起来。

1. MM 分期

RISS 将高危细胞遗传学或乳酸脱氢酶（lactate dehydrogenase，LDH）水平升高纳入旧版 ISS，分为三期（表 14-2-3）。高危细胞遗传学异常包括 t（4; 14）、t（14; 16）和（17p）缺失。

表 14-2-3　经修订的国际骨髓瘤分期系统

分期	人数（%）	5 年生存率（%）
I 期		
ISS I 期（血清白蛋白 > 3.5，血清 β_2 微球蛋白 < 3.5）无高危遗传学因素 LDH 正常	28	82
II 期		
不是 I 期或 III 期	62	62
III 期		
III 期（血清 β_2 微球蛋白 > 5.5）高危遗传学因 t（4; 14）、t（14; 16）或（17p）缺失或 LDH 升高	10	40

2. SMM 危险分层

前 5 年 SMM 进展的风险约为每年 10%（5 年累计 50%）；后 5 年的风险降至每年 3%（10 年累计 65%），此后进一步下降到每年约 1%。SMM 患者中，中位进展期为 2 年，2 年内进展为 MM 应认为高风险（前 2 年每年 25% 的进展风险）。存在 t（4; 14）易位、17p 缺失和 1q 扩增的患者从 SMM 进展到 MM 的风险更高。具有多种危险因素的 SMM 患者应进行抗骨髓瘤的治疗，低风险 SMM 患者每年可能有 5% 或更少的进展风险（表 14-2-4）。

表 14-2-4　高危冒烟型骨髓瘤的定义 [a]

骨髓克隆浆细胞 ≥ 10% 及以下任意一项或多项：
血清 M 蛋白 ≥ 30 g/L
IgA SMM
两种未累及免疫球蛋白类型减少
血清累及 / 不累及游离轻链比 ≥ 8（但小于 100）
M 蛋白水平逐渐增加（进展型 SMM）[b]
骨髓克隆浆细胞 50% ~ 60%
浆细胞免疫表型异常（克隆性骨髓浆细胞 ≥ 95%），减少一个或多个未累及的免疫球蛋白类型
t（4; 14）或 17p 缺失或 1q 扩增
循环浆细胞增多
有弥漫性或一个局灶性病变的 MRI

注：[a] 冒烟型骨髓瘤一词除了没有靶器官损害外，其中一条符合多发性骨髓瘤的修订定义，即克隆骨髓浆细胞 ≥ 60% 或血清游离轻链（FLC）比 ≥ 100（加上可测量的 FLC 水平 ≥ 100 mg/L）或 MRI 不止一个病灶。本表中列出的危险因素并不意味着治疗的适应证；它们是与 SMM 进展的高风险相关的因素，并确定需要密切随访和考虑临床试验的患者。

[b] 在 6 个月内连续两次评估中，血清单克隆蛋白增加 ≥ 25。

（二）对治疗反应的评估和监测

为了评估缓解深度和及时识别复发，患者需要定期随访监测。除了病史和体格检查，以及基本的实验室检查（全血细胞计数、钙和肌酐测定），监测主要是通过血清蛋白电泳（serum protein electrophoresis，SPEP）和尿蛋白电泳（urine protein electrophoresis，UPEP）测量 M 蛋白，还有血清 FLC 测定。治疗期间这些实验室检查和 M 蛋白测定每月 1 次，当患者在没有治疗或维持治疗时，每 3 个月进行 1 次（表 14-2-5、表 14-2-6）。影像学检查通常是在出现症状或需要时进行。确认完全缓解或当评估复发时需再次检查骨髓。根据最小残留疾病（minimal residual disease，MRD）阴性的新定义，使用下一代流式细胞术或测序可以确定是否 MRD 阴性，敏感性达 $1/10^{-5}$。MRD 阴性提示预后良好。

表 14-2-5　国际骨髓瘤工作组多发性骨髓瘤统一缓解标准

缓解类别	缓解标准
完全缓解（CR）[a]	血清和尿液免疫固定电泳阴性 任何软组织浆细胞瘤的消失 骨髓中的浆细胞 < 5%
严格完全缓解（sCR）[b]	上面定义的 CR 加上以下条件 正常的 FLC 比 免疫组化或 2 ～ 4 色流式细胞术未发现克隆浆细胞
非常好的部分缓解（VGPR）[a]	血清和尿液 M 成分通过免疫固定检测，而不在电泳上检测 血清 M- 成分减少 ≥ 90% 或加上尿 M- 成分 < 100 mg/24 h
部分缓解（PR）	血清 M 蛋白降低 ≥ 50%，24 h 尿 M 蛋白降低 ≥ 90% 或 < 200 mg/24 h 如果血清和尿 M 蛋白是无法测量的，需要降低至少 50% 的累及和未累及的 FLC 水平，以取代 M 蛋白标准 如果血清和尿 M 蛋白无法测量，而血清游离轻链也无法测量，需要骨髓浆细胞减少 ≥ 50% 来代替 M 蛋白，只要基线 ≥ 30% 除了上述标准外，如果基线存在，还需要软组织浆细胞瘤的大小减少 ≥ 50%
稳定期（SD）	不符合 CR、VGPR、PR 或进行性疾病的标准
进展期（PD）[b]	以下任何一个或多个缓解中的最低缓解值增加 25%： 　血清 M- 成分（绝对值增加必须 ≥ 0.5 g/dL）和（或） 　尿 M- 成分（绝对值增加必须 ≥ 200 mg/24 h）和（或） 　只有在没有测量的血清和尿液 M 蛋白水平的患者中：累及和未累及的 FLC 水平之间的差异（绝对值增加须 > 100 mg/L） 　只有在没有测量的血清和尿液 M 蛋白水平和没有测量 FLC 水平的患者，骨髓浆细胞百分比（绝对值必须 ≥ 10%） 　明确新发展的骨病变或软组织浆细胞瘤或现有的骨病变增加或软组织浆细胞瘤的大小明确增大 　高钙血症的进展（校正血清钙 > 11.5 mg/dL），完全归因于浆细胞增殖紊乱

注：[a]请注意对 IMWG 中 CR 和 VGPR 的标准的说明，在患者中唯一可测量是通过血清 FLC 水平：除上述 CR 标准外，这类患者的 CR 是正常的 FLC 比值 0.26 ～ 1.65；VGPR 还需要 > 90% 的累及和不累及的自由轻链（FLC）水平之间的差异下降。

[b]提示对 IMWG 编码 PD 标准的说明：进展的骨髓标准仅用于没有 M 蛋白和 FLC 水平可测量疾病的患者。"25% 的增加"指的是 M 蛋白、FLC 和骨髓结果，而不是指骨病、软组织浆细胞瘤或高钙血症。需要注意的是，"最低缓解值"不需要是确认值。

表 14-2-6　疾病监测

监测类型	建议
单克隆蛋白监测	治疗时血清蛋白电泳和血清游离轻链测定每月 1 次，停止治疗后每 3 ~ 4 个月 1 次 尿蛋白电泳每 3 ~ 6 个月 1 次 血清和尿液免疫固定电泳记录完全缓解 在 IgA，IgM 蛋白患者中，也应测定 IgA 免疫球蛋白水平
骨髓检查	骨髓检查，以记录完整的反应和评估复发，如临床所示 在复发时，如果没有已获取的基线骨髓检查，骨髓检查应包括对 17p 缺失和 1q 扩增的 FISH 检查，并应包括探针以检测免疫球蛋白重链易位和染色体 骨髓检查还应包括多参数流式细胞，以评估克隆性，并确定异常与正常浆细胞比值
影像学检查	骨 X 检查或低剂量全身 CT 应考虑 1 年 1 次 PET-CT 是可供选择的，如果怀疑髓外病变可能有帮助；PET-CT 对治疗的评估也可能具有预后价值，应考虑对寡分泌者或非分泌型患者进行 PET-CT 检查。 在脊柱疑似疾病的患者中，需要对脊柱或全身进行 MRI 检查，MRI 对隐匿性骨髓瘤或孤立性浆细胞瘤很有帮助
MRD 监测	完全缓解的患者应考虑 MRD 评估 使用至少 10^{-5} 或更高敏感的标准方法进行下一代流式或测序可以帮助检测 MRD MRD 阴性有预后价值，但需要更多的研究来确定评估是否对改变治疗有价值

注：FISH：荧光原位杂交；MRI：磁共振成像；CT：计算机断层扫描；PET-CT：正电子发射断层扫描 / 计算机断层扫描；MRD：微小残留灶。

　　血液科在评估骨髓瘤的分期及疗效评估方面已经标准化，这种评估从骨髓瘤确诊开始，一直贯穿整个治疗及随访过程中，直至终点。这些知识虽然不是骨肿瘤医生的专业，但单纯从外科角度解读多发性骨髓瘤往往会遗漏重要信息，在骨髓瘤需要外科干预时，患者的这些信息对于制定治疗策略有决定性意义。所以在进行多发性骨髓瘤骨病外科治疗之前，一定要进行上述评估，权衡利弊，必要时和血液科医生一起制定较全面的治疗策略。

　　所有缓解类别（CR，sCR，VGPR，PR 和 PD）都需要在治疗之前的任意时间进行两次连续的评估；完全缓解和 PR 和 SD 也需要未知的进行性或新的骨病变证据。VGPR 和 CR 类需要进行血清和尿液检查，基线时的疾病是否在血清、尿液、两者都可测量或两者都不可测量。这些缓解类别不需要影像学检查。骨髓评估不需要确认。

　　骨肿瘤的诊断强调临床、影像、病理三结合，多发性骨髓瘤除此之外还需要检验及基因检测等。骨科临床上如果遇到一个病理结果为浆细胞瘤或浆细胞骨髓瘤的病例，应及时请血液科会诊，应确定是否为多发性骨髓瘤还是其他类型的浆细胞瘤，如果符合 MM 诊断，应进一步进行分期及危险分层，指导治疗方案的制定，非常有实际意义。

第三节　多发性骨髓瘤的治疗

一、适合移植的多发性骨髓瘤患者的治疗

（一）大剂量化疗

自 20 世纪 90 年代以来，ASCT 支持下的大剂量化疗（high-dose therapy，HDT）开始成为适合移植且无明显合并症的年轻（年龄 ≤ 65 岁）患者的标准治疗方法。目前，大剂量美法仑（high-dose melphalan，HDM）联合自体干细胞移植（autologous stem-cell support，ASCT）的治疗方案在诱导、巩固和维持等一系列标准序贯治疗体系中已成为年轻 MM 患者治疗的基础。这些治疗步骤的最佳组合与顺序已经逐步确立。ASCT 是新诊断多发性骨髓瘤（newly diagnosed MM，NDMM）患者的首选治疗，而且在复发或难治性骨髓瘤（relapsed and/or refractory MM，RRMM）中的作用也正逐渐引起关注。异基因骨髓移植治疗 MM 始于 20 世纪 80 年代，但目前仍局限于高危的 RRMM 治疗与临床试验中。

1. HDT 与 ASCT 的原则

如果没有适当的前期治疗，HDT 降低肿瘤负荷的作用很难长期维持。目前，大剂量美法仑（200 mg/m²）已成为 HDT 与 ASCT 的标准预处理方案。HDM 与 ASCT 已成为适合移植患者的一线治疗方案，也可作为挽救治疗用于未接受过移植的患者，或用于首次移植后疗效较好、缓解期较长的患者在进展复发后的治疗。

2. HDT 前的诱导治疗

通过诱导治疗使 MM 获得初步缓解是 HDT 的必要条件。无论初治还是复发 MM 在接受高强度治疗前，都需要先控制疾病指标与症状，使机体达到相对稳定的状态。应用血液学毒性较轻的诱导治疗有助于提高造血干细胞的采集质量，并尽可能减少骨髓瘤细胞对采集物的污染。诱导治疗联合大剂量美法仑通常能达到更深的缓解，从而获得更长的总生存期（overall survival，OS）。

硼替佐米是最早用于适合移植的初发骨髓瘤患者的蛋白酶体抑制剂。在硼替佐米诱导治疗后继续以 HDM 联合 ASCT 以及 2 年的硼替佐米维持。这一方案的 PFS 和 OS 都明显优于传统化疗及沙利度胺维持治疗。其他含硼替佐米的诱导方案还包括由硼替佐米、环磷酰胺和地塞米松组成的（bortezomib，cyclophosphamide，dexamethasone）VCD 方案，由来那度胺、硼替佐米和地塞米松组成的（lenalidomide，bortezomib，dexamethasone）VRD 方案等。目前，VCD 和 VTD（bortezomib and thalidomide with dexamethasone）方案由于兼备良好的疗效与耐受性，广泛应用于干细胞采集前 4 ~ 6 个疗程的诱导治疗中。总之，通过对不同方案的比较和总结，发现三药方案通常比两药方案更加有效，缓解率更高。

3. ASCT 前的预处理方案

对于适合移植的 MM 患者，目前标准的移植前预处理方案是静脉大剂量美法仑（200 mg/m^2）。为提高 HDM 联合 ASCT 的疗效，也有一些其他的尝试。其中包括在干细胞回输的第 1 天加用硼替佐米治疗。法国 IFM 的一项 II 期临床研究显示，这样可以进一步提高 CR 率。

4. 单次移植与双次移植

在所有这些研究中，双次移植的无进展或无事件生存期都要更长，但 OS 并没有显著差异。其中对于初次移植后未达到 CR 或 VGPR 的患者，二次移植的效果要更加明显。

总之，HDT 仍然是 NDMM 的治疗基础。蛋白酶体抑制剂和免疫调节剂的问世提高了缓解率，也加深了缓解深度。在现有证据下移植仍然无法替代。随着缓解程度的不断加深，对于所有患者治疗目标都应是 CR 并需要检测微小残留病（MRD）来评估治疗效果。

（二）巩固治疗

巩固治疗与维持治疗是两个不同的概念。巩固治疗通常是短期的，目的是进一步强化前期治疗所获得的缓解深度；而维持治疗则是长期的，目的是控制疾病缓解水平、降低复发风险，同时尽可能保证良好的生活质量。

1. 移植作为巩固治疗　美法仑的剂量依赖性特征是 HDT 与 ASCT 这一治疗方式的理论基础。为进一步提高 ASCT 的疗效，增加治疗强度，即依次应用两轮美法仑及自体干细胞回输，也就是双次移植，亦称序贯移植。研究证实，双次移植确实比单次移植的缓解率更高，无事件生存期（event-free survival，EFS）也更长。首次移植后未达到 VGPR 以上疗效的患者双次移植的获益最为明显。

2. 新药作为移植后巩固治疗

目前沙利度胺、来那度胺和硼替佐米等新药之间的相互组合，或与细胞毒药物联合组成的两药、三药和四药方案，在移植前的诱导治疗阶段已成功应用于临床实践。新一代蛋白酶体抑制剂卡非佐米以及单克隆抗体 – 埃罗妥珠单抗和达雷妥尤单抗也正探索用于 NDMM 的治疗。目前认为硼替佐米联合免疫调节剂或环磷酰胺、多柔比星等细胞毒药物所组成的三药方案是移植前的标准治疗方案。

更深的缓解才能带来更好的预后。因此能否达到并保持尽可能深的缓解程度是评价治疗方案优劣的主要标准，为达到这一目的，近年来对移植后采用新药巩固与维持治疗的方案进行广泛而深入的探讨。VTD 方案巩固治疗不仅可以改善临床预后，还能预防骨病等 MM 相关不良事件的发生。VTD 巩固治疗有助减轻 MM 相关骨病。

MRD 阴性的患者，PFS 和 OS 更长。另外，MRD 的动态变化也可预测疾病的复发。持续 MRD 阴性的患者比由阴性转阳性患者的缓解持续时间更长，而从未达到 MRD 阴性的患者预后最差。

来那度胺因口服给药、低神经毒性以及免疫调节的作用机制，单药应用更适合维持治疗，而在巩固治疗阶段的研究相对较少。

达雷妥尤单抗联合 VTD 在移植前诱导和移植后巩固治疗中的作用有待研究。

3. 巩固治疗的毒性

使用沙利度胺和硼替佐米治疗最常见的不良事件是周围神经炎（peripheral neuropathy，PN），并可影响患者的生活质量。沙利度胺诱导的 PN（TiPN）具有典型的剂量依赖性与时间依赖性，更多发生于每日剂量超过 200 mg 以及用药超过 6 ~ 12 个月的患者。而硼替佐米诱导的 PN（BiPN）多为感觉神经受累，常伴有疼痛，很少累及运动神经。BiPN 也有剂量依赖性，通常在 30 ~ 45 mg/m$_2$ 的阈值剂量达到平台期。与其他治疗阶段相比，巩固治疗时间相对较短，治疗强度也较低，因此在许多巩固治疗的研究中 PN 发生的频率和严重程度都很低。骨髓抑制是来那度胺最常见的不良反应。

总之，目前研究结果表明新药巩固治疗可进一步提高缓解率，加深缓解深度。在几项研究中，缓解深度可提高至分子水平。缓解深度的获益可进一步转化为更长的 PFS，表明巩固治疗有助于改善移植患者的预后。

巩固治疗总体是安全的。与相同方案的诱导治疗相比，巩固治疗的不良事件发生率明显降低。这可能与治疗强度和次数的减低有关。近年来，硼替佐米的皮下注射方式给药以及新型蛋白酶体抑制剂减轻了神经毒性，这将使巩固治疗的剂量得以进一步提高，时间能够进一步延长。但更强的巩固治疗是否能最终改善预后并降低毒性反应仍有待进一步探索。

（三）维持治疗

MM 的治疗不仅要达到最深程度的缓解，维持持久的缓解也至关重要。在现代治疗模式下，巩固与维持治疗将成为 MM 患者的标准化治疗策略。可在不显著降低生活质量的情况下控制疾病，尽可能延长生存期。

免疫调节剂与硼替佐米都在 MM 的诱导治疗中表现优异，因此也很快开始探索用于维持治疗。特别是来那度胺和地塞米松的长期治疗现在已成为不适合移植的老年骨髓瘤患者的标准治疗方法。虽然新药的持续治疗取得了令人瞩目的结果，但关于维持治疗，尤其是移植后的维持治疗仍然没有达成共识。

1. 新药时代的维持治疗

研究表明，沙利度胺可延长 6 ~ 12 个月的 PFS，但其对 OS 的影响则不明显。来那度胺是第二代免疫调节剂，由于其口服给药和较低的毒性，尤其是没有沙利度胺和硼替佐米的神经毒性，因此有望成为理想的维持治疗药物。单克隆抗体在 RRMM 治疗中展现了良好的有效性及安全性，这使其在 ASCT 后的维持治疗中也成为候选药物。

2. 不良反应和第二原发肿瘤

理想的维持治疗药物应安全且便于给药，同时作为一种慢性治疗方案，在长期服药下不影响患者的生活质量。沙利度胺的主要不良反应是周围神经病，其他重要的不良反应包括深静脉血栓、肺栓塞、便秘、嗜睡和平衡能力下降。老年患者的心脏不良事件发生率更高，如心律失常和心动过缓等。

PN 也是硼替佐米的主要不良反应。它是一种典型的感觉性和疼痛性神经病变，很少出现运动障碍。与沙利度胺类似，硼替佐米诱导的 PN 同样有剂量依赖性。硼替佐米其他不良反应包括疲劳和腹泻，约见于 10% 的患者。皮下注射硼替佐米可以进一步减少其不良反应，并显著降低

PN 的发生率。来那度胺没有神经毒性，但有较高血液学毒性，主要是骨髓毒性，主要表现为中性粒细胞和血小板的减少。在 ASCT 后接受来那度胺维持治疗的患者中，有 20%～50% 出现 3～4 级的中性粒细胞减少，而在参加临床试验的患者中，有 5%～20% 因不良事件而不得不提前终止治疗。长期应用来那度胺治疗的患者第二原发肿瘤（second primary malignancies，SPMs）主要为骨髓增生异常综合征和急性髓细胞性白血病，但这很难简单归咎于单一因素。浆细胞疾病患者基因组的不稳定性较大，其本身即存在着高 SPMs 风险，除来那度胺以外的其他药物也可能导致继发性恶性肿瘤。总体而言，接受来那度胺治疗的患者 5 年全部 SPMs 的累积发病率为 6.9%，而未接受来那度胺治疗的患者为 4.8%（2.0%～7.6%）。其中实体肿瘤的发生率在两组中无显著差别。对于 MM 患者而言，尽管长期使用来那度胺治疗的第二肿瘤风险相对较小，并且很可能被有益的临床预后所抵消，但仍需仔细权衡使用该药物维持治疗的利弊。

最近，细胞生物学的研究证实 MM 具有克隆异质性，即同一患者可同时检测到多个亚克隆。MM 患者在发病时至少存在着 4～6 个不同的亚克隆，那么维持治疗的理想目标则应是选择更为惰性的克隆以控制疾病进展。但目前一些观点认为，维持治疗可能促进耐药克隆的选择，特别是长时间的来那度胺治疗可能导致对免疫调节剂的耐药，导致首次复发后的 OS 更短。

到目前为止，许多国家仍未批准任何一种新药作为 NDMM 患者的维持治疗，因此很难给出关于维持治疗的明确建议。2016 年 NCCN 指南将沙利度胺和来那度胺列为维持治疗的 1 类推荐，而硼替佐米维持治疗的证据被列为 2A 类。其他一些治疗包括激素、干扰素或硼替佐米联合泼尼松及沙利度胺的证据级别更低，仅为 2B 类。最近问世的一些单克隆抗体，如 CS1、CD38、CD138 等也在改变着 MM 维持治疗的模式。维持治疗将成为治愈 MM 的关键环节。选择序贯的治疗模式，防止出现耐药克隆有可能实现长期控制。

（四）异基因造血干细胞移植

异基因造血干细胞移植（allogeneic stem cell transplantation，Allo-SCT）已成为许多恶性血液病的标准治疗方法，但其在 MM 患者中的地位仍存在争议。对于年轻的 MM 患者，Allo-SCT 有望成为治愈的最佳手段。与 ASCT 相比，Allo-SCT 的移植物没有任何肿瘤细胞污染，并且存在移植物抗骨髓瘤效应，可进一步提高免疫调节药物，如来那度胺或干扰素的疗效。清淋预处理后，供者淋巴细胞输注可以加强移植物抗骨髓瘤效应。

在高危患者中（p53 缺失或突变、髓外病变、浆细胞白血病和高 LDH 水平），即使新药联合双次自体移植的总生存期也不到 2 年。因此，对于这些患者 Allo-SCT 越来越多地用于前瞻性临床研究中。一项研究的初步结果显示，异基因移植优于双次自体移植，特别是在 p53 缺失或突变的患者中。即使是 ASCT 后复发的患者，Allo-SCT 也能实现长期的疾病控制和无事件生存。

二、多发性骨髓瘤老年患者的治疗

大多数 MM 的患者年龄都在 65 岁以上。老年人患有各种并发病，残疾概率比年轻人更高，从而影响老年骨髓瘤人群的治疗策略。

（一）老年患者的特殊之处

1. 老年患者骨髓瘤细胞遗传学和生物学特点

年轻患者和老年患者的遗传构成，尤其是细胞遗传学异常和突变谱方面非常相似。有趣的是，t（4; 14）和 del（13q）的发生率随着年龄的增长而降低，而 del（17q）的发生率十分稳定。Alexandrov 等认为，从突变的角度来看，年轻患者和老年患者之间的突变谱不会有所不同，而可能是在骨髓瘤标本中发现与年龄有关的突变特征。

2. 临床特征

老龄化进程与生理储备的减少和身体的变化（肌肉质量减少、脂肪增加、细胞内水分增加）以及与年龄相关的器官功能变化有关。这些因素会影响骨髓瘤药物的代谢、分布、药代动力学和药效，并常导致对治疗的耐受性降低。

虚弱是一种独特的表现，一般至少有以下因素中的 3 个核心要素：乏力、耐力下降、体重下降、体力活动减少、步速减慢。现在已经有具体的量表用于测量和比较患者之间的虚弱程度，并已用于预测肿瘤患者的不良结局（表 14-3-1）。

表 14-3-1　虚弱指数

分级	特征
非常健硕	积极、精力充沛，定期或偶尔锻炼
中等健硕	除了常规活动外不经常活动
易受伤	可以进行有限活动但不需要他人帮助
轻度虚弱	日常活动需要帮助（如购物、走几个街区、管理财务和药物）
中度虚弱	需要帮助进行部分个人护理（穿衣、洗澡、如厕、吃饭）
重度虚弱	完全依赖他人进行个人护理

患者是否存在合并症或需要治疗的相关疾病也是重要因素。年龄和合并症都会影响治疗的毒副作用。合并症治疗以及随后的多重用药可能与药物相互作用和药物毒副作用的改变有关，选择治疗时应考虑的因素总结于图 14-3-1。在这方面，Palumbo 等建立一种易于临床应用的 IMWG 评分，它将患者分成三组，用于预测患者死亡率和毒副作用发生率。尽管这个评分并不是最佳的量表，但它构成了针对老年骨髓瘤的基线，为更简洁、便于使用的量表的推出留下了改进的空间。

在临床实际工作中，患者家庭成员的就医心理及期望值、患者家庭角色、是否制订就医经济计划等非医学因素往往是重要的评估因素。老年骨髓瘤患者治疗前尤其需要注意这些因素。

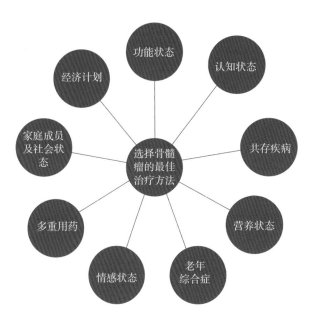

图 14-3-1   用于选择骨髓瘤最佳治疗方案前的综合评估因素

3. 诱导治疗

（1）治疗时机的选择：老年骨髓瘤患者的诊断标准与年轻患者一样，均基于 CRAB 标准。在老年患者中，症状性骨髓瘤的表现往往不典型，可能会被认为是其他相关的疾病，如确实有相当一部分 MM 表现为骨质疏松，被认为是骨质疏松症；轻度肾损害在老年患者中也很常见，骨髓瘤肾病常常被诊为高血压或糖尿病引起的肾损害，有时可能需要做肾活检；如果贫血的程度与疾病的严重程度不成比例，就应该寻找其他可能发生贫血的原因。≥ 65 岁和 ≥ 85 岁人群中分别有 10% 和 20% 患有贫血，贫血的最常见原因是铁缺乏、维生素缺乏（主要是维生素 B_9 和维生素 B_{12}）、慢性炎症、慢性肾脏疾病和骨髓增生异常综合征。通常情况下，每例患者贫血的病因不止一个。因此对于以贫血和 M 蛋白为主要表现而没有其他症状的老年骨髓瘤患者应该进行全面的贫血检查。

在骨科临床工作中，如果一个老年骨质疏松患者合并贫血、泡沫尿、腰背痛比较严重（VAS 3 分以上）、疼痛越来越重，PKP 后再疼痛或骨折、不明原因的血沉加快、C 反应蛋白升高、体重下降等难以用骨质疏松解释的症状，应提高警惕，建议去血液科筛查，以除外 MM。

（2）治疗目的：达到完全缓解（CR）是年轻患者治疗的重要目标，但在老年患者中几乎不可能达到 CR。目前认为，对药物治疗的敏感程度影响老年骨髓瘤的治疗，在老年患者中，不惜一切代价获得 CR 和用较低的药物剂量维持，其最终的结局可能截然不同，因为达到 CR 的治疗效果所产生的药物相关不良反应可能远远超过治疗的获益。如果患者在治疗过程中出现明显的药物毒性反应，其治疗目的应是保证生活质量的同时使疾病获得良好的控制，而不是一味地追求 CR。应通过有效的药物治疗和其他支持治疗控制症状。

（3）诱导方案：目前，在 MP 联合硼替佐米方案是一种行之有效的疗法。对于新确诊的症状性骨髓瘤，主要是根据年龄、临床表现、合并症以及药物的可获得性来确定合适的治疗方法。

以硼替佐米为基础的 VMP 方案（或 VCD、VD）或来那度胺为基础的 Rd 或 VRD 方案是目前临床使用最广泛的治疗方案。当硼替佐米和来那度胺可用时，沙利度胺不再是一个优先的选择。

自 2013 年以来，硼替佐米的给药途径通常是皮下注射，对于较虚弱的患者来说，每周 1 次的剂量似乎比 1 周 2 次的输液更受欢迎。对于有肾损害或其他侵袭性疾病的患者，在初始时的治疗剂量仍推荐每周 2 次给药。治疗的关键是适当地使用所有可用的药物和组合。只要药物在以前使用时是有效的，再次使用其中任何一种药物都是合理的。其他蛋白酶体抑制剂以及单克隆抗体，如抗 CD38（daratumumab）、抗 CS1/SLAMF7（elotuzumab）和抗 PD1 目前正在研究中。

4. 造血干细胞移植治疗（ASCT）在老年患者中的应用

尽管年龄不影响 ASCT 的结果，但 65 岁目前仍是能否进行 ASCT 的界限。早期应用 ASCT可能适用于 65 ~ 75 岁的特定患者，而这可能需要在包含新药物的三种或四种药物诱导和巩固方案的临床试验的背景下建立的。如老年患者已出现肾功能明显受损，应避免行 ASCT 治疗。在临床实践中，如果身体全般状况好，超过 65 岁，ASCT 仍可进行。

5. 维持治疗

到目前为止，只有来那度胺具有令人满意的长期安全性，第二代蛋白酶体抑制剂和单克隆抗体是潜在的有效维持药物，目前正在积极研究中。

6. 细胞遗传学对老年患者的影响

在不考虑治疗因素时，t（4；14）和 del（17p）与较差的临床结果相关。两者的中位 PFS分别为 14 个月和 11 个月，中位 OS 分别为 32 个月和 19 个月；而没有这两个异常的患者的中位PFS 为 24 个月，中位 OS 为 50 个月。高风险和超高风险患者的预后不良。

（二）共患病的支持性护理和管理

在老年患者中，共患病是常见的，特定的患者可能存在几种共患病。由于骨髓瘤药物可能会加重病情，在作出治疗决定之前应该考虑共患病。

1. 血栓事件

年龄、癌症和行动不便是深静脉血栓形成的危险因素。IMiDs 如沙利度胺或来那度胺，特别是当联合传统化疗药物（包括类固醇类药物）会使血栓风险增加。低分子量肝素是一种有效的预防措施，对于不能耐受的患者或过去有血栓形成病史的患者，应同时进行预防应用。

2. 肾衰竭

化疗可以减少肿瘤负荷，并最大限度地恢复肾功能。来那度胺的剂量必须依据肾功能调整。沙利度胺和硼替佐米可全剂量用于肾功能不全患者，包括需要血液透析的患者。环磷酰胺在肾衰竭时比美法仑更容易管理。与沙利度胺相比，硼替佐米具有更快、更深的缓解，这可能使肾衰竭逆转的机会更大。双膦酸盐在肾功能不全时应谨慎使用，因为它们可能增加肾小管坏死。

3. 心血管疾病

类固醇与多种不良反应有关，最常见的是心血管疾病，如高血压、心力衰竭、体液潴留等。沙利度胺（在较小程度上，来那度胺）可能引起心动过缓。同时使用这些药物与 β 受体阻滞剂可能会增加这种风险。此外，来那度胺可能会增加地高辛的水平，因此，在治疗开始时应密切监测。维持足够的血红蛋白对于心血管疾病患者是很重要的，以减少心脏缺血性发作和心力衰竭的风险。

4. 糖尿病

糖尿病及其靶器官损害在老年患者中很常见。在使用类固醇的过程中监测和调整血糖控制方案。由于糖尿病患者也有周围神经病变的风险，在接受沙利度胺和硼替佐米等药物治疗之前，需要对糖尿病相关并发症基线进行明确的评估。

5. 生活质量

目前治疗骨髓瘤的目的是控制疾病，提高整体生存率和提高生活质量。尽管整体存活率有所提高，但新药与不良事件有关。这些不良事件可能与骨髓瘤持续性存在的症状一样，都影响生活质量。在疗效无差异的情况下，初步治疗的选择应基于生活质量指标，以及其他相关的因素。

骨髓瘤老年患者的临床管理具有挑战性。肿瘤生物学和临床最新知识还需要在实践中进行评估。新药（包括沙利度胺、来那度胺和硼替佐米）已改善了老年骨髓瘤患者的预后，老年NDMM 患者中位 OS 从 30 个月增加到 60 个月。

在临床实践中，老年 MM 患者术前评估一定要注意合并病的治疗和处理，虽然可能有手术适应证，但由于存在上述问题而同时有手术禁忌证，在这种情况下，只有将禁忌证处理好才可进行外科治疗。围手术期同样需要注意这些老年问题。这也是 MM 骨病外科治疗的特点之一。

三、复发性和难治性多发性骨髓瘤的治疗

虽然 MM 治疗有了很大进展，预后也有显著改善，但仍是不可治愈的疾病，往往在初治缓解后出现复发，经过治疗后再度缓解，过一段时间又复发，基本规律是初治—缓解—复发—再治—再缓解—再复发。随着病程发展，缓解深度及程度越来越小，复发甚至难治复发，直至终点。所以复发和难治仍然是大多数 MM 患者的必然结果。如何治疗复发及难治是 MM 一个极为重要的问题。

随着对多发性骨髓瘤的克隆演变和其克隆异质性的认识，加深了对多发性骨髓瘤整个病程管理的认知，强调治疗选择和排序在 RRMM 治疗中的重要性。因为生存时间越来越有可能超过 10 年，三药与双药联合治疗的新治疗方案以及从治疗到进展或维持治疗方法的使用正在影响RRMM 的治疗。由于许多新药和治疗方案陆续报道，将 MM 作为慢性疾病的可负担性也成为越来越重要的考虑因素。

（一）目前批准的 RRMM 治疗方案

1. 单药和双药联合方案

RRMM 中可获得三期研究数据的唯一单药疗法是硼替佐米，然而，硼替佐米的某些毒性发生率增加，特别是周围神经病变（PN）、胃肠道毒性、血小板减少症和带状疱疹尤为显著。

NCCN 指南对硼替佐米联合地塞米松进行了 I 类推荐，地塞米松与硼替佐米联合使用可增强疗效，改善患者反应和预后。皮下注射比静脉注射硼替佐米的 PN 发生率显著降低。第二代蛋白酶体抑制剂卡非佐米已被批准用于与地塞米松联合的双药方案治疗 RRMM。卡非佐米不良事件的发生率较高，包括贫血、呼吸困难、高血压、急性肾衰竭和心力衰竭。双药联合组毒性发生更频繁，包括中性粒细胞减少症、血小板减少症和静脉血栓。此外，在接受来那度胺联合地

塞米松治疗的 RRMM 患者中，第二原发性恶性肿瘤（SPMs）的风险似乎比接受安慰剂联合地塞米松治疗的患者更高。

2. 三药联合治疗方案

蛋白酶体抑制剂或免疫调节药物联合地塞米松的双药联合疗法已成为 RRMM 的用药标准。在此基础上增加新药的三药联合方案在 RRMM 患者中具有更好的疗效和结果。接受伊沙佐米、来那度胺联合地塞米松治疗的高危细胞遗传学患者的 PFS 与标准危险患者相似，这表明该方案可能部分克服了一些高危特征的不良预后。

（二）选择 RRMM 治疗时应考虑的因素

在每次复发时如何选择可用方案及排序是一个实际问题。必须根据一系列因素对治疗进行个体化选择。众所周知，患者的特征、疾病特点、个人情况等有关的因素都要考虑。选择治疗方案时，必须将治疗的目标和偏好以及治疗史都考虑在内，还要考虑各种治疗方案的疗效和安全性。

（三）RRMM 特点

1. 临床特点

复发时应对患者进行彻底评估，以确定其复发的性质和复发时的病情。RRMM 患者可分为复发性、复发和难治性或原发性难治性 MM。根据 IMWG 指南，复发性 MM 包括先前治疗有效的［最小反应（MR）或更好］，随后病情又有所进展。与复发性 MM 相比，被定义为"难治"的 MM 预后更差，因为难治性表明 MM 克隆对治疗的敏感性较低。难治性疾病包括两种分类：复发和难治性 MM 包括任何先前治疗至少达到 MR 的患者，在治疗期间或 60 天以内病情进展。而原发性难治性是对任何以前的治疗无反应（MR 或更好）的 MM。

当患者复发或进展时，完整的诊断评价要包括病历、临床查体、实验室检查（全面的代谢评估，血细胞计数）、蛋白电泳及免疫固定电泳、影像学检查，必要时还需进行骨髓评估。MM 患者在病程进展过程中可能会出现不同类型的复发，这可能与不同的治疗结果有关。主要区分病情是缓慢进展（惰性）还是或快速进展。惰性进展的唯一特征可能仅仅是生化进展（即 M 蛋白的重新出现），没有任何其他症状或相关的终末器官功能障碍。除非 M 蛋白峰值快速增加（如 3 个月在体内增加 1 倍），否则这些患者不一定需要立即治疗。快速进展可能与迅速复发和疾病发展有关，包括明显的症状和器官受损，如肾衰竭和出现髓外浆细胞瘤。这种快速进展的临床特点为高危复发性疾病的特征之一（表 14-3-2）。

表 14-3-2　定义高危复发 MM 的特征

疾病特征	注释
不良的细胞遗传学异常	低二倍体 t（4;14），del（17p），amp（1q21）
疾病分期进展	β2- 微球蛋白＞ 5.5 mg/L，白蛋白＜ 3.5 mg/dL
髓外病变	以前没有，新出现
对先前治疗反应期短	或当前治疗过程中的疾病进展

续表

疾病特征	注释
快速进展的临床特征	快速出现症状，复发时病变广泛性增加；MM 相关器官功能障碍（肾衰竭、高钙血症、骨骼事件）
乳酸脱氢酶水平高	以前正常，新出现升高
轻链类型转换	轻链逃脱 分泌减退症的进展
循环浆细胞	以前没有，新出现

2. 患者特点

在选择 RRMM 后续治疗时，许多因素需要考虑，包括年龄、临床表现、合并症，以及患者的治疗目标、患者对治疗的偏好及其对生活质量的影响。患者的年龄和健康或衰弱状态也是重要因素。与年轻、肥胖的患者相比，年老或虚弱的不能耐受更强的治疗，因此可能需要选择更小的剂量强度或减强度治疗。在老年患者中可能存在更常见的特殊共存病，可能不能使用特定的治疗方法，或更容易受到某一特定方案的已知毒性的影响，例如患者既往存在周围神经病变，不管是 MM 所致还是与先前治疗相关，均不推荐采用基于硼替佐米或沙利度胺的治疗方案。而对于静脉血栓风险较高的患者，可能不推荐来那度胺和沙利度胺。

年龄可能对治疗目标有影响。老年患者治疗的主要目标是延长生存期，同时保持生活质量而不是使用可能与重大毒性相关的强化治疗来实现尽可能深的缓解。给药方式、就诊模式也是考虑的因素。其他方面如经济负担也被证明影响生活质量，以及症状严重程度、与治疗相关的 AEs 和共存病，更好的生活质量已被证明与生存期延长相关。

3. 既往治疗史

RRMM 患者的既往治疗往往很复杂，大多数患者有曲折的就诊经历，确诊前经过了各种非骨髓瘤治疗，确诊后的既往治疗方案很多，所以以时间顺序理清治疗史对后续治疗很重要。往往治疗史越多，治疗持续时间会逐渐缩短，预后越差。然而，所有复发都发生在"疗法"与"疗法"之间。先前治疗疗程的次数很重要，因为先前治疗的会影响身体虚弱程度及其耐受治疗的能力，例如由于患者的骨髓储备有限，随着先前疗程次数的增加，这种影响变得越来越明显。复发和难治性多发性骨髓瘤的治疗过程中，包括肾功能不全和心血管并发症，各种合并病和毒性已变得越来越普遍。

先前接受疗法的类型以及这些疗法的持续时间、缓解深度、PFS 的持续时间以及与先前疗法相关的毒性，也是要考虑的重要因素。例如，如果患者尚未接受特定药物（或 1 类药物）的治疗，那么加入该药物的治疗可能是一个不错的选择。在不同治疗方案之间切换不同类别的关键药物，在已知的 MM 克隆异源性和可能发生的克隆演变的背景下，这是一种合理的方法。例如对某一类药物敏感的显性克隆可能通过含有这种药物的治疗被根除，但在复发时，另一个不同的克隆可能导致疾病的复发，这一过程被称为克隆潮汐，该克隆可能是先前存在的小克隆，初始祖克隆或新近进展的克隆，这些克隆可能具有不同的特征，因此可能对另一类药物敏感。

但是，相同克隆的复现也导致复发，因此，对先前治疗有良好反应且反应持续时间至少为 6 个月的患者，应在该药物的治疗范围内再次使用，仍可以考虑使用相同的方案或作为不同方案的一部分。已证明立即和延迟再次应用硼替佐米、来那度胺、帕马利度胺和地诺单抗治疗

RRMM 是可行和有效的。同样，已证明一线使用 ASCT 后在挽救治疗中再次 ASCT 是可行的，如果患者在首次 ASCT 18 ~ 24 个月后达到 PFS，则认为该患者适合再次 ASCT。

先前治疗方案的残留或仍在持续存在的毒性可能影响 RRMM 方案的选择。先前持续存在的周围神经病变则建议不采用基于硼替佐米或沙利度胺的治疗方案，持续存在的肾毒性或心脏事件可能会排除一些特定方案。在为 RRMM 选择治疗方案和为 MM 患者的制订长期管理计划时，必须考虑多种疗法的累积作用。长期的治疗结果可能包括进行性免疫抑制而增加对感染的易感性，增加的肾功能损害，持续存在的神经系统并发症，增加心血管和呼吸道疾病，持续的胃肠道并发症，疲劳加剧和骨髓能力下降等。

4. 患者的治疗偏好及需要考虑的因素

由于 RRMM 的生存期越来越长，还必须考虑治疗方案及以前治疗方法潜在的长期影响。治疗的选择并不一定全部与疗效有关。还应考虑患者的治疗偏好，给药途径以及其他影响生活方式和生活质量的因素，也应考虑患者和护理人员的各种负担，包括社会心理影响；患者虚弱程度和不断进展的合并病；心理社会方面（如精神病学）的因素以及对患者工作能力的影响。患者的医学背景的潜在副作用和治疗方案的毒性也要考虑，与治疗相关经济影响和并发症的治疗也是需要考虑的因素。相信在不久的将来，大量新型和新兴的治疗方法以及 OS 延长给临床医生带来了挑战，包括确定最佳治疗方案和治疗顺序以及管理长期和毒性控制等。

随着治疗效果改善，生存期延长，需要外科治疗的骨病也呈现多发趋势。如何选择外科治疗时机、手术方案及围手术期处理同样需要考虑上述因素。外科治疗将会成为复发和难治 MM 的重要组成部分。

第四节　多发性骨髓瘤微小残留病

尽管许多患者的疗效已达到完全缓解（complete remission，CR），无进展生存期（progression-free survival，PFS）和总生存期（overall survival，OS）显著延长，但大部分 MM 患者仍会复发，这也反映出目前使用的疗效评估方法无法检测到持续存在的残留疾病。

MM 的疗效评估主要基于对血清 M 蛋白和尿轻链的测定。为了反映疗效，IMWG 引入了血清游离轻链（serum-free light-chains ratio，sFLC）比值正常以及通过免疫组化或免疫荧光检测骨髓无克隆性浆细胞作为 CR 的附加条件，以定义严格意义的完全缓解（stringent complete response，sCR）。因此需要更敏感、更直接反映肿瘤实际负荷的技术来检测微小残留病（minimal residual disease，MRD）。IMWG 明确了新的疗效评估标准，通过使用流式细胞术或基因测序识别骨髓中残留的肿瘤细胞，应用敏感的影像学技术发现髓外残留病灶，同时还可以根据复发风险帮助优化治疗，尤其是在巩固或维持治疗阶段。

目前分子定量 MRD 检测成为现实，同时流式细胞仪变得越来越可行可靠。新方法更具可重复性，且应用广泛，与此同时在其他肿瘤领域开始了标准化工作，为在多发性骨髓瘤中的实施提供了基础。

一、MRD检测

MRD检测包括二代流式细胞术、微滴式数字PCR二代测序，现在MM在MRD检测的可靠性、可重复性及报告的统一性方面已达到了最高标准。

浆细胞的特异性标志为同时表达 $CD38$ 和 $CD138$ ，表型异常的克隆性浆细胞通常有：① $CD19$ 、 $CD27$ 、 $CD38$ 和 $CD45$ 低表达；② $CD56$ 过表达；③ $CD117$ 非均一表达。尽管没有单一参数能够将克隆性浆细胞与正常浆细胞区分开，但是多参数流式能够在一管中同时评估所有有意义的标志分子，从而识别表型异常的浆细胞。正常浆细胞与恶性浆细胞表型不同，从诊断到治疗后MRD评价的过程中，流式MRD仍然能够区分正常浆细胞和骨髓瘤细胞（表14-4-1）。

表 14-4-1　正常浆细胞与恶性浆细胞表型区别

正常浆细胞	CD19$^+$ CD56$^-$
恶性浆细胞	CD19$^-$ D56$^+$；CD19$^-$ CD56$^-$；CD19$^+$ CD56$^+$

采用分子技术检测MRD是一种较为可靠的方法，与多参数流式细胞术（Multiparameter flow cytometry, MFC）具有高度的互补性。当前，MFC和分子MRD检测均已成为MM共识的诊断标准，最近已开发出对MM的微小残留疾病的评估，其中包括"流式MRD阴性""分子测序MRD阴性"和"持续MRD阴性"，目前已在相关临床试验中应用，并以MRD作为次要终点。

二、影像学检查

目前，MRD评估主要是基于单次骨髓穿刺肿瘤负荷的检测结果。但是在MM的诊断时及病程中，大约有10%的患者会出现髓外病变。随着MM患者OS的延长，髓外病变的发生率可能会提高，随着影像学的发展，其发现率会更高。所以，对MRD评估和治疗反应不能仅依靠单次骨髓样本的分析，而必须包括对髓外病变的检测。

PET和MRI已经用于识别髓外病变和评估治疗后残余病变。在诊断中和复发时，PET阳性病变对MM患者具有预测价值。PET主要是以FDG摄取率（而不是识别骨病变）为基础的，在接受ASCT治疗后获得CR的MM患者中，PET的阴性结果预示着更好的PFS和OS值。

MRI检测脊柱局部病变的最为敏感，能观察髓外病变软组织范围及骨髓浸润特征（正常、局限、混杂或弥漫）。与MRI相比，PET-CT的敏感性更低而特异性更高。目前PET-CT是监测MM中MRD的最有前景的方法。

获得CR的患者，MRD持续存在是预后不良因素。骨髓瘤细胞在骨髓中分布不均匀，呈灶状分布，如MRD为阴性，有可能确实是没有肿瘤细胞浸润，但也可能是取材问题，因此基于MRD检测结果为阳性做出的临床决定比基于MRD阴性更为可靠。因此需要更敏感的MRD检测技术，以便在维持治疗阶段更好地监测"理论上MRD阴性"的患者；有必要进行MRD动态监测研究，以便在临床复发前发现MRD转阳。到目前为止，连续的MRD检测需要多次侵入性的骨髓穿刺。最近，MM患者在诱导治疗后进行外周血（例如血浆）的检测，可能是创伤最小并最有前景的检测手段。

外科手术既能取得病理组织同时也能切除髓外浆细胞瘤，骨肿瘤常用的骨及软组织活检技术对确定 MRD 有实际意义，这是外科治疗 MM 的适应证之一，也是外科特色，其重要性已被逐渐认识。

第五节　骨病

溶骨性病变是 MM 的重要特征之一，70% ~ 80% 的患者在诊断时就有溶骨性病变，这些病变会增加骨骼相关事件（skeletal-related events，SREs）发生的风险。SREs 包括病理性骨折、椎体压缩骨折等。SREs 对 MM 患者的生存期、生活质量具有巨大的影响。

在临床实践中，骨髓瘤骨病在骨科门诊误诊为骨质疏松、腰肌劳损、腰肌筋膜炎、腰椎间盘突出症等各种疾病，误诊率达 80%。掌握骨病特点对鉴别诊断很有帮助，本节综述骨髓瘤相关骨病的影像学和治疗最新进展。

一、MM 骨病病理生理

成骨细胞产生新的骨基质，破骨细胞负责骨质吸收，骨细胞则调节骨转换。MM 骨病是骨骼重塑失调的结果，主要包括破骨细胞介导的骨吸收增加，同时抑制成骨细胞成骨及骨质矿化，骨细胞的功能衰弱。骨髓瘤细胞浸润灶部位出现溶骨性病变，提示骨髓瘤细胞直接刺激破骨细胞介导的骨质吸收和抑制成骨细胞成骨。另外，骨质吸收加剧了细胞因子的释放，这些细胞因子反过来刺激骨髓瘤细胞，形成了肿瘤生长和骨质破坏的恶性循环。除此之外，骨髓瘤细胞和骨髓内细胞相互黏附也产生细胞因子，这些细胞因子促进血管生成和骨髓瘤对化疗耐药。在骨髓瘤中受体激活核因子 -κB（RANK），其配体 RANKL 和共轭配体骨保护素（osteroprotegerin，OPG）是上调破骨细胞活性非常重要的信号通路分子。MM 细胞过表达 RANK，低表达 OPG，破坏两者之间的平衡，从而过度激活破骨细胞，导致骨质吸收。MM 细胞具有直接抑制骨质形成的作用。Wnt 信号通路是成骨细胞分化的重要通路，它在 MM 患者体内中受到了抑制。MM 细胞分泌的 Wnt 信号抑制子 Dkk-1 和硬化素（sclerostin），可阻断成骨细胞分化和抑制活性，另一个 Wnt 信号通路抑制因子——可溶性卷曲蛋白 2 在 MM 骨病形成中起着削弱骨质形成的作用（图 14-5-1）

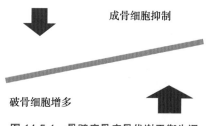

图 14-5-1　骨髓瘤骨病骨代谢平衡失调

二、骨髓瘤骨病的临床表现

骨痛是 MM 患者最常见的症状，大约 60% 的患者在诊断为 MM 时有骨痛，90% 的患者在疾病发展过程中出现骨痛。除了溶骨性病变外，患者经常出现弥漫性骨量减少、病理性骨折和脊柱压缩性骨折。

虽然骨髓瘤的临床表现多种多样，胸背部疼痛最常见，并因运动而加重，但约 20% 的患者表现为无症状，通过实验室检查才确诊。需要强调的是骨痛并无特异性，常常以不明原因的腰背痛在骨科就诊，却常被诊断为骨科其他疾病，应该特别注意。

骨髓瘤骨病是纯粹性溶骨性病变。任何部位的骨骼都有可能被累及，病变常累及脊柱（49%）、颅骨（35%）、骨盆（34%）、肋骨（33%）、肱骨（22%）、股骨（13%）和下颌骨（10%）。这些病变大多数不愈合，即使通过化疗控制了病情，这些骨破坏依然会进展。这与大多数转移肿瘤的骨破坏同时伴随着骨形成不同。

除了溶骨性病变，骨髓瘤患者比相应同年龄组的其他患者骨丢失更快。比较多发性骨髓瘤患者接受含糖皮质激素治疗和不使用类固醇治疗对照组的骨密度，骨髓瘤患者在 12 个月内腰椎骨密度降低了 6%、股骨颈骨密度降低了近 10%，而对照组股骨颈密度降低了 1%、腰椎骨密度几乎没有降低。

需要特别注意，MM 在软组织中浆细胞增殖可表现为浆细胞瘤，溶骨性病变可导致病理性骨折，其他非特异性症状包括疲劳、反复感染。对患者来说，在作出明确诊断之前常被诊断为其他疾病。根据资料报道，骨科是骨髓瘤患者第一就诊科室，所以普及这些知识对提高 MM 检出率有实际意义。

三、多发性骨髓瘤骨病的影像学

（一）全身 X 线

基线全身 X 线检查（while body X-ray，WBXR）应包括全身骨骼平片，即头颅正侧位片、胸部正侧位片、颈椎和胸椎正侧位片（包括开口位颈椎片、肱骨和股骨正位片、骨盆正位片），出现症状的区域需要特殊拍照。典型的溶骨性病变表现为"穿凿样（punched-out）"变，不伴有反应性骨硬化，常见于椎体、肋骨、颅骨和骨盆。尽管 WBXR 已经成为标准检查很多年，但仍存在局限性：①只有当骨质丢失＞30%时，溶骨性病变才可被辨识出来；②某些区域难以评估，如骨盆和脊柱；③由于骨髓瘤溶骨性病变治疗后改变延迟，该检查有局限性；④良性骨折和骨髓瘤骨病相关骨折鉴别困难（这对于无复发迹象却有新发椎体压缩性骨折的 MM 患者尤其重要）；⑤影像学者的主观经验对结果影响很大，在不同医疗中心之间可重复性差；⑥严重疼痛的患者无法配合检查。因此，越来越多的新影像学技术替代了 WBXR，在欧洲许多医学中心采用全身 CT，在美国甚至采用了 PET-CT 检查。

在我国骨髓瘤检查仍需要拍片尤其是四肢长骨检查，简便迅速实用，各级医院均可开展。

尤其是数字化 X 线检查，图片清晰，病变显示好，对于 MM 诊断及鉴别诊断有实用意义。

（二）全身低剂量 CT

与普通 CT 相比，全身低剂量 CT（whole-body low-dose CT，WBLDCT）具有高分辨率、无须造影剂、低辐射（1/3 ～ 1/2 的常规 CT 辐射量）的优点。WBLDCT 显著优于 WBXR：①发现溶骨性病灶敏感性更高，尤其在盆腔、脊柱等 WBXR 检查不易发现病灶的部位；②更准确地预估骨折风险、骨骼不稳定风险；③检查时间＜ 5 min，更加适宜严重疼痛的患者；④高质量的三维图像可以观察到骨皮质缺损，更有利于制订治疗方案（图 14-5-2）；⑤可发现骨髓瘤或其他疾病累及的少见部位，尤其是肺和肾脏。WBLDCT 的主要缺点：①在鉴别恶性骨折和骨质疏松骨折方面缺乏特异性；②与标准 CT 相比，放射性暴露要低得多（平均辐射量：男性为 3.6 mSv，女性为 2.8 mSv），但仍比 WBXR 高（男女均为 1.2 mSv）。由于 WBLDCT 的诊断准确性高，患者舒适度更好（尤其是老年人、骨痛患者），使得 WBLDCT 的辐射量和质量比最优。

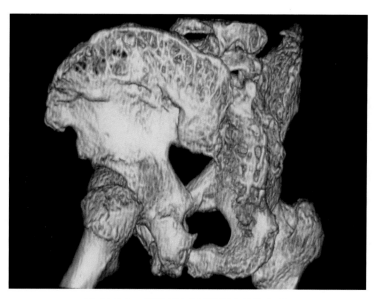

图 14-5-2　骨髓瘤骨皮质缺损（三维 CT）

显示弥漫性骨破坏

目前我国一些大医院开始将 WBLDCT 用于 MM 诊断，但尚不普及。由于 MM 往往合并肾功能不全，或者有潜在肾损害，造影剂有诱发加重肾功不全或肾衰的可能，所以应禁忌进行增强 CT。

（三）磁共振成像

MRI 技术已用于 MM 骨骼病灶的评估。常规的 MRI 序列包括 T$_1$ 加权像、压脂序列的 T$_2$ 加权像、短反转时间反转恢复序列（STIR）、钆增强的脂肪抑制 T$_1$ 加权像。骨髓瘤病变在 T$_1$ 加权像上显示低信号，在 T$_2$ 加权像和 STIR 上显示高信号，在钆增强的图像上常显示为信号增强。

MRI 的局限性是检查时间较长、适用性较差、费用较高，有些体内有金属植入物（钛质材料除外）的患者禁用，幽闭恐惧症的患者应用困难，可显示的范围有限。为克服这些缺点，

WB-MRI 技术新近发展起来。检查时间大约为 45 min。弥散加权成像（DWI-MRI）是一个有价值的新 MRI 技术，它通过组织环境内水分子弥散的不同来区分图像。这种功能性技术显示了细胞内和细胞外水含量的变化，这些变化是由于跨膜水通量的破坏而引起的，可更好地评估 MM 肿瘤负荷和 MRI 浸润模式。因为骨髓瘤病灶的水表观扩散系数值（apparent diffusion coeffcient，ADC）高。DWI-MRI 不仅可以用来检测是否有骨髓浸润，还可以通过对比在诊断时和治疗后 ADC 值来检测治疗反应。ADC 值是可重复的，且与骨髓瘤细胞密度和微血管具有相关性。不过，DWI 也有缺点：既受到水分子弥散的影响，又受局部血流灌注影响。

动态增强 MRI 技术（DCE-MRI）是另一项评估血管内外造影剂分布的技术，它是基于对动态重复图像的计算机分析，能够提供感兴趣区域的局部微循环血容量和血管通透性信息。更重要的是，对于 MM 患者，DCE-MRI 还可以计算出血管体积、微血管密度（MVD）及治疗对血管生成反应的数据。目前，DCE-MRI 尚未用于临床，没有确切的推荐序列。

PET-MRI 是新兴的影像技术，PET 部分可探测局部活动性局灶病灶，MRI 部分显示病灶的定位和骨髓中骨髓瘤的浸润情况。这项技术可定位具有代谢活性的残留病灶，可用于完全缓解的 MM 患者监测残留病灶，指导后续的治疗。

MM 患者肾功能不全是一个重要问题，MRI 增强所用的钆造影剂虽然理论上无肾毒性，但由于要通过肾小管排泄，在肾功能严重不全时属于禁忌，所以多发性骨髓瘤患者应特别注意，在临床实践中建议进行增强 MRI。DWI-MRI 无须造影剂，是常用的检查。

1. MM 累及骨髓的 MRI 分型

现已报道 MM 骨髓浸润的 MRI 类型有 5 种：①正常骨髓表现型；②局部病灶累及型（阳性病灶被定义为病灶的一个径线＞5 mm）；③弥漫性浸润病变型；④复合型，同时弥漫和局灶浸润；⑤斑点状或"椒盐"样型，此型具有不均匀弥散性浸润和脂肪岛散在分布特点。低肿瘤负荷常常表现为正常 MRI 影像，但是高肿瘤负荷常常是弥漫 T_1 低信号、T_2 高信号改变。症状性 MM 患者 MRI 异常表现中有 18% ~ 50% 为局灶累及型，25% ~ 43% 为弥漫性浸润型，1% ~ 5% 为椒盐型。Durie-Salmon 分期仅应用了病灶数目作为分期标准，弥漫性和椒盐样模式没有归入其中。

2. MRI 与 X 线、CT、PET-CT 的比较

MRI 在检测 MM 骨病方面比 X 线敏感得多。与 WBXR 相比，MRI 在多个部位能检测到更多的局灶病灶，但 WBXR 在检测肋骨、长骨方面比 MRI 更有优势。两者在检测头颅、肩部差异不大。MRI 在检测局灶和溶骨病变比 WBXR 更敏感，骨盆、脊柱尤其是腰椎更有优势，但是检测肋骨病灶中没有优势。虽然 MRI 可以在 WBXR 发现溶骨性病灶很早之前就可以检测到骨髓浸润局灶信号，但是 PET-CT、CT 或 WBCT 比 WBXR 能检测到更多的溶骨性病变。WB-MRI 在检测骨病方面优于 WB-CT。WB-MRI 在脊椎、长骨可检测到更多病灶，在颅骨两者类似，但在肋骨方面不如 WB-CT。WB-MRI 虽并不能覆盖所有部位，但它的价值超过了脊柱和骨盆的 MRI。

MRI 优于 WBXR 和 CT 其他之处：①可分辨骨髓瘤和正常骨髓，可以帮助鉴别骨髓瘤和良性脊椎骨折，这对仅具有单节段脊椎骨折而没有其他 CRAB 表现和溶骨性破坏的 MM 患者的诊断十分重要。②MRI 可准确反映脊髓和神经根受压情况，预测是否需要手术或放疗。③MRI 可以准确发现骨髓瘤软组织浸润和髓外浆细胞瘤。④MRI 可更好帮助评估软组织淀粉样物质沉积。

⑤不分泌和寡分泌 MM 患者的肿瘤负荷由 MRI 进行评估。

根据最新的 IMWG 指南，MRI 是检测 MM 骨髓累及的金标准（推荐级别 A）。MRI 检测的是骨髓累及而不是骨质破坏。脊柱和盆腔 MRI（推荐级别 B）大约能够检测 90% 的局灶破坏，因此可用于没有 WB-MRI 的医疗机构中。骨骼疼痛，尤其是中轴骨疼痛，MRI 是检测脊髓是否受压的标准检查（推荐级别 A）。MRI 在评估骨髓瘤静止期由骨质疏松引起的脊椎压缩骨折尤为推荐（推荐级别 B）。

3. MRI 的预后价值

60% 的 MM 治疗后局部病灶在 MRI 上显示好转的患者，其预后更好。在完全缓解后疾病进展的患者中，MRI 显示 26% 的患者出现新发病灶，28% 的患者出现增大的病灶，15% 的患者两种情况都有。有研究表明，MRI 上显示 > 7 个局部病灶的患者，其 3 年总生存率为 73%，而 0 ~ 7 个局部病灶的患者为 86%，弥漫性病变型的患者为 81%。

MRI 骨髓浸润模式在新诊断症状性 MM 患者中具有预后意义。在传统化疗时代，Moulopoulos 等发表了新诊断具有 MRI 弥漫性病变的 MM 患者的中位生存期为 24 个月，而局灶性病变、混合型病变和正常表现者的中位生存期分别为 51 个月、52 个月和 56 个月。这可能是由于弥漫性 MRI 病变与血管生成增加、疾病进展有关，弥漫性病变者生存期差于其他 MRI 病变模式的患者。然而，联合弥漫性 MRI 病变、ISS Ⅲ期和高危细胞遗传学改变可以区分出一类预后非常差的患者，他们的中位生存期仅为 21 个月，3 年 OS 率仅为 35%。

4. MRI 和抗骨髓瘤治疗反应

MRI 病变模式转换与治疗反应有关，Moulopoulos 等首次报道，完全缓解时其以前表现为异常的骨髓完全恢复，而部分缓解为弥漫性病变模式转变为混合或局灶模式。由于持续存在不变化的病灶，MRI 常常出现假阳性结果，这是 MRI 的缺点。因此，PET-CT 在监测疾病复发方面比 MRI 更佳，PET-CT 具有比 MRI 监测病灶改变更快的反应，提示治疗后 PET-CT 恢复正常可提供比 MRI 更多的完全缓解的信息。

5. MRI 在诊断 SMM 和无症状骨髓瘤中的价值

WBXR 发现溶骨性病变是诊断症状性骨髓瘤的标准之一，研究表明在 WBXR 中显示至少 1 个溶骨性病变的患者，TTP 为 10 个月。然而在 WBXR 正常的患者中采用 MRI 检测，可发现 20% ~ 50% 的患者有异常信号，这类患者进展的风险高。Moulopoulos 等报道，伴和不伴异常 MRI 信号异常的 SMM 患者，其中位治疗时间分别是 16 个月和 43 个月。Hillengass 在多因素分析中，经过与其他危险因素如骨髓浆细胞比例、血清及尿 M 蛋白水平、正常类型免疫球蛋白受到抑制等进行调整后，> 1 个 MRI 病灶是预后不良因素，MRI 弥漫性病变模式与高危及进展呈正相关。

一个重要的问题是具有 2 个或以上的小病灶（< 5 mm）的 SMM 是否应该诊断为症状性骨髓瘤并开始治疗。Heidelberg 等分析了 SMM 患者进展为症状性骨髓瘤前的至少 2 次 WB-MRI 资料。MRI-PD 的定义为：①出现新病灶；②已有的病灶直径增大；③发现新发或者进展为弥漫性病损模式。第 2 次 MRI 在首次 MRI 后 3 ~ 6 个月进行。约 50% 的患者可根据 MRI 检测结果判断为进展，40% 的患者是根据 CRAB 标准判断为进展。在一个多因素分析中，MRI-PD 是一个独立的预测进展因素，即使在最初的 MRI 中有局灶性病变，MRI 所显示的病灶稳定则不是进展的高危因素。

6. MRI 在意义未明的单克隆丙种球蛋白血症（MGUS）中的价值

MUGS 是没有溶骨性病变的，然而，MGUS 患者较正常人有更高的骨质疏松和椎体骨折的概率。在一个 37 例 MGUS 或 SMM 的研究中，MRI 异常信号的发生率是 20%，经过 30 个月随访发现这些患者较 MRI 信号正常者在更短的时间内转变为症状性骨髓瘤。进展为症状性骨髓瘤的独立预后因素包括病灶数目和 M 蛋白数值。

7. MRI 在孤立性骨浆细胞瘤（solitary plasmacytoma of the bone，SPB）的价值

SPB 的诊断包括孤立性骨损害，活检证实损害部位浆细胞浸润，但骨髓活检或穿刺无克隆性浆细胞，且没有 CRAB 表现。尽管精准放疗可以根治局部病灶，进展为 MM 是由于未发现的隐匿性病变的生长，大部分患者仍然发展为 MM。

MRI 目前已是诊断多发性骨髓瘤的主要影像学手段之一，不采用增强 MRI，DWI-MRI 完全可以满足临床需求。治疗前后 MRI 的变化可以作为治疗效果的观测方法之一。

根据目前有限的经验，多发性骨髓瘤患者没有合并股骨头坏死的病例，而股骨头坏死患者几乎从不患多发性骨髓瘤。所以两者这种有趣的不并存的现象需要进一步研究。

（四）PET–CT

1. PET-CT 检测 MM 的骨病变

FDG-PET-CT 是功能性影像检查，能够发现高代谢活性的髓外和髓内病灶（PET）和溶骨性病变（CT）。研究显示，PET-CT 相比 WBXR 在检测溶骨性病变方面更敏感。PET-CT 有更高的检出率，这对 SMM 的患者十分重要。有资料报道，PET-CT 阳性患者的中位进展时间（time to progression，TTP）为 1.1 年，而 PET-CT 阴性的患者为 4.5 年。PET-CT 阳性患者 2 年可能进展率为 58%，如高代谢联合检测潜在的溶骨性病变，2 年进展率会更高（87%）。另一个研究报道，PET-CT 阳性和阴性的 SMM 的中位 TTP 分别是 21 个月和 60 个月。这两个研究的结果为 IMWG 诊断标准的修订提供了依据，PET-CT 检测溶骨性病变成为症状性 MM 的诊断标准之一。PET-CT 与 MRI 在检测局灶病灶方面的能力相同，但 MRI 在检测弥漫性病变更有优势。

2. PET-CT 对评估 MM 治疗后完全缓解（CR）的价值

PET-CT 对初诊和复发时的 MM 患者检测髓外病变十分有用。PET-CT 阴性是 CR 患者独立的预后良好的因素，其 PFS 和 OS 更长。PET-CT 阳性患者的中位 PFS 是 50 个月，而 PET-CT 阴性患者则是 90 个月。PET-CT 可提供更准确的 CR 定义，已被建议加入 CR 诊断标准。

3. PET-CT 的预后意义

PET-CT 是随访 MM 患者最好的影像学方法。PET-CT 的价值，无论在诊断还是在 MM 治疗后都是独立的预后因素。患者在诱导治疗后和维持治疗前进行 PET-CT 和 WB-MRI 检查。在诊断时两种检查结果均为阳性的患者占 90%。而在诱导治疗后和维持治疗前，持续 MRI 阳性的患者比 PET-CT 阳性的患者比例更高（分别为 93% 和 55%，83% 和 21%），这可能是由于治疗后代谢活性减低在 PET-CT 得到反映而 MRI 则不能显示。诱导后和维持治疗前，PET-CT 阴性是 PFS 良好的预测因素，而 MRI 阴性不是。需要指出的是，PET-CT 缺乏标准化和 SUV 阳性阈值尚有争议是其不足之处。PET-CT 可用于孤立性骨浆细胞瘤的诊断，然而由于 SPB 放疗后 PET-CT 再评估时有一定比例的假阳性，目前尚不清楚 PET-CT 和 MRI 哪个更好。PET-CT 在不分泌和寡分泌骨髓瘤患者中可检测到活性病灶。PET-CT 最大的缺点是费用高昂，在许多中心和国家缺乏可行性，对其他病因引起炎症会导致假阳性结果。

目前，国内 PET-CT 已在大医院普及，往往不是首选，但在 MM 随访及评估疗效时常需使用。全身骨扫描主要反映的成骨改变，骨髓瘤成骨受抑制，所以常是阴性结果或无浓聚，故不建议选择。

四、MM 骨病的治疗

（一）药物治疗

双膦酸盐（bisphosphonates，BPs）是治疗 MM 骨病的主流方法。双膦酸盐为人工合成的焦膦酸盐类似物，可以抵抗膦酸酶诱导的骨溶解。双膦酸盐连接到包含钙的分子上，比如羟基膦灰石，可抑制破骨细胞溶骨作用。破骨细胞引起的骨质吸收可暴露羟基膦灰石，而双膦酸盐连接到羟基膦灰石暴露的分子后，使溶骨性病灶内双膦酸盐浓度升高。双膦酸盐也可以影响肿瘤生长的微环境，可能有直接抗肿瘤活性。其机制包括骨髓基质细胞减少 IL-6 分泌，和减少活性 γ/δT 细胞的扩增。双膦酸盐应用的目标是减少 MM 骨病相关事件（SREs）。

根据最新的 IMWG 指南，双膦酸盐应该在需要治疗的具有伴（级别 A）或不伴（级别 B）传统影像技术可显示的溶骨性病变，以及存在由 MM 引起的骨质疏松（级别 A）或骨量减少（级别 C）的 MM 患者中推荐应用。

双膦酸盐治疗应严格按照推荐剂量用药，以减少和延迟骨骼相关事件（SREs）的发生。静注 Bps 是最佳选择（A 级推荐）。但是口服用药仍然是无法规律住院或者住家护理患者的选择。BPs 应该用药 12～24 个月，然后由医生判断是否停用。由于可能出现颌骨坏死（ONJ）和延长治疗时间，唑来膦酸（zoledronic acid，ZOL）或帕米膦酸（pamidronate，PAM）应在达到 CR 或 VGPR 的患者 1～2 年后停药（D 级推荐，小组共识）。

（二）不良反应

尽管 MM 患者对双膦酸盐治疗耐受性较好，但应警惕其不良反应（adverse events，AEs）。常见的 AEs 有低钙血症、低膦血症、胃肠道反应（口服药物）、注射部位炎症反应和注射后急性期反应。肾功能受损和下颌骨坏死是较少发生却是十分严重的 AEs。

1. 低钙血症

在 MM 患者中的症状性低钙血症发生率远远低于实体肿瘤，大多表现为轻症或无症状。但是低钙症状可通过口服钙和维生素 D_3 进行预防。约 60% 的 MM 患者存在维生素 D 缺乏或不足，应口服补充钙（600 mg/ 天）和维生素 D_3（400 IU/ 天）。在维生素 D 缺乏的患者中，骨重构活动增强。MM 患者需要补充钙和维生素 D。肾功能不全的患者补充钙要慎重。

2. 肾功能受损

双膦酸盐对肾功能的影响具有剂量依赖和输注速度依赖效应。血药浓度影响肾功能，剂量越大、滴注速度越快，对肾功能损伤越大。唑来膦酸和帕米膦酸均与急性肾损伤或血清肌酐升高有关。肾功能不全的患者每次用药前都应计算肌酐清除率。目前的指南推荐，对于既往有肾损害的患者，静脉给药时应减少唑来膦酸和氯膦酸的剂量，当静注唑来膦酸和氯膦酸时，肌酐清除率 30 ~ 60 mL/min 的患者应该减量用药。不推荐用于严重肾功能不全的患者。肾功能发生恶化者停止用唑来膦酸或帕米膦酸，直到患者的血清肌酐恢复基线的 10% 以内时，才可重新使用。

3. 颌骨坏死

颌骨坏死（osteonecrosis of the jaw，ONJ）主要是下颌骨坏死，是由静脉注射双膦酸盐引起的少见严重不良反应，表现为口腔部位的骨外露，发生率 2% ~ 10% 不等。该药应用时间越长，口腔骨骼累积发生 ONJ 的概率越高。发生 ONJ 的主要危险因素之一是侵入性牙科手术操作。其他危险因素包括口腔卫生不洁、高龄、骨髓瘤病程长。约一半患者的 ONJ 损伤将会恢复，约半数患者再重新开始用双膦酸盐时会再次发生 ONJ。患者在用双膦酸盐前应进行口腔检查，并注意口腔卫生（级别 C 推荐，小组共识）。所有牙科问题都应该在开始双膦酸盐治疗前解决（级别 C，小组共识）。开始双膦酸盐治疗后，应避免侵入性牙科手术，每年至少进行 1 次口腔健康检查（级别 C）。患者的口腔健康应该由内科医生和口腔科医生随诊（级别 D，小组共识），口腔问题应该保守处理（级别 C）。假如侵入性牙科手术是必要的，双膦酸盐应该延迟用药（级别 D）。建议口腔手术前后共 180 天应避免用双膦酸盐（拔牙、植牙和下颌手术等手术前后 90 天，小组共识）。常规口腔治疗如根管治疗不需要停止双膦酸盐用药。一旦发生 ONJ 应停止双膦酸盐直到愈合（级别 C）。合理的预防措施可以使 ONJ 的发生率降低 75%。口腔手术后预防性抗感染治疗可以预防 ONJ 发生。根据 ONJ 不同分期进行处理：Ⅰ期（无症状骨外露，无软组织感染）可采用抗菌漱口水漱口等保守治疗；Ⅱ期（骨外露，软组织肿胀、疼痛和软组织感染）需要细菌培养指导下的长期、维持性抗菌治疗，止痛和不定期的小范围清创；Ⅲ期（病理性骨折，伴有骨骼外露或无法用抗生素控制的软组织感染）需要Ⅱ期的治疗措施以及手术清创减少坏死骨面积。当 ONJ 发生后，应停用双膦酸盐直到骨愈合（图 14-5-3）。

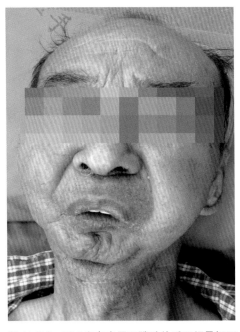

图 14-5-3　MM 患者应用双膦酸盐后下颌骨坏死

（三）未来的药物

RANKL/RANK 通路调节：靶向破骨细胞。

RANKL 拮抗剂：MM 动物模型证明 RANKL 拮抗剂能预防 MM 骨质破坏。重组 RANK-Fc 蛋白引起的 RANKL 抑制，不仅减少 MM 诱导的溶骨，也可以显著降低肿瘤负荷。重组 OPG 在动物模型中实验得到了类似的结果。这些数据为 RANKL 抑制物临床试验提供了依据。

地诺单抗（国内称为地舒单抗）：是一种对 RANKL 特异性高亲和力的全人源化单抗，它可以抑制 RANKL-RANK 相互作用，模拟内源性 OPG 效应。地诺单抗被证实具有抑制骨质吸收的作用。现在已经开始应用于骨髓瘤患者的治疗。

Wnt 通路调节因子：帮助成骨细胞。

DKK-1 拮抗剂：在 MM 患者中，DDK-1 在成骨细胞失活中起着重要的作用。MM 可产生可溶性 Wnt 抑制因子抑制了成骨细胞活性，DDK-1 血清水平与局灶骨损害程度正相关。血清 DKK-1 不仅在初诊症状性 MM 中升高，在复发 MM 中也同样升高，并且与疾病晚期和溶骨性病变出现正相关。

硬化蛋白拮抗剂：硬化蛋白是另一个 Wnt 抑制剂，骨细胞常常表达硬化蛋白，它可以抑制成骨细胞骨形成和诱导成熟成骨细胞凋亡。硬化蛋白缺陷可导致罕见的骨硬化病，如硬化性骨化病。

五、抗骨髓瘤药物

（一）硼替佐米

硼替佐米具有抗骨髓瘤作用，也可降低复发和难治 MM 患者循环血液中 RANKL 浓度，可削弱破骨细胞功能，减少骨质吸收。硼替佐米可提高成骨细胞活性，体外和体内均可促进骨质形成。硼替佐米联合唑来膦酸，可以增加首次复发 MM 患者的骨密度，甚至使用了地塞米松也是如此。然而，当硼替佐米与美法仑或沙利度胺（VMDT 方案）等药物联用时，似乎硼替佐米就丧失了对成骨细胞的作用。在自体造血干细胞移植后的低骨髓瘤负荷患者中，硼替佐米、沙利度胺、地塞米松联用的巩固治疗，也无法产生有效的骨代谢效应。说明硼替佐米不仅具有抗肿瘤效应，还有刺激成骨细胞分化、提高成骨细胞的功能，可以促进骨质形成、增加骨密度（BMD），至少在治疗有效的患者中如此。

（二）免疫调节剂

免疫调节剂（IMiDs），比如沙利度胺、来那度胺和泊马度胺，是治疗初发、复发和难治 MM 非常有效的药物。IMiDs 也影响骨髓微环境和恶性浆细胞之间的相互作用，改善 MM 骨髓代谢。

沙利度胺体外几乎完全阻断 RANKL 诱导的破骨细胞形成。来那度胺也抑制破骨细胞形成。它通过靶向 PU.1，一个破骨细胞形成的关键转录因子，下调组织蛋白酶 K。下调造血祖细胞内的 PU.1 导致破骨细胞前体细胞向粒细胞方向分化。泊马度胺类似沙利度胺，可阻断 RANKL 诱导的破骨细胞生成。泊马度胺下调转录因子 PU.1，使破骨细胞前体细胞向粒细胞而不是破骨细胞分化，从而起到抑制破骨细胞形成。

六、放疗

放疗使 MM 患者疼痛缓解，减少镇痛药的使用，恢复骨骼再骨化，减少神经系统症状，改善运动功能和提高生活质量。当治疗目的是缓解疼痛而不是治疗或预防病理性骨折时，总放疗剂量应该限制，放射野需要严格定位。推荐单次剂量为 8 ~ 10 Gy 分割照射，单次分割放疗较多次分割放疗更受欢迎。

姑息性放疗也是一种选择，已被证明可减轻高达 90% 的患者的疼痛。然而，这些治疗作用是延迟的，通常发生在开始放疗后的 10 ~ 14 天，取决于放射的部位和程度，可能会损害为未来或目前治疗的骨髓储备。放疗对骨强度的影响也是有限的，且增加了椎体塌陷和神经压迫的风险。

在临床实践中，需要放疗或手术的骨髓瘤病变，有时需要放疗科医生和外科医生共同制订治疗方案和放疗或手术先后次序，多学科合作评估患者获益。

七、康复和运动

运动对患者的生活质量和身体功能有积极意义。有资料报道，运动对于 MM 患者是安全的，是可以接受的。与正常人群相比，新诊断的多发性骨髓瘤患者通常具有较低的身体功能，特别是对于患有骨病和骨折的患者。有研究表明，即使是老年患者和 MBD 患者，在诊断前后进行个体化体育锻炼也是可行和安全的。因此提倡在保证安全的情况下积极鼓励患者主动活动，不建议长期卧床，尽量生活自理，提高生活质量。

作为骨肿瘤科医生，掌握 MBD 诊疗的基本知识，了解新进展，对正确处理此类临床问题很有帮助。低剂量全身 CT 优于常规骨骼检查，更先进的功能成像技术，如 DWI-MRI 和 PET-CT 在 MBD 的评估和监测中也越来越重要。双膦酸盐一直在 MBD 的治疗中发挥着关键作用，地诺单抗已经逐渐用于临床，特别是在肾损伤患者中。放疗用于无法控制的疼痛、潜在骨折和治疗潜在或有症状的脊髓压迫病变。谨慎的运动方案是安全可行的，可能改善 MM 患者全身状况。外科治疗尚处于起步阶段，我国在这方面处于较高水平，相关内容单独讲述。

第六节　骨病的外科治疗

大约 80% 的骨髓瘤患者在诊断时有溶骨性病变、骨质疏松或骨折，可能导致活动受限，死亡率增加。MM 最常累及的是脊柱，其他常见的部位包括长骨（肱骨和股骨近端）、颅骨、胸廓和骨盆。脊柱受累与严重疼痛、残疾、肺功能障碍和临床结果差有关。脊柱受累通常表现为椎体压缩骨折，使重心向前移动，随着重心向前移动，相邻椎体的压应力增加，进一步发生椎体压缩性骨折的风险增加，产生更大的弯矩，脊柱前柱的压力更大，周围的肌肉和韧带也受到张应力和压应力，这可能是 MM 疼痛的来源之一，表现为进行性后凸。骨髓瘤患者与脊柱后凸相关的压缩性骨折的后果可能是严重的，包括腹腔内容物受压和肺容量下降。

现在多发性骨髓瘤治疗的最新进展延长了患者的寿命，越来越重视患者的长期支持治疗和生活质量。手术仍然是治疗骨髓瘤骨病和骨相关疼痛的主要手段，微创手术成为更多 MM 脊柱骨折患者可行的治疗选择。椎体压缩骨折对骨髓瘤患者预后的影响还没有完全明确。多发性骨髓瘤合并脊柱骨折的患者生活质量差，但是否影响 OS 还需要进一步研究。

突然发生的病理骨折导致疼痛和功能障碍是患者到骨科就诊首要原因。较少出现的是胸痛，包括胸骨疼痛，这可能与肋骨损伤或骨折有关，但更重要的是胸痛与胸骨压力有关。人体的直立姿势是由脊柱和胸骨来维持的，脊柱椎体压缩骨折降低了脊柱结构支撑身体的功能，使胸骨承受的压力加大，加之胸骨也常是 MM 骨质破坏的部位，所以胸骨骨折风险加大。胸骨是最后支撑姿势的结构，其骨折导致急性后凸以及胸骨疼痛加剧。所以骨髓瘤患者的胸痛应提醒医生有可能发生了胸骨骨折，这反过来促使医生对脊柱进行全面评估，以稳定和强化椎体，从而避免更复杂临床问题。

（一）手术在骨髓瘤骨病治疗中的作用

除了脊柱外，国外很少有研究评价骨髓瘤患者的骨科手术。一般来说，负重骨骨髓瘤的外科治疗与骨转移癌的治疗相似。传统的预防骨折的概念同样适用于骨髓瘤患者。可用于骨转移疾病的标准外科技术有内固定（如钢板和螺钉、髓内钉内固定），包括假体在内的重建技术，以及骨水泥增强术等。骨科手术的目的是恢复骨骼完整性，恢复肢体及关节运动功能，维持患者的日常活动状态。

与转移癌相比，骨髓瘤在负重骨中往往产生更广泛的弥漫性病变。由于髋臼和股骨近端浸润，骨髓瘤患者经常在髋部出现大量的溶骨性病变、弥漫性骨质疏松和病理性骨折。因此常需要更积极的手术方法解决病理骨折或即将发生的骨折的病变，以预防骨折的风险。对于病理性股骨头颈骨折患者，髋关节置换术优于内固定。对于转子下骨折，需要髓内钉、钢板和螺钉固定。股骨近端广泛破坏的患者可以考虑选择股骨近端置换术。Papagelopoulos 等报道，全髋关节置换术对髋臼和股骨近端有广泛病变的骨髓瘤患者是有效的，这些骨髓瘤患者不能使用标准的内固定技术，需要根据病情灵活处理。微创技术也在进一步探索中。在一项小型研究中，CT 引导下经皮的髋臼成形术可以减轻疼痛并恢复负重活动。虽然发展微创侵入性技术可能使更多的骨髓瘤患者有条件接受有益的骨科手术，但相对于侵入性的手术，其疗效需要进一步地研究。

椎体溶骨病变的治疗取决于多种因素，如神经功能和患者的一般情况、病变位置、病灶数量、病变的脊柱节段、椎管的浸润程度及疼痛严重程度等。椎体塌陷传统治疗方法包括卧床休息、止痛剂和佩戴支具。对于单发节段的脊柱病变，可以考虑 PKP。但大多数骨髓瘤患者有多灶性疾病，因此需要考虑是否进行脊柱内固定椎管减压术。

由于 MM 患者高龄和共存病的因素，许多患者不适合进行开放手术，其恢复时间更长，发病率和死亡率增高。微创手术可减轻压缩性骨折引起的疼痛并恢复椎体稳定性。根据患者的临床情况，这些微创手术可以与化疗或放疗同时或接续使用。

（二）椎体微创手术

微创手术在骨髓瘤骨病治疗中发挥着越来越重要的作用。脊柱是骨髓瘤最常累及的部位，微创手术可有效地缓解与椎体压缩骨折相关的疼痛。目前 PVP 和 PKP 已经广泛开展，这可能对疼痛、残疾、生活质量甚至降低死亡率产生有利的影响。

1. 椎体成形术

椎体成形术（percutaneous vertebroplasty，PVP）可以减轻 MM 椎体压缩性骨折患者的疼痛，增强骨强度，但临床上仅仅 PKP 或 PVP 而不注重内科治疗，疼痛缓解程度不大，持续时间短，很快疼痛再度出现。PVP 不会恢复椎体高度和纠正脊柱畸形，骨水泥渗漏率高（30% ~ 60%），骨水泥是被迫封闭在椎体坍塌的空间内。渗漏通常没有相关的临床症状，但骨水泥渗漏造成神经压迫可能会出现神经功能障碍。

2. 椎体后凸成形术

椎体后凸成形术（percutaneous kyphoplasty，PKP）是椎体成形术的改良，目前临床上最常用。患有急性新鲜或陈旧性骨折的骨髓瘤患者均可以进行椎体成形术或后凸成形术，但对于那些有机械疼痛的患者（例如，疼痛主要发生在直立位置，如站立或行走，而在躺卧时疼痛减轻）疼痛缓解可能最佳。

一般来说，T3 ~ L5 水平节段骨折应考虑 PKP 和 PVP。对于经验丰富的手术者，节段水平还要高，直到颈椎也是安全和有效的。在骨髓瘤患者中，椎体增强骶髂区域的效果目前尚不清楚。不同水平的多节段增强通常是必要的，特别是在骨髓瘤患者。然而，一次干预治疗的椎体数量应该限制在 3 或 4 个，因为肺部并发症的风险随着椎体数量的增加而增加。在一些骨髓瘤患者中，高达 16 个节段 PKP 已经在不同的疗程或阶段成功治疗。压缩骨折附近未受影响的椎骨的进行椎体增强可能是必要的，特别是在胸腰椎后凸骨折的情况下，或位于两个骨折椎体之间的椎体。

选择椎体成形术还是后凸成形术由骨科医生决定，后凸成形术的优点是提供椎体高度恢复的可能性，且骨水泥渗漏率较低。然而，椎体成形术可能比后凸成形术更适合稳定的椎体，或轻度、终板骨折移位程度最低的椎体。同样，使用骨水泥的类型、数量和操作路径（如单侧或双侧、经椎弓根或椎弓根外）则根据病情需要决定。

3. PVP 和 PKP 的禁忌证

绝对禁忌证：全身或局部麻醉的禁忌证；出血障碍；部位感染；与椎体塌陷无关的疼痛；脊髓压迫；严重心肺功能不全；对手术相关药物或造影剂过敏。

相对禁忌证：T3 以上病变；年龄小于 40 岁；技术上不可行（扁平椎）；伴有椎管内浆细胞瘤肿块的骨折；椎体后缘骨块。

4. PKP 和 PVP 术前注意问题

（1）评估：在 PKP 和 PVP 之前，需要进行疼痛评估，以确定疼痛的严重程度，并确认骨折是真正的疼痛来源。其他原因引起的疼痛，如神经根疼痛、神经功能障碍疼痛、椎间盘源性疼痛和退行性疼痛，可能与压缩性骨折疼痛并存，或者仅仅与压缩骨折并存，PKP 和 PVP 对这类的疼痛可能无效或疗效不明显。所以近期（最好 1~2 周内）的术前 MRI，包括短 T_1、反转恢复（STIR）成像是必不可少的，以确定是否存在脊髓压迫和骨髓水肿。还应评估其他治疗方法是否有效，如放疗、双膦酸盐和止痛剂。应评估病情以确定是否需要抗骨髓瘤治疗。

（2）与骨质疏松性骨折不同点：PKP 和 PVP 治疗 MM 椎体压缩性骨折能够有效缓解疼痛，但并不能恢复椎体前缘高度，这与骨质疏松症椎体压缩性骨折不同。其主要并发症是骨水泥渗漏。MM 患者较骨质疏松患者在接受 PKP 后更易出现骨水泥渗漏，渗漏部位主要为椎管内，这是因为 MM 患者胸椎及腰椎较骨质疏松患者破坏严重，当溶骨性破坏未累及骨皮质，骨形态变化不明显；随着 MM 进展，逐渐出现骨皮质受累，骨小梁变稀，骨皮质穿凿样破坏。MM 的椎体周缘皮质骨破坏更严重，因此 MM 椎体周缘皮质骨破坏是 PKP 术后骨水泥渗漏率高的主要因素。所以对于 MM 患者 PKP 手术前应常规行 CT 三维重建及 MRI 检查，评估患椎椎体周缘破坏情况，尤其是椎体后缘的完整性，椎体周缘破坏严重者适当更换手术方式，手术操作中需更加注意，球囊扩张压力不要太大，尽量延长骨水泥注入时间，减少骨水泥注入量。手术前后的内科规律化疗可明显降低手术风险，减少手术并发症的发生。虽然 PKP 可以改善生活质量，减少肺部感染的发生率，但对 OS 影响不大。

（3）骨科临床中的遇到的实际问题：PKP 或 PVP 适于 MM 脊柱的病理性骨折，椎管内未见明显肿瘤占位，无神经症状且椎体后缘完整，能够获得较好的治疗效果。有些患者虽然已经存在椎体病理骨折，但经过常规化疗后腰背痛明显减轻或消失，往往不需要行 PKP 和 PVP 手术。

椎管内存在占位性病变、椎体后壁完整性已经破坏，PKP 和 PVP 有加重脊髓及神经根损害的危险，也使骨水泥渗漏至椎管内的危险大增，不建议使用 PKP 和 PVP。

目前 PKP 和 PVP 国内已经广泛开展，甚至推广至县级医院，但如何正确鉴别骨质疏松性骨折与 MM 压缩骨折未引起重视；术中同时取活检未列入常规；PKP 术后再骨折或再疼痛或效果不佳时常考虑到骨质疏松而不疑诊 MM；当患者合并血沉增快、C 反应蛋白升高、肾功能不全时未考虑到 MM 的可能；在 PKP 和 PVP 时出血汹涌只是认为遇到了椎体内血管而不疑诊 MM 等。实际上，上述情况均应高度疑似 MM。作为骨科医生，仅仅热衷于掌握一种操作而不了解相关知识往往很不够。

5. PKP 和 PVP 的时机

对椎体压缩性骨折和严重疼痛或椎体变形进展风险高的患者，尤其对那些脊柱和胸骨支撑功能不全者，应及早行 PKP 或 PVP。早期治疗可迅速缓解疼痛，恢复椎体高度和稳定性，从而阻止再骨折和序贯发生的进行性畸形。比较早期或延迟后凸成形术结果的试验正在进行中。对于疼痛程度较轻和脊椎损伤的患者，可以考虑进行镇痛治疗、双膦酸盐、全身治疗和其他支持措施，必要时再进行手术。

6. 并发症及预防

最常见的并发症是骨水泥外渗，通常无症状，但有时会产生局部和全身影响，包括肺和神经功能损伤。PVP 和 PKP 比骨质疏松有更高的渗漏率，也可能与现在使用的骨水泥黏性有关，黏性越低的骨水泥越易渗漏，越易穿过骨皮质缺损处。后凸成形术时，将骨水泥直接注射到气囊压实所形成的椎体腔内，因此，更高的黏度是可行的，可以降低渗漏率。所以开发更适合

MM 新的骨水泥可能是一个方向。

其他的并发症包括脊髓压迫、神经根病、气胸、腹膜后血肿和局部或全身感染。一项 meta 分析表明，椎体成形术和后凸成形术后这些事件的发生率同样低，但心肌梗死的发生率后凸成形术后明显高于椎体成形术（后凸成形术为 0.5%，椎体成形术为 0.005%）。此外，在透视导航期间，应采取预防措施控制外科医生和患者的辐射暴露。建议在 PKP/PVP 后进行物理康复治疗，应在康复治疗师的指导下进行，包括有氧运动和恢复日常活动。

（三）开放手术

目前开放手术临床更常用，基本操作与其他脊柱转移肿瘤并无不同。

1. 脊柱开放手术

根据脊柱病灶的部位、大小和手术目的等选择不同的手术方式。手术入路有前路、后路和前后路联合入路，手术包括切除肿瘤、减压、脊柱重建和内固定。脊柱重建方式分为后路、前路与前后路联合重建。内固定物包括钛板、椎弓根钉内固定系统、侧块螺钉内固定系统等，重建植入物包括人工椎体、钛网、骨水泥和异体骨等，需根据患者的具体情况合理选择。推荐内固定使用钛质材料，因为不会影响后续的 MRI 检查。填充物使用骨水泥，因为骨水泥除易塑形外还有杀灭肿瘤细胞的作用。开放手术可以使骨内压降低且使用面团期的骨水泥可有效的降低肺栓塞危险；建议不采用自体骨植骨的办法，因为很可能被破坏吸收。手术以重建脊柱的稳定性和解除压迫症状为主要目的，扩大的甚至是根治性的切除对 MM 来说是不必要的，根据具体需要选择重建方法。

2. 四肢长骨病理性骨折

手术治疗四肢长骨病理性骨折疗效确切，能有效地缓解疼痛、恢复骨连续性、有利于恢复肢体功能，提高生活质量。手术包括病灶切除或刮除，缺损处填充骨水泥，再根据不同的部位选择内固定方式，可应用螺钉、钛板或髓内钉或带锁髓内钉。股骨颈病理骨折行肿瘤切除人工股骨头置换术；股骨粗隆部及股骨干骨破坏，应强调卧床的重要性并及时手术，以预防病理骨折的发生；已发生病理骨折的下肢长骨病变，应积极完善术前准备，先用石膏或皮牵引临时固定，尽快手术；对于上肢病理骨折，原则也应尽快手术，但由于不负重，所以根据情况决定固定方式，推荐首选内固定手术，因为只有手术才能切除肿瘤、重建骨连续性，外固定由于不能除去病变，化疗和放疗并不能治疗病理性骨折。

3. 骨盆病变

髂骨、坐骨及耻骨部的骨髓瘤病灶，如不影响骨盆环的完整性可仅行病变切除或刮除、骨水泥填充，不需要进行内固定重建。如果切除病变后影响骨盆环完整，有可能出现不稳定，则需重建其连续性。一般选择钛板螺钉和骨水泥填充。骶骨骨髓瘤可以造成顽固性疼痛、二便障碍等，应积极手术治疗。根据病灶累及范围行骶骨部分或全骶骨切除术，重建与否及方式的选择也根据病情需要决定。

第七节　多发性骨髓瘤其他靶器官损害

多发性骨髓瘤症状复杂，涉及很多器官，称为靶器官损害，临床上在外科治疗骨病的同时，必须兼顾其他靶器官损害。

一、肾功能损害

肾损害是症状性 MM 的特征性事件 CRAB 中的 R，也是 MM 最常见的并发症。少部分患者以严重急性肾损害为首要症状就诊，必须及时诊断和治疗。据报道，20% ~ 50% 的患者为轻度至中度 MM 肾损害。早诊断和早治疗可避免、推迟或减少肾损害的发生。中度肾功能损害通常随着抗骨髓瘤治疗得到改善，但肾损害在 MM 疾病进展时可能加重或重新发生。

关于 MM 肾损害程度，2016 年 IMWG 所推荐的急性肾损害分级标准（acute kidney injury network，AKIN）分为危险、损伤、衰竭、功能丧失和终末期肾损害（risk，injury，failure，loss，and end-stage kidney disease，RIFLE），其诊断标准已经广泛应用。

（一）发病机制

MM 相关的肾损害是单克隆游离轻链（FLCs）对肾脏结构破坏作用的结果，病变部位主要在肾小管，少部分在肾小球系膜，还有极少部分在肾小管和血管基底膜。高钙血症、脱水、感染、肾毒性药物和造影剂可能会加重或导致肾损害。

在临床工作中，脊髓及神经根减压手术后常规应用脱水治疗，但对于骨髓瘤患者则应慎重，如果合并肾损害则属禁忌。即使没有肾损害，也尽可能不用脱水治疗，或者剂量减半，即 20% 甘露醇 125 mL，每 8 h 或 12 h 一次。手术中则注意血容量充足，否则有术后出现急性肾衰竭的危险。

在骨科治疗中，非甾体抗炎药常用于对症止痛，但对于骨髓瘤患者应特别慎重，最好不用，因为有造成或加重肾功能损害的可能，尤其是已经出现肾功能不全的患者，应禁忌使用此类药物。

不管 CT 还是 MRI，造影剂的使用均属禁忌，尤其是碘离子造影剂，所以如果是骨髓瘤患者，一定不要开具增强 CT 或增强 MRI。临床上对于疑似 MM 患者，应先进行血液学等其他检查，不要贸然进行增强 CT 或增强 MRI。如果由于各种原因已经进行了增强 CT 或增强 MRI 后才诊断 MM，应请肾内科和血液科共同评估肾功能，如有肾损害要进行相应的治疗。

FLCs 引起的肾损害可以分为两种类型：①游离轻链引起非晶体非淀粉样物质沉积，常见的病理类型为管型肾病、范可尼综合征（Fanconi 综合征）或单克隆免疫球蛋白沉积病；②游离轻链在淀粉样变性形成的纤维样沉积。管型肾病是最常见的肾损害类型，大量循环的单克隆 FLCs 通过肾小球滤过并与 Tamm-Horsfall 糖蛋白（尿调节蛋白）结合，从而形成聚集体和管型，阻塞远端肾小管，导致远端肾小管梗阻、肾小管上皮细胞坏死、间质炎症和纤维化。获得性成人范可尼综合征影响近端肾小管和肾脏重吸收，导致不同程度的葡萄糖尿、氨基酸尿、低尿酸血症、低磷血症和碳酸氢离子的丢失。这些变化大多无症状，但碳酸氢离子的丢失可能会导致肾小管酸中毒和长期低血磷所致的佝偻症。在范可尼综合征中，FLCs 的沉积，其结构是无序或常是破碎的颗粒状沉积，多是 kappa 轻链型，不与 Tamm-Horsfall 糖蛋白结合。这也解释了为什么管型肾病和范可尼综合征很少会并存。在淀粉样变性中，结构上有组织（原纤维性 β- 折叠片）的轻链淀粉样蛋白主要以原纤维形式沉积在肾小球系膜中。

（二）诊断

检测肾功能、单克隆成分、血清和尿液中的电解质对 MM 肾损害的诊断是必要的。应检测血清免疫球蛋白、白蛋白、β_2 微球蛋白和血清游离轻链；测定血、尿蛋白电泳及 24 h 尿蛋白。对于新诊断的 MM 及低尿蛋白排泄者应进行血、尿免疫固定电泳检测。尿蛋白电泳常是检测肾小球或者肾小管损害的一种方法。当有肾小管损害（管型肾病）时，血清游离轻链（FLCs）通过肾小球滤过，多数 FLCs 通过尿液排出。这些大量滤过的 FLCs 在蛋白电泳曲线的 γ 区出现一个大的峰值；尿液免疫固定电泳和 FLCs 检测呈现为 κ 或 λ 轻链。如果为肾小球损害（淀粉样变性），白蛋白主导电泳曲线，并出现一个大的、宽基底的波峰。淀粉样变性的患者通常只有很少的轻链分泌，对于肾损害的确定诊断，肾活检必不可少。

（三）治疗

急性肾功能不全是急症，必须尽一切努力迅速恢复肾功能。对症治疗应包括补液、碱化尿液、治疗高钙血症，必要时进行透析。立即开始有效的抗骨髓瘤治疗，快速减少致病性轻链最为重要。基于硼替佐米联合方案在逆转肾功能损害中发挥重要作用。硼替佐米可改善肾小管受损引起的肾小管内和肾小管周围的炎症。硼替佐米和新一代的蛋白酶体抑制剂，如卡非佐米、伊莎佐米的清除不通过肾脏，无需根据肾功能进行剂量调整。

沙利度胺和泊马度胺不通过肾脏清除，肾功能不全的患者中无需剂量调整。沙利度胺联合高剂量的类固醇方案治疗时，应充分注意低血钾症毒性（可能是由高剂量的糖皮质激素所致），在新诊断的 MM 治疗后，50% ~ 75% 肾功能恢复，复发和难治 MM 患者中接近 60% 的肾功能恢复。

来那度胺通过肾脏排泄，在肾功能不全 MM 患者中需要进行剂量调整。泊马度胺的清除并不依赖于肾功能，它在肾功能不全患者中的潜在作用目前已在多个试验中进行了评估。伊莎佐米同样也不通过肾脏代谢，在肾功能不全的患者中也无需进行剂量调整，而且在 eGFR > 30 mL/min 的患者中使用是安全的。血浆置换可以迅速除去病理性轻链，但是并不能改善患者预后。

与其他转移癌或骨肿瘤相比，MM 患者的肾脏储备功能不佳，在 MM 外科手术时，由于短时间内大量出血或血容量不足诱发急性肾衰竭是外科急症，所以术前更应注意补足血容量和术中及时补血补液，备好中心静脉插管或动脉插管，以备需要时在短时间内补血补液。和麻醉科医生充分沟通，做好准备是避免此类事件的关键。

另一个问题是不要限制患者液体入量，不要限水，碱化尿液和大量补液可以尽快排除轻链，恢复肾小管功能。这与肾内科肾功不全限制液体入量有所不同。

二、贫血

多发性骨髓瘤引起的贫血是指 Hb < 10 g/dL 或低于正常值下限 2 g/dL，这是骨髓瘤的定义性事件中的 A，是骨髓瘤常见的并发症，也是骨髓瘤治疗最常见的严重的不良反应之一。根据疾病的不同阶段、患者的年龄、肾功能以及抗肿瘤治疗，高达 85% 的患者可出现贫血，并且其发生率可能在复发、难治或进展和接受 ASCT 的患者中更高。

（一）发病机制

多发性骨髓瘤贫血的发病机制是多因素的，主要是炎性细胞因子（TNF-α，IL-1，IL-6，干扰素 -γ）的产生增加导致肾功能和促红细胞生成素产生受损，红系前体细胞对促红细胞生成素的反应敏感性下降，铁供应障碍和红细胞过早凋亡，化疗或放疗所致骨髓抑制等。当疾病进展时，骨髓瘤细胞通过 Fas-L 和肿瘤细胞坏死凋亡诱导配体（TRAIL）的交互作用直接作用于红细胞前体细胞使其凋亡也可导致贫血。

（二）治疗

治疗选择包括促红细胞生成素（erythropoiesis-stimulating agents，ESA）或红细胞输血（red blood cell transfusions，RBCT）。RBCT 有下列危险：血栓栓塞并发症、血型不相容引起的输血反应、输血相关的紫癜、因受血者免疫抑制而导致的感染风险增加以及极少见的移植物抗宿主病和传染病。因此，输血只是在 Hb < 8 g/dL 或只有在严重贫血症状的患者需要快速改善症状时才应用。

ESA 可使 60% ~ 75% 的 MM 贫血患者 Hb 水平增加 ≥ 2 g/dL，可改善患者生活质量，减少输血。ESAs 也会出现一些不良反应，比如增加血栓栓塞风险，高血压以及在适应证之外应用时死亡率会增加。治疗应在 Hb 水平 ≤ 10 g/dL 时开始。Hb 目标水平不应超过 12 g/dL，如果患者在 6 ~ 8 周内 Hb 水平维持在 10 ~ 12 g/dL 或 Hb 增加 > 2 g/dL，为防止 ESAs 不良反应治疗应暂停使用。

外科治疗需要特别注意患者术前 1 ~ 3 天的 Hb 水平，最好是每周进行复查，注意变化情况，与其他肿瘤相比，备血很重要，因为患者骨髓造血能力较差。

三、感染

感染是 MM 的主要症状之一，甚至是首诊原因，也是 MM 第二大最常见的死因，仅次于 MM 进展。感染致死率总体高达 42%，其中第一年占 22%。MGUS 患者的感染风险为普通人的两倍。不同治疗的阶段感染类型不同，开始细菌感染占上风，随之其发病率下降，病毒感染略有增加。真菌感染通常只在大剂量地塞米松治疗或异体移植后的患者中出现。流感嗜血杆菌、肺炎链球菌、革兰氏阴性杆菌和病毒（流感和带状疱疹）是 MM 患者中最常见的致病原。带状疱疹是 MM 最常见的病毒感染。在 MM 感染中约 40% 为侵袭性较弱的病毒感染，如鼻病毒或副流感病毒，通常是自限性的，但也可导致症状甚至死亡。这些病毒往往会扩散到下呼吸道，造成免疫抑制，并引起其他细菌、极少数真菌或其他病菌的继发感染。休眠病毒（其中单纯疱疹和带状疱疹约占 90%，CMV 约占 60%，EBV 约占 40%）在抗骨髓瘤治疗和疾病本身对免疫抑制时可能会重新激活。其他风险因素包括骨髓瘤未控制、高龄、合并症、低通气、长期卧床、RBCTs 和留置导管等。

症状不明确的感染容易被忽视。发热是潜在感染的症状。对于突然出现虚弱、盗汗、腹泻或呼吸道症状者，必须进行相应的检查。病毒的检测应包括单纯疱疹、带状疱疹病毒、流感、CMV、EBV、腺病毒和 RSV 等病毒。目前传统的细菌检测仍然依赖于对从各种可疑感染组织标本和血液培养的结果。所有使用蛋白酶体抑制剂的患者应进行抗病毒预防治疗和部分患者的抗菌预防治疗。

国内一般不接种疫苗，国外建议患者在骨髓瘤的前驱期即 MGUS 阶段或疾病得到明显控制时应该接种疫苗。此外，建议接种肺炎链球菌、流感嗜血杆菌和乙型肝炎疫苗。骨髓瘤患者疫苗接种的免疫反应常受损。所有接受蛋白酶体抑制剂治疗和接受自体或异体干细胞移植治疗的患者应强制使用阿昔洛韦、更昔洛韦、泛昔洛韦或类似药物，在积极的抗骨髓瘤治疗期间进行预防性治疗。

抗生素预防措施适用于老年（通常在 75 岁以上）、频繁发作细菌感染史以及有严重骨髓抑制治疗的患者。一般来说，抗生素预防治疗应限于控制不佳的骨髓瘤患者中。如果怀疑有细菌感染和活动性疾病，即使在诊断结果出来之前应迅速采取措施并开始抗生素治疗。

肺部感染是 MM 手术后最常见并发症。切口感染罕见，虽然有资料报道过有切口感染，但笔者却没有发生过。所以术前应特别注意患者咳嗽练习、及早下床活动、术后尽量拔除气管插管。术前肺功能评估及必要时使用抗生素预防。需要特别注意的是患者佩戴口罩、病房通风和个人卫生。

四、周围神经病变

周围神经病变（peripheral neuropathy，PN）是 MM 常见的并发症，在应用沙利度胺或硼替佐米方案治疗的患者中更为常见。大约 20% 的患者在开始骨髓瘤治疗之前就出现 PN 相关症状。

（一）病理生理学

多发性骨髓瘤神经病变的病理机制各不相同，取决于 PN 的病因。沙利度胺、硼替佐米和其他化疗药物会诱发神经轴突病变，影响髓鞘和施万细胞。在骨髓瘤患者中，伴有淀粉样变性（AL），髓鞘内沉积的淀粉样游离轻链（FLCs）可损害神经元功能。

（二）临床表现

PN 相关症状主要是对称性的，包括感觉障碍、感觉运动或运动障碍症状，如感觉异常、麻木、烧灼感、无力或眶周麻木。治疗中出现周围神经病症状通常是对称的，首先影响远端肢体，双足或下肢麻木疼痛最常见，沙利度胺和硼替佐米诱导的 PN 之间存在差异。沙利度胺诱导的

PNP 是累积性的、剂量依赖性的，通常是永久性的，以感觉运动性症状为主。硼替佐米诱导的 PNP 虽然也会影响小神经纤维，停药后改善甚至完全消失。

患者的自我评估很重要。电生理测试（肌电图，EMG）可能有助于确定 PN 是治疗性引起的还是骨髓瘤相关的，因为后者主要是脱髓鞘病变，而治疗性的 PN 主要是轴索病变。

（三）治疗

告知患者 PN 的风险，出现新症状及时告知医生。治疗目的是防止出现或减轻神经病变的症状。是否减少化疗剂量或终止治疗取决于 PN 的严重程度。硼替佐米应在所有患者中每周皮下注射给药。

对症治疗方案是次要的选择。常用的药物有阿片类、肌肉松弛剂、钙拮抗剂、抗惊厥剂、抗抑郁剂，以及利多卡因、辣椒素乳膏或膏药、神经营养药物等。

MM 脊髓压迫症和 PN 同时存在，或者其中之一为主。单纯 MM 脊髓压迫（颈胸节段脊髓）所致下肢感觉运动障碍会出现相应平面感觉障碍、运动障碍、腱反射亢进、病理征阳性、肌张力增高等表现，单纯 PN 则为对称性袜套样改变，不会出现运动障碍、腱反射亢进、肌张力增高。但如果患者 MRI 有明确的脊髓压迫病变，但病理征阴性、腱反射降低、肌张力下降等难以解释的现象，多可能同时存在 PN，这种情况下手术减压后肢体功能恢复不佳甚至不能恢复。还有的经化疗后硬膜外肿瘤消失，脊髓压迫已经解除，但功能仍没有改善或恢复，症状未改善。所以术前一定要鉴别并预测预后，与患者充分沟通手术的获益情况。

五、出凝血障碍

MM 患者的凝血系统受到多种疾病相关和治疗相关因素的影响，导致患者出血和血栓并发症的发生。明显的出血较少见，静脉血栓栓塞（venous thromboembolism，VTE）也可见到。在非抗凝情况下，免疫调节剂与地塞米松或其他化疗药物联合使用时，VTE 发生率可增高，动脉血栓形成（心肌梗死、短暂性缺血发作、缺血性脑卒中和心绞痛）的风险也会增加。

M 蛋白（尤其是在高黏度状态下）、凝血因子、血小板和血管之间的相互作用能够干扰生理性止血的过程，可能导致出血。血栓栓塞并发症风险的增加也与副蛋白和血小板的相互作用有关，后者导致血小板黏附和聚集增强。纤维蛋白原纤维增加，Ⅷ和 von Willebrand 因子表达增加和蛋白质 C 抗性的发生，这些促凝血机制均被认为与 MM 的 VTE 风险升高有关。其他危险因素如高龄、制动、感染、手术、疾病进展、既往 VTE 病史、心血管疾病、肾功能不全、糖尿病、肥胖症和遗传性血栓性疾病等在 MM 也很常见，治疗相关因素包括使用免疫调节剂、大剂量地塞米松、蒽环类药物、红细胞生成刺激因子等。

临床上大出血的处理由于多种机制参与而常常具有挑战性。当患者主要病因为高黏滞血症时，血浆置换是非常有效的治疗方法。也可同时进行血细胞去除治疗，而红细胞输注（RBCTs）则应尽可能地延迟，以避免进一步增加血液黏稠度。随着早期诊断和有效治疗方法的应用，高黏滞血症的发病已相对少见。出血的治疗选择取决于其潜在的病理机制，如果缺乏特定的凝血因子，应考虑替代治疗，严重出血患者可考虑补充活化的重组因子Ⅶ（rFⅦa）。

　　所有应用免疫调节剂治疗时都应进行 VTE 预防性治疗。对于 VTE 风险较低的患者，建议在抗骨髓瘤治疗的最初 30 天内应用阿司匹林（100 mg/ 天）预防治疗。对于那些在确诊 MM 之前已经接受抗凝治疗的患者来说，只要是合适的抗凝药物，就应该继续使用。对于有一个以上相关高危 VTE 风险的患者，建议使用低分子量肝素（LMWH）或香豆素预防性治疗。

　　外科手术前需要关注血小板及凝血四项，血栓弹力图检查对判断凝血功能很有帮助。高凝状态需要常规抗凝治疗，对已经形成静脉血栓又必须进行手术者，请血管科放置静脉滤器以预防肺栓塞，术后继续抗凝，在手术 3 个月后病情稳定后再将滤器取除。血小板计数正常不一定术中不出血，遇到术中出血不止时，输血、止血药物使用、局部压迫、加快手术进程是重要措施，所幸这种情况并不常遇到，但一旦遇到则惊心动魄，所以骨髓瘤手术一定术前进行仔细评估并做好各项准备。抗肿瘤治疗可以改善凝血功能，这也是 MM 术前尽可能内科治疗的原因之一。

　　血小板低于 8 万又必须手术者可以术前 1 天补充血小板 1μ，术中可以再补充 1μ，术后备 1μ。

第八节　其他浆细胞病

　　多发性骨髓瘤的变异型有浆细胞白血病、骨孤立性浆细胞瘤、髓外浆细胞瘤、冒烟型骨髓瘤、不分泌型骨髓瘤、POEMS、双克隆及三克隆性骨髓瘤。这些变异型骨髓瘤在临床表现、诊断、治疗及预后方面又与典型多发性骨髓瘤有所不同。

一、浆细胞白血病

　　浆细胞白血病是 MM 的一类特殊亚型。满足以下任意一条即可诊断：①外周血白细胞计数 > 10 000/μL，循环浆细胞至少为 2000/μL；②外周血白细胞计数 < 10 000/μL，浆细胞 > 20%。原发性浆细胞白血病无 MM 病史，起病即表现为急性浆细胞白血病；继发性浆细胞白血病是有 MM 病史，最终进展为浆细胞白血病。

　　由于与 MM 有完全不同的遗传学背景，在临床进程、中位生存期、治疗反应等方面也有差异。因此，浆细胞白血病是一组高危患者群体，是 MM 的一类独特亚型。原发性浆细胞白血病在确诊时已表现出一系列的不良生物学和预后因素。原发性浆细胞白血病的临床表现比 MM 更具侵袭性，更易出现髓外受累、贫血、血小板减少、高钙血症、β_2 微球蛋白和乳酸脱氢酶升高和肾功能衰竭等。在一组极高危 MM 患者中，继发性浆细胞白血病占 14.3%，而在非极高危骨髓瘤中，无继发性浆细胞白血病。

（一）浆细胞白血病的生物学特征

　　浆细胞白血病细胞增殖指数高，尽管肿瘤溶解综合征在多发性骨髓瘤中并不常见，但却是浆细胞白血病患者诱导治疗的常见并发症。有资料报道，原发性浆细胞白血病患者（1.2%）的平均生存期为 14 个月，继发性浆细胞白血病为 6.8 个月，表明该疾病具有高危特性。

浆细胞白血病是一类多种克隆并存的疾病。FISH 检测浆细胞白血病非整倍体克隆占 75%。此外，15% 的患者有两种或多种浆细胞克隆。浆细胞白血病患者中的非整倍体克隆有别于 MGUS。

浆细胞白血病发生机制的一种假说为黏附分子受体的缺失，黏附分子受体将浆细胞结合于骨髓基质，并阻止其进入血液循环。所有 CD56 阴性的恶性浆细胞发展至白血病期占 40%，而 CD56 阳性者只有 15%。CD56 缺失或弱表达是浆细胞白血病一个特征的假设得到支持。其他研究也报道了浆细胞白血病的异常表达谱，特别强调了 CD40 的表达降低。浆细胞白血病常见的核型遗传异常主要表现为染色体缺失和免疫球蛋白重链重排。大多数浆细胞白血病患者在诊断时存在 10 种染色体异常。一种假说认为染色体异常如 17p13⁻ 和 1p⁻ 的积累触发了某些浆细胞白血病的髓外生长特征。有报道浆细胞白血病其中 1/3 表达 CD56、CD71 和 CD117。黏附分子如 CD11A/ CD18 或 CD56 的表达受损可以解释浆细胞在外周血中的扩散。

（二）浆细胞白血病的遗传学特点

浆细胞白血病的遗传学研究发展迅速。利用等位基因特异性扩增，在 54.5% 的骨髓瘤患者和 50% 的原发浆细胞白血病患者中发现 NRAS 和 KRAS 突变，这些突变在惰性多发性骨髓瘤中罕见。KRAS 突变比 NRAS 突变更常见，二倍体核型被认为是原发浆细胞白血病预后不良的部分原因。在继发性浆细胞白血病中，71% 的患者伴有染色体异常，其中 13q14 缺失占 78%，17p13 缺失占 43%。这种遗传改变的发生率高于 MM。

原发性浆细胞白血病比继发性浆细胞白血病发病早 10 年（55 岁 vs. 65 岁），中位生存期分别为 11.1 个月和 1.3 个月；两种类型的白血病均存在 14q32 易位（82% 和 87%）；在原发浆细胞白血病中，IgH 易位包含 11q13，而在继发性浆细胞白血病中，发现多种染色体异常。两者均表现出 -17p 的高发生率（在原发性和继发性浆细胞白血病中分别为 56% 和 83%），NRAS 和 KRAS 突变频率越高，生存期越短。Del（13q）、t（4；14）、1q21 扩增和 Del（1p21）在浆细胞白血病中更为常见，而伴有 t（4；14）和 Del（1p21）患者总生存期较短。

二、髓外浆细胞瘤

髓外浆细胞瘤（extramedullary plasmacytoma，EMP）是指浆细胞瘤原发于骨髓和骨骼之外的其他部位。髓外浆细胞瘤约占全部浆细胞肿瘤的 4%。中位发病年龄为 55 岁，较 MM 年轻，且有约 30% 的患者年龄＜ 50 岁，男女比为 2：1。

（一）孤立性浆细胞瘤

孤立性浆细胞瘤在病理学上与多发性骨髓瘤无法区分，无论是在骨［骨孤立性浆细胞瘤（litary plasmacytoma of bone，SPB）］，还是在软组织［孤立性（EMP）］。两者均为少见疾病，在所有浆细胞肿瘤中所占比例不到 5%。

1. 孤立性 EMP

孤立性 EMP 是一种少见的浆细胞病，由浆细胞软组织肿瘤构成。EMP 可能起源于许多解剖部位，虽然 90% 以上表现在头部或颈部，其发病率约占所有浆细胞恶性肿瘤的 3%。男性比女性更常见（2∶1）。临床表现取决于受累部位和器官。好发部位在上呼吸道，患者常表现为鼻塞或流涕、鼻出血、声音嘶哑或咯血等症状。浆细胞瘤发生部位可出现疼痛及压痛。EMP 可发生于任何器官，包括胃肠道、大脑、甲状腺、乳房、睾丸或淋巴结。免疫球蛋白以 IgA 为主。发现髓外部位有浆细胞增殖并排除 MM 可以诊断。

孤立性 EMP 发展为多发性骨髓瘤者罕见，转化为浆细胞白血病者更属罕见，至今仅有个例报道。本病一般不伴有单克隆免疫球蛋白增多，但当发生广泛播散或发展为多发性骨髓瘤时，血和尿中可出现异常增多的单克隆免疫球蛋白或轻链。

诊断标准：①组织活检证实是浆细胞瘤；②肿瘤发生于骨骼、骨髓之外的组织器官；③骨髓象正常，骨骼经 X 线和（或）MRI 检查正常。EMP 对放疗敏感，放疗首选，放疗包括 40 ~ 50 Gy，持续 4 ~ 5 周。由于高达 25% 的头颈部 EMP 患者有淋巴结受累，可以考虑对局部淋巴结进行放疗。发生在上呼吸道的 EMP 比发生在头颈部的 EMP 预后好。累及邻近骨关节为不良因素，高达 15% 的病例出现局部复发，包括淋巴结受累。进展为 MM 不常见，发生率为 8% ~ 23%。局部放疗或手术切除后局部放疗是髓外浆细胞瘤的最佳治疗措施，可使大部分患者得到治愈。

本病的预后优于骨孤立性浆细胞瘤，更优于多发性骨髓瘤。早期病变经放疗和（或）手术切除可能根治。局部治疗后复发或发生广泛扩散大多出现在第一个 5 年内，60% ~ 70% 的患者存活 10 年以上。其中原发于上呼吸道的局限性 EMP 预后较好，而发生于其他部位的巨大 EMP 易发生扩散，预后相对较差。

外科治疗疗效肯定，完全切除加放疗，不适宜手术部位可单纯放疗。临床上常是发现肿块手术后病理证实为浆细胞瘤，如果切除边界不够，则应加上放疗并定期血液科随访。

2. 骨孤立性浆细胞瘤

原发于骨骼的、单个孤立的浆细胞瘤称为孤立性浆细胞瘤。SPB 是一种少见的恶性浆细胞病，发病年龄较多发性骨髓瘤小，虽然多数患者骨年龄 > 50 岁，但部分患者年龄 < 50 岁，个别患者年龄为 20 ~ 30 岁。

临床表现以局部骨骼肿物伴有疼痛为特征。最常受侵犯的部位是脊椎骨骼，不仅椎体受累，而且椎弓根也常受破坏引发神经根症状。其他好发部位依次是骨盆、股骨、肱骨、肋骨，而颅骨受侵罕见。在 X 线影像上病变多呈"多孔状"或"肥皂泡状"溶骨性病变，病理性骨折可发生在受损骨骼部位。除孤立的受累骨骼外，其他骨骼无病变，骨髓象和血象正常。仅 10% ~ 20% 的骨孤立性浆细胞瘤患者伴有血和尿中单克隆免疫球蛋白或轻链增多，大多数患者无单克隆免疫球蛋白或其多肽链亚单位（轻链）增多，也无贫血、高钙血症、高黏滞综合征、肾功能损害等症状。

诊断 SPB 的标准：①在 X 线、MRI 影像上呈现单个溶骨性肿瘤；②肿瘤组织活检证实为浆细胞瘤；③多部位骨髓穿刺为正常骨髓象；④一般不伴有单克隆免疫球蛋白增多，若有增多，则应随孤立性浆细胞瘤的根治（放疗或手术切除加放疗）而消失。必须符合上述四项方可诊断为骨孤立性浆细胞瘤。

治疗以局部放疗为首选。总放射量不低于 40 Gy，一般为 50 Gy。如果病变易于切除，则手术切除后局部放疗效果更佳。当脊椎骨受损发生压缩性骨折时，尤其并发神经系统损害可能导致截瘫时，可行病椎切除、钛网骨水泥植入、椎弓根螺钉内固定术，术后予以局部放疗，多可获得满意效果。对于肿瘤＞5 cm的高危患者，在局部放疗后应给予联合化疗，联合化疗方案与多发性骨髓瘤相同，部分病例可以治愈。

SPB预后优于MM，逊于孤立性EMP。本病可进展为MM，一般在3～5年内发生，但部分患者可迟至10余年，甚至20余年后方发展为MM。原发病变在脊柱者易向MM进展，发生率可达60%以上。原发病变在四肢骨骼者，相对较少向MM转化，发生率为25%～30%。进展为MM后，其临床表现、治疗措施及预后与MM相同。

（二）多发性骨髓瘤合并软组织浆细胞瘤

MM的特点是浆细胞增殖，对骨髓微环境有很强的依赖性。MM患者出现软组织浆细胞瘤成为该病最显著的特征。这些软组织肿块有两种不同的来源：①通过破坏骨皮质从骨骼破坏处直接生长，与骨相连（图14-8-1）。②通过血行播散，与骨骼无关。

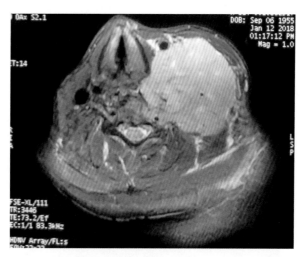

图 14-8-1　MM 合并髓外浆细胞瘤（巨大的髓外肿块与骨相连）

骨髓瘤髓外扩散的机制尚不清楚；有些假说：①黏附分子表达降低；②细胞因子受体低表达；③血管生成增加。血行播散和通过溶骨破坏直接生长的病理生理机制可能不同。与骨相连的浆细胞瘤比，与骨不相连的浆细胞瘤恶性程度更高，更难以治疗。

1. 发生率

国内资料报道，7%～17%的MM病例在首诊时MM伴EMP，6%～20%的病例则是在治疗过程中出现。有报道尸检中发现高达70%的MM患者有骨外受累。Pasmantier等根据尸检的结果提出了三阶段分期：Ⅰ期或骨内期，疾病局限于骨髓或骨；Ⅱ期或骨旁期，肿瘤团块起源于骨；Ⅲ期或骨外期，血行播散引起。然而，MM髓外病变的认识并不统一。一些学者认为EMD仅由血行播散引起，而另一些学者认为也包括直接起源于骨骼的软组织肿块。

关于MM髓外受累发生率的数据仅是观察性的。由骨破坏所致的浆细胞瘤在MM确诊时的发生率为7%～34%，复发时为6%～34%，两者相似。然而，由血行播散所致的EMD发生率在确诊时为2%～5%，复发时上升为5%～10%。值得注意的是，约50%新诊断的MM

就存在 EMP 的患者在复发时也易发展为 EMP。异基因干细胞移植后髓外受累报道的发生率为20% ~ 37%，接受减低剂量预处理的异基因移植患者发生髓外复发的概率更高。有关自体造血干细胞移植（ASCT）后髓外受累报道的发生率为 9% ~ 24%。自体或异体移植后髓外浆细胞瘤发生率不同的原因尚不清楚。有研究表明，接受新药治疗的患者复发后软组织浸润的发生率增高。可能是应用新药更好地控制了原发肿瘤，延长了生存期，使复发和进展时 EMP 的发生风险增高。

　　起源于骨骼的浆细胞瘤最常累及的部位是椎骨、肋骨、胸骨、颅骨和骨盆。血行性或转移性播散可包括：①单发或多发富于血管的红紫色皮下大结节（图 14-8-2）；②位于任何器官的多发小结节，尤其是皮肤、肝脏、胸部或肾脏；③胸膜；④淋巴结；⑤中枢神经系统。皮肤是确诊时最常累及的部位（图 14-8-3），肝、胸膜和中枢神经系统是复发时最常见的部位。

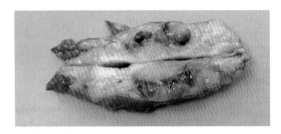

图 14-8-2　皮肤浆细胞瘤切面呈紫红色结节

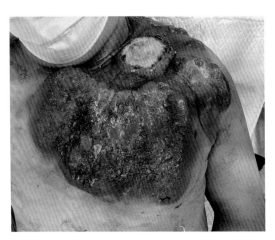

图 14-8-3　MM 合并皮肤浆细胞瘤

　　2. MM 髓外浆细胞瘤的特征

　　源于血行播散的髓外浆细胞通常表现为原始浆细胞表型，而起源于局灶性骨破坏的髓外浆细胞通常为浆细胞表型。CD56 在髓外浆细胞中的表达趋于下调。但需要更多的数据来明确CD56 在髓外骨髓瘤进展中的作用。17p 缺失和 GEP- 定义的高危 MM 在髓外浸润患者中更常见。

　　3. 浆细胞瘤的评估

　　有些浆细胞瘤肿块可触及，可通过体格检查进行评估。MRI 适用于怀疑脊髓或神经根受压的患者，当怀疑中枢神经受累时也必须行 MRI 检查。对于怀疑软组织侵犯的患者，PET-CT 是最有效的全身检查技术。在下列情况下需要做 PET-CT：临床上怀疑有软组织侵犯者；高危患者，如血清乳酸脱氢酶（LDH）高、既往有浆细胞瘤的患者出现复发；疗效评估。按照 IMWG 标准，CR 为浆细胞瘤消失，PR 为浆细胞瘤减小大于或等于 50%。进展的定义是治疗后消失的浆细胞瘤再次复发，出现新的软组织侵犯或原有浆细胞瘤增加至少 25%。在基线和随访评估中应使用相同的成像技术进行比较。

4. 预后

MM 的任何时期出现髓外受累都预示预后较差。即使在新药物时代，髓外血行播散患者的 PFS 和 OS 也极差。复发时，伴有髓外病变的患者生存率低于无髓外浆细胞瘤的患者。与骨来源的浆细胞瘤患者相比，血行播散患者的生存期明显缩短。

5. 治疗

在前期治疗中，烷化剂特别是大剂量的美法仑（马法兰）对骨来源的浆细胞瘤患者有益，而对血行播散的患者疗效不明确。硼替佐米对伴有骨旁软组织肿块的患者有效，其对血行播散的疗效缺少证据。其他蛋白酶体抑制剂，如卡非佐米或伊沙佐米的疗效尚不清楚。免疫调节剂的疗效有限，因此，沙利度胺对骨髓瘤的髓外侵犯无效。多发性骨髓瘤合并软组织浆细胞瘤是多发性骨髓瘤的治疗难题之一，即使大剂量化疗其生存期也较不伴髓外的 MM 短，放疗也不敏感，目前缺乏有效的治疗手段。

外科手术可以尝试对 EMP 进行切除，对于缓解症状、减小肿瘤负荷有益处，但是否延长生存期有待研究。

6. 神经系统并发症

椎体浆细胞瘤所致的脊髓压迫是最常见的神经并发症，发生率高达 10%。临床表现为背痛和下肢瘫痪，可能在数小时或数天内发生。瘫痪通常与感觉平面异常相伴。这种并发症往往突然发生，有时发生在治疗过程中，或者以截瘫首诊，需要立即行颈椎、胸椎、腰椎 MRI 检查。腰椎受累可引起马尾综合征，表现为腰神经根疼痛及下肢无力。截瘫者应立即开始大剂量地塞米松治疗，负荷剂量为 100 mg，然后每 6 小时 25 mg，随后逐步减量，甲强龙冲击疗法也可以应用。脱水药物不建议使用或慎用，手术肿瘤切除神经减压有一定疗效。腰椎马尾神经根减压手术效果肯定，可迅速缓解症状。

尽管颅骨经常受累，但颅内浆细胞瘤是罕见的。骨髓瘤颅骨侵犯偶尔可导致硬膜下浆细胞瘤，直接累及软脑膜，或发展为脑浆细胞瘤。与骨结构无关的脑实质浆细胞瘤极为罕见。骨髓瘤累及颅底，可扩展至眼眶，引起眼眶疼痛、眼球突出和复视。当怀疑眼眶受累时，应行眼眶部位 CT 或 MRI 影像学检查，以免遗漏潜在的病变。

软脑膜或中枢神经系统受累发生率约为 1%。常见的临床表现为头痛、下肢瘫痪和颅神经麻痹。脑脊液（CSF）表现为蛋白水平升高，骨髓瘤 M 蛋白免疫固定电泳阳性，浆细胞通常呈浆母细胞形态。MRI 示软脑膜弥漫性高信号。累及软脑膜可导致痉挛性瘫痪。MRI 提示矢状窦旁脑膜肿瘤。CNS 受累与不良预后相关，如高危细胞遗传学、浆细胞白血病、血清 LDH 水平高和其他部位髓外浆细胞瘤。该病的预后仍极差，中位生存期不到 3 个月。应用甲氨蝶呤、氢化可的松和阿糖胞苷鞘内注射以及颅脑放疗治疗骨髓瘤 CNS 受累效果不佳，局部联合全身治疗可改善预后。

（三）冒烟型骨髓瘤

冒烟型骨髓瘤（smoldering myeloma）是有症状多发性骨髓瘤前期，可以理解为病情进展缓慢而且没有靶器官损害（CRAB）的多发性骨髓瘤。

冒烟型骨髓瘤的诊断标准：①骨髓中浆细胞（骨髓瘤细胞）占 10% ~ 30%；②M 成分水平升高有限（IgG > 35 g/L 但 < 70 g/L，IgA > 20 g/L 但 < 50 g/L）；③无溶骨性损害；④无贫血、肾功能损害、高钙血症。WHO 对冒烟型骨髓瘤的诊断标准：①骨髓中浆细胞占 10% ~ 30%；②M 成分达到多发性骨髓瘤诊断水平；③除上述 2 项外，余同 MGUS。WHO 对冒烟型骨髓瘤的诊断标准，实质上是指符合多发性骨髓瘤最低诊断标准却没有临床症状的多发性骨髓瘤。

冒烟型骨髓瘤发展为多发性骨髓瘤的中位时间约为 26 个月。短者仅 10 个月左右，长者 61 个月后才发展为症状性骨髓瘤。在临床实践中，通常将有无 MM 相关临床症状和 M 蛋白增长水平作为判断冒烟型骨髓瘤是否发展为 MM 的标准。

（四）不分泌型骨髓瘤

不分泌型骨髓瘤（nonsecretory myeloma）是多发性骨髓瘤的一种变异型，比较少见，占多发性骨髓瘤的 1% ~ 3%。不分泌型骨髓瘤可分为 2 种亚型：一种是瘤细胞合成免疫球蛋白的基因发生突变，不能合成免疫球蛋白，称为不合成型；另一种是骨髓瘤细胞分泌功能发生障碍，虽有免疫球蛋白合成，但不能分泌出瘤细胞外，称为合成但不分泌型骨髓瘤。两种亚型的临床表现、治疗及预后相同。

不分泌型骨髓瘤在临床上有骨髓中瘤细胞浸润、贫血、骨痛、病理性骨折、高钙血症、高尿酸血症、易继发感染等表现，与典型的多发性骨髓瘤没有区别，但缺少与单克隆免疫球蛋白增多有关的临床表现，即缺少高黏滞综合征、淀粉样变性、血沉显著加快等临床表现，肾功能损害也较少见。此类骨髓瘤不能查出血和尿中的 M 蛋白，影像学则是检查重要手段。

诊断标准：①骨髓浆细胞 > 15% 且有典型骨髓瘤细胞出现；②多发性溶骨性病变。这两项是诊断不分泌型骨髓瘤必备的条件。虽然患者血和尿中不存在单克隆免疫球蛋白或其轻链，但由于恶变浆细胞对正常多克隆浆细胞和造血干细胞的抑制，故正常免疫球蛋白减少，贫血往往表现明显。

确定不分泌型骨髓瘤后，若有条件应该运用免疫组化方法，即采用抗 κ 轻链和抗 λ 轻链抗体，进一步鉴别其为不合成型还是合成而不分泌型骨髓瘤。前者胞质内无免疫球蛋白存在，后者胞质内有免疫球蛋白存在。透射电子显微镜检查也有帮助，内质网增多、扩张和高尔基（Golgi）复合体极为发达是骨髓瘤细胞的共同特征，内质网内椭圆形小体和高尔基复合体内致密小体的存在与 M 蛋白有关，可资鉴别。

诊断不分泌型骨髓瘤时应注意与骨转移癌鉴别。骨痛、溶骨性病变、贫血、高钙血症、骨髓中瘤细胞的存在，是两者都可能具有的临床特征。鉴别要点：①瘤细胞形态和分布不同，骨转移癌的细胞形态与骨髓瘤细胞不同，转移癌细胞呈团堆状分布，而骨髓瘤细胞呈弥散状分布。②骨转移癌的溶骨性病变多呈不规则形，边界模糊，而多发性骨髓瘤的溶骨性病变常成边界锐利的穿凿样改变。颅骨是多发性骨髓瘤最常侵犯的部位，但并非骨转移癌的好发部位。③免疫组化可以鉴别骨转移癌和骨髓瘤细胞。④骨转移癌原发肿瘤的临床表现与多发性骨髓瘤不同。

不分泌型骨髓瘤的治疗和预后与典型多发性骨髓瘤相同。

（五）双克隆性及多克隆性骨髓瘤

双克隆性骨髓瘤（biclonal myeloma）占全部骨髓瘤的 0.5%～2.5%。双克隆性骨髓瘤、三克隆性骨髓瘤罕见，仅有个例报道。

双克隆既可能来源一株恶变浆细胞，也可能来源于两株恶变浆细胞。因为应用免疫荧光法研究显示，部分患者体内存在两类产生不同免疫球蛋白的细胞群，但应用特异性抗血清研究，另一部分患者又显示同一细胞可对两种特异性抗体反应，表明两种免疫球蛋白来自同一细胞，即证明双克隆免疫球蛋白由同一恶变浆细胞克隆产生。双克隆骨髓瘤的 M 成分组合多为 IgG+IgA，其下依次为 IgG+IgM、IgG+IgG、IgM+IgG、IgM+IgM。双克隆 M 成分的轻链可能相同，也可能不同。双克隆轻链型骨髓瘤也有病例报道。

双克隆性骨髓瘤的诊断依据：①符合多发性骨髓瘤的诊断标准；②证明 M 成分为双克隆性。应用血清蛋白电泳、免疫电泳、血和尿中轻链定量等方法，可以鉴定 M 成分是单克隆还是双克隆。

双克隆性骨髓瘤的治疗及预后与典型多发性骨髓瘤相同。若双克隆 M 成分对化疗的反应相同，表明此双克隆可能来自同一株恶变浆细胞。若两种克隆 M 成分对化疗的反应不同，表明此双克隆可能来自两株不同恶变浆细胞。

第九节　POEMS 综合征

POEMS 综合征，较少被称为骨硬化性骨髓瘤，Takatsuki 综合征或 Crow-Fukase 综合征，是一种由潜在浆细胞失调引起的副肿瘤综合征。1980 年，Bardwick 首次用部分临床特点的首字母缩略词描述此综合征：多发性神经病变，脏器肿大，内分泌障碍，单克隆浆细胞病及皮肤改变（polyneuropathy，organomegaly，endocrinopathy，monoclonal plasma cell disorder，skin changes，POEMS）。还有些其他重要特征未涵盖在 POEMS 缩略词中，包括视神经乳头水肿、血管外容积超载、硬化骨病变、血小板增多症或红细胞增多症（papilledema，extravascular volume overload，sclerotic bone lesions，thrombocytosis or erythrocytosis，P.E.S.T.）、VEGF 水平升高，血栓倾向及肺功能异常。此外，还有一种是 Castleman 变异的 POEMS。

一、发病机制

一种学说认为该病与高水平血管内皮生长因子（VEGF）相关。VEGF 作用于血管内皮细胞，促使血管再生和可逆的血管通透性增高，导致多发性神经病变。VEGF 在此综合征相关细胞中都有表达，如成骨细胞、巨噬细胞、浆细胞等，但以药物例如贝伐单抗抑制 VEGF 则未能证实这一假说，认为 VEGF 通路可能只是非常复杂的细胞因子途径中的一个组成部分。在其余细胞因子中，IL-1b 和 IL-6 可刺激 VEGF 通路，并且发现 IL-12 与疾病活动相关。另一种学说基于 POEMS 综合征中超过95%的浆细胞产生λ轻链，95%的病例中常见的遗传畸变是Vλ1-44*01（75%的病例）和 Vλ-40*01（25% 的病例），已描述了 13 号染色体易位和缺失，但未见超二倍体。

总之，克隆 B 细胞和浆细胞的基因改变产生过量细胞因子，主要是 VEGF，可能触发 POEMS 综合征临床表现的瀑布效应。

二、POEMS 综合征的诊断

POEMS 综合征罕见，诊断 POEMS 综合征相当困难。因此从症状开始到诊断 POEMS 综合征的中位时间跨度达 1 年以上。POEMS 综合征的诊断依靠特定临床和实验室标准，包括详细的病史和骨显像检查、单克隆蛋白测定（血浆和尿 24 h 蛋白免疫固定电泳以及血浆的游离轻链）、VEGF 水平测定、肌电图（EMG）以及骨髓活检。根据定义，所有患者必须具有周围神经病变，通常是脱髓鞘病变以及单克隆浆细胞病。此外，患者必须至少有其他主要标准之一（Castleman 病、硬化性骨病变或 VEGF 升高）和六个次要标准之一（器官肿大、血管外容积超载、内分泌病、皮肤改变、视神经乳头水肿、血小板增多症或红细胞增多症）。

最关键是周围神经症状，呈上升性，对称性，可以影响感觉和运动功能，而且在大部分患者中同时存在疼痛，另外约 95% 的患者具有骨硬化性病变，应与良性骨岛、动脉瘤性骨囊肿、非骨化纤维瘤和纤维发育不良鉴别。对多发性骨髓瘤行骨窗 CT 成像、氟代脱氧葡萄糖（FDG）摄取和全身 CT 扫描检查有助于检测这些病变。至少 1/3 的患者存在视神经乳头水肿，也可观察到皮肤表现包括色素沉着、血管瘤、红细胞增多症、黑细胞增多症、指甲白化、硬皮样变、面部萎缩、潮红或杵状指（肺等呼吸疾病包括肺动脉高压，在未选择的 POEMS 患者占 27%）、限制性肺疾病、神经肌肉性呼吸功能受损。血管外容积超载最常见的表现为周围水肿、胸腔积液、腹水和心包积液也很常见。内分泌病是 POEMS 的一个了解不多的特征，性腺功能减退是最常见的异常，其次是甲状腺异常、糖代谢异常，最后是肾上腺功能不全。大多数患者在 4 个主要内分泌轴（性腺、甲状腺、葡萄糖和肾上腺）中有多种内分泌疾病的证据。

大约 2/3 的 POEMS 综合征患者骨髓中有克隆浆细胞浸润（91% 为克隆性 λ），没有骨髓浸润的患者有一个孤立的或多个浆细胞瘤。骨髓活检显示分别有 54% 和 93% 的病例存在巨核细胞增生和巨核细胞聚集 POEMS 综合征。

POEMS 与多发性骨髓瘤鉴别：①主要症状为神经病变、内分泌功能障碍和容量超负荷；②这些主要症状与骨痛、浆细胞极高的骨髓浸润或肾衰竭无关；③ VEGF 水平高；④骨硬化病变（图 14-9-1）；⑤总生存期更长；⑥主要是 λ 克隆。另外，约 50% 的 POEMS 综合征患者骨髓活检组织病理学具有特征性聚集的淋巴细胞周围环绕浆细胞，有助于与其他浆细胞疾病鉴别。

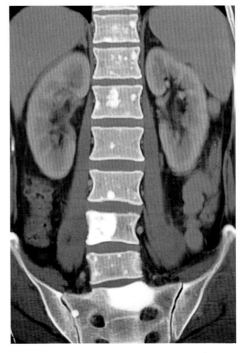

图 14-9-1　POEMS 骨硬化 CT 影像

三、POEMS 治疗

POEMS 治疗分为对潜在的异常 B、浆细胞克隆的治疗和对器官特异性症状的对症治疗。初始骨髓浸润在治疗方法中起着关键作用。骨髓活检中没有克隆浆细胞和孤立的骨损害或显著的硬化浆细胞瘤患者是局部放疗的候选者；病变更广泛的患者是全身治疗的候选者。

（一）无骨髓浸润的局限性 POEMS 综合征的治疗

对局部病变的放疗（通常剂量为 30 ~ 50 Gy）可使 POEMS 综合征症状改善持续 3 ~ 36 个月，且可实现根除异常克隆临床缓解率达 47% ~ 75% 以及血液学缓解率达 45% ~ 50%。

（二）POEMS 综合征伴随广泛骨髓病变的全身治疗

POEMS 综合征的系统疗法借鉴于其他浆细胞疾病（多发性骨髓瘤和 AL 淀粉样变性）并且通常包括高剂量美法仑（140 mg/m² 或 200 mg/m²）后行自体干细胞移植，或美法仑、沙利度胺、硼替佐米或利那度胺与地塞米松的联合治疗。

（三）POEMS 综合征的移植治疗

自体干细胞移植术后与 POEMS 相关的很多症状改善，包括神经病变、视神经乳头水肿和血管外容量超载。患者通常不需要诱导化疗，因为浆细胞负荷通常很低，除非由于供体原因或患者过于虚弱导致不能进行 ASCT，导致移植推迟。

（四）器官特异性症状的综合支持治疗

在临床实践中个体临床症状的处理非常重要，因为放疗、ASCT 和化疗等疗法只有助于降低克隆性浆细胞负荷，不能直接改善临床症状。在给予浆细胞的直接治疗方法后，器官反应可能会延迟数月至数年。内分泌病需要由内分泌学医生密切随访以及激素替代治疗。需要用加巴喷丁和三环类抗抑郁药，如去甲替林、杜洛西汀和普瑞巴林有效控制神经病理性疼痛。然而尽管使用这些药物神经病变也可能会进展，应积极监测患者出现的抑郁症状。建议使用骨科支具（如脚踝和足支具）和理疗以提高活动性和功能性。此外，利尿剂可用于控制血管外容积超载。在一些严重的神经肌肉无力的病例中可能需要持续的气道正压（CPAP）来改善氧合。

由于 POEMS 综合征多存在骨硬化，骨科临床上遇到多发椎体硬化者一定注意询问有无下肢麻木等周围神经病表现。M 蛋白检测至关重要。穿刺活检是确诊重要手段。注意和前列腺癌骨转移鉴别。

第十节　原发性系统性淀粉样变性

淀粉样变性是由错误折叠的蛋白为主要成分在细胞外基质沉积引起的一组疾病。该病由蛋白质 β- 折叠构象的片层纤维结构形成不可溶淀粉样物质沉积于组织间隙。淀粉样物质沉积可见于淀粉样蛋白产生过多，正常蛋白过量产生，也见于老龄化过程中原因不明导致的淀粉样变性，现已经查明，35 多种蛋白质可导致淀粉样变性，根据沉积部位可分为系统性与局限性两类。AL 淀粉样变性是最常见的淀粉样变性。新疗法显著改善了淀粉样变性特别是 AL 淀粉样变性的预后。然而心脏受累的淀粉样变性的治疗仍是治疗挑战，近 1/3 的淀粉样变患者可在诊断后数月内死亡。淀粉样变性的早期诊断是至关重要的。

一、淀粉样纤维

所有淀粉样蛋白沉积物均由直径为 7 ～ 13 nm 的结构相似的蛋白纤维组成，其核心都是由反向平行 β 链（或较少见的平行 β 链）形成的片层结构。淀粉样沉积物中还存在许多次要的非原纤维成分，包括糖胺聚糖和血清淀粉样 P 物质。淀粉样纤维具有高度有序的超微结构，经刚果红染色，可在交叉偏振光下呈现绿色双折射，这是确诊淀粉样物质的组织学金标准。

二、淀粉样变性的临床特征

系统性淀粉样变性的临床症状随受累器官及受损程度不同而多样化。淀粉样变性可累及除了大脑以外所有脏器系统。淀粉样变性的特异性临床表现包括舌肿大、眶周紫癜，但发生率不到 1/3。孤立的眶周紫癜可偶见于其他类型的淀粉样变性。

心脏受累是淀粉样变性死亡和致残的主要原因，AL 淀粉样变性的发生率为 70%。心脏淀粉样变性表现为心力衰竭和射血分数受限，超声心动图表现为限制性心肌病，通常伴有不成比例的右心衰竭迹象（水肿，颈静脉扩张和充血性肝大）；心输出量减低和低血压是晚期疾病的特征。与心脏内淀粉样蛋白沉积程度明显相似的其他类型的心肌病患者相比，AL 型心肌病患者往往症状更明显。

肾脏是 AL 淀粉样变性第二常见的受累脏器，表现为白蛋白尿，多数情况下已发展为肾病综合征。肾功能不全可能一直保持无症状直到非常晚期。15% ～ 20% 的患者肝脏受累。[123]I 标志的血清淀粉样 P 成分（SAP）扫描可用于确诊 10% ～ 20% 无症状肝脏受累患者。肝淀粉样变性虽然不常见，但仍然是疾病早期受累和导致死亡的最常见原因。

轻度神经病变是淀粉样变性的常见临床表现，严重神经病［周围和（或）自主神经］可见于 10% ～ 20% 的患者。淀粉样蛋白周围神经病变主要是轴突依赖性神经病变，大、小神经纤维均可受累。症状早期表现为小纤维介导的冷热感觉的丧失，可伴疼痛。自主神经病在男性的早期表现为阳痿，随后是体位性低血压，早期饱腹感，腹泻或便秘。除淀粉样变性和严重的糖尿病性神经病外，引起进行性感觉运动周围神经病和自主神经病的疾病很少见。孤立性神经病变且无其他器官受累在 AL 淀粉样变性中罕见。

除腕管综合征外，软组织的侵犯几乎是 AL 淀粉样变性所特有的临床表现。巨舌症、肌肉假肥大、"肩垫"征、唾液腺增大和颌下软组织浸润是 AL 淀粉样变性常见的临床特征（图14-10-1）。

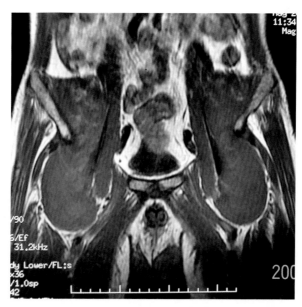

图 14-10-1　MM 合并淀粉样变性（双侧髂腰肌巨大淀粉样肿块）

克隆性 B 细胞产生的轻链原位沉积受累组织可导致局灶性 AL 淀粉样变性，多累及呼吸道、膀胱、眼睑和皮肤。这种形式的淀粉样变性多为惰性病程，几乎不会进展为系统性 AL 淀粉样变性，但仍然可导致脏器占位和其他后果。外科治疗有助于改善症状，放疗在部分患者中也有一定效果。

三、诊断

诊断包括明确淀粉样物质的存在，鉴定沉积物的类型，评估潜在克隆性疾病以及器官受累的范围和严重程度。血清心脏标志物是 AL 淀粉样变性危险分层或分期重要的依据。

单克隆丙种球蛋白血症患者合并以下症状组合时应高度怀疑是否合并淀粉样变性，如肾病综合征合并心力衰竭、周围神经合并自主神经病变、厚壁心力衰竭伴心电图正常或低电压、反复发作的腕管综合征以及腕管综合征合并心力衰竭。

出现临床症状前进行治疗能够显著改善预后，因此早期识别以及诊治淀粉样变性至关重要。对于具有不确定意义单克隆丙种球蛋白且自由轻链比率异常患者，增加对 NTproBNP 和尿白蛋白样本的定期检测，可以鉴别出 95% 以上的 AL 淀粉样变性患者，这应该成为标准做法的一部分。

（一）淀粉样纤维蛋白的诊断与组织学分型

组织活检是最常见的诊断方法，但存在出血的风险，仅限于其他方法未检测出淀粉样物质沉积的情况下进行。腹部脂肪抽吸是一项简单且无害的检查，在系统性 AL 淀粉样变性中检出率很高。脂肪抽吸阴性不能除外系统性 AL 淀粉样变性，直肠或唇腺活检可作为替代，并具有一定的诊断敏感性。

进一步明确淀粉样沉积物类型是至关重要的，是决定患者治疗的关键，淀粉样纤维蛋白的免疫组化是最常用的确定其类型的方法。从组织切片或腹部脂肪抽吸物中捕获淀粉样物质的蛋白质组学质谱分析方法是纤维蛋白分型新的金标准。

（二）单克隆球蛋白检测和潜在克隆性疾病的评估

单克隆淀粉样蛋白轻链的检测对诊断至关重要。所有患者都必须进行血清和尿的蛋白电泳和免疫固定电泳的检测，完善血清游离轻链的检测。每种技术单独应用都会有漏诊的可能，联合应用将显著提高检出率，高达 98%。

与 MGUS 和骨髓瘤相比，AL 淀粉样变性 λ 轻链型的发生率是 κ 轻链型的 4 倍；骨髓中浆细胞百分比中位数为 10%；AL 淀粉样变性患者的染色体易位，如 t（11；14）或缺失（del1p 或 17p）提示对化疗无反应，预后不佳。另外，完善全身低剂量 CT、PET-CT 或 MRI 进行全身成像，检测是否存在骨髓瘤相关的骨病。具有骨髓瘤相关终末器官损害的表现的 AL 淀粉样变性患者的预后较差。

（三）越来越重要的影像学检查

断层成像可明确淀粉样变性病（尤其是心脏）受累器官的解剖特征，可通过超声心动图或心脏 MRI 进行。超声心动图包括组织多普勒和应变显像，是记录心脏结构和功能基线的重要手段。超声心动图显示"全心"增厚（左右心室游离壁、室间隔、瓣膜和房间隔增厚伴心房扩张）提示心脏淀粉样变性，这在其他浸润性心肌病中很少见。超声心动图显示心肌肥厚伴心电图正常或低电压是诊断心脏淀粉样变性的重要特征，具有较高敏感性（72% ~ 79%）和特异性（91% ~ 100%）。

心脏 MRI 用于淀粉样物质显像是较超声心动图的一项重大进步，它是一种便捷、特异性高的诊断心脏淀粉样变性的诊断手段。

四、治疗

诊断和初始治疗的延误可能会导致不可逆的器官损害。治疗的目标是通过靶向潜在的浆细胞（或 B 细胞）克隆，快速减少前体蛋白（即克隆轻链）的产生。血液学缓解 VGPR 及以上相比，PR 与生存获益和器官缓解密切相关。因此，在治疗开始的几个月内，应将 VGPR 及以上作为血液学缓解的目标。如果在 3 ~ 4 个疗程后仍未达到深层血液学缓解（即至少 VGPR）或平台期（如部分缓解，即 PR），最好调整治疗方案（添加药物或更换药物类别），以达到血液学 VGPR 或 CR 的目标。

肾病综合征与水肿、全身性水肿、体位性低血压、晕厥、感染和血栓风险相关。可以使用静脉输注利尿剂联合白蛋白输注，同时检测肾功能和电解质，对水肿有一定改善，待水肿改善后，可在血压允许的情况下加大口服利尿剂剂量。营养支持和指导是必要的。由于免疫球蛋白减低和使用免疫抑制剂，患者存在感染的风险，因此应考虑预防性使用抗生素。建议在使用蛋白酶体抑制剂治疗期间使用阿昔洛韦进行抗病毒的预防。由于抗血栓形成蛋白的减少，血栓形成的风险也相应增加，但是鉴于某些淀粉样变性患者中 X 因子水平的降低，存在潜在的出血风险，因此，预防血栓的治疗需要个体化。

利尿治疗是心脏淀粉样变性患者支持治疗的重要部分，但由于血流动力学的局限性，患者耐受性欠佳。收缩压大于 90 mmHg 可应用袢利尿剂。用药期间需要密切监测患者的体重。添加低剂量的螺内酯可能对某些患者有效。

血管紧张素转换酶抑制剂或血管紧张素受体阻滞剂耐受性差，常常引起严重的低血压。β 受体阻滞剂的耐受性也较差，但在需要控制心室率的患者中，可尝试非常低的剂量。钙通道阻滞剂可能导致低血压和传导异常。心房颤动很常见，可能会进一步损害血液动力学稳定性。室性心律不齐也很常见，尤其是在 24 h 动态心电监测中。胺碘酮可降低致命性室速的风险，但尚无对照研究报道。植入式心脏复律除颤器的功效尚未得到证实。

骨髓瘤患者有时存在淀粉样变性，尤其心脏受累，可出现恶性心律失常或心脏骤停，非常凶险，所以需要外科治疗者一定注意排查。一般情况下，骨髓瘤患者的 ALP 降低或在正常范围内。如果 ALP 升高多预示着肝脏淀粉样变，此时注意心脏有无淀粉样变。如果存在淀粉样变，请血液科会诊。

杜心如，史湘君，陈文明　编写

参考文献

［1］AVET-LOISEAU H, FONSECA R, SIEGEL D, et al. Carfilzomib significantly improves the progression-free survival of high-risk patients in multiple myeloma［J］. Blood, 2016, 128(9): 1174-1180.

［2］LU J, LU J, CHEN W, et al. Clinical features and treatment outcome in newly diagnosed Chinese patients with multiple myeloma: results of a multicenter analysis［J］. Blood Cancer J, 2014, 4(8): 239.

［3］SHEN J, DU X, ZHAO L, et al. Comparative analysis of the surgical treatment results for multiple myeloma bone disease of the spine and the long bone/soft tissue［J］. Oncol Lett, 2018, 15(6): 10017-10025.

［4］SURGEON'S COMMITTEE OF THE CHINESE MYELOMA WORKING GROUP OF THE INTERNATIONAL MYELOMA F. Consensus on Surgical Management of Myeloma Bone Disease［J］. Orthop Surg, 2016, 8(3): 263-269.

［5］MANIER S, SALEM K Z, PARK J, et al. Genomic complexity of multiple myeloma and its clinical implications［J］. Nat Rev Clin Oncol, 2017, 14(2): 100-113.

［6］VELEZ R, TURESSON I, LANDGREN O, et al. Incidence of multiple myeloma in Great Britain, Sweden, and Malmo, Sweden: the impact of differences in case ascertainment on observed incidence trends［J］. BMJ Open, 2016, 6(1): 9584.

［7］KYLE R A, DURIE B G, RAJKUMAR S V, et al. Monoclonal gammopathy of undetermined significance (MGUS) and smoldering (asymptomatic) multiple myeloma: IMWG consensus perspectives risk factors for progression and guidelines for monitoring and management［J］. Leukemia, 2010, 24(6): 1121-1127.

［8］TURESSON I, KOVALCHIK S A, PFEIFFER R M, et al. Monoclonal gammopathy of undetermined significance and risk of lymphoid and myeloid malignancies: 728 cases followed up to 30 years in Sweden ［J］. Blood, 2014, 123(3): 338-345.

［9］DU X, ZHAO L, CHEN W, et al. Multiple myeloma-associated iliopsoas muscular amyloidoma first presenting with bilateral femoral nerve entrapment［J］. Int J Hematol, 2012, 95(6): 716-720.

［10］WALKER B A, BOYLE E M, WARDELL C P, et al. Mutational spectrum, copy number changes, and outcome: results of a sequencing study of patients with newly diagnosed myeloma［J］. J Clin Oncol, 2015, 33(33): 3911-3920.

［11］SHEN J, DU X, DIAO X, et al. Myeloid sarcoma presenting with multiple skin and subcutaneous mass without leukemic manifestations after renal transplantation［J］. Transplant Proc, 2015, 47(7): 2227-2232.

［12］TUCHMAN S A, MOORE J O, DECASTRO C D, et al. Phase II study of dose-attenuated bortezomib, cyclophosphamide and dexamethasone ("VCD-Lite") in very old or otherwise toxicity-vulnerable adults with newly diagnosed multiple myeloma［J］. J Geriatr Oncol, 2017, 8(3): 165-169.

［13］YAO X, XU Z, DU X. PKP/PVP combine chemotherapy in the treatment of multiple myeloma patients with vertebral pathological fractures: minimum 3-year follow-up of 108 cases［J］. J Orthop Surg Res, 2019, 14(1): 42.

［14］ANDERSON K C, AUCLAIR D, KELLOFF G J, et al. The role of minimal residual disease testing in myeloma treatment selection and drug development: current value and future applications［J］. Clin Cancer Res, 2017, 23(15): 3980-3993.

［15］BOUDREAULT J S, TOUZEAU C, MOREAU P. Triplet combinations in relapsed/refractory myeloma: update on recent phase 3 trials［J］. Expert Rev Hematol, 2017, 10(3): 207-215.

［16］陈海敏, 韦苇, 彭嵘, 等. R-ISS 分期系统在初发 412 例多发性骨髓瘤中的临床应用［J］. 中国实验血液学杂志, 2019, 27(1): 110-114.

［17］李新, 孙万军, 陈世伦, 等. 伴髓外浸润的多发性骨髓瘤临床分析［J］. 中华医学杂志, 2012 (12): 838-841.

［18］杜心如. 骶骨副神经节瘤误诊误治 1 例［J］. 中国脊柱脊髓杂志, 2016, 26(4): 380-384.

［19］杨铁军, 杜心如, 陈文明, 等. 多发性骨髓瘤伴双侧腹股沟巨大淀粉样变致股神经麻痹一例报告［J］. 中华骨科杂志, 2010(7): 713-714.

［20］张学伟, 杜心如. 多发性骨髓瘤骨病的外科诊疗研究进展［J］. 中国骨肿瘤骨病, 2011, 10(3): 314-318.

［21］白鹤, 徐莉杰, 杜心如. 多发性骨髓瘤骨病患者的围手术期护理［J］. 护士进修杂志, 2013, 28(14): 1293-1295.

［22］杜心如, 胡永成, 肖建如, 等. 多发性骨髓瘤骨病外科治疗中国专家共识［J］. 中华骨科杂志, 2016, 36(4): 193-199.

［23］沈江涛, 杜心如, 骆辉, 等. 多发性骨髓瘤骨病围手术期治疗对预后的影响［J］. 实用骨科杂志, 2018, 24(4): 373-377.

［24］张学伟, 杜心如, 陈文明. 多发性骨髓瘤患者的手术治疗与预后分析［J］. 中国骨与关节杂志, 2014, 3(7): 501-506.

［25］要星晨, 杜心如, 骆辉, 等. 多发性骨髓瘤患者椎体成形术后多次再发骨折误诊一例报告［J］. 中国骨与关节杂志, 2017, 6(2): 157-160.

［26］要星晨, 史湘君, 齐磊, 等. 多发性骨髓瘤脊柱稳定性评分系统的建立及临床意义的探讨［J］. 中国骨与关节杂志, 2021, 10(2): 98-106.

［27］沈江涛, 杜心如, 骆辉, 等. 多发性骨髓瘤四肢及软组织病变的外科治疗进展［J］. 实用骨科杂志, 2017, 23(5): 430-433.

［28］王晶, 耿爽, 钟玉萍, 等. 髓外浆细胞瘤循环浆细胞的检测［J］. 中华血液学杂志, 2016, 37(4): 337-339.

［29］宇尧, 杜心如, 陈文明, 等. 血栓弹力图监测多发性骨髓瘤骨病围手术期凝血状态的临床研究［J］. 中国骨与关节杂志, 2016, 5(9): 700-705.

［30］史湘君, 杜博冉, 杜心如, 等. 载 17-AAG 聚甲基丙烯酸甲酯骨水泥对多发性骨髓瘤的体外抗肿瘤活性及分子模拟研究［J］. 中华骨科杂志, 2016, 36(15): 988-994.

［31］杜心如, 胡永成, 肖建如, 等. 中国多发性骨髓瘤工作组外科专家委员会成立及学术会议的会议纪要［J］. 中国骨与关节杂志, 2015, 4(7): 590-591.

［32］申曼, 黄仲夏, 李新, 等. 硼替佐米治疗新诊断多发性骨髓瘤期间心脏不良事件的影响因素及其对生存时间影响的真实世界研究［J］. 中国全科医学, 2021, 24(2): 210-218.

［33］朱婉秋, 陈文明. 多发性骨髓瘤诊断标准的更新: 2015 年国际骨髓瘤工作组会议报道［J］. 国际输血及血液学杂志, 2015, 38(6): 554-556.

［34］王显凤, 陈文明. 流式细胞术检测循环血骨髓瘤细胞的研究进展［J］. 中国免疫学杂志, 2019, 35(3): 377-381.

［35］周慧星, 陈文明. 初诊多发性骨髓瘤患者的治疗进展——2018 ASH 报道［J］. 临床血液学杂志, 2019, 32(1): 64-67.

［36］周慧星, 陈文明. 18F-FDG PET/CT 在多发性骨髓瘤疗效及预后评价的应用［J］. 临床血液学杂志, 2018, 31(3): 227-231.

［37］陈文明. 自体造血干细胞移植是适合移植的多发性骨髓瘤患者的标准治疗?［J］. 协和医学杂志, 2018, 9(3): 224-227.

第十五章

肺癌脊柱转移

第一节　概述

　　肺癌是目前全世界发病率最高的恶性癌种，在全球绝大多数国家，肺癌的发病率和死亡率均居首位。目前，以治愈为目的的外科手术切除是治疗早期肺癌的主要手段，但由于肺癌早期筛查的普及率低且缺乏相对有效的早期诊断方法，绝大多数患者在就诊时处于晚期并可能伴有全身多发转移。在过去的 20 年中，得益于研究肺癌和其他癌种的高级分子生物学技术如二代测序、单细胞测序、冷冻电镜、蛋白质组学和其他多组学技术的飞速发展，使得研究者们对肺癌的认识逐步加深。目前，学界普遍认为肺癌是形态学、分子和遗传变异多种复杂因素联合作用的结果，在其突变累积过程中，抑癌基因和原癌基因之间不平衡导致细胞获得恶性转化潜能。并且，研究者们逐渐意识到体细胞在关键性癌基因上的突变是肺癌发生的潜在驱动事件，通过识别、鉴定、分析这些驱动基因，从而开发出针对肺癌特定分子亚型的靶向治疗药物，如针对表皮生长因子受体（epidermal growth factor receptor，EGFR）突变的激酶抑制剂厄洛替尼、针对间变性淋巴瘤激酶（anaplastic lymphoma kinase，ALK）融合突变的小分子抑制剂克唑替尼、针对血管内皮生长因子（vascular endothlial growth factor，VEGF）的单克隆抗体贝伐珠单抗和多靶点抗肿瘤药物索拉非尼等。靶向药的出现使肺癌患者的生存时间明显延长，相较于以往仅采用化疗作为辅助治疗，有明确突变靶点的患者中位生存期达到 24 ～ 30 个月，而免疫治疗的进步也使免疫治疗敏感的肺癌如部分鳞癌患者生存期明显延长，肺癌的治疗正式进入靶向＋免疫的精准治疗时代，把肺癌变成可控的慢性病变成现今治疗追求的目标。然而随着肺癌患者生存时间的显著延长，与之相伴的，肺癌骨转移病例也急剧增加。据统计，30% ～ 50% 的肺癌病例会发生骨转移，大部分为溶骨性破坏，导致疼痛、瘫痪、骨折、高钙血症等骨相关事件（skeleton related events，SREs），有研究报道，当发生骨相关事件时患者的生存时间会明显缩短，患者生存期及生活质量显著下降。脊柱是肺癌最常见的骨转移部位，在所有肺癌骨转移病例中，脊柱转移占 80% 以上。肺癌脊柱转移容易导致神经和脊髓受压，可能进一步表现为持续的疼痛甚至瘫痪症状，严重影响患者的生存质量乃至生存期。由于脊柱解剖结构的复杂性和破坏后导致神经脊髓压迫的严重性，因而需要对肺癌脊柱转移目前的诊断、治疗措施和预后等进行总结，进一步提高肺癌脊柱转移患者整体诊疗水平。

第二节 病因与流行病学特点

一、肺癌流行病学特点

根据世界卫生组织统计报告，2018 年全球癌症新增患者 1810 万并有 960 万死亡，其中 2018 年全球新增肺癌患者 209.4 万例，死亡 176.1 万例，肺癌新发病例占比 11.6%，死亡人数占比 18.4%，发病和死亡人数均居于恶性肿瘤第一位。在美国，肺癌是第二常见的恶性肿瘤，估计 2020 年美国有 228 820 人诊断为肺癌，有 135 720 例患者死于肺癌，在所有癌症中死亡率第一。

在我国，根据国家癌症中心统计显示，肺癌发病人数和死亡人数也位于各种恶性肿瘤中第一位，是我国人群中最常见的癌症死亡原因。男性肺癌发病和死亡率显著高于女性，为 2 倍以上，可能与男性吸烟者更多有关。2015 年我国男性肺癌新发例数 52 万，死亡 43.1 万，肺癌发病人数和死亡人数均居恶性肿瘤第 1 位，男性肺癌高发于 75 岁及以上人群，而女性高发于 60 岁以上人群，城市肺癌发病率显著高于农村地区。胡永成等对国内 1000 余例脊柱转移瘤患者流行病学调查后发现，中国脊柱转移瘤最常见的原发灶在男性和女性中均是肺癌。吸烟是肺癌绝对高危因素，吸烟或吸入二手烟均可导致肺癌的发生。然而近几十年来，非吸烟的女性肺腺癌的发病率亦呈逐年上升趋势，因而大量针对非吸烟女性肺癌发病危险因素的研究在全球广泛开展。有报告指出，非吸烟女性肺癌的发生与燃煤取暖、二手烟和厨房油烟等造成的室内空气污染暴露相关。环境污染也是肺癌的高危因素，PM2.5 暴露与肺癌发病率和死亡率显著相关，在不吸烟的女性肺癌患者中，燃煤、室内装修释放出的有害气体与肺癌显著相关，其他导致肺癌的高危因素包括肺部疾病病史如慢性阻塞性肺疾病、哮喘、肺结核等。肿瘤家族史是年轻肺癌患者的危险因素之一，流行病学调查显示肿瘤家族史和肺癌的发生显著相关。职业暴露同样会导致肺癌的发生，在长期接触二氧化硅、石棉、砷、木屑和重金属的工作人员中，肺癌的发生率明显上升。据报道，饮食习惯也与肺癌的发生有一定相关性，经常食用油炸或腌渍食物患肺癌的危险性是偶尔食用的 1.2 倍，而食源性砷暴露也是导致肺癌发生的重要原因。此外，年龄也是肺癌独立危险因素之一。

二、肺癌组织学和分子生物学特点

肺癌在组织病理学上可分为两大类，即小细胞肺癌（small cell lung cancer，SCLC）和非小细胞肺癌（non-small cell lung cancer，NSCLC），其中非小细胞肺癌占所有原发性肺癌的 80% 以上。在 NSCLC 中，又可根据组织学类型细分为腺癌、鳞状细胞癌（squamous cell carcinoma，SCC）和大细胞癌。

在肺癌的发病进程中，遗传多样性繁杂，但是高频的突变较少，因此决定了肺癌分子学特征的异质性和复杂性。肺癌的发生发展是一个多步骤的过程，包括多样的基因遗传学与特定的表观遗传学，尤其是促癌相关基因通路的激活与抑癌相关基因通路的失活，参与这一过程的分子事件主要有 *3p21*、*9p21*、*8p22-24*、*5q22* 和 *17p* 的杂合性丢失、端粒酶活性的异常调节、P53 突变、细胞周期和凋亡的异常调节。肺鳞状细胞癌一般起源于大的近中央气道的支气管上皮，通过一系列浸润前肿瘤性病变，从鳞状上皮化生到鳞状上皮不典型增生（轻度、中度和重度），最后形成原位癌而进展。与鳞状细胞癌相反，发病率最高的肺腺癌主要为周围型肿瘤，一般认为其起源于肺泡或支气管上皮细胞，非典型腺瘤样增生和原位腺癌被认为是浸润前腺癌病变，腺癌也是目前亚洲人和非吸烟女性中最常见的病理类型。目前已知在肺腺癌由癌前病变向浸润性癌的发展过程中，在不吸烟人群中主要是表皮生长因子受体信号通路发生改变，而吸烟人群中主要是 v-Kiras2 基尔斯滕大鼠肉瘤病毒癌基因（kirsten rat sarcoma viral oncogene，KRAS）信号通路的改变而发生进展。

　　肺癌的不同具体亚型显示出对治疗方式不同的敏感性，因此需要根据患者所细分的亚型来采取不同的治疗方案，也进一步体现出肺癌精准分子分型的重要性。在肺腺癌中，关键的原癌驱动事件包括 *KRAS* 或 *EGFR* 的激活突变，但两者一般互相排斥，即患者一般只有 *KRAS* 突变或 *EGFR* 突变。通过大规模患者流行病学调查发现，*EGFR* 突变一般与不吸烟、腺癌、女性和亚裔有关，肺癌领域最著名的 IPASS 研究的重要研究结果就是发现吉非替尼对 *EGFR* 突变患者疗效极佳，从而揭开了肺癌精准靶向治疗的序幕，而 *KRAS* 突变几乎只出现在吸烟患者的腺癌组织中。还有一定数量肺腺癌患者出现涉及 *ALK* 基因和一些配体的易位，导致癌基因 *ALK* 蛋白的过度表达，值得庆幸的是，基于上面的分子生物学研究，目前已有靶向药物针对突变位点进行抑制。目前，已在临床应用的 EGFR-TKIs 包括第一代药物吉非替尼、厄洛替尼、埃克替尼，第二代药物阿法替尼和第三代药物奥希替尼等，且奥希替尼在转移性和存在 EGFR T790M 突变阳性的非小细胞肺癌患者疗效较好，比较适合有 *EGFR* 突变非小细胞肺癌伴有骨转移时的治疗。而当患者检测出有 *ALK* 突变时，则推荐 ALK-TKIs 如克唑替尼、阿来替尼和塞瑞替尼为患者的一线治疗。然而，虽然 *RAS* 这一促癌基因在 *NSCLC* 中时最为常见的突变基因，约在 25% 的肿瘤中可以检测到，但是在肿瘤治疗方面目前仍未能设计出针对 *KRAS* 的靶向药物，甚至已被认为是一个药物不可治疗的基因改变，主要因为其结构和功能调节方式难以开发药物。其他有可能作为靶点开发药物进行干预的突变包括抗鼠科肉瘤病毒癌基因同源物 B1（v-raf murine sarcoma viral oncogene homolog B1，BRAF）、丝裂原活化蛋白激酶激酶 1（mitogen-activated proteinkinase kinase 1，MEK-1）、人表皮生长因子受体 2（human epidermal growth factor receptor-2，HER2）、间质 – 上皮细胞转化因子（mesenchymal-epithelial transition factor，MET）等。虽然已明确如此多的突变位点，但在疾病进展的自然病程和治疗干预后的选择压力下，肿瘤基因自身也会发生继续突变和进化：①靶标自身可能突变导致靶向药失效，如 EGFR-TKI 药物耐药的机制包括出现 *EGFR* 二次突变抑制了 *TKI* 的功能和 *EGFR* 突变同时发生了额外的基因突变；②肿瘤可能进化出不依赖靶标生长的新途径，从而显著增加了疾病的复杂性。因此，如何针对多靶点设计靶向药物以解决靶向药耐药是下一步研究方向。当前靶向治疗的新型抑制剂的发展以及抑制剂信号通路（图 15-2-1 和图 15-2-2）。

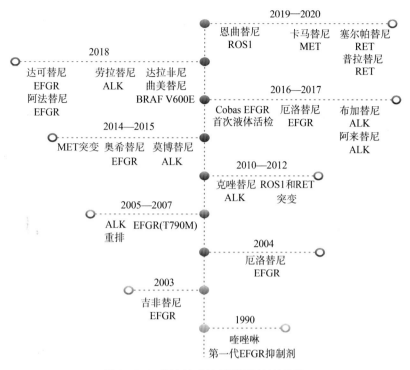

图 15-2-1　靶向治疗的新型抑制剂的发展

EGFR：表皮生长因子受体；ALK：急性淋巴瘤激酶；EFGR（T790M）：基因突变循环肿瘤 DNA 标志物；ROS1：c-ros1 癌基因；RET：酪氨酸激酶受体；MET：酪氨蛋白激酶 Met；Cobas EFGR：基因突变监测；BRAF V600E：编码 RAF 家族丝氨酸 / 苏氨酸蛋白激酶的突变位点

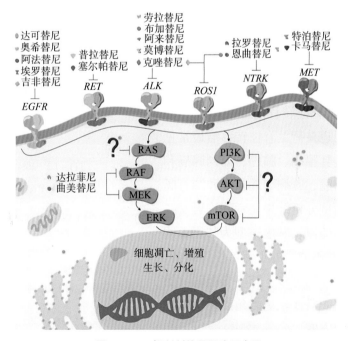

图 15-2-2　抑制剂信号通路示意图

EGFR：表皮生长因子受体；ALK：急性淋巴瘤激酶；ROS1：c-ros1 癌基因；NTRK1：神经营养性酪氨酸激酶受体 1 型；MET：酪氨酸蛋白激酶 Met；RAS：大鼠肉瘤 2 病毒癌基因同源家族；RAF：原癌基因 c-RAF；MEK：丝裂原活化蛋白激酶；ERK：细胞外信号调节激酶；PI3K：膦酸肌醇 3- 激酶类；AKT：蛋白激酶 B；mTOR：雷帕霉素激酶的机制靶

三、肺癌脊柱转移流行病学

据文献报道，在尸检时发现约有 36% 的肺癌患者发生骨转移。肺癌脊柱转移的多项大规模流行病学调查结果显示，30%～50% 的肺癌会发生骨转移，其中脊柱是最常见的肺癌骨转移部位，占所有肺癌骨转移病例的 28.2%～70%。全球 2018 年新发肺癌病例约 209.4 万例，按照 30% 的脊柱转移发生率来计算，每年会有近 70 万例肺癌脊柱转移患者，威胁患者的生存质量和生存期，为肺癌的系统治疗带来严峻挑战。

骨转移对肺癌整体生存有负面影响，显著减少肺癌患者总体生存时间，目前国内外针对肺癌脊柱转移瘤的大样本多中心临床观察研究报告较少，2016 年，胡永成教授牵头成立了全国第一个脊柱转移瘤协作组（Metastatic Spine Tumors Collaboration Group，MSTCG），并对国内 6 家大型临床医学中心进行资料采集，2006—2019 年共纳入 541 例肺癌脊柱转移患者，平均年龄（58.0±29.6）岁。其中 366 例（67.7%）因骨科相关症状首次诊疗于骨科门诊，175 例（32.3%）首诊于放疗或者肿瘤内科门诊。吸烟史患者 172 例，鳞癌发病率 15.12%；无吸烟史患者 369 例，鳞癌发病率 5.69%，吸烟组鳞癌发生率明显高于非吸烟组（$P < 0.01$）。肺癌脊柱转移各部位占比为颈椎 9%、胸椎（T1～T10）25%、胸腰段（T11～L2）20%、腰椎（L3～L5）24%、骶椎 22%（图 15-2-3）。根据一项国外统计脊柱肿瘤的报道，统计 2009—2012 年 1600 余例亚洲脊柱原发和转移性肿瘤，其中肺癌脊柱转移是最常见的转移性脊柱肿瘤。Wang 等统计了国内多中心 2007—2019 年脊柱转移瘤的病例，总共 1196 例患者，分析其流行病学资料显示，平均年龄为（58.6±11.6）岁，男性多于女性，比例为 1.5∶1，原发肿瘤类型包括肺癌、肾癌、乳腺癌和肝癌等，其中最常见的原发肿瘤类型为肺癌，有 437 例，占比 36.54%。而国外关于脊柱转移瘤原发肿瘤类型的报道不尽相同，据报道在荷兰脊柱转移瘤最常见的原发肿瘤类型依次是乳腺癌、肺癌、前列腺癌和肾癌；而在韩国则是肺癌、肝癌、乳腺癌和结直肠癌。如前所述，大宗病例分析结果显示不论男女，我国脊柱转移瘤最常见的原发肿瘤类型为肺癌，这可能与居住环境、吸烟及不健康的生活习惯等有关。随着近些年肺癌综合治疗的进步，肺癌脊柱转移的病例仍会快速增加，因此需要从更多角度分析以提供更合适且规范的诊疗方案。

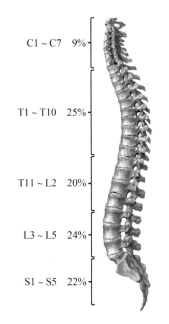

图 15-2-3　肺癌脊柱转移部位及分布

四、肺癌骨转移机制

骨是肺癌最常见的转移部位之一，仅次于脑和肾上腺，肺癌脑转移和骨转移占所有转移灶的 60% ~ 70%。关于肿瘤亲骨性转移机制的争论一直是肿瘤研究中的热点，肿瘤细胞究竟是如何突破原发灶的局限进而到全身各部位的，为何某些肿瘤只特异性地转移到某些器官这些科学问题一直是研究焦点。早在 1889 年，Paget 在分析女性癌症患者死亡资料时发现，某些癌症转移好发于卵巢，而且不同肿瘤骨转移发生率不同。由此 Paget 认为，肿瘤发生转移的器官不是随机事件，只有当特定肿瘤细胞与特异器官相容时才能发生转移，并提出了经典的"种子与土壤"理论。但是 1929 年，Ewing 认为癌症转移仅发生在某些器官是被动的过程，由血管系统解剖结构决定的纯粹机械性因素影响。肺癌脊柱转移机制也与其解剖结构特殊性有关，脊柱的静脉没有静脉瓣，肿瘤细胞因此容易在此处沉积播种，因此 80% 以上的肺癌骨转移发生在脊柱，另外脊柱作为中轴骨与肺脏位置关系紧密，也是其好发转移的原因之一。然而，单纯解剖因素也不能够完全说明肺癌好发脊柱转移的机制，随着研究手段的进步以及对肿瘤转移机制的深入认识，学界逐渐认识到肿瘤的转移是肿瘤细胞和转移灶微环境中细胞相互作用的结果，两者相互影响，再次印证 Paget 提出的经典的"种子与土壤"理论的正确性。

目前普遍认为肿瘤转移过程是高度选择性的，转移性生长的最终结局取决于转移细胞与转移部位微环境复杂的相互作用。有意思的是，2021 年美国贝勒医学院 Zhang 等最新的研究成果表明，在乳腺癌和前列腺癌这两种亲骨转移的癌种中，骨微环境可以通过影响肿瘤细胞的表观遗传特性重塑其转移特性，从而影响这些肿瘤细胞向其他器官的继发性转移，这意味着如果可以阻断骨微环境赋予肿瘤细胞的转移驱动力，将有望预防后期的全身性转移，使肿瘤的治疗相对简单可控，但在肺癌领域仍需深入研究骨微环境与肿瘤细胞间的相互作用机制。就肺癌骨转移来说，一般可将其过程分为四个阶段：①肺癌细胞获得突破血管基底膜的能力；②肺癌细胞能在血液湍流中生存，获得抗失巢凋亡能力；③肺癌细胞能够侵入骨微环；④肺癌细胞能够逃避免疫监视，在骨微环境中定植并增殖。

在肺癌细胞脱落和外侵过程中，肺癌细胞会分泌多种基质金属蛋白酶（matrix metall-oproteinase，MMPs）并下调一些蛋白的表达如 E-cadherin 以便于其能获得强大的迁移能力，MMPs 的作用主要是与降解基底膜的纤维结构使肺癌细胞更易突破屏障。一项研究表明，MMP-13 的表达与肺癌骨转移密切相关，预示着更差的生存率。趋化因子在肺癌细胞的趋化定植中发挥重要作用，部分解释了肺癌亲骨性转移机制。骨基质中的一些趋化因子与肺癌细胞膜表面的受体相互作用促进了肺癌细胞的特异性转移。CCL22 相应受体为 CCR4，在对骨转移灶免疫组化分析发现破骨细胞表达 CCL22 的区域与转移的肺癌细胞表达 CCR4 的区域相一致，破骨细胞可能通过趋化因子 CCL22 促进高表达 CCR4 的肺癌细胞发生骨转移。另一项研究证实，趋化因子 CXCL12 及其相应受体 CXCR4 在 NSCLC 亲器官转移中的重要作用，其发现 NSCLC 组织和肺癌细胞系高表达 CXCR4，而骨髓中高表达 CXCL12，且使用 CXCL12 抗体可显著抑制原发肿瘤向好发部位的转移，进而印证了 CXCR4-CXCL12 轴在肺癌亲骨性转移过程中的重要作用。在肺癌黏附于骨的过程中，整合素家族、钙黏连蛋白家族、CD44 家族等均证实与肺癌骨转移密切相关，与其突破基底膜及与骨微环境内细胞结合有密切联系。实际上，随着研究进展，研究者意识到肺癌细胞转移过程并不是在肺癌获得迁移能力后才发生的，在原发灶进展的过程中，肺癌细胞可通过分泌细胞因子影响免疫细胞或骨微环境内的成骨、破骨细胞等发挥作用，提前将骨改造成利于其定植的微环境即转移前生龛位，在其从原发灶脱落后即可顺利在已驯化的骨微环境内生长。2019年，*Science* 报道了肺癌细胞可以通过分泌 sRAGE 来远程调控 Ocn⁺ 成骨细胞活性，进而导致高表达 SiglecF 的中性粒细胞亚型的激活，这些免疫细胞则会返回到肺癌内部支持肺癌细胞的生存和增殖，这一复杂的环路说明肺癌细胞在转移前即可与远处细胞沟通交流，也表明肺癌骨转移不仅仅是肺癌和骨细胞的作用，多种细胞在这一过程中扮演重要角色，体细胞突变致癌细胞形成过程（图 15-2-4）。

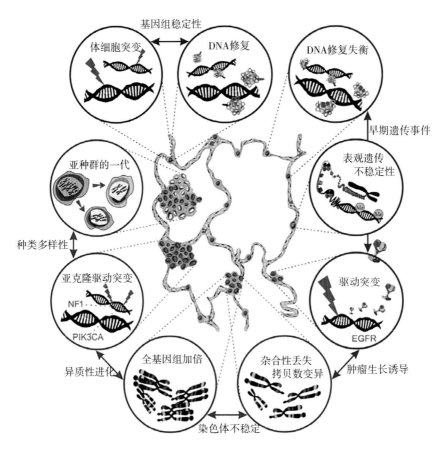

图 15-2-4　体细胞突变致癌细胞形成过程

　　在病变的肺组织中，细胞的基因组在突变发生和修复之间失衡，遗传不稳定发生，在染色体水平累积并引起缺陷，克隆细胞的整个基因组加倍。随后细胞增殖，侵袭性增强，癌变进入发展阶段（EGFR：表皮生长因子受体；NF1：神经纤维蛋白瘤 1；PIK3CA：磷脂酰肌醇 -4, 5- 二磷酸肌醇 -3- 激酶）

　　当肺癌细胞在骨微环境内生存定植后，肺癌细胞可以与成骨细胞 - 破骨细胞相互影响导致骨代谢的改变。研究发现，在溶骨性肺癌骨转移病变中，肺癌细胞本身并不会分泌导致骨溶解的酶类，但是其会通过激活成骨细胞的人核因子 -κB 受体活化因子配体（receptor activator of nuclear Kappa-B，RANKL）和其受体的结合，促进破骨细胞 RANK 的表达，刺激破骨细胞活性，加速骨吸收导致溶骨性和破骨性破坏。由于骨内破骨细胞的激活，骨基质中多种骨源性生长因子会过度释放如 TGF-，FBF 因子等，反过来刺激肺癌细胞的增殖生长，这就形成了一个能够导致骨持续性破坏的恶性循环，癌细胞持续存活的恶性循环及具体破骨机制（图 15-2-5）。因此，将 RANKL 作为靶点的药物如双膦酸盐类和单克隆抗体地舒单抗对骨相关事件的预防和抑制骨破坏有很好的疗效。地舒单抗和双膦酸盐作为 RANKL 抑制剂有靶向性和高效性的优点，但其在临床应用上仍有并发症发生，如颌骨坏死、低钙血症、非典型股骨骨折和免疫受损相关感染等。此外，由于仅对破骨细胞发挥作用，骨转移灶内的肺癌细胞仍可继续存活，因此仍需结合其他如放化疗等杀灭肿瘤细胞，设计和构建能够直接杀死转移灶肺癌细胞的药物是下一步需要研究的方向。

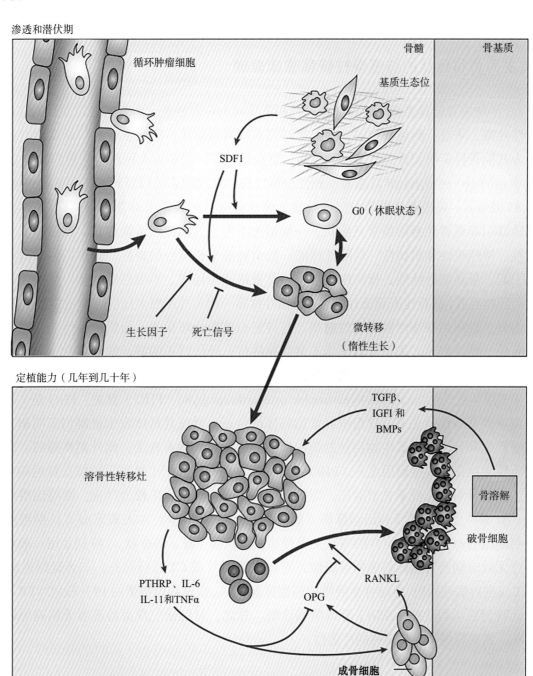

图 15-2-5　癌细胞骨转移的机制示意图

　　癌细胞穿过血管内皮到骨微环境诱导破骨激活 - 溶骨破坏 - 分泌细胞因子支持癌细胞持续存活的恶性循环。
SDF1：趋化因子基质细胞衍生因子；PTHRP：甲状旁腺激素相关蛋白；TNFα：肿瘤坏死因子 α；IL：白细胞介素；
RANKL：成骨细胞释放核因子 -κB 配体受体激活物；OPG：RANKL 拮抗剂骨保护素；TGFβ：转化生长因子 β；
BMPs：骨形态发生蛋白；IGFs：胰岛素样生长因子

第三节　临床表现

一、首发为骨科症状的肺癌脊柱转移临床表现

约 1/3 的肺癌骨转移患者以转移部位的骨相关症状为首发表现，而无明显原发灶的临床症状如刺激性咳嗽、咯血、胸痛、胸闷、气促等呼吸系统典型症状，因此在骨科门诊就诊时极易错误诊断为其他骨科疾病如骨关节炎、颈椎病、脊柱结核等。广东省人民医院骨肿瘤科对 2018—2021 年收治的 167 例肺癌骨转移患者回顾性分析发现，83 例患者是以骨科相关症状如疼痛（142例，占 85.02%）、病理性骨折等在门诊就诊后确诊肺癌，比例高达 49.7%。转移部位疼痛是肺癌脊柱转移引起患者注意的最常见症状，一般情况下先于其他神经系统症状，疼痛的类型可分为局限性、神经根性和机械性。局限性疼痛一般由肿瘤生长所致的炎症、骨内压力升高和骨膜受牵拉引起，呈局部持续性，夜间疼痛加重，常被描述为钝痛，不因活动加重，抗炎药和糖皮质激素类药物有效，放疗也有显著疗效。神经根性疼痛一般为神经根卡压引起，可发生在椎管内、椎间孔内外，性质为持续性锐痛或放射痛，与神经根皮节分布相关。而机械性疼痛与椎体溶骨性破坏有关，性质剧烈，患者常因疼痛不敢变换体位，卧位时不明显，这种症状一般提示脊柱不稳，是手术治疗的指征之一。杵状指也是肺癌脊柱转移患者可能出现的临床症状之一，与肺源性骨关节增生症（pulmonsryos hypertrophic osteoarthropathyho，PHO）有关，PHO 是一种因肺部疾病而导致全身性骨关节及软组织异常的临床综合征，目前其具体发生机制仍未明确，但可能与肿瘤产生和分泌的具有生物活性的蛋白质或多肽物质和激素有关，此外循环障碍、缺氧、神经递质异常也是其发生原因之一。PHO 主要临床表现有杵状指（趾），四肢长骨远端对称性骨膜增生，新骨形成，受累关节肿胀、疼痛和触痛。若溶骨性破坏较为严重，则可出现如病理性骨折、脊髓神经压迫症状和活动障碍。如果患者年龄＞50 岁，本人或家庭有长期吸烟史且出现不明原因的对称性、固定性的四肢关节肿痛及杵状指（趾）等症状，特别是用一般抗风湿药物治疗无效时则要警惕转移癌的可能性，需要胸部 X 片或 CT 进行筛查，如怀疑则需加 PET-CT、ECT 或进行病理活检，可结合血液学检测指标如 CEA、血清细胞角蛋白 19 片段（CYFRA21-1）及神经元特异性烯醇化酶（NSE）等以明确诊断。总之，对门诊发现高龄患者无明确原因出现骨痛症状，需要警惕肺癌骨转移的可能性。

二、治疗过程中出现的肺癌脊柱转移

当肺癌患者在经历肺部手术、化疗、靶向或免疫治疗后，突然出现腰背部疼痛或下肢神经放射痛需要警惕脊柱转移的发生，因其已知肺癌病史，所以诊断起来相对简单。治疗过程中出现的肺癌脊柱转移首先是以肺部症状为主，骨科症状主要有局部疼痛，锐痛或胀痛，夜间显著，

且往往口服镇痛药物效果不佳。随着病变逐渐进展，如果患者有病理性骨折或较大的软组织肿块导致脊髓或神经根压迫，则会有相关的神经系统症状如下肢麻木、瘫痪、大小便功能障碍等，这时行 MRI 检查较其他检查方式对于手术规划、诊断、预后等都极为有利，而内科医生往往更熟悉肺部 CT 检查，因此，当患者出现腰背痛、下肢放射痛或瘫痪症状时应及时行 MRI 检查以明确是否出现肺癌脊柱转移。

第四节　影像学特点

一、肺癌脊柱转移的 X 线表现

X 线片是最简单、快速和经济的筛查手段之一，但由于其分辨率较低，对早期转移灶常常无法显现，30% ~ 50% 的患者在 X 线片出现改变之前椎体就有破坏（图 15-4-1）。如果 X 线片显示椎体有破坏现象，椎体大概已有 30% 以上被破坏。X 线片上可表现出病变如骨质疏松、溶骨性破坏，常为多发性、单发者少。故 X 线片初次检查阴性者并不能排除早期转移瘤的存在。脊柱转移癌的 X 线表现各不相同，其病变可呈溶骨性、成骨性。而肺癌脊柱转移还会出现混合性表现。肺癌转移可有特征性的 X 线表现，呈现不规则的不伴有反应性骨形的溶骨改变。另外椎弓根的破坏 95% 以上常提示转移性肿瘤，称为椎弓根征阳性，而在四肢骨转移中，浅碟征可能是较为典型的转移性肿瘤四肢骨破坏的表现。

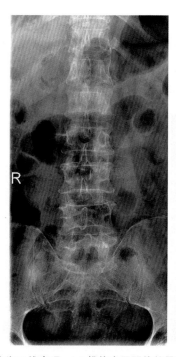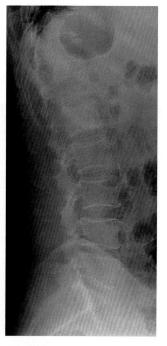

图 15-4-1　肺癌脊柱转移 X 线表现：L1 椎体内见团片状骨质密度增高区，骨质密度不均匀增高、硬化，边界不清，未见明显骨膜反应

　　溶骨型转移瘤最常见，可为多发。肺癌骨转移溶骨性破坏，是由破骨细胞参与，破骨细胞激活因子是由肿瘤细胞和肿瘤周围的炎症细胞产生的。X 线表现为骨松质内产生局限性溶骨性骨质破坏，呈虫蚀样、地图样，后融合成大片，边缘可完整或不完整，不伴有硬化缘，骨皮质也可被破坏，病变区域很少出现膨胀性改变和骨膜反应。多数没有软组织肿块影。成骨型转移瘤在肺癌脊柱转移中较少见，可多骨受累或一骨多处受累。其 X 线片表现为斑点状、片状致密影，甚至为象牙质样密度增高，骨小梁紊乱、增厚、粗糙、受累骨体积增大，边界可清楚或不清楚，基本上保持骨骼外形。四周无软组织肿块形成。这些转移的肺癌细胞有成骨能力，肿瘤周围的纤维基质产生成骨细胞刺激因子，为骨化提供基质；另外癌细胞可刺激骨内膜骨小梁产生新生骨，属于对肿瘤的反应，这种骨承重能力很差，因此成骨型肺癌脊柱转移也并不完全代表其脊柱稳定性良好。混合型转移瘤 X 线表现则兼有上述溶骨及成骨型转移瘤的特点。

二、肺癌脊柱转移的 CT 表现

　　CT 是肺癌最为常用的影像学检查手段，肺部低剂量 CT（low dose computed tomography，LDCT）筛查被证实降低了 20% 的肺癌病死率，在检测肺结节中有非常大的作用，根据发现肺结节的大小、个数、CT 值等可进一步区分肺部恶性肿瘤或良性病变。而在诊断骨转移方面，CT 较常规 X 线平片检测骨转移瘤的敏感性高，是对骨转移的诊断、骨质破坏程度评价较实用的工具，常常在肺癌患者的常规胸腹部 CT 检查时无意发现骨转移病灶，但 LDCT 并不适用于骨转移的检测。患者常为无明显症状，其可明确骨皮质及骨小梁的破坏，能准确显示椎骨的溶骨性或成骨性病灶（图 15-4-2），在一定程度上显示入侵硬膜外腔或椎体软组织的部位和范围，以及硬膜受压的程度，为术前规划及入路选择提供影像学支持。溶骨性骨转移瘤表现为髓腔内低密度影被异常软组织密度影取代，边缘较清楚，骨皮质呈分叶状、花边状破坏，周围软组织肿块较少见。成骨型转移瘤的 CT 表现为髓腔内大片状或斑片状高密度区，大小不一，边缘较模糊，少数可见全身骨骼出现普遍性骨质增生硬化。混合型转移瘤的骨破坏表现为呈高、低混杂密度区，转移瘤偶尔可穿破骨皮质形成软组织肿块。此外，对于晚期肺癌骨转移患者，在使用内科药物控制时，可用

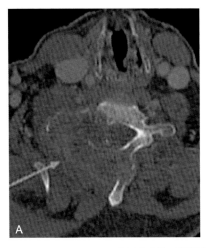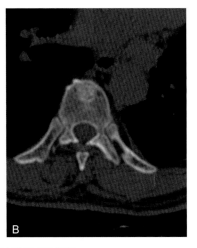

图 15-4-2　肺癌脊柱转移 CT 表现

A. 颈椎溶骨性改变；B. 胸椎成骨性改变

CT 检查评估骨转移灶的变化，如患者的骨转移灶由溶骨性破坏向成骨性转变，一般预示着患者的药物疗效反应较好，可作为预后预测指标发挥作用，但尚缺乏高质量临床研究证实这一经验性的判断，主要原因是骨病灶在实体瘤疗效评价标准（response evaluation criteria in solid tumours, RECIST）中被归类为不可测量病灶，难以通过客观统一量化的标准去衡量骨转移灶的疗效。

三、肺癌脊柱转移的 MRI 检查

对于肺癌脊柱转移来说，MRI 是最重要且最有意义的检查之一。MRI 由于病灶与脂肪组织之间的良好对比，可以较好地显示转移病灶，对脊椎转移瘤显示灵敏度较高，尤其是对肺癌脊柱转移手术方式、手术区域、放疗区域规划、预后的帮助是其他检查无法比拟的。MRI 对松质骨的改变尤为敏感，只要骨髓脂肪受到侵犯，即可出现骨髓信号的改变。肺癌脊柱转移溶骨性转移在 T_1WI 表现为低信号，T_2WI 表现为高信号。成骨性转移在 T_1WI 和 T_2WI 均表现为低信号。增强 MRI 有助于显示更多转移灶并显示肿瘤的血供情况。当怀疑骨转移，全身骨显像和 X 线平片仍不能确定时，可行 MRI 检查提供诊断证据。MRI 对骨髓腔内的早期转移灶有很高的敏感性，是评价骨转移骨髓内浸润的首选工具，而骨髓信号的改变易于早期发现 3 mm 以上的小病灶，MRI 可作为早期诊断肺癌脊柱转移的重要手段。从 MRI 矢状面能较好观察转移瘤的上下界、显示转移灶的大小及数目，较好地显示入侵硬膜外腔或椎体软组织的部位和范围，以及硬膜受压的程度，对骨科医生评估脊柱稳定性以及脊髓压迫情况有很大帮助。脊髓压迫，是指由于硬膜外肿瘤、椎体压缩骨折后凸，或两者同时存在造成的脊髓受压变形（图 15-4-3）。MRI 有助于肺癌骨转移与其他骨病变的鉴别，如感染性病变、良恶性骨折等。另外，Ehresman 等通过发现 MRI 的腰椎椎体信号值和脑脊液值是椎体压缩性骨折的危险因素。目前，可根据 MRI 显示出的肿瘤对椎管内的压迫程度对其进行分级，即最为通用的 ESCC 评分，0 级是指病变局限于骨内，无椎管内受累；1 级指硬膜受压，脊髓未受压；2 级指脊髓受压但仍可见脑脊液信号（MRI 轴位 T_2WI 图像）；3 级指脊髓受压并且脑脊液信号中断。根据 ESCC 评分可评估肿瘤是否适合直接接受放射治疗或需要分离手术结合放射治疗。

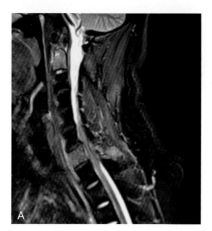
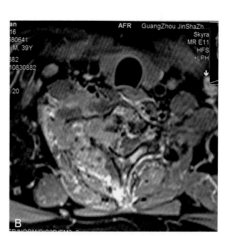

图 15-4-3　肺癌脊柱转移 MRI 表现

A. 矢状位 C 2/7 病灶；B. 横断面 C 7 病灶

四、核医学影像检查

　　放射性核素显像 ECT 与 PET/CT 是筛查骨转移的主要手段。目前 ECT 是骨转移首选的筛查方法。核素骨显像在检测转移灶局部代谢改变时非常敏感，在转移早期无症状时，骨显像即可出现阳性表现（图 15-4-4），可比 X 线片早几个月发现转移灶，其敏感性虽然高，但无特异性，假阳性多，要进一步鉴别肿瘤侵袭、骨创伤和骨感染。与 CT，MRI 不同，PET 显像是在分子水平上反映人体生理或病理变化，是一种代谢功能显像，能在形态学变化之前发现代谢或功能异常。PET/CT 其独特的融合图像，将 PET 图像和 CT 图像同机融合，PET 可以显示病灶的病理生理特征，有助于早期发现病灶和定性，而 CT 可以显示病灶结构变化，有助于精确定位，显著提高了诊断的准确性，但其目前价格较昂贵（图 15-4-5）。PET/CT 总的诊断准确率在 90% 左右。Fan 等通过对 PET-CT 纹理特征进行机器学习，发现其诊断准确率高于人工诊断。在尚不明确原发灶的脊柱转移性肿瘤中，可通过 PET-CT 搜寻转移瘤的原发灶，其还可评估脊柱转移性肿瘤手术和放化疗的疗效，从而对治疗方案作出调整。

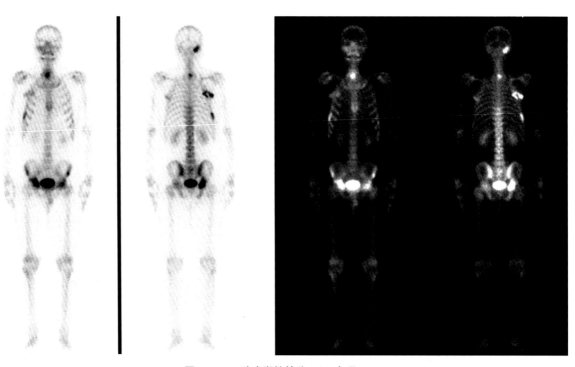

图 15-4-4　肺癌脊柱转移 ECT 表现

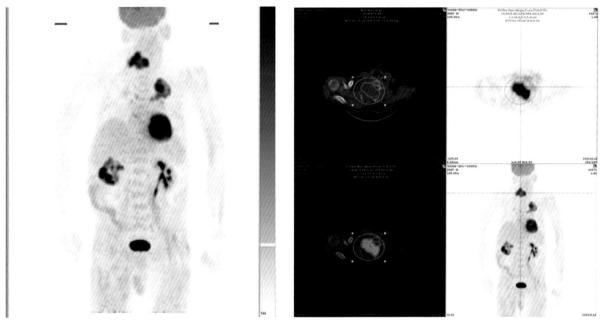

图 15-4-5　肺癌脊柱转移 PET-CT 表现

第五节　外科治疗与预后

一、肺癌脊柱转移瘤围手术期管理

如何让患者接受更微创、精准的手术治疗减少手术创伤，尽快恢复以接受原发灶的治疗是骨肿瘤科医生需要衡量和思考的问题，在围手术期的管理中，快速康复理念（enhanced recovery after surgery，ERAS）的贯彻和执行是非常必要的。肺癌脊柱转移患者都是Ⅳ期，除部分首发骨转移患者外，大部分患者身体条件差，可能伴有肺部炎症、肺通气功能下降、肿瘤性心脏病、慢性贫血等问题，手术风险高。此外，在治疗过程中出现的肺癌脊柱转移患者，可能手术前每日服用靶向药物治疗，而部分靶向药物如抗血管生成药物对伤口愈合有较大不良反应，已明确列为手术禁忌证，因此对此类患者需在术前明确靶向药物服用时间、服用剂量、与内科医生一同确定是否可术前停药以及停药时间，可能出现的危险及并发症，以为患者创造安全的手术条件。肺鳞癌多为中央型肺癌，晚期出现骨转移时往往原发灶已进展到压迫气道的程度，是否能接收气管插管也是需要考虑的问题，若无法进行气管插管则全麻手术无法进行，往往需要麻醉科共同评估。因此，我们建议对于每一例肺癌骨转移患者首先进行体力状况评分（performance status，PS）以评估患者基本情况，完善肺通气功能、心脏超声及其他如胸片心电图及血液学检测等检查，然后联合肺癌治疗相关科室内科医生、麻醉科、放疗科等一同进行多学科会诊（multi-disciplinary treatment，MDT），以评估患者是否有必要进行手术，是可选择手术、内科药物控制还是放射治疗，如选择手术，则需进一步考虑麻醉是否能耐受、是否需要停用药物、是否需要提前输血、术前是否可行肺功能锻炼、手术预计时间、出血量、术后何时再次开始靶向治疗等问题。广东省人民医院骨肿瘤科每周四下午会针对转移癌患者进行多学科讨论，包括放射治疗科、肿瘤内科、麻醉科及原发灶治疗的相关科室，以优化转移癌患者的治疗策略，取得了不错的临床效果。当然，手术评估并不是一成不变的，需要结合患者当前情况决定，例如肺癌上胸椎转移患者瘫痪风险极高，当患者出现脊髓压迫症状时，则是急诊手术指征，需立即进行手术接触脊髓压迫，此时其他问题可能需为脊髓减压这一首要目标让步。

二、预后的评估

手术治疗能够快速有效止痛、重建脊柱稳定性和挽救脊髓神经功能。然而，由于脊柱开放减压内固定手术的复杂性、高风险性，并不是所有脊柱转移患者都能够进行手术治疗。为保证手术受益大于其可能的风险、经济负担等成本，就需要严谨的术前评估，其中评估脊柱转移瘤患者的生存期是重要的一步。对于生存预期较短的肺癌脊柱转移患者，可推荐微创止痛治疗、放疗或支持治疗；而对于生存期较长的肺癌脊柱转移患者，有手术指征者往往偏向于减压手术甚至是根治性切除手术治疗。然而，在临床上准确评估肺癌脊柱转移患者的生存期具挑战性，尚无肺癌脊柱预后评估的金标准，可能是由于肺癌极大的遗传多样性、治疗效果的差异性所致。在肿瘤个性化、精准化治疗的背景下，准确评估肺癌脊柱转移患者的预期的生存时间，对最佳治疗策略的选择显得至关重要。

随着肺癌诊疗技术的进步，患者生存期已有较大改善，既往不区分癌种的脊柱转移瘤评分已有较大局限，国外一项对 1469 例脊柱转移瘤患者的前瞻性多中心研究结果显示，tomita、tokuhashi、bauer、vander linden、rades 和 bollen 这 6 种预后预测系统价值均不高，在肺癌脊柱转移瘤中更是如此，因肺癌诊疗领域进展迅猛，从根据组织分期指导下的放化疗，到根据分子分型决定治疗方案，再到免疫治疗，有望将肺癌变成可控制的慢性病，而不同基因型的患者，预后各不相同，因此非常有必要针对肺癌脊柱转移瘤建立新的预测评价系统，以指导肺癌发生脊柱转移后的外科干预治疗决策。

脊柱转移患者生存期的评估，常常通过几个独立预后因子构成的预后评分和系统来评估，目前已有数十个脊柱转移瘤术后生存期评估模型，目前使用较多的如 Tomita 评分、Tokuhashi 修订评分（2005 年）、van der Linden 评分、Bauer 评分、Katagiri New 评分、Lei 评分、Rades 评分、NESMS 评分、He 评分、Choi 风险计算器、SORG 列线图和 SORG 机器学习算法。这些预后评估系统和模型大多是全癌种的回顾性研究，将影响预后的独立因素整合为一个评分，再通过生存时间进行分组或预测生存概率。影响全癌种脊柱转移瘤的非特异性预后因素包括年龄、系统性疾病、肢体瘫痪情况（行走状态）、既往治疗情况（放疗和化疗）、美国麻醉医师协会（American Society of Anesthesiologists，ASA）状态、脊柱转移数目、肢体骨转移数目、从诊断到脊髓转移的时间间隔、放疗前发生运动障碍的时间、术前神经功能，东部合作肿瘤组（Eastern Cooperative Oncology Group，ECOG）分级、性别、内脏转移情况和实验室指标（中性粒细胞-淋巴细胞比值、碱性磷酸酶、白细胞、血红蛋白、血清白蛋白）等。其中 Tokuhashi 修订评分和

Tomita 评分在脊柱转移瘤生存期评估中应用最为广泛，两者均把肺癌作为原发肿瘤生长最快、预后最差的一类肿瘤进行赋值评分，故其常常低估肺癌脊柱转移患者的生存期。与其他恶性肿瘤相比，肺癌脊柱转移具有特异性的预后因素，包括 EGFR 突变和放疗有效剂量小于 40 Gy 等。2014 年，Katagiri 等将可靶向治疗［一代靶向药物，吉非替尼和（或）厄洛替尼］的肺癌分为中度生长的肿瘤，其他肺癌分为快速生长的肿瘤。机器学习算法在预后评估方面具有巨大潜力。2019 年，麻省总院 Schwab 团队运用机器学习的方法开发了脊柱转移瘤 1 年、90 天死亡率的预测模型，并整合到开放的互联网平台上，目前被认为具有优秀的预测性能。总之，各个评分和系统纳入的指标不尽相同，预估效能也参差不齐。

对于肺癌单病种（非小细胞肺癌）预测评估也有研究，包括 2019 年瑞金医院提出的评分系统（纳入年龄、吸烟室、SCC、CA125、KPS、EGFR 突变情况）、长征医院提出的列线图（纳入性别、内脏转移情况、脊柱转移数目、Frankel 分级、D- 二聚体、EFGR 突变）。这些评分未被前瞻性验证，尚未被广泛接受。目前将分子分型如 EGFR 突变纳入脊柱转移瘤的预测模型的研究，多来自亚洲，可能的原因是亚洲人群 EGFR 突变率远远高于欧美人群。此外，肺癌分子学特征的异质性和复杂性、治疗效果的差异性也是难以准确对肺癌脊柱转移预后进行评估的重要原因。

脊柱转移患者生存期评估的研究呈现出从非特异性原发瘤类型到单病种，从数量有限到多中心大量（国际多中心、以千为单位），从病理分型到分子分型，从传统统计学方法到人工智能的数据（机器学习、神经网络等）分析方法的特点，从单维度到多维度（包含症状学、肿瘤负荷、影像学指标、检验指标），但单病种肺癌脊柱转移开放手术后的生存预后的研究甚少，且没有将内科综合治疗如免疫治疗的相关指标纳入。对于预测模型的评价，通过国际、多中心、前瞻性队列中进行外部验证和比较是充分了解评分系统的能力、弱点和净收益的理想方法。临床预测模型指南声明，临床预测模型偏倚风险和适用性的评估工具（prediction model risk of bias as sessment tool，PROBAST）是评估评分系统的重要工具，应该遵守使用。我们应尝试通过前瞻性研究去构建、验证评分系统，关注模型准确性（区分度）的同时，也要强调其校准指标、临床获益情况。目前一致认为，预后系统是治疗脊柱转移性疾病的重要工具，也是 NOMS 决策框架中未能量化的指标。

三、肺癌分子靶向治疗对外科的影响

2009 年，一篇名为吉非替尼或卡铂 - 紫杉醇在肺腺癌中的应用的随机对照研究发表在《新英格兰医学杂志》上，这项名为"Iressa Pan-Asia Study（IPASS）"的随机、开放、平行、多中心、Ⅲ期临床试验比较晚期肺癌患者中吉非替尼与常规含铂双药化疗的疗效，共纳入 1217 例来自东亚地区初治的非吸烟或既往少量吸烟的晚期肺腺癌患者，基于实体瘤疗效评价标准，主要研究终点为无进展生存期（progression-free survival，PFS）、次要终点为总生存期（overall survival，OS）和不良反应事件等，结果显示吉非替尼在东亚不吸烟或既往少量吸烟的肺腺癌患者中的疗效显著好于常规化疗，且与 EGFR 突变密切相关。这项被誉为肺癌领域开天辟地的研究开辟了肺癌靶向治疗的新时代，随着基因测序手段的不断进步和成本的降低，越来越多的患者可以接受基因检测，相应的突变靶点如 EGFR、ALK 重排、ROS、K-Ras 等被广泛研究。基于小分子抑制药物的卓越高效，目前有特定基因突变的患者，靶向药物已成为一线治疗方案，因此也越来越多患者可接受靶向药物治疗。除靶向药物之外，免疫治疗药物如 PD-1 抗体卡瑞丽珠单抗也展现出较好的治疗效果。然而，这些靶向及免疫治疗药物对手术却或多或少地产生影响，如不知晓其对手术的副作用，则可能影响手术效果或产生术后并发症，因此本节总结一些常用的靶向与免疫治疗药物对外科手术的影响。

（一）抗肿瘤血管生成治疗的药物

肿瘤血管靶向治疗肺癌的药物科分为肿瘤血管生成抑制剂和肿瘤血管靶向制剂两大类。肿瘤血管生成抑制剂主要有血管内皮生长因子类，VEGF 是血小板源性生长因子中的一种类型，在肿瘤的生长和转移过程中，VEGF 通过促进肿瘤新生血管形成、肿瘤淋巴转移及病理血管形成等途径发挥作用，而 VEGF 在肺癌中的过度表达与肺癌的淋巴结转移及恶性程度密切相关。以 VEGF 为靶点的药物包括贝伐珠单抗、安罗替尼等，其中贝伐珠单抗是一种重组的人源化单克隆抗体，它通过与 VEGF 选择性地结合，使 VEGF 的生物活性消失，从而使肿瘤血管的生成减少，肿瘤的生长得到抑制，贝伐珠单抗联合化疗已被多个指南批准并用于晚期非鳞型 NSCLC 的一线治疗。此外，雷莫芦单抗是靶向 VEGF 受体的重组单克隆抗体，但尚未在中国上市。

卡博替尼是一种小分子多靶点酪氨酸激酶抑制剂（tyrosine kinase inhibitors，TKI），对 VEGFR、RET 等多个通路靶点有抑制作用，这些通路在肿瘤的生长、血管生成、转移过程中均起到重要作用。安罗替尼是一种新型小分子多靶点酪氨酸激酶抑制剂，能有效地抑制 VEGFR、血小板衍生生长因子受体、成纤维生长因子受体和干细胞生长因子受体等激酶的活性，进而发挥抗肿瘤血管生成和抑制肿瘤生长的作用。阿帕替尼通过与 VEGFR2 结合发挥强有力的抗肿瘤血管生成作用，但是在肿瘤血管生成受到抑制的同时，正常伤口愈合所需的毛细血管增殖重建也被显著抑制，因此围手术期使用血管生成抑制类靶向药物有导致术后伤口愈合不良的风险，一般建议术前和术后停用，根据药物不同半衰期决定其停药时间（表 15-5-1）。

表 15-5-1　抗肿瘤血管生成治疗的药物的特点

	药物名称	术前停药时间	术后恢复用药时间	半衰期	并发症
VEGF	贝伐珠单抗	28 天	28 天	18～20 天	术中出血；伤口愈合延迟愈合不良
	雷莫芦单抗	28 天	28 天	/	出血风险；动脉血栓
RET 重排	卡博替尼	28 天	/	99 h	严重出血
酪氨酸激酶抑制剂	安罗替尼	3 周	4～6 周	11 h	术中出血；伤口愈合延缓
	阿帕替尼	3 天	30 天	7～9 h	出血

（二）免疫治疗的药物

在正常机体内，免疫系统自身具有免疫抑制机制，其作用是维护免疫系统功能平衡，避免各种自身免疫疾病发生，免疫细胞上负责启动免疫抑制的分子称为免疫检查点。迄今为止发现的免疫检查点主要包括程序性死亡受体 1（programmed death1，PD-1）、程序性死亡配体 1（programmed death ligand1，PD-L1）途径等。在形成肿瘤的机体内，这些抑制机制的作用强于免疫激活机制，导致肿瘤细胞逃避机体的免疫监视并促进肿瘤进展。免疫检查点抑制剂通过阻断这些抑制通路而激活自身免疫系统中的 T 细胞发挥抗肿瘤作用，如纳武利尤单抗、帕博利珠单抗、阿替利珠单抗等，这些药物均可能出现骨骼肌疼痛、肌无力综合征，免疫性疾病等，术后可能导致发热症状。

四、肺癌脊柱转移的外科治疗策略和方式

肺癌脊柱转移的外科治疗具有特殊性，一方面肺癌属于恶性肿瘤，发生脊柱转移均为Ⅳ期，治疗应以尽量延长生存期提高生存质量为目的，手术以姑息性治疗为主；另一方面脊柱部位的解剖结构复杂，如行创伤较大的手术则不利于患者进行后续的内科治疗，需要考虑手术方式的性价比。目前，在确诊肺癌骨转移后，NCCN 指南推荐患者服用双膦酸盐或狄诺塞麦抑制破骨细胞活性，预防骨相关事件发生。而骨科需要处理的患者为已发生骨相关事件或预测即将发生骨相关事件的患者，包括疼痛、病理性骨折、脊髓神经压迫、高钙血症等。对于疼痛的处理，NCCN 指南仍是推荐放疗作为首选治疗方式，然而随着外科技术的发展，各种微创治疗方式如经皮微波消融、经皮椎体成形术都展现出非常好的止痛效果，手术结合放疗可能具有更佳的协同治疗效果。SINS 为评估脊柱稳定性提供了较好的标准，也是当前脊柱转移瘤最为常用的脊柱稳定性评价系统：0 ～ 6 分提示脊柱骨转移稳定；7 ～ 12 分提示脊柱骨转移介于稳定和不稳定之间；大于 12 分以上提示脊柱骨转移不稳定。注意 7 ～ 12 分之间的区间，一般而言，如果临床活动疼痛严重，而且在 10 ～ 12 分，一般根据肿瘤学特点可能会判断为未来不稳定趋势，很大的情况也是手术指证，这个取决于肺癌的进展和发展情况，这样说明 SINS 评分系统在 7 ～ 12 分模糊阶段之中需要其他评估方式提供临床信息。此外，根据 SINS 评分可判断患者是否需要使用内固定恢复脊柱稳定性。

随着手术技术的微创化，并不需要在患者发生 SRE 之后才采取外科干预，当预测发生 SRE 风险较高而口服药物可能不能解决患者症状时，微创手术干预能为患者提供更好的治疗，但仍需临床研究结果证实。在决定手术治疗前必须综合考虑以下几个因素：患者一般健康状况、临床表现、肿瘤分期、手术方案的可行性和经济状况等。一般在活检确诊肺癌脊柱转移的诊断后，首先需要进行预后评分估计患者生存预期以指导治疗决策，目前临床普遍采用的预后评分包括 Tomita 评分和修正的 Tokuhashi 评分，Tomita 评分中将肿瘤组织学类型、是否伴有内脏转移和骨转移情况作为影响预后的因素纳入进来，而 Tokuhashi 评分考虑了全身情况、脊柱外骨转移情况、转移瘤累及椎体数、主要内脏器官是否受累、原发肿瘤部位及脊髓损害的严重程度。在 Tomita 评分中，肺癌 4 分，脊柱转移 1 分，推荐治疗方式为姑息性治疗；而在 Tokuhashi 评分中，肺癌评分为 0 分，预期生存时间大多在 6 月以内或 6 ～ 12 个月，因此这两种评分均将肺癌列为高度恶性的肿瘤。虽然这两种生存预期评分已在临床广泛应用，但评分系统制定时纳入的肺癌病例太少，Tokuhashi 评分中纳入总病例数为 64 例，其中肺癌患者 6 例，修正的 Tokuhashi 评分中总病例数为 246 例，而肺癌患者为 26 例，Tomita 评分中总病例数为 67 例而肺癌患者为 10 例，

Van der Linden 等报道 324 例转移瘤患者，其中肺癌患者为 68 例，Bauer 报道的总病例数为 88 例，而肺癌患者仅为 6 例，如此少的例数很显然并不能代表肺癌的整体情况。此外，随着这些年肺癌分子靶向药物治疗和免疫治疗的进步，肺癌患者总体生存期较前已有长足进步，如对于目前 NSCLC 患者中有明确靶点比如 EGFR 突变或 ALK 重排，服用靶向药物显著延长其生存期，而一些脊柱寡转移灶的患者使用 Enbloc 切除手术治疗亦能获益，这种大手术在之前的评分中则不推荐。目前所采用的评分系统没有随着肺癌治疗手段的进步而更新，因而实际上并不能很好的评估肺癌脊柱转移的生存期。Tokuhashi 评分和 Tomita 评分并非单独针对肺癌骨转移这一疾病，对肺癌治疗中分子分型、是否可使用靶向药物治疗等并未纳入考量，因此需要对生存预期评价方式进行更新以便符合临床实际。

在对肺癌脊柱转移患者进行生存期评估后，对预期寿命较长患者（一般指大于 3 个月）可考虑行何种手术治疗。手术治疗的方式需要综合考量，当患者有明确脊髓神经压迫症状或病理性骨折时，多考虑切开减压，当判断脊柱可能出现不稳及失平衡时需要进行内固定辅助。针对患者是否存在脊柱不稳，SOSG 结合临床和影像学信息制订了 SINS 帮助医生进行预判，当 SINS 评分较高（13 ~ 18 分）时需要进行手术干预。许多肺癌患者在术前都会有化疗、放疗等药物治疗史，对手术耐受度差，伤口难以愈合，对这类患者应考虑微创手术治疗并结合其他辅助治疗手段如放疗和化疗等。

（一）En bloc 全椎体切除术

既往观点认为对于脊柱转移癌患者，En blco 手术创伤大且恢复慢，并不适用。而随着肺癌治疗的长足进步，患者生存期明显延长，并有部分患者仅出现单椎体转移且内科治疗效果显著，对这类患者 En bloc 切除术可能较为适用。En bloc 手术在肺癌脊柱转移患者中的适应证：①患者有有效的内科治疗手段（靶向药、化疗、免疫治疗药物等）；②患者预期寿命较长；③单发椎体转移（寡转移灶）；④计划手术部位未经放疗等影响创口愈合的治疗措施。然而，全椎体切除是否能真正为肺癌脊柱转移患者的生存带来益处仍有很大争议，需要更多数据证实其有效性。

（二）热消融技术用于肺癌脊柱转移瘤治疗

热消融包括微波消融、射频消融等热疗方式，能通过热效应及非热效应（免疫效应、微波动力效应）有效杀死肺癌细胞，在肺癌脊柱转移的姑息性治疗中扮演重要角色。微波消融治疗方式主要有两种：经皮穿刺微波消融治疗、开放减压术时进行微波消融治疗。经皮穿刺微波消融适用于未突破皮质的椎体或附件转移灶，以止痛和缓解肿瘤进展为目的，开放减压时使用微波或射频消融辅助治疗相较于经皮微波消融更为安全可控。对于溶骨性病变，微波消融不仅能杀死肿瘤细胞，还具有止血功效。消融后残留的空腔注入骨水泥填充可有效增加椎体强度并预防病理性骨折发生，而成骨性病变使用热消融后不建议打骨水泥，因为其并没有空腔供骨水泥填充，强行打入可能会溢漏到椎管外。此外，对于靠近椎弓根或椎体后壁已经破坏的肿瘤也不建议热消融，因为较快的热传导可能会导致脊髓或神经根损伤。脊柱微波消融功率一般选择在 30 ~ 40 W，总消融时间 2 min，每隔 30 s 停 10 ~ 15 s 以降低热传导范围。在这一条件下消融中心最高温度可达 70 ~ 90℃，故建议行双侧消融，通过对侧椎弓根可插入测温针监测消融边缘的温度以防止热损伤的发生。微波消融升温迅速，但椎体升温后降温较为缓慢，在消融完成后并不能立即打入骨水泥，因此时椎体内温度仍较高，如果打入骨水泥将很快硬化而不能弥散，所以需要插入测温针检测消融椎体内温度降至正常体温后再将骨水泥注入。有学者报道，使用经皮置钉加开放微波消融治疗脊柱转移癌，其中包括肺癌脊柱转移，取得良好的效果，也表明微波消融辅助治疗的有效性（图 15-5-1）。该团队采取如下措施保证微波消融时的安全性：①在对椎体进行消融前，首先行减压术解除肿瘤对脊髓或神经根的压迫，对脊髓或神经根血管等重要组织适当游离，创造至少 1 cm 的消融安全区域；②在消融过程中采取冰生理盐水冷循环降低周围组织温度，且术中使用测温针实时监测消融范围边缘及椎体后缘的温度，亦可加

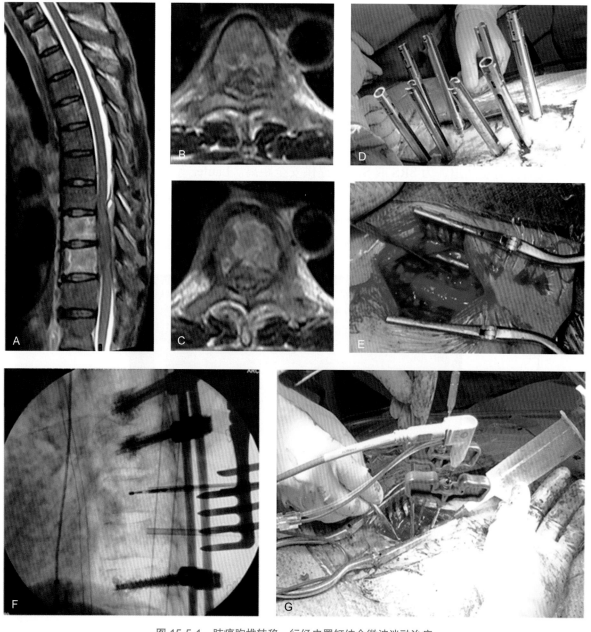

图 15-5-1　肺癌胸椎转移，行经皮置钉结合微波消融治疗

　　A～C. 脊柱矢状位与轴位 MRI；D. 经皮置钉；E. 开放切口减压；F. 术中透视观察微波消融针位置；G. 术中开放微波消融过程

用一根测温针监测消融中心温度，确保目标区域消融温度在 70 ~ 85℃ 的同时严格控制周围温度 < 43℃；③微波消融椎体部位肿瘤时，功率不高于 60 W，消融时间不超过 10 min，以免升温过快导致周围组织热损伤。此外，在术中采取神经电生理监护是非常必要的，有利于及时发现神经系统损伤，保证手术安全。微波消融在治疗原发性及转移性骨肿瘤中，缓解疼痛及灭活肿瘤的效果均得到肯定。良好的疼痛缓解效果可归因于以下几点：①术中高温破坏了瘤旁痛觉神经纤维；②微波消融充分灭活转移瘤，阻止局部复发；③抑制了转移瘤的破骨进程；④减少调节疼痛及敏感性的某些继发性细胞因子的释放。

据报道，微波消融灭活肿瘤后可释放肿瘤特异抗原入血，进而激活适应性免疫，诱导细胞毒性 T 细胞发挥远隔效应，理论上来说可以协同免疫治疗如 PD-1 或 PD-L1 以增强免疫治疗效果，此种现象在肝癌中已有临床研究证实。微波消融是肝癌治疗最常用的手段之一，但微波消融是否与肺癌免疫治疗发挥协同效果仍有待临床观察。

（三）分离手术用于肺癌脊柱转移的治疗

分离手术（separation surgery）是近几年新发展出来的手术方式，配合立体定向放射手术能对多种类型的肿瘤达到满意的局部控制效果。分离手术一词是由 Lyliana 等首次提出，指出手术的目的是解除脊髓压迫，为 SRS 或 SBRT 提供安全距离。Laufer 等报道，采取环形减压手术配合立体定向放疗（图 15-5-2）的综合治疗策略，并将该手术方式正式命名为"分离手术"（图 15-5-3）。该手术的目的在于通过手术将神经和脊髓与肿瘤分离开，创造出至少 0.5 cm 左右的放疗空间，降低大剂量放疗时对脊髓的损害，并通过术后精准放疗达到脊柱转移癌长期控制。

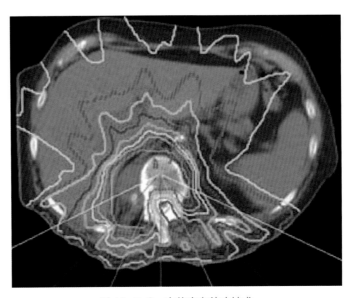

图 15-5-2　立体定向放疗技术

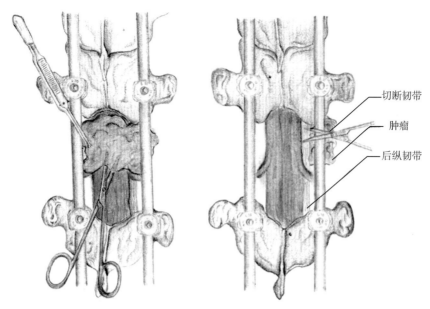

图 15-5-3　分离手术示意图

这一概念确实转变了外科医生对于脊柱转移瘤致脊髓压迫的减压手术的看法。常规的 cERBT 对于放疗敏感的肿瘤致脊髓压迫的病例中能够提供的持久、可靠的肿瘤局部控制率；SRS 或 SBRT 等放射治疗在脊柱肿瘤致脊髓压迫病例中表现出更加良好的肿瘤局部控制率，让外科医生开始思考是否有必要进行广泛且激进的肿瘤切除手术。如今，全椎体切除术或椎体病灶内切除并不是主流的手术方案，许多学者建议只在特定的病例中使用这种手术策略，例如寡转移性病灶，或是在 SRS 或 SBRT 不能完全发挥作用的情况下，由于放疗抵抗肿瘤引起的 MESCC。在接受 SRS 或 SBRT 治疗的脊柱转移瘤手术患者中，局部控制的比率更高，这为"混合（杂交）疗法"治疗放疗耐药肿瘤引起的高级别脊髓压迫的分离手术奠定了基础。如果发现脊髓与肿瘤之间没有间隙，则在保护脊髓的前提下不能提供高剂量的 SRS 或 SBRT。因此，分离手术应该作为"混合治疗"的第一步，其首要任务是创造椎体肿瘤与脊髓的间隙（2 ~ 3 mm），为以 SRS 或 SBRT 为代表的放射治疗提供安全的距离。当 ESCC 级别高时，为了防止手术相关的脊髓损伤，建议术中进行神经监测。

Bate 等发表了 57 例高分级 MESCC 患者的回顾性研究结果，这些患者分别接受单独 SRS 治疗或分离手术后再接受辅助 SRS 治疗。分离手术加 SRS 组的 21 例患者中，报道 1 年局部失败率为 9.5%，而回归分析未显示变量为显著因素。Barzilai 等通过一项前瞻性研究，报道了 111 例 MESCC 患者分离手术治疗后的生活质量结果，发现 3 个月时脊柱疼痛程度显著降低，一般活动能力也得到改善；6 个月、12 个月的局部复发率分别为 2.1% 和 4.3%。此外，再手术患者也显著减少。初同伟等使用杂交分离手术治疗 13 例非小细胞肺癌脊柱转移，结果显示杂交分离手术在缓解疼痛、提高生存质量和挽救神经功能方面显著优于单纯减压和保守治疗，这表明分离手术适用于肺癌脊柱转移瘤的治疗。

近 10 年来，微创椎弓根螺钉固定技术得到飞速的发展，较其他技术具有软组织破坏少、术中出血少、术后疼痛缓解快等优势，逐渐应用于分离手术中。有研究提出，在开放减压行分离手术之前，先进行经皮置钉（图 15-5-4），能更大程度降低术中出血量。同时，微创置钉法能显著减少医源性椎旁肌肉损伤。还有研究提出进行优化改良，采用小切口徒手植入椎弓根钉，通过主切口（5～6 cm）和副切口（1.5～2 cm）（图15-5-5），能达到360°减压的目的，术中需要透视2次，明显减少了术中透视次数，缩短了手术时间，减少了手术并发症。

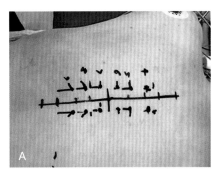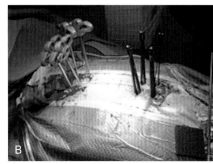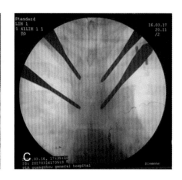

图 15-5-4　经皮椎弓根螺钉置入过程示意图

A. 术前 C- 臂 X 线机透视确定进钉点体表定位标记；B. 经皮置入椎弓根螺钉，将穿刺针经切口置入至小关节突和横突的交点，平行于上终板方向将穿刺针置入椎体内；C. 术中 C- 臂 X 线机透视确认椎弓根螺钉进钉点及角度

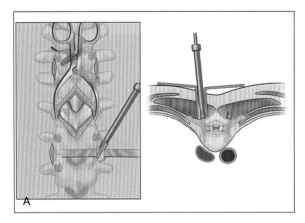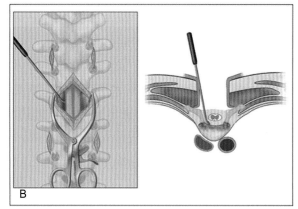

图 15-5-5　小切口徒手置钉微创分离手术示意图

A. 手术切口及徒手置钉示意图：病椎上下各 2 个节段，取棘突两侧旁开 2.5～3 cm，长 1.5～2 cm 切口，并进行置钉，矢状面图（左）、冠状面图（右）；B. 减压手术示意图：用刮匙经主切口刮除肿瘤组织完成 360° 减压分离，矢状面图（左）、冠状面图（右）

有研究报道了分离手术患者的术后并发症。由于分离手术的局限性（术后需要放疗、缺乏前柱重建、需要全身抗肿瘤治疗和预期寿命较短），会导致实现骨融合的可能性较低，出现术后伤口愈合和内固定障碍的问题。Amankulor 等在一项随访 7 年的回顾性研究中，分析了 318 例未进行前柱重建的后路内固定术患者的内固定失效的发生率为 2.8%，而内固定超过 6 节段合并胸壁切除术是内固定失效的危险因素。Cofano 等报道了一组接受后路碳纤维、PEEK 内固定的患者，平均随访 11 个月，未出现硬件故障。在手术伤口并发症方面，Wang 等对 140 例患者进行的研究中，伤口并发症发生率为 10.6%，而 Bilsky 等报道了 cEBRT 和 SRS 治疗后伤口感染、裂开的发生率分别为 17% 和 6%。因此，分离手术后的并发症也应该得到重视，一旦出现，对这些晚期癌症患者也是致命性的。

（四）胸腔镜手术用于肺癌胸椎转移的治疗

随着微创技术的发展和快速康复外科理念的深入普及，微创治疗的手段趋于多样化，且被许多专家引入到脊柱转移瘤治疗中。微创治疗手段多种多样，包括经皮技术如椎体成形术和射频消融、微波消融等，介入技术如栓塞治疗和离子植入等和其他微创手术技术。微创目的在于减少手术相关损伤的手术技术，对于脊柱转移瘤患者其优势在于减少手术入路相关并发症如感染、伤口不愈合等，减少输血量，促进术后神经功能恢复和症状的缓解并且患者能更早的接受放化疗。微创手术的目的并不一定是切除病灶或改善功能，如果患者有疗效更好的其他治疗方式，微创手术可作为辅助以使其他治疗方式获得更好的效果，如分离手术的目的就在于让肺癌原发灶进行更高剂量的放疗或适形放疗。在脊柱外科领域，微创技术已经非常普及，其结合管状牵开器，通过皮肤小切口经椎弓根微创入路可完成椎体切除等操作。当脊柱转移瘤患者出现神经或脊髓压迫时，常常选取后路手术将椎板切除以达到间接减压的目的，但是有加重不稳定的可能性，而前路手术可直接将压迫的部位直接减压，在肿瘤切除、前方结构重建及神经减压等方面具有明显优势。但是由于前路手术创伤大，周围重要结构较多，术后并发症较多。为了降低术后并发症发生率及减少创伤，对于肺癌胸椎转移的患者，逐渐发展出胸腔镜下手术等微创治疗技术。小切口经胸腔前路手术的优势在于能在显微镜或放大镜下呈现出完整且清洗的脊柱三维视野。越来越多的研究报道胸腔镜入路手术的安全性和有效性均优于开放手术，但学习曲线陡峭，初学者手术时间甚至会达到 6 h 以上。胸腔镜下手术需要一侧肺萎缩后暴露胸腔，因此仅能一侧肺通气或部分通气。入路的选择与病灶压迫的范围有关，还需考虑到主动脉的位置及周围重要解剖结构，此外，手术需要特殊器械，因胸壁与椎体距离较远，常规手术器械无法探及如此深的距离，且可控操作的空间狭小。因此，需要较为熟练的操作才能完成如椎体切除、侧方钢板螺钉固定、融合器植入等手术步骤。

（五）经皮椎体成形术在肺癌脊柱转移中的应用

经皮椎体成形术（percutaneous vertebroplasty，PVP）是采用在透视下将穿刺针经不同穿刺路径到达椎体，直接将骨水泥注入病灶内，重建椎体生物力学结构，增加脊柱稳定性，属于微创治疗的一种手段（图 15-5-6）。骨水泥在注入病灶后硬化产生热量能部分杀死肿瘤细胞，且其释放的单体物质具有一定细胞毒性，也能够杀死肿瘤细胞。而其增加椎体稳定性和部分杀死神经纤维的作用也使这种术式具有良好的止痛效果。PVP 这一术式最早使用法国医生 Deramond 率先用于疼痛性脊椎血管瘤的治疗中，取得较好的止痛效果。目前 PVP 用于肺癌脊柱转移瘤的治疗适应证主要为溶骨性病变，禁忌证主要有脊髓压迫、局部感染、凝血功能障碍、椎体后壁广泛破坏等。小部分肺癌脊柱转移为成骨性病变，或有些原本为溶骨性病变的转移灶在经过化疗、放疗或靶向治疗后会转变为成骨性病灶，此时为 PVP 的禁忌证，因椎体内没有空间供骨水泥弥散，有较高概率发生渗漏。关于聚甲基丙烯酸甲酯（PMMA）骨水泥注入量也有争议，不同于骨质疏松椎体压缩骨折，肺癌溶骨性脊柱转移病灶内通常为血性液体，溶骨部分基本为空腔，PMMA 可注入的量更多。既往的尸体研究结果表明，为恢复压缩刚度，胸椎需要注入 4 mL 而腰椎可达 8 mL，然而在肺癌脊柱转移中 PMMA 注入量仍需进一步研究。穿刺通路方面，不同部位采取的穿刺路径也不同，C1病变采用侧方入路，C2、C3病变采用前外侧斜行向上经相邻椎间盘入路穿刺，而下颈椎采用经典的前外侧入路。胸腰椎一般为经椎弓根入路、后外侧入路和前外侧入路，随着机器人在临床的应用，通过机器人精准穿刺也成为下一步研究方向。

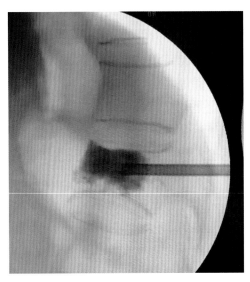

图 15-5-6 经皮骨水泥成形术

五、典型病例

病例1，男性，39岁，肺腺癌C7及T9椎体转移，C7骨质破坏，T9楔形变。C7、T9行活检微波消融骨水泥填充术，术后患者颈椎胸椎稳定性恢复（图15-5-7）。

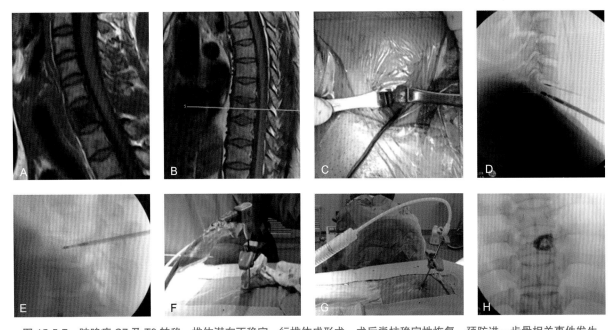

图 15-5-7 肺腺癌C7及T9转移，椎体潜在不稳定，行椎体成形术，术后脊柱稳定性恢复，预防进一步骨相关事件发生

A. C7转移灶；B. T9转移灶；C. 前方入路显示C7病灶；D. 透视下置入微波消融针（下）和测温针（上）；E. 透视下置入微波消融针；F. 置入微波消融针；G. 骨水泥定量泵入；H. 骨水泥强化后

病例2，男性，64岁，肺黏液腺癌T6、T7椎体转移，规律行14次化疗及免疫治疗后出现腰痛，诉腰部疼痛逐渐加重下肢肌力下降（术前VAS评分4分）、术前不全瘫Frankel D级，影像学提示脊髓受压明显，行胸椎开放置钉，解除压迫，术后疼痛缓解（术后VAS评分1分），下肢肌力逐渐恢复，术后脊髓功能恢复至Frankel E级（图15-5-8）。

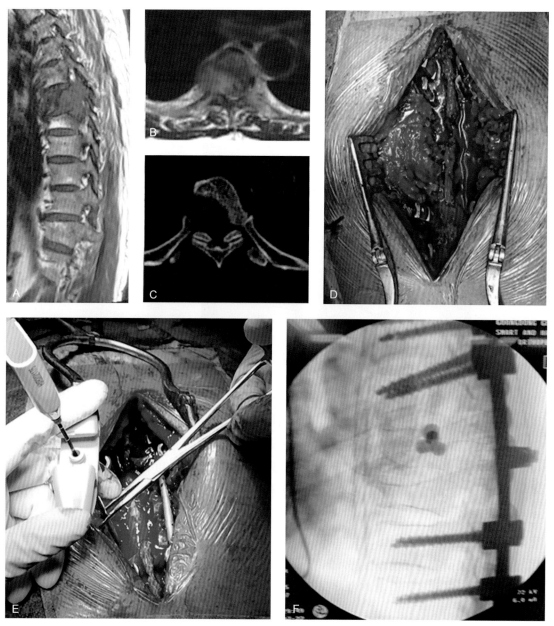

图15-5-8　肺腺癌T6、T7椎体转移，脊髓受压明显，行胸椎开放置钉以解除压迫，减压术后，下肢肌力及疼痛症状明显缓解

A、B.T6、T7转移灶；C.CT中T7病灶；D.后方入路暴露病灶；E.后方椎板减压后，直视下置入微波消融针；F.内固定和骨水泥置入后透视照片

病例3，男性，65岁，肺腺癌胸9椎体转移胸背部疼痛伴右下肋放射痛，疼痛呈锐痛，夜间明显，使用镇痛药物效果不佳，严重影响睡眠（术前VAS评分8分），术后疼痛明显缓解（术后VAS评分1分），睡眠可，显著提高患者生活质量（图15-5-9）。

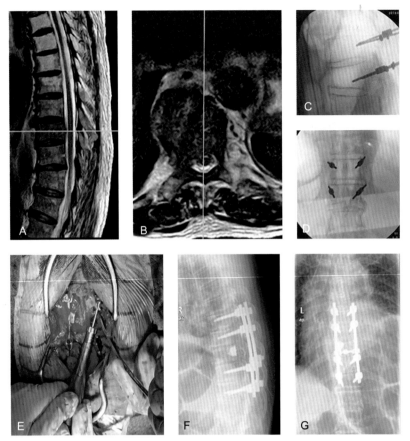

图 15-5-9　肺癌 T9 椎体转移，脊髓明显受压，疼痛症状明显术后患者症状明显减轻，生活质量改善

A、B. T9 转移灶；C、D. 椎弓根钉置入；E. 后方椎板减压后；F、G. 内固定和骨水泥置入后透视照片

近几十年，肺癌的治疗出现了翻天覆地的变化，靶向治疗和免疫治疗的应用使肺癌慢病化成为现实。随着患者生存时间的延长，肺癌脊柱转移病例急剧增加，骨肿瘤科医生需要改变过去对肺癌的传统印象，需要思考在各种治疗手段不断进步的背景下，如何给予肺癌脊柱转移患者最佳的外科治疗方式。肺癌脊柱转移瘤是需要多学科从多种角度评估的复杂疾病，骨肿瘤科医生不能仅专注于解决局部问题，而应从肺癌整体治疗的链条出发，遵从肺癌治疗的整体规划，严格把握手术适应证，并需要和肺科、放疗科等相关专业人员配合共同制订手术方案和计划，一切应以最利于患者恢复和延长生存期的目的进行。目前，肺癌脊柱转移从诊断、治疗及预后各方面均需要深入研究，不断完善，国内外与肺癌脊柱转移相关的高等级临床研究甚少，未来需要多中心协作制定出更适合肺癌脊柱转移的评估和干预策略。

程实，钟国庆　编写　　　张余　审校

参考文献

［1］PAULINO PEREIRA N R, JANSSEN S J, VAN DIJK E, et al. Development of a prognostic survival algorithm for patients with metastatic spine disease ［J］. J Bone Joint Surg Am, 2016, 98(21): 1767-1776.

［2］陈宏达, 郑荣寿, 王乐, 等. 2019 年中国肿瘤流行病学研究进展［J］. 中华疾病控制杂志, 2020, 24(4): 373-379.

［3］HIRSH V. Skeletal disease contributes substantially to morbidity and mortality in patients with lung cancer［J］. Clin Lung Cancer, 2009, 10(4): 223-229.

［4］FORCE U S P S T, KRIST A H, DAVIDSON K W, et al. Screening for lung cancer: US preventive services task force recommendation statement ［J］. JAMA, 2021, 325(10): 962-970.

［5］HANSEN M S, LICAJ I, BRAATEN T, et al. Sex Differences in risk of smoking-associated lung cancer: results from a cohort of 600, 000 norwegians ［J］. Am J Epidemiol, 2018, 187(5): 971-981.

［6］RADZISZEWSKA A, KARCZMAREK-BOROWSKA B, GRADALSKA-LAMPART M, et al. Epidemiology, prevention and risk morbidity factors for lung cancer ［J］. Pol Merkur Lekarski, 2015, 38(224): 113-118.

［7］VINEIS P, AIROLDI L, VEGLIA F, et al. Environmental tobacco smoke and risk of respiratory cancer and chronic obstructive pulmonary disease in former smokers and never smokers in the EPIC prospective study ［J］. BMJ, 2005, 330(7486): 277.

［8］SHAHAB L, GONIEWICZ M L, BLOUNT B C, et al. Nicotine, carcinogen, and toxin exposure in long-term E-cigarette and nicotine replacement therapy users: a cross-sectional study ［J］. Ann Intern Med, 2017, 166(6): 390-400.

［9］MCCORMACK V, PETO J, BYRNES G, et al. Estimating the asbestos-related lung cancer burden from mesothelioma mortality ［J］. Br J Cancer, 2012, 106(3): 575-584.

［10］SUN Y, LI Z, LI J, et al. A healthy dietary pattern reduces lung cancer risk: a systematic review and meta-analysis ［J］. Nutrients, 2016, 8(3): 134.

［11］LI W, TSE L A, AU J S, et al. Prognostic value of alcohol consumption and some other dietary habits for survival in a cohort of Chinese men with lung cancer ［J］. Chin J Cancer, 2017, 36(1): 21.

［12］HERBST R S, MORGENSZTERN D, BOSHOFF C. The biology and management of non-small cell lung cancer ［J］. Nature, 2018, 553(7689): 446-454.

［13］HIRSCH F R, SCAGLIOTTI G V, MULSHINE J L, et al. Lung cancer: current therapies and new targeted treatments ［J］. Lancet, 2017, 389(10066): 299-311.

［14］ROTOW J, BIVONA T G. Understanding and targeting resistance mechanisms in NSCLC ［J］. Nat Rev Cancer, 2017, 17(11): 637-658.

［15］COLEMAN R E. Clinical features of metastatic bone disease and risk of skeletal morbidity ［J］. Clin Cancer Res, 2006, 12(20 Pt 2): 6243-6249.

［16］SANTINI D, BARNI S, INTAGLIATA S, et al. Natural history of non-small-cell lung cancer with bone metastases ［J］. Sci Rep, 2015, 5: 18670.

［17］DEBERNE M, ROPERT S, BILLEMONT B, et al. Inaugural bone metastases in non-small cell lung cancer: a specific prognostic entity? [J]. BMC Cancer, 2014, 14: 416.

[18] OLIVEIRA M, SOUZA L C, SAMPAYO E J G, et al. The impact of lung carcinoma histology on the frequency of bone metastases [J]. Rev Bras Ortop (Sao Paulo), 2019, 54(5): 524-530.

[19] WANG F, ZHANG H, YANG L, et al. Epidemiological characteristics of 1196 patients with spinal metastases: a retrospective study [J]. Orthop Surg, 2019, 11(6): 1048-1053.

[20] SOHN S, KIM J, CHUNG C K, et al. Nationwide epidemiology and healthcare utilization of spine tumor patients in the adult Korean population, 2009-2012 [J]. Neurooncol Pract, 2015, 2(2): 93-100.

[21] BOLLEN L, VAN DER LINDEN Y M, PONDAAG W, et al. Prognostic factors associated with survival in patients with symptomatic spinal bone metastases: a retrospective cohort study of 1, 043 patients [J]. Neuro Oncol, 2014, 16(7): 991-998.

[22] SOHN S, KIM J, CHUNG C K, et al. A nationwide epidemiological study of newly diagnosed spine metastasis in the adult Korean population [J]. Spine J, 2016, 16(8): 937-945.

[23] VALASTYAN S, WEINBERG R A. Tumor metastasis: molecular insights and evolving paradigms [J]. Cell, 2011, 147(2): 275-292.

[24] PAGET S. The distribution of secondary growths in cancer of the breast. 1889 [J]. Cancer Metastasis Rev, 1989, 8(2): 98-101.

[25] NGUYEN D X, BOS P D, MASSAGUE J. Metastasis: from dissemination to organ-specific colonization [J]. Nat Rev Cancer, 2009, 9(4): 274-284.

[26] JOYCE J A, POLLARD J W. Microenvironmental regulation of metastasis [J]. Nat Rev Cancer, 2009, 9(4): 239-252.

[27] QUAIL D F, JOYCE J A. Microenvironmental regulation of tumor progression and metastasis [J]. Nat Med, 2013, 19(11): 1423-1437.

[28] ZHANG W, BADO I L, HU J, et al. The bone microenvironment invigorates metastatic seeds for further dissemination [J]. Cell, 2021, 184(9): 2471-2486.

[29] WU S, PAN Y, MAO Y, et al. Current progress and mechanisms of bone metastasis in lung cancer: a narrative review [J]. Transl Lung Cancer Res, 2021, 10(1): 439-451.

[30] HSU C P, SHEN G H, KO J L. Matrix metalloproteinase-13 expression is associated with bone marrow microinvolvement and prognosis in non-small cell lung cancer [J]. Lung Cancer, 2006, 52(3): 349-357.

[31] NAKAMURA E S, KOIZUMI K, KOBAYASHI M, et al. RANKL-induced CCL22/macrophage-derived chemokine produced from osteoclasts potentially promotes the bone metastasis of lung cancer expressing its receptor CCR4 [J]. Clin Exp Metastasis, 2006, 23(1): 9-18.

[32] PHILLIPS R J, BURDICK M D, LUTZ M, et al. The stromal derived factor-1/CXCL12-CXC chemokine receptor 4 biological axis in non-small cell lung cancer metastases [J]. Am J Respir Crit Care Med, 2003, 167(12): 1676-1686.

[33] BRUNETTI G, BELISARIO D C, BORTOLOTTI S, et al. LIGHT/TNFSF14 promotes osteolytic bone metastases in non-small cell lung cancer patients [J]. J Bone Miner Res, 2020, 35(4): 671-680.

[34] BRUZAS E, EGEBLAD M. Bone talk: activated osteoblasts promote lung cancer growth [J]. Trends Mol Med, 2018, 24(3): 237-239.

[35] ENGBLOM C, PFIRSCHKE C, ZILIONIS R, et al. Osteoblasts remotely supply lung tumors with cancer-promoting SiglecF(high) neutrophils [J]. Science, 2017, 358(6367).

[36] AL HUSAINI H, WHEATLEY-PRICE P, CLEMONS M, et al. Prevention and management of bone

metastases in lung cancer: a review [J]. J Thorac Oncol, 2009, 4(2): 251-259.

[37] LEVASSEUR N, CLEMONS M, HUTTON B, et al. Bone-targeted therapy use in patients with bone metastases from lung cancer: a systematic review of randomized controlled trials [J]. Cancer Treat Rev, 2016, 50: 183-193.

[38] NAKAI Y, OKAMOTO K, TERASHIMA A, et al. Efficacy of an orally active small-molecule inhibitor of RANKL in bone metastasis [J]. Bone Res, 2019, 7: 1.

[39] HARA Y, MATSUURA Y, TAKIGUCHI H, et al. [Reversal of pulmonary hypertrophic osteoarthropathy in surgically treated lung cancer] [J]. Nihon Kokyuki Gakkai Zasshi, 2010, 48(12): 966-971.

[40] IHARA D, HATTORI N, YOSHIOKA K, et al. [A case of pulmonary pleomorphic carcinoma accompanied by pulmonary hypertrophic osteoarthropathy] [J]. Nihon Kokyuki Gakkai Zasshi, 2011, 49(10): 765-769.

[41] KITAGAWA Y, KIM Y, TSUNODA R, et al. Association of pedicle sign type with clinical and radiological features in patients with symptomatic spinal metastases [J]. J Nippon Med Sch, 2021, 88(1): 25-31.

[42] LA COMBE B, GAILLARD S, BENNIS S, et al. Management of spinal metastases of lung cancer [J]. Rev Mal Respir, 2013, 30(6): 480-489.

[43] EHRESMAN J, SCHILLING A, PENNINGTON Z, et al. A novel MRI-based score assessing trabecular bone quality to predict vertebral compression fractures in patients with spinal metastasis [J]. J Neurosurg Spine, 2019: 1-8.

[44] FAN X, ZHANG H, YIN Y, et al. Texture Analysis of (18)F-FDG PET/CT for Differential Diagnosis Spinal Metastases [J]. Front Med (Lausanne), 2020, 7: 605746.

[45] CHOI D, RICCIARDI F, ARTS M, et al. Prediction accuracy of common prognostic scoring systems for metastatic spine disease: results of a prospective international multicentre study of 1469 patients [J]. Spine (Phila Pa 1976), 2018, 43(23): 1678-1684.

[46] TOMITA K, KAWAHARA N, KOBAYASHI T, et al. Surgical strategy for spinal metastases [J]. Spine (Phila Pa 1976), 2001, 26(3): 298-306.

[47] TOKUHASHI Y, MATSUZAKI H, ODA H, et al. A revised scoring system for preoperative evaluation of metastatic spine tumor prognosis [J]. Spine (Phila Pa 1976), 2005, 30(19): 2186-2191.

[48] VAN DER LINDEN Y M, DIJKSTRA S P, VONK E J, et al. Prediction of survival in patients with metastases in the spinal column: results based on a randomized trial of radiotherapy [J]. Cancer, 2005, 103(2): 320-328.

[49] BAUER H C, WEDIN R. Survival after surgery for spinal and extremity metastases. Prognostication in 241 patients [J]. Acta Orthop Scand, 1995, 66(2): 143-146.

[50] KATAGIRI H, OKADA R, TAKAGI T, et al. New prognostic factors and scoring system for patients with skeletal metastasis [J]. Cancer Med, 2014, 3(5): 1359-1367.

[51] LEI M, LI J, LIU Y, et al. Who are the best candidates for decompressive surgery and spine stabilization in patients with metastatic spinal cord compression?: a new scoring system [J]. Spine (Phila Pa 1976), 2016, 41(18): 1469-1476.

[52] RADES D, DUNST J, SCHILD S E. The first score predicting overall survival in patients with metastatic spinal cord compression [J]. Cancer, 2008, 112(1): 157-161.

[53] GHORI A K, LEONARD D A, SCHOENFELD A J, et al. Modeling 1-year survival after surgery on the metastatic spine [J]. Spine J, 2015, 15(11): 2345-2350.

［54］HE X, JIAO Y Q, YANG X G, et al. A novel prediction tool for overall survival of patients living with spinal metastatic disease［J］. World Neurosurg, 2020, 144: 824-836.

［55］CHOI D, PAVLOU M, OMAR R, et al. A novel risk calculator to predict outcome after surgery for symptomatic spinal metastases; use of a large prospective patient database to personalise surgical management［J］. Eur J Cancer, 2019, 107: 28-36.

［56］KIM H, CHANG S Y, SON J, et al. The effect of adding biological factors to the decision-making process for spinal metastasis of non-small cell lung cancer［J］. J Clin Med, 2021, 10(5).

［57］KARHADE A V, THIO Q, OGINK P T, et al. Predicting 90-day and 1-year mortality in spinal metastatic disease: development and internal validation［J］. Neurosurgery, 2019, 85(4): 671-681.

［58］YANG M, XU W, LIU T, et al. Development and validation of a novel survival prediction model in patients with spinal metastasis from non-small cell lung cancer［J］. Spine (Phila Pa 1976), 2019, 44(4): 246-257.

［59］刘艳成，马信龙，胡永成，等. 肺癌脊柱转移瘤患者的流行病学特点研究［J］. 中国脊柱脊髓杂志，2021, 31(2): 103-110.

［60］KOMATSU T, KUNIEDA E, OIZUMI Y, et al. An analysis of the survival rate after radiotherapy in lung cancer patients with bone metastasis: is there an optimal subgroup to be treated with high-dose radiation therapy?［J］. Neoplasma, 2012, 59(6): 650-657.

［61］BRAY F, FERLAY J, SOERJOMATARAM I, et al. Global cancer statistics 2018: GLOBOCAN estimates of incidence and mortality worldwide for 36 cancers in 185 countries［J］. CA Cancer J Clin, 2018, 68(6): 394-424.

［62］ALBERG A J, BROCK M V, FORD J G, et al. Epidemiology of lung cancer: Diagnosis and management of lung cancer, 3rd ed: American College of Chest Physicians evidence-based clinical practice guidelines［J］. Chest, 2013, 143(5 suppl): 1S-29S.

第十六章

肾癌脊柱转移

不同亚型的肾细胞癌（简称肾癌）具有不同的流行性、侵袭性、转移性、预期寿命以及治疗敏感性。透明细胞癌占所有肾恶性肿瘤的 70%，是最为常见的肾细胞癌亚型。目前约有 1/3 的肾癌患者在确诊时即伴有转移。甚至在肾切除术后，约有 25% 的肾癌患者会出现局部复发或转移。骨转移是继肺转移之外第二大常见的转移部位，而脊柱是最常见的骨转移部位。脊柱转移通常预示着更差的预后，然而一些脊柱骨转移的患者随着手术、全身治疗以及放疗技术的进展获得了较好的预后以及功能水平。

第一节　病因与流行病学特点

一、流行病学

肾癌的发病率占成人恶性肿瘤的 2% ~ 3%，在泌尿系统肿瘤中仅次于前列腺癌和膀胱癌，是泌尿系统致死率最高的恶性肿瘤。各国或各地区的肾癌的发病率不同，发达国家比例更高（占成人恶性肿瘤 3.8%）。在大多数国家和地区，肾癌的发病率都呈持续增长趋势，近 10 年每年递增 0.7% ~ 2%，但其死亡率在发达国家趋于稳定或下降。发病高峰在 60 ~ 70 岁，中位诊断年龄为 64 岁，男女发病率比约为 2 ：1。

据中国肿瘤登记年报的资料显示，1988—2014 年我国肾癌的发病率呈上升趋势；国家癌症中心的最新癌症数据显示，2014 年中国肾癌发病率为 4.99/10 万，其中男性肾癌发病率为 6.09/10 万，女性肾癌发病率为 3.84/10 万。2015 年，我国新发肾癌为 66.8 万例，死亡人数为 23.4 万人，发病高峰年龄为 50 ~ 60 岁。

根据 2017 年 CSCO 学术年会数据统计分析显示，我国肾癌发病率及死亡率情况为男女比例 2 ：1，城市高于农村，高发年龄 50 ~ 70 岁。而 2019 年国家癌症中心统计数据显示，我国肾癌发病人数年增长率为 7%，而 10 年前这个数值是 3%，值得人们重视。

二、病因学

肾癌的病因目前尚不明确，其发病可能与遗传、吸烟、肥胖、高血压及抗高血压药物的使用等有关。其中吸烟和肥胖是公认的肾癌危险因素。

（一）基本病因

大部分肾细胞癌是散发性的，遗传性肾癌占肾癌总数的 2% ~ 4%，多以常染色体显性遗传方式在家族中遗传，由不同的遗传基因变异造成，这些基因既包括抑癌基因又包括癌基因。*VHL*（Von Hippel–Lindau）基因位于染色体 3p 上，有 52% 的肾细胞透明癌与 *VHL* 的突变失活有关。新的基因组技术已经揭示了肾癌的大量遗传和表观遗传变化。癌症基因组图谱（TCGA）研究网络和其他研究表明，还存在其他几个基因发生突变，其突变频率低于 *VHL*。这些基因包括 *PBRM1*（40%）、*SETD2*（15%）和 *BAP1*（15%），它们都是染色质重塑 – 组蛋白甲基化途径的一部分。与 *VHL* 一样，这三个基因位于染色体 3p 短臂上的 50 Mb 区域内，其中 *BAP1* 的突变与较短的生存期有关。肾癌的发病机制见图 16-1-1。目前已明确的遗传性肾癌包括 VHL 综合征（双侧多发的肾透明细胞癌和肾囊肿）、*MET* 基因相关的遗传性乳头状肾细胞癌（Ⅰ型）、延胡索酸水化酶基因异常引起的遗传性平滑肌瘤病和肾细胞癌（非Ⅰ型乳头状肾细胞癌）、BHD（Birt-Hogg-Dube）综合征（多发性肾嫌色细胞癌、杂合性嫌色细胞和嗜酸细胞肾肿瘤、乳头状肾细胞癌）、*HRPT2* 基因相关的甲状旁腺功能亢进 – 颌骨肿瘤综合征（混合型上皮和基质肿瘤、乳头状肾细胞癌）（表 16-1-1）。一般认为如下人群可能是遗传性肾癌的潜在患者：①≤ 45 岁的肾癌患者；②双侧、多发肾脏肿瘤；③肾癌家族史（至少 1 个一级亲属，至少 2 个二级亲属）；④肾癌合并其他肿瘤病史（嗜铬细胞瘤，胃肠道间质瘤，神经系统血管母细胞瘤，胰腺神经内分泌肿瘤等），合并其他病变如肺囊肿，自发性气胸等；⑤合并少见的皮肤病变（平滑肌肉瘤，血管纤维瘤等）；⑥个人或家族有肾癌相关综合征病史。对于这部分患者，可以建议本人及相关家属进行基因突变检测。

表 16-1-1　常见遗传性肾癌及临床表现

综合征	突变位点	病理类型	临床表现
VHL 综合征	*VHL*	ccRCC	ccRCC，嗜铬细胞瘤，胰腺肾脏囊肿，神经系统视网膜血管母细胞瘤，副神经节瘤，胰腺内分泌肿瘤，淋巴囊肿瘤，附睾腺瘤
HPRC	*MET*	pRCC Ⅰ	pRCC
BHD 综合征	*FLCN*	多种 RCC	嫌色细胞癌，混合嗜酸细胞瘤，纤维毛囊瘤，皮赘，肺囊肿，气胸
HLRCC	*FH*	pRCC Ⅱ	pRCC，皮肤子宫平滑肌瘤，子宫平滑肌肉瘤
SDHRCC	*SDHB*、*SDHD*、*SDHC*	ccRCC chromophobe RCC	ccRCC，嫌色细胞，嗜酸性，嗜铬细胞瘤，副神经节瘤

续表

综合征	突变位点	病理类型	临床表现
Cowden syndrome	*PTEN*	ccRCC	ccRCC，乳腺癌，滤泡性甲状腺腺癌，子宫内膜癌
MITF 相关肿瘤	*MITF*	RCC	黑色素瘤，PECOMA
HPT-JT	*HRPT2*	Wilms 瘤	多种 RCC，Wilms 瘤（肾母），甲状旁腺功能亢进，甲状腺癌
BAPI 相关肿瘤	*BAPI*	ccRCC	ccRCC，葡萄膜黑色素瘤，黑色素瘤，间皮瘤
Translocationt〔t(3:8). t(2:6)〕相关肿瘤	*FHIT/FRA3B* on chr3, *RNF139* on chr8	ccRCC	ccRCC，甲状腺乳头状瘤

注：VHL：Von Hipple-Lindau；ccRCC：Clear Cell Renal Cell Carcinoma；HPRC：Hereditary Papillary Renal Carcinoma；pRCC：Papillary Renal Rell Rarcinoma；BHD：Birt-Hogg-Dube；HLRCC：Hereditary Leiomyomatosis and Renal Cell Cancer；HPT-JT：hyperparathyroidism-jaw tumor。

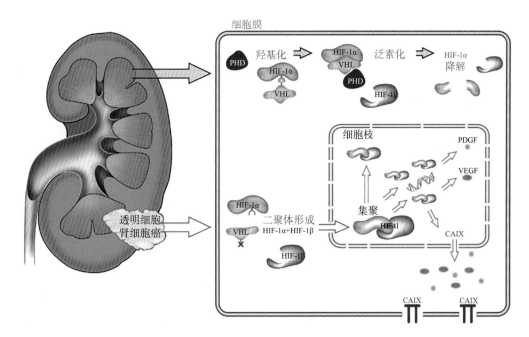

图 16-1-1　肾癌的发病机制：VHL 的失活导致透明细胞肾细胞癌中碳酸酐酶Ⅸ的过度表达；在正常肾脏中，缺氧诱导因子 -1α 与 VHL 蛋白结合，并通过蛋白酶体降解；在 ccRCC 中，HIF-1α 不被降解，并与 HIF-1β 结合形成 HIF-1 转录因子，其激活下游缺氧诱导基因，如促血管生成因子和 CA-IX

HIF-1α：缺氧诱导因子 -1α；HIF-1β：缺氧诱导因子 -1β；HIF-1：缺氧诱导因子 -1；PDGF：血小板生长因子；VEGF：血管内皮生长因子；CAIX：碳酸酐酶Ⅸ

（二）危险因素

危险因素见图 16-1-2。

1. 吸烟

吸烟是肾癌发病因素之一。大量的前瞻性研究观察了肾癌与吸烟的关系，认为吸烟是中等度危险因素。既往曾有吸烟史的人患肾癌的相对危险度为 1.3；而正在吸烟的人患肾癌的相对危险度为 1.6。吸烟是目前唯一公认的肾癌环境危险因素。

2. 肥胖

肥胖程度一般用体重指数（body mass index，BMI）来表示，BMI 增高，则患肾癌的危险性增高。肥胖增加肾癌风险的具体机制还未明，可能和肥胖增加雄性激素及雌性激素的释放，或者与脂肪细胞释放的一些细胞因子相关。

3. 高血压及抗高血压药物

一些大型研究显示高血压和其相关药物使用可能是肾癌发病因素之一。高血压病患者、使用利尿剂特别是噻嗪类利尿药以及其他抗高血压药物的人，患肾癌的危险性会增加 1.4 ~ 2 倍。很难区分到底是高血压本身还是抗高血压药物引起肾癌，因为在所有研究中这两者往往都是同时存在的。但是若能更好地控制血压，那么肾癌的发病风险会下降，因此抗高血压药物可能不是发病风险之一。

4. 终末期肾病长期透析相关的获得性囊性肾脏疾病

往往在有终末期肾病患者中的肾癌发病率更高。长期透析的患者容易患获得性肾囊肿性疾病（acquired cystic kidney disease，ARCD），这可能是由于肾组织内的细胞无序增殖的结果。这类患者的肾癌和传统肾癌有一定区别：发病年龄更年轻，而且男女比更高。在这些肾癌患者中，肿瘤通常是双侧、多发的，组织病理学上呈现乳头状结构。因此，对终末期肾病患者应该定期进行 B 超或增强 MRI 检查。对于透析患者，即使肾癌小于 4 cm 也首选根治性肾切除术。

5. 其他

有证据表明，饮酒、职业暴露于三氯乙烯、石棉、多环芳香烃等物质，以及高雌激素的女性等都有可能增加患肾癌的风险。总之，目前无法找到一种与肾癌具有明确关系的致癌物质，尚需要进一步研究遗传因素与环境暴露之间相互作用的潜在影响。

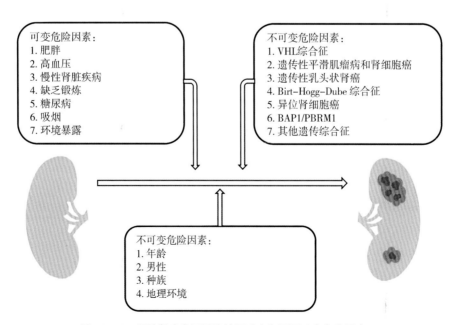

图 16-1-2　导致肾癌发展风险的可改变和不可改变危险因素

第二节　临床表现

一、肾癌的临床表现

（一）无明显症状

目前，临床上 50% 以上的肾癌是因健康体检或其他原因检查偶然发现，无明显症状或体征，其发现率逐年升高，多为早期病变，预后良好。

（二）典型局部症状

血尿、腰痛、腹部肿块 "肾癌三联征"，在临床出现率已 < 15%，常预示病变已至晚期。多数患者只出现 "三联征" 中的一个或二个症状。有症状的肾癌患者中最常见的症状是腰痛和血尿。当经典的肾癌三联征都出现时，约 60% 的患者至少已达 T_3 期。

1. 血尿

约 40% 的肾癌患者会出现血尿，可为肉眼血尿或镜下血尿。大量血尿有血块形成时可出现肾绞痛、排尿痛、排尿困难，甚至尿潴留。

2. 腹部肿块

肾脏位于腹膜后，位置深，腹部触诊时不易触到，只有当肿瘤较大或位于肾下极时才可触及到肿块，10% ~ 40% 的患者可扪及腹部肿块，有时可为唯一的症状，少数患者是以腹部包块来院就诊。

3. 疼痛

腰痛是因肿瘤生长致肾包膜张力增加或侵犯周围组织产生，表现为持续性钝痛。肿瘤出血致肾被膜下血肿亦可出现钝痛或隐痛。肿瘤侵犯邻近组织器官如腰大肌或神经可引起持续而严重的腰背部疼痛。疼痛发生率为 20% ~ 40%。有相关表现时应及时就诊，以免延误病情。

（三）全身表现

肾癌患者副瘤综合征的发生率约为 30%，其临床表现不是由原发肿瘤或转移灶所在部位直接引起，而是由肿瘤分泌的产物间接引起的异常免疫反应或其他不明原因引起机体内分泌、神经、消化、造血、骨关节、肾脏及皮肤等系统发生病变，并出现相应的临床表现，被称为副瘤综合征。表现为高血压、红细胞沉降率增快、红细胞增多症、肝功能异常、高钙血症、高血糖、神经肌肉病变、淀粉样变性、溢乳症、凝血机制异常等。出现副瘤综合征的患者预后更差。2% ~ 3% 的病例出现精索静脉曲张或腹壁静脉扩张，提示可能合并左肾静脉瘤栓。因此早期诊断肾癌（renal cell carcinoma，RCC）具有重要意义。

（四）转移性病灶引起的症状

部分肾癌患者是以转移灶的临床表现为首发症状就诊，如骨痛、骨折、咳嗽、咯血等。体格检查发现包括颈部淋巴结肿大、继发性精索静脉曲张及双下肢水肿等，后者提示肿瘤侵犯肾静脉和下腔静脉的可能。在转移性肾癌患者中，常见的转移脏器及转移发生率依次为：肺转移（48.4%）、骨转移（23.2%）、肝转移（12.9%）、肾上腺转移（5.2%）、皮肤转移（1.9%）、脑转移（1.3%）、其他部位等（7.1%）。

二、肾癌脊柱转移的临床表现

20% ~ 30% 的患者可出现由于肿瘤转移所致的骨痛、骨折，骨转移所致疼痛常表现为日益加重的骨痛，一般为钝痛或酸痛，由间歇性逐渐变为持续性，局限于转移部位，局部肿胀，活动受限，夜间或活动后加剧，同时病灶区有压痛、叩击痛。部分患者可能以骨折为首发症状。肾癌骨转移发生 SRE 的比例高达 72% ~ 85%。肾癌骨转移最常见表现是疼痛，20% 出现病理性骨折，28% 出现脊髓压迫症状。脊椎转移可压迫神经根引起放射性剧烈疼痛，严重压迫脊髓可致截瘫。广泛骨转移可出现乏力、消瘦、贫血和低热等全身症状。骨转移症状如不能得到有效控制，可引起患者痛苦、焦虑、抑郁、失望和孤独等心理问题，严重影响生存质量。

三、诊断依据

诊断肾癌需要进行实验室检查、影像学检查和病理学检查。肾癌实验室常规检查的目的是了解患者的一般状况以及是否适于采取相应的治疗措施，主要包括尿常规、血常规、红细胞沉降率、血糖、血钙、肾功能（血尿素氮、血肌酐和肾小球滤过率）、肝功能、乳酸脱氢酶、碱性磷酸酶等项目。如需进行有创检查或手术治疗，则应进行必要的凝血功能检测。以上项目的检查结果在肾癌患者中通常会表现为血尿、红细胞增多及低血红蛋白、红细胞沉降率增快、高血糖、高血钙、肾功能异常及肝功异常等。对邻近或累及肾盂的肾肿瘤患者还需做尿细胞学检查。对孤立肾的肾肿瘤、双肾肿瘤、肾功能指标异常和存在使肾功能受损疾病（如糖尿病、慢性肾盂肾炎、多囊肾、对侧肾结石等）的患者需行核素肾图检查，了解肾功能情况，并对肾功能不全等级进行评定。目前，尚无公认的用于肾癌早期辅助诊断的血清肿瘤标志物。

第三节　影像学检查

随着影像学检查的普及，目前超过 50% 的肾癌是在对腹部非特异性症状或其他器官疾病的检查中意外发现的。影像学检查在肾癌的诊治过程不同阶段均有重要的作用：对原发肿瘤在于病灶的发现、定位、定性及分期；在术中可辅助定位；在术后及非手术治疗过程中是随诊的重要手段。不同的影像学检查方法在肾癌诊治过程中的不同阶段作用不同，应根据各方法的优劣和临床需要进行规范选择。

一、肾癌原发灶影像学检查

（一）超声检查

腹部超声检查是发现肾肿瘤最简便和常用的方法。肾超声造影检查有助于鉴别肾肿瘤良恶性，适用于慢性肾衰竭或因碘过敏而不适宜行增强 CT 扫描的肾肿瘤患者以及复杂性肾囊肿患者的鉴别诊断。

1. 灰阶与多普勒超声

超声检查经济、简便、无辐射，普及率高，为临床疑诊肾脏肿瘤的首选检查方法。临床上无症状肾癌多数为超声检查时发现。灰阶超声能够显示肿瘤大小、位置、与周围组织的关系。CDFI 能提供肿瘤的血供状态，亦能对静脉瘤栓的形成作出初步评价。灰阶超声及 CDFI 检查对囊实性肾肿瘤的鉴别有较高的敏感度。超声检查发现的 Bosniak Ⅰ 型囊肿，临床可持续观察无需进一步检查。Bosniak Ⅱ 型囊肿，每 6 ~ 12 个月复查 1 次。若超声提示 Bosniak Ⅲ 和Ⅳ 型囊肿及实性肾肿瘤，则建议超声造影、CT 或 MRI 进一步检查。

2. 超声造影

对于实性肾肿瘤，增强影像是鉴别良恶性病变最重要的手段，实时灰阶超声造影技术（contrast-enhanced ultrasound，CEUS）可提高血流检查的敏感性和准确性，对肿物早期动脉灌注和肿物微循环状态提供更多的信息，对于检出及显示肾癌特征具有较高敏感性和特异性。CEUS 诊断复杂肾囊肿（Bosniak Ⅱ F ~ Ⅲ）也具有很高的敏感性和特异性。

（二）CT 检查

腹部 CT 检查是肾癌术前诊断及术后随访的最常用检查方法。完整 CT 检查应包括平扫和增强扫描。CT 扫描可对大多数肾肿瘤进行定性诊断，具有较高的诊断敏感性和特异性，因此经 CT 检查明确诊断而且拟行手术的患者无需术前穿刺证实。在 CT 扫描上肾透明细胞癌多具有较典型的对比剂"快进快出"表现：平扫多呈不均匀等或低密度的圆形、椭圆形肿块，增强后皮髓质期呈中 – 高度强化，肾实质期肿瘤密度低于肾实质呈低密度肿块。肿瘤内坏死、出血常见。但需注意的是，CT 检查对部分少见类型肾癌与良性肿瘤如嗜酸细胞腺瘤和少脂型血管平滑肌脂肪瘤的鉴别仍有一定的困难。

除定性诊断外，CT 检查还能为术前患者提供更多的诊断信息，包括肿瘤的侵犯范围，静脉系统是否受侵（T 分期），区域淋巴结是否转移（N 分期），扫描范围邻近器官有无转移（M 分期），有无变异血管（CTA）及双肾形态及功能的粗略评估等。

肾囊性肿物的 Bosniak 分类：肾脏囊性肿物为一组以囊性为主要表现的疾病，可为先天性、感染性、继发性或肿瘤性（良性及恶性）疾病。影像学表现可从单纯囊肿、略复杂囊性病变至复杂囊实性肿物。Bosniak 以 CT 表现为基础，将肾囊性肿物分为 4 类，并根据不同级别提供临床处理意见（表 16-3-1）。目前 Bosniak 分类中的 Ⅰ、Ⅱ、Ⅳ 类的诊断标准较为明确和处理意见亦比较适合，但部分 Ⅱ F 和 Ⅲ 类患者诊断敏感性和特异性仍比较低，仍需进一步研究补充。MRI 或 CEUS 可能对这部分病变的诊断有所帮助。

表 16-3-1　肾囊性肿物的 Bosniak 分类及处理

Bosniak 分类	CT 特征	处理
Ⅰ 类	①单纯性囊肿，壁薄而纤细，无分隔、钙化或实性成分；②均匀水样密度灶（CT 值 0 ~ 20 HU）；③边界清晰，缘光滑锐利；④增强扫描无强化	良性
Ⅱ 类	①良性囊肿可伴有纤细分隔；②囊壁或分隔可有细小钙化；③< 3 cm 的均匀高密度囊肿；④边界锐利无强化	良性
Ⅱ F 类	①纤细分隔稍多，囊壁或分隔轻微均匀增厚、强化；②囊肿内钙化稍厚或结节状，无强化；③无强化的软组织成分；④直径> 3 cm 的为恶性全位于肾实质内的高密度囊肿。通常边界清楚	随访至 5 年，部分为恶性
Ⅲ 类	①难以定性的囊肿伴囊壁或分隔不规则或均匀增厚；②增强扫描可见强化	手术或积极随访，超过 50% 为恶性
Ⅳ 类	具有典型的恶性征象：有强化的软组织成分	手术；大部分为恶性

（三）MRI 检查

腹部 MRI 检查是肾癌术前诊断及术后随访的较常用检查方法，可用于对 CT 对比剂过敏、孕妇或其他不适宜进行 CT 检查的患者。MRI 对肾癌诊断的敏感性和特异性等于或略高于 CT。MRI 对肾静脉和下腔静脉瘤栓的显示诊断较 CT 更为准确，对肾脏囊性病变内结构的显示也较 CT 更为清晰，对于肾癌与出血性肾囊肿的鉴别诊断也比 CT 更具优势，因此是对于上述病变 MRI 可能是优于 CT 的更好选择。

（四）正电子发射计算机断层扫描

目前，PET-CT 检查临床应用最广泛的显像剂是 ^{18}FDG，静脉注射后约 50% 未经代谢直接由肾脏排泄，会影响肾脏病变的显示；另外，Ⅰ ~ Ⅱ 级肾透明细胞癌的细胞膜 GLUT-1 表达较低，且肾癌 6-PO4- 脱氧葡萄糖（FDG-6-PO4）分解酶过高，导致肾癌原发灶仅半数左右呈 FDG 代谢增高，另半数可与正常肾实质摄取无差异；因此 ^{18}F-FDG PET-CT 显像对肾癌原发灶的诊断价值有限，不推荐常规使用。其他新型的显像剂研究较多的是 ^{18}F 或 11 C 标志乙酸盐，对分化较好、恶性程度较低的肾癌有着良好的显像作用，可弥补单一 ^{18}F-FDG 显像的不足，但目前还处于研究阶段，没有作为常规检查。2018 年的 EAU 和 NCCN 肾癌指南中也明确了 PET 不推荐用于肾癌的诊断和随访。但是，多项研究也表明 PET-CT 显像对肾癌的淋巴结转移和远处转移要优于传统影像检查方法，尤其在判断肾癌骨转移或骨骼肌转移方面更具优势，而且能够通过葡萄糖代谢变化早期监测疗效、预测患者的预后情况。2017 年 CSCO 肾癌诊疗指南中提出，PET 或 PET-CT 可用于肾癌患者明确有无远处转移病灶，或需对全身治疗进行疗效评价的患者。

（五）肾肿瘤穿刺活检

经皮肾穿刺活检包括空芯针活检和细针穿刺（fine needle puncture，FNA）能为影像学不能诊断的肾肿瘤提供病理组织学依据。空芯针活检较 FNA 对诊断恶性肿瘤有更高的准确度，而两者结合可提高诊断准确率。具有实性成分的肾肿瘤首选空芯针活检。同轴技术可以通过同轴套管进行多次活检取材，避免潜在的肿瘤针道种植转移风险。取材应避开坏死区，至少获得 2 个质量良好的组织标本。若初次活检无结果，但影像学检查怀疑恶性时，则应考虑再次活检或手术探查。囊性肾肿瘤的空芯针活检诊断率和准确度较低，不推荐使用，除非内部有实性成分（Bosniak Ⅳ 型囊肿）。对于复杂囊性肾肿瘤，空芯针活检和 FNA 联合可以相互补充结果。

穿刺风险及潜在扩散风险，尽管较低却不可忽视。经皮肾穿刺活检不适用于危重患者。对于拟手术患者，由于腹部增强影像诊断准确率很高，亦不推荐穿刺活检。不宜手术治疗的（年迈体弱或有手术禁忌）肾癌患者，或不能手术治疗的晚期肾癌患者，全身系统治疗前行肾肿瘤穿刺活检明确病理诊断（包括病理类型），有助于选择治疗用药。选择消融治疗的肾癌患者，应行肾肿瘤穿刺活检获取病理诊断。因此在实际工作中，仍需综合考虑穿刺风险、操作者技术水平以及是否可能影响到当前的治疗方案做综合决定。

二、肾癌骨转移影像学检查

肾癌骨转移好发于中轴骨和长骨骨端，可单发或多发。影像学上多表现为膨胀性、溶骨性骨质破坏，早期侵犯骨髓组织，随病程进展，破坏骨小梁、骨皮质，并在周围形成软组织肿块；发生于脊柱者可见椎体破坏、变扁，椎弓根破坏，椎旁软组织肿块形成，侵犯至椎管内则压迫脊髓（图 16-3-1）。

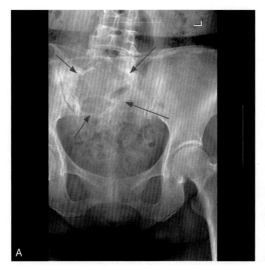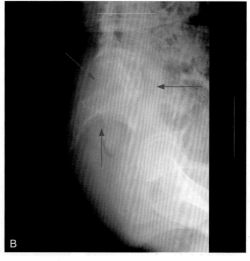

图 16-3-1　肾癌骶骨转移 X 线片

A. 正位图像；B. 侧位图像，显示骶骨 1～3 椎体及右翼有偏心性、膨胀性、溶骨性骨质破坏，病灶边界欠清，其内可见分隔影，周围骨质稍硬化，无明显软组织肿块影（箭头指示为肿瘤）

骨转移筛查和诊断首选 ECT（图 16-3-2）。核素骨扫描用于探查是否有骨转移以及转移灶的治疗随访。有骨痛等骨相关症状或血清碱性膦酸酶升高或临床分期≥Ⅲ期的肾癌患者，应行骨扫描检查明确是否有骨转移。核素全身骨显像发现骨转移病变可比 X 线片早 3～6 个月，当全身骨显像示可疑骨转移时，应对可疑部位进行局部断层融合显像或进行 MRI、CT 等检查验证。

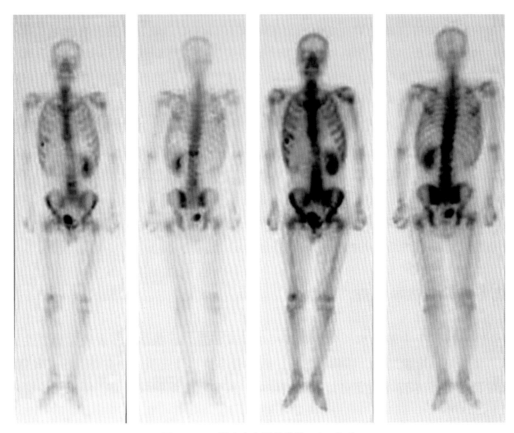

图 16-3-2　肾癌全身骨转移的 ECT 表现

增强 CT 亦为骨转移筛查重要手段。增强 CT 扫描敏感性高，可发现骨质破坏和周围软组织影。需对怀疑骨转移部位增加 CT 骨窗增强扫描，以进一步明确诊断（图 16-3-3）。

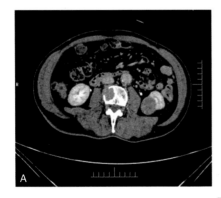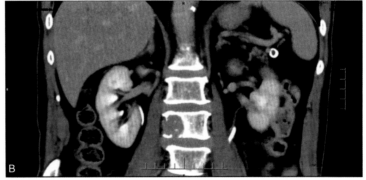

图 16-3-3　肾癌腰椎转移 CT 图像

A.横断面图像；B.冠状面图像；C.矢状面重建图像，CT 图像显示 L3 椎体右侧份骨质破坏，其内可见软组织肿块突破骨皮质向右前缘膨隆，病灶边界清晰，内可见点状高密度影，增强 CT 检查病灶强化不明显，CT 横断面图像显示左肾上极肿物，呈轻度强化

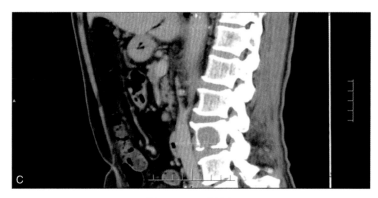

图 16-3-3 （续）

MRI 对骨髓中肿瘤组织及其周围水肿非常敏感，敏感性和特异性高达 93%，能发现尚未引起明显骨质破坏的转移灶和周围软组织影，怀疑脊椎转移时首选 MRI（图 16-3-4）。增强 MRI 主要用于早期转移或软组织病变的检查。

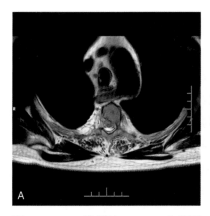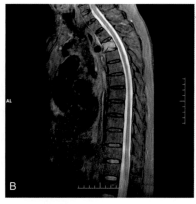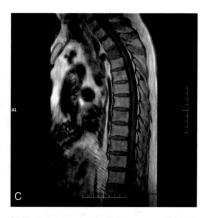

图 16-3-4　A. 横断面 T_2WI；B. 矢状面 T_2WI 脂肪抑制；C. 矢状面 T_1WI，T 显示 T4 椎体呈弥漫 T_1WI 低信号、T_2WI 等信号及 T_2WI 脂肪抑制明显高信号，T4 椎体高度略减低，胸 4/5 椎间盘受累呈 T_2WI 高信号脂肪抑制

PET-CT 可提供全身骨骼受累情况，还可断层扫描显示骨质破坏情况，但价格昂贵。常规 ^{18}F- 脱氧葡萄糖（18F-fluorodeoxy Glucose，^{18}F-FDG）PET-CT 对肾癌骨转移敏感性不高（63.6% 左右），Hybrid ^{18}F-FDG PET-CT 和 ^{18}F-NaF PET-CT 可提高肾癌转移的诊断率。有条件的医院可选用 PET-CT 检查。

第四节　肾癌脊柱骨转移的治疗

肾癌骨转移的治疗目标是改善或缓解症状，预防或处理骨相关事件（bone related events，SRE），改善生存质量和尽可能延长患者的生存时间。在全身系统治疗如抗血管生成靶向药物、免疫治疗药物、双膦酸盐类和地舒单抗等治疗的基础上，给予局部干预，如手术或放疗，常需泌尿外科、骨科、放疗科和内科等多学科专家协作。

在全身治疗和 SBRT 时代，需要手术切除骨转移灶的情况在不断减少。无骨折的非脊柱转移以及多数脊柱转移不再需手术干预。但对于伴有或即将发生骨折的四肢骨转移和具有以下情况的脊柱转移仍需要手术治疗：①神经或脊髓受压，出现神经受压疼痛或脊髓功能进行性减退；②有或将发生脊柱不稳定；③有非手术治疗无效的严重的顽固性疼痛；④经放疗后肿瘤仍进行性增大；⑤需明确病理诊断。需要强调的是，骨转移瘤手术的主要目的是解除神经或脊髓压迫，解决骨折和脊柱不稳定性问题，而非根治肿瘤。因此，术后 2 ~ 4 周内需追加 SBRT 治疗才能获得理想的肿瘤局控率。

一、外科手术

（一）术前评估

脊柱转移瘤患者的术前评估主要包括：①患者的一般健康状况；②患者的临床表现（脊髓神经功能、疼痛及脊柱稳定性）；③肿瘤组织学类型、分期、既往治疗情况；④患者预后生存期的评估；⑤手术方案的可行性评估，包括手术方式、手术入路、重建方式及切口愈合（1 级推荐）。

目前，脊柱转移瘤的治疗方案越来越多元化，在制定治疗决策之前，必须从多学科角度对患者进行全面、综合评估，制定个体化的治疗策略。患者的一般健康状况、营养情况决定了对手术的耐受能力、切口及软组织创面愈合能力、后续辅助治疗的时间间隔；临床表现和症状的严重程度、肿瘤学状态及预计生存期等则决定了治疗方式的选择。手术治疗是脊柱转移瘤治疗中创伤最大的一种干预措施，对于肿瘤晚期的患者则更容易出现严重的并发症，只有合理、谨慎地制定外科治疗策略，并充分考虑到影响切口、软组织愈合的因素，才能减少并发症、改善预后、充分发挥外科手术在脊柱转移瘤综合治疗中的作用。

（二）术式选择

既往无恶性肿瘤病史、肿瘤原发灶不明等诊断存疑者，建议行病灶穿刺活检以明确病理学诊断（1 级推荐）。既往有恶性肿瘤病史，就诊时全身多发转移者，可不行活检；对于原发灶已有效控制 5 年以上，条件允许者应行活检（3 级推荐）。对血供丰富的肿瘤建议术前行血管栓塞（3 级推荐）。

对于无重要脏器转移，出现胸、腰椎单节段转移，肿瘤原发灶控制良好，且预期生存期较长的患者，在外科技术允许的条件下可考虑行全脊椎切除；全脊椎切除建议行前方椎体重建以及后方固定；对于病灶边界外"En bloc"切除难以完成的患者，可行肿瘤分块切除（3 级推荐）。全脊椎切除的手术适应证应严格掌握，一般为胸、腰椎单节段的转移瘤，原发灶控制良好且恶性程度较低，如肾癌、甲状腺癌、乳腺癌、前列腺癌及对化疗或靶向药物敏感的肺癌等；不伴有重要脏器转移；患者预期生存期较长者。一般认为脊柱转移瘤患者行全脊椎切除术适用于不超过邻近 2 个椎体的病变，且需常规行前方椎体重建以及后方固定。在外科技术允许、手术创伤可控的情况下，尽量达到肿瘤边界外的"En bloc"切除；对于"En bloc"切除困难，或患者耐受性较差者，经病灶的肿瘤分块切除也可以接受。对于一般情况差，基础疾病多的患者选择该术式需谨慎。

对于脊髓或神经根压迫症状明显、存在脊柱不稳或病理性骨折风险，但可耐受手术切除、责任椎体明确、预期生存期＞3个月的患者可行分离手术；分离手术需行可靠地重建以恢复脊柱稳定性；分离手术后必须配合立体定向放疗对脊柱转移瘤病灶进行控制（1级推荐）。脊柱转移瘤手术治疗成功的标准：有效缓解疼痛，恢复或维持脊柱稳定性及脊髓功能，患者超过预期生存时间，肿瘤局部控制获益等。分离手术通过对脊髓环形减压扩大肿瘤与硬膜的间隙，重建脊柱稳定性，为进一步放疗提供条件和时间，并减少放疗引起的脊髓损伤。脊柱转移瘤完全瘫痪超过48 h的患者可能在脊髓直接减压术后也不能获得满意的脊髓神经功能恢复。分离手术后必须配合立体定向放疗，分离手术联合放疗相较于单纯放疗可明显地改善患者术后的神经功能，缓解疼痛。

（三）手术技术

历史上，脊髓压迫应用放疗后椎板切除术来解除对脊髓的压迫，然而结果不理想，有研究表明放疗后椎板切除术的效果并不优于单纯的放疗。实际上，脊柱转移主要发生在椎体，椎板切除术不能提供足够的空间来暴露和切除硬膜外侧和前方的肿瘤以及椎体的肿瘤，并且会导致后突畸形，进一步加重神经损害。

手术方面，一些研究表明经由前外侧入路后行内固定和放疗治疗是可以获益的，在步态、ASIA评分、Frankel分级和总生存期（overall survival，OS）方面都有所改善。手术入路通常由肿瘤的部位决定，前方或外侧入路利于到达椎体，而稳定则由植骨、钛笼、接骨板及骨水泥等来实现。

RCC的脊柱转移瘤富血供，很多手术后出现出血和血肿，需要再次手术。经血管的动脉栓塞能够显著减少出血和住院时间。栓塞材料（包括线圈、液体和颗粒）可以直接进入肿瘤的滋养血管，其中最常用的是PVA聚乙烯乙醇颗粒。近来一个Meta分析表明，72.4%的患者可以达到完全的或接近完全的（80%）的去血管化，只有3%的栓塞相关并发症。

栓塞前做脊髓血管造影有两个目的：①评估肿瘤的血管化水平，寻找供给脊髓以及脊髓前动脉根髓支的节段动脉。②判断脊髓前动脉与肿瘤供血动脉是否位于同一椎弓根。如果通过脊髓血管造影的肿瘤显像证实病灶少血供，或者肿瘤血供靠近脊髓前动脉、Adamkiewicz动脉或其他供养脊髓的主要血管，应避免进行栓塞手术。

栓塞应该在手术前24～48 h内进行，以免肿瘤通过形成侧支血管再血管化。

关注RCC脊柱转移手术治疗的文献不多，大多是回顾性研究，有20～79人。手术对改善神经损害的作用方面，认为手术后Frankel分级能够提高一个级别的占20%～93%，稳定的占52%～94%。大都有疼痛减轻，占78%～89%。8%～15%出现严重手术相关并发症，30天的病死率大约为6%。手术后中位OS在12.3～20.0个月。影响OS的因素有，脊柱肿瘤的严重程度（术前有无神经损害）、RCC的进展水平（肾细胞癌Fuhrman分级及有无脊柱外转移灶）及患者的全身状态。

（四）优缺点

手术对改善疼痛、行走、大小便控制及肌力和功能可以迅速有效地发挥作用。如果压迫脊髓，必须在 48 h 内进行手术，否则神经恢复困难。手术还可以同时处理相邻节段的转移瘤。最后手术还可以在不明确肿瘤原发灶时得到组织学诊断。

有些研究表明，切除 RCC 转移瘤可以延长 OS，脊髓压迫者获益更明显，因为截瘫会缩短 OS。

不是每例患者都能够耐受手术，这取决于患者是否有无共病。此外，转移的患者身体状态更为脆弱。围手术期死亡率约 6%。前侧入路效果较好，但是手术相关风险更高。上胸椎(T1 ~ T4)很难经过前方入路完成，需要结合颈前外侧入路和胸骨切开入路或开胸术。

（五）典型病例

患者，男性，53 岁，肾透明细胞癌，T6 椎体骨质破坏。行 T6 椎体切除、钛网置换，T4 ~ T8 后肋椎弓根钉内固定术，第 6 ~ 7 双侧后肋部分切除术后，患者胸椎稳定性恢复（图 16-4-1）。

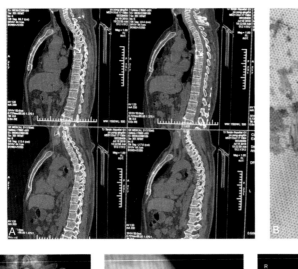
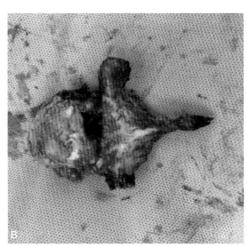
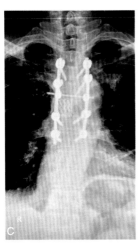
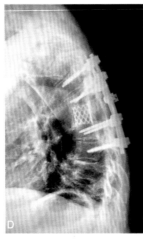
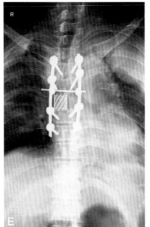
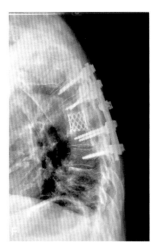

图 16-4-1　肾透明细胞癌 T6 椎体转移，行 T6 椎体切除、钛网置换、T4 ~ T8 后肋椎弓根钉内固定术及
第 6 ~ 7 双侧后肋部分切除术

A. T6 转移灶；B. 术中切除 T6 椎体；C. 术中 X 线正位片；D. 术中 X 线侧位片；E. 术后 1 年 X 线正位片；F. 术后 1 年 X 线侧位片

二、放疗

（一）放疗技术

放疗在椎体转移瘤的治疗中发挥着重要作用，其主要作用机制为抗炎、杀瘤和固化骨质。常用的照射分割方式包括 30 Gy/10F、20 Gy/5F、8 Gy/1F，均具有止痛效果，不同点在于分次照射较单次大分割照射具有较高的局部控制率、较低的再治疗率和较低的病理性骨折风险。在椎体肿瘤的放疗中，脊髓是主要的危及器官（OAR）。脊髓是串联器官，放射性脊髓炎的发生率与脊髓受照的最大剂量有关。常规分割的情况下，放射性脊髓炎的发生率为 0.2%（50 Gy）、1%（54 Gy）、5%（59.3 Gy）、6%（60 Gy）、50%（69 Gy）。因此，推荐脊髓受照的等效生物剂量不超过 45 ~ 50 Gy/2 Gy（$\alpha/\beta=2$）。在腰骶椎放疗中，马尾神经耐受力较强，受照剂量可达 54 ~ 60 Gy。

随着放射治疗技术的发展，立体定向技术广泛应用于临床，主要特点是高剂量分 1 ~ 3 次分割照射，针对小的靶区照射，剂量衰减迅速，靶区接受精准的照射同时能够更好地保护脊髓等重要器官。SBRT 利用高精度的放疗技术，将根治性的放疗剂量（单次剂量 > 8 ~ 10 Gy）通过外照射的方式聚焦到肿瘤部位，达到消灭根治肿瘤的目的。SBRT 技术具有精度高、剂量高、适形度高和治疗次数少的"三高一少"治疗特点，可达到缓解疼痛、改善生存质量的目的，并对复发或转移病灶起到较好的控制作用。SBRT 在肿瘤靶区的放射剂量较高，而在靶区外的剂量迅速衰减，这有利于保护肿瘤临近部位的脊髓免受放射损伤。SRS（1 次）或 SBRT（2 ~ 3 次）在临床广泛应用。单次分割剂量大于 6 Gy，放射生物效应不同于常规分割照射，不能利用线性二次方程模式来换算等效生物剂量，所以高剂量对脊髓的影响很难预测。为了保障治疗的安全有效，这些技术要求对肿瘤精准定位，多角度适形术野照射，治疗精确度高（毫米级），采用或不采用调强技术，体位固定，图像引导，为了精准勾画脊髓，通常利用 MRI 的 T_1 和 T_2 像与 CT 图像进行融合。

RCC 是放疗抵抗肿瘤，对常规分割外照射技术不敏感。近年来的研究结果显示，肾癌对于放疗的低敏感性是由于传统放疗的投射剂量低，以 SBRT 为代表的高剂量放疗可明显提升肾癌的放疗敏感性。肾癌病灶多为球形或椭球形，CT 增强扫描多明显强化，边界清晰，可利于靶区设计，因此运用 SBRT 治疗肾癌越来越受到关注。Walsh 等研究表明，单次大剂量照射能克服 RCC 对射线的抵抗起到杀伤肿瘤的作用。常规分割剂量造成的细胞程序性死亡或 P53 调控的凋亡，是需氧条件下 DNA 损伤。但是，单次大剂量 RT 不同于常规分割放疗，可以导致内皮细胞的凋亡和微循环的破坏。

在一个大的回顾性研究中，包括不同的恶性肿瘤亚型，接受重新治疗的患者、再程放疗和术后放疗的患者，SBRT 有持久的局部控制和无进展生存，缓解率 70% ~ 90%。

一个前瞻性 II 期研究，包括 62 例患者，有硬膜外压迫的肿瘤，病灶局限在连续的两个椎体、肌力 4 ~ 5 级或更好，表明单次分割放疗，中位剂量 16 Gy（12 ~ 20 Gy），80% 可以改善患者的神经症状，没有 2 ~ 4 级毒性发生。此项研究表明 SRS 能够治疗轻微的 MSCC，该研究没有针对 RCC 转移灶进行研究，也不能提供关于长期控制方面的数据。

RTOG 3 期研究正在进行，旨在传统放疗（8 Gy 单次）基础研究上确定 SBRT 能否用一个 16 Gy 的剂量来提高疼痛的控制。

查阅的文献中仅有 10 个研究是关于 RCC 脊柱转移，包括 26 ~ 155 例患者，大部分为回顾性研究，只 2 个小的单臂前瞻性研究。没有一例患者合并 MSCC，研究主要关注疼痛控制。在所有的研究中，60% ~ 77% 的患者疼痛完全缓解，疼痛缓解主要发生在 9 个月左右，1 年的局部无进展生存率（local progression-free survival，local-PFS）为 65% ~ 88%。Zelefsky 等的研究表明，在局部控制方面，单一分割剂量有明显的作用。实际上，在 105 处病灶（RCC）研究中，单次高剂量照射（≥ 24 Gy）、单次低剂量照射（< 24 Gy）和大分割放疗（24 ~ 30 Gy，分 3 ~ 5 次）对比，3 年局部 PFS 分别是 88%、21%、17%。

疼痛复发时间多为 2 ~ 5.4 个月，中位 OS 为 11.7 ~ 22 个月。治疗耐受性较好，3/4 级毒性发生率分别为 4% 和 0.9%。一个关于放疗后的椎体压缩性骨折（VCF）的回顾性研究包括 71 例 RCC 脊柱转移瘤，发现 16% 放疗区域已经存在 VCF，除此之外，30% 为新的 VCF、70% 已经存在的 VCF 出现进展。多变量分析认为，单分割 SBRT 照射（8 ~ 24 Gy）和基线存在 VCF 可以作为明确预测指标，SBRT 会导致 VCF。单次分割低于 24 Gy 的，70% 的 VCF 出现进展。因此，期望剂量高于 24 Gy 而 VCF 发生率低的放疗计划。

在运用局部放疗治疗肿瘤时，随着患者原发病灶的控制，未受辐照的远处病灶得到部分甚至完全缓解，这一现象称为远位效应。远位效应的具体机制尚未阐明，肿瘤放疗后生长因子和血管生成因子生成抑制、放射介导免疫系统的激活、自然杀伤细胞的激活增强、抗肿瘤蛋白和抗血管生成蛋白的产生可能在这一过程中发挥重要作用。该效应的一个假设涉及细胞免疫学（图 16-4-2）。

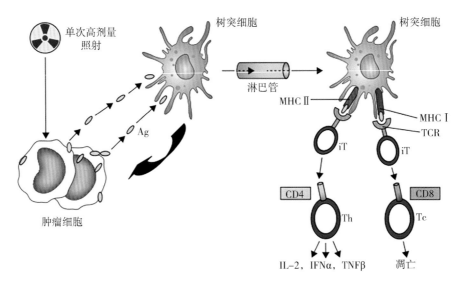

图 16-4-2　远位效应的发病机制

在进行 SBRT 时，由炎症和凋亡引发的免疫调节效应将树突状细胞招集到受照射部位，这些树突状细胞识别肿瘤抗原并迁移到淋巴结，并将这些抗原呈递给细胞毒性的 CD4 和 CD8 T 淋巴细胞，因此 SBRT 增强了肿瘤特异性免疫

（二）优缺点

SBRT 或 SRS 是有效的，是非侵入的且可在门诊实施的技术。禁忌证罕见，罕见的基因综合征除外，如 Fanconi 和 Xeroderma pigmentosum 综合征，它们需要结合手术和介入治疗。通常是可以耐受的，不良反应较轻，大多数 1 ~ 2 级。与病灶的分级和全身治疗有关。表现为食道炎、黏膜炎、吞咽困难、腹泻、感觉异常、短暂的喉炎或短暂的脊髓炎。放疗期间，停止全身治疗，避免影响 RCC 局部治疗（如果在 RCC 局部治疗过程中出现全身转移灶进展，就不建议放疗）。

根据脊髓的受照剂量，再次照射是可行的。查阅的文献表明，接受过椎体放疗，椎体病灶再次复发的患者允许 SBRT 的再照射。根据患者的具体情况选择放疗的分割次数、剂量以及放疗方式。对于进展期患者，预后差，推荐传统的大分割放疗，但是 RCC 没有数据。对于骨转移，为了达到长期控制的目的，立体定向技术应该是适合的。

SBRT 能够克服 RCC 的放疗抵抗，对疼痛和局部控制有效。它也可以治疗轻度的 MSCC，即运动功能 4 级肌力或大于等于 5 级肌力。在一些患者，还会发生远隔效应，远离放疗靶区的肿瘤会变小。这个机制还不完全清楚，但可能与释放肿瘤抗原和细胞因子有关。

放疗发挥作用需要一定的时间，所以导致功能损伤的突发 MSCC 不适合放疗。神经损害超过 48 h 通常是不可逆的，所以急性 MSCC 应被视为急症处理。

罕见的病例在放疗后 9 ~ 15 个月会出现放射性脊髓病。Gibbs 报告一个大的回顾性研究包括 1075 例，接受 Cyberknife 治疗的 6 例患者在治疗后 6 个月内出现放疗相关的脊髓病。特异的预测参数不明确，但是 3 例患者曾接受过放疗。假进展也有报道，有放疗导致的炎性反应引起，可能需要手术。最后，放疗不能有效地预防和稳定即将产生的椎体压缩。

（三）放疗与手术和介入治疗相结合

放疗是一个独特的消融治疗方式（SBRT 和 SRS），为多种模式治疗的一部分。当结合应用时，放疗多用传统的方式（传统放疗），通常结合手术或骨水泥，以求得到更好的局部控制，但是关于 RCC 脊柱转移的研究不多。局部措施和传统放疗结合的时机没有很好的研究，RCC 也不例外。一个 123 例患者的回顾性研究表明，术前传统放疗伤口并发症比术后放疗多，所以传统放疗多在术后进行。然而，术后传统放疗介入的时间依靠于手术入路：前路 1 周，后路 3 周，无论如何要在检查组织愈合质量以后进行。介入治疗者，传统放疗可前可后。

三、介入治疗

数年以来，介入治疗在原发肿瘤或转移瘤的局部治疗（包括脊柱转移瘤）中发挥了重要作用。骨水泥强化术、热消融和姑息性栓塞这几种技术在治疗脊柱转移瘤中被研究得较多。目前没有专门针对 RCC 脊柱转移瘤介入治疗研究的文献。

（一）骨水泥强化病例：椎体成形术和椎体后凸成形术

脊柱转移瘤由于出现前方椎体的局部的或全部的破坏，造成椎体压缩骨折而产生疼痛。

1981 年，Harrison 就有在开放手术中应用骨水泥来强化骨骼的想法，1987 年由 Galibert 首次描述了椎体成形术（vertebroplasty，VP），经皮向病变椎体注射丙烯酸骨水泥，成分通常为聚甲基丙烯酸甲酯（polymethyl methacrylate，PMMA）。注射水泥时用 X 线透视或 CT 扫描进行监视控制。不要求全麻，局麻即可。骨水泥的聚合作用（polymerisation）使椎体获得稳定。然而，骨水泥不仅增加病变骨的结构强度，由水泥的聚合作用和化学反应（非聚合的单体）引发的热反应具有细胞毒性，而且可以破坏诱发肿瘤性疼痛的神经分支，起到止痛的作用。

椎体后凸成形术（kyphoplasty，KP）于 2001 年问世，与 VP 不同的是，它应用球囊扩张恢复椎体的高度，在椎体内产生一个容纳骨水泥的空腔，打入骨水泥治疗椎体骨折。目的是预防和纠正椎体高度丢失后产生的后凸畸形，以及易于在成骨性病变中注射骨水泥。但是，KD 常常需要在全麻下进行操作，用时较长，且由于额外材料的应用，花费较高。在成骨性病变中，球囊挤压形成的空腔可能会使肿瘤移位，侵占椎管。因此，它更适用于减瘤术或热消融术产生一个空腔的情况下使用。

许多学者已经证实，VP 和 KP 均可减轻疼痛，有 70% ~ 90% 的患者部分缓解，70% 的患者完全缓解。在成骨性转移瘤中，VP 可以使大约 70% 的患者获得较好的疼痛控制。椎体的稳定和疼痛的缓解，通常可以提升患者的生活质量和活动能力，减少止痛药消耗。这些改善多在术后 48 h 内出现。许多文献均证实，在疼痛控制方面，VP 和 KP 没有明显差异。

骨水泥相关风险的发生率低于 10%。主要的并发症是骨水泥泄漏到硬膜外椎管内或椎间孔，引起脊髓或神经根受压；次要的并发症包括穿刺部位出血、肋骨和附件的骨折、感染或变态反应。Hulme 等系统性回顾 69 项研究表明，VP 和 KP 发生骨水泥泄漏发生率分别为 41% 和 9%，但无症状的骨水泥泄漏占 96%。另一个包括 868 例操作的研究表明，骨水泥泄漏至硬膜外有 15 例，仅 3 例出现症状。骨水泥强化还可能导致肺栓塞，其发生率在 VP 和 KP 仅有 0.6% 和 0.01%。

因此，骨水泥强化对椎体压缩骨折产生的疼痛可能是一个相对安全、有效的技术。

（二）热消融：射频消融和冷冻消融

影像引导经皮热消融术是一种治疗脊柱转移瘤的好方法。其中射频消融（radiofrequency ablation，RFA）是研究最多和最知名的技术。它用高频交流电流（375 ~ 500 KHz）产生离子运动，摩擦生热，最终使组织凝固坏死。温度可达 60 ~ 100℃，造成不可逆的细胞损伤。近年来，冷冻消融逐渐发展起来。它将氩气通过隔热探针输送，通过 thompson-joule 效应使之迅速冷却，氩气的扩散使肿瘤组织形成"冰球"。冰球中心温度可达 –100℃，冰球的外缘 0℃。细胞死亡发生在 –20℃ 即冰球内约 3 mm 深度。因此，重点是扩大"冰球"边缘并使之超过肿瘤边缘至少 5 mm，来确保肿瘤细胞的死亡。以下几个因素可能有益于减轻疼痛：主要感觉神经的毁损、肿瘤体积的缩小、产生细胞因子的肿瘤细胞死亡和最终溶骨的控制。

热消融的使用受以下几个因素影响：①转移瘤的大小，RFA 对于大于 3 cm 肿瘤效果较差，较大的肿瘤更适合冷冻消融。②热消融不能靠近大于 3 mm 的血管，它们会起到散热作用，限制温度的变化而影响消融效果。③皮质骨是有效的绝缘体，可以保护周围组织，如果皮质骨受到破坏则有很大的风险损伤临近的结构，如神经根或硬膜囊。

冷冻消融比射频消融有以下几个优势：①术者可以通过 CT 或 MRI 来监视"冰球"，由于其可预测性，因此可以观察并控制其治疗范围。②可以同时使用多个探针，用于治疗较大的肿瘤（直径＞ 8 cm）。③冰可以深入骨组织，而射频消融则难以实现，因此冷冻消融更适合治疗成骨性肿瘤。④冷冻消融过程中患者经受的疼痛持续时间比射频消融短，在操作结束后立刻缓解。但是，冷冻消融需要冷冻 - 融化过程，因此比射频消融多耗时 30 ～ 60 min。VP 可以在射频消融完成后直接进行，但只能在冷冻消融后第 2 天进行，因为冰球融化需要 1 小时。

几个最近的研究表明，热消融在疼痛控制方面是有效果的。射频消融或冷冻消融可使 80% ～ 95% 的患者疼痛明显减轻，并发症的发生率为 0 ～ 7%。并发症主要是一过性神经根放射疼痛、无菌性脑膜炎综合征、出血和感染。椎体塌陷也有可能出现，主要发生在椎体为溶骨性肿瘤的时候。大于 60% 的患者操作后加做了骨水泥强化，骨水泥强化常常结合射频消融同时使用。

（三）姑息性栓塞

动脉栓塞除了在 RCC 脊柱转移瘤手术治疗前应用，也可用于不可切除肿瘤的姑息性治疗，或者因其他治疗方案失败后使用。使用的产品包括线圈、液体栓塞剂或颗粒栓塞剂。单独使用线圈时效果较差，因为它只阻塞近端的血管，而 RCC 这类有节段侧支血管的肿瘤，可以在数小时内再通。液体栓塞剂可以渗透至瘤内更深的部位，并实现永久性栓塞。但是由于液体的特性，操控较难，且有非靶向栓塞的风险。颗粒栓塞剂如 PVA、明胶海绵（gelatin sponges）或明胶海绵粉末（gelfoam powder）应用广泛。它是一种非生物降解、可变形、大小形状统一的材料。小的颗粒可以进入肿瘤深部，但是应当避免使用小于 100 μm 的颗粒，因为有可能造成缺血性并发症，引起皮肤和肌肉的坏死，特别是有放疗史的患者。

同时，在栓塞之前，应该进行诊断性动脉造影，来观察节段血管是否供应脊髓和前脊柱动脉的神经根髓支，来确定前脊髓动脉是否为肿瘤供血。如果肿瘤是富血运的，或肿瘤血供靠近前脊髓动脉、Adamkiewicz 动脉或其他主要脊髓的供血动脉时，要避免进行栓塞操作。

姑息性栓塞的研究较其他的放射学操作较少，但它有效性和安全性高。大多数数据都来自回顾性研究和个案报告。Chiras 描述一个包括 25 例患者的前瞻性研究，83% 的在操作后 2 个月内出现明显的疼痛减轻，镇痛药量减少至少 50%。临床反应持续时间平均 12 个月。

约有 50% 的患者可以观察到栓塞后综合征，包括疼痛增加、恶心、发热。原因可能是肿瘤坏死所致，通常在 2 周内消失。脊髓缺血是非常罕见的严重并发症，其原因为将未识别的根髓动脉进行栓塞造成的。在颈椎肿瘤手术过程中也可能出现小脑梗塞，栓塞前造影可以避免这类并发症的发生。

（四）优缺点

介入治疗是一种较新的、有前途的治疗技术，禁忌证少，不良反应少见。因此，它几乎可以用于所有患者。患者的血小板数目应该在 75 000/mL 以上，凝血障碍已纠正且停用抗凝药。它的住院时间短，起效快，适合于伴有疼痛的转移瘤或稳定性较好的椎体治疗。它可以联合手术、放疗治疗，可以在同一个部位重复数次的操作来治疗复发性或持续性疼痛。如果患者未出现 MSCC，介入治疗可以考虑代替手术。

然而，对于由硬膜外炎症（epiduritis）造成新近出现神经症状的患者，介入治疗不适合作为第一步进行。但在手术强化椎体强度后，为了防止稳定性二次恶化，它是可以应用的。缺点是数据较少，且大部分是回顾性研究。由于没有专门研究 RCC 骨转移或脊柱转移的文献，因此只能通过对其他肿瘤的治疗效果来推测。目前没有维持全身治疗过程中介入治疗应用的推荐。

介入治疗将来可能会在治疗脊柱病变中发挥重要作用。一些有前途的技术正在研究发展中，比如电子化疗、高强度聚焦超声（high-intensity focused ultrasound，HIFU），但是由于数据量不足，还没有常规应用。

四、全身治疗

（一）靶向治疗

大量研究表明 RCC 是化疗耐药肿瘤，反应率通常低于 15%。VHL 的抑癌基因的识别导致了与 RCC 进展相关的不同通路的发现。VHL 综合征是一个常染色体显性疾病，源于 VHL 基因的缺失，位于 3p 染色体，与透明细胞癌、嗜铬细胞瘤、成血管细胞瘤相关。另外，VHL 基因的缺失见于大多数局部或进展的散发性肾透明细胞癌。正常情况下，VHL 蛋白可以使 HIF-α 的 α-亚基羟化，导致其发生蛋白水解。在环境缺氧或 VHL 蛋白功能缺失的情况下，HIF-α 不会降解并在核内易位，但会导致一些低氧适应性相关因子的表达，如 VEGF——介导新生血管的形成。

第一个靶向治疗革命性地应用针对 VEGF 和 VEGFR 的抗血管生成的药物治疗 RCC，如作为酪氨酸激酶抑制剂（tyrosine kinase inhibitors，TKIs）的舒尼替尼和索拉菲尼，或单克隆抗体贝伐单抗（bevacizumab）。舒尼替尼的反应率达到 47%，预后较好的亚组的中位 OS 达 43 个月，其作用机制（图 16-4-3）。

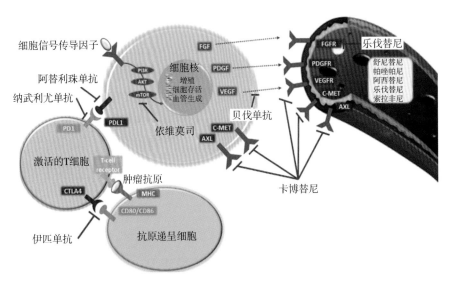

图 16-4-3　肾癌细胞发生和增殖的主要机制及其靶向药物的表达

PD1：程序性细胞死亡受体 1；PD-L1：程序性死亡配体 1；CTLA4：细胞毒性 t 淋巴细胞相关蛋白 4；CD80：分化簇 80；CD86：分化簇 86；MHC：主要组织相容性复体；PI3K：磷脂酰肌醇激酶 3；AKT：丝氨酸 / 苏氨酸激酶；mTOR：雷帕霉素作用的机制靶点；FGF：成纤维细胞生长因子；PDGF：血小板衍生生长因子；VEGF：血管内皮生长因子；cMET：间充质上皮转移因子；AXL：受体酪氨酸激酶；FGFR：成纤维细胞生长因子受体；PDGFR：血小板衍生生长因子受体；VEGFR：血管内皮生长因子受体

除了周围浸润组织的钙化或变化，骨转移瘤对药物的反应很难评估。由于临床试验剔除了只有骨转移瘤的患者，所以导致无法评估药物的治疗效果。

一项回顾性研究显示，舒尼替尼能够延长已有骨病灶进展的时间和避免新的骨病灶的出现。有些研究表明 RCC 骨转移灶中比原发灶中 VEGF 表达水平更低。而且还发现几个与 RCC 骨转移进展相关的受体，如 TGF-β EGFR 和 MIP-1 Delta。所以，有可能还有一些通路和骨转移的进展有关，但还没有用于目前的靶向治疗。

例如卡博替尼（cabozantinib）作为一个靶点为 VEGFR-2、MET 和 AXL 的 TKI，应该受到高度关注。它对骨转移瘤有特殊的趋向性和效果。在未达到细胞毒性剂量时，卡博替尼即可显著抑制破骨细胞的分化和骨吸收活性，并可以下调一些蛋白的表达水平如核受体 κB 受体活化因子（receptor activator of nuclear factor kappa-B，RANK）。

总之，骨转移瘤就像其他部位的转移灶一样，被认为对抗血管生成药物是潜在敏感的。另外，由于效果显著，一些 RCC 的骨转移包括脊柱转移会出现肿瘤实体部分的消失或坏死，导致疼痛的增加或椎体的压缩。

（二）免疫治疗

在肿瘤的发展过程中，尽管肿瘤抗原已经呈递给免疫系统，肿瘤仍可以获得逃过免疫反应的能力。以前的靶向治疗（如 IL-2 和 IFN-α）虽然是进展期 RCC 的标准治疗方案，但反应率低，不良反应明显。

近年来，肿瘤 - 宿主间免疫系统的相互作用，引导着新的免疫治疗药物的发展，例如 T 细胞免疫调节剂、肿瘤疫苗、溶瘤病毒或嵌合抗原受体 T 细胞（CAR-T）。免疫检查点抑制剂（immune-checkpoint inhibitor）是第一个在一项前瞻性 III 期临床试验中被证明对转移性 RCC 是有效的方案，其作用机制见图 16-4-4。免疫检查点抑制剂针对 T 细胞表面蛋白，如 PD-1 或它的配体，激活后抑制 T 细胞。Motzer 等学者对 RCC 经一线抗血管生成药物治疗后进展的患者，对比纳武单抗（nivolumab）——一种全人源化 IgG4 PD-1 免疫检查点抑制剂抗体和依维莫司（everolimus）——一种 mTOR 抑制剂，结果表明纳武单抗比依维莫司可以获得更好的 OS 和更小的毒性。对骨转移作用的报道未见与其他部位转移的不同。但有个别报道中患者病情的演变过程不同，部分患者迅速地出现肿瘤的缩小和钙化；而另一些患者则出现骨病变快速进展，可伴有新的骨病灶的出现。目前来说，免疫检查点抑制剂对骨转移瘤的效果仍是不可预知的。

（三）地舒单抗和双膦酸盐

RCC 骨转移常常是溶骨性的，这是由于肿瘤转移灶细胞分泌的肿瘤相关因子激活破骨细胞，引起骨转换增强，造成骨的溶解。肿瘤分泌的 IL-6、甲状旁腺激素相关肽（PTH-rP）、肿瘤坏死因子（tumor necrosis factor，TNF）激活成骨细胞，活化的成骨细胞释放 RANKL，调控破骨细胞的形成、功能和存活。

双膦酸盐是强有力的破骨细胞活性抑制剂。其中，唑来膦酸是使用和研究最广泛的。一些前瞻性随机对照研究已经证实了它的有效性和安全性。Rosen 等的研究中心纳入了 74 例 RCC 患者，结果分析表明唑来膦酸亚组中骨相关事件发生的数量更少，首次出现 SRE 的时间更长。

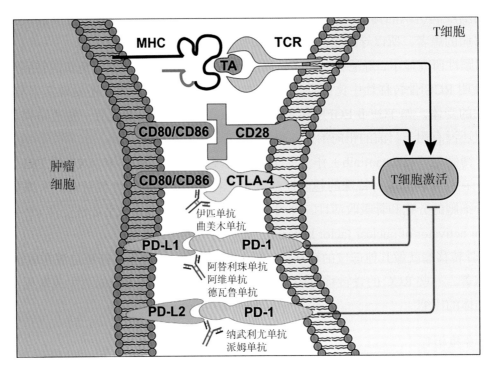

图 16-4-4　免疫检查点抑制剂（ICIs）的作用机制

响应于癌细胞对 TA 的识别，T 细胞的激活依赖于一系列信号的结合，包括 CD80/CD86 的共刺激，CD80/CD88 结合 T 细胞上的 CD28。癌细胞通过 CD80/CD86 与 CTLA-4 的竞争性结合和 PD-L1/PD-L2 与 PD-1 的结合逃避免疫应答，抑制 T 细胞活化。靶向 CTLA-4、PD-1 和 PD-L1 的抗体阻止免疫抑制信号激活，从而增强宿主对癌细胞的免疫应答。

SRE 包括病理性骨折、脊髓压迫、骨手术或骨放疗。实验组和安慰剂对照组 SRE 的发生率分别为 37% 和 74%。近来有研究报道，唑来膦酸可以增强骨转移瘤对放疗的灵敏度，主要原因是它会增强 caspase-3 介导的凋亡通路。

但是，要关注双膦酸盐的毒性反应。最常见的是类流感综合征，很容易用解热镇痛药处理。低钙血症和肾毒性也可以出现，所以在 RCC 患者中，特别是肾切除患者需要特殊处理。最后，下颌骨骨坏死（osteonecrosis of the jaw，ONJ）是一种罕见但严重的不良反应，一些报道认为双膦酸盐与抗血管生成药物联合应用会增加 ONJ 的发生率，但需要进一步的数据来论证。

地舒单抗是一种全人源单克隆抗体，对 RANKL 有很强的亲和力和特异性。它在破骨细胞前体上阻止与 RANK 受体相互作用，抑制骨吸收。在乳腺癌和前列腺癌治疗方面，地舒单抗表现出来超过唑来膦酸的作用，一项纳入 800 多例大样本的研究中包括大约 100 例 RCC 患者，表明地舒单抗能够减少和推迟 SRE 发生的作用不在唑来膦酸之下。近来一个包括 3 个研究的 Meta 分析表明，地舒单抗比唑来膦酸显著降低 SRE 的发生率（$OR = 0.84$；$95\%CI$：$0.74 \sim 0.95$，$P = 0.008$）。分开来说，地舒单抗比唑来膦酸减少了脊髓压迫（$OR = 0.84$）、骨手术（$OR = 0.92$）、骨放疗（$OR = 0.72$）以及病理性骨折（$OR = 0.78$）的发生率，但是统计学差异不显著。地舒单抗另一个优势是能够皮下注射，而没有急性期反应和肾功能的伤害，但仍会有 ONJ（发生率 1.8%）或高危型低钙血症发生的可能。

（四）靶向治疗与手术或放疗的结合

靶向药物主要用于出现很多的转移和肿瘤进展的时候。制订手术计划时，手术前需要提前3个半衰期（3 half-life of drug）的时间停止抗血管生成药物的使用，使药物的浓度和影响都达到一个较低的水平。基于这一点，抗血管生成 TKIs 药物通常在手术前停用 5 ~ 7 天，手术后15 ~ 21 天再应用。目前缺乏抗血管生成药物联合脊柱手术的数据支持。

对于放疗，一些研究表明抗血管生成药物联合 SRS 毒性没有增加，表明靶向药物可以在SRS 过程中继续应用。然而，靶向药物在脊柱放疗时需要停止，放疗结束后即可再次应用，除非出现胃肠道和血液学毒性。

（五）优缺点

全身治疗有利于疾病的总体控制，限制了新的转移灶的出现。然而当出现相关的局部事件时，全身治疗没有局部治疗有效。客观响应率（objective response rate，ORR）通常低于 50%，反应的时间也比局部治疗要长。

另外，如之前所说的一样，针对 RCC 骨转移的全身治疗还没有足够的相应数据。

全身治疗也会引起全身的不良反应。抗血管生成药物会导致 40% ~ 60% 患者发生 3 或 4 级的不良反应。免疫检查点抑制剂的不良反应较轻，发生率大约为 20%。

因此，近来应用全身治疗控制全身疾病进展和预防出现新的病灶是很重要的，但同时也都需要结合局部治疗来治疗局部事件。

五、诊疗策略及预后评估

目前有许多用来治疗脊柱 RCC 转移瘤的新技术，脊柱 RCC 转移瘤治疗需要多学科综合治疗。

治疗策略一般是依据症状和脊柱稳定性来制订的。为了认定脊柱的稳定性，SOSG 设计SINS 评分，分值为 0 ~ 18 分，分 6 项：①脊柱转移瘤的部位；②结构性或体位性的疼痛；③骨病灶的性质；④脊柱的力线；⑤椎体受累情况；⑥椎体后侧受累情况。基于这个评分系统，医生可以将骨折分类为稳定（0 ~ 6 分）、潜在不稳定（7 ~ 12 分）、不稳定（13 ~ 18 分）。还可以概括成四种情况：无症状的稳定转移，不复杂的伴有疼痛的转移，病理性椎体压缩性骨折，MSCC。

晚期肾癌的预后风险模型有助于患者危险分层和治疗选择。生存时间通过预后模型进行评估。最常用的是国际转移性肾细胞癌数据库联盟（International Metastatic RCC Database Consortium，IMDC）。它源于纪念斯隆 - 凯特林癌症中心（Memorial Sloan-Kettering Cancer Center，MSKCC）模型，包括 6 个独立的评估指标：Karnofsky 功能状态（Karnofsky performance status，KPS）小于 80%，从诊断到治疗的时间小于 1 年，贫血，高钙血症，中性细胞和血小板水平。无以上预后危险因素组（低危组）OS 为 43 个月，1 ~ 2 个危险因素（中危组）OS 为 27 个月，≥ 3 个危险因素（高危组）OS 为 8 个月（表 16-4-1）。

表 16-4-1 晚期肾癌预后风险评估表

危险因素	MSKCC 标准	IMDC 标准
1	诊断达到治疗的间隔时间＜1 年	诊断达到治疗的间隔时间＜1 年
2	Karnofsky 功能状态＜80%	Karnofsky 功能状态＜80%
3	血清钙＞正常指标上限	血清钙＞正常指标上限
4	血红蛋白＜正常指标下限	血红蛋白＜正常指标下限
5	乳酸脱氢酶＞正常指标上限 1.5 倍	中性粒细胞＞正常指标上限
6		血小板水平＞正常指标上限
危险分组		
低危组	0 个危险因素	0 个危险因素
中危组	1～2 个危险因素	1～2 个危险因素
高危组	3～5 个危险因素	3～5 个危险因素

有人质疑，是否有局部治疗方法可以明显减轻预期寿命短的脊柱骨转移患者的有害症状，以达到"合适"的姑息性治疗。

其他常常使用的预后评分还有 Tokuhashi 和 Tomita 评分。它们试图预测发生脊柱转移的各种肿瘤患者的预后。两个回顾性研究比较了这两个评分在 RCC 中的价值，认为 Tokuhashi 比 Tomita 的相关性更高，它包括 6 项指标：KPS 评分，脊柱外骨转移数目，脊柱转移数目，主要脏器的转移数目，原发灶和脊髓瘫痪情况。将 Tokuhashi 评分和 IMDC 评分结合，可以得出更为专业的脊柱转移指标，帮助医生做出治疗决策。

总之，治疗策略主要考虑 3 方面评估指标，即患者生存预期、脊柱稳定性及症状。

（一）无症状的转移

对这类患者的治疗目的是防止出现 SRE，包括疼痛、椎体压缩骨折和 MSCC。但是治疗对患者的风险应该是轻微的，特别是生存预期小于 6 个月的。这种情况下可以单独使用双膦酸盐或地舒单抗，或使用另一个全身治疗方案，如靶向药物。如果肿瘤进展到膜硬外且有 MSCC 风险的时候，SBRT 也是可以考虑的。

对于生存预期较长的患者，可以考虑更彻底的治疗方案，特别是介入栓塞术后进行手术治疗，后续可考虑是否追加放疗。实际上，正如之前的研究所报道的，转移灶切除术能够延长 OS。然而，这些研究都是回顾性的，其他回顾性研究并未发现这种效果。如果进行了转移灶切除术，则需要在术前进行介入栓塞。

（二）不复杂的、稳定的疼痛性转移

手术、SBRT 或介入治疗（骨水泥强化、射频消融、冷冻消融）都可以考虑用来治疗这类疾病。手术是其中研究最多的技术。但是 SBRT 或介入治疗比手术更趋于普及、相关研究多、毒性小。具体作何选择取决于以下几个方面：①生存预期（存活时间越长，越倾向于选择手术）；②病灶类型（传统放疗对成骨性转移的效果较差）；③病灶数目（不能同一时间对大于 3 个病灶的 2 个连续椎体应用 SBRT 治疗，而手术和介入治疗可以同时治疗多节段的连续病灶）；④患者的

共病（co-mrobidities）。如果生存预期较短，可以考虑使用传统放疗去代替 SBRT。如果生存预期大于 3 个月，同时面临肿瘤进展，建议患者应用双膦酸盐或地舒单抗、止痛药和靶向药物进行全身治疗，起到辅助治疗的作用。

（三）椎体压缩性骨折

建议应用骨水泥强化或手术治疗此类患者。两者在增加稳定性和止痛两方面见效都比较快。手术的风险较高，但是长期效果更好。因此，如果患者生存预期较长，一般情况良好，没有共病，特别是经过 SINS 评分后考虑存在脊柱失稳状态的患者，则推荐手术治疗。

（四）转移灶脊髓压迫

脊髓受压是肿瘤治疗的一个急症。神经损害 48 h 后无法逆转。

Petchell 论述了手术结合放疗较单纯放疗更为有效。一项纳入 2500 例患者的 Meta 分析阐明，42% 的截瘫患者经过手术治疗可以恢复行走，单纯放疗后只有 10%。重新可以步行是非常重要的，因为它与更好的 OS 相关。减压手术越早越好，特别是对放疗不敏感的肿瘤。

不幸的是，患者常常因为共病或者一般情况较差无法耐受手术。这种情况下，或神经受损时间大于 48 h，放疗能帮助缓解疼痛和控制局部疾病，避免神经功能变得更糟。早期使用大剂量的糖皮质激素可以避免进一步的神经症状恶化。

伴随着治疗的进步，转移性 RCC 将成为一种慢性病。因此，随着脊柱转移的并发症之类疾病相关事件出现的越来越多，治疗标准也会越来越复杂。

近几年来，治疗 RCC 脊柱转移急症的一些新技术开始出现，如新的外科手术技术、立体定向放疗、介入治疗和靶向治疗。

局部治疗应特别是出现症状或者存在骨转移时应该得到重视，外科手术以及术前栓塞仍是最常用、最成熟的技术，尤其是在脊柱失稳或 MSCC 的情况下。但立体定向高剂量放疗和介入治疗的发展改变了这一局面。它们在患者存在合并症或者禁忌手术时更为有用。

对于疾病进展的患者，全身治疗不应久停，以免肿瘤扩散。看来在 SRS 期间也没必要停止全身治疗。关于手术，研究表明肾切除术中的出血风险并没有显著增加。目前抗血管生成药物或 mTOR 抑制剂联合脊柱手术这类数据并不存在。

总之，医生作出决策时应该考虑 5 个条件，分别为生存预期、脊柱稳定性、症状、多种治疗的相互作用以及患者的态度。

赵茗，牛飞格，周庄，狄鹤轩　编写　　　张国川　审校

参考文献

［1］ZOŁNIEREK J, NURZYŃSKI P, LANGIEWICZ P, et al. Efficacy of targeted therapy in patients with renal cell carcinoma with pre-existing or new bone metastases ［J］. J Cancer Res Clin Oncol, 2010, 136(3): 371-

378.

[2] BALAGAMWALA E H, ANGELOV L, KOYFMAN S A, et al. Single-fraction stereotactic body radiotherapy for spinal metastases from renal cell carcinoma [J]. J Neurosurg Spine, 2012, 17(6): 556-564.

[3] BEUSELINCK B, OUDARD S, RIXE O, et al. Negative impact of bone metastasis on outcome in clear-cell renal cell carcinoma treated with sunitinib [J]. Ann Oncol, 2011, 22(4): 794-800.

[4] BHATT A D, SCHULER J C, BOAKYE M, et al. Current and emerging concepts in non-invasive and minimally invasive management of spine metastasis [J]. Cancer Treat Rev, 2013, 39(2): 142-152.

[5] BIANCHI M, SUN M, JELDRES C, et al. Distribution of metastatic sites in renal cell carcinoma: a population-based analysis [J]. Ann Oncol, 2012, 23(4): 973-980.

[6] CALLSTROM M R, CHARBONEAU J W, GOETZ M P, et al. Painful metastases involving bone: feasibility of percutaneous CT- and US-guided radio-frequency ablation [J]. Radiology, 2002, 224(1): 87-97.

[7] CHAICHANA K L, PENDLETON C, SCIUBBA D M, et al. Outcome following decompressive surgery for different histological types of metastatic tumors causing epidural spinal cord compression. Clinical article[J]. J Neurosurg Spine, 2009, 11(1): 56-63.

[8] CHEUNG G, CHOW E, HOLDEN L, et al. Percutaneous vertebroplasty in patients with intractable pain from osteoporotic or metastatic fractures: a prospective study using quality-of-life assessment [J]. Can Assoc Radiol J, 2006, 57(1): 13-21.

[9] CHEUNG P, THIBAULT I, BJARNASON G A. The emerging roles of stereotactic ablative radiotherapy for metastatic renal cell carcinoma [J]. Curr Opin Support Palliat Care, 2014, 8(3): 258-264.

[10] CHIRAS J, ADEM C, VALLéE J N, et al. Selective intra-arterial chemoembolization of pelvic and spine bone metastases [J]. Eur Radiol, 2004, 14(10): 1774-1780.

[11] IANNESSI A, GARNON J, CORMIER É, et al. Interventional radiology for bone metastases [J]. Bull Cancer, 2013, 100(11): 1163-1173.

[12] TATSUI C E, SUKI D, RAO G, et al. Factors affecting survival in 267 consecutive patients undergoing surgery for spinal metastasis from renal cell carcinoma [J]. J Neurosurg Spine, 2014, 20(1): 108-116.

[13] SCHMIDT S, KUNATH F, KROEGER N. Immunotherapy for advanced renal cell cancer[J]. Urologe A, 2015, 54(5): 716-720.

[14] COX B W, SPRATT D E, LOVELOCK M, et al. International Spine Radiosurgery Consortium consensus guidelines for target volume definition in spinal stereotactic radiosurgery [J]. Int J Radiat Oncol Biol Phys, 2012, 83(5): 597-605.

[15] DE MEERLEER G, KHOO V, ESCUDIER B J, et al. Radiotherapy for renal-cell carcinoma [J]. Lancet Oncol, 2014, 154: 170-177.

[16] DESCHAVANNE P J, FERTIL B. A review of human cell radiosensitivity in vitro [J]. Int J Radiat Oncol Biol Phys, 1996, 34(1): 251-266.

[17] DUNNING E C, BUTLER J S, MORRIS S. Complications in the management of metastatic spinal disease [J]. World J Orthop, 2012, 3(8): 114-121.

[18] EGGENER S E, YOSSEPOWITCH O, KUNDU S, et al. Risk score and metastasectomy independently impact prognosis of patients with recurrent renal cell carcinoma [J]. J Urol, 2008, 180(3): 873-878.

[19] FERLAY J, SOERJOMATARAM I, DIKSHIT R, et al. Cancer incidence and mortality worldwide:

sources, methods and major patterns in GLOBOCAN 2012 [J]. Int J Cancer, 2015, 136(5): 359-386.

[20] FIORAMONTI M, SANTINI D, IULIANI M, et al. Cabozantinib targets bone microenvironment modulating human osteoclast and osteoblast functions [J]. Oncotarget, 2017, 8(12): 20113-20121.

[21] FISHER C G, DIPAOLA C P, RYKEN T C, et al. A novel classification system for spinal instability in neoplastic disease: an evidence-based approach and expert consensus from the Spine Oncology Study Group [J]. Spine (Phila Pa 1976), 2010, 35(22): 1221-1229.

[22] FIZAZI K, CARDUCCI M, SMITH M, et al. Denosumab versus zoledronic acid for treatment of bone metastases in men with castration-resistant prostate cancer: a randomised, double-blind study [J]. Lancet, 2011, 377(9768): 813-822.

[23] GANGI A, BUY X. Percutaneous bone tumor management [J]. Semin Intervent Radiol, 2010, 27(2): 124-136.

[24] GEORGE R, JEBA J, RAMKUMAR G, et al. Interventions for the treatment of metastatic extradural spinal cord compression in adults [J]. Cochrane Database Syst Rev, 2008, (4): 6716.

[25] HAN S, WANG T, JIANG D, et al. Surgery and survival outcomes of 30 patients with neurological deficit due to clear cell renal cell carcinoma spinal metastases [J]. Eur Spine J, 2015, 24(8): 1786-1791.

[26] HARRINGTON K D. The use of methylmethacrylate for vertebral-body replacement and anterior stabilization of pathological fracture-dislocations of the spine due to metastatic malignant disease [J]. J Bone Joint Surg Am, 1981, 63(1): 36-46.

[27] HELLENTHAL N J, UNDERWOOD W, PENETRANTE R, et al. Prospective clinical trial of preoperative sunitinib in patients with renal cell carcinoma [J]. J Urol, 2010, 184(3): 859-864.

[28] HENRY D H, COSTA L, GOLDWASSER F, et al. Randomized, double-blind study of denosumab versus zoledronic acid in the treatment of bone metastases in patients with advanced cancer (excluding breast and prostate cancer) or multiple myeloma [J]. J Clin Oncol, 2011, 29(9): 1125-1132.

[29] IRANIKHAH M, WILBORN T W, WENSEL T M, et al. Denosumab for the prevention of skeletal-related events in patients with bone metastasis from solid tumor [J]. Pharmacotherapy, 2012, 32(3): 274-284.

[30] 张浩, 杨立, 李佶锴, 等. 多中心脊柱转移瘤的流行病学特征 [J]. 中华骨科杂志, 2020, 40(9): 568-576.

[31] TAUNK N K, SPRATT D E, BILSKY M, et al. Spine radiosurgery in the management of renal cell carcinoma metastases [J]. J Natl Compr Canc Netw, 2015, 13(6): 801-809.

[32] TAYLOR D R, WEAVER J A. Tumor pseudoprogression of spinal metastasis after radiosurgery: a novel concept and case reports [J]. J Neurosurg Spine, 2015, 22(5): 534-539.

[33] TOMASIAN A, WALLACE A, NORTHRUP B, et al. Spine Cryoablation: pain palliation and local tumor control for vertebral metastases [J]. AJNR Am J Neuroradiol, 2016, 37(1): 189-195.

[34] TSOUMAKIDOU G, KOCH G, CAUDRELIER J, et al. Image-guided spinal ablation: a review [J]. CardioVascular and Interventional Radiology, 2016, 39(9): 1229-1238.

[35] WITHAM T F, KHAVKIN Y A, GALLIA G L, et al. Surgery insight: current management of epidural spinal cord compression from metastatic spine disease [J]. Nat Clin Pract Neurol, 2006, 2(2): 87-94.

[36] ZNAOR A, LORTET-TIEULENT J, LAVERSANNE M, et al. International variations and trends in renal cell carcinoma incidence and mortality [J]. Eur Urol, 2015, 67(3): 519-530.

[37] 魏希姨, 王增军, 游泽斌, 等. 肾癌骨转移患者的病情评估和治疗策略选择 [J]. 中华泌尿外科杂志, 2019, 40(11): 833-837.

［38］肾癌骨转移专家共识编写组.肾癌骨转移专家共识(2020版)［J］.中华肿瘤杂志,2020,42(7):537-542.

［39］ROSEN L S, GORDON D, TCHEKMEDYIAN S, et al. Zoledronic acid versus placebo in the treatment of skeletal metastases in patients with lung cancer and other solid tumors: a phase Ⅲ, double-blind, randomized trial--the Zoledronic Acid Lung Cancer and Other Solid Tumors Study Group［J］. J Clin Oncol, 2003, 21(16): 3150-3157.

［40］中华医学会骨科学分会骨肿瘤学组.脊柱转移瘤外科治疗指南［J］.中华骨科杂志,2019,39(12):717-726.

［41］TEYSSONNEAU D, GROSS-GOUPIL M, DOMBLIDES C, et al. Treatment of spinal metastases in renal cell carcinoma: A critical review［J］. Crit Rev Oncol Hematol, 2018, 125: 19-29.

第十七章

前列腺癌脊柱转移

第一节　概述

前列腺癌（prostate cancer，PCa）是成年男性第二高发恶性肿瘤，占男性恶性肿瘤的13.5%，2018年全球新增病例约130万例，死亡病例约36万例。据美国国家癌症研究所在2017年的报道，局限性前列腺癌很少致死，5年生存率几乎为100%。相比之下，转移性前列腺癌的预后显著恶化，5年生存率仅为29.8%，这在很大程度上导致了前列腺癌成为全球第五大癌症相关死亡的恶性肿瘤。前列腺癌最常转移至骨骼，常见的骨转移部位有脊椎、骨盆和股骨近端，转移灶多为成骨性改变（95%），少数为混合性改变（5%），单纯溶骨性改变者少见。据报道，超过10%的初期前列腺癌患者在诊断时已发生骨转移，超过80%的晚期前列腺癌患者会发生骨转移。在一项2年的随访研究中，约49%的前列腺癌骨转移患者出现了至少一次骨相关事件（skeletal related event，SRE），表现为转移相关的疼痛、病理性骨折、脊髓压迫和高钙血症等，33%的患者需要进行放疗，25%的患者发生病理性骨折，8%的患者出现脊髓压迫，基于SEER数据库的研究表明前列腺癌出现骨转移后中位生存时间为25 ~ 27个月，不仅严重影响患者的生存质量，还增加患者的经济负担和死亡率。尽管有多种策略（包括手术、放疗、化疗、雄激素剥夺疗法、放射性核素、双膦酸盐、唑来膦酸等）推荐用于治疗前列腺癌骨转移，但大多数都是姑息性治疗，而不是治愈性的。因此，前列腺癌骨转移的诊治需要多学科诊疗团队（multi-disciplinary team，MDT）综合评估，需泌尿外科、骨肿瘤科、放疗科、介入科、影像科和病理科等多学科专家协同制订个体化的治疗方案，包括早期诊断以及针对疾病各阶段的治疗计划、随访和管理相关并发症，最终提高患者的生活和生存质量，延缓和减少SRE的发生，延长患者的生存时间。

第二节　病因与流行病学特点

一、病因

　　前列腺癌是危害男性健康的主要疾病，发病率主要取决于年龄；遗传因素与前列腺癌的患病风险相关；多种外源性、环境因素与前列腺癌的发生率和预后相关；硒或维生素 E 补充剂对预防前列腺癌并无益处；在性腺功能减退的男性中，补充睾酮不会增加前列腺癌的患病风险，故不推荐采取特殊的预防或饮食措施来降低前列腺癌的患病风险。

　　（1）家族史、遗传学：家族史和种族或民族背景与前列腺癌的发病率有关，表明前列腺癌具有遗传倾向。

　　（2）危险因素：外部环境因素被认为与前列腺癌的进展风险相关，或是潜在前列腺癌向临床前列腺癌发展的重要的病原学因素。主要包括以下情况：糖尿病、胆固醇 / 肥胖；膳食因素等代谢综合征。

　　（3）生物活性药物：5-α 还原性抑制剂、睾酮等。

　　（4）其他潜在危险因素：淋病、职业暴露、吸烟、高镉暴露、人类乳头瘤病毒 -16 等。

二、流行病学

　　前列腺癌在男性癌症中发病率居第二位，在泌尿系统肿瘤中是最常见的发生骨转移的肿瘤。一份尸检的系统回顾性研究显示，年龄小于 30 岁的发病率为 5%，以每 10 年 1.7% 的比值比增加，大于 79 岁发病率为 59%。

　　不同地区前列腺癌发病率差异较大，澳大利亚 / 新西兰（111.6/10 万）、北美（97.2/10 万）发病率最高，西欧（94.9/10 万）、北欧（85/10 万）次之，东亚（10.5/10 万）、东南亚（4.5/10 万）、东欧、南欧发病率最低。世界范围内前列腺癌各地的死亡率变化相对较小，非洲人后裔的死亡率最高（29/10 万），美国次之，亚洲最低（2.9/10 万）。我国前列腺癌的发病率为 10.23/10 万，死亡率为 4.36/10 万。

三、前列腺癌组织学和分子生物学特点

　　前列腺癌在组织病理学上可分为一般类型和特殊类型。一般类型包括腺泡癌、乳头状腺癌、筛状腺癌、髓样癌、硬癌和透明细胞癌等，特殊类型包括黏液癌、导管癌、移行细胞癌、鳞状细胞癌、子宫内膜样癌、肉瘤样癌和神经内分泌癌等。成人前列腺在结构上分为中央带、移行带和外周带，其中外周带是前列腺癌的好发位置。在前列腺癌的病理分级方面，推荐使用

Gleason 评分系统。

前列腺癌的发生与遗传易感性、体细胞基因突变以及环境因素之间的复杂相互作用有关。局限性前列腺癌通常包含多个病灶，可能具有不同的基因突变、转移能力和耐药性。前列腺癌起始细胞可以是基底细胞，也可以是管腔细胞，这两种细胞都可以通过基因突变发展为腺癌。泌尿系统微生物引起的慢性炎症通过氧化应激诱导 DNA 损伤被认为是前列腺癌的病因之一。当出现前列腺上皮增生性萎缩时，增生性管腔细胞富集，其更易发生表观遗传及基因组染色质的改变，从而导致前列腺上皮内瘤变和恶性转化。单核苷酸多态性在早期前列腺癌中并不常见，相反，早期前列腺癌通常会积累大规模的基因组结构重排或拷贝数变异。TMPRSS2-ERG 的基因融合是前列腺癌患者中最常见的一种基因重排，可在一半以上的患者中出现，约 10% 的患者可出现 SPOP 的功能丧失。此外，在局限性前列腺癌中，仅 20% 的患者会出现 PTEN 的缺失和 TP53 的突变，而在晚期患者中可上升至约 50%。

几乎所有的经过去势治疗的前列腺癌患者会出现药物抵抗，并发展成为去势抵抗性前列腺癌（castration resistant prostate cancer，CRPC），CRPC 的形成机制较为复杂，其中雄激素依赖性信号途径扮演着重要角色。相对于未经治疗的患者，约 50% 的 CRPC 患者可出现雄激素基因的扩增，使得低水平雄激素时可增加其与配体的结合率，促使肿瘤细胞的增殖。此外，CRPC 患者中雄激素基因可出现点突变，使雄激素拮抗剂转化为潜在的激动剂，促进肿瘤细胞的增殖。另外，突变可增强雄激素的转录激活功能，使前列腺癌细胞在低雄激素水平时仍可无限增殖。雄激素剪切变异体如 AR-V7 的持续激活是 CRPC 形成的另一大原因，其可在低雄激素环境下形成二聚体并激活雄激素信号通路，从而导致前列腺癌细胞的增殖。近年来研究发现，前列腺癌的神经内分泌转化也是 CRPC 形成的重要机制，在低雄激素水平时，前列腺癌细胞可转化为具有神经内分泌细胞样功能的细胞，其不受雄激素的调节，亦不表达雄激素和前列腺特异性抗原，预后较差。

四、前列腺癌脊柱转移流行病学特点

骨转移在前列腺癌中发病率较高，据国外的一项尸检研究报道，约 90% 的前列腺癌患者死亡时伴有骨转移。国内多中心研究数据显示，约 54% 的患者初诊时已发生远处转移，其中 80% 为骨转移。脊柱是前列腺癌最常见的骨转移部位，约占所有前列腺癌骨转移病例的 90%。近年来，随着手术、药物治疗及放疗技术的进步，前列腺癌患者的生存期得到明显改善，前列腺癌脊柱转移瘤的发生率也有所增高。与其他骨转移瘤不同，前列腺癌早期累及中轴骨概率较高。在病灶分布方面，前列腺癌脊柱转移以跨节段为主（同时累及颈、胸、腰、骶两个及以上节段），胸椎累及概率最高。Wang 等回顾性分析 102 例伴 2000 个骨转移灶的前列腺癌患者，71 例患者同时累及超过 4 个病灶，其中胸椎转移（$n = 296$，14.8%）最为常见，其次为腰椎（$n = 160$，8.0%）和颈椎（$n = 60$，3.0%）。骨转移可引起伴 SRE 及其他并发症，是前列腺癌患者死亡的主要原因，长期的随访研究显示前列腺癌出现骨转移后的平均生存时间为 25 ~ 27 个月，出现脊柱转移后 1 年及 3 年生存率分别为 75.8% 和 44.3%。Norgaard 等回顾 1999—2007 年共 23 087 例前列腺癌患者，其中无骨转移的患者 1 年及 5 年生存率分别为 87%、56%，骨转移的患者 1 年及 5 年生存率分别降至 47%、3%，骨转移伴有 SRE 的患者 1 年及 5 年生存率仅为 40%、< 1%。在对 SEER 数据库中 1991—2009 年出现转移性前列腺癌的 3857 例男性进行的分析发现，从骨骼进展到多个转移部位与死亡率增加相关。在该分析中，转移部位在调整混杂因素后成为独立的预后因素。并且值得注意的是，与仅受累淋巴结的男性相比，仅发生骨转移的患者死亡概率高 1.5 倍（$P = 0.02$）。此外，与只有骨转移的男性相比，有骨转移和内脏转移的男性死亡概率高 1.3 倍。因此，新型前列腺癌骨转移靶向药物的开发，综合且规范的诊疗方案对前列腺癌骨转移患者的诊疗十分重要。

五、前列腺癌骨转移机制

前列腺癌为我国最常见的恶性肿瘤之一，近年来其发病率快速增长，是威胁老年男性健康的重大疾病。早期局限性前列腺癌的治疗包括手术、化疗、去势治疗等，预后较好。然而大多数患者会逐渐发展为转移性 CRRC 死亡率较高，文献报道骨转移性 CRRC 的死亡率高达 70%，严重影响患者预后。因此，认识和了解前列腺癌骨转移的机制对转移性前列腺癌的早期诊断与治疗极为重要。

前列腺癌的骨转移过程复杂，肿瘤细胞和骨微环境之间多种因子和信号通路相互作用促进了骨转移的形成（图 17-2-1）。最初是失去上皮特征并获得间充质样特征的原发性肿瘤细胞，这一过程也称为上皮到间充质转化（EMT），降解基底膜并侵入间质基质。随后，癌细胞通过淋巴或血行途径渗入循环，并通过分泌的生长因子、细胞因子与保护性血小板的相互作用而存活。癌细胞在目标器官的狭窄毛细血管中停滞后会破坏内皮连接，然后渗入周围组织并处于休眠状态。外渗时播散性肿瘤细胞与次要部位微环境的相互作用决定了转移细胞是否或何时定植，在经历长时间的潜伏期，直到激活后促进转移定植。Paget 提出的"土壤 – 种子"学说，很好地诠释了前列腺癌骨转移的复杂动态演变过程，即肿瘤对于骨等特定器官具有一定的偏好性，这些器官为肿瘤细胞的存活与生长打造了良好的条件，最终在该器官形成转移性病变。目前认为肿瘤骨转移过程大致分为定植、休眠、复苏与重建四个步骤，其中癌细胞与骨髓微环境的相互作用意义重大。骨髓微环境是一个由多种非造血细胞、造血干细胞以及细胞外基质和多种细胞因子组成的复杂网状结构，其中最为人所知的是维持结构完整和骨骼健康的成骨细胞、破骨细胞以及调节骨重塑的骨细胞。随着前列腺癌骨转移的研究不断深入，前列腺癌骨转移微环境也被深入阐释，包括骨髓内皮细胞、脂肪细胞、造血干细胞和免疫细胞在内的多种细胞被发现参与调控骨内环境的稳定，与骨转移密切相关。骨髓中含有丰富的窦状血管，有利于循环肿瘤细胞的迁移。Sun 等发现骨髓基质细胞表达的 CXCL-12 可与转移癌细胞表面表达的 CXCR4 相结合，促使肿瘤细胞迁移并黏附于骨髓细胞外基质中，使用 CXCR4 拮抗剂 AMD3100 则可能有效抑制前列腺癌骨转移。

在正常生理情况下，成骨细胞与破骨细胞分别产生骨和吸收骨并处于动态平衡以维持机体的骨骼稳态与重塑，在此过程中骨髓微环境可产生大量的细胞因子和细胞黏附因子，在趋化作用下可吸引前列腺癌细胞向特定的骨微环境迁移并定植。到达骨微环境的肿瘤细胞会分泌刺激成骨细胞的因子，例如甲状旁腺激素相关肽（PTHrP），而活化的成骨细胞增加核因子 -κB 配

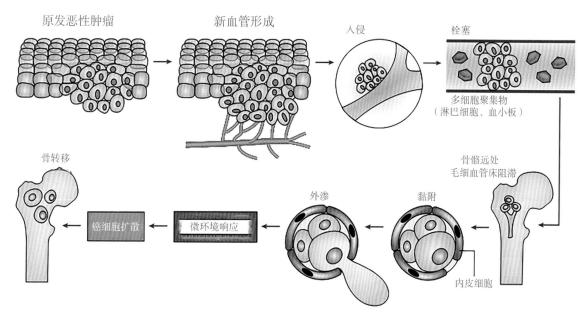

图 17-2-1　肿瘤细胞从原发部位转移到骨骼的步骤

原发性恶性肿瘤促进新血管形成，这些血管将癌细胞携带至骨骼中的毛细血管床，肿瘤细胞和其他血细胞的聚集最终形成栓塞，栓塞在远处的骨毛细血管中，然后这些癌细胞可以黏附在血管内皮细胞上以逃逸血管。当它们进入骨骼时，会暴露在支持转移瘤生长的微环境因素中，存活下来的癌细胞可以进入骨髓腔的宽通道血窦，并定位成为骨转移瘤

体（RANKL）的肿瘤坏死因子（TNF）家族成员受体激活剂的表达。RANKL 通过与其受体 RANK 结合，参与激活前破骨细胞分化为活化的破骨细胞，从而导致骨吸收。且活化的破骨细胞通过产生强酸和蛋白酶［例如组织蛋白酶和基质金属蛋白酶（MMPs）］来降解骨基质，导致储存在骨基质中的转化生长因子 -β（TGF-β）和其他生长因子释放到骨微环境中，这些生长因子反过来刺激肿瘤生长并导致肿瘤衍生的 PTHrP 水平升高。这种循环关系可使骨转移病灶快速进展，也就是由 Mundy 提出的经典的"恶性循环理论"（图 17-2-2）。此外，研究表明造血干细胞（hematopoietic stem cells，HSC）龛是前列腺癌骨转移的立足点，在前列腺癌骨转移的过程中起重要的作用。Shiozawa 等报道前列腺癌细胞播散进入骨髓后，会与 HSC 竞争性结合成骨细胞表面的膜联蛋白 A2，从而进入骨髓微环境并休眠，而运用甲状旁腺激素促进成骨细胞分化可促进骨转移的发生。

肿瘤的转移是一个低效的过程，在原发肿瘤接受治疗前，播散肿瘤细胞已发生转移。肿瘤细胞在原发灶被动脱落或侵袭性增强，经血液、淋巴液到达骨髓，绝大部分肿瘤细胞在循环途中即已死亡，仅少部分细胞可以到达靶组织及器官并进入休眠状态。目前对于肿瘤休眠细胞的形成机制及时相仍不完全清楚，但研究表明肿瘤细胞的休眠和复苏可能与肿瘤微环境的作用密切相关（图 17-2-2）。例如，PCa 细胞表达膜联蛋白Ⅱ受体，该受体通过与成骨细胞上的膜联蛋Ⅱ配体结合来调节肿瘤生长，反过来这种相互作用可调节生长停滞特异性 6 受体（GAS6）的表达，包括受体酪氨酸激酶 AXL、TYRO3 蛋白酪氨酸激酶（也称为 SKY）和 MER 受体酪氨酸激酶（也称为 MERTK），而 PCa 细胞休眠的诱导是由 PCa 细胞上表达的受体［AXL 家族受体酪氨酸激酶（AXL、TYRO3 和 MER）和膜联蛋白Ⅱ受体］与成骨细胞上表达的同源配体（包括膜联蛋白Ⅱ和GAS6）的相互作用来协调的。也有文献报道，由骨基质细胞分泌的BMP7可以通过激活p38丝裂原活化蛋白激酶并增加p21的表达促进转移性前列腺癌细胞的休眠。此外，Ren等证实来源于成骨细胞微环境的wnt5a蛋白通过激活非经典ROR2/SIAH2信号，抑制经典wnt信号诱导与维持前列腺癌细胞在骨髓内的休眠，是前列腺癌骨髓播散细胞休眠的关键机制之一。

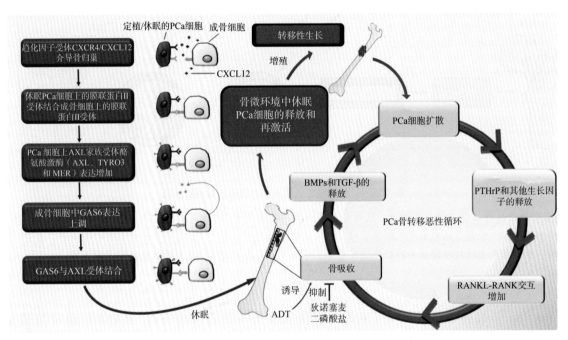

图 17-2-2　前列腺癌骨转移精细恶性循环模型

　　从休眠状态开始释放前列腺癌细胞，主要由增加的骨吸收介导，并导致它们的再激活和增殖，从而驱动骨微环境中的转移生长。CXCR4：趋化因子（CXC基序）受体4型；CXCL12：（CXC基序）趋化因子配体12；AXL：AXL受体酪氨酸激酶；TYRO3：TYRO3蛋白酪氨酸激酶；MER：受体酪氨酸激酶；GAS6：生长停滞特异性6；BMP：骨反应蛋白

　　在原发肿瘤根治性切除后，患者体内的微小病灶或微量的肿瘤细胞可能在骨髓微环境中长期休眠，可在数年甚至数十年后再次增殖，进而引起肿瘤的复发或远处转移，研究表明多种因素可能与休眠肿瘤细胞复苏有关。Decker等发现骨髓中休眠的前列腺癌细胞可被去甲肾上腺素等交感神经信号激活，从而进入增殖状态，并且去甲肾上腺素还可通过下调成骨细胞表达的休眠诱导分子GAS6的表达间接调控前列腺癌细胞的休眠。有报道称VCAM1可以通过募集破骨前体细胞激活微小转移灶，而抑制破骨细胞骨吸收的药物可以减轻骨转移瘤的肿瘤负荷，这表明破骨细胞在激活休眠肿瘤细胞中扮演着重要的作用。此外，骨微环境中的细胞黏附分子、缺氧状态、血管生成、骨重塑等过程也都被报道可能与肿瘤细胞复苏有关。

　　当肿瘤增殖时，由于成骨细胞骨形成和破骨细胞骨吸收的失衡，可以导致成骨性骨转移和溶骨性骨转移两种骨损伤类型，前者以前列腺癌为代表，后者则以肺癌、乳腺癌为代表。溶骨性骨转移性病变的特点是破坏正常的骨形成，主要由破骨细胞的过度活化介导；相反，成骨细胞骨转移病灶的特征是新骨的沉积，尽管成骨细胞骨转移的机制知之甚少，但它们是通过成骨细胞的过度活化而发生的。然而，新形成的骨基质组织不良、脆弱且易碎，这将导致缺乏机械强度和频繁断裂。此外，随着成骨细胞继续增殖，它们会无意中导致骨吸收增加，因为它们会释放细胞因子（如 RANKL），从而刺激破骨细胞分化和激活。前列腺癌的骨形成由多种因素引起，其中 *ET-1* 被认为发挥了重要的作用，*ET-1* 的下游基因包括 *IL-6*、*wnt5a* 和 *RANKL* 等，另外 *ET-1* 能够显著抑制 *DKK-1* 的表达。而 *DKK-1* 可抑制经典的 wnt 信号通路，阻断溶骨性前列腺癌 PC-3 细胞株中 *DKK-1* 的表达可以诱导癌细胞成骨性活动，而在成骨、溶骨性的前列腺癌 C4-2B 细胞株中诱导 *DKK-1* 可以导致溶骨性骨转移。

第三节　临床表现

在泌尿系统肿瘤中，前列腺癌是最常见的发生骨转移的肿瘤，有研究显示约 85% 的前列腺癌患者会发生骨转移，而脊柱受累最为常见。前列腺癌骨转移在临床上多表现为单发或多发的成骨性病变，少数患者表现为溶骨性病变或溶骨成骨混合性病变，晚期前列腺癌相关的骨转移会发生骨相关事件，如骨痛、高钙血症、病理性骨折、脊髓受压和脊柱不稳等。许多前列腺癌骨转移早期并无明显症状，但有一些实验室检查可以为临床医生提供线索，例如碱性磷酸酶升高和血清钙水平升高。对于有症状的患者，疼痛是最常见的症状，疼痛的原因可能是由于骨膜、骨内膜或神经性神经根压迫引起的躯体骨痛（通常在夜间更严重），伴有或不伴有轻微外伤的疼痛突然加重应怀疑病理性骨折。对于前列腺癌发生脊柱转移的患者，临床表现为局部疼痛、脊柱不稳定、脊髓及神经根压迫症状，甚至导致大小便障碍、截瘫，严重影响患者的生活质量。查体可出现相应的体征，表现为局部的压痛及叩击痛，脊柱活动性疼痛，神经根放射性疼痛，脊髓压迫平面以下感觉、运动功能的减退或消失，生理反射减退或消失，病理反射的出现，大小便失禁等。

第四节　影像学特点

一、X 线

前列腺癌骨转移最初的病理改变是骨髓的微小转移最初侵犯骨小梁间正常的骨髓组织，后侵犯正常的骨小梁结构，表现为圆形或片状致密影逐渐融合成片，累及大部分骨或整个骨，致密呈"棉絮状"，严重者呈"斑片状"，病变边界清晰或不清晰，逐渐向正常骨结构迁移，骨皮质可正常完整，小梁增厚，但是小梁间隙缩小甚至消失，骨生长紊乱，转移骨硬度降低，导致病理性骨折。X 线平片诊断骨转移具有高度特异性，但其诊断骨转移的敏感性较低，仅为 44%～50%。30%～75% 的骨小梁被破坏时才能在传统 X 线片上检测到骨破坏，与皮质骨相比，小梁骨中的髓质病变更难检测。由于对比度有限，X 线片不作为常规的检查项目，但通常用于有症状或可疑的骨转移部位的检查，评估脊柱时，至少 50% 的骨量丢失或者病灶大于 1 cm 时才能在 X 线片上发现脊柱转移瘤，很难发现早期的脊柱转移瘤。

二、CT

在评估骨折风险及骨转移方面，CT 敏感性和特异性分别为 73% 和 95%，可以精细地评估骨性结构，包括皮质和骨小梁，明显优于 X 线片，从而发现早期的骨转移病灶。CT 扫描可以发现 2 mm 左右的脊柱转移病灶，不受软组织影响，并且在术前评估椎体皮质破坏程度方面，诊断价值不可或缺，成骨性转移表现为椎体或椎体附件内斑点状、斑片状及结节状的高密度影，一般无软组织肿块，不引起椎体的压缩变扁，其可以鉴别溶骨性和成骨性病灶，准确评估累及皮质的病灶，还可以根据 SINS 评分评估脊柱稳定性。

三、MRI

MRI 在检测骨转移方面高度敏感，尤其在骨髓的早期变化，在一项研究中，骨扫描和全身 MRI 检测骨转移的敏感性分别为 86% 和 98% ~ 100%，似乎是一种很有前景的方式来检测转移性前列腺癌患者对治疗的反应，无论是否存在破骨细胞或成骨细胞活动，它都可以检测骨髓浸润。MRI 的另一优势在于能够检测早期肿瘤细胞播种到含脂肪组织的造血室，可以比其他成像方式更早地发现脊柱转移瘤。此外，全脊柱 MRI 可以更清楚地显示软组织和脊髓，从而更详细地显示骨髓并发现骨髓转移。除了采集常规 T_1 加权和短时反转恢复序列（short tau inversion recovery，STIR）外，还采用 DWI。当正常的脂肪骨髓被高密度的细胞取代时，这限制了正常的水在细胞膜之间的运动。DWI 能够检测到治疗后细胞密度变化和膜完整性丧失而发生的水扩散的变化，当肿瘤组织中观察到水的流动性将减少或消失，这与治疗后细胞完整性的丧失有关，例如细胞坏死、弥散加权成像测量到的表观扩散系数（ADC）值，可为肿瘤病变提供定量评估。一般来说，肿瘤病灶表现为 ADC 值降低，与细胞密度增加和水中质子迁移率受限有关，DWI 早在抗雄激素治疗后 1 个月内能够检测到前列腺骨转移瘤病灶的 ADC 值增加，从而反映治疗后的早期疗效评估。然而，增强扫描可以清楚地显示硬膜外肿瘤的延伸。脊柱转移瘤通常发生在椎体后部并延伸到椎弓根，MRI 扫描应包括整个脊柱的矢状 T_1WI 和 T_2WI 图像以及受影响脊柱水平的轴向 T_2WI 像，正常椎体的黄骨髓含有丰富的脂肪组织，表现为 T_1WI 呈现高信号，T_2WI 呈现中等高信号，当成骨性转移时椎体及附件病灶表现为 T_1WI 信号减低，T_2WI 信号减低，溶骨性转移或者混合性转移类型则呈 T_2WI 信号增高的表现，增强扫描后有不同程度的强化，周围可见软组织肿块，严重者可见病理性骨折、肿瘤突入椎管压迫脊髓。在诊断时，精确评估转移对于制订前列腺癌患者的治疗方案非常重要，包括前列腺切除术和雄激素剥夺疗法在内的初始治疗方式可以基于放射学评估中是否存在转移。

四、骨扫描

骨扫描是检测骨转移进展的较流行的成像工具，也是目前评价前列腺癌骨转移治疗反应的有用指标。Tc 标志的亚甲基双膦酸盐（^{99m}Tc-MDP）的全身骨显像为检测前列腺癌患者骨转移的推荐成像方式。对于转移风险较高的前列腺癌患者，表现为不同程度的核素浓聚现象，提示骨修复增加，可能发生骨转移。诊断需结合病史及解剖影像学，因为骨扫描的敏感性和特异性都相对较低，其敏感性为 59%、特异性为 75%。因此，常适用于骨转移的初步诊断，能够在平片显示骨转移前数月发现病灶，但不足以解决小而新的进展性病灶。

五、PET-CT/PET-MRI

^{18}F-FDG PET-CT 对溶骨及骨髓的转移敏感性高，而 ^{18}F-NaF PET-CT 对成骨性转移的敏感性高，优于 ^{99m}Tc-MDP SPECT 骨显像。PET 成像的效用和适用性取决于所使用的放射性药物等因素。用于获取骨成像的 PET 放射性药物分为三类：①骨特异性示踪剂，如 ^{99m}Tc-MDP、^{18}F-NaF，^{18}F-NaF 是一种用于探测骨骼病变的高敏感亲骨性 PET 显像剂，其在体内的摄取机制类似 ^{99m}Tc-MDP，但具有更好的药代动力学特性，更快的血液清除速率和更高的骨骼摄取率；②特异性肿瘤标志物，如 ^{18}F-胆碱或 ^{18}F-前列腺特异性膜抗原（prostate specific membrane antigen，PSMA）；③代谢示踪剂或非特异性肿瘤标志物，如 ^{18}F-氟脱氧葡萄糖（2-fluoro-2-d-glucose，FDG）作为肿瘤糖酵解活性的标志物。在诊断骨转移方面，使用胆碱类似物 PET-CT 在发现脊柱转移瘤方面比骨扫描更具敏感性（80% ~ 100%）和特异性（99%）。前列腺肿瘤细胞对葡萄糖的亲和力低，而且转移性病灶的低摄取往往会随着雄激素剥夺疗法或化疗而减少，在前列腺癌的诊断率较低；而使用各种前列腺特异性膜抗原配体的 PET-CT 越来越多地应用于前列腺癌。一项对 6 项研究的 Meta 分析指出，使用 ^{68}Ga-PSMA-11 PET-CT 可以在 22.3% 的 ^{99m}Tc-MDP 骨扫描结果为阴性的患者中正确识别出骨转移。对 45 项研究进行的 Meta 分析表明，与使用各种其他示踪剂的 PET-CT 以及 PET-MRI 相比，Ga-PSMA PET-CT 的诊断性能最高。PSMA PET-MRI 结合了 PSMA 的分子信息以及 MRI 的高软组织对比度，具有进一步提高敏感性的潜力。然而有研究表明，尽管 PET-MRI 具有 PET 的高敏感性、MRI 的高特异性及软组织对比度良好等优势，但与 PSMA PET-CT 相比，在检测骨转移方面的性能相当。PET-MRI 集合了 PET 及 MRI 的多重优势，可较 PET-CT 更早发现更小、更多的骨转移病灶，但临床应用效价比有待进一步分析。

在评估治疗反应方面，^{18}F、^{11}C-胆碱、^{68}Ga 或 ^{18}F-PSMA 等放疗药物具有同时评估软组织和骨骼受累的效能，在 CT 和骨扫描之前检测到肿瘤进展迹象，而 ^{18}F-FDG 在激素敏感的转移性前列腺癌中表现为低摄取，但在去势抵抗性前列腺癌中可能表现为较高的摄取，为此它可被用于监测治疗反应。目前研究认为，PET-MRI 与 PET-CT 在 PCa 的评价中一致性较好，主要差异是 PET-MRI 中多参数 MRI 对局部病灶的定位略有优势，同时可以减少辐射剂量。

第五节　前列腺癌脊柱转移治疗与预后

一、治疗方式

（一）脊柱转移瘤的减压手术

目前脊柱转移瘤的外科治疗方式包括微创治疗、分离手术和整块切除（en bloc resection），其治疗的主要目的为缓解疼痛、恢复脊柱稳定性、改善脊髓和神经功能以及局部控制肿瘤，以达到提高或改善患者生存质量的目的，为患者接受放疗、化疗、内科治疗等提供足够时间和空间，改善预后。

20世纪70年代，脊柱转移瘤的主要手术方式为经后路椎板切除术，虽然该手术可有效地扩大椎管容积，但其作用大多只能局限于疼痛缓解，神经功能恢复差，同时由于脊柱内固定植入物的限制，不能有效地提高脊柱稳定性，单纯手术复发率极高。1978年，Gilbert等对235例脊柱转移瘤进行研究，分为手术联合放疗组和单独放疗组，研究显示两者在改善运动功能方面无统计学差异，认为单独放疗可以达到与手术联合放疗同样的治疗效果。1980年，Young等报道一项小型随机临床试验表明，在脊柱转移瘤脊髓受压的患者中，单纯传统放疗与椎板切除术后放疗对缓解疼痛、改善行走和括约肌功能等方面疗效相当。因此，cEBRT成为当时脊柱转移瘤的主要治疗方法。随着脊柱外科技术的逐渐成熟，外科医生更好地掌握脊柱生物力学，以及脊柱稳定技术和器械的改进，均提高了手术治疗脊柱转移瘤患者的疗效。1998年，Klekamp等对740例脊柱肿瘤患者进行随访对比研究，认为手术对于脊柱转移瘤伴有神经症状或脊柱不稳的患者是有益的，手术方式的选择应该根据患者一般情况和预计生存期综合评估。对于没有神经症状或脊柱不稳或者不愿意接受手术治疗的患者，可以采取放疗。2005年，Patchell等报道一项随机多中心非盲的临床研究，对有症状的ESCC高级别患者中比较了360°脊髓减压术后进行cEBRT与单纯cEBRT方案的疗效，结果表明手术组患者在主要结局（行走状态）方面明显优于单纯cEBRT组（84% vs. 57%），运动功能恢复率（63% vs. 19%）及持续时间（中位数122天 vs. 13天）良好。此外，手术治疗患者减少了对阿片类镇痛剂和皮质类固醇激素的依赖，并具有较长生存期。因此，基于前期研究结果，奠定了外科手术在脊柱转移瘤中的地位，如果脊柱是稳定的，对于低级别ESCC分级，包括0、1a、1b、1c，建议行局部放射治疗，对于放疗抵抗的或者不能耐受手术的ESCC高级别患者，建议行外科手术治疗改善预后。而前列腺癌属于放疗敏感性肿瘤。

（二）脊柱转移瘤的"en bloc"手术

20世纪90年代，Tomita等基于Tomita分型对脊柱转移瘤患者进行全椎体整块切除术，即广泛或边缘整块切除脊柱肿瘤（TES），用于治疗胸椎或腰椎的转移瘤，并取得了良好的局部控制率。1994年，Tomita等对20例胸腰椎单发或局部转移瘤进行整块切除的患者进行研究随访，结果提示17例患者的疼痛得到缓解，15例神经功能缺损患者中有11例得到很大的改善，无局部复发病例。2010年，Murakami等对10年期间行TES治疗的肺癌脊柱转移患者进行回顾性分析，对6例无内脏或其他骨转移的肺癌脊柱转移患者进行全脊柱切除，组织学类型均为腺癌。在随访期结束时，6例患者中有4例在平均46.3个月（36 ~ 62个月）后仍然存活，未发现局部复发。同年，Boriani等报道134例脊柱肿瘤患者（原发性脊柱肿瘤90例，转移性脊柱肿瘤44例）整块切除后复发率为15.7%。脊柱肿瘤的整块切除术被认为是最复杂和难度最高的脊柱手术之一，对外科医生的技术水平和对脊柱外科解剖学、生理学和生物力学的认知程度提出很高的要求。2021年，Kieser等对既往发表的脊柱孤立性转移瘤行"En bloc"手术的病例进行系统评价，总共纳入148例患者，研究发现局部复发率相对较低（6.1%），73%的患者维持原有功能，但是，术中平均失血量相对较多（1742 mL）、平均手术时间相对较长（6.5 h）、并发症发生率相对较高（35.1%）、平均生存时间只有15个月。另外，Kato等研究认为，在可切除的脊柱孤立性转移瘤中，选择合适患者和合理的手术方案，TES手术仍然能够改善功能和预后，降低局部复发率。

（三）脊柱转移瘤的分离手术 +SBRT

随着放疗技术的进展，尤其是SBRT的出现，彻底改变了脊柱转移瘤的治疗模式，由整块或大块切除逐渐转变为分离手术。通过分离手术 + 术后SBRT的综合治疗模式，可以达到良好的肿瘤局部控制。与全椎体切除手术相比，分离手术具有安全、并发症少、手术时间短等优势。Quraishi等报道，17.5%的ESCC低级别患者（0、1a、1b和1c）和33%的ESCC高级别患者（2和3）通过手术减压改善了Frankel分级。评估脊髓压迫程度对于确定是否需要进行分离手术以安全有效地进行脊柱SBRT至关重要。对于放疗不敏感肿瘤，SBRT显示出更高的局部控制率。2010年，Mouldin等回顾性研究21例脊柱转移瘤行减压分离手术后辅以大剂量单次放疗的疗效：术后总体局部控制率为81%，其中高剂量组（24 Gy）的局部控制率高达93.8%（15/16）。2013年，Laufer等回顾性研究186例脊柱转移瘤行分离手术后辅以不同剂量放疗的疗效：术后总体局部复发率为16.4%，其中高剂量组（24 ~ 30 Gy）的局部复发率仅为4.1%。2014年，Guckenberger等报道一项多中心回顾性分析SBRT的387例脊柱转移瘤结果，2年局部控制率84%。2017年，Yamada等报道分析657例患者的811个放疗部位，其中高剂量组肿瘤局部控制率高达98%，局部控制率良好。2021年，Blakaj等报道63例脊柱转移瘤患者术后进行SBRT，平均随访12.5个月，术后开始放疗时间小于40天的患者的1年局部控制率为94%，术后放疗时间大于40天的患者的1年局部控制率为75%，另外术前是否栓塞也影响1年局部控制率。多变量分析表明，术后开始放疗的时间、放疗剂量、术前是否栓塞为局部控制率的影响因素。有关脊柱转移瘤开始治疗的时间，有文献报道如果脊柱转移瘤压迫脊髓和神经，应在24 h内开始治疗，如果脊柱转移瘤无脊髓和神经系统压迫症状，应在3天内开始治疗，如果只有疼痛，应在2周内开始治疗。

（四）脊柱转移瘤的小切口分离手术

近几年，随着外科技术的进步，脊柱外科手术越来越精准微创化，微创手术已经在脊柱退变中广泛开展。微创脊柱外科手术，由于切口小，肌肉剥离范围小，最初应用于脊柱退变的患者，由于围手术期并发症少，恢复快，取得了良好效果。随后微创脊柱外科手术被用于治疗脊柱转移瘤的患者。文献报道与传统开放手术相比，微创分离手术患者术后恢复更快，开始辅助化疗和放疗的时间更早，有可能延长患者的生存时间。也有文献报道，微创分离手术由于手术创伤小、并发症少、术后恢复时间短、住院时间短等优势，目前已逐渐取代传统开放手术。对脊柱转移瘤传统开放手术和小切口微创手术进行对比研究显示，术中出血更少，术后引流量更少，并发症发生率更低，术后恢复更快，住院时间更短。同年，Pranata 对既往报道的 8 项研究进行 Meta分析，对比微创手术和传统开放手术治疗脊柱转移瘤的安全性和可靠性，总共纳入 486 例患者，研究发现微创手术的并发症发生率、失血量、住院时间均较低，而手术时间和功能恢复情况相当。Alshareef 等对胸腰椎转移瘤的开放和微创手术进行对比分析，总共纳入 2267 例患者，与开放手术组比较，微创手术组的并发症发生率和死亡率更低。总之，前期研究结果表明，脊柱转移瘤微创外科手术安全性和有效性与传统开放手术相当，术中失血量和并发症等发生率更低，也可联合骨水泥填充增加脊柱稳定性，值得进一步推广和应用。

（五）脊柱转移瘤的消融治疗

有文献报道射频消融可以缓解骨转移瘤引起的疼痛。消融技术包括激光消融、射频消融、微波消融、冷冻消融等，消融技术还可与 SBRT、骨水泥填充等技术结合治疗脊柱转移瘤。在影像导航引导下，通过经皮穿刺技术将激光插入肿瘤部位进行消融，1 年的局部控制率为71% ～ 82%，再手术率为 15% ～ 31%，72% 的患者脊髓压迫减轻，并发症的发生率为 5% ～ 26%。Luigi 等报道射频消融（$n = 12$，25%）或冷冻消融的治疗效果（$n = 37$，76%），29% 的患者出现局部进展，1 年和 2 年的局部控制率分别为 77% 和 72%，当骨病变大于 2 cm 时，局部进展率更高（$P = 0.002$）。Sagoo 等针对脊柱转移瘤的微波消融技术进行系统评价，总共纳入 156 例患者的 196 个消融部位，在大部分文献中，微波消融结合骨水泥填充或与开放手术联合应用，在选择合适的患者中，微波消融在止痛方面效果明显，联合应用可达到长期控制肿瘤的目的。Filippiadis 等针对脊柱转移瘤的射频消融治疗效果进行综述分析，射频消融通过维持靶病灶 60℃以上的温度达到杀灭肿瘤细胞的作用，对于直径小于 3 cm 的病灶，可使肿瘤细胞完全坏死，对于更大的病灶，可以达到降低肿瘤负荷、缓解疼痛、预防骨折的作用，因此认为射频消融是一种安全、有效、可重复的治疗方式，在选择合适的患者中，射频消融联合椎体成形术可取得最佳效果。椎体成形术可缓解脊柱转移瘤患者疼痛，预防椎体骨折的作用。Delpla 等报道，与进行椎体成形术的患者相比，未进行椎体成形术的患者发生病理性骨折的风险更高。脊柱转移瘤多学科协作组表示，对于以下情况的骨转移瘤，射频消融可能无效：一般情况不佳、预期寿命小于 6 个月、椎体病理性压缩性骨折和硬膜外脊髓受压的无症状脊柱转移瘤。如果肿瘤距离脊髓、主要神经和血管等重要结构小于 1 cm，则射频或者冷冻消融等技术是禁忌证。

（六）脊柱转移瘤的微创手术

脊柱转移瘤的微创手术包括 PVP、PKP 和使用经皮椎弓根螺钉的微创脊柱稳定手术。PVP 和 PKP 提供前柱稳定性。PVP 可在 1 ~ 3 天内缓解疼痛。微创脊柱稳定手术提供前柱和后柱稳定性。无论 ESCC 分级和肿瘤放射敏感性如何，稳定手术或经皮骨水泥填充手术可增强脊柱稳定性，放疗不会改善脊柱稳定性的问题。脊柱稳定性被认为是由于与运动相关的疼痛、症状或进行性畸形和（或）在生理负荷下的神经损害相关的肿瘤进展导致脊柱完整性丧失。脊柱不稳定的评估基于临床症状标准和 CT 成像标准。因此，这些类型的姑息性手术被推荐用于预期寿命大于 3 个月的患者。

另外，还有文献报道了骨转移瘤的电化学疗法，包括电脉冲和静脉输注化疗药物。细胞膜通常是通透性低或者不通透，但电脉冲会诱导跨膜通道的打开，从而允许化疗药物进入细胞，从而增强局部细胞毒性。博来霉素和顺铂已经被证明是临床上最有效的电化学疗法药物。电化学疗法用于治疗骨转移，对于放疗失败或手术困难的患者，可缓解疼痛和改善肿瘤局部控制。Cornelis 等对 2 例脊柱转移和脊髓压迫的患者进行电化学疗法，达到了缓解疼痛、改善运动功能和控制肿瘤的目的，未见明显并发症。Campanaci 等对 102 例接受电化学治疗的骨转移瘤患者进行一项多中心前瞻性研究。根据实体瘤反应评估标准，40% 的客观反应率、51% 的疾病稳定和 9% 的疾病进展。

（七）脊柱转移瘤的栓塞治疗

栓塞术是一种有用的骨转移瘤辅助治疗手段，可以达到减少术中出血、抑制肿瘤生长和缓解疼痛的目的。大多数的转移性肿瘤是富血供肿瘤，如肾癌和甲状腺癌转移。目前可用的栓塞剂很多，包括 N-2- 氰基丙烯酸丁酯、明胶泡沫、聚乙烯醇颗粒、酒精乳液、线圈、组织黏合剂、乙醇和微纤维胶原蛋白。富血供骨转移瘤的栓塞可以减少术中失血和手术时间，尤其是在手术当天进行时。18% ~ 86% 的栓塞并发症是栓塞后综合征，表现为发热、疼痛和不适。其他并发症包括神经系统并发症、皮肤或肌肉坏死和感染。

Rossi 等用 N-2- 丁基氰基丙烯酸酯对 243 例骨转移患者进行 309 次姑息性栓塞治疗，56 例患者在 1 ~ 3 个月内在同一部位接受重复栓塞，而 197 例患者在放疗后进行栓塞治疗。他们报道 97% 的患者疼痛评分和镇痛药需求降低 50% 或更多。疼痛缓解的平均持续时间为 8 个月（范围：1 ~ 12 个月）。

（八）内镜和机器人辅助下的脊柱转移瘤手术

有关内镜和机器人辅助下的脊柱转移瘤手术的报道相对较少。有文献报道，整合内镜技术进行肿瘤切除和减压进一步降低手术相关的组织损伤，可使手术的可视化程度增加。Solomiichuk 等对 70 例患者进行回顾性研究，比较机器人和透视引导下椎弓根螺钉置钉治疗脊柱转移瘤的病例，研究发现，机器人手术可以安全有效地置钉，置钉准确性、透视时间、术后感染率与传统手术相当。随着机器人技术的不断发展，机器人技术可能在脊柱肿瘤中有很好的应用前景，后期可能与微创技术相结合用于治疗脊柱转移瘤。Court 等报道内镜辅助下脊柱肿瘤 Enbloc 切除

33 例的 1 年随访结果，认为对于 T2 ~ T11 的脊柱肿瘤，除了肿瘤巨大、胸壁和纵隔累及外，内镜辅助技术效果满意，结果良好。目前内镜和机器人在脊柱肿瘤手术中应用较少，尚处于起步阶段，尤其在腰椎和颈椎肿瘤手术中，由于缺乏生理腔隙空间，需要人为制造空间，完成内镜和机器人辅助手术，这就可能额外给患者造成创伤和干扰。

（九）前列腺癌骨转移的药物治疗

前列腺癌患者的治疗选择包括外科手术、外照射放疗（external beam radiotherapy，EBRT）、雄激素剥夺疗法（androgen-deprivation therapy，ADT）和化疗，具体取决于疾病的阶段和病程。ADT 是前列腺癌的基石治疗，贯穿前列腺癌治疗的全程，尤其是局部晚期和转移性前列腺癌阶段，PCa 是一种雄激素依赖性疾病，雄激素受体（AR）促进 PCa 的生长、增殖和侵袭，ADT 最常作为促性腺激素释放激素（GnRH）的类似物给药，可诱导垂体 - 性腺轴下调，随后抑制睾丸产生睾酮，从而导致化学去势或雄激素活性降低至去势水平，但经过去势治疗的前列腺癌患者会出现药物抵抗，并发展成为 CRPC。据 Nature 报道，大多数（约 90%）晚期 CRPC 患者会发生骨转移，在一项临床试验研究中发现，CRPC 患者骨骼受累的程度与存活率呈负相关。因此，减轻骨痛、降低 SRE 的发生率或延长 SRE 的发生时间以及降低疾病生物标志物（如碱性磷酸酶和 PSA 水平），对于提高 CRPC 骨转移患者的生存率至关重要。

雄激素剥夺疗法一直是前列腺癌新发骨转移患者治疗的支柱，主要方式：①手术或药物单纯去势，药物去势包括应用促性腺激素释放激素类似物、促性腺激素释放激素拮抗剂和雌激素；②雄激素受体抑制剂；③雄激素生物合成抑制剂。恩杂鲁胺为非甾体雄激素受体阻断剂，能够强效抑制雄激素受体的功能，AFFIRM 临床试验显示，对于经过多西他赛化疗的 CRPC 患者，口服恩杂鲁胺组较安慰剂组能明显延长总生存率（18.4 个月 vs. 13.6 个月）。醋酸阿比特龙通过抑制雄激素合成途径的关键酶 CYP17，从而抑制睾丸、肾上腺、前列腺癌细胞的雄激素合成。国际 COU-AA-301 研究表明，对于多西他赛化疗后进展的转移性去势抵抗性前列腺癌（metastatic castration-resistant prostate cancer，mCRPC）患者，醋酸阿比特龙联合泼尼松治疗组较安慰剂联合泼尼松组能明显延长患者中位生存期（15.8 个月 vs. 11.2 个月），降低死亡风险（26%）。据 2019 年国家综合癌症网络肿瘤学、前列腺癌临床实践指南（NCCN 指南）表明，ADT 联合多西他赛化疗或内分泌治疗药物（如阿比特龙）也被推荐作为转移性前列腺癌患者的一线治疗选择，目前恩杂鲁胺及阿比特龙被推荐用于症状轻微和疼痛明显的去势抵抗性骨转移患者。关于骨靶向药物的研究表明，唑来膦酸可降低 CRPC 伴骨转移患者 SRE 的发生率，此外，地诺单抗也可以预防 SRE 的发生，在作用机制方面，该药剂结合细胞因子 RANKL，阻止其结合 RANK 受体，阻断破骨细胞前体的成熟，也促进成熟破骨细胞的凋亡，可抑制破骨细胞的活化、减少骨质吸收、促进骨重建、降低骨折的发生率，且在一项发表于柳叶刀的双盲随机研究中，地诺单抗在延缓或预防晚期前列腺癌患者的骨骼相关事件方面优于已有的骨靶向药物唑来膦酸。其他骨靶向药物是放射性药物，骨转移的疼痛缓解可以通过放疗实现，EBRT 推荐用于局灶性转移患者，靶向放射性药物在转移部位的转换和重塑过程中结合到新骨中，可有效治疗多发性转移患者，包括发射 β 粒子的放射性同位素锶 -89（^{89}Sr）、钐 -153（^{153}Sm）和铼 -186（^{186}Re）以及发射 α 粒子的 ^{223}Ra。在治疗 CRPC 骨转移患者中，^{223}Ra 的批准是一项重要进展，因为该药物是首个骨靶向

α 粒子放射治疗药物，除了减少症状性骨骼事件（symptomatic skeletal events，SSE）和相关疼痛外，还可改善骨转移患者的生存率。SRE 和 SSE 之间的主要区别在于评估，对于 SRE，患者每 4 周或 8 周接受 1 次全面系统的影像学检查，以检测无症状的病理性骨折和脊髓压迫。相比之下，SSE 的检测不包括连续的放射学检查；骨折和脊髓压迫是基于患者症状来评估的，因此在临床上是可识别的，与经典 SRE 相比，SSE 被认为与日常常规临床护理更相关。在临床试验设计中，使用 SSE 作为终点变得越来越普遍。2013 年和 2014 年，在骨靶向药物试验中，将至首次 SSE 的时间作为终点，在伴有骨转移的 CRPC 患者中进行的随机Ⅲ期试验证实了 SSE 作为临床研究适当终点的有效性，无论将 SRE 还是 SSE 作为终点，其中狄诺塞麦可降低骨骼并发症的风险，从而延长总生存期。

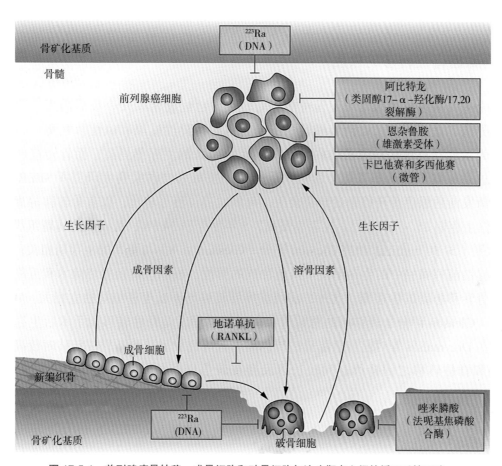

图 17-5-1　前列腺癌骨转移、成骨细胞和破骨细胞与治疗靶点之间的循环反馈回路。

目前，已有 6 种疗法被批准用于 CRPC 骨转移的治疗，这些药物包括细胞毒性药物多西他赛和卡巴他赛、免疫治疗药物普罗文奇、基于激素治疗的阿比特龙和雄激素受体抑制剂恩杂鲁胺。初次诊断的治疗干预通常涉及全身化疗、激素治疗和双膦酸盐，这些大多是旨在减轻疼痛的姑息性选择。一旦疾病进展和症状再次出现或存在明显的骨折或脊髓压迫风险，将考虑使用局部放疗治疗孤立性骨病变，或使用放射性药物治疗广泛的多发性病变。尽管 EBRT、双膦酸盐和狄诺塞麦可以减少骨转移疼痛并发症的发生，但对每个骨转移病灶进行 EBRT 是不切实际的；双膦酸盐和狄诺塞麦作为一种人类单克隆抗核因子 -κB 配体（RANKL）抗体激活剂，可降低破骨细胞活性,已被用于治疗骨转移,与其他药物相比,这些药物已被证明在延迟和减少骨骼并发症方面具有最高的疗效,但其最终未能改善骨转移患者的总体生存率,因为这些疗法主要针对骨重塑而不是骨内的癌细胞。然而,有研究表明多西紫杉醇化疗和雄激素受体轴靶向药物(包括阿比特龙或恩杂鲁胺),在延迟 SRE 的发生并延长总生存期方面显示出很好的治疗效果。在一项关于 ^{223}Ra 加恩杂鲁胺与单独使用恩杂鲁胺的前瞻性 II 期试验中表明,联合治疗与骨代谢标志物显著下降相关,降低骨折风险,从而提供生存获益,改善生存结局,这表明联合治疗的潜在作用,而 ^{223}Ra 联合恩杂鲁胺的临床效用将根据 III 期试验结果进一步确定。总之,转移性骨病的治疗策略已经转变为延缓骨骼疼痛的恶化和转移性骨病的恶化,并且有多个正在进行的临床试验正在研究靶向放射性核素疗法与激素、化疗和免疫治疗联合治疗前列腺癌的作用。

二、前列腺癌脊柱转移的预后

转移性前列腺癌患者的临床病程可能相对较长,已经确定了几个预后因素,包括体能状态、肿瘤分级、血红蛋白、血清乳酸脱氢酶、前列腺特异性抗原和碱性磷酸酶。一些证据表明,以骨为主的转移性疾病患者比内脏转移性疾病患者的生存率更高,而骨转移性疾病的预后更佳,这意味着早期诊断可能会影响预后。在一项对来自国家癌症研究所 SEER 数据库的 16 643 例新发前列腺癌骨转移患者研究表明,与多发部位转移相比,仅有骨转移的患者生存期最长,中位生存期 25 ~ 27 个月,生存率最高,5 年生存率 24.2%;肿瘤的高病理组织学分级、高 PSA 水平(> 50 ng/mL)和高 Gleason 评分(Gleason ≥ 8)与更差的生存期相关;亚洲男性在新发转移性前列腺癌中的生存率优于其他种族的男性;根治性前列腺切除术和近距离放疗可改善单纯骨转移患者的生存期。此外,前列腺癌肝转移与不良生存结局独立相关。Williams 等研究表明,Gleason 评分、转移瘤的总数量和脊髓压迫程度是脊柱转移瘤手术后生存的独立预测因素。在 Drzymalski 等对前列腺癌脊柱转移瘤患者研究发现,诊断脊柱转移时较高的 PSA、前列腺癌和脊柱转移之间持续时间较长以及存在骨骼以外的转移部位与较短的生存期显著相关。

三、典型病例

病例 1,男性,66 岁,前列腺癌枢椎、C6 ~ C7 椎体转移,枢椎病理性骨折,椎体潜在不稳定,后路枕骨至 T2 椎板减压、后部肿瘤切除、椎弓根内固定术后,预防进一步骨相关事件发生。

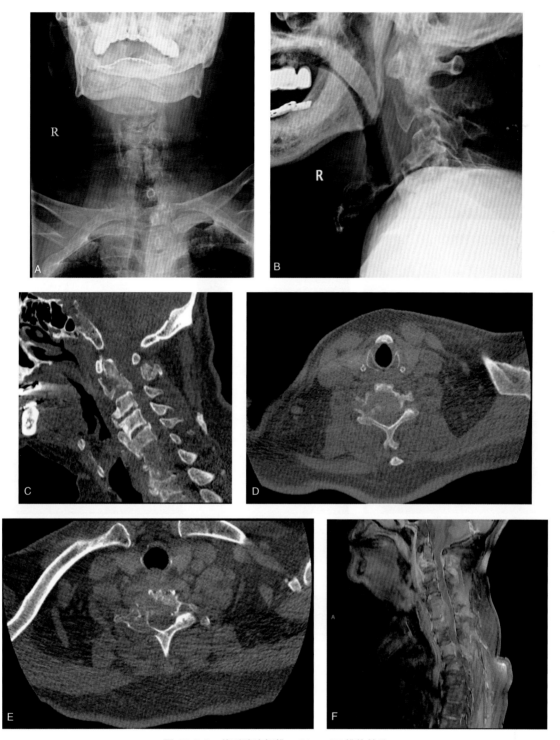

图 17-5-2　前列腺癌枢椎、C6～C7 椎体转移

　　A. 术前平片，可见枢椎椎体溶骨性骨质破坏；B. 术前平片，枢椎椎体溶骨性骨质破坏，伴椎前软组织肿胀，C3、C4 椎体前缘骨桥形成；C. 术前 CT，枢椎、C5～C7 椎体内可见不规则骨质破坏灶，椎体形态不规则，破坏灶累及部分棘突；D. 术前 CT，C6 椎体溶骨性骨质破坏，累及右侧椎板；E. 术前 CT，C7 椎体溶骨性骨质破坏，累及右侧椎板；F. 术前 T_1 压脂像（SPAIR）可见枢椎椎体病理性骨折，C5～C7 椎体呈等信号，后方可见软组织肿块，相应脊髓受压；G. 术前 T_1 加权像可见 C6 椎体呈稍高信号，累及右侧椎板，推压脊髓；H. 术前 T_1 加权像可见 C7 椎体呈稍高信号，累及右侧椎板，推压脊髓；I. 术后平片，枕骨至 T_2 椎板减压、后部肿瘤切除；J. 术后平片，枢椎至 C7 椎体后方部分骨质结构去除，椎弓根内固定术后；K. 术中内固定；L. 标本大体

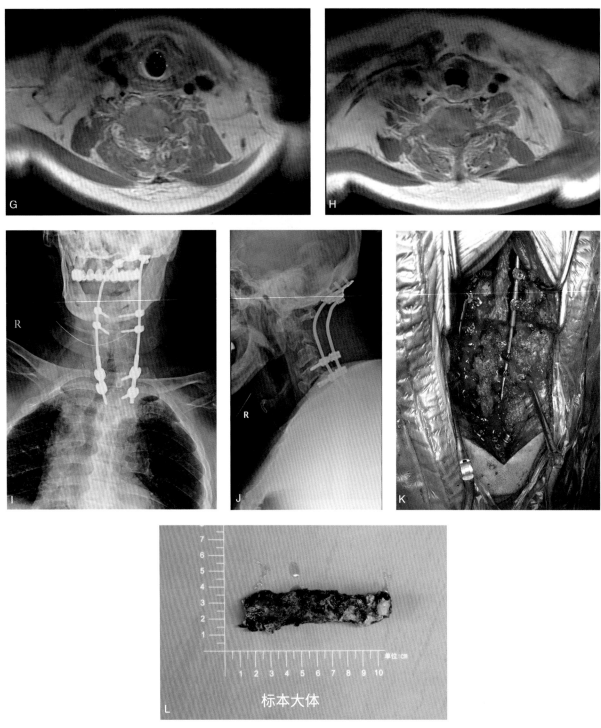

图 17-5-2 （续）

病例 2，男性，73 岁，前列腺癌 L5 椎体转移，L5 椎体肿瘤切除骨水泥填充，L4、L5 及骶 1、2 椎体内固定术后。

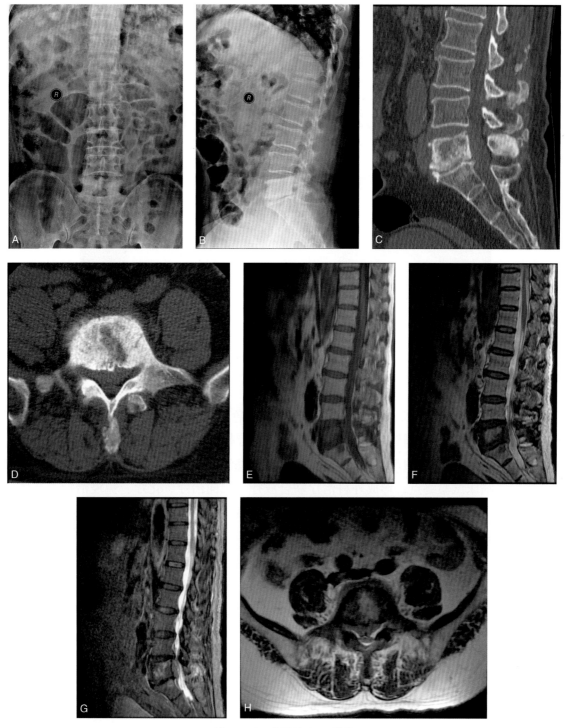

图 17-5-3 前列腺癌 L5 转移

A. 术前平片，L5 椎体骨质密度增高；B. 术前平片，L5 椎体骨质密度增高，L5、骶 1 椎间隙变窄；C. 术前 CT，L5 椎体可见溶骨、成骨混合性骨质破坏，累及棘突；D. 术前 CT，L5 椎体溶骨、成骨混合性骨质破坏（成骨破坏为主），累及双侧椎弓根及棘突；E. 术前 T_1 加权像可见 L5 椎体骨质破坏，椎体骨髓内偏等低信号，骶 1 椎体可见等低信号，形成软组织肿块，向后凸向椎管；F. 术前 T_2 加权像可见椎体骨髓内偏等高信号，骶 1 椎体可见片状稍长 T_2 信号；G. 术前 STIR 压脂像可见椎体骨髓内呈高信号，骶 1 椎体可见片状稍高信号，形成软组织肿块，向后凸向椎管；H. L5 椎体、椎板骨质破坏，形成软组织肿块，向后凸向椎管；I. L4～L5 椎板减压并 L3 至骶 2 水平内固定术后；J. L5 椎体肿瘤切除骨水泥填充

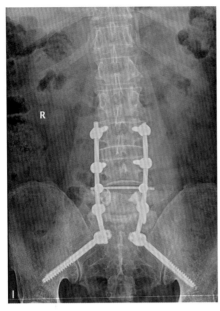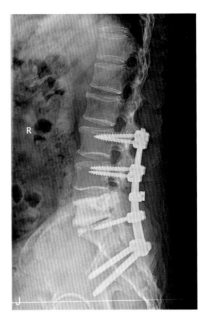

图 17-5-3　（续）

四、小结

随着患者生存时间的延长，前列腺癌脊柱转移病例急剧增加，因此，迫切需要新的治疗方法，优化治疗方案，确定开始抗转移治疗的最佳时机、治疗持续时间、抗转移治疗与同时进行肿瘤特异性标准治疗（如激素治疗、靶向治疗、化疗和免疫治疗、放疗）联合使用的安全性和有效性以及适当的临床试验终点，形成外科治疗联合放疗、靶向治疗、化疗、免疫治疗等个体化的综合治疗模式。做到早诊断、早预防、早治疗，缓解症状，提高生活质量，延长生存时间，使患者获得最佳治疗效果。

朱小军，胡锦心，樊红兴　编写　　王晋　审校

参考文献

［1］The molecular taxonomy of primary prostate cancer［J］. Cell, 2015, 163(4): 1011-1025.

［2］ABRAHM J L, BANFFY M B, HARRIS M B. Spinal cord compression in patients with advanced metastatic cancer: "all I care about is walking and living my life"［J］. Jama, 2008, 299(8): 937-946.

［3］ABUZALLOUF S, DAYES I, LUKKA H. Baseline staging of newly diagnosed prostate cancer: a summary of the literature［J］. J Urol, 2004, 171(6 Pt 1): 2122-2127.

［4］ADAMI S. Bisphosphonates in prostate carcinoma［J］. Cancer, 1997, 80(8): 1674-1679.

［5］ALGRA P R, BLOEM J L, TISSING H, et al. Detection of vertebral metastases: comparison between MR imaging and bone scintigraphy［J］. Radiographics, 1991, 11(2): 219-232.

［6］ALGRA P R, HEIMANS J J, VALK J, et al. Do metastases in vertebrae begin in the body or the pedicles? Imaging study in 45 patients［J］. AJR Am J Roentgenol, 1992, 158(6): 1275-1279.

［7］AMELOT A, TERRIER L M, LE NAIL L R, et al. Spine metastasis in patients with prostate cancer: Survival prognosis assessment［J］. Prostate, 2021, 81(2): 91-101.

［8］AVRAHAMI E, TADMOR R, DALLY O, et al. Early MR demonstration of spinal metastases in patients with normal radiographs and CT and radionuclide bone scans［J］. J Comput Assist Tomogr, 1989, 13(4): 598-602.

［9］BEHESHTI M, VALI R, WALDENBERGER P, et al. The use of F-18 choline PET in the assessment of bone metastases in prostate cancer: correlation with morphological changes on CT［J］. Mol Imaging Biol, 2010, 12(1): 98-107.

［10］BELL K J, DEL MAR C, WRIGHT G, et al. Prevalence of incidental prostate cancer: a systematic review of autopsy studies［J］. Int J Cancer, 2015, 137(7): 1749-1757.

［11］BILSKY M, SMITH M. Surgical approach to epidural spinal cord compression［J］. Hematol Oncol Clin North Am, 2006, 20(6): 1307-1317.

［12］BILSKY M H, LAUFER I, FOURNEY D R, et al. Reliability analysis of the epidural spinal cord compression scale［J］. J Neurosurg Spine, 2010, 13(3): 324-328.

［13］BOLLEN L, DIJKSTRA S P D, BARTELS R, et al. Clinical management of spinal metastases-The Dutch national guideline［J］. Eur J Cancer, 2018, 104: 81-90.

［14］BORIANI S, BANDIERA S, DONTHINENI R, et al. Morbidity of en bloc resections in the spine［J］. Eur Spine J, 2010, 19(2): 231-241.

［15］BOYERINAS B, ZAFRIR M, YESILKANAL A E, et al. Adhesion to osteopontin in the bone marrow niche regulates lymphoblastic leukemia cell dormancy［J］. Blood, 2013, 121(24): 4821-4831.

［16］BUBENDORF L, SCHöPFER A, WAGNER U, et al. Metastatic patterns of prostate cancer: an autopsy study of 1,589 patients［J］. Hum Pathol, 2000, 31(5): 578-583.

［17］BUSSARD K M, GAY C V, MASTRO A M. The bone microenvironment in metastasis; what is special about bone?［J］. Cancer Metastasis Rev, 2008, 27(1): 41-55.

［18］CARLIN B I, ANDRIOLE G L. The natural history, skeletal complications, and management of bone metastases in patients with prostate carcinoma［J］. Cancer, 2000, 88(12): 2989-2994.

［19］CATO L, DE TRIBOLET-HARDY J, LEE I, et al. ARv7 represses tumor-suppressor genes in castration-resistant prostate cancer［J］. Cancer Cell, 2019, 35(3): 401-413.

［20］CHEN C D, WELSBIE D S, TRAN C, et al. Molecular determinants of resistance to antiandrogen therapy［J］. Nat Med, 2004, 10(1): 33-39.

［21］CHEN W, ZHENG R, BAADE P D, et al. Cancer statistics in China, 2015［J］. CA Cancer J Clin, 2016, 66(2): 115-132.

［22］CLEMENTS M E, JOHNSON R W. Breast Cancer Dormancy in Bone［J］. Curr Osteoporos Rep, 2019, 17(5): 353-361.

［23］CLINES G A, GUISE T A. Molecular mechanisms and treatment of bone metastasis［J］. Expert Rev Mol Med, 2008, 10: 7.

［24］COLEMAN R E, CROUCHER P I, PADHANI A R, et al. Bone metastases［J］. Nat Rev Dis Primers, 2020, 6(1): 83.

［25］CORNFORD P, VAN DEN BERGH R C N, BRIERS E, et al. EAU-EANM-ESTRO-ESUR-SIOG

Guidelines on Prostate Cancer. Part II-2020 update: treatment of relapsing and metastatic prostate cancer[J]. Eur Urol, 2021, 79(2): 263-282.

［26］CROUCHER P I, MCDONALD M M, MARTIN T J. Bone metastasis: the importance of the neighbourhood［J］. Nat Rev Cancer, 2016, 16(6): 373-386.

［27］DECKER A M, JUNG Y, CACKOWSKI F C, et al. Sympathetic signaling reactivates quiescent disseminated prostate cancer cells in the bone marrow［J］. Mol Cancer Res, 2017, 15(12): 1644-1655.

［28］DELGADO-LóPEZ P D, ROLDáN-DELGADO H, CORRALES-GARCíA E M. Stereotactic body radiation therapy and minimally invasive surgery in the management of spinal metastases: a change in the paradigm［J］. Neurocirugia (Astur : Engl Ed), 2020, 31(3): 119-131.

［29］DUO J, HAN X, ZHANG L, et al. Comparison of FDG PET/CT and gadolinium-enhanced MRI for the detection of bone metastases in patients with cancer: a meta-analysis［J］. Clin Nucl Med, 2013, 38(5): 343-348.

［30］FALICOV A, FISHER C G, SPARKES J, et al. Impact of surgical intervention on quality of life in patients with spinal metastases［J］. Spine (Phila Pa 1976), 2006, 31(24): 2849-2856.

［31］FERLAY J, SOERJOMATARAM I, DIKSHIT R, et al. Cancer incidence and mortality worldwide: sources, methods and major patterns in GLOBOCAN 2012［J］. Int J Cancer, 2015, 136(5): 359-386.

［32］FISHER C G, DIPAOLA C P, RYKEN T C, et al. A novel classification system for spinal instability in neoplastic disease: an evidence-based approach and expert consensus from the Spine Oncology Study Group［J］. Spine (Phila Pa 1976), 2010, 35(22): 1221-1229.

［33］FLESHNER K, CARLSSON S V, ROOBOL M J. The effect of the USPSTF PSA screening recommendation on prostate cancer incidence patterns in the USA［J］. Nat Rev Urol, 2017, 14(1): 26-37.

［34］FOLKERT M R, BILSKY M H, TOM A K, et al. Outcomes and toxicity for hypofractionated and single-fraction image-guided stereotactic radiosurgery for sarcomas metastasizing to the spine［J］. Int J Radiat Oncol Biol Phys, 2014, 88(5): 1085-1091.

［35］FRASER M, SABELNYKOVA V Y, YAMAGUCHI T N, et al. Genomic hallmarks of localized, non-indolent prostate cancer［J］. Nature, 2017, 541(7637): 359-364.

［36］GAO H, CHAKRABORTY G, LEE-LIM A P, et al. The BMP inhibitor Coco reactivates breast cancer cells at lung metastatic sites［J］. Cell, 2012, 150(4): 764-779.

［37］GILBERT R W, KIM J H, POSNER J B. Epidural spinal cord compression from metastatic tumor: diagnosis and treatment［J］. Ann Neurol, 1978, 3(1): 40-51.

［38］GRASSO C S, WU Y M, ROBINSON D R, et al. The mutational landscape of lethal castration-resistant prostate cancer［J］. Nature, 2012, 487(7406): 239-243.

［39］GUISE T A, MOHAMMAD K S, CLINES G, et al. Basic mechanisms responsible for osteolytic and osteoblastic bone metastases［J］. Clin Cancer Res, 2006, 12(20 Pt 2): 6213-6216.

［40］HAAS G P, DELONGCHAMPS N, BRAWLEY O W, et al. The worldwide epidemiology of prostate cancer: perspectives from autopsy studies［J］. Can J Urol, 2008, 15(1): 3866-3871.

［41］HAMAOKA T, MADEWELL J E, PODOLOFF D A, et al. Bone imaging in metastatic breast cancer［J］. J Clin Oncol, 2004, 22(14): 2942-2953.

［42］HEMMINKI K. Familial risk and familial survival in prostate cancer［J］. World J Urol, 2012, 30(2): 143-148.

［43］ HUANG J F, SHEN J, LI X, et al. Incidence of patients with bone metastases at diagnosis of solid tumors in adults: a large population-based study［J］. Ann Transl Med, 2020, 8(7): 482.

［44］ JANSSON K F, AKRE O, GARMO H, et al. Concordance of tumor differentiation among brothers with prostate cancer［J］. Eur Urol, 2012, 62(4): 656-661.

［45］ KAN C, VARGAS G, PAPE F L, et al. Cancer cell colonisation in the bone microenvironment［J］. Int J Mol Sci, 2016, 17(10).

［46］ KATO S, DEMURA S, SHINMURA K, et al. Surgical metastasectomy in the spine: a review article［J］. Oncologist, 2021, 26(10): 1833-1843.

［47］ KIESER D C, PARKER J, REYNOLDS J. En bloc resection of isolated spinal metastasis: a systematic review update［J］. Clin Spine Surg, 2021, 34(3): 103-106.

［48］ KIM J K, LEARCH T J, COLLETTI P M, et al. Diagnosis of vertebral metastasis, epidural metastasis, and malignant spinal cord compression: are T(1)-weighted sagittal images sufficient?［J］. Magn Reson Imaging, 2000, 18(7): 819-824.

［49］ KLEKAMP J, SAMII H. Surgical results for spinal metastases［J］. Acta Neurochir (Wien), 1998, 140(9): 957-967.

［50］ KOBAYASHI A, OKUDA H, XING F, et al. Bone morphogenetic protein 7 in dormancy and metastasis of prostate cancer stem-like cells in bone［J］. J Exp Med, 2011, 208(13): 2641-2655.

［51］ LAWSON M A, MCDONALD M M, KOVACIC N, et al. Osteoclasts control reactivation of dormant myeloma cells by remodelling the endosteal niche［J］. Nat Commun, 2015, 6: 8983.

［52］ LEE S H, SHEN M M. Cell types of origin for prostate cancer［J］. Curr Opin Cell Biol, 2015, 37: 35-41.

［53］ LEITZMANN M F, ROHRMANN S. Risk factors for the onset of prostatic cancer: age, location, and behavioral correlates［J］. Clin Epidemiol, 2012, 4: 1-11.

［54］ MATAMALAS A, VALVERDE C, BENAVENTE S, et al. Team Approach: Metastatic Disease of the Spine［J］. JBJS Rev, 2018, 6(5): 6.

［55］ MOULDING H D, ELDER J B, LIS E, et al. Local disease control after decompressive surgery and adjuvant high-dose single-fraction radiosurgery for spine metastases［J］. J Neurosurg Spine, 2010, 13(1): 87-93.

［56］ MUNDY G R. Mechanisms of bone metastasis［J］. Cancer, 1997, 80(8 Suppl): 1546-1556.

［57］ MURAKAMI H, KAWAHARA N, DEMURA S, et al. Total en bloc spondylectomy for lung cancer metastasis to the spine［J］. J Neurosurg Spine, 2010, 13(4): 414-417.

［58］ NøRGAARD M, JENSEN A, JACOBSEN J B, et al. Skeletal related events, bone metastasis and survival of prostate cancer: a population based cohort study in Denmark (1999 to 2007)［J］. J Urol, 2010, 184(1): 162-167.

［59］ PATCHELL R A, TIBBS P A, REGINE W F, et al. Direct decompressive surgical resection in the treatment of spinal cord compression caused by metastatic cancer: a randomised trial［J］. Lancet, 2005, 366(9486): 643-648.

［60］ PEDERSEN E A, SHIOZAWA Y, PIENTA K J, et al. The prostate cancer bone marrow niche: more than just 'fertile soil'［J］. Asian J Androl, 2012, 14(3): 423-427.

［61］ PHAN T G, CROUCHER P I. The dormant cancer cell life cycle［J］. Nat Rev Cancer, 2020, 20(7): 398-411.

［62］ QUAN G M, VITAL J M, AUROUER N, et al. Surgery improves pain, function and quality of life in patients with spinal metastases: a prospective study on 118 patients［J］. Eur Spine J, 2011, 20(11): 1970-1978.

［63］QURAISHI N A, AREALIS G, SALEM K M, et al. The surgical management of metastatic spinal tumors based on an Epidural Spinal Cord Compression (ESCC) scale［J］. Spine J, 2015, 15(8): 1738-1743.

［64］RANDALL R L. A promise to our patients with metastatic bone disease［J］. Ann Surg Oncol, 2014, 21(13): 4049-4050.

［65］RAWLA P. Epidemiology of prostate cancer［J］. World J Oncol, 2019, 10(2): 63-89.

［66］REBELLO R J, OING C, KNUDSEN K E, et al. Prostate cancer［J］. Nat Rev Dis Primers, 2021, 7(1): 9.

［67］REN D, DAI Y, YANG Q, et al. Wnt5a induces and maintains prostate cancer cells dormancy in bone［J］. J Exp Med, 2019, 216(2): 428-449.

［68］ROBINSON D, VAN ALLEN E M, WU Y M, et al. Integrative clinical genomics of advanced prostate cancer［J］. Cell, 2015, 161(5): 1215-1228.

［69］SAAD F, GLEASON D M, MURRAY R, et al. A randomized, placebo-controlled trial of zoledronic acid in patients with hormone-refractory metastatic prostate carcinoma［J］. J Natl Cancer Inst, 2002, 94(19): 1458-1468.

［70］SALVO N, CHRISTAKIS M, RUBENSTEIN J, et al. The role of plain radiographs in management of bone metastases［J］. J Palliat Med, 2009, 12(2): 195-198.

［71］SANDHU S, MOORE C M, CHIONG E, et al. Prostate cancer［J］. Lancet, 2021, 398(10305): 1075-1090.

［72］SCHER H I, MORRIS M J, STADLER W M, et al. Trial Design and objectives for castration-resistant prostate cancer: updated recommendations from the prostate cancer clinical trials working group 3［J］. J Clin Oncol, 2016, 34(12): 1402-1418.

［73］SFANOS K S, YEGNASUBRAMANIAN S, NELSON W G, et al. The inflammatory microenvironment and microbiome in prostate cancer development［J］. Nat Rev Urol, 2018, 15(1): 11-24.

［74］SHEN G, DENG H, HU S, et al. Comparison of choline-PET/CT, MRI, SPECT, and bone scintigraphy in the diagnosis of bone metastases in patients with prostate cancer: a meta-analysis［J］. Skeletal Radiol, 2014, 43(11): 1503-1513.

［75］SHIOZAWA Y, PEDERSEN E A, HAVENS A M, et al. Human prostate cancer metastases target the hematopoietic stem cell niche to establish footholds in mouse bone marrow［J］. J Clin Invest, 2011, 121(4): 1298-1312.

［76］SMOKER W R, GODERSKY J C, KNUTZON R K, et al. The role of MR imaging in evaluating metastatic spinal disease［J］. AJR Am J Roentgenol, 1987, 149(6): 1241-1248.

［77］SOHN S, CHUNG C K, SOHN M J, et al. Stereotactic radiosurgery compared with external radiation therapy as a primary treatment in spine metastasis from renal cell carcinoma: a multicenter, matched-pair study［J］. J Neurooncol, 2014, 119(1): 121-128.

［78］SPRATT D E, BEELER W H, DE MORAES F Y, et al. An integrated multidisciplinary algorithm for the management of spinal metastases: an International Spine Oncology Consortium report［J］. Lancet Oncol, 2017, 18(12): 720-730.

［79］SUN Y X, FANG M, WANG J, et al. Expression and activation of alpha v beta 3 integrins by SDF-1/CXC12 increases the aggressiveness of prostate cancer cells［J］. Prostate, 2007, 67(1): 61-73.

［80］THIBAULT I, AL-OMAIR A, MASUCCI G L, et al. Spine stereotactic body radiotherapy for renal cell cancer spinal metastases: analysis of outcomes and risk of vertebral compression fracture [J]. J Neurosurg Spine, 2014, 21(5): 711-718.

[81] TOMITA K, KAWAHARA N, BABA H, et al. Total en bloc spondylectomy for solitary spinal metastases[J]. Int Orthop, 1994, 18(5): 291-298.

[82] TOMITA K, TORIBATAKE Y, KAWAHARA N, et al. Total en bloc spondylectomy and circumspinal decompression for solitary spinal metastasis [J]. Paraplegia, 1994, 32(1): 36-46.

[83] TSUKAMOTO S, MAVROGENIS A F, LANGEVELDE K V, et al. Imaging of spinal bone tumors: principles and practice [J]. Curr Med Imaging, 2022, 18(2): 142-161.

[84] WANG C, SHEN Y. Study on the distribution features of bone metastases in prostate cancer [J]. Nucl Med Commun, 2012, 33(4): 379-383.

[85] WANG C Y, WU G Y, SHEN M J, et al. Comparison of distribution characteristics of metastatic bone lesions between breast and prostate carcinomas [J]. Oncol Lett, 2013, 5(1): 391-397.

[86] WANG G, ZHAO D, SPRING D J, et al. Genetics and biology of prostate cancer [J]. Genes Dev, 2018, 32(17-18): 1105-1140.

[87] WANG N, DOCHERTY F E, BROWN H K, et al. Prostate cancer cells preferentially home to osteoblast-rich areas in the early stages of bone metastasis: evidence from in vivo models [J]. J Bone Miner Res, 2014, 29(12): 2688-2696.

[88] YANG H L, LIU T, WANG X M, et al. Diagnosis of bone metastases: a meta-analysis comparing [18]FDG PET, CT, MRI and bone scintigraphy [J]. Eur Radiol, 2011, 21(12): 2604-2617.

[89] ZHAO F, WANG J, CHEN M, et al. Sites of synchronous distant metastases and prognosis in prostate cancer patients with bone metastases at initial diagnosis: a population-based study of 16,643 patients [J]. Clin Transl Med, 2019, 8(1): 30.

[90] ZONG Y, GOLDSTEIN A S. Adaptation or selection--mechanisms of castration-resistant prostate cancer[J]. Nat Rev Urol, 2013, 10(2): 90-98.

第十八章

乳腺癌脊柱转移

第一节 概述

乳腺癌是女性高发病率、较高相关死亡率的恶性肿瘤，据统计，仅 2020 年全球乳腺癌新发病例约 226 万。数十年来，传统的外科手术一直是临床治疗的主要手段，然而乳腺癌高复发率、系统治疗抵抗性及高转移率是临床面临的重大挑战。目前，人们对乳腺癌发生的确切机制尚不清楚。在起源细胞层面，克隆进化模型（突变累积和肿瘤细胞表观遗传改变）和癌症干细胞模型（只有前体癌细胞启动和维持进展）相互并进和影响，加之乳腺癌干细胞克隆的进化方式，使得发生机制复杂化。在分子水平层面，乳腺癌的发生及进展主要与内质网表达以及肿瘤分级和增殖有关。得益于生物信息学的兴起、单细胞测序技术的进步、表观遗传学的发展以及多种生物实验技术的突破，人们对乳腺癌的发生、发展、进化及诊疗有了系统的、多维度的了解，比如乳腺癌的分子亚型分类［Luminal A 型、Luminal B 型、HER2 过表达型及三阴性乳腺癌 TNBC（triple negative breast cancer）］、乳腺癌突变基因的鉴定（*TP53*、*MYC*、*CCND1*、*GATA3* 等），乳腺癌的靶向治疗（如针对 HER2 阳性患者的曲妥珠单抗治疗）以及免疫治疗（如针对 TNBC 患者的 PD-1 抑制剂帕博利珠单抗治疗）等。随着人们对乳腺癌发病机制的认知不断加深，催生了对靶向治疗的进一步探究，多学科综合治疗（如放疗联合免疫治疗、基因治疗联合化疗）不断发展，使乳腺癌患者的生存期和临床预后得到极大改善。值得警惕的是，乳腺癌骨转移发生率高达 70% 以上，是晚期乳腺癌患者所要面对的严峻问题。目前乳腺癌骨转移的确切发病机制还在进一步探索中，转移前壁龛的变化、成骨及溶骨相关分子的分泌、肿瘤种子的休眠及复苏等相互作用，促进肿瘤的转移及进展，从而影响骨的正常代谢，产生骨相关事件（SRE），严重影响患者生活质量，进而影响临床结局。研究表明，当乳腺癌患者早期无转移时，其 5 年生存率为 90%，一旦发生转移，其 5 年生存率将降至 10%。脊柱为乳腺癌常见转移部位，针对国内 671 例脊柱转移瘤的流行病学分析表明，乳腺癌是主要的原发灶肿瘤类型。乳腺癌脊柱转移常导致脊髓压迫，出现疼痛及神经功能障碍等症状，影响临床整体治疗效果及预后。因此，对乳腺癌脊柱转移的分子机制探索、标志物的筛查、早期临床诊断鉴别及系统治疗对患者的临床诊治及预后有着深远意义。

第二节　病因与流行病学特点

一、乳腺癌流行病学特点

乳腺癌是全球女性最常见的癌症类型，2018 年全球女性乳腺癌发病率和死亡率分别为 46.3/10 万和 13.0/10 万，且均呈上升趋势。根据世界卫生组织的数据，恶性肿瘤是全球女性最大的负担，估计有 1.078 亿个伤残调整寿命年，其中 1960 万个伤残调整寿命年与乳腺癌相关。2020 年全球新增乳腺癌 226 万例，在美国，仅乳腺癌一项就占所有女性癌症新增的 29%。世界卫生组织国际癌症研究中心发布的全球肿瘤流行病统计数据（GLOBOCAN2018）显示，乳腺癌的年龄标准化发病率（age-standardized incidence rate，ASIR）与人类发展指数（human development index，HDI）存在强烈的正相关，发达国家（除日本外）发病率大于 80.0/10 万，而发展中国家则大多低于 40.0/10 万。根据 2020 年的数据，HDI 极高的国家的 ASIR 最高（75.6/10 万），而中等和低 HDI 国家的 ASIR 则低了 200% 以上（分别为 27.8/10 万和 36.1/10 万）。2008 年，全球有近 140 万名女性被诊断出患有乳腺癌，其中 45.9 万人死于乳腺癌。虽然较发达国家的发病率（71.7/10 万）高于欠发达国家（29.3/10 万），但相应的死亡率分别为 17.1/10 万和 11.8/10 万，欠发达国家因乳腺癌死亡的人数比较发达国家高出近 17%，这与不同发展程度国家和地区对于乳腺癌的筛查和治疗水平不同相关（图 18-2-1）。

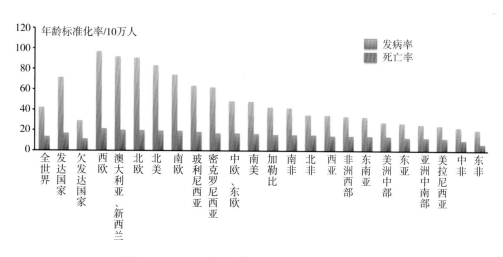

图 18-2-1　2008 年全球女性乳腺癌发病率和死亡率

全球大多数国家，乳腺癌均为女性癌症中发病率第一位，104 个国家乳腺癌在女性恶性肿瘤死亡原因中位居首位。在我国，虽然中国女性乳腺癌发病率（36.1/10 万）和死亡率（8.8/10 万）在世界范围内相对较低，但是两者都呈上升趋势，年度变化百分比分别为 3.9% 和 1.1%。而且由于中国人口基数大，乳腺癌发病人数及死亡人数均居世界首位，分别占全球女性乳腺癌发病和死亡人数的 17.6% 和 15.6%。绝大多数乳腺癌发生在女性，男性乳腺癌较为罕见，约占所有乳腺癌的 1%。乳腺癌在国内不同地区的发病率差异很大，波动于 10/10 万至 60/10 万，其中北京、天津、上海、香港等较为发达的地区发病率上升得更快，可能与"西方化"的生活方式有关。

　　乳腺癌的危险因素包括年龄、种族、血型、乳房腺体密度、初潮年龄、分娩年龄、家族遗传史、激素治疗、吸烟、饮酒、饮食等。乳腺癌发病率随年龄增长而增加，绝经后乳腺癌患病风险增加约 50%。此外，不同种族间乳腺癌的发病率和死亡率也存在差异，有研究表明，自 20 世纪 90 年代初以来，美国印第安人、阿拉斯加原住民中，女性乳腺癌患者的死亡率保持稳定，而美国其余女性的乳腺癌死亡率一直在下降。据估计，2003—2007 年，女性乳腺癌年平均死亡率在非裔美国人中最高（每 10 万名妇女死亡 32.4 人），在亚裔美国人、太平洋岛民中最低（每 10 万名妇女死亡 12.2 人）。在所有种族或民族群体中，非裔美国女性的乳腺癌 5 年生存率最低（77.5%），而亚裔美国人、太平洋岛民女性的乳腺癌 5 年生存率最高（90.3%）（图 18-2-2），部分原因可能是，尽管提高了乳腺 X 线检查使用率，但贫困女性的筛查率仍低于相对富裕的女性，此外，贫困地区乳腺癌的治疗水平也相对落后。

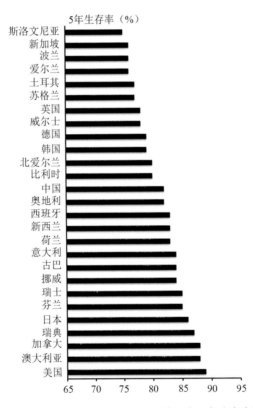

图 18-2-2　全世界部分国家女性乳腺癌患者 5 年生存率统计

　　患者的不同血型也与乳腺癌的发病率有关，S.A.Meo 进行的 Meta 分析表明，在全球 25 项统计学调查所有纳入研究的乳腺癌患者中，"ABO"血型系统中，乳腺癌发生率 A 型（45.88%）最高、AB 型（6.27%）最低；RH 血型系统中，乳腺癌发生率 RH（＋）为 88.31%、而 RH（－）为 11.68%，因此，在乳腺癌筛查过程中，可重点关注血型"A"型及 RH（＋）者，这些女性罹患乳腺癌的可能性更大。乳房腺体密度在不同人群中的分布各有差异，大多数女性为少量腺体型，乳房极度致密型发生乳腺癌的风险约为少量腺体型的 2 倍，是乳房基本为脂肪型的 3 倍。

初潮年龄与乳腺癌患病风险呈负相关，初潮年龄低于 12 岁的女性，乳腺癌患病风险是初潮年龄 12 岁以上者的 2 倍。未产妇及高龄产妇（首次生育年龄超过 30 岁）乳腺癌患病风险升高，首次分娩年龄大于 30 岁是分娩年龄小于 30 岁女性的 6 倍以上。分娩会降低乳腺癌的患病风险，但是与未产妇相比，经产妇在产后 5 年内乳腺癌患病风险增加 80%。乳腺癌中家族性乳腺癌病例占 15% ~ 20%，遗传性病例占 5% ~ 10%，其中 BRCA1 和 BRCA2 种系的致病变异占遗传性乳腺癌的 30% 以上。一级亲属中有乳腺癌病史者与无家族史者相比，乳腺癌患病风险增加。若一级亲属在 40 岁以下被诊断为乳腺癌或双侧乳腺癌，患病风险约为无家族史者的 3 倍或 9 倍。此外激素治疗患者的乳腺癌患病风险比从未使用过的患者高。主动吸烟或被动吸烟均会增加乳腺癌的患病风险，因此乳腺癌患者戒烟可降低其死亡风险。饮酒者乳腺癌的患病风险比非饮酒者高约 3 倍，水果、蔬菜、全谷物（如豆浆、豆制品等）和膳食纤维摄入量较高者患乳腺癌的风险降低 18%，而大量摄入红肉、动物脂肪和精制碳水化合物会使乳腺癌风险增加 14%。

二、乳腺癌组织学和分子生物学特点

乳腺癌发生的确切机制尚不清楚。在起源细胞层面，克隆进化模型（突变累积，肿瘤细胞发生表观遗传变化，最适合的细胞存活）和癌症干细胞模型（只有前体癌细胞启动和维持进展）都被综合考虑在内，而且由于癌症干细胞也能以克隆的方式进化，使发生机制复杂化。在分子水平上，有证据表明乳腺癌沿着两种不同的分子进展途径进化，主要与内质网表达以及肿瘤分级和增殖有关。此外，乳腺癌易感基因的鉴定为散发性和遗传性乳腺癌发病机制的某些方面提供了线索。第一条通路（低级别途径）以 1q 增加、16q 丢失、17q12 罕见扩增和基因表达特征（gene expression signature，GES）为特征表现，其中大多数基因与内质网表型、二倍体或近二倍体核型和低肿瘤级别相关。管腔 A 组和管腔 B 组乳腺癌都属于这一途径。第二种途径是高级类途径，其特征是 13q 缺失、染色体区域 11q13 增加、17q12 扩增（包含 ERBB2、编码 HER2），以及参与细胞周期和细胞增殖的基因的表达特征。由中高级组成的肿瘤，包括 HER2 过表达型和三阴性乳腺癌（triple-negative breast cancer，TNBC），都属于这种途径。

乳腺癌异质性很大，临床上按激素受体（包括雌激素受体 ER 和孕激素受体 PR）、HER2 以及 Ki-67 状态分为 Luminal A 型、Luminal B 型、HER2 过表达型、基底样型（basal-like）以及正常乳腺样型（normal-like），其中基底样型又称 TNBC 型（图 18-2-3）。基于国际指南对 ER、PR 和 HER2 进行标准化诊断评估对于确定这些亚型至关重要。而增殖标志蛋白 Ki-67（MKI67）的组织化学染色可用于在没有基因表达谱的情况下区分管腔 A 样和 B 样乳腺癌。最常见的组织学肿瘤类型是浸润性导管癌（也称为非特殊类型），其次是浸润性小叶乳腺癌，其特征是上皮钙黏蛋白（CDH1）突变和分离的生长模式。在 TNBC 和 HER2 阳性乳腺癌中，肿瘤和间质中的肿瘤浸润淋巴细胞已被鉴定，并显示出对化疗反应的预后和预测价值。TNBC 中的免疫标记物 PD-L1 评估被推荐用于转移性乳腺癌，其中肿瘤浸润淋巴细胞以及 PD-L1 可以按照国际标准进行评估。

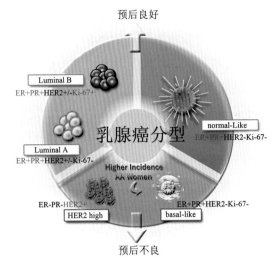

图 18-2-3　乳腺癌的分子分型

体细胞 *PIK3CA* 突变可以预测 *ER* 阳性、*HER2* 阴性转移性乳腺癌对 PI3K 抑制剂的反应。*ESR1* 获得性突变在 20% ~ 30% 的转移性 *ER* 阳性乳腺癌治疗后期所产生，因此，接受内分泌治疗的乳腺癌患者在治疗过程中检测 *ESR1* 基因突变进行耐药监控是非常关键的。在 10% ~ 15% 的病例中，*HER2* 阴性、激素受体阳性乳腺癌与 *BRCA1* 或 *BRCA2* 的种系突变有关；*PALB2* 突变在 0.6% ~ 3.9% 的家族性乳腺癌中普遍存在。*BRCA1* 相关性乳腺癌主要为三阴性表型（70% ~ 85%），不同于 BRCA2 相关性和 PALB2- 相关的乳腺癌在 *ER* 和 *HER2* 临床亚组中的分布，这与散发性癌症相似。美国国家综合癌症网络（NCCN）指南建议，在所有晚期乳腺癌患者中评估生殖系 *BRCA1/2* 突变，不考虑年龄或家族史，以确定可能从聚 ADP- 核糖聚合酶（PARP）抑制剂中获益的候选者。在 TNBC 和高危管腔乳腺癌中，胚系 *BRCA* 突变可预测对新辅助化疗的病理完全缓解率。

表观遗传学改变与乳腺癌的发生和发展有关，复发、转移性晚期乳腺癌目前以化疗、内分泌和靶向治疗为主，在基因突变方面，*BRCA1/2*、*PI3KCA*、*HER2*、*ESR1* 等基因突变具有重要的指导意义，在一系列早期乳腺癌中报道，肿瘤细胞中最常见的突变和（或）扩增基因有 *TP53*（41%）、*PIK3CA*（30%）、*MYC*（20%）、*PTEN*（16%）、*CCND1*（16%）、*ERBB2*（13%）、*FGFR1*（11%）和 *GATA3*（10%）。这些基因编码的细胞周期调节剂或被抑制（p53），或被激活（cyclin D1），维持增殖和（或）抑制凋亡，抑制被激活的致癌通路（MYC，HER2 和 FGFR1），因此，大多数乳腺癌是由多个累积作用的低渗透突变引起的。管腔 A 型乳腺癌中 *PIK3CA* 突变发生率高（49%），TP53 突变发生率高的为基底样乳腺癌（84%）。对于 TNBC，在转移阶段，可以很容易地在循环肿瘤基因（ctDNA）中检测到 *PIK3CA* 突变。

在乳腺癌中，基因可以是全局低甲基化（导致基因激活、癌基因上调和染色体不稳定），也可以是局部（位点特异性）高甲基化（由于 DNA 修复基因沉默导致基因抑制和基因不稳定），其他表观遗传学机制包括通过 DNA 甲基化修饰组蛋白尾部，诱导染色质结构改变以沉默基因表达和核小体重塑。这些变化具有可逆性、酶介导性和潜在靶向性。例如，在管腔样乳腺癌细胞系中，使用特定抑制剂（伏立诺他或西达本胺）抑制组蛋白脱乙酰酶可以通过抑制表皮生长因子受体信号驱动的耐药途径来逆转对内分泌治疗的耐药性。一项由中国学者发起的转移性管腔乳腺癌

Ⅲ期试验表明，与单用依西美坦相比，奇达胺与联合依西美坦的治疗方案具有优越性。显然，雌激素是乳腺癌的促进剂，通过其与位于细胞核（由 *ESR1* 编码）的 ER 结合，ER 是一种配体激活的转录因子。HER2 是一种由 ERBB2 基因编码的受体酪氨酸激酶，ERBB2 在 13% ~ 15% 的乳腺癌中扩增，导致 HER2 通路激活，HER2 信号通过不同的途径激活增殖、细胞存活、转移和黏附，例如 RAS 途径和膦酸肌醇 3- 激酶（PI3K）- 蛋白激酶 B（AKT）- 丝裂原活化蛋白激酶（MAPK）途径，ERBB2 基因扩增导致的 HER2 阳性乳腺癌侵袭性高、预后差。近年来，靶向 HER2 治疗已被证实对 HER2 阳性乳腺癌有效。乳腺癌是一种分子水平异质性很高的恶性肿瘤，病理分型结合分子标志物是常规的诊断方式，基因变异检测已成为乳腺癌靶向治疗的伴随诊断，因此，将根据临床分型和分子分型进行预后判断，指导分类分层精准治疗（表 18-2-1）。

表 18-2-1　乳腺癌的分子分型和治疗方法

分子分型	Luminal A 型	Luminal B 型		HER2 过表达型	三阴性
ER 和（或）PR	阳性	阳性	阳性	阴性	阴性
HER2	阴性	阴性	阳性	阳性	阴性
Ki-67	≤ 14%	> 14%			
治疗方法	内分泌治疗	内分泌治疗	内分泌治疗 + 靶向治疗	靶向治疗	-

三、乳腺癌脊柱转移流行病学

尸体解剖报告提示，大约有 70% 因恶性肿瘤死亡的患者存在骨转移。骨是乳腺癌患者晚期发生转移时最常出现的部位之一，研究显示，骨转移在乳腺癌晚期患者中的发生率高达 65% ~ 75%，而且初次治疗时即合并骨转移的比例也有 27% ~ 50%。据全球范围研究统计，有 17.5% ~ 0.4% 的乳腺癌初治患者合并有骨转移，13.5% ~ 14.8% 的 Ⅰ ~ Ⅲ 期乳腺癌患者在随访期发生骨转移，52% ~ 59% 的 Ⅳ 期乳腺癌患者存在骨转移，其余初治 Ⅳ 期的患者有 12.2% ~ 13.3% 在随访期间继发骨转移。一项涉及 7064 例早期乳腺癌患者的大型队列研究发现，22% 的患者在平均 8.4 年的随访期内发生了骨转移。骨转移通常发生于人体中轴骨上，脊柱是最常发生的转移部位，约有 69% 的患者在死亡时发现骨转移存在于脊柱。SREs 是指因骨转移引发的包括骨痛、病理性骨折、血钙增高、脊髓压迫等相关的一系列事件，是治疗肿瘤骨转移的疗效标准之一。晚期乳腺癌患者发生转移至脊椎，严重者伴有脊椎的疼痛、骨质出现破坏，甚至使脊椎正常的序列丢失、出现病理性骨折，进而出现脊椎不稳定、脊髓压迫等，这些均严重影响患者的生存质量和远期预后。

一项关于中国乳腺癌晚期患者分子亚型与远处转移关系的研究显示，679 例患者不同的 4 种亚型 Luminal A 型、Luminal B 型、HER2 过表达型和三阴性乳腺癌远处转移率分别为 39.9%、23.7%、16.8% 和 19.6%。HER2 过表达亚型容易发生腹、盆腔转移，Luminal 亚型更容易发生骨转移，而 TNBC 的患者更易发生肺、肝和脑的转移。脊柱容易受到肿瘤侵犯主要有两个原因：①脊柱内含有丰富的红骨髓，血管网密集分布，血液供应丰富，给肿瘤细胞的聚集生长提供了良好的营养环境；②椎静脉系负责椎体及周围组织的血液回流，包括椎内静脉丛、椎外静脉丛、椎体静脉、椎间静脉，这四部分静脉除了在本系统内相互广泛吻合外，Baston 椎体静脉丛与人体其他脏器静脉之间还存在许多吻合。与此同时，椎静脉系缺乏静脉瓣膜，系统内血液流动缓慢，当远处脏器形成恶性肿瘤时，肿瘤细胞能够通过静脉间的吻合，逆行进入 Baston 椎体静脉丛，进而经由椎体静脉进入脊柱骨内发生侵犯转移。

四、乳腺癌骨转移机制

乳腺癌骨转移的发生是一个复杂的过程，涉及肿瘤细胞与骨微环境之间复杂的相互作用。基于骨转移的一般过程，肿瘤细胞经历了从原发灶到转移灶的侵袭 – 转移级联生物学过程，肿瘤细胞突破基膜侵入周围基质，进入脉管系统，在脉管系统中存活并逃避免疫监视，并最终到达转移部位（图 18-2-4）。根据组织学和临床特征，骨转移可分为溶骨性、成骨性或混合型。其中，溶骨性转移是乳腺癌最常见的转移，由肿瘤 – 基质相互作用的"恶性循环"驱动。转移前壁龛是指远处器官中的微环境，早在肿瘤细胞迁移到远端器官或组织之前，原发肿瘤就已经通过分泌多种细胞因子，诱导骨髓源性细胞迁移浸润到具有潜在转移风险的器官组织中，改变了远端器官组织的局部微环境，由于存在促肿瘤的炎症微环境，转移前壁龛中的免疫防御可能受到抑制，从而促进转移的发生。适当水平的核因子 -κB（NF-κB）受体激活剂配体（RANKL）是骨稳态的主要调节因子，然而，乳腺癌细胞可以直接分泌 RANKL 或刺激成骨细胞促进 RANKL 的产生，导致骨基质降解并释放许多骨源性生长因子和细胞因子，从而进一步刺激肿瘤细胞向骨骼迁移。此外，转移前壁龛中的甲状旁腺激素相关蛋白（PTHrP）、白细胞介素 6（IL-6）、基质金属蛋白酶（MMPs）和缺氧诱导的赖氨酰氧化酶（LOX）等其他分泌因子也促进乳腺癌的骨转移（图 18-2-5）。

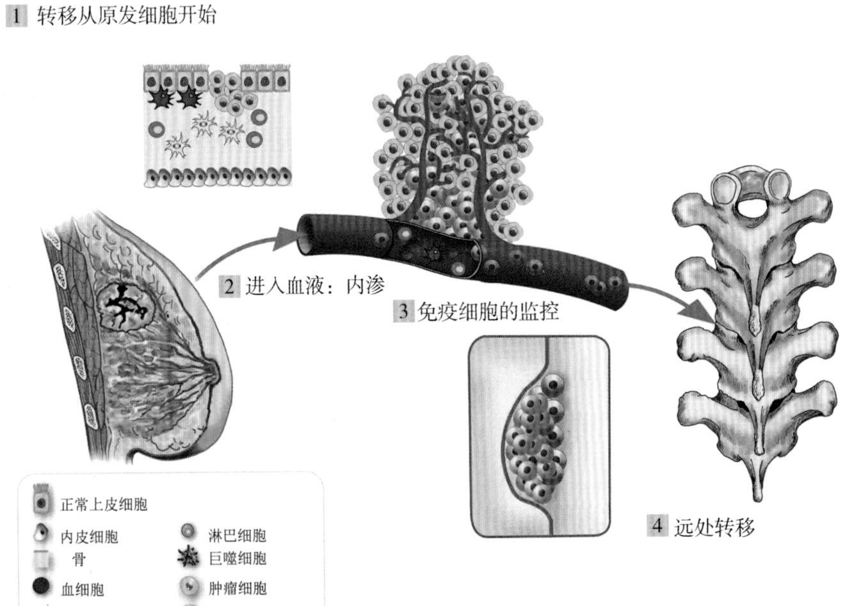

图 18-2-4　乳腺癌脊柱转移示意图

1.原发乳腺癌的癌细胞亚群获得迁移；2.进入血流；3.逃脱免疫系统监测并流出血液；4.发生远处转移

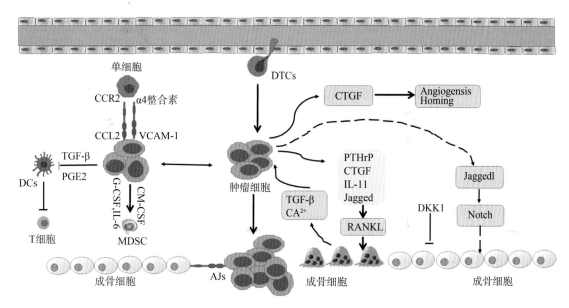

图 18-2-5　乳腺癌骨转移机制示意图

DC：树突状细胞；CCR2：趋化因子受体 2；CCL2：C-C 基序趋化因子配体 2；VCAM：V 血管细胞黏附分子；IL-6：白细胞介素 6；PTHrP：甲状旁腺激素相关蛋白；TGF-β：转化生长因子 β；RANKL：NF-κB 配体受体激活因子；CTGF：结缔组织生长因子；MDSC：髓源性抑制细胞；GM-CSF：粒细胞 - 巨噬细胞集落刺激因子；G-CSF：粒细胞 - 巨噬细胞集落刺激因子；IL-11：白细胞介素 11

一项研究表明，富含癌症相关成纤维细胞（CAF）的原发性肿瘤基质可以模拟富含趋化因子 CXC 配体 12（CXCL12）的骨转移生态位，并有助于乳腺癌细胞转移至骨。此外，一些研究集中于 CXCL12-CXC 趋化因子受体 4（CXCR4）信号轴在引导肿瘤细胞归巢到骨中的重要作用。CXCL12 主要由各种骨基质细胞产生，包括骨髓间质干细胞（BM-MSCs）、内皮细胞、嵌合抗原（CAR）细胞和成骨细胞。此外，CXCL12 受体 CXCR4 和 CXCR7 过度表达的肿瘤细胞具有更高的转移潜力，使癌细胞通过 CXCL12/CXCR4 信号轴向靶组织定向迁移。在临床上，CXCR4 表达较高的患者与乳腺癌的无病生存期较短相关，这表明了 CXCR4 是预防和治疗骨转移性疾病的一个有希望的治疗靶点。

最近的研究表明，骨髓中外周浸润肿瘤细胞（DTCs）通过 CXCL12-CXCR4 轴与造血干细胞（HSC）竞争有限的骨龛位置；因此，干扰 HSC 的刺激也可能成为骨转移治疗的靶点。除了转移前壁龛相关因素引起的微环境改变外，细胞间的黏附也是 DTCs 存活和初始种植到骨转移瘤壁龛的关键，这依赖于各种黏附分子的相互作用。肿瘤细胞表达整合素 αvβ3 介导细胞外基质成分（如骨桥蛋白、纤维连接蛋白、玻璃体连接蛋白和凝血酶反应蛋白）的黏附；肿瘤细胞表达的整合素 α4β1，分别通过与细胞间黏附分子 -1（ICAM-1）和血管细胞黏附分子 -1（VCAM-1））结合促进肿瘤细胞、骨髓基质细胞和血管细胞之间的直接结合。

在正常的骨稳态中，成骨细胞和破骨细胞之间存在着微妙的平衡。当骨转移发生时，肿瘤细胞及其循环因子可影响骨基质细胞的靶向，从而刺激骨破坏和分泌一系列营养因子、细胞因子和趋化因子，进一步支持癌前转移的形成和转移细胞的定植。肿瘤细胞和骨细胞之间复杂的相互作用是肿瘤转移生长的主要驱动因素。肿瘤细胞与骨细胞之间 Jagged1-Notch 信号通路的病理性激活在促进溶骨性骨转移中起重要作用，Jagged1 在骨转移性乳腺癌细胞中的高表达促进了骨细胞 Notch 信号的激活，并通过刺激成骨细胞分泌 IL-6 或在骨破坏过程中促进骨转移细胞因子转化生长因子 β 的释放来介导肿瘤生长，从而诱导肿瘤细胞中 Jagged1 的表达，并在骨转移过程中形成正反馈循环。另外，骨吸收导致转化生长因子 -β（TGF-β）的释放，它也是乳腺癌转移到骨的关键调节因子，并促进肿瘤细胞表达可溶性因子或细胞表面蛋白［如甲状旁腺激素样激素（PTHLH）］，从而通过诱导破骨细胞成熟来促进骨溶解。有研究发现，人肝癌 1 基因缺失（DLC1）与乳腺癌的骨转移负相关，并通过抑制 Rho-ROCK 信号负向调节 TGF-β 诱导的甲状旁腺素的表达，导致破骨细胞成熟减少。

基质金属蛋白酶参与成骨细胞 / 骨细胞分化、骨形成、破骨细胞的募集和迁移等过程。两种金属蛋白酶基质金属蛋白酶 1（MMP1）和 ADAMTS1 在骨转移变异体中的异常表达促进肿瘤来源的 EGF 样配体的蛋白水解性脱落到微环境中，通过 EGFR 信号进一步减少成骨细胞中 RANKL 的抑制物骨保护素（OPG）的表达，从而刺激破骨细胞前成熟。肿瘤细胞的内在特征是肿瘤转移生长的决定因素，受多种转录因子的调控。BACH1 是乳腺癌骨转移的主要调节者，通过转录调控许多参与乳腺癌骨转移的基因。成骨细胞特异性转录因子（OSX/SP7）是另一种新的含锌指转录因子，它通过结合成骨因子的特定 GC 序列来调节成骨因子的表达，从而对成骨细胞的分化和骨形成起重要作用。

此外，OSX 通过调节明胶酶（MMP9）、胶原酶（MMP13）、血管生成调节因子 VEGF（VEGF）、白细胞介素 8（IL-8）和溶骨介质（PTHrP）来调节乳腺癌的溶骨性骨转移，并与乳腺癌患者的淋巴转移和低总生存率有关。通过比较骨转移衍生物及其亲本细胞的蛋白质组或分泌体，发现许多与骨转移独特相关的蛋白质，例如组织蛋白酶抑制物（CST1、CST2 和 CST4）、胶原功能蛋白（PLOD2 和 COL6A1）、纤溶酶原激活剂（PLAT 和 PLAU）和 DOCK4。此外，多种 miRNA 与骨转移相关，miRNA-141、miRNA-219、miRNA-30a 和 miRNA-34a 的过表达导致骨转移负担显著降低，而 miRNA-16 和 miRNA-378 的表达在破骨细胞形成过程中升高，可作为骨转移的治疗剂和生物标志物。

值得注意的是，Wnt/β- 连环蛋白信号传导促进体内成骨细胞的生成，并在调节骨骼发育中起关键作用。Wnt/β- 连环蛋白的表达在乳腺癌中具有潜在的预后价值，乳腺癌细胞中 Wnt/β- 连环蛋白过度表达增加 Runx2 表达，并与体内混合成骨细胞和溶骨性病变相关。DKK-1 是一种有效的 Wnt 抑制剂，增加乳腺癌细胞衍生 DKK-1 可阻断 Wnt 诱导的成骨细胞生成并促进破骨细胞生成，导致溶骨表型。与 DKK-1 表达阳性的患者相比，TNBC 患者的 DKK-1 表达阴性与无复发生存率（relapse-free survival，RFS）的改善显著相关。同一研究表明，DKK-1 表达在预测 TNBC 患者总体生存期（overall survival，OS）方面具有显著的预后价值，表明 DKK-1 的临床预后效用。以上对骨转移的基本认识将为乳腺癌骨转移的靶向治疗以及预后追踪奠定基础。

第三节　诊断

乳腺癌脊柱转移指临床或病理诊断为乳腺癌的患者，脊柱病变组织病理学检查符合乳腺癌转移。对于既往乳腺癌病理诊断明确，且具有典型脊柱转移影像学表现的病例可临床诊断为乳腺癌脊柱转移。"临床、影像、病理"三结合是骨肿瘤专科医生一直坚持的诊断原则，乳腺癌脊柱转移诊断的确立同样适用。

一、临床表现

乳腺癌患者由于临床病程长及骨骼受累的频率高，常伴有乳腺癌骨转移，而其中脊柱受累最为常见。乳腺癌骨转移在临床上多表现为单发或多发的溶骨性病变，少数患者表现为成骨性或溶骨与成骨混合性病变。有学者报道 50% ～ 66.7% 的乳腺癌骨转移患者会发生 SREs，如骨痛、病理性骨折、脊髓压迫、高钙血症（hypercalcaemia of malignancy，HHM）等。HHM 是骨转移的主要并发症之一，据报道 19% 的乳腺癌骨转移患者会出现 HHM。出现上述情况的主要原因是甲状旁腺激素蛋白的水平过高，严重的 HHM 会导致嗜睡、恶心、厌食、便秘、肌肉无力、心血管疾病和肾功能障碍、意识混乱和昏迷。病理性骨折也是最常见的 SREs 之一，骨组织微环境的变化影响骨的强度、质量和完整性，含有转移沉积的骨骼组织更脆弱，在外力的作用下乳腺癌患者很容易发生骨折。若脊柱病灶病理性骨折或形成软组织肿瘤压迫脊髓或神经根，则会有相关的神经系统症状如下肢麻木、瘫痪、大小便功能障碍等，严重影响患者生活质量。

二、影像学特点

（一）X 线

X 线是诊断乳腺癌脊柱转移的最基本和最主要的方法，该检查最大的优势在于空间分辨力良好，骨质与周围软组织之间的对比度明显，且能清晰显示细微骨质结构。因此能大致检出椎体压缩、骨质破坏或钙化、骨皮质的完整性以及椎间隙变窄的程度，对病变能作出定性诊断。X线下局部的骨质破坏若超过 30%，则提示病理性骨折风险显著增高，因此可用于乳腺癌脊柱转移病理性骨折的风险评估、检出与随访跟踪。但是应与临床症状和 ECT 结合使用，通过对 ECT 识别的重点区域行 X 线检查，可以明确病变具体位置和与周围骨与关节的关系。X 线检查特异性较高，但敏感性较低，难以发现早期转移灶。乳腺癌脊柱转移在 X 线上常表现为溶骨性破坏，但也可见成骨性或混合性病变。数字 X 线摄影系统（digital radiography，DR）具有辐射量小、成像速度快的优势，DR 确诊脊柱转移瘤取决于骨质破坏程度，骨破坏达 50% 以上时才能发现，因此早期极易漏诊。

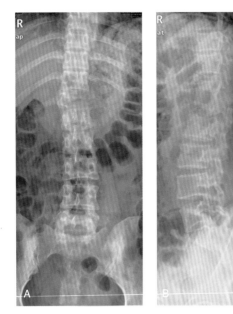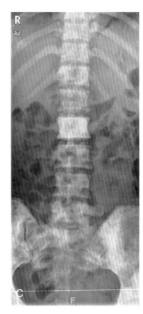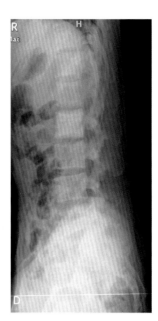

图 18-3-1　乳腺癌脊柱转移 X 线表现

T12 椎体溶骨性破坏伴病理性骨折（A 正位，B 侧位）；L2 椎体成骨性改变（C 正位，D 侧位）

（二）计算机体层摄影

CT 的优势在于密度分辨率高，分层扫描特征决定其适合显示复杂的解剖结构或以软组织病变为主的部位，可以精确显示骨皮质、骨小梁、小关节及椎弓等骨质破坏，对瘤组织突入椎管内压迫神经根和硬膜囊、神经血管受侵犯等情况也能清楚显示。一方面 CT 较 X 线平片可提早 6 个月发现转移瘤，另一方面 CT 能在 X 线平片的基础上进一步了解较小范围的髓腔情况、骨质破坏、软组织病变以及淡薄钙化或骨化病变，对肿瘤原发灶的显示也有极大帮助（图 18-3-2）。故 CT 对于 ECT 阳性而 X 线平片阴性、有局部症状而怀疑脊柱转移瘤者有较大价值。CT 多期增强扫描是通过注射含碘对比剂后分别于动脉期、静脉期和延迟期进行扫描，若强化明显则提示病灶的血供丰富。增强后一方面减少了病灶的漏检；另一方面可反映出肿瘤的富血管特征，有利于肿瘤分期和判断手术的可行性。然而 CT 对于脊髓等软组织显示不佳，且容易遗漏无明显骨质破坏的病灶。此外，CT 的射线硬化伪影也会掩盖邻近的软组织与骨质。由于 MRI 探测脊柱转移瘤的准确性（98.7%）明显优于 CT（88.8%），因此临床上除有 MRI 检查禁忌外，诊断乳腺癌脊柱转移一般不首选 CT。

（三）磁共振成像

MRI 具有多方位、多层面、多参数、高空间分辨力、软组织分辨率高以及无电离辐射等优势，对骨髓与椎间盘病变、脊髓继发软化改变、脊髓及神经根受压、硬膜及椎体旁肿块的显示均极为清晰。虽 CT 对于骨皮质破坏、细小骨化及钙化的显示优于 MRI，但 MRI 在显示浸润骨髓的肿瘤病灶方面优于 CT，且 MRI 对于 CT 具有多方位成像的优势，因此诊断乳腺癌脊柱转移首选 MRI，CT 作为 MRI 的替代或补充检查。可采取 MRI 平扫、MRI 动态增强扫描（dynamic contrast-enhanced MRI，DCE-MRI）、MR 脊髓造影显像（magnetic resonance myelography，

MRM）、MR 弥散加权成像（diffusion weighted imaging，DWI）、MR 灌注加权成像（perfusion weighted imaging，PWI）。全脊柱 MRI 是评估神经结构及多节段脊柱转移的首选检查方法，增强的 T_1 加权像和抑脂像可进一步显示软组织浸润范围，发现椎管内占位和骨折等（图 18-3-3）。2010 年，脊柱肿瘤研究小组（spine oncology study group，SOSG）提出用 MRI 评估脊柱转移癌脊髓受压情况的 6 点量表，其中 0 级代表肿瘤局限于椎体内无硬膜外侵犯，3 级代表脊髓受压周围脑脊液不可见，2 级和 3 级极有可能导致神经损伤，有外科减压的指征。此外 MRI 检查结果也可以辅助放疗方案的制订。

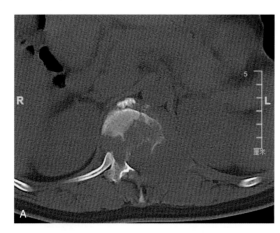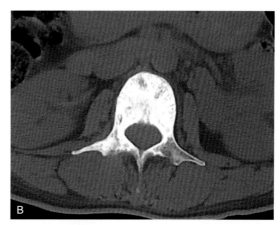

图 18-3-2　乳腺癌脊柱转移 CT 表现

A. 溶骨性骨质破坏：椎体溶骨性骨质破坏，累及双侧椎弓根及右侧椎板、横突；部分骨皮质破坏消失；B. 成骨性改变：椎体及右侧椎弓及横突成骨性改变，椎体密度增高

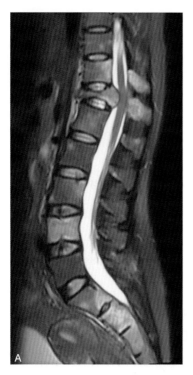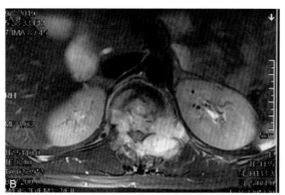

图 18-3-3　乳腺癌脊柱转移 MRI 表现

A. 矢状位胸腰椎多发转移灶伴脊髓压迫；B. 横断面 T12 椎体及附件肿瘤伴脊髓压迫

（四）骨放射性核素显像

ECT 为乳腺癌骨转移筛查的最常用方法，具有敏感性高、全身显像不易漏诊的优点，可以显示最小达 2 mm 的肿瘤病灶，因而与 X 线片相比，ECT 可以提早 3 ~ 6 个月发现转移瘤。但同时也存在特异性较低，不能显示骨破坏程度等局限性，常需与其他检查联合使用。ECT 用于出现骨痛、病理性骨折、碱性磷酸酶升高或高钙血症等可疑骨转移的乳腺癌患者的筛查，以及诊断为乳腺癌脊柱转移患者的常规复查手段。绝大部分乳腺癌骨转移病灶均表现为局部核素摄取增加（图 18-3-4），对于 ECT 提示异常的乳腺癌患者，应进一步针对可疑部位进行 X 线、CT 或 MRI 检查，以明确病变性质。

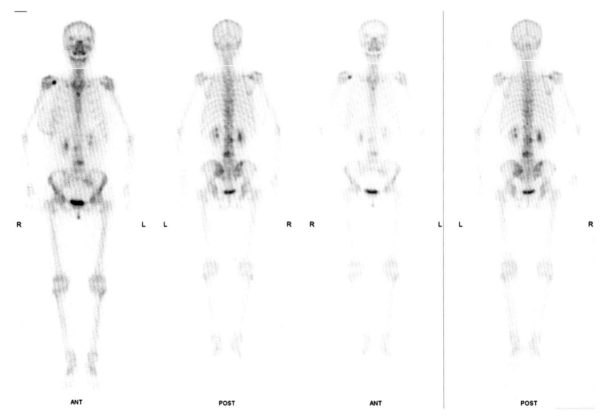

图 18-3-4　乳腺癌脊柱转移 ECT 表现：L2、L4 椎体可见放射性浓聚

（五）正电子发射计算机断层扫描

PET-CT 图像质量、探测效率与诊断效能均明显优于 ECT，在 ECT 所能观察的骨质改变之前，PET-CT 即可探测到骨髓的受累（图 18-3-5）。对于椎体压缩性骨折，PET 可以对骨质疏松与恶性转移加以鉴别。PET-CT 通过量化葡萄糖的代谢从而检测病灶的代谢活跃度，相比之下 ECT 依赖于识别受累骨的成骨性反应而非肿瘤本身。因此，PET-CT 的特异性明显优于 ECT，并已被用于探测原发灶及肿瘤的分期与再分期。然而，PET 作为代谢成像的金标准，同样存在局限性，由于成骨性转移灶中含肿瘤细胞成分较少而导致葡萄糖代谢水平低下，从而其敏感性低于溶骨性转移。在这种情况下，ECT 就可以作为补充检查，此外，PET 的高昂价格也限制了临床的广

泛应用。因此，PET 仅作为脊柱 ECT/MRI 检查存疑的进一步确认，而非为首选检查。

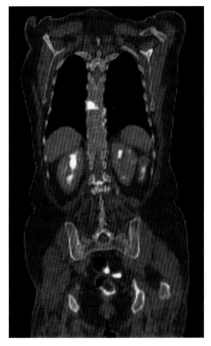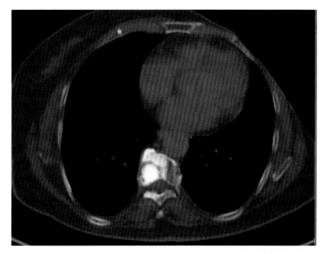

图 18-3-5　乳腺癌脊柱转移 PET-CT 表现

三、病理及分子生物学诊断

乳腺癌患者脊柱病灶的组织病理学检查是诊断乳腺癌骨转移的金标准。在临床条件允许下，应积极对可疑骨病灶进行组织学检查以明确诊断，尤其是首次出现的可疑转移灶和单发骨病灶。如组织病理学确诊为乳腺癌脊柱转移，应同时对肿瘤转移病灶的分子分型进行判断，尤其在治疗反应不符合原发乳腺癌分子分型特点，以及原发乳腺癌分子分型不明确的患者中更为重要。乳腺癌可疑脊柱转移病灶的组织病理学检查应遵循肌肉骨骼系统肿瘤活检取材的原则，对于特殊解剖部位可在影像引导下进行，活检方式主要有粗针穿刺活检和切开活检。活检前应完善患处 CT 或 MRI 或 ECT 扫描，以进行全面的术前规划，尽量避开坏死区域，原则上应避开重要血管和神经束，穿过最少的组织解剖学间室，选取活跃溶骨性区域取材，且取材量应满足常规组织病理学及分子病理学诊断的要求。

骨代谢的生物化学标志物可反映骨转移过程中骨吸收和形成的速度，提示骨破坏和修复程度，是评价治疗反应的辅助指标。主要有反映溶骨代谢水平的标志物，包括Ⅰ型胶原 α1 羧基末端肽（C-terminal telopeptide of type I collagen，CTX）、Ⅰ型胶原羧基末端肽（carboxyterminal propeptide of type Ⅰ procollagen，ICTP）、Ⅰ型胶原 N 末端肽（N-telopeptide of type I collagen，NTX）、骨唾液酸蛋白（bone sialoprotein，BSP）等。另外是反应成骨性代谢水平的标志物，主要有骨特异性碱性膦酸酶（bone alkaline phosphatase，BALP）、ALP、Ⅰ型溶胶原 N 末端肽（procollagen Ⅰ N-terminal propeptide，PⅠNP）等。

第四节　系统评估

恶性肿瘤发生脊柱转移后属于疾病晚期，常常需要病情特点进行综合分析，于是针对脊柱转移癌的一系列临床评估系统也应运而生，为患者提供个体化治疗提供方案和依据。

一、一般情况评估

（一）ECOG 评分

活动状态（performance status，PS）是一般健康状态的重要评价指标之一，美国东部肿瘤协作组制定了一个简化的评分表（ECOG），旨在通过了解患者的体力情况来评估其一般健康状况和对治疗耐受能力。

（二）KPS 评分

ECOG 评分较为精简，KPS 评分则更为详尽，充分强调了患者的生活自理能力和对治疗的依赖程度，广泛应用于临床肿瘤患者的体力及一般状况评估，但缺少对行走能力的描述，对脊柱转移瘤患者术后生活质量改善与否评估有所不足。

二、预后评估

影响脊柱转移瘤预后的因素众多，包括原发肿瘤病理类型、全身肿瘤负荷、脊柱稳定性、脊柱转移瘤病灶范围、神经功能等。以往单纯凭借临床经验进行估计，往往误差较大。早期的文献报道，脊柱转移瘤患者术后 6 个月内的死亡率高达 50%，手术并发症发生率高达 40%。因此，医生必须充分权衡患者手术获益与手术相关风险，准确筛选出适合手术的患者并选择恰当的干预时机。国外多位学者先后针对预后相关危险因素进行多项回顾性研究，从而制定了多种预后评估系统，以期指导治疗方案的制订。目前，预后评估已经成为脊柱转移瘤必要的评估指标之一，也已成为共识。对于恶性肿瘤脊柱转移，最常用的是改良的 Tokuhashi 评分和 Tomita 评分。

（一）Tokuhashi 评分系统

日本学者德桥泰明教授团队回顾性分析了 1978—1988 年于日本大学医学院附属医院骨科接受手术的不同类型脊柱转移癌患者共 64 例，研究将 6 项预后指标给予分层、分组，系统评价了不同组别、不同评分等级与实际生存期之间的关系，从而设计了 Tokuhashi 评分系统用于脊柱转移瘤患者的预后评价，发表于 1990 年。后于 2005 年德桥泰明教授对该评分系统进行修订，更加强调了原发肿瘤的类型对于预后的影响，成为沿用至今的改良的 Tokuhashi 评分系统。改良的

Tokuhashi 评分系统评价指标包括患者一般情况、脊柱外骨转移数量、椎体转移数量、内脏转移、原发肿瘤病理类型及神经功能。对各评价指标的不同权重进行赋分，总分范围为 0 ~ 15 分。评分越高，预后越好，总分在 0 ~ 8 分、9 ~ 11 分及 12 ~ 15 分者预期生存期分别为小于 6 个月、6 ~ 12个月、1 年或更长时间。在原发肿瘤类型中，乳腺癌是评分最高的一类，为 5 分。Tokuhashi 对 118 例患者的前瞻性研究及对 246 例患者的回顾性研究表明，该系统对于预期生存期的估计与实际生存期的一致性分别为 86.4% 和 82.5%。该评分系统是第一个用于预测脊柱转移癌患者预期生存时间的评分系统，具有里程碑式意义，虽然建立之初采用的是手术患者的数据，经过后期丰富和完善，同样适用于接受保守治疗患者的生存期预测。

（二）Tomita 评分系统

Tomita 评分于 2001 年由日本金泽大学医学院骨科教授富田胜郎团队设计提出，旨在为脊柱转移癌患者制订外科治疗策略。早在 1990 年，日本骨肿瘤专家 Tokuhashi 已经提出了针对脊柱转移瘤患者预后评价的一套评分系统，但受制于当时的手术技术，Tokuhashi 评分系统仅仅为单纯的"病灶扩大切除"或"姑息性切除"手术作指导，后来随着脊柱转移瘤手术经验逐渐丰富，手术技巧逐步提高，肿瘤外科治疗的"无瘤"原则及理念逐渐渗透于脊柱转移瘤的手术中，TES作为一种较为激进的手术方式正逐渐被学术界所接受，脊柱转移瘤的外科治疗也逐渐发生变化，切除范围从全椎体切除到边缘切除到减压手术再到姑息性切除，为了进一步指导外科手术选择，Tomita 评分系统便应运而生。相比于 Tokuhashi 评分，Tomita 评分系统更为简单，评价指标包括原发肿瘤类型、内脏转移情况及骨转移情况，各项评分累计后，可预测患者预期生存时间，并以此为依据制订相应的手术策略。总分 2 ~ 4 分提示生存期 ≥ 2 年，总分 4 ~ 6 分提示生存期 1 ~ 2年，总分 6 ~ 8 分提示生存期 6 ~ 12 个月，总分 8 ~ 10 分提示生存期 ≤ 3 个月。

（三）针对乳腺癌骨转移的预后评分系统

此外，还有几项评估肿瘤骨转移患者生存时间的评分系统，包括修订后的 Katagiri、Janssen列线图模型、OPTI 模型、斯堪的纳维亚肉瘤组 SSG 模型，PathFx 模型、SPRING 模型和 SORG模型。然而，关于哪种预测模型最准确，尚无统一共识。针对乳腺癌脊柱转移的九种评分系统的比较发现，Tokuhashi 评分最为准确，PathFx 模型在预测乳腺癌骨转移患者 3 个月和 6 个月生存率方面具有最高的准确性，也是 12 个月内最可靠的预后评分系统。但分析表明，上述 7 个评分模型中没有一个能够提供 12 个月后的有效生存预测。这 7 个模型都是由多种肿瘤类型的患者生成的，当专门应用于乳腺癌患者（一种被认为预后相对良好的癌症类型）时，这些模型无法做到准确预测。

由于癌症生物学行为在患者生存中起主导作用，越来越多的证据表明肿瘤类型相关的特异性预后参数可能有助于提升预测模型的准确性。北京大学人民医院郭卫团队使用单变量和多变量 Cox 回归确定独立的预后因素，使用癌症特异性预后变量进一步生成乳腺癌骨转移特异性评分系统，系统中有五个变量，包括年龄、KPS 评分、乳酸脱氢酶水平、内脏转移、分子病理类型（表 18-4-1）。

表 18-4-1　乳腺癌骨转移特异性预后模型

评分项目		评分
年龄＞ 70 岁		
	否	0
	是	1
KPS 评分＜ 50 分		
	否	0
	是	1
LDH ＞ 250 U/L		
	否	0
	是	1
内脏转移		
	否	0
	是	1
分子类型		
	Luminal A	0
	Luminal B	1
	HER2 过表达	0
	三阴性	1
	不明	1

不同评分患者的 Kaplan-Meier 生存曲线见图 18-4-1。

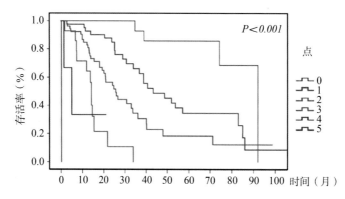

图 18-4-1　采用乳腺癌骨转移预后模型计算每个对应点患者的 Kaplan-Meier 生存曲线

三、局部病灶评估

由于脊柱解剖结构的特殊性与脊柱肿瘤手术的复杂性，对于脊柱转移瘤病灶范围的局部评估具有重要意义，可以作为指导手术切除与放疗辐射范围的重要依据。实际操作中，对脊柱转移瘤局部病灶的评估主要依据是 CT、MRI 等影像学检查，CT 能够明确病变性质（成骨性或溶骨性），清晰地显示骨质破坏程度，MRI 则能够显示局部软组织肿瘤范围以及脊髓受压情况。

（一）WBB 分期

1987 年，Weinstein 首次尝试手术切除脊柱肿瘤并设计了一个分期方法，之后与意大利的骨科研究所合作，共同将该分期方法修改完善，所以最终该分期以三位作者的名字（Weinstein、Boriani、Biagini）命名，缩写为 WBB 分期。设计之初，WBB 分期针对脊柱原发肿瘤，发展至今也广泛应用于脊柱转移瘤。WBB 分期将脊柱横断面分为 12 个扇形区域，以解剖边界为依据，从椎旁最外层向硬膜区划分为 5 层，肿瘤的纵向范围以受累节段序号进行记录。该分期系统基于解剖结构，多用于全脊柱切除术的手术计划，尤其适用于脊柱原发肿瘤。而脊柱转移瘤常为多发，更为复杂，该分型在实际手术过程中较难实现，但依然可以为手术计划提供依据和指导。

（二）Tomita 外科分型

日本学者 Tomita 将单节段脊柱分为 5 个解剖区域，再根据肿瘤累及的解剖区域和范围将脊柱肿瘤分为 7 种类型，并在此分型的指导下，坚持肿瘤外科原则，制定一套行之有效的全脊柱切除手术方案，有效降低了肿瘤复发率，提高了远期生存率。

四、神经功能评估

（一）Frankel 神经功能分级

早在 1969 年，Frankel 等为了评价急性脊髓损伤程度，设计了该神经功能分级评价系统。目前，临床上普遍采用该分级方法评估患者神经功能，并观察治疗效果。

但是该分级系统也有不足之处，在于 D 级包含范围过大，对神经功能变化评估不够准确，所以有学者又将 D 级进一步细化。D1：保留的运动功能达到最低状态（肌力 3 级）且大小便失禁；D2：保留的运动功能达到中等状态（关键肌肌力 3 ~ 4 级）且存在大小便功能障碍；D3：保留的运动功能在较高状态（关键肌肌力 4 级）且大小便功能正常。

（二）ESCC 脊髓压迫分级

脊柱转移瘤神经功能状态主要取决于硬膜外压迫程度，轻者可出现感觉功能减退、肌力下降、括约肌功能障碍，重者表现为截瘫，早期评估脊髓压迫粗略的分为无压迫、部分压迫或完全压迫，误差较大，给脊柱转移瘤的评估与对比造成了困难。近年来，随着 SRS 的进步和发展，SOSG 将硬膜外脊髓压迫程度在 MRI 图像上进行定量分级，更加准确地描述脊髓压迫程度。一项回顾性研究认为，评估脊髓硬膜外压迫，MRI T_2 加权像比 T_1 加权像更加准确，更具优势。

五、脊柱稳定性评估

为预测肿瘤性病变的脊柱稳定性，SOSG 基于症状和脊柱影像学检查设计了一套综合评估系统,命名为脊柱肿瘤不稳定评分(SINS)。该系统的具体评价指标包括:脊柱肿瘤位置,疼痛特点,脊柱病灶类型,脊柱影像学表现,椎体塌陷程度以及脊柱后外侧结构受累情况。并基于文献中收集,由专家共识所确定的相对重要性,对各指标的进行赋值,总分 0 ~ 6 分被视为脊柱稳定,7 ~ 12 分视为脊柱潜在不稳定,13 ~ 18 分则视为脊柱不稳定。目前共识认为,评分超过 7 分即需要手术干预。

通过对 30 例脊柱肿瘤患者的观察性研究发现,SINS 评分对于脊柱不稳定的预测敏感性高达 95.7%、特异性 79.5%。也有学者进行系统文献回顾后认为,SINS 评分具有较高的准确性和较好的可重复性,该评估价系统对于脊柱肿瘤的不稳定评估具有确切的临床意义。

第五节 综合治疗

乳腺癌脊柱转移的治疗目标主要包括缓解局部疼痛、恢复神经功能、控制肿瘤进展、预防治疗骨相关事件、改善患者生活质量。

乳腺癌脊柱转移是恶性肿瘤终末期,应以全身综合治疗为主。其中,针对原发病理类型的内分泌治疗、化疗、靶向治疗和免疫治疗是转移性乳腺癌的基本治疗方式,骨改良药物(双膦酸盐和地舒单抗)可用于预防、延缓骨相关事件的发生和发展。加之合理的局部治疗可以控制脊柱转移相关症状,放疗和手术是脊柱转移局部治疗最常用的有效手段。此外,疼痛管理和支持治疗也是不可或缺的环节,治疗流程详见图 18-5-1。治疗方案的选择应综合考虑患者一般状态、年龄、月经状况、既往治疗(治疗效果、耐受性、不良反应等)、无病间期、肿瘤负荷(转移部位和数量、是否合并内脏转移)、原发灶和转移灶的激素受体和 HER2 状态等因素,根据患者症状严重程度、有无骨相关事件,对患者预期生存时间、病灶范围、神经功能、脊柱稳定性等作出准确的客观评价,结合患者的治疗目标与需求,制定个体化的综合治疗方案。

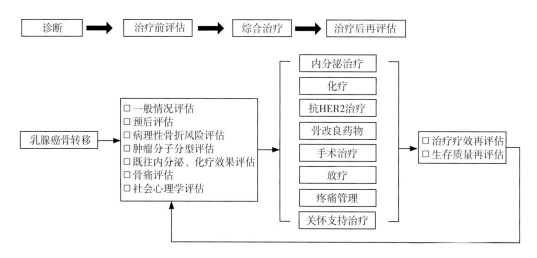

图 18-5-1 乳腺癌骨转移治疗流程

一、乳腺癌脊柱转移的全身治疗

乳腺癌脊柱转移的全身治疗包括内分泌治疗、化疗、靶向治疗、免疫治疗及骨改良药物治疗。治疗方案的选择应根据患者的具体情况，在遵循指南的基础上，多学科会诊（MDT）指导下给予个体化治疗。总之，对于激素受体阳性、疾病进展相对缓慢、不合并内脏转移、非内分泌原发耐药患者应优先考虑内分泌治疗；而激素受体阴性、术后无病间期短、合并内脏转移、对内分泌治疗无反应的患者应优先考虑化疗；HER2 阳性乳腺癌患者应合并抗 HER2 治疗。

（一）内分泌治疗

激素受体阳性、HER2 阴性、不伴广泛的或症状明显的内脏转移的乳腺癌骨转移患者的病情往往进展缓慢，预后较好。乳腺癌脊柱转移的早期偶有骨痛症状，一般不直接危及生命，对于非内分泌原发耐药的患者，可优先考虑内分泌治疗。

氟维司群 +CDK4/6 抑制剂、芳香化酶抑制剂 +CDK4/6 抑制剂、单药氟维司群等都是可选方案，近年来，PI3K 抑制剂、HDAC 抑制剂等亦有循证证据。绝经前，可考虑芳香化酶抑制剂 + 促性腺激素释放激素类似物或者联合 CDK4/6 抑制剂；绝经后，可首先选择芳香化酶抑制剂、氟维司群，单药或联合应用 CDK4/6 抑制剂、西达本胺、依维莫司等靶向药物治疗。内分泌治疗应参考在辅助治疗阶段以及复发转移后所使用的内分泌药物种类、时间和月经状态。对于既往内分泌治疗有效（临床有效或持续稳定）的患者，无论是否绝经，仍有可能从后续内分泌治疗中获益，因此在疾病进展后可换用其他不同机制的内分泌药物治疗。连续三线内分泌治疗无效则提示内分泌治疗耐药，应换用化疗。

对于性激素受体、HER2 双阳性的患者，内分泌治疗与抗 HER2 的靶向药物联合应用是一种较好的选择。

（二）化疗

对于激素受体阳性但对内分泌治疗无效，激素受体阴性、HER2 阳性、伴有广泛的或有症状的内脏转移、病情进展较快的乳腺癌脊柱转移患者，应考虑化疗。推荐的首选化疗方案包括联合化疗或单药序贯化疗。

对于肿瘤生长较快、肿瘤负荷较大或合并广泛内脏转移的患者，优先考虑联合化疗，起效快，作用强，有更好的客观缓解率。对于年龄较大、体质较弱或者病灶较为局限、肿瘤负荷较小的患者，可考虑依托泊苷、卡培他滨等单药口服化疗，或联合免疫治疗。单纯骨转移患者一般不采用联合化疗。

对于伴有 HER2 阳性的患者，可在单药化疗的基础上联合应用抗 HER2 的靶向药物。近年来，新的抗体偶联类靶向药物，如曲妥珠单抗 – 美坦新偶联物，治疗晚期乳腺癌骨转移疗效显著。

（三）抗 HER2 药物

对于乳腺癌脊柱转移的患者，推荐再次检测骨转移灶中的 HER2 表达，对 HER2 阳性的乳腺癌脊柱转移患者，应以抗 HER2 治疗作为基础。

对于 HER2 阳性且激素受体阳性的乳腺癌脊柱转移患者来说，如可耐受化疗，可首选抗 HER2 治疗联合化疗。抗 HER2 治疗一线治疗方案推荐为曲妥珠单抗（trastuzumab）及帕妥珠单抗（pertuzumab）双联靶向治疗联合紫杉类药物。

（四）骨改良药物

骨改良药物，也称抑制骨破坏药物或骨保护剂，包括双膦酸盐和地舒单抗两大类。中国抗癌协会乳腺癌诊治指南与规范（2019 年版）推荐：一旦诊断乳腺癌骨转移明确，预期生存期≥3 个月，应及时给予骨保护药物抑制骨破坏。《中国临床肿瘤学会（CSCO）乳腺癌诊疗指南 2021》一级推荐为地舒单抗、唑来膦酸或伊班膦酸钠，二级推荐为帕米膦酸二钠等其他药物；对于部分脊柱转移癌患者，如果骨痛症状明显，可考虑给予负荷剂量的伊班膦酸钠。经骨保护药物正规治疗 1 年后，患者病情稳定，可以考虑降低使用频率，调整为每 3 个月 1 次。对于一线应用骨保护剂后出现骨痛症状加重或脊柱转移明显进展的患者，CSCO 乳腺癌诊疗 2021 指南建议更换全身抗肿瘤药物的同时，也更换其他类型的骨保护剂，比如将双膦酸盐改为地舒单抗。研究表明，地舒单抗（120 mg，1 次 /4 周）治疗骨相关事件的疗效及不良反应均优于唑来膦酸，而且无明显肾脏毒性，对于年龄偏大或伴有肾功能减退的患者，可优先使用。

骨保护剂的不良反应主要包括低钙血症、颌骨坏死、肾损伤和流感样症状等，其中颌骨坏死是较严重的并发症，总体发生率为 1% ~ 9%，应用地舒单抗的颌骨发生率约为 1.6%，双膦酸盐类药物发生率约 1.2%。肾功能损害多发生在应用双膦酸盐类药物的患者中，据一项中国乳腺癌骨转移患者使用唑来膦酸的安全性研究显示，使用唑来膦酸 2 年内的患者，药物相关的肾不良反应发生率为 0.7%，应用药物超过 2 年的患者则升高至 1.1%。因此，在应用双膦酸盐时应定期复查肾功能，根据年龄及肾功能状况，可适当减少双膦酸盐的剂量，也可延长输注时间；地舒单抗不经肾脏排泄，可优先用于肾功能异常的患者。此外，在应用骨保护剂前需要做口腔检查，平时注意口腔卫生，尽量避免拔牙等口腔内手术或操作；治疗过程中还应注意复查电解质，及时补充钙和维生素 D，尤其是使用地舒单抗的患者。

二、乳腺癌脊柱转移的局部治疗

放疗、外科手术、微创介入等局部治疗是治疗乳腺癌脊柱转移的重要手段，放疗能有效地缓解脊柱转移引起的疼痛，减少肿瘤对脊髓的压迫及病理性骨折的发生率。包括体外放疗（EBRT）和内放疗。

（一）放疗

EBRT 广泛用于乳腺癌原发病灶及骨转移病灶。对于乳腺癌脊柱转移的患者，EBRT 联合骨靶向治疗不仅利于肿瘤的控制，还能够预防病理性骨折的发生。近年来，SBRT 更多地应用于脊柱转移灶，相较于 EBRT，SBRT 的优点是能够更精准地作用于肿瘤灶，最大限度地减少放射线对健康组织的损害。对于乳腺癌脊柱转移患者，SBRT 比传统的 EBRT 有更好的临床疗效，患者骨痛缓解更快、更持久。但是，统计表明，接受 SBRT 治疗后，病理性骨折发生率略高，这可能与局部辐射高剂量相关。近来的研究表明，SBRT 可诱发远隔效应，激活机体抗肿瘤免疫应答，与免疫治疗联合应用更具前景。

2013 年，美国 FDA 批准镭 -223（^{223}Ra）用于前列腺癌骨转移的内照射治疗，Ra 是一种 α 粒子的放射性同位素，它能够优先吸收到骨形成活跃的区域，凭借高能、短程的辐射，对局部骨肿瘤产生强效的细胞毒效应，同时有效减少对周围正常组织的损伤。一项单臂、单中心的 II 期临床试验表明，在内分泌药物和地舒单抗联用的基础上，Ra 内照射对激素受体阳性骨转移的患者有较好的控制效果。另一项针对 HER2 阴性、激素受体阳性的转移性乳腺癌患者的多中心、随机、对照试验结果显示，Ra 不仅可显著地延长患者的中位生存期和无骨相关事件生存期（symptomatic skeletal event-free survival，SSE-FS），同时还能明显改善患者的疼痛，不良反应的发生率并未明显增高。

（二）手术治疗

乳腺癌发生远处转移，临床分期较晚，以往临床医生对于发生脊柱转移的乳腺癌患者多数采取保守或姑息性治疗，局部放疗或药物镇痛为主，目的是控制局部肿瘤生长速度，减轻疼痛。但是随着药物治疗进展，乳腺癌患者生存期大大延长，局部放疗对于脊柱转移灶的控制不甚理想，在患者出现脊柱转移到死亡的这段时间内，有报道称超过 20% 的患者将会发展为 MESCC，严重影响患者生活质量，也间接导致预后变差，生存期缩短。

手术治疗作为肿瘤治疗中最原始、最常用的方法，目前仍是大多数肿瘤的标准治疗方案。采用开放手术治疗脊柱转移瘤已有超过 50 年历史，最早的手术多应用于发生 MESCC 和 MSCC 的患者，目的是解决运动功能损害或大小便功能障碍。限于当时影像学及解剖学水平，早期手术仅行单纯椎板减压而忽视了脊柱的稳定性重建，导致了术前的前柱与中柱的不稳定，发展为术后的三柱不稳，从而造成部分患者术后疼痛及神经压迫症状无缓解甚至较术前加重。1984 年，英国学者 Findlay 发表的一篇综述回顾了 1960 年以来手术治疗 MESCC 的临床效果，质疑了当时手术作为 MESCC 一线治疗方案的作用，认为手术造成了脊柱稳定性的进一步下降，从而导致临床情况持续恶化。此后很长一段时间，很多脊柱转移癌患者即便发生 MESCC，也仅接受单纯放疗或其他保守治疗，也让很多临床医生误认为放疗对 MESCC 的效果比手术治疗更优。

随着现代影像学检查尤其是 MRI 的发展与普及，临床医生对脊柱转移瘤的发生和发展过程也有了更加深入的理解和认识，脊柱内固定器械的应用和手术技术的提高使更为激进的手术方式开展，如 TES 并逐步推广。一般来讲，乳腺癌单发脊柱转移灶，可以考虑根治性 TES 手术，针对大多数乳腺癌脊柱转移的患者而言，手术治疗多是姑息性的，通过切除部分肿瘤，实现脊髓或神经根减压，重塑脊柱稳定性，从而达到保存或恢复神经功能，恢复脊柱稳定性，缓解疼痛，尽快提高生活质量的目的；同时，术中获得脊柱转移灶组织，能够明确病理分子诊断及基因突变位点，为进一步的综合治疗提供依据。

在临床实践中，要根据患者病史、症状、体征及影像学等做出预后评估，严格掌握手术适应证及禁忌证，个性化选择最合适的手术方式，降低手术风险，达到最大获益。

1. 预后评估

坚持以患者获益最大化为出发点，对乳腺癌脊柱转移的患者在术前进行预后评估，充分权衡手术利弊，对于手术时机和手术方式的选择具有指导意义。对于乳腺癌脊柱转移患者整体预后评估，目前最常用的有改良的 Tokuhashi 评分、Tomita 评分等。

2. 手术相对适应证

对乳腺癌脊柱转移病灶进行手术前，应充分考虑以下外科治疗的适应证：

（1）脊柱转移灶已发生或即将发生病理性骨折、脊柱不稳定、脊髓神经根压迫。

（2）系统治疗和疼痛管理仍难以控制的骨痛，且影像学有对应定位的脊柱转移病灶。

（3）肿瘤对系统治疗有效，但合并药物难以控制的局部症状。

（4）孤立的脊柱转移灶。

（5）患者预期生存 > 3 个月，经评估可明确手术可使患者在生存期内获益。

（6）术前一般状况较好，未合并难以控制的内脏转移和脑转移。

3. 手术相对禁忌证

（1）预期生存期 < 3 个月。

（2）术前患者一般情况较差，ECOG 评分 < 2 分，或 KPS 评分 < 50 分。

（3）合并严重的心血管、呼吸系统疾病，不可耐受全身麻醉。

（4）全身多发骨破坏，合并难以控制的内脏转移和脑转移病灶。

4. 综合治疗决策框架 NOMS

目前，乳腺癌脊柱转移患者最佳治疗方案多由多学科专家讨论决定，NOMS 治疗决策框架就是目前最常用的脊柱转移瘤多学科综合治疗评价系统。

NOMS 治疗决策框架包含四项评价指标，N：神经功能状态；O：肿瘤学特点；M：脊柱机械稳定性；S：系统疾病评价。NOMS 决策框架以循证医学证据为参考，结合最新的诊疗新技术，经过上述四项评估内容，多学科治疗团队可以选择系统治疗、放疗、手术、微创介入或这些治疗方式的组合形成最佳的治疗方案。其中，神经功能评估主要是评估硬膜外脊髓压迫程度，采用 ESCC 评分；肿瘤学特点则是考量原发肿瘤对于放疗、化疗或免疫治疗的敏感性；脊柱机械稳定性评估应用 SINS 评分；系统疾病评估反映患者一般状况，对治疗的耐受性，肿瘤负荷和疾病发展状态，在很大程度上影响了治疗方式的选择。在临床应用中，N 与 O 两个指标是需要结合考虑的重点指标，乳腺癌属于放疗中度敏感，ESCC 评分在 0 ~ 1 分时，优先考虑 SBRT，评分在 2 ~ 3 分时需行分离手术，结合术后 SBRT。如果 SINS 评分超过 7 分，显示脊柱存在潜在不稳定或不稳定，由于放疗及药物治疗对脊柱不稳定均无效，因此需要手术或微创手术进行干预。

5. 手术方式

临床推荐应用 NOMS 对患者全身病情作出综合评价后，多学科肿瘤专家讨论并决定最优治疗方案。此外，还应注意以下要素：①手术的目标为解除脊髓、神经根压迫或受压风险，重建或维护脊柱的机械稳定性；②对肿瘤组织的切除范围以解除在患者预期寿命内不会再次造成脊髓压迫风险为目标；③对于脊柱多发，肿瘤侵犯广泛的病例，应行分离手术解除脊髓神经压迫，为放疗提供条件。

（1）分离手术：该手术由最初的姑息性减压手术发展而来，手术步骤主要是经后路椎板及附件切除，实现脊髓或神经根减压，同时行脊柱内固定重建稳定性。通常认为患者若出现单节段脊髓压迫，至少需要以受压节段为中心减压 2 ~ 3 个节段，至少固定减压节段上下各 2 个节段，即所谓的"长距离内固定"。分离手术的目的是减轻疼痛，挽救或保存神经功能，并为术后放疗创造条件。一般认为，分离手术适用于2个以上节段的脊柱转移病灶行姑息性切除的病例，或仅有后侧附件部分侵犯（WBB分期3～10区）的病例。Tokuhashi等认为此手术也适用于脊柱肿瘤造成脊髓压迫的急诊手术。

既往脊柱转移瘤患者大多接受单一放疗，然而对于接受放疗后神经功能进行性恶化的MESCC患者仍需要手术治疗。早期的研究发现，对600例脊柱转移瘤患者进行手术并联合术后放疗，神经功能改善的患者达到44%，神经功能维持未恶化的比例也有41%，因此与传统的放、化疗相比，分离手术联合放疗可以给患者尤其是合并MESCC的患者带来更大的益处。

（2）全脊柱整块切除术（TES）：TES是指将受累椎骨在内的整个间室切除，目的是获得一个肿瘤外科意义上完整切除。主要适用于脊柱原发恶性肿瘤（Ⅰ、Ⅱ期），进展迅速的脊柱良性或交界性肿瘤，由于大多数乳腺癌生长相对不活跃，预期生产时间较长，乳腺癌脊柱单发转移同样适用。参考Tomita外科分期，其中3、4、5型为TES绝对适应证，1、2、6型为相对适应证，而7型是禁忌证。

TES的优点在于通过肿瘤边界外的广泛切除，显著减少肿瘤细胞局部污染和种植的风险，术后复发概率明显降低；但有创伤大、手术时间长、出血量大、操作复杂、脊髓损伤风险大等缺点。推荐术前对脊柱转移节段供血血管进行栓塞，可以使肿瘤局部缺血坏死，术中出血量减少，能够提供更好的手术视野，保证手术的顺利进行。动物实验发现，连续3个脊柱节段供应血管结扎后，血流减少至25%，但不影响脊髓功能，因此术前将受累椎体连同上下各1节段的供养血管栓塞，可以有效减少出血量并能维持原有脊髓功能。

（三）微创介入技术（minimally invasive surgery，MIS）

1. 经皮穿刺椎体强化技术

经皮穿刺椎体强化技术主要包括经皮穿刺椎体强化技术（percutaneous vertebroplasty，PVP）与经皮穿刺球囊扩张椎体后凸成形术（percutaneous kyphoplasty，PKP）。PVP开始于20世纪80年代初，PKP开始于90年代末，后者出现晚了10多年，在吸取PVP经验教训的基础上进行改进。目前已广泛应用于各种原因所致的椎体压缩性骨折及伴有明显疼痛的椎体病变。对于乳腺癌脊柱转移而言，PVP与PKP适用于非成骨型转移病灶，脊柱多发转移且无脊髓神经压迫，尤其是一般情况较差，难以耐受手术的患者。综合近年来文献，可以明确PVP对于脊柱转移瘤导致的椎体压缩骨折有确切的治疗效果。

值得注意的是，骨水泥注射量及椎体填充程度与术后患者疼痛缓解程度并无相关性，椎体强度恢复程度也与上述因素无关。另外，骨水泥通过发热效应、占位效应及化学毒性起到局部抗肿瘤作用，该作用与肿瘤内骨水泥填充程度呈正相关，但对于肿瘤累及椎体后壁的转移性乳腺癌患者，过分追求骨水泥的完美填充也会增加骨水泥渗漏至椎管内的风险，采用新型骨囊袋填充椎体成型术可有效避免骨水泥渗漏。近年来，研究表明，对于合并椎旁组织侵犯或累及椎管时，椎体强化术联合放射性粒子植入可以增强局部抗肿瘤效果。

2. 射频消融术（radiofrequency ablation，RFA）

RFA是借助影像系统的引导，将射频电极直接穿刺到肿瘤部位，利用射频消融仪发出的中高频射频波激发周围组织细胞等离子震荡，进一步产生较高的热量，杀灭局部肿瘤细胞，同时凝固、阻断肿瘤内部血供。

RFA 可用于乳腺癌脊柱转移患者的姑息性止痛治疗，其机制一方面是热效应破坏了神经末梢，阻断了疼痛信号的传导，另一方面是肿瘤细胞坏死后产生白细胞介素和肿瘤坏死因子 α（TNF-α）等细胞因子，能够抑制破骨细胞的活性。在术后 1 周内，多数患者疼痛可缓解，甚至某些患者在术后 24 h 内即有明显缓解。

有学者建议，若脊柱转移病灶距离脊髓小于 1 cm，不建议单独应用 RFA，以防止脊髓的热损伤。消融范围不能包含进入椎管的部分，同时避免将射频电极直接置于椎体后壁。另外，RFA 可与手术或 PVP 联合应用，能够减少手术出血，降低手术风险，提高治疗效果。

3. 经皮椎弓根钉固定术

开放手术由于广泛的组织切开，创伤及失血量大，术后康复时间长，经皮椎弓根螺钉固定为重建脊柱稳定性开辟了新的方向。该技术适用于严重脊柱不稳但无明显脊髓神经根压迫的乳腺癌脊柱转移患者。

三、临床诊治实例

病例 1，女性，49 岁；主诉腰痛半个月，进行性加重 5 天；既往史：右乳腺癌根治术后 5 年，术后行放化疗；专科检查：腰围保护，步入病室，T12 ~ L1 棘突、棘突间隙、棘突旁压痛，双下肢肌力 4 ~ 5 级，膝、踝反射正常，巴宾斯基征（－）；PET：右乳腺癌术后改变，FDG 摄取无明显增高；L1 椎体及附件骨质破坏，FDG 摄取增高；术前穿刺活检：转移性肿瘤，倾向乳腺癌（图 18-5-2）。

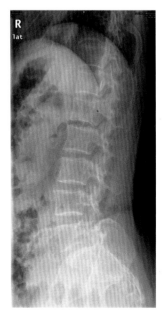
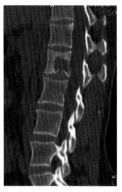
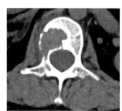
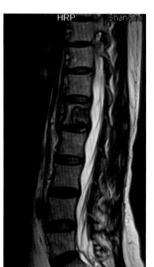
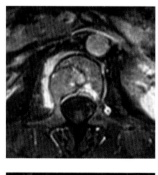
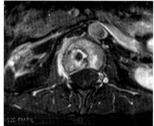

图 18-5-2　病例 1 术前影像学检查

平片：L1 椎体密度降低，骨质破坏；CT：L1 椎体右半椎体骨质破坏，累及右侧椎弓；MRI：T_1 加权像，L1 椎体骨质破坏，呈等低信号，破坏区内可见不均匀强化，椎旁软组织肿胀，可见环形强化带根据患者病史、体征及各项辅助检查，作出初步诊断：L1 椎体肿瘤（乳腺癌转移），并作出各项评估。WBB 分期：5 ~ 9 区，A ~ C 层，L1；Tomita 评分：2 分，预期生存时间 > 2 年；改良 Tokuhashi 评分：15 分，预期生存时间 ≥ 12 个月；SINS 评分：10 分，潜在不稳定；ESCC分级：Grade 0；治疗决策：TES；术后病理：乳腺癌转移（Luminal A 型）；后续治疗：术后规律内分泌治疗 + 骨改良药物（图 18-5-3、图 18-5-4）。

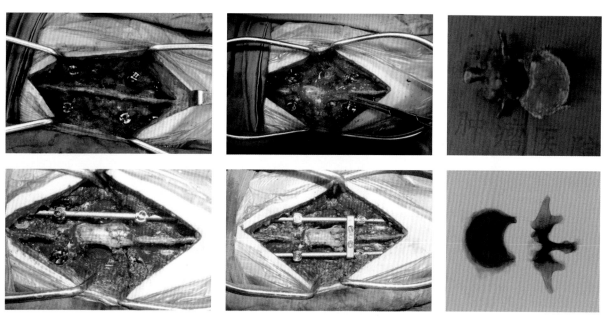

图 18-5-3　病例 1 手术经过及标本

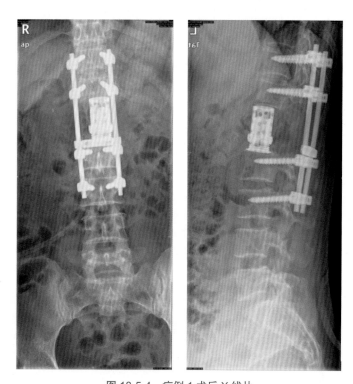

图 18-5-4　病例 1 术后 X 线片

平片可见 L1 椎体切除，局部钛网植入，T11 ~ L3 椎弓根系统椎钉内固定病例 2，女性，58 岁；主诉左乳腺癌综合治疗后 14 年，双下肢无力半年（图 18-5-5）。既往史：患者 2007 年于外院行左乳癌改良根治术，术后病理为浸润性导管癌，LN（11/14），术后化疗 6 次。近半年来，无明显诱因出现胸背部疼痛，双下肢无力，行走不稳。辅助检查：2021 年 9 月外院胸部 CT 提示 T6 ~ T8 椎体骨质破坏，转移可能。2021 年 9 月外院 MRI 提示 T6 ~ T8 椎体异常信号，T7 椎体压缩性骨折。

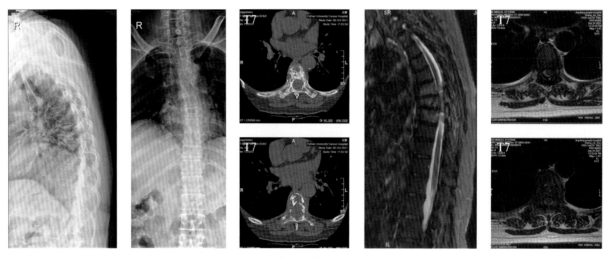

图 18-5-5 病例 2 术前影像学检查

根据患者病史、体征及各项辅助检查，作出初步诊断：T5 ~ T8 椎体肿瘤（乳腺癌转移？），并作出各项评估（图 18-5-6）。WBB 分期：4 ~ 9 区，A ~ D 层，T6 ~ 8；Tomita 评分：4 分，预期生存时间 1 ~ 2 年；改良 Tokuhashi 评分：9 分，预期生存时间 6 ~ 12 个月；SINS 评分：10 分，潜在不稳；ESCC 分级：Grade 1c；治疗决策：分离手术 + 椎体强化；术后病理：转移性/浸润性癌，结合形态、免疫组化结果及病史，符合乳腺癌来源（图 18-5-7）。免疫组化示：ER（+ > 90%，强），FR（+30%，中等），HER2（2+），Ki-67（+10%），SOX10（-），TRPS1（+），GATA3（+），Mammaglobin（-），AR（+90%，强），CD8（淋巴细胞 + < 5%），FOXC1（-）。术后行胸椎术区放疗 + 内分泌治疗 + 骨改良药物。

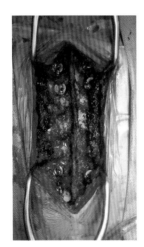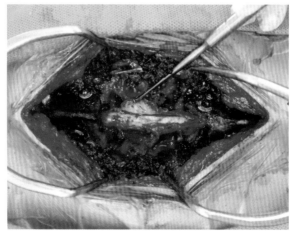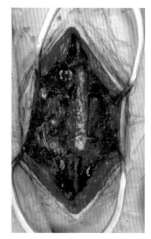

图 18-5-6 病例 2 手术经过

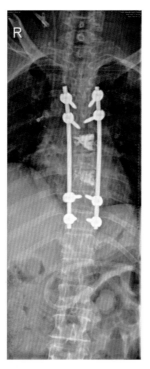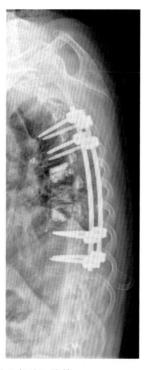

图 18-5-7 病例 2 术后 X 线片

可见：T4 ~ T10 椎体内固定，T5 ~ T7 椎体内可见斑片状高密度影，T6 ~ T8 椎体后部椎弓根系统内固定

病例 3，女性，53 岁；主诉乳腺癌综合治疗后 1 年，腰背部疼痛 6 个月余（图 18-5-8）。既往病史：患者于 1 年前在我院行右乳腺癌保乳根治术＋右侧腋窝淋巴结清扫术，术后病理示 3.7 cm×2.8 cm×2.5 cm，浸润性导管癌，脉管侵犯（－），LN（12/12）。ER（＋90%，强），PR（＋70%，强），HER2（3+），Ki-67（＋约 70%）。术后 1 个月复查，骨扫描：L2 及 L4 椎体转移；PET-CT：L2、L4 椎体转移，FDG 高代谢；T9 椎体骨质破坏，未见 FDG 代谢增高；随即对 L1 ~ L5 放疗，放疗结束后半年来腰背部疼痛进行性加重（图 18-5-9）。专科检查：步入病室，L2 ~ L4 棘突、棘突间隙压痛、叩击痛，双下肢肌力 5 级，膝、踝反射正常，病理征（－）。

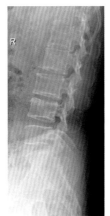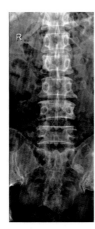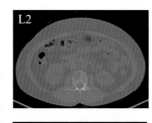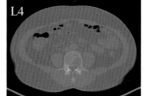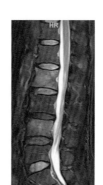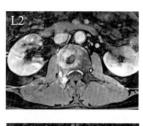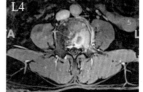

图 18-5-8 病例 3 术前影像学检查

平片：未见明显异常；CT：L2 ~ L4 可见局灶性溶骨性骨质破坏；MRI：平扫可见 L2 ~ L4 不均匀强化，椎体密度降低，强化可见 L2 ~ L4 内斑片状致密影

　　根据患者病史、体征及各项辅助检查，作出初步诊断：腰椎多发椎体肿瘤（乳腺癌转移），并做出各项评估。WBB 分期：7/8 区，B/C 层，L2；4/5 区，A ~ D 层，L4；Tomita 评分：4 分，预期生存时间 1 ~ 2 年；改良 Tokuhashi 评分：10 分，预期生存时间 6 ~ 12 个月；SINS 评分：9 分，潜在不稳；ESCC 分级：Grade 1a；治疗决策：经皮穿刺椎体强化术（PVP）。

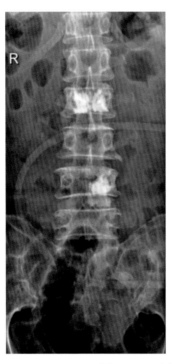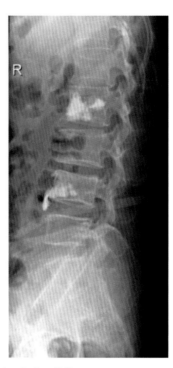

图 18-5-9　病例 3 术后 X 线片

　　近年来，乳腺癌是国内治疗最为规范的恶性肿瘤之一，晚期转移性乳腺癌的辅助治疗得到了长足的进步，生存期得到了显著延长。乳腺癌脊柱转移的治疗是一个复杂和长期的过程，骨肿瘤科医生需要改变外科医生的传统观念，不单单从外科角度出发，而应综合考虑肿瘤生长特点、分子分型、既往治疗、患者症状、全身状态及治疗目标预期等多方面因素，需要综合利用各种治疗手段给予乳腺癌脊柱转移患者最佳的治疗方式。目前成熟的脊柱转移癌治疗中心大多依赖于多学科会诊模式，从多学科多角度综合评估，从乳腺癌整体治疗的循证医学出发，与肿瘤内科、放疗科、病理科等相关专业的医生共同讨论、配合，共同制订治疗计划或手术方案，针对不同患者制定个体化治疗方案。目前乳腺癌一、二线治疗方案的临床研究数据较多，但后线治疗方案缺乏高水平的循证医学证据，仍存在一定的局限性，因此，医务人员和科研工作者应不断设计并推广高质量的临床试验，以探索乳腺癌脊柱转移的最优治疗策略、时机和最佳药物选择，最终达到优化治疗方法，延长生存时间，提高生活质量的目的。

房蒙，黄稳定　编写　　严望军　审校

参考文献

[1] OFLUOGLU O. Minimally invasive management of spinal metastases [J]. Orthopedic Clinics of North America, 2009, 40(1): 155-168.

[2] PANTEL K, HAYES D F. Disseminated breast tumor cells: biological and clinical meaning [J]. Nature Reviews Clinical Oncology, 2018, 15(3): 129-131.

[3] MAKHOUL I, MONTGOMERY C O, GADDY D, et al. The best of both worlds—managing the cancer, saving the bone [J]. Nature Reviews Endocrinology, 2016, 12(1): 29-42.

[4] BUY X, BASILE A, BIERRY G, et al. Saline-infused bipolar radiofrequency ablation of high-risk spinal and paraspinal neoplasms [J]. American journal of roentgenology, 2006, 186(5_supplement): 322-326.

[5] BRAY F, FERLAY J, SOERJOMATARAM I, et al. Global cancer statistics 2018: GLOBOCAN estimates of incidence and mortality worldwide for 36 cancers in 185 countries [J]. CA: a cancer journal for clinicians, 2018, 68(6): 394-424.

[6] ORGANIZATION W H. Global health estimates 2016: deaths by cause, age, sex, by country and by region, 2000–2016 [J]. Geneva: World Health Organization, 2018.

[7] SHARMA R. Global, regional, national burden of breast cancer in 185 countries: Evidence from GLOBOCAN 2018 [J]. Breast Cancer Research and Treatment, 2021, 187(2): 557-567.

[8] SøRENSEN M S, GERDS T A, HINDSø K, et al. External validation and optimization of the SPRING model for prediction of survival after surgical treatment of bone metastases of the extremities [J]. Clinical Orthopedics and Related Research, 2018, 476(8): 1591.

[9] CHEN W, ZHENG R, BAADE P D, et al. Cancer statistics in China, 2015 [J]. CA: a cancer journal for clinicians, 2016, 66(2): 115-132.

[10] GIORDANO S H. Breast cancer in men [J]. New England Journal of Medicine, 2018, 378(24): 2311-2320.

[11] ENGMANN N J, GOLMAKANI M K, MIGLIORETTI D L, et al. Population-attributable risk proportion of clinical risk factors for breast cancer [J]. JAMA oncology, 2017, 3(9): 1228-1236.

[12] MEO S A, SURAYA F, JAMIL B, et al. Association of ABO and Rh blood groups with breast cancer [J]. Saudi journal of biological sciences, 2017, 24(7): 1609-1613.

[13] THAKUR P, SEAM R K, GUPTA M K, et al. Breast cancer risk factor evaluation in a Western Himalayan state: A case–control study and comparison with the Western World [J]. South Asian journal of cancer, 2017, 6(3): 106-109.

[14] NICHOLS H B, SCHOEMAKER M J, CAI J, et al. Breast cancer risk after recent childbirth: a pooled analysis of 15 prospective studies [J]. Annals of internal medicine, 2019, 170(1): 22-30.

[15] ELLIS M J, DING L, SHEN D, et al. Whole-genome analysis informs breast cancer response to aromatase inhibition [J]. Nature, 2012, 486(7403): 353-360.

[16] REINER A S, SISTI J, JOHN E M, et al. Breast cancer family history and contralateral breast cancer risk in young women: an update from the women's environmental cancer and radiation epidemiology study[J]. Journal of clinical oncology, 2018, 36(15): 1513.

［17］CANCER C G O H F I B. Type and timing of menopausal hormone therapy and breast cancer risk: individual participant meta-analysis of the worldwide epidemiological evidence［J］. The Lancet, 2019, 394(10204): 1159-1168.

［18］HEATH A K, MULLER D C, VAN DEN BRANDT P A, et al. Nutrient-wide association study of 92 foods and nutrients and breast cancer risk［J］. Breast Cancer Research, 2020, 22(1): 1-12.

［19］TAN M-M, HO W-K, YOON S-Y, et al. A case-control study of breast cancer risk factors in 7,663 women in Malaysia［J］. PloS one, 2018, 13(9): 0203469.

［20］SHETTY P J, SREEDHARAN J. Breast cancer and dietary fat intake: a correlational study［J］. Nepal Journal of Epidemiology, 2019, 9(4): 812.

［21］XIAO Y, XIA J, LI L, et al. Associations between dietary patterns and the risk of breast cancer: a systematic review and meta-analysis of observational studies［J］. Breast Cancer Research, 2019, 21(1): 1-22.

［22］LOPEZ-GARCIA M A, GEYER F C, LACROIX-TRIKI M, et al. Breast cancer precursors revisited: molecular features and progression pathways［J］. Histopathology, 2010, 57(2): 171-192.

［23］DENKERT C, LIEDTKE C, TUTT A, et al. Molecular alterations in triple-negative breast cancer—the road to new treatment strategies［J］. The Lancet, 2017, 389(10087): 2430-2442.

［24］HAMMOND M E H, HAYES D F, DOWSETT M, et al. American Society of Clinical Oncology/College of American Pathologists Guideline Recommendations for immunohistochemical testing of estrogen and progesterone receptors in breast cancer (unabridged version)［J］. Archives of Pathology & Laboratory Medicine, 2010, 134(7): e48-e72.

［25］WOLFF A C, HAMMOND M E H, ALLISON K H, et al. Human Epidermal Growth Factor Receptor 2 Testing in Breast Cancer: American Society of Clinical Oncology/College of American Pathologists Clinical Practice Guideline Focused Update［J］. Archives of Pathology & Laboratory Medicine, 2018, 142(11): 1364-1382.

［26］COATES A S, WINER E P, GOLDHIRSCH A, et al. Tailoring therapies—improving the management of early breast cancer: St Gallen International Expert Consensus on the Primary Therapy of Early Breast Cancer 2015［J］. Annals of oncology, 2015, 26(8): 1533-1546.

［27］LOI S, DRUBAY D, ADAMS S, et al. Tumor-infiltrating lymphocytes and prognosis: a pooled individual patient analysis of early-stage triple-negative breast cancers［J］. Journal of clinical oncology, 2019, 37(7): 559.

［28］DENKERT C, VON MINCKWITZ G, DARB-ESFAHANI S, et al. Tumour-infiltrating lymphocytes and prognosis in different subtypes of breast cancer: a pooled analysis of 3771 patients treated with neoadjuvant therapy［J］. The lancet oncology, 2018, 19(1): 40-50.

［29］SALGADO R, DENKERT C, DEMARIA S, et al. The evaluation of tumor-infiltrating lymphocytes (TILs) in breast cancer: recommendations by an International TILs Working Group 2014［J］. Annals of oncology, 2015, 26(2): 259-271.

［30］GONZALEZ-ERICSSON P I, STOVGAARD E S, SUA L F, et al. The path to a better biomarker: application of a risk management framework for the implementation of PD-L1 and TILs as immuno-oncology biomarkers in breast cancer clinical trials and daily practice［J］. The Journal of Pathology, 2020, 250(5): 667-684.

［31］ANDRé F, CIRUELOS E, RUBOVSZKY G, et al. Alpelisib for PIK3CA-mutated, hormone receptor–

positive advanced breast cancer [J]. New England Journal of Medicine, 2019, 380(20): 1929-1940.

[32] SEGAL C V, DOWSETT M. Estrogen Receptor Mutations in Breast Cancer—New Focus on an Old Target Estrogen Receptor Mutations in Breast Cancer [J]. Clinical Cancer Research, 2014, 20(7): 1724-1726.

[33] POHL-RESCIGNO E, HAUKE J, LOIBL S, et al. Association of Germline Variant Status With Therapy Response in High-risk Early-Stage Breast Cancer: A Secondary Analysis of the GeparOcto Randomized Clinical Trial [J]. JAMA oncology, 2020, 6(5): 744-748.

[34] KOBOLDT D C, FULTON R S, MCLELLAN M D, et al. Comprehensive molecular portraits of human breast tumors [J]. Nature, 2012, 490(7418): 61-70.

[35] NIK-ZAINAL S, DAVIES H, STAAF J, et al. Landscape of somatic mutations in 560 breast cancer whole-genome sequences [J]. Nature, 2016, 534(7605): 47-54.

[36] YATES L R, DESMEDT C. Translational genomics: practical applications of the genomic revolution in breast cancer [J]. Clinical Cancer Research, 2017, 23(11): 2630-2639.

[37] EDIRIWEERA M K, TENNEKOON K H, SAMARAKOON S R. Emerging role of histone deacetylase inhibitors as anti-breast-cancer agents [J]. Drug discovery today, 2019, 24(3): 685-702.

[38] JIANG Z, LI W, HU X, et al. Phase III trial of chidamide, a subtype-selective histone deacetylase (HDAC) inhibitor, in combination with exemestane in patients with hormone receptor-positive advanced breast cancer [J]. Annals of Oncology, 2018, 29: 709.

[39] BROWN J E, WESTBROOK J A, WOOD S L. Dedicator of cytokinesis 4: a potential prognostic and predictive biomarker within the metastatic spread of breast cancer to bone [J]. Cancer informatics, 2019, 18: 1176935119866842.

[40] BODY J-J, QUINN G, TALBOT S, et al. Systematic review and meta-analysis on the proportion of patients with breast cancer who develop bone metastases [J]. Critical reviews in oncology/hematology, 2017, 115: 67-80.

[41] HARRIES M, TAYLOR A, HOLMBERG L, et al. Incidence of bone metastases and survival after a diagnosis of bone metastases in breast cancer patients [J]. Cancer epidemiology, 2014, 38(4): 427-434.

[42] PICCIOLI A, ROSSI B, SCARAMUZZO L, et al. Intramedullary nailing for treatment of pathologic femoral fractures due to metastases [J]. Injury, 2014, 45(2): 412-417.

[43] SATHIAKUMAR N, DELZELL E, MORRISEY M, et al. Mortality following bone metastasis and skeletal-related events among women with breast cancer: a population-based analysis of U.S. Medicare beneficiaries, 1999-2006 [J]. Breast cancer research and treatment, 2012, 131(1): 231-238.

[44] IWASE T, YAMAMOTO N, ICHIHARA H, et al. The relationship between skeletal-related events and bone scan index for the treatment of bone metastasis with breast cancer patients [J]. Medicine, 2014, 93(28).

[45] ZEKRI J, FARAG K, YOUSOF O, et al. Bone modifying agents for patients with bone metastases from breast cancer managed in routine practice setting: Treatment patterns and outcome [J]. Journal of Oncology Pharmacy Practice, 2020, 26(4): 906-911.

[46] PSAILA B, LYDEN D. The metastatic niche: adapting the foreign soil [J]. Nature Reviews Cancer, 2009, 9(4): 285-293.

[47] CHIN A R, WANG S E. Cancer tills the premetastatic field: mechanistic basis and clinical implications[J]. Clinical Cancer Research, 2016, 22(15): 3725-3733.

[48] KIESEL L, KOHL A. Role of the RANK/RANKL pathway in breast cancer [J]. Maturitas, 2016, 86: 10-

16.

[49] ZHANG X H-F, JIN X, MALLADI S, et al. Selection of bone metastasis seeds by mesenchymal signals in the primary tumor stroma [J]. Cell, 2013, 154(5): 1060-1073.

[50] MüLLER A, HOMEY B, SOTO H, et al. Involvement of chemokine receptors in breast cancer metastasis[J]. nature, 2001, 410(6824): 50-56.

[51] DUDA D G, KOZIN S V, KIRKPATRICK N D, et al. CXCL12 (SDF1α)-CXCR4/CXCR7 Pathway Inhibition: An Emerging Sensitizer for Anticancer Therapies? Anti-CXCL12 Therapy in Solid Cancers[J]. Clinical cancer research, 2011, 17(8): 2074-2080.

[52] TEICHER B A, FRICKER S P. CXCL12 (SDF-1)/CXCR4 pathway in cancer [J]. Clinical cancer research, 2010, 16(11): 2927-2931.

[53] MORRISON S J, SCADDEN D T. The bone marrow niche for haematopoietic stem cells [J]. Nature, 2014, 505(7483): 327-334.

[54] SETHI N, DAI X, WINTER C G, et al. Tumor-derived JAGGED1 promotes osteolytic bone metastasis of breast cancer by engaging notch signaling in bone cells [J]. Cancer cell, 2011, 19(2): 192-205.

[55] GUISE T A. Parathyroid hormone-related protein and bone metastases [J]. Cancer: Interdisciplinary International Journal of the American Cancer Society, 1997, 80(8): 1572-1580.

[56] WANG Y, LEI R, ZHUANG X, et al. DLC1-dependent parathyroid hormone–like hormone inhibition suppresses breast cancer bone metastasis [J]. The Journal of clinical investigation, 2014, 124(4): 1646-1659.

[57] FORSBERG J A, EBERHARDT J, BOLAND P J, et al. Estimating survival in patients with operable skeletal metastases: an application of a bayesian belief network [J]. PloS one, 2011, 6(5): 19956.

[58] LIANG Y, WU H, LEI R, et al. Transcriptional network analysis identifies BACH1 as a master regulator of breast cancer bone metastasis [J]. Journal of Biological Chemistry, 2012, 287(40): 33533-33544.

[59] FU H, DOLL B, MCNELIS T, et al. Osteoblast differentiation in vitro and in vivo promoted by Osterix[J]. Journal of Biomedical Materials Research Part A, 2007, 83a(3): 770-778.

[60] NAKASHIMA K, ZHOU X, KUNKEL G, et al. The novel zinc finger-containing transcription factor osterix is required for osteoblast differentiation and bone formation [J]. Cell, 2002, 108(1): 17-29.

[61] ZHOU X, ZHANG Z, FENG J Q, et al. Multiple functions of Osterix are required for bone growth and homeostasis in postnatal mice [J]. Proceedings of the National Academy of Sciences, 2010, 107(29): 12919-12924.

[62] YAO B, WANG J, QU S, et al. Upregulated osterix promotes invasion and bone metastasis and predicts for a poor prognosis in breast cancer [J]. Cell death & disease, 2019, 10(1): 1-13.

[63] BLANCO M A, LEROY G, KHAN Z, et al. Global secretome analysis identifies novel mediators of bone metastasis [J]. Cell research, 2012, 22(9): 1339-1355.

[64] WESTBROOK J A, WOOD S L, CAIRNS D A, et al. Identification and validation of DOCK4 as a potential biomarker for risk of bone metastasis development in patients with early breast cancer [J]. The Journal of pathology, 2019, 247(3): 381-391.

[65] CROSET M, PANTANO F, KAN C W, et al. miRNA-30 family members inhibit breast cancer invasion, osteomimicry, and bone destruction by directly targeting multiple bone metastasis–associated genes [J]. Cancer research, 2018, 78(18): 5259-5273.

[66] ALARMO E L, HAVUNEN R, HäYRYNEN S, et al. Bone morphogenetic protein 4 regulates microRNA

expression in breast cancer cell lines in diverse fashion［J］. Genes, Chromosomes and Cancer, 2016, 55(3): 227-336.

［67］XU W-H, LIU Z-B, YANG C, et al. Expression of dickkopf-1 and beta-catenin related to the prognosis of breast cancer patients with triple negative phenotype［J］. PloS one, 2012, 7(5): 37624.

［68］SAIDAK Z, LE HENAFF C, AZZI S, et al. Wnt/β-catenin signaling mediates osteoblast differentiation triggered by peptide-induced α5β1 integrin priming in mesenchymal skeletal cells［J］. Journal of Biological Chemistry, 2015, 290(11): 6903-6912.

［69］DAY T F, GUO X, GARRETT-BEAL L, et al. Wnt/β-catenin signaling in mesenchymal progenitors controls osteoblast and chondrocyte differentiation during vertebrate skeletogenesis［J］. Developmental cell, 2005, 8(5): 739-750.

［70］BRAULT V, MOORE R, KUTSCH S, et al. Inactivation of the (β)-catenin gene by Wnt1-Cre-mediated deletion results in dramatic brain malformation and failure of craniofacial development［J］. Development, 2001, 128(8): 1253-1264.

［71］CHEN Y, SHI H Y, STOCK S R, et al. Regulation of breast cancer-induced bone lesions by β-catenin protein signaling［J］. Journal of Biological Chemistry, 2011, 286(49): 42575-42584.

［72］COLEMAN R E, BROWN J, HOLEN I. Bone metastases［J］. Abeloff's Clinical Oncology, 2020: 809-830.

［73］中国抗癌协会骨肿瘤和骨转移瘤专业委员会. 乳腺癌骨转移临床诊疗专家共识［J］. 中国肿瘤临床, 2022, 49(13): 660-669.

［74］YONG M, JENSEN A Ø, JACOBSEN J B, et al. Survival in breast cancer patients with bone metastases and skeletal-related events: a population-based cohort study in Denmark (1999–2007)［J］. Breast cancer research and treatment, 2011, 129(2): 495-503.

［75］COLEMAN R E. Clinical features of metastatic bone disease and risk of skeletal morbidity［J］. Clinical cancer research, 2006, 12(20): 6243-6249.

［76］COLEMAN R. Metastatic bone disease: clinical features, pathophysiology and treatment strategies［J］. Cancer treatment reviews, 2001, 27(3): 165-176.

［77］COLEMAN R, SMITH P, RUBENS R. Clinical course and prognostic factors following bone recurrence from breast cancer［J］. British journal of cancer, 1998, 77(2): 336-340.

［78］BUNDRED N, WALLS J, RATCLIFFE W A. Parathyroid hormone-related protein, bone metastases and hypercalcaemia of malignancy［J］. Annals of the Royal College of Surgeons of England, 1996, 78(4): 354.

［79］STERNLICHT H, GLEZERMAN I G. Hypercalcemia of malignancy and new treatment options［J］. Therapeutics and clinical risk management, 2015, 11: 1779.

［80］VUKMIROVIC-POPOVIC S, COLTERJOHN N, LHOTáK Š, et al. Morphological, histomorphometric, and microstructural alterations in human bone metastasis from breast carcinoma［J］. Bone, 2002, 31(4): 529-535.

［81］HAMAOKA T, MADEWELL J E, PODOLOFF D A, et al. Bone imaging in metastatic breast cancer［J］. Journal of Clinical Oncology, 2004, 22(14): 2942-2953.

［82］SALVO N, CHRISTAKIS M, RUBENSTEIN J, et al. The role of plain radiographs in management of bone metastases［J］. Journal of palliative medicine, 2009, 12(2): 195-198.

［83］BUHMANN S, BECKER C, DUERR H R, et al. Detection of osseous metastases of the spine: comparison of high resolution multi-detector-CT with MRI [J]. European journal of radiology, 2009, 69(3): 567-573.

[84] ZULAUF N, BRüGGMANN D, GRONEBERG D, et al. Expressiveness of bone markers in breast cancer with bone metastases [J]. Oncology, 2019, 97(4): 236-244.

[85] TOKUHASHI Y, UEI H, OSHIMA M, et al. Scoring system for prediction of metastatic spine tumor prognosis [J]. World journal of orthopedics, 2014, 5(3): 262.

[86] TOKUHASHI Y, MATSUZAKI H, ODA H, et al. A revised scoring system for preoperative evaluation of metastatic spine tumor prognosis [J]. Spine, 2005, 30(19): 2186-2191.

[87] TOMITA K, KAWAHARA N, KOBAYASHI T, et al. Surgical strategy for spinal metastases [J]. Spine, 2001, 26(3): 298-306.

[88] KATAGIRI H, OKADA R, TAKAGI T, et al. New prognostic factors and scoring system for patients with skeletal metastasis [J]. Cancer medicine, 2014, 3(5): 1359-1367.

[89] JANSSEN S, VAN DER HEIJDEN A, VAN DIJKE M, et al. Prognostication in Patients With Long Bone Metastases: Does a Boosting Algorithm Improve Survival Estimates? [J]. Surgical decision-making for long bone metastases, 2015, 473(10): 189.

[90] WILLEUMIER J, VAN DER LINDEN Y, VAN DER WAL C, et al. An easy-to-use prognostic model for survival estimation for patients with symptomatic long bone metastases [J]. JBJS, 2018, 100(3): 196-204.

[91] RATASVUORI M, WEDIN R, KELLER J, et al. Insight opinion to surgically treated metastatic bone disease: Scandinavian Sarcoma Group Skeletal Metastasis Registry report of 1195 operated skeletal metastasis [J]. Surgical oncology, 2013, 22(2): 132-138.

第十九章

脊柱转移瘤常见的靶向、分子治疗

第一节　分子病理检测技术

　　病理诊断是肿瘤诊断的金标准。免疫学、细胞生物学、分子生物学、细胞遗传学的进展以及分子生物学等理论与技术的应用，极大地推动了传统病理学的发展。特别是随着分子病理学理论和技术的日臻完善，基于分子病理学的病理诊断和肿瘤治疗成了最热门的领域，也是未来诊断和治疗的重要方向之一。学科间互相渗透，由传统的形态学为基础的病理诊断逐步发展到细胞和分子水平。分子病理检测主要基于新型的分子生物学技术，包括免疫组织化学、荧光原位杂交、多重聚合酶链反应、实时聚合酶链反应、多重连接探针扩增技术、Sanger 测序（一代测序）、焦磷酸测序等。近年随着新技术的开发及应用，出现了高通量测序技术，即二代测序，可以一次性对数十万至数百万个 DNA 分子同时进行测序，相比 Sanger 测序，通量高、成本低，应用越来越广泛。在高通量测序不断完善的同时，对单分子 DNA 或 RNA 进行非 PCR 扩增为主要特征的直接测序技术也初见端倪，这类基于分子信号检测的 DNA 测序被称为单细胞测序或三代测序。本节主要介绍当前与原发性恶性肿瘤及转移瘤相关的病理诊断及治疗相关的技术。

一、免疫组织化学技术

（一）简介

　　1941 年，Albert H. Coons 等发表了免疫组织化学技术（以下简称免疫组化）的实验方法，之后经过 Coons 等不断努力改进后得到推广，但是其精确性仍受到怀疑。直到 1979 年，Sternberg 等应用免疫组化法发现外周神经系统中也具有髓磷脂相关的糖蛋白，并与生化分析法获得的数据一致，进而明确了免疫组化具有更高的敏感性和精确性，从而开创出这一新兴技术的应用和发展。免疫组化的原理是利用免疫反应以定位组织中某类抗原分布的技术，操作基于石蜡包埋组织，常用的步骤包括脱蜡、修复、封闭、孵育一抗、孵育二抗、显色、复染。

（二）临床应用

免疫组化检测相关特异性指标对原发灶不明的转移性肿瘤的来源有一定判断作用，这同样适合于脊柱转移瘤。以下介绍各器官相对特异性的标志物。

甲状腺转录因子 1（thyroid transcription factor-1，TTF-1）：TTF-1 的研究始于 1989 年，Civitareale 等通过动物实验发现 TTF-1 可以调节甲状腺球蛋白基因的特异性表达，为甲状腺球蛋白的特异性转录因子，从而得名。TTF-1 也是肺腺癌高度灵敏度及特异性的分子标志物，Stenhouse 等发现 TTF-1 阳性表达主要在外周型的肺泡等终末端气道，并发现 73% 的肺腺癌中 TTF-1 阳性表达，而在黏液性肺腺癌或分化程度低的腺癌中 TTF-1 表达较低，且在非肺腺癌的腺癌组织中 TTF-1 基本不表达。TTF-1 偶见于其他肿瘤表达，如鼻腔小细胞癌也偶有表达（3%）。

糖链抗原 125（carbohydrate antigen 125，CA125）：CA125 最初发现于 1981 年，认为是卵巢癌相关抗原。Bast 等应用卵巢浆液性癌细胞系 OVCA433 免疫 BALB/c 小鼠，并与骨髓瘤杂交纯化得到一株单克隆抗体，将其命名为 OC125，并证实了其对应的抗原，命名为 CA125。CA125 主要在卵巢癌中表达（91% ~ 96%），其次在胃癌（38% ~ 40%）、肺癌（20% ~ 35%）、乳腺癌（13% ~ 24%）、结肠癌（4% ~ 9%）也有少量阳性表达，而卵巢黏液性腺癌常为阴性表达。

巨囊液蛋白 -15（gross cystic disease fluid protein15，GCDFP15）：GCDFP15 是乳腺囊肿液中的一种较大的组成蛋白，与催乳素诱导蛋白有相同的氨基酸片段，可在任何具有大汗腺特征的细胞中表达。Tornos 等研究显示，约 14% 的原发乳腺癌和 43% 的转移性乳腺癌中表达 GCDFP15，在约 1/3 的涎腺和汗腺肿瘤中也有表达。

甲状腺球蛋白（thyreoglobulin，TG）：TG 通常是由正常的甲状腺滤泡上皮细胞分泌产生的一种大分子糖蛋白复合物，是滤泡中含量最多且重要的蛋白质，通过碘化作用形成碘化的 TG 参与合成甲状腺激素 T_3 和 T_4。TG 在甲状腺乳头状癌及甲状腺滤泡癌均阳性表达，在髓样癌中阴性表达。

降钙素（calcitonin，CT）：CT 在 1962 年首次被发现，是由甲状腺滤泡旁细胞（C 细胞）分泌的能降低血钙的含有 32 个氨基酸的单链多肽。CT 在 80% 以上的甲状腺髓样癌中阳性表达，近年发现部分神经内分泌癌 CT 也有表达。

前列腺特异抗原（prostate specific antigen，PSA）：PSA 于 1971 年由 Grim 从精浆中提出，Wang 等于 1979 年应用免疫沉淀法成功地从前列腺组织中分离出，并证实了 PSA 在前列腺癌诊断中的作用，约 95% 的前列腺癌表达 PSA，但约有 1/3 的乳腺癌和汗腺肿瘤也表达 PSA。

α- 甲酰基辅酶 A 消旋酶（α-methylacyl-CoA racemase，P504S）：Xu 等通过 cDNA 文库消减结合高通量微阵列筛选技术，从良、恶性前列腺组织中识别和确认了 3 种人类前列腺及组织特异性基因，并确定了 P504S 基因。P504S 编码一种含有 382 个氨基酸的蛋白质，约 94% 的前列腺癌表达 P504S，在鉴别前列腺良恶性病变方面有较高的特异性（70% ~ 100%），但是也有学者发现 P504S 还可在肝细胞、肾小管、涎腺、结肠腺癌、卵巢癌和乳腺癌中表达。

GATA 结合蛋白 3（GATA binding protein 3，GATA3）：GATA3 是转录因子家族中的成员之一，具有调控细胞因子表达及细胞分化的作用。有学者在 2040 例上皮性肿瘤中发现原发性乳腺浸润性导管癌的阳性率为 92%，转移性浸润性导管癌的阳性率为 96%，乳腺小叶癌的阳性率为

100%，皮肤基底细胞癌的阳性率为100%，低级别尿路上皮癌的阳性率为100%，高级别尿路上皮癌的阳性率为84%，课题组也发现其在其他肿瘤中有部分表达，如胰腺癌（37%）、前列腺癌（2%），肾细胞癌（2%～51%）、鳞癌（12%～81%）、胃癌（5%）、甲状腺癌（5%）、肺腺癌（8%）、肝细胞癌（2%）、卵巢浆液性癌（6%）。因此检测脊柱转移瘤组织中GATA3对于乳腺或尿路上皮来源的转移性恶性肿瘤具有较高的敏感性及特异性。

尾部型同源框转录因子2（caudal-type homeobox transcription factor 2，CDX-2）：CDX-2基因及相关蛋白最早由Maldzik于果蝇中分离出来，并发现从人类受精卵发育的第6周开始，在肠上皮即可检测出来，在成人，正常表达的组织主要是从十二指肠至肛管的整个肠道上皮细胞。CDX-2在90%的结肠腺癌中表达，但胃癌、胆管癌和卵巢黏液腺癌也有约20%的表达，在乳腺癌、肺腺癌、肾细胞癌中几乎不表达。

癌胚抗原（carcino-embryonic antigen，CEA）：CEA自1965年Gold等首先从结肠腺癌和胎儿结肠黏膜组织中分离出CEA以来，大量实验发现大多数结肠实体肿瘤患者血清和组织中CEA明显升高，而少数正常人血清中可检测出CEA。目前认为CEA较强表达的腺癌主要来源于肺、胃、结肠、胆道系统、胰腺、汗腺及乳腺等，基本不表达的腺癌主要来自前列腺、肾、肾上腺、子宫内膜及卵巢浆液性癌等。

波形蛋白（Vimentin）：Vimentin属于细胞中间丝蛋白家族的成员，在人体内主要存在于间充质来源的细胞，是间叶源性肿瘤的重要标志物。是癌和肉瘤鉴别的重要蛋白。但是部分癌也可以表达Vimentin，其中强表达Vimentin的癌可见于梭形细胞癌、肾透明细胞癌、子宫内膜样癌、肉瘤样癌等。

白细胞分化抗原10（cluster of differentiation 10，CD10）：CD10是一种细胞表面糖蛋白金属结合酶，属于肽酶类家族成员之一，最初作为普通急性淋巴细胞性白血病抗原被发现。CD10定位于细胞膜，在肾细胞癌（89%）、尿路上皮癌（54%）、前列腺腺癌（61%）、肝细胞癌（54%～77%）、胰腺导管癌（50%）中表达；在肺腺癌、间皮瘤及结肠腺癌中也偶有表达。

甲胎蛋白（α-fetoprotein，AFP）：AFP由Bergstrand等于1956年在胎儿血清中发现，是一种糖蛋白，正常情况下AFP主要由胚胎的肝脏细胞分泌产生。而苏联的Abelev则于1963年发现AFP的来源主要为卵黄囊和胎盘。目前主要用于标志肝细胞癌来源。

细胞角蛋白（cytokeratin，CK）：CK是应用二相蛋白胶体电泳分出来的一种中间丝，存在于上皮细胞内，分子量为40～70kDa。人体上皮细胞中CK有几十种，是上皮源性肿瘤的重要标志物。CK7和CK20在转移性腺癌的鉴别诊断中最有价值（表19-1-1），其次CK5/6、CK10/13用于标志鳞状细胞癌，CK8/18用于标志腺癌。

表 19-1-1　CK7和CK20在部分上皮性肿瘤中的表达

项别	CK20 阳性	CK20 阴性
CK7 阳性	尿路上皮癌（89%）、卵巢黏液性腺癌、胆管癌（65%）、胰腺非黏液性导管癌（64%）、胃腺癌（33%）、肺腺癌（10%）、乳腺癌（6%～10%）、子宫内膜样癌（9%）、卵巢非黏液性腺癌（2%）、肝癌（5%）、前列腺癌（3.6%）	甲状腺癌（乳头状癌、滤泡癌，髓样癌）（98%）、间皮肿瘤（67%）、卵巢非黏液性腺癌（98%）、肺腺癌（90%）、乳腺癌（导管癌和小叶癌）（86%～94%）、子宫内膜样癌（86%）、肾细胞癌（24%）、胃腺癌（19%）、胆管癌（28%）、胰腺非黏液性导管癌（28%）、肝癌（15%）

续表

项别	CK20 阳性	CK20 阴性
CK7 阴性	结肠腺癌（82%）、Merkel 细胞癌（86%）、胃腺癌（33%）、前列腺癌（10%）、胆管癌（5%）、胰腺非黏液性导管癌（5%）、乳腺癌（2%）、肝癌（2%）	内分泌腺癌（甲状腺癌除外）（100%）、前列腺癌（84%）、肝细胞癌（78%）、肾细胞癌（74%）、胃腺癌（10%）、子宫内膜样癌（6%）、胰腺非黏液性导管癌（3%）、胆管癌（2%）、甲状腺癌（2%）

二、聚合酶链反应

聚合酶链反应（polymerase chain reaction，PCR）于 1986 年由 Mullis 发明，是一种重要的基因诊断方法，其以迅速、简便、敏感等优点很快成为科研、临床诊断的技术热点。PCR 是以肿瘤组织内提取的 DNA 为模板，在耐热 TaqDNA 多聚酶的作用下，以混合的核酸（dNTPs-A，C，G，T）为底物，在引物的引导下，扩增靶基因或靶 DNA 片段。多种实验及临床应用均证实其具有敏感性高、特异性强、简便、快捷、对标本的纯度要求低等特点。

反转录聚合酶链反应（reverse transcription polymerase chain reaction，RT-PCR）由 Saiki 等首创。首先要提取肿瘤组织中的 mRNA，在反转录酶的作用下，合成 cDNA，再以此为模板进行 PCR。肿瘤中存在的异常 mRNA，可通过此法用特定的引物，扩增染色体易位断裂两端的 cDNA 而获得染色体易位的条带。RT-PCR 敏感、快速，少量肿瘤细胞即可被检测。不仅可用于新鲜组织，也可用于甲醛固定、石蜡包埋的组织。RT-PCR 配合二代测序常用于软组织肉瘤具体类型的判断，临床中可以与 FISH 联合使用，对肿瘤的鉴别诊断有重要价值。长距离 PCR（long-distance PCR）是一种扩增大片段 DNA 的 PCR 技术，能够扩增长度达数千碱基对的基因组突变。多重 PCR（multiplex PCR）是一种同时扩增数个靶基因片段的 PCR 技术，由 Markoulatos 等首创，1988 年首次被用于检测肌营养不良蛋白基因的缺失，2008 年该技术被用于微卫星和单核苷酸多态性（single nucleotide polymorphism，SNP）的分析，2020 年多重 RT-PCR 技术被设计出来，目前该技术已广泛应用于肿瘤基因诊断、病原微生物鉴定、法医鉴定等多个领域。巢式 PCR（nested PCR）是一种改良的 PCR，由 Martinez E.Carmelo E 等首次报道。巢式 PCR 是第一次 PCR 应用外围的引物对，第二次 PCR 以第一次 PCR 的产物作模板，在内引物对的引导下，再进行第二次 PCR。巢式 PCR 适用于低拷贝模板的扩增，缺点是易产生难以处理的交叉性污染。实时 PCR（real-time PCR）属于一种定量 PCR，在 PCR 中引入了一种荧光化学物质（如 SYBR Green Ⅰ荧光染料），随着 PCR 反应的进行，PCR 反应产物不断累积，荧光信号强度也等比例增加，每经过一个循环，收集一个荧光强度信号，通过荧光强度变化监测产物量的变化得到一条荧光扩增曲线图，从而实现对起始模板进行定量和定性的分析。目前此方法应用较为广泛。

三、荧光原位杂交技术

20 世纪 60 年代末期，Pardue 等学者在中期的染色体标本上建立了放射性原位杂交技术，70 年代后期非放射性标志法问世。1981 年，Bauman 等首次报道了荧光素标志的 cDNA 原位杂交技术，并应用生物素标记核苷酸制备了探针，1987 年染色体原位抑制杂交法的创建，使荧光原位杂交（FISH）技术得以迅速发展。

（一）原理

利用 DNA 碱基对的互补性，将直接标志了荧光的单链 DNA（探针）和与其互补的目标样本的 DNA（玻片上的标本）杂交，通过观察荧光信号在染色体上的位置反映相应染色体的情况。FISH 就是利用这一原理将标记探针同组织、细胞核或染色体 DNA 进行杂交，经荧光检测体系对待测核酸定性、定位或相对定量分析的一种研究方法。

FISH 可检测的临床样本很多，对被测样本没有特殊的要求，可以来自骨髓的细胞，也可以来自羊水的细胞；可以是冰冻切片的样本，也可以是经过石蜡包埋的样本；甚至可以利用尿液样本进行膀胱癌复发的判断。获取的样本细胞也无需经过培养扩增，FISH 检测可以显示单个细胞核内染色体的异常情况。目前学者一致认为其具有如下特点：①操作简单，检测快速，结果易观察；②敏感性和特异性高；③可检测样本种类多；④空间定位精确。

（二）临床应用效果和意义

1. 产前诊断

染色体非整倍体性是引起流产、婴儿死亡及神经系统发育迟缓的重要原因。经典的细胞遗传学方法均采用绒毛或羊水细胞培养后进行核型分析，但检测周期长、操作烦琐，影响因素多，且最终的培养结果有时并未完全满足核型分析的要求影响诊断。而 FISH 弥补了细胞遗传学分析方法的不足。1986 年 Cremer 等证实了 FISH 应用于间期核染色体非整倍体性异常的可行性。Weremowiez 等认为 FISH 的突出优点是快速准确，与经典的细胞遗传学核型分析相比诊断符合率达 99.8%，同时该方法具有杂交信号明亮、结果直观、无放射性同位素污染等优点。

2. 血液病

近年临床研究表明，大部分白血病和淋巴瘤存在某些染色体易位，易位会产生新的融合基因。这些标志可以用于诊断不同类型的白血病和淋巴瘤。通过检测白血病患者的基因异常情况，可以判断患者的生存期。通过判断患者的生存期，可以使用不同的临床用药方案，实现个体化的治疗。Döhner 等利用 FISH 技术检测 325 例慢性淋巴细胞白血病患者的染色体异常情况，通过年龄、Binet 分级等指标的死亡风险比，将患者分为 5 组：17p（*p53*）缺失组、11q（*ATM*）缺失组、12q 三体组、正常核型组、13q（*RB1/D13S25*）缺失组，结果显示各组的中位生存期分别为 32、79、111、114、133 个月，明确了 FISH 技术在疾病分型及对预后判断的价值。

3. 实体瘤

多数实体瘤都具有染色体数目和结构异常的特征。在转移性肿瘤的研究中，FISH 可用于对分离出的癌基因和抑癌基因的定位，这对研究肿瘤中常见的染色体或基因改变，进一步研究其生物学和分子特征提供了依据。

膀胱尿路上皮癌患者复发率高，且复发后易发展为浸润性癌，并伴有转移。以膀胱镜发现可疑病变再进行组织活检的方法易造成漏诊。2000 年就有文献报道，使用商业化探针（雅培公司）用于膀胱癌的诊断敏感性为 82.4%、特异性为 91.8%。尿脱落细胞学检查是一种无创性检查方法，细胞学检查具有比较高的特异性，很少会出现假阳性的结果。VarellaGarcia 等研究表明，尿细胞学检查的特异性高达 100%，然而，细胞学检查在高级别膀胱尿路上皮癌中的敏感性却不太高。Jones 通过分析近几年多个实验室的结果得出结论，尿细胞学检查在高级别肿瘤中的敏感性平均也只有 65%，低级别肿瘤中则更低，只有 26%。Sokolova 等根据以往膀胱尿路上皮癌的研究结果，选择了畸变率较高的 9 个染色体着丝粒和 1 个区带探针即 3、7、8、9、11、15、17、18、Y 和 9p21，对 21 例膀胱尿路上皮癌患者和 9 例正常志愿者的尿脱落细胞进行了 FISH 检测，分析单个探针和组合探针两者间敏感性的差异，结果显示四探针组合，即 3、7、17 号染色体着丝粒和 9p21 特异位点探针敏感性最高。随后 Halling 等又对这种方法和尿脱落细胞学进行了对比研究，发现 FISH 的阳性率为 81%，明显高于细胞学的 58%，特异性为 96%，因此 FISH 检测方法已经显示出对膀胱癌患者的无创性诊断具有高度的敏感性和特异性的优势，能弥补细胞学在肿瘤诊断中敏感性的不足。Laudadio 等研究结果也表明，FISH 技术在高级别膀胱肿瘤中的敏感性明显高于细胞学（95% 和 41%），在尿路上皮癌原发瘤、复发及转移等领域有着非常广阔的应用前景。

在乳腺癌中有 20% ~ 30% 的人表皮生长因子受体 2（ human epidermal growth factor receptor 2，HER2 ）基因的扩增和蛋白过度表达，HER2 过度表达的乳腺癌浸润性强，预后差。另外 HER2 的状态是乳腺癌药物（蒽环类药物和曲妥珠单抗 ）治疗的主要参考指标。其中曲妥珠单抗（赫赛汀 ）是一种重组 DNA 衍生的人源化单克隆抗体，选择性地作用于 HER2 的细胞外部分，适用于治疗 HER2 过度表达的乳腺癌。由于只有 HER2 过度表达或 HER2 基因扩增的乳腺癌患者用赫赛汀治疗才有效，因此检测 HER2 的状态非常重要。目前主要采用 FISH 法检测 HER2 基因扩增的水平。由于一些回顾性研究发现用 FISH 法预测赫赛汀疗效好于免疫组化等其他方法，因此 FISH 被认定为检测 HER2 状态的金标准。

四、Sanger 测序

Sanger 测序（一代测序）又名双脱氧链终止法，由英国著名生物化学家 Frederick Sanger 等于 1977 年发明。随着时间的推移，Sanger 测序法的硬件进一步完善，流程更趋于自动化，包括同位素标记法被荧光标记法取代，可以被照相机和计算机系统自动识别；凝胶电泳的形式升级为毛细管电泳，将 DNA 测序限制在一条条封闭的毛细管里，避免了相互间的干扰。作为测序金标准推动了人类基因组 "工作框架图" 的绘制。目前的临床应用：

（1）单基因疾病的产前诊断：如果需要检测的目的基因明确，可以对羊水细胞进行 PCR 后测序，从而发现家族史明确的遗传性疾病。

（2）HLA 配型：已成熟地应用于器官移植、骨髓移植等。

（3）疾病的基因诊断：可对疾病基因明确的单基因遗传病进行基因诊断，特别有利于诊断多基因位点突变。它可以根据需求，对基因的某个位点、片段甚至整个基因进行测序，从而避免只检测热点突变导致的遗漏。

（4）个性化用药：药物在吸收、代谢、分布和发挥疗效时，都离不开与相应的蛋白分子结合。基因变异如果使这些蛋白质功能异常，则有可能影响药物疗效，导致不良反应。通过检测拟使用药物相关的蛋白质编码基因，可以指导个性化用药。

（5）法医鉴定：通过检测 13 ～ 18 个基因组中的位点，可以区别绝大多数个体，从而在法医及亲子鉴定方面发挥作用。

（6）病原体检测：可快速鉴别病原体，并能及时发现新的毒株及突变株，并区别强毒株及弱毒株，有利于进行病原流行病学方面的研究，确定相应的预防和控制措施，并明确它们在人群中的分布规律。

五、高通量测序技术

尽管 Sanger 测序法为代表的第一代测序技术在人类基因组计划和人类疾病研究中发挥了重要作用，但测序能量低和成本高的缺点限制了其大规模应用。基因组学的迅速发展对更快速、更低廉、更精确的测序技术需求越来越大，在背景下催生了下一代测序（next-generation sequencing，NGS），即高通量测序，也称深度测序、二代测序。NGS 技术的出现，给生物医学领域的研究带来了巨大的影响。Nature Methods 在 2014 年点评了过去十年对生物学研究影响最深的十大技术，NGS 技术居于首位。目前正在应用的 NGS 技术平台有 Roche454 测序平台、Illumina 测序平台和 Thermo Fisher 测序平台。

高通量测序是利用 DNA 聚合酶或连接酶以及引物对模板进行一系列延伸，通过显微设备观察并记录连续测序循环中的光学信号实现的，具有通量大、自动化程度高和所需样本量少等特点，通过反复测定同一区域的 DNA 片段，可以达到很高的敏感性和准确性，能够检测包括点突变、基因拷贝数改变和基因重组等在内的多种基因改变，在序列未知物种的全基因组从头测序、转录组测序、蛋白质与 DNA 的相互作用分析、全基因组甲基化图谱等方面有巨大的优势。

高通量测序包括全基因组测序、全外显子组测序、目标区域重测序、转录组测序。具有三大优点。①芯片测译：通过有序或无序的阵列配置实现大规模的并行化，可以在数百万个点上同时阅读测序，把平行处理的思想用到极致，极大地提高了测序通量，因此也称为大规模平行测序。②定量功能：样品中的某种核酸被测序的次数反映了样品中这种核酸的丰度，这一点有望取代以前的基因芯片技术用于基因表现的研究。③成本低廉。

尽管存在通量高和并行检测等优点，NGS 技术在单细胞中的应用还处于早期阶段。NGS 技术固有的技术性测序错误使其应用中变得复杂。首先，测序深度不足可能导致判定结果的假阳性或假阴性。测序深度是指基因组特定位置上序列读段的重复个数，也即特定碱基被测序的次数。测序深度越大，准确性越好；相反，低测序深度引起准确性下降。在同样比例读段的情况下，测序深度 ×100（20 个读段为 A，80 个读段为 T）较测序深度 ×10（2 个读段为 A，8 个读段为 T）判读容易。因此，测序深度是提高基于准确性的一个关键因素。

高通量测序可以对 DNA 或 RNA 样本中的碱基对进行快速测序。高通量测序支持各种应用，包括基因表达谱分析、染色体计数、检测表观遗传变化和分子分析，高通量测序可促进发现和实现未来的个体化医学。由于高通量测序能够同时对上百万个甚至数十亿个 DNA 分子进行测序，其具有高通量、高精度、操作简单、速度快等优点，在精准医学应用中逐渐替代其前身——传统 Sanger 测序。在骨与软组织肿瘤领域中，病理医生仅通过组织形态学进行诊断是具有挑战性的，通过靶向测序可以检测驱动肿瘤发生发展的基因，从而辅助临床诊断。骨与软组织肿瘤基因组的突变、拷贝数变异及甲基化异常会导致肿瘤的表型变化，包括生长失调、无限复制潜能、血管生成增加、侵袭性和转移性增强。高通量测序检测相关基因有助于靶向这些异常基因进行新型化疗药物的应用与研发。

在 NGS 不断完善和广泛应用的同时，以对单分子 DNA 或 RNA 进行非 PCR 扩增为主要特征的直接测序技术也初见端倪。这类基于单分子信号检测的 DNA 测序被称为单分子测序（single molecule sequencing，SMS）或三代测序（third generation sequencing，TGS）。目前三代测序技术的主要代表有 Helicos 生物科学公司的 Heliscope 技术、Pacific Biosciences（PacBio）公司的单分子实时（single molecule real time，SMRT）测序技术、Oxford Nanopore Technologies 公司的纳米孔单分子测序技术和 Geno Care 单分子测序技术。

与前两代测序相比，三代测序技术最大的特点是单分子测序，其中 Heliscope 技术和 SMRT 技术利用荧光信号进行测序，而纳米孔技术则利用不同碱基产生的电信号进行测序。从测序的结果分析，三代测序技术最接近真实需求，它从技术上实现了化繁为简。随着分子生物学的发展与"精准医疗"概念的提出，三代测序技术已历经多代次更迭，性能也趋于优化与稳定。面对二代测序短读长、操作复杂、耗时长等的特点，三代测序利用现代光学、纳米技术等手段捕获序列碱基信息力求弥补缺陷，但提升准确度、降低测序成本还是主要挑战。相较于早期研发的 Helicos 单分子测序，实时单分子测序、纳米孔测序、Geno Care 单分子测序在单位时间内测序能量等方面进一步提高，但现阶段，三代测序技术在精确度上相比二代测序优势不明确，还有很大的改进空间，离真正成熟也还有一定距离。

序列解读和临床报告：测序和生物信息学分析完成之后开始分析数据，临床测序的最终目标是生成对临床医生和患者有价值的报告帮助诊断、指导治疗和提供预后信息。此外，报告格式必须以临床医生和患者能容易理解的方式提供。因此，进行序列分析的分子遗传病理学家或临床分子遗传学家，必须精通临床医学和基因解读及报告。一般情况下，测序报告会注明变异的位置，这需要建立在临床实践上。

六、质谱成像在临床病理学中的应用

先进的激光成像质谱（imaging mass spectrometry，IMS）技术是一种高敏感性的表面分析技术，在固体样品表面元素、同位素以及分子组织的分析领域具有悠久历史。1949 年 Herzog 等先报道了表面分析技术的原型，20 世纪 60—70 年代得到进一步发展，逐渐成为一种功能强大的表面分析技术。由于缺少特异性的指示亚细胞结构的离子碎片，致使单细胞成像分析面临挑战。而激光扫描共聚焦显微镜是一种日趋成熟的单细胞成像技术，两者联合应用可以有效地整合两者的优点，在对亚细胞进行定位的基础上，通过成像技术研究目标分子的细胞摄入和亚细胞分布，在细胞生物学、药物发现等研究领域有较好的应用前景。经 IMS 获得的分子特异性足以转化用于病理医生对疾病的诊断。成像质谱的一个主要优点在于它将质谱的分子特异性和敏感性与各种形式的显微镜下获得的组织切片图像固有的空间信息进行独特结合，是阐明组织分子表象的强有力工具。此外它不需要间接的标志物，如用特异性的抗体来检测某个感兴趣的蛋白质，而是从组织切片的原生状态检测该目标分子。除此之外，质谱仪还可以扫描标本中所有物质，便于对其中不同物质进行多重分析，这其中就包括被确认的、与疾病相关的标志物。其具有的特有优势与当前和未来解剖病理学的需求高度契合，能够为患者的诊断、预后和治疗方式的评估提供分子平台。

总之，在临床应用中还包括多种分子技术的应用，各种方法存在不同的优缺点，需要根据检测内容及临床需要选择恰当的检测方法。尤其需要提到的是骨肿瘤及脊柱的转移性恶性肿瘤在手术送检的病理组织中常有质硬的骨组织，病理科医生在处理标本时需要脱钙，这可以对免疫组化结果和基因检测结果形成一定的影响。因此临床医生对病理报告解读时要悉知此种影响。

第二节　脊柱转移癌常见的分子生物学指标

病理学分子诊断技术的临床应用扩展到多种肿瘤类型，除了对诊断有重要价值，还对预后和治疗有实用价值。对基因组研究的继续深入加深了人们对病理的理解；此外，随着许多新的生物标志物的应用及靶向治疗药物的应用，不同肿瘤类型得到了证明，尤其是广谱的肿瘤治疗药物的应用，使基于靶向治疗的指标有了更深刻认识。本节重点介绍与肿瘤治疗相关常见靶点。但是需要说明的是，由于肿瘤在进展过程中的生物标志物可以出现变化，强烈建议治疗过程中要注意参考实时性的各癌种的指南。

一、乳腺癌易感基因 1/2

乳腺癌易感基因 1/2（breast cancer susceptibility gene 1/2，BRCA1/2）是 20 世纪 90 年代被成功克隆出来的，是与乳腺癌相关的重要抑癌基因，其编码的蛋白作用于多种细胞生命活动过程，包括 DNA 损伤修复、基因转录调控和细胞周期调节等。*BRCA* 基因突变分为两种类型：一种为胚系突变，另一种为体系突变。*BRCA1* 已逐渐作为一个分子标志应用于乳腺癌的防治中，如高危人群进行遗传学变异的筛查和早期诊断，对于携带 *BRCA1* 基因突变的乳腺癌原发和伴有脊柱转移患者，可通过铂类、PARP 抑制剂治疗，也可通过特异性 DNA 甲基转移酶抑制剂治疗后去除肿瘤细胞中的甲基化并抑制组蛋白脱乙酰酶的活性，重新激活 *BRCA1* 基因，为治疗提供新思路。

二、突变型 *P53* 基因

突变型 P53（mutant P53，TP53）是一种肿瘤抑制蛋白，编码 P53 蛋白，该蛋白响应于不同的细胞应激以调节靶基因的表达，从而诱导细胞周期阻滞、凋亡、衰老、DNA 修复或代谢变化。该基因的突变与多种人类恶性肿瘤相关。研究发现 TP53 突变一般发生在外显子 5 ～ 8，突变类型多为缺失（截短突变），且常与 *EGFR* 突变或 *RB1* 突变共存。Goyal 等报道了髓母细胞瘤伴有脊柱转移的 1 例 14 岁患儿，发现患儿 *SUFU*、*NOTCH3*、*TP53* 和 *TERC* 等基因有突变。

三、视网膜母细胞瘤基因 1

视网膜母细胞瘤基因 1（retinoblastoma1，RB1）是人类最早分离克隆的抑癌基因之一。*RB1* 基因是细胞周期的负调控因子，通过与转录因子结合调节细胞增殖和分化所需基因的表达，从而维持细胞生长发育的平衡。因此，该基因的功能与细胞周期、细胞衰老、细胞凋亡、细胞分化和生长抑制等有关。在 *EGFR* 突变型 *NSCLC* 中，*RB1* 缺失几乎总是与 TP53 缺失同时发生。Bertucci 等研究了 617 例转移性乳腺癌的体细胞改变特征，发现 9 个驱动基因（*TP53*、*ESR1*、*GATA3*、*KMT2C*、*NCOR1*、*AKT1*、*NF1*、*RIC8A* 和 *RB1*）表达雌、孕激素受体，但 *HER2* 水平不高的转移性乳腺癌中突变更频繁，认为转移性乳腺癌比早期乳腺癌的基因组异常发生率高。

四、神经营养因子受体络氨酸激酶

神经营养因子受体络氨酸激酶（neuro trophin receptor kinase，NTRK）家族包括 TrkA、TrkB 和 TrkC 三种蛋白，分别由 *NTRK1*、*NTRK2* 和 *NTRK3* 基因编码，这些蛋白通常在神经组织中表达。*NTRK* 基因融合可存在于多种类型的肿瘤中，包括肺癌、结肠癌、甲状腺癌以及某些儿科肿瘤等。虽然 *NTRK* 基因融合在大多数恶性肿瘤中比较罕见，但是某些罕见的肿瘤类型却主要是由 *NTRK* 基因融合驱动的。

五、膦脂酰肌本醇 3- 激酶

PIK3CA 编码的膦脂酰肌醇 3- 激酶（phosphatidylinositol 3-kinases，PI3Ks）是 PI3K/AKT/mTOR 信号通路的重要激酶，*PIK3CA* 突变导致该激酶活性增强继而持续激活下游信号通路，促进肿瘤增殖和侵袭。在 *HR* 阳性而 *HER2* 阴性的乳腺癌患者中，*PIK3CA* 基因突变发生率约40%，主要热点突变区域为外显子 9 和外显子 20。

六、间变性淋巴瘤激酶

间变性淋巴瘤激酶（anaplastic lymphoma kinase，ALK）是胰岛素受体超家族的一种受体酪氨酸激酶，其病理生理功能具有"配体依赖性"。NSCLC 患者会发生 ALK 重排，发生 ALK 重排患者的临床特征与 *EGFR* 突变患者相同，但 ALK 重排患者一般更年轻。肺鳞癌患者不容易出现 ALK 重排。

七、原癌基因 ROS1

原癌基因 *ROS1*（ROS oncogene 1，ROS 1）最初被发现于鸟肉瘤病毒 UR2（曼彻斯特大学肿瘤病毒 2），属于酪氨酸激酶胰岛素受体基因的亚家族，该基因编码的蛋白具有酪氨酸激酶活性的Ⅰ型完整膜蛋白。ROS1重排在NSCLC中的发生率为1%～2%，ROS1重排与ROS1抑制剂疗效密切相关，阳性患者疗效更佳。在ROS1重排驱动的非小细胞肺癌亚群中，ROS1继发点突变被认为是对ROS1靶向治疗耐药的分子机制之一。

八、间质表皮转化因子

间质表皮转化因子（mesenchymal-epithelial transition factor，MET）编码的c-met蛋白是肝细胞生长因子的酪氨酸激酶受体。MET通过可激活原癌基因相关通路，从而促进新生血管形成，促进肿瘤转移。MET活性突变在转移性NSCLC中发生率为3%～4%，最常见的是第14外显子跳跃突变。

九、鼠类肉瘤滤过性毒菌致癌同源体B

鼠类肉瘤滤过性毒菌致癌同源体B（v-raf murine sarcoma viral oncogene homolog，BRAF）是一个重要的丝氨酸或苏氨酸激酶，由它参与的丝裂原活化蛋白激酶（MAPK）信号通路调控细胞的增殖、分化和凋亡。BRAF基因突变发生在许多恶性肿瘤中，与这些肿瘤的发生及发展密切相关。*BRAF*的激活性突变也在黑色素瘤中被证实，其中最常见的是特异性*V600E*突变。*BRAF*突变存在于1%～4% NSCLC中，且常表现为微乳状癌。多种BRAF抑制剂对BRAF V600E突变具有特异靶向亲和力。

十、表皮生长因子受体

表皮生长因子受体（epithelial growth factor receptor，EGFR）基因突变阳性率在中国非小细胞肺癌患者中约占50%。*EGFR*最常见的激活突变为外显子19缺失（约占45%）（图19-2-1）和外显子21的L858R点突变（约占40%）。*EGFR*的激活与*PD-1*、*PD-L1*和*CTLA-1*的表达上调有关，而*CTLA-1*可驱动免疫逃逸。研究表明*EGFR*突变的非小细胞肺癌患者经免疫治疗获益不明显。

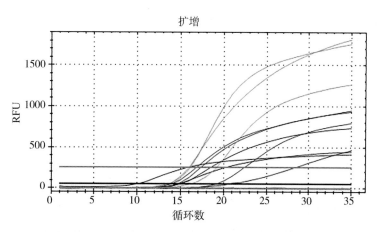

图 19-2-1　EGFR 外显子 19 缺失（患者，女性，45 岁，肺腺癌骨转移，qRT-PCR 法）

十一、错配修复蛋白

免疫组化检测肿瘤中 hMLH1、hMSH2、hMSH6 和 PMS2 的表达，常表现为两两协同表达缺失，以 hMLH1、hPMS2 蛋白表达缺失更为常见。有研究显示，结直肠癌错配修复蛋白表达缺失与荧光 PCR 法检测微卫星不稳定状态具有较高的一致性，由于免疫组化法价格低廉、操作简便，可作为 Lynch 综合征的初筛方法（图 19-2-2）。

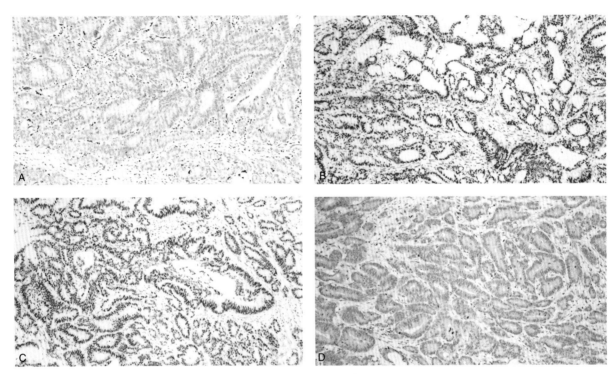

图 19-2-2　通过免疫组化检测 MSI

通过免疫组化检测组织中 MLH1（A）、MSH2（B）、MSH6（C）和 PMS2（D）的表达情况从而判断结直肠腺癌的 MSI 状态。B、C. MMR 蛋白表达阳性以结肠上皮细胞的细胞核染成棕黄色。A、D. MMR 蛋白表达缺失或阴性以结肠上皮细胞的细胞核无着色。该例结肠癌患者组织中 MMR 蛋白的免疫组化表达模式为 MLH1 和 PMS2 蛋白异常表达，结合患者病史、肿瘤形态特征及其他检测结果，这种 MMR 蛋白表达模式可能与 MSI-H 结肠癌或 Lynch 综合征相关

十二、程序性死亡配体 1

程序性死亡配体 1（programmed death ligand 1，PD-L1）是 PD-1 的配体，1992 年 Ishida 等通过从凋亡的小鼠 T 细胞杂交瘤 2B4.11 中利用削减杂交的方法首次获得并命名。PD-L1 是一种在肿瘤细胞上表达并可抑制 T 细胞介导的细胞死亡的共调节分子。肿瘤细胞的 PD-L1 蛋白结合 T 细胞的 PD-L1 蛋白使 T 细胞被肿瘤细胞"俘获"而失去活性。PD-1、PD-L1 免疫抑制剂的作用就是阻断肿瘤细胞和 T 细胞结合，使 T 细胞能正常发挥在人体内的作用，持续识别出肿瘤细胞并进行清除。免疫组化检测 PD-L1 在肿瘤细胞或肿瘤浸润免疫细胞上的表达，是目前免疫检

查点抑制剂治疗中应用最广泛的生物标志物；PD-L1 检测已被写入了非小细胞肺癌、乳腺癌等多个癌种的 NCCN 指南。众多临床研究显示，PD-L1 的表达水平与非小细胞肺癌患者经免疫治疗的疗效相关，随着 PD-L1 表达升高，疗效增加，疾病控制时间延长，而预后改善。

　　免疫治疗尤其是 PD-1、PD-L1 抑制剂的发展改善了部分恶性肿瘤的预后，肿瘤细胞 PD-L1 表达水平的高低与抗 PD-1、PD-L1 免疫抑制剂的疗效呈正相关。其免疫治疗的靶点 PD-L1 需要免疫组化法检测，主要是基于罗氏（SP263、SP142）及 DOKO（22C3）平台。然而，PD-L1 检测的判读在临床实践中存在较多挑战。因此临床上除需要免疫组化检测 PD-L1 的表达水平外，微卫星不稳定性检测及肿瘤突变负荷（TMB）的检测对指导抗 PD-1、PD-L1 免疫抑制剂的治疗也有一定价值。

十三、人表皮生长因子受体 2

　　人表皮生长因子受体 2（human epidermal growth factor receptor 2，HER2）是一种跨膜受体酪氨酸激酶，在 10% ~ 15% 的乳腺癌中呈现过表达，且被认为在这部分乳腺癌的临床进展中有一定作用。当该基因过表达时，其蛋白的表达量可能增加 40 ~ 400 倍，主要机制是 17 号染色体上相应编码区的基因扩增。2006 年，首个 HER2 靶向药物，即人源性单克隆抗体曲妥珠单抗获批用于乳腺癌的辅助治疗，它可以与 HER2 结合并阻断下游信号通路。HER2 免疫组化实验的性能和结果的判读具有不稳定性，特别是存在过度染色或过度判读的。HER2 的 FISH 检测可以采用双探针或单探针技术在福尔马林固定的石蜡包埋标本上进行（图 19-2-3、图 19-2-4）。

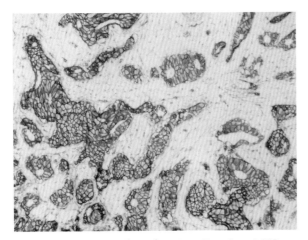

图 19-2-3　HER2 为 3+（Roche：Benchmark XT EnVision 两步法）

图 19-2-4　HER2 的 FISH 检测为阳性

　　总之，无论是恶性肿瘤诊断的相关特异性指标，还是与治疗有关的分子生物学指标，对我们理解及认识肿瘤提供了依据，也为治疗提供了新的思路。随着新技术的发展，更多的诊断和治疗的靶点应用于临床，渴望转移性恶性肿瘤出现突破。

第三节　脊柱转移瘤的靶向和免疫治疗

根据 2021 年世界卫生组织国际癌症研究机构（IARC）发布的 2020 年全球最新癌症数据，全球新发癌症病例 1929 万例、死亡 996 万例，其中我国新发 457 万例（23.7%）、死亡 300 万例（30%），均居全球首位。目前肿瘤的治疗主要包括外科手术、放疗和药物治疗三方面，均取得了长足的进步，其中的药物治疗更是从最初的化学治疗"无差别攻击"，发展到最新的靶向、免疫治疗"生物导弹"，通过药物治疗的三次革命性的进步，肿瘤患者的生存状况得到了极大的改善，生存期明显延长。

一、概述

（一）靶向治疗

靶向治疗的发展与致癌基因、抑癌基因和致癌信号通路的发展同步。与正常细胞完成功能的多信号通路不通，肿瘤细胞基因的激活或抑制基因的丢失常仅作用在少数选定的信号通路，这成为靶向治疗的主要研究点。与 1953 年开始应用的抗肿瘤代谢药物无法区分正常和肿瘤细胞不同，靶向治疗主要针对肿瘤细胞的 DNA 复制和细胞分裂，即其仅限于阻止肿瘤细胞的分子和信号通路特异性表达和（或）激活肿瘤细胞，选择性地从正常细胞和肿瘤细胞群中杀灭肿瘤细胞，从而减少药物引起的毒性，改善患者生活质量。

1977 年，世界上首种靶向治疗药物他莫昔芬（tamoxifen）问世，它通过与雌激素受体结合并阻断其下游转录功能以显著抑制雌激素受体阳性（ER+）乳腺癌的生长。其后，靶向治疗逐渐受到研究者和临床医生的重视，随着高分辨率分子技术的出现，新的肿瘤特异性靶点逐渐被发现，相应的靶向治疗药物及其占比逐渐增多，2015—2019 年仅美国就上市了 60 种抗肿瘤药物，靶向治疗药物占比高达 93%，涵盖了肺癌、乳腺癌、肾癌、前列腺癌、甲状腺癌等 24 个肿瘤类型，覆盖面广，临床疗效也较非靶向治疗有了显著提升。

（二）免疫治疗

不同于化疗和靶向治疗的针对肿瘤细胞，免疫治疗的针对对象是机体的免疫细胞，通过抑制免疫负向调控因子、增强免疫细胞对肿瘤的识别能力、增强机体对肿瘤的自然免疫防御以及重塑免疫微环境等方式清除患者体内肿瘤细胞。肿瘤免疫疗法包括肿瘤疫苗、CAR-T 细胞治疗、单克隆抗体类免疫检查点抑制以及小分子抑制剂等，目前最常用的为单克隆抗体类免疫检查点抑制剂（immune checkpoint blockade，ICB），即抗 PD-1 和 PD-L1、细胞毒性 T 淋巴细胞抗原 -4（cytotoxic T lymphocyte associated antigen-4，CTLA-4）等免疫治疗。

免疫治疗最早可追溯至 1893 年，William 医生发现术后化脓性链球菌感染使肉瘤患者肿瘤消退，该现象提示了免疫在肿瘤治疗中可能存在作用，然而直至 1976 年发现 IL-2，研究者才真正推开了免疫治疗的大门。1984 年研究者采用 IL-2 治疗 1 例黑色素瘤转移患者，肿瘤位于患者的小腿，PFS 达到 29 年。随后免疫治疗的研究逐渐增多，2010 年的世界首例前列腺癌治疗性疫苗 sipuleucel-T、2011 年的 ICB 类 ipilimumab、2012 年的 CAR-T 等在肿瘤治疗上的良好疗效，使肿瘤免疫疗法在 2013 年被《科学》杂志评为十大科技突破之首。近年来，随着帕博利珠单抗、纳武利尤单抗等抗 PD-1 和 PD-L1 单抗在多瘤种中的广泛应用，可以预见未来肿瘤免疫治疗具有优异的临床疗效和广阔的市场前景。

　　目前常用的 PD-1 包括进口的纳武利尤单抗、帕博利珠单抗等和国产的派安普利单抗、信迪利单抗、替雷利珠单抗等，PD-L1 包括阿替利珠单抗和德瓦鲁单抗等。在作用机制上，PD-L1 抑制剂为 IgG1 抗体，通过识别肿瘤细胞表面的 PD-L1，直接影响肿瘤细胞，而 PD-1 抑制剂多为 IgG4 抗体，通过与 T 细胞表面的 PD-1 结合，维持 T 细胞的肿瘤杀伤活性。但派安普利单抗区别于传统的 PD-1，为 IgG1 抗体，降低了免疫相关并发症的发生，增加了治疗效果。

　　由于本书主要介绍脊柱转移瘤方面内容，因此本节仅就易导致脊柱转移的肺癌、肾癌、乳腺癌和前列腺癌的靶向和免疫治疗进行介绍。

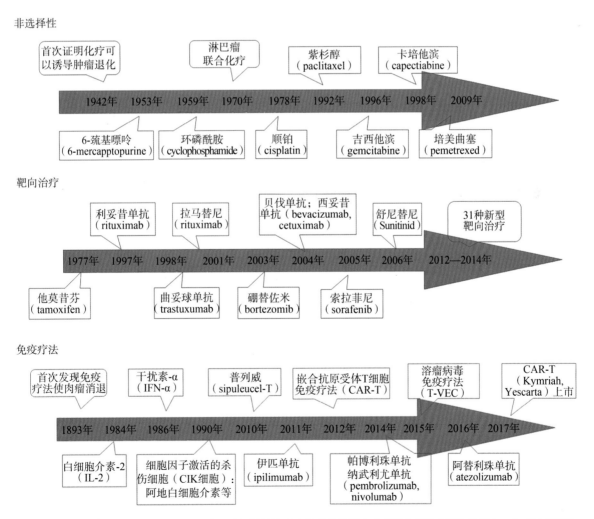

图 19-3-1　肿瘤治疗药物的发展过程，从非选择性的抗肿瘤代谢药物转变成紧随分子技术发展的靶向、免疫治疗药物

二、肺癌

肺癌是全球癌症发病率和死亡率最高的疾病，据统计，2018 年新增肺癌确诊和死亡病例约 210 万例和 180 万例。骨是肺癌最常见的转移部位，30% ~ 40% 的患者伴发骨转移和 SREs，出现骨痛、病理性骨折、脊髓压迫等临床症状，给患者带来痛苦，降低生活质量的同时显著缩短患者的生存期。

20 世纪 70 年代，化疗被引入肺癌的治疗中，至 90 年代，以铂类为基础的化疗方案成为肺癌治疗的基石。步入 21 世纪，随着基因检测技术的发展，2002 年首个靶向治疗药物吉非替尼率先在日本获批，标志着肺癌迈入了靶向治疗新时代。2012 年，《新英格兰医学杂志》发表纳武利尤在非小细胞肺癌中的应用，标志着肺癌开启免疫治疗新模式。随着分子靶向和免疫治疗的发展，从分子水平治疗肿瘤，抑制细胞生长、诱导细胞凋亡的全新生物治疗模式已成为肺癌和肺癌骨转移治疗的重要组成部分，相对于传统治疗取得了更加优异的临床效果。

对于肺癌脊柱转移的患者，除常规手术减压、稳定外，对患者手术标本中的肿瘤新鲜组织或病理切片，包括或不包括血液进行 NGS 检测突变基因，进而针对性地选择靶向药物作为后续治疗的全新综合诊疗模式逐渐被广大骨肿瘤科医生应用。本节将着重介绍肺癌脊柱转移的基因突变位点、相应的分子靶向药物和免疫治疗。

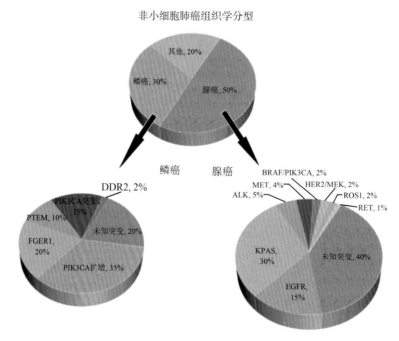

图 19-3-2　肺癌的病理分型占比和各分型内的基因突变情况

（一）表皮生长因子受体基因突变

EGFR 是人类表皮生长因子受体家族的成员，为一种受体酪氨酸激酶，通常见于上皮细胞表面，在多种人类恶性肿瘤中经常过表达。亚洲人群中，非小细胞肺癌（non-small-cell lung cancer，NSCLC）患者 EGFR 突变比例高达 30% ~ 40%（图 19-3-2），基因突变主要发生在外显子 18 ~ 21，包括缺失突变、插入突变和点突变三种类型，其中外显子 19 的缺失突变（EGFR 19del）和 21 的 L858R 点突变最为常见，约占全部 EGFR 突变的 90%。罕见的 EGFR 突变包括外显子 18 的 G719X、E709X 点突变、外显子 20 的插入突变和 S768I 点突变、外显子 21 的 L861Q 点突变及 T790M 突变。针对上述突变靶点的 EGFR 酪氨酸激酶抑制剂（EGFR tyrosine kinase inhibitor，EGFR-TKI）已作为非小细胞肺癌骨转移的一线治疗方案。

1. 第一代 EGFR-TKI

为可逆的靶向药物，与靶点结合不牢固，结合一段时间后可能会自动分开，药物包括吉非替尼、厄洛替尼和埃克替尼，三者均针对最常见的 EGFR 外显子 19 的缺失突变和 21 的 L858R 点突变，具有相同的喹唑啉母环，区别在于侧链的开环与闭环，前两者为进口药物，埃克替尼为我国自主研发。研究显示，吉非替尼优势人群为不吸烟的女性肺腺癌患者，而厄洛替尼优势人群为吸烟的男性肺癌患者，且对脑转移和骨转移有一定的抑制作用，并且对肺鳞癌有一定的治疗效果。

为对比吉非替尼和铂类双药化疗对 *EGFR* 突变（19del 或 L858R）NSCLC 患者的疗效，Maemondo 等进行了一项随机Ⅲ期研究，共纳入 177 例Ⅲ B 和Ⅳ期患者，分别进行吉非替尼（250 mg/d 口服；$n = 88$）和顺铂（80 mg/m² 静脉注射）十多西他赛（60 mg/m² 静脉注射；$n = 89$）的 3 ~ 6 个周期标准治疗，结果显示吉非替尼组的中位无进展生存期（progression-free survival，PFS）显著长于化疗组（9.2 个月 vs. 6.3 个月），研究者认为吉非替尼是 EGFR 突变的 NSCLC 患者一线治疗的合理选择。为对比厄洛替尼和铂类双药新辅助治疗 *EGFR* 突变（19del 或 L858R）的 NSCLC 疗效，Zhong 等进行了一项随机Ⅱ期研究，共纳入 71 例患者，分别进行厄洛替尼（150 mg/d 口服；$n = 37$）和顺铂（75 mg/m² 静脉注射）十吉西他滨（1250 mg/m² 静脉注射；$n = 34$）的 42 天标准治疗，结果显示厄洛替尼组的客观反应率（objective response rate，ORR）和中位 PFS 优于化疗组（54.1% vs. 34.3%）和（21.5 个月 vs. 11.4 个月），研究者认为厄洛替尼是 EGFR 突变的 NSCLC 患者新辅助治疗的合理选择。为对比一代 EGFR-TKI 间的疗效，Urata 等进行随机Ⅲ期研究，共纳入 553 例 NSCLC 患者，根据患者性别、分期、EGFR 突变、ECOG 状态、吸烟史、化疗史和机构进行随机分组，分别给予吉非替尼（277 例）和厄洛替尼治疗（276 例），观察 PFS、OS、ORR、疾病控制率、AE 和治疗失败时间，发现相对于厄洛替尼，吉非替尼的中位 PFS 更短（6.5 个月 vs. 7.5 个月），OS 更短（22.8 个月 vs. 24.5 个月），但差异无统计学意义；吉非替尼和厄洛替尼的 ORR 分别为 45.9% 和 44.1%；主要的 3 级或 4 级 AE 为皮疹（吉非替尼为 2.2%，厄洛替尼为 18.1%）和丙氨酸氨基转移酶（ALT）、天冬氨酸氨基转移酶（AST）升高（吉非替尼为 6.1%、13.0%，厄洛替尼为 2.2%、3.3%）；研究认为，在 NSCLC 治疗上，吉非替尼和厄洛替尼相比具有非劣效性。

2. 第二代 EGFR-TKI

为不可逆的靶向药物，与作用靶点永久结合，药物包括阿法替尼和达可替尼，两者除针对 EGFR 外显子 19 的缺失突变和 21 的 L858R 点突变外，还是 HER2 和 HER4 的不可逆抑制剂，并且对第一代 EGFR-TKI 耐药后的 *T790M* 突变具有抑制作用。同时，阿法替尼还对一些罕见的 *EGFR* 突变具有抑制作用，如外显子 18 的 G719X、E709K 突变和缺失，K745_E746insTPV

AIK，外显子 20 的 S768I 和 21 外显子的 L861Q。阿法替尼和达可替尼均用于治疗上述特定类型 EGFR 突变的 NSCLC，前者还可用于肺鳞癌的治疗，效果优于厄洛替尼。

为对比阿法替尼和化疗治疗 EGFR 突变（19del 或 L858R）NSCLC 患者的疗效，Sequist 等进行了一项临床Ⅲ期研究，共纳入 340 例患者，分别给予阿法替尼（$n = 229$，40 mg/d），化疗组（$n = 111$，顺铂 75 mg/m^2 + 培美曲塞 500 mg/m^2），观察指标为 PFS、RR，OS 和 AE，结果显示阿法替尼的中位 PFS 优于化疗（11.1 个月 vs. 6.9 个月）、ORR 优于化疗（56% vs. 23%）、OS 无显著差异，阿法替尼的 AE 主要是腹泻、皮疹痤疮和口腔炎，化疗主要为恶心、疲劳和食欲下降，研究者认为阿法替尼可显著延长 PFS，适用于晚期 NSCLC 的治疗。为对比达克替尼和吉非替尼治疗 EGFR 突变（19del 或 L858R）亚洲 NSCLC 患者的疗效和安全性，Cheng 等进行了一项随机开放的Ⅲ期实验，共纳入 346 例患者，随机分成两组，分别给予达克替尼（$n = 170$）和吉非替尼（$n = 176$）治疗，发现达克替尼的中位 PFS 优于吉非替尼（16.5 个月 vs. 9.3 个月），OS 优于吉非替尼（37.7 个月 vs. 29.1 个月），达克替尼最常见 AE 为腹泻、甲沟炎、痤疮样皮炎和口腔炎，吉非替尼为腹泻、肝功能异常。需治疗的严重 AE 上，达克替尼多于吉非替尼（16 例 vs. 8 例）。因此认为在治疗亚洲 EGFR 突变的 NSCLC 患者时，达克替尼的 PFS 和 OS 优于吉非替尼。对 LUX-Lung 2、3 和 6 试验的综合分析表明，接受阿法替尼治疗的罕见 EGFR 突变（外显子 18 的 G719X、外显子 20 的 S768I 和 21 外显子的 L861Q）的 NSCLC 患者的 ORR 为 78%、100% 和 56%，而接受一代 EGFR-TKI 治疗的 ORR 仅为 32%、42% 和 39%。

第一代和第二代 EGFR-TKI 的常见 AE 主要是皮肤病、甲沟炎、腹泻以及不常见但重要的是间质性肺病（intersticial lung disease，ILD）。据报道，ILD 的危险因素是存在间质性肺炎、有吸烟史、男性、体能状况差（＞2）以及既往接受过放射治疗。亚洲（包括日本）的 ILD 研究显示，平均死亡率为 44.3%，而伴有弥漫性肺泡损伤（DAD）的 ILD 的平均死亡率为 75%。大剂量甲基强的松龙和免疫抑制药物用于治疗 DAD 型 ILD，而口服皮质类固醇治疗用于治疗非 DAD 型 ILD。由 EGFR-TKI 引起的皮肤病包括痤疮样皮疹、干燥症、红斑、光敏性、裂缝和裂缝、色素沉着过度、毛细血管扩张和瘙痒。抗炎抗生素和皮质类固醇局部给药用于 1 级皮肤病，口服用于 2 级皮肤病。EGFR-TKI 相关性腹泻被认为是由 EGFR-TKI 过量产生氯化物引起的。腹泻也被认为是由肠道动力改变、结肠隐窝损伤、肠道菌群变化等因素引起的。洛哌丁胺可用于治疗腹泻。吉非替尼的皮肤病或腹泻等不良事件的发生频率最高，其次是厄洛替尼和阿法替尼，而吉非替尼治疗后肝功能障碍更常见。在阿法替尼引起的 1、2 级腹泻的情况下，立即口服洛哌丁胺 4 mg，每次患者腹泻增加 2 mg。洛哌丁胺的最大剂量为 20 mg/d。阿法替尼诱发的 AE 可以通过休息或减少阿法替尼剂量（基于预定义的标准）和适当的积极支持治疗来控制。

3. 第三代 EGFR-TKI

为不可逆的靶向药物，与作用靶点永久结合，药物包括奥希替尼、阿美替尼和伏美替尼等，其中后两者是国产药，三者均针对 EGFR 外显子 19 的缺失突变和 21 的 L858R 点突变以及 T790M 突变，主要应用于第一、二代 TKI 治疗后疾病进展，出现耐药后的后续治疗，也可用于首发即为上述突变的局部晚期或脑转移、骨转移等转移性 NSCLC 的一线治疗。

为研究奥希替尼对 *EGFR* 突变和 *T790M* 的抑制作用，Jänne 等对 222 例 *EGFR* 阳性的 NSCLC 患者（T790M 127 例阳性，61 例阴性）给予奥希替尼治疗，发现 T790M 阳性组的 ORR

为 61%、中位 PFS 为 9.6 个月，阴性组的 ORR 仅为 21%、中位 PFS 为 2.8 个月，证明了奥希替尼对 T790M 突变的 NSCLC 患者的有效性。为对比奥希替尼和铂类双药化疗对 T790M 阳性 NSCLC 患者的有效性，Mok 等进行了随机开放的临床Ⅲ期实验，共纳入 419 例患者，分别给予奥希替尼口服（$n = 279$，用药 80 mg/d）和铂类双药化疗（$n = 140$，用药培美曲塞 500 mg/m^2、顺铂 75 mg/m^2，6 个周期后培美曲塞维持），发现奥希替尼组的中位 PFS 和 ORR 显著优于化疗组（10.1 个月 vs. 4.4 个月）和（71% vs. 31%），对合并中枢神经系统转移病例中，奥希替尼的 PFS 优于化疗组（8.5 个月 vs. 4.2 个月），奥希替尼组 AE 低于化疗组（23% vs. 47%）。为评估阿美替尼治疗效果，Yang 等采用阿美替尼治疗 120 例 EGFR 阳性的局部晚期 / 转移性的 NSCLC 患者，其中 T790M 突变 94 例，发现 ORR 和疾病控制率分别为 52% 和 92%，中位 PFS 为 11 个月，研究者认为阿美替尼是治疗局部晚期、转移性的 NSCLC 是安全、有效药物。

表 19-3-1　一线采用 EGFR-TKI 和铂类药物化疗治疗 EGFR 突变 NSCLC 患者的研究

试验名称	例数（n）	方案	RR(%)	PFS（月）	HR	OS（月）	HR
IPASS	261	吉非替尼 vs. 紫杉醇 / 卡铂	71 vs. 47	9.5 vs. 6.3	0.48（0.36 ~ 0.64） $P < 0.0001$	22.8 vs. 20.3	1.00（0.76 ~ 1.13）
NEJ002	228	吉非替尼 vs. 紫杉醇 / 卡铂	74 vs. 31	10.8 vs. 5.4	0.30（0.22 ~ 0.41） $P < 0.001$	30.5 vs. 23.6	0.89（0.63 ~ 1.24） $P = 0.31$
WJTOG3405	172	吉非替尼 vs. 顺铂 / 多西他赛	62 vs. 32	9.6 vs. 6.6	0.56（0.41 ~ 0.77） $P < 0.0001$	35.5 vs. 38.8	1.185（0.767 ~ 1.829） $P = 0.443$
First-SIGNAL	42	吉非替尼 vs. 顺铂 / 吉西他滨	85 vs. 38	8.0 vs. 6.3	0.54（0.27 ~ 1.1）	27.2 vs. 25.6	1.04（0.50 ~ 2.2）
EURTAC	174	厄洛替尼 vs. 顺铂或卡铂 / 多西他赛或吉西他滨	61 vs. 18	9.7 vs. 5.2	0.37（0.25 ~ 0.54） $P < 0.0001$	22.9 vs. 19.6	0.92（0.63 ~ 1.35）
OPTIMAL	165	厄洛替尼 vs. 卡铂 / 吉西他滨	83 vs. 36	13.7 vs. 4.6	0.16（0.11 ~ 0.26） $P < 0.0001$	22.8 vs. 27.2	1.19（0.83 ~ 1.71） $P = 0.2663$
Lux-Lung 3	345	阿法替尼 vs. 顺铂 / 培美曲塞	56 vs. 23	11.1 vs. 6.9	0.58（0.43 ~ 0.78） $P = 0.001$	28.2 vs. 28.2	0.88（0.66 ~ 1.17） $P = 0.39$
Lux-Lung 6	363	阿法替尼 vs. 顺铂 / 吉西他滨	74 vs. 31	11.0 vs. 5.6	0.28（0.20 ~ 0.39） $P < 0.0001$	23.1 vs. 23.5	0.93（0.72 ~ 1.22） $P = 0.61$
FLAURA	556	奥希替尼 vs. 吉非替尼或厄洛替尼	80 vs. 76	18.9 vs. 10.2	0.46（0.37 ~ 0.57） $P < 0.001$	-	-

注：RR：相对风险率；PFS：无进展生存期；HR：风险比；OS：无进展生存期。

4. EGFR-TKI 耐药问题

目前的 EGFR 靶向治疗药物已彻底改变了突变阳性 NSCLC 患者的治疗模式，然而尽管治疗效果显著，但是药物作用难以持久，许多患者在 7 ~ 12 个月后出现耐药，导致疾病进展。最常见的原因是获得性耐药和 EGFR 突变或旁路激活，包括获得性 *EGFR 20* 外显子突变的 *T790M*（50%）、*MET* 扩增（5% ~ 20%）、*PIK3CA/HER2/BRAF/STA T3AXL/CRKL* 突变（5%）和不明原因耐药（30%）等。因此临床上一旦出现耐药，建议临床医生再次进行基因检测，明确耐药原因，针对突变基因，选择单靶、单靶加化疗、双靶，以及单纯化疗等方式继续治疗。

奥希替尼最常见的耐药原因是 C797S 继发突变（占 15% ~ 20%），包括顺式和反式突变，以顺式为主。一项针对 5 例 C797S 顺式突变患者的研究显示，给予布加替尼和西妥昔单抗联合治疗，3 例患者部分缓解，2 例患者疾病稳定，ORR 达 60%，中位 PFS 为 14 个月。为研究反式突变的治疗方法，Arulananda 等采用奥希替尼联合吉非替尼治疗 1 例 EGFR C797S 突变患者，患者 2 周内疾病明显改善，但 6 周后死于疾病急诊。目前尚未有明确的针对奥希替尼耐药的新一代靶向药物上市。在合并有其他基因突变的用药选择上，将在下文逐一介绍。

5. EGFR 20 插入突变

为第三大常见的 EGFR 突变类型，占所有 EGFR 突变的 4% ~ 10%，对各类 EGFR-TKI 药物均不敏感。埃万妥单抗和莫博替尼是 2021 年以来 FDA 批准的针对 EGFR 20 插入突变的靶向药物，其中埃万妥单抗还可同时抑制 MET 突变。为研究埃万妥单抗的治疗效果，Park 等对 81 例 EGFR 20 插入突变的晚期 NSCLC 患者的治疗进行研究，其中 40 例为亚洲患者，发现总体缓解率为 40%，中位 PFS 为 8.3 个月，AE 主要为皮疹、输液反应，研究者认为埃万妥单抗是治疗 EGFR 20 插入突变患者铂类化疗后进展的有效药物。为明确莫博替尼治疗 EGFR 20 插入突变的治疗效果和并发症，Riely 等对 136 例患者的治疗进行回顾性分析，发现患者的 ORR 为 43%，中位 PFS 为 7.3 个月，AE 主要为腹泻、恶性、皮疹等，研究认为莫博替尼对 EGFR 20 插入突变的 NSCLC 患者有明确活性，安全性与其他 EGFR 抑制剂相似。

（二）间变性淋巴瘤激酶（anaplastic lymphoma kinase，ALK）基因突变

ALK 基因最早是 1994 年在非霍奇金淋巴瘤亚型中发现，2007 年日本学者 Soda 首次在 NSCLC 患者中发现，该基因突变频率为 3% ~ 7%，最常见的突变形式是 EML4-ALK 融合（其中 V1 和 V3a/b 亚型最常见，占 75% ~ 80%），常见于亚裔非吸烟较年轻的腺癌患者。由于 ALK 突变可选择的靶向药物多，且部分药物可逆转上个靶向药的耐药，使患者获得更长的生存期，因此 ALK 突变常被称为"钻石突变"。ALK 突变类型包括 3 种，分别是最常见的融合突变，以及相对少见的点突变和扩增突变。针对上述突变靶点的 ALK 酪氨酸激酶抑制剂（ALK tyrosine kinase inhibitor，ALK-TKI）已作为非小细胞肺癌骨转移的一线治疗方案。ALK-TKI 显著改善 ALK 融合 NSCLC 患者的愈后，共包括三代。

1. 第一代 ALK-TKI

克唑替尼是 2011 年 FDA 批准应用于 ALK 突变的 NSCLC 的口服小分子 TKI，对 MET、ROS1 突变也有抑制作用。克唑替尼具有见效快、疾病控制迅速的特点，但相关研究显示大部分患者在治疗 1 年内产生耐药性。耐药分为初始耐受性和获得耐受性，获得耐受性又进一步分为显性耐受和非显性耐受。显性耐受主要包括 ALK 基因的二次突变和扩增，非显性耐受主要包括激活 EGFR、Kirsten rat sarcom（KRAS）、insulin-like growth factor 1 receptor（IGF-1R）信号通路，以及 KIT 和 MET 扩增。最常见的耐受类型是 C1156Y 和 L1196M 的继发突变。

为对比克唑替尼与化疗的疗效，Shaw 等进行涉及 347 例一线铂类化疗后局部进展或转移的 ALK 突变 NSCLC 患者的临床Ⅲ期研究，分别给予克唑替尼口服（$n = 173$，250 mg 2 次 /d）和培美曲塞或多西他赛化疗（$n = 174$，500 mg /m^2 或 75 mg/m^2），发现克唑替尼的中位 PFS 长于

化疗组（7.7 个月 vs. 3.0 个月），ORR 优于化疗组（65% vs. 20%），OS 未见明显区别，研究者认为与疗效相比，克唑替尼可显著减少肺癌患者症状，改善生活质量。另一项关于克唑替尼与顺铂加培美曲塞对于未经治疗的 *ALK* 突变的 NSCLC 患者的研究证实，克唑替尼在 PFS（10.9个月 vs. 7.0 个月）和 ORR（74% vs. 45%）上有明显优势，克唑替尼最常见 AE 是视力障碍和胃肠道反应，研究同样认为相对于化疗，克唑替尼具有更优异的治疗效果。

2. 第二代 ALK-TKI

包括阿来替尼、色瑞替尼、布加替尼和恩沙替尼，对 ALK 的选择性更高，并且可有效治疗克唑替尼的耐药问题。其中，阿来替尼的作用靶点是 ALK 和 RET，对 *L1196M* 和 *C1156Y* 突变同样有效；色瑞替尼的作用靶点是 *ALK* 和 *IGF1R*，对 *L1196M*、*G1296A*、*I1171T* 和 *S1206Y* 等突变同样有效；布加替尼的作用靶点是 *ALK*、*ROS1*、*IGF-1R*、*FLT-3*、和 *EGFR* 突变。

为研究阿来替尼在克唑替尼耐药后的治疗有效性和安全性，Ou 等进行了一项临床 II 期研究，共纳入 138 例 NSCLC 患者，其中 84 例有 CNS 转移，采用阿来替尼（600 mg，2 次 /d，口服）治疗，发现患者 ORR 为 50%，PFS 为 8.9 个月，CNS 转移控制率为 83%，研究认为阿莱替尼在晚期克唑替尼耐药的 ALK 阳性 NSCLC（包括 CNS 转移患者）中具有高度活性和良好耐受性。一项对比阿来替尼和克唑替尼治疗 ALK 阳性 NSCLC 患者疗效的临床 III 期研究证实，阿来替尼在 PFS 方面有优势（中期时未达到 vs. 10.2 个月），研究者认为阿来替尼可作为 ALK 融合阳性 NSCLC 一线治疗的首选。

为对比色瑞替尼和含铂双药化疗治疗 ALK 阳性 NSCLC 患者的疗效，Soria 等进行了一项随机的临床 III 期实验，共纳入 376 例患者，分别给予色瑞替尼（$n = 189$，750 mg/d）和含铂双药化疗（$n = 187$，顺铂 75 mg/m^2 或卡铂 AUC 5-6 联合培美曲塞 500 mg/m^2），发现色瑞替尼组PFS 优于化疗组（16.6 个月 vs. 8.1 个月），研究者认为与化疗相比，色瑞替尼在晚期 ALK 突变NSCLC 患者的一线治疗中，具有更优的 PFS 和临床意义。另一项对比色瑞替尼与培美曲塞、多西他赛治疗已接受过含铂化疗的 ALK 融合 NSCLC 患者的研究证实，色瑞替尼在 PFS 方面显示出优势（5.4 个月 vs. 1.6 个月）。并且，研究显示色瑞替尼对克唑替尼和阿来替尼诱导的I1171N/S/T 有治疗作用，在阿来替尼耐药后采用色瑞替尼，ORR 为 25%、PFS 为 3.7 个月，认为色瑞替尼可作为克唑替尼或阿来替尼耐药后的治疗选择。

3. 第三代 ALK-TKI

劳拉替尼是 *ALK*、*ROS1* 的双靶点抑制剂，应用于接受过克唑替尼或至少一种 ALK 抑制剂治疗后疾病进展的病例。该药可有效对抗各类 *ALK* 继发的耐药基因突变，如 *G1202R* 突变。特别是该药具有较强的中枢神经系统渗透性，在 CNS 转移的治疗上，相较于克唑替尼具有显著的ORR（82% vs. 23%）。为研究劳拉替尼在晚期 *ALK* 或 *ROS1* 阳性患者中的安全性、有效性，Shaw 等进行了一项开放的单臂临床 I 期研究，共纳入 54 例患者，其中 *ALK* 阳性 41 例，*ROS1*阳性 12 例，合并 CNS 转移 39 例，发现 *ALK* 阳性组 ORR 为 46%，ROS1 组 ORR 为 50%，研究者认为劳拉替尼在晚期 *ALK* 或 *ROS1* 阳性 NSCLC 患者中具有出众的全身和颅内活性。

（三）Kirsten 大鼠肉瘤病毒癌基因同源物（Kirsten rat sarcoma 2 viral oncogene homolog, KRAS）基因突变

KRAS 基因属于 GTP 酶家族，可转录来自包括 EGFR 和 MET 的多种酪氨酸激酶生长信号，约 30% 的肺腺癌和 4% 的大细胞肺癌患者中存在导致组成性信号传导的 KRAS 突变。该突变好发于高加索人、曾经或现在的吸烟者，常和 EGFR 或 ALK 突变互斥。同时，该突变还与患者较差的愈后相关，并与化疗和 EGFR-TKI 耐药性有关。尽管 KRAS 是已知的最早的 NSCLC 驱动因素之一，但尚未有有效的靶向治疗药物，如直接使用 RAS 抑制剂 salirasib 无明确效果，目前研究尝试通过抑制 RAS/RAF/MEK/ERK 和 PI3K/AKT/mTOR 通路下游分子的方法，但尚未有所突破。为尝试研究 KARS 突变 NSCLC 患者的靶向治疗方法，Jänne 进行了一项前瞻、随机的临床 Ⅱ 期研究，共纳入 44 例 Ⅲ B ~ Ⅳ 期 KRAS 突变 NSCLC 患者，所有患者均给予多西他赛化疗（75 mg/m^2），同时按照 1 ∶ 1 的比例联合给予司美替尼（75 mg，2 次 /d）或安慰剂，发现司美替尼组中位 PFS 优于安慰剂组（5.3 个月 vs. 2.1 个月），中位 OS 优于安慰剂组（9.4 个月 vs. 5.2 个月），ORR 优于安慰剂组（37% vs. 0%），认为司美替尼联合多西他赛对既往治疗过的晚期 KRAS 突变 NSCLC 具有良好的疗效。

（四）c-ros 原癌基因（ROS1）突变

ROS1 融合突变于 2007 年首次在 NSCLC 患者中提出，是一种罕见的遗传异常，在 NSCLC 中占 1% ~ 2%。目前在肺癌中共有 14 中 ROS 融合形式，最常见的是 CD74-ROS1，该突变多发生在年轻的不吸烟的肺腺癌患者。与许多其他受体酪氨酸激酶一样，ROS1 会进入多个下游通路产生作用，如 RAS/RAF/MEK 或 MAPK、JAK/STAT3 和 PI3K/AKT/mTOR 通路。由于 ROS1 和 ALK 间有约 50% 的序列同源性，ALK-TKI 可用于 ROS1 突变的治疗。目前，FDA 批准用于 ROS1 突变的药物为克唑替尼和恩曲替尼。

为研究克唑替尼治疗 ROS1 突变 NSCLC 的有效性和安全性，Shaw 等进行了一项临床 Ⅰ 期研究，共招募了 50 例 ROS1 重排阳性的晚期 NSCLC 患者，给予克唑替尼口服（250 mg，2 次 /d），发现 ORR 为 72%，其中 3 例完全反应，33 例部分反应，中位 PFS 为 19.2 个月，安全性与 ALK 重排患者相似，研究者认为克唑替尼在 ROS1 重排的晚期 NSCLC 患者中显示出明显的抗肿瘤活性，可作为治疗药物。另一项针对东亚 ROS1 阳性晚期 NSCLC 患者的临床 Ⅰ 期研究中，共纳入 127 例患者，给予克唑替尼口服（250 mg，2 次 /d），ORR 为 71.7%，中位 PFS 为 15.9 个月，研究者认为克唑替尼对东亚 ROS1 阳性晚期 NSCLC 患者具有临床意义和持久的疗效。克唑替尼一般耐受性良好，安全性与以前的报告一致。2019 年《柳叶刀 – 肿瘤学》杂志发表的最新 Meta 研究显示，恩曲替尼对 ROS1 融合阳性 NSCLC 患者 ORR 为 77%，中位缓解期为 24.6 个月，颅内 ORR 为 55.0%。

（五）BRAF 突变

BRAF 基因突变是继 EGFR、ALK、ROS1 突变后 NSCLC 的又一个重要驱动基因，占所有患者的 1% ~ 2%，其中 V600E 突变约占 56.8%。与患有 BRAF V600E 的 NSCLC 患者相关的临床

特征是女性，患有具有微乳头成分的腺癌，一般提示预后不良。

达拉菲尼是一种 BRAF 激酶抑制剂，专门作用于具有 BRAF 突变的肿瘤。为评估达拉菲尼在 *BRAF*（*V600E*）突变阳性的晚期 NSCLC 患者中的活性，Planchard 等进行了一项临床Ⅱ期研究，共纳入 84 例患者，给予达拉菲尼 150 mg 2 次 /d，发现 ORR 为 33%，6 例之前未经治疗的患者中有 4 例有客观反应，84 例患者中有 35 例（42%）发生严重不良事件，最常见的 3 级或以上不良事件是皮肤鳞状细胞癌 10 例（12%），衰弱 4 例（5%），基底细胞癌 4 例（5%）。曲美替尼是一种口服丝裂原活化蛋白激酶（MEK）抑制剂，在 *BRAF* 突变的转移性黑色素瘤中，与 BRAF 抑制剂单药治疗相比，达拉非尼和曲美替尼联合治疗改善了 ORR、PFS 和 OS。一项达拉非尼和曲美替尼联合治疗 57 例 *BRAF V600E* 突变 NSCLC 患者的Ⅱ期临床试验显示，作为主要终点的 ORR 为 66.7%，中位 PFS 为 9.7 个月。

（六）间质上皮转化因子（mesenchymal-epithelial transition，MET）基因突变

MET 是一种原癌基因，也是多种肿瘤的驱动基因之一，包括 3 种类型，分别是 *MET* 第 14 外显子跳跃突变（1% ~ 3%）、*MET* 原发扩增（1% ~ 5%）和罕见的 *MET* 融合突变（< 1%）。*MET* 突变大约在 5% 的肺腺癌中出现，还见于 EGFR 靶向药物耐药后，研究显示一、二代 EGFR 靶向药物耐药后有 5% ~ 10% 的可能性出现 MET 突变，而一线应用奥希替尼后有 15% 可能出现 *MET* 突变，同时 MET14 外显子跳跃突变还是导致原发性肺肉瘤样癌的驱动基因，发生率高达 31.8%。*MET* 突变后，其产物肝细胞生长因子受体（HGFR）过度表达，参与细胞的增殖、迁移、侵袭和转移。抑制 MET/HGFR 介导生长的各种策略处于研发中，包括 HGF 拮抗剂、抗 HGFR mAb、抗 MET mAb 和 MET-TKI。

在 MET 扩增的治疗上，研究显示克唑替尼的 ORR 为 28.9%，中位 PFS 为 5.1 个月，然而当同时伴有 *EGFR*、*KRAS*、*BRAF* 突变时，单药克唑替尼疗效较差。在 MET 外显子 14 跳跃突变的治疗上，克唑替尼疗效不佳，特普替尼、卡马替尼、沃利替尼和埃万妥单抗取得了较好的疗效。为评估特普替尼治疗 MET 外显子 14 跳跃突变 NSCLC 患者的有效性和安全性，Paik 等进行了临床Ⅱ期研究，共纳入 152 例患者，均给予特普替尼治疗，发现 ORR 为 46%，中位反应期为 11.1 个月，28% 的患者出现 3 级及以上的 AE，主要以外周水肿为主，研究者认为特普替尼是治疗 MET 外显子 14 跳跃突变 NSCLC 患者的有效药物。另一项关于卡马替尼治疗 364 例 MET 外显子 14 跳跃突变 NSCLC 的研究发现，药物的 ORR 为 41%，中位反应期分别为 9.7 个月，研究者认为卡马替尼是治疗 MET 外显子 14 跳跃突变 NSCLC 患者的有效药物。

（七）转染过程中重组（Rearranged during transfection，RET）突变

RET 基因为研究者于 1985 年从 T 细胞淋巴瘤中首次发现的致癌基因，后于 1989 年被定位至 10 号染色体的长臂，且被证明能编码一种具有酪氨酸激酶活性的跨膜受体。1990 年，*RET* 融合被证实是乳头状甲状腺癌的驱动基因。2012 年被证实存在于 NSCLC 中，发生率为 1% ~ 2%，临床特征是年轻、不吸烟和腺癌。*RET* 基因可与 *CCDC6*、*KIF5B*、*NCOA4* 和 *TRIM33* 等基因易位融合，但很少与 *EGFR*、*KRAS*、*ALK* 等驱动基因共存。

为评估凡德他尼治疗 *RET* 突变 NSCLC 的有效性和安全性，Tamura 等进行了一项临床Ⅰ期

研究，共纳入 18 例患者，分别给予 100 mg、200 mg、300 mg 和 400 mg 的凡德他尼治疗，发现给予 200 mg、300 mg 的凡德他尼患者中有 4/9 的患者观察到 ORR。Yoh 等在随后的临床 II 期研究中发现，RET 重排的 NSCLC 患者接受凡德他尼治疗的 ORR 为 53%，中位 PFS 为 4.7 个月，最常见的 3、4 级 AE 是高血压（58%）、腹泻（11%）、皮疹（16%）、皮肤干燥（5%）和 QT 延长（11%）。为评估卡博替尼在 RET 重排 NSCLC 中的活性，Drilon 等进行了一项 II 期临床研究，共纳入 25 例患者，其中 15 例是 KIF5B 融合，发现药物 ORR 为 28%，3 级 AE 主要为脂肪酶升高（15%）、ALT 升高（8%）、PLT 下降（8%）等，研究者认为卡博替尼对 RET 重排 NSCLC 具有明确活性。

（八）抗血管生成药物

自 1971 年相关研究发现肿瘤新生血管在肿瘤生长、发展和转移环节中的重要作用后，异常新生血管的抑制成了肿瘤治疗的焦点问题，为肿瘤的治疗开辟了新思路。血管的形成取决于血管生成和抑制因子的动态平衡，目前已发现的促血管生成因子包括 VEGF、碱性成纤维细胞生长因子（basic fibroblast growth factor，bFGF）、胰岛素样生长因子 1（IGF-1）、肿瘤坏死因子（tumor necrosis factor，TNF-α 和 β）以及 PDGF，其中 VEGF 及其受体（VEGFR）是最重要的促肿瘤血管生成因子，可促进肿瘤血管内皮细胞的增殖、迁移和存活，增加肿瘤血管通透性，因此抗血管生成药物均主要针对 VEGF，包括抗 VEGF 的大分子单克隆抗体、抗 VEGFR 的多靶点小分子 TKI、重组人血管内皮抑制素和抗血管生成融合蛋白。

1. 抗 VEGF 单克隆抗体

包括贝伐珠单抗、雷莫芦单抗和雷珠单抗，其中贝伐珠单抗是世界上第一种抗肿瘤血管生成药物，多项大型的临床研究证实贝伐珠单抗与细胞毒药物、小分子 TKI 和 ICB 联用可显著改善患者 PFS 和 OS。为探讨贝伐珠单抗在 NSCLC 一线治疗中的作用，Sandler 进行了紫杉醇、卡铂单独或联合贝伐珠单抗的临床试验，共纳入 878 例复发或进展的 III B 期及以上患者，主要观察指标为 PFS 和 OS，结果显示联合贝伐珠单抗可延长患者中位 PFS（6.2 个月 vs. 4.5 个月）和 OS（12.3 个月 vs. 10.3 个月），研究认为贝伐珠单抗可增加化疗对患者的生存益处。为评估多西他赛联合雷莫芦单抗二线治疗含铂化疗失败后的 IV 期 NSCLC 的疗效和安全性，Garon 等进行了涉及 1253 例患者的临床 III 期研究，随机分组后采用雷莫芦单抗或安慰剂联合多西他赛治疗，主要观察指标为 PFS 和 OS，结果显示采用雷莫芦单抗可延长患者中位 PFS（4.5 个月 vs. 3.0 个月）和 OS（10.5 个月 vs. 9.1 个月），研究者认为雷莫芦单抗联合多西他赛可作为改善 IV 期 NSCLC 生存期的二线治疗。

2. 抗 VEGFR 的多靶点小分子 TKI

包括安罗替尼、仑伐替尼等。安罗替尼是我国自主研发的一种口服的小分子多靶点 TKI 药物，可强有效地抑制 VEGFR、PDGFR、c-Kit 等靶点，为评估安罗替尼三线治疗难治性晚期 NSCLC 的安全性和有效性，Han 等进行了临床 II 期研究，共纳入 117 例患者，分别给予安罗替尼和安慰剂治疗，主要观察指标为 PFS、OS 和 ORR，结果显示安罗替尼可延长 PFS（4.8 个月 vs. 1.2 个月）和 OS（9.3 个月 vs. 6.3 个月），提高 ORR（10% vs. 0%），研究认为与安慰剂相比，安洛替尼作为一种三线治疗为难治性晚期 NSCLC 患者提供了显著的 PFS 益处，并且毒性显示出良好的耐受性。基于上述研究结果，研究者进行了Ⅲ期试验以进一步研究安罗替尼对晚期 NSCLC 的疗效，共纳入 440 例患者，按照 2：1 分组分别给予安罗替尼和安慰剂治疗，主要观察指标是 OS，次要观察指标为 PFS、ORR 和安全性，研究显示安罗替尼组的 OS 显著延长（9.6 个月 vs. 6.3 个月）、PFS 显著增加（5.4 个月 vs. 1.4 个月），ORR 显著提高，安全性可控，研究进一步确认了安罗替尼作为晚期 NSCLC 三线治疗的可能性。仑伐替尼是日本研发的小分子多靶点 TKI 药物，可有效抑制 VEGFR1-3、FGFR1-4、RET、Kit 和 PDGFR，为探讨仑伐替尼治疗晚期 NSCLC 的疗效，Havel 进行了一项临床Ⅱ期试验，共纳入 135 例患者，分别给予仑伐替尼和安慰剂治疗，发现仑伐替尼的 PFS 和 OS 均较安慰剂延长（20.9 周 vs. 7.9 周，38.4 周 vs. 24.1 周），研究认为仑伐替尼可以作为晚期 NSCLC 的三线治疗药物。

3. 重组人血管内皮抑制素

代表药物恩度是我国自主研发的抗血管生成靶向药物，通过下调 VEGF 及其受体的表达，阻断 VEGF 诱导 VEGFR 酪氨酸激酶磷酸化，从而抑制肿瘤生长。为探讨恩度在广泛期小细胞肺癌中的疗效和安全性，Zhou 等采用顺铂＋依托泊苷联合恩度治疗了 33 例患者，主要观察 ORR、PFS 和 OS，结果显示 ORR 为 69.7%、中位 PFS 为 5 个月、OS 为 11.5 个月，其中 48.5% 的患者至少发生 1 次 3、4 级 AE，最常见的是疲劳、恶心、呕吐和腹泻。研究者认为，在广泛期小细胞肺癌的传统化疗中加入恩度，可增加患者 PFS 和 OS，且 AE 可耐受。

（九）免疫治疗

近年来，免疫治疗成了各癌种治疗中的明星方法，特别是由于其显著延长了肺癌的 OS，使肺癌的治疗格局发生了改变。自 2013 年美国临床肿瘤学会年会首次报道使用纳武利尤单抗治疗进展期 NSCLC 临床获益以来，研究者在肺癌的免疫治疗上进行了大量工作。2021 年 FDA 批准帕博利珠单抗用于肺癌一线治疗，标志着免疫治疗正式成为和化疗、靶向治疗平行的主流治疗方案之一。

1. PD-1、PD-L1 抑制剂联合化疗

化疗可导致肿瘤细胞凋亡，减少调节性 T 细胞的释放；同时又可释放肿瘤抗原调节免疫微环境，促进 T 细胞成熟，诱导免疫效应。将化疗与免疫治疗联合，可起到协同促进的目的。为探讨帕博利珠单抗对晚期 NSCLC 患者化疗中的增幅作用，Paz-Ares 等开展了一项临床Ⅲ期研究，共纳入 559 例患者，按照 1：1 随机分组给予帕博利珠单抗联合化疗或单纯化疗，主要观察指标为 OS、PFS 和 ORR，结果显示联合组的 OS、PFS 和 ORR 均优于化疗组（15.9 个月 vs. 11.3 个月，6.4 个月 vs. 4.8 个月，57.9% vs. 38.4%），研究者认为免疫治疗可增加晚期肺癌患者的治疗效果。Gandhi 等进行的另一项针对 614 例转移性 NSCLC 患者的临床Ⅲ期研究得出同样的结论，帕博利珠单抗联合双药化疗较单纯双药化疗具有更长的 OS（22 个月 vs. 0.7 个月）和 PFS（8.8 个月 vs. 4.9 个月），更高的 ORR（47.6% vs. 18.9%），研究同时发现，随着 PD-L1 表达的升高，联合用药获益率也呈现上升趋势。

2. 联合应用 ICB 药物

双免联合主要指 CTLA 联合 PD-1、PD-L1，两药分别作用于免疫调节的活化和效应阶段，同时阻断两个关键点，起到了更强的肿瘤免疫效应。为评估双免联合作为 NSCLC 一线治疗的安

全性和活性，Hellmann 等进行了一项临床Ⅰ期研究，采用纳武利尤单抗联合伊匹木单抗治疗复发的Ⅲb期或Ⅳ期的 NSCLC，共纳入 78 例患者，随机分为三组，分别给予不同的联合方案，观察指标为 3、4 级 AE、PFS 和 ORR，发现在 PD-L1 > 1% 患者中 PFS 和 ORR 显著提高，但 AE 也随之提升，研究认为双免联合对复发的 NSCLC 有效。在前期研究技术上，Hellmann 进一步进行了临床Ⅲ期研究，共纳入 2220 例患者，对于 PD-L1 > 1% 的患者，按照 1 : 1 : 1 分组，分别给予纳武利尤单抗联合伊匹木单抗、纳武利尤单抗或化疗；对于 PD-L1 < 1% 患者，分组后给予纳武利尤单抗联合伊匹木单抗、纳武利尤单抗联合化疗或化疗，同时测定 TMB，主要观察指标为 PFS、OS，结果显示在高 TMB 中，联合组的中位 OS、PFS 和 ORR 优于化疗组（23.0 个月 vs. 16.4 个月，7.1 个月 vs. 5.5 个月，45.3% vs. 26.9%）。由此可见，对于驱动基因阴性的晚期 NSCLC 患者，应进行基因检测，明确 TMB 和 PD-L1 表达，对于高 TMB 和 PD-L1 表达者，首选双免联合的治疗方案。

3. PD-1、PD-L1 抑制剂联合抗血管生成药物

既往文献表明，以 VEGF 或 VEGFR 为靶点的抗血管生成药物可调节肿瘤免疫微环境，有助于逆转免疫治疗的耐药性。为探讨 PD-1 抑制剂联合贝伐珠单抗及化疗对转移性 NSCLC 患者的疗效和安全性，Socinski 等进行了一项临床Ⅲ期研究，分别按照 1 : 1 : 1 给予阿替利珠单抗 + 卡铂 + 紫杉醇（ACP 组）、阿替利珠单抗 + 贝伐珠单抗 + 卡铂 + 紫杉醇（ABCP 组）、卡铂 + 紫杉醇 + 贝伐珠单抗治疗（BCP 组），结果显示 ABCP 组的中位 PFS 长于 BCP 组（8.3 个月 vs. 6.8 个月），OS 长于 BCP 组（19.2 个月 vs. 14.7 个月），ABCP 组的安全情况与其他报道一致，研究者认为，免疫治疗联合抗血管生成治疗可增加化疗的效果。为研究小分子 TKI 联合免疫双药治疗晚期 NSCLC 的效果，Wang 等对 67 例晚期 NSCLC 患者给予抗 PD-1 联合安罗替尼治疗，观察指标为 ORR、PFS、OS 和 AE，结果显示中位随访 8.7 个月时，40% 的患者出现 3、4 级 AE，ORR 为 28.4%，中位 PFS 为 6.9 个月，OS 为 14.5 个月，研究者认为化疗联合抗血管生成 TKI 对晚期 NSCLC 有良好的抗肿瘤活性。

对于肺癌脊柱转移的患者，在处理脊柱疾病的同时，应积极进行基因检测，对于存在主流突变的患者，选择相应的靶向治疗药物。如患者无主流基因突变，但 *PD-L1* 表达较高，且不存在免疫负向基因突变，可优先考虑免疫治疗。如患者无主流基因突变，但 *PD-L1* 表达较低，则优先考虑化疗，或考虑化免组合治疗，通过对各患者的同病异治，达到肺癌脊柱转移患者"精准医疗"的目的，使患者达到最大获益。

三、肾癌

肾癌是最常见的十种癌症之一，占所有新发癌症病例的 3.7%，研究预估，截至 2020 年，全球约有新确诊肾癌患者 43.12 万例，死亡约 17.94 万例。肾癌易转移，25% ~ 30% 的患者初诊时即存在远处转移，骨是继肺外肾癌的第二大转移部位，约 30% 的患者发生 SREs，且以多骨转移为主，发生率高于乳腺癌、骨髓瘤和前列腺癌（74% vs. 64% vs. 51% vs. 44%）。治疗上除骨转移部位的放疗、手术治疗、消融治疗外，需严格遵循原发肾癌的药物治疗方案。在过去 12 年间，肾癌的药物治疗从最初 IFN-α 和 IL-2 的非特异性免疫疗法转变为 VEGF 的靶向治疗，再

到目前的 PD-1 的新型免疫治疗药物，整体治疗效果明显提高。

肾癌以透明细胞癌为主，占 70% ~ 75%，与 von Hippel-Lindau（VHL）基因突变密切相关，该基因是双打击抑癌基因，通常是第一个等位基因通过基因内突变失活，第二个等位基因作为大缺失的一部分被删除。在肿瘤细胞中，VHL 的失活可导致缺氧诱导因子（hypoxia inducible factor，HIF）的活性增加，并最终导致 VEGF 和 PDGF 的过度表达；HIF 活性也可通过哺乳动物雷帕霉素靶蛋白（mammalian target of rapamycin，mTOR）通路激活。对肾癌转移的患者应积极行基因检测，根据结果采用舒尼替尼、帕唑帕尼等针对 VEGF 和 PDGF 的多靶点小分子 TKI 或贝伐单抗等针对 VEGF 的单克隆抗体，以及替西罗莫司等针对 mTOR 的抑制剂。同时，随着免疫治疗在各大癌种治疗领域取得的巨大成功，基于临床试验 Checkmate-025 的数据，2015 年 FDA 批准纳武利尤单抗用于晚期或转移性肾癌的二线治疗，开启了肾癌免疫治疗的新时代。

肾癌脊柱转移患者属于疾病晚期，在治疗上需结合患者的个体情况，药物选择上应充分考虑安全性，特别是靶向药物，虽然可对肿瘤产生反应并延长 PFS 和 OS，但并不能治愈，且长期应用存在明显的 AE，需权衡药物的益处和治疗负担。针对肾癌脊柱转移患者，首先需进行 IMDC 评分，根据预后制定分层治疗方案和风险等级，合理选择靶向、免疫、靶免联合等方案，最终实现治疗的细化、个体化，达到最大程度延长患者生存时间、改善患者生活质量的目的。

（一）转移性肾癌的一线治疗

1. 联合应用 ICB

ICB 涉及阻断 T 细胞上的免疫检查点分子与其配体间的相互作用，这些分子在肿瘤微环境中的肿瘤细胞和骨髓细胞上表达。ICB 通过逆转细胞毒性 T 细胞的耗竭表型，增强其产生肿瘤特异性免疫反应的能力，达到抗肿瘤的目的。常见的 ICB 药物包括可阻断 PD-1 与 PD-L1/2 作用的纳武单抗、帕博丽珠单抗和派安普利单抗等抗 PD-1 抗体，以及可阻断 PD-L1 的阿替利珠单抗、阿维单抗和德瓦鲁单抗等单克隆抗体，另一个主要的免疫检查点为与 B7-1 和 B7-2 强烈结合抑制信号 2，从而组织 T 细胞完全激活的 CTLA-4。

为对比双免联合与抗血管生成 TKI 治疗转移性肾癌的疗效，Motzer 等进行了一项临床Ⅲ期研究（Checkmate 214），共纳入 1096 例患者，按照 1∶1 分组，分别给予伊匹木单抗和纳武利尤单抗联合免疫对比舒尼替尼靶向治疗，研究主要针对低、中风险患者，主要观察指标为中位 PFS、ORR、CR 和中位 OS，中位随访时间为 25.2 个月，发现 18 个月时双免治疗的总 OS、ORR、CR 和中位 PFS 均优于单靶治疗（75% vs. 60%，42% vs. 27%，9% vs. 1%，11.6 个月 vs. 8.4 个月），研究同时发现因 AEs 导致研究终止的比例上，双免治疗高于单靶治疗（22% vs. 8%），但双免治疗患者获得了更好的生活治疗。研究者认为在先前未治疗的转移性肾癌低、中危患者治疗中，免疫联合法可作为一线治疗，但需密切关注不良事件。

2. 联合应用 ICB 和抗血管生成小分子 TKI

美国 FDA 批准用于肾癌的小分子 VEGF 抑制剂包括索拉菲尼、舒尼替尼、帕唑帕尼和阿西替尼，由于这类药物可抑制肿瘤血管生成，因此在某些情况下可导致肿瘤的客观反应或维持疾病稳定。对于肾癌脊柱转移患者，可通过基因检测明确是否存在 VHL 基因突变，进而积极采用小分子 TKI 治疗，但该基因突变并不作为应用此类药物的必需条件。尽管此类药物可导致包括疲劳、手足综合征、出血和皮疹等多种不良事件，但相关研究显示相较于单独应用 IFN-γ，应用舒尼替尼的 OS 和 ORR 更优（26.4 个月 vs. 21.8 个月，47% vs. 12%）。

舒尼替尼和索拉非尼是多靶点小分子 TKI，可抑制 VEGFR、PDGFR 和 FLT3 等，最新的阿西替尼是一种更具选择性的 VEGFR 抑制剂，可抑制 VEGFR-1、VEGFR-2、VEGFR-3，在一项针对初治转移性肾癌患者的Ⅲ期试验中，研究者测试了阿西替尼的抗血管生成活性，结果显示，与索拉非尼相比，患者的中位 PFS 没有显著的增加，但是阿西替尼具有更优的安全性和总 OS（41.2 个月 vs. 31.9 个月），同时患者的体能状态更优。

鉴于 ICB 和小分子 TKI 类药物在转移性肾细胞癌中的活性，研究者尝试将 VEGFR、TKI 与抗 PD-1 药物联合应用，然而最初的尝试效果并不成功，一项联合纳武利尤单抗与帕唑帕尼治疗转移性肾细胞癌的研究显示，联合用药会导致过度的肝毒性导致研究中止，类似的结果也出现在帕唑帕尼联合帕博丽珠单抗组，研究显示即便序贯给药同样会出现很严重的肝毒性。舒尼替尼联合纳武利尤单抗的耐受性稍好，但暂未有新的研究数据。

为探讨阿西替尼联合帕博利珠单抗治疗转移性肾癌的疗效，Rini 等进行了一项临床Ⅲ期研究（KEYNOTE-426），共纳入 861 例初治的进展型肾透明细胞癌患者，分别给予帕博利珠联合阿西替尼治疗，对照组为舒尼替尼，主要观察指标为 OS 和 PFS，次要观察指标为 ORR，中位随访时间为 12.8 个月，结果显示联合组的中位 PFS、ORR 和存活率均高于舒尼替尼组（15.1 个月 vs. 11.1 个月，59.3% vs. 35.7%，89.9% vs. 78.3%），联合组的 3 级及以上 AEs 低于舒尼替尼组（75.8% vs. 70.6%）。研究者认为，在初治的晚期肾癌患者治疗上，阿西替尼联合帕博利珠单抗较但用小分子 TKI 可取得较好的治疗效果。另一项阿西替尼联合阿维鲁单抗治疗晚期肾癌的临床Ⅲ期研究（JAVELIN Renal 101）同样得出上述结论。上述研究数据推进免疫联合抗血管小分子 TKI 成为转移性肾癌的一线治疗，但在取得相应治疗效果的同时，要严密检测 3、4 级 AEs。

3. 联合应用抗血管生成药物

贝伐单抗是一种 VEGF-A 的单克隆靶向治疗药物，已显示出对实体瘤（包括肾癌）的生存期和客观反应性有效。为对比阿替利珠单抗联合贝伐单抗与舒尼替尼对初治转移性肾癌的疗效，Rini 等进行了一项临床Ⅲ期研究（NCT02420821），共纳入 915 例患者，随机分成两组，分别给予两组药物治疗，主要观察指标是 PFS，结果显示联合组的 PFS 优于舒尼替尼组（11.2 个月 vs. 7.7 个月），亚组分析中发现，表达 PD-L1 的亚型中，包括肝转移和其他风险组，均改善了患者的 PFS；对于 3、4 级的 AEs，联合组低于舒尼替尼组（40% vs. 54%）。但目前该联合方法尚未获得 FDA 批准用于转移性肾细胞癌的一线治疗。

（二）转移性肾癌的二线治疗

由于很少的转移性肾癌患者在一线治疗中获得完全环节，即使采用了有效的双免联合方案，仍有大多数转移性肾癌患者出现疾病进展，需采用二线治疗。尽管抗 PD-1 既往在二线治疗中受到青睐，但由于不断发展的治疗方案中部分已将抗 PD-1 提升到一线治疗，因此单独使用抗 PD-1 已较少应用在二线治疗。目前受到青睐的二线治疗方案包括卡博替尼或阿西替尼等抗血管生成 TKI 单药治疗，一些进展缓慢的肾癌患者，在一线时仅单独接受小分子 TKI 单药治疗时，二线可采用纳武利尤单抗单药等抗 PD-1 治疗。

1. 卡博替尼

卡博替尼是一种多靶点酪氨酸激酶（包括 VEGFR、MET 和 AXL）抑制剂，已尝试用在初治的转移性肾癌患者以及其二线治疗。既往研究显示，由于 VHL 失活而导致 MET 和 AXL 的上调与不良结果相关。卡博替尼最初用于其他抗血管生成 TKI 治疗后的二线治疗，为探讨卡博替尼和依维莫司在既往 VEGFR-TKI 治疗后进展的晚期肾癌患者中的疗效和安全性，Choueiri 等进行了一项临床Ⅲ期试验（METEOR），共纳入 658 例患者，随机分为两组，分别给予两种药物治疗，主要观察指标为 PFS、OS 和 ORR，结果显示卡博替尼较依维莫斯具有更优的中位 OS（21.4 个月 vs. 16.5 个月）、中位 PFS（$HR=0.51$，$95\%CI$: $0.41 \sim 0.62$，$P < 0.0001$）和 ORR（17% vs. 3%），更为重要的是骨转移患者对卡博替尼表现出更显著的反应性；两药的 3、4 级 AEs 发生率相近，但不良事件不尽相同。研究者认为与依维莫司相比，卡博替尼应该作为既往治疗过的晚期肾细胞癌患者的标准治疗，但应监测可能需要调整剂量的不良事件。基于上述数据，另一项Ⅱ期试验（CABOSUN）对比卡博替尼与舒尼替尼在一线治疗中危和低危转移性肾癌患者的疗效，结果显示与舒尼替相比，卡博替尼显著改善 PFS（$HR=0.66$，$95\%CI$: $0.46 \sim 0.95$，$P < 0.012$），ORR 更优（20% vs. 9%），无论是否存在骨转移，所有患者均可见 PFS 获益，如患者同时存在 MET 突变，则卡博替尼的反应性优于其他 MET 突变肿瘤，表明同时靶向 VEGFR 和 MET 具有潜在的累加效应。在二线治疗中，Verzoni 等进行了一项在 ICB 治疗进展后采用卡博替尼治疗的Ⅱ期临床试验（BREAKPOINT），初步报道 PFS 从 3.8 个月增加到 7.4 个月，上述研究支持卡博替尼作为转移性肾癌的二线治疗。

2. 阿西替尼

为评估阿西替尼和索拉非尼在二线治疗转移性肾癌的临床疗效，Bracarda 等进行了一项临床Ⅲ期研究（AXIS），389 例接受了舒尼替尼的一线治疗进展病例，其中 194 例二线采用阿西替尼，195 例二线采用索拉非尼治疗，研究结果显示，阿西替尼的 PFS 明显长于索拉非尼（13.9 个月 vs. 4.7 个月），但 OS 未见明显区别，基于患者较长的 PFS 和药物的安全性，阿西替尼被批准用于二线治疗转移性肾癌。然而，对于一线接受阿维鲁单抗＋阿西替尼或帕博利珠单抗＋阿西替尼治疗的患者，阿西替尼不可作为二线治疗选择，但对于接受伊匹木单抗和纳武利尤单抗，或者是两者联合一种不同的小分子 TKI 治疗的患者，阿西替尼仍是一种有效的选择。最新的一组临床Ⅱ期研究数据显示，40 例患者在接受 ICB 治疗后接受个体化阿西替尼治疗，中位 PFS 为 8.8 个月、ORR 为 45%，相关研究数据支持阿西替尼作为转移性肾癌的二线治疗。

3. 纳武利尤单抗

ICB 在实体瘤，如黑色素瘤，治疗中显示出较好的结果和生存数据。一项针对贝伐单抗治疗后的难治性转移性肾癌患者的临床Ⅲ期试验（CheckMate 025）将纳武利尤单抗与依维莫斯进行对照，发现接受纳武利尤单抗治疗的患者中位 OS 和 ORR 优于依维莫斯（25 个月 vs. 19.6 个月，21.5% vs. 3.9%），同时该研究还显示相对于依维莫斯，更多的患者对纳武利尤单抗有反应，且反应的时间较长（23 个月 vs. 13.7 个月）；更少的患者出现 3、4 级 AEs（19% vs. 37%），研究表明纳武利尤单抗具有适度的安全性和有效性，被 FDA 批准作为转移性肾癌的二线治疗。然而，目前大多数的转移性肾癌患者在一线治疗时接受了抗 PD-1 或 PD-L1 治疗，在这类患者中，纳武利尤单抗单药不能作为二线治疗。

2018 年以前，晚期肾癌的治疗仍以单药 TKI 为标准，但随着诸多临床试验的开展，联合疗法已逐渐被接受，可行性已被证实，使晚期肾癌的一线治疗方案发生重大转变。然而在诸多联合疗法中，虽然明确了基于 ICB 的组合是大多数晚期肾癌的标准疗法，但尚无最佳的治疗组合以及最佳的治疗顺序，相关方案的选择取决于各种因素，包括肿瘤分期、风险分层、患者年龄、转移部位和 Furman 分级等。

目前，对于晚期肾癌患者一线治疗方案，FDA2018 年批准了伊匹木单抗联合纳武利尤单抗；2019 年批准了帕博利珠单抗联合阿西替尼和阿维鲁单抗联合阿西替尼；2021 年批准了纳武利尤单抗联合卡博替尼。2021 年的另一项临床Ⅲ期研究（CLEAR/KEYNOTE-58）尝试采用帕博利珠单抗联合乐伐替尼联合一线治疗晚期肾癌，对照组为仑伐替尼联合依维莫斯，以及舒尼替尼，研究显示联合组在 PFS、OS 和 ORR 上具有统计学上的显著改善。其他的试验仍在进行中，如临床Ⅲ期研究（PDIGREE/NCT03793166）尝试伊匹木单抗 / 纳武利尤单抗和卡博替尼治疗中、低危晚期肾癌患者的疗效。临床Ⅲ期研究（COSMIC-313）探讨卡博替尼联合纳武利尤单抗和伊匹木单抗治疗晚期中低危肾癌患者的疗效，研究者尝试明确 TKI 的加入是否会对双免组合有影响，但研究仍在进行中。

四、乳腺癌

乳腺癌是仅次于肺癌的第二大常见恶性肿瘤和第五大最常见的癌症死亡原因。对于女性，乳腺癌是最常见以及最常导致死亡的癌症，5% ~ 10% 的患者初诊时即存在远处转移。乳腺癌是一种异质性疾病，大约有 20 个形态不同的亚型和 4 个基于基因表达模式的主要亚型，各亚型具有特定的风险因素、对治疗的反应性和疾病进展风险的特性。因此，乳腺癌的治疗取决于分期类型、肿瘤大小、淋巴结形态、肿瘤的雌激素受体（estrogen receptor，ER）和孕激素受体（progesterone receptor，PR）水平，以及人表皮生长因子受体 2（HER2 或 EGFR2）状态等因素。

骨转移是晚期乳腺癌最常见的并发症之一，约 70% 的患者会发生骨转移，尤其好发于激素受体阳性的患者。Makhoul 等研究显示，骨转移是影响乳腺癌预后的重要因素，无转移患者的 5 年生存率高达 90%，转移患者降至 10%。与其他实体瘤的好转移部位一致，脊柱同样是乳腺癌最常见的骨转移部位，易出现 SREs，严重影响患者生活治疗。在治疗上，除常规的脊柱手术外，对切除的标本进行免疫组化和基因检测，根据结果积极进行内分泌和靶向、免疫治疗等全身治疗。

20 世纪 70 年代，化疗开始应用于乳腺癌的治疗，经过近 50 的发展，目前已成为晚期乳腺癌的标准方案。内分泌治疗要追溯到 1895 年，Beaston 等采用卵巢切除术治疗晚期乳腺癌，但 1977 年的他莫昔芬上市正式标志着乳腺癌进入内分泌治疗时代，1993 年的芳香酶抑制剂如来康唑，2002 年的氟维司群等药物均显著提升了晚期乳腺癌的治疗效果。1998 年，曲妥珠单抗用于治疗 HER2 阳性的晚期乳腺癌患者，标志着乳腺癌的治疗进入靶向治疗时代，20 多年来陆续有针对 ER、HR、HER2、PI3K 和 CDK4/6 等的靶向药物用于乳腺癌的治疗，通过联合化疗和内分泌治疗，改善患者生活治疗、延长患者生存期。

（一）内分泌治疗

近 70% 的乳腺癌女性呈激素受体阳性，其中主要是 ER 阳性。因此内分泌治疗是激素受体阳性乳腺癌患者的主要治疗方法，包括几种降低雌激素水平或调节 ER 表达和功能的治疗策略。内分泌治疗药物主要包括选择性 ER 调节剂（他莫昔芬等）、芳香化酶抑制剂（氟维司群、来曲唑等）和卵巢去势药物（戈舍瑞林）等。

1. 他莫昔芬

1977 年首个研发用于靶向治疗 ER+ 乳腺癌患者的抗雌激素化合物，结构与雌激素类似，可竞争性地与 ER 的受体结合域结合，阻断 ER 与雌激素的二聚化，并防止 ER 的构象变化，使真正的雌激素无法与受体结合，阻止雌激素诱导的癌细胞 DNA 合成与增殖。1998 年，早期乳腺癌研究人员协作组通过对 37 000 例患者的临床研究数据分析，发现他莫昔芬治疗可使 ER+ 乳腺癌患者 5 年复发率降低 47%、病死率降低 26%。2011 年的进一步研究显示，应用他莫昔芬可明显提高乳腺癌患者的 PFS 和 OS。他莫昔芬主要适用于绝经前患者。

为评估内分泌治疗对绝经前乳腺癌患者的长期疗效，Johansson 等对 1990—1997 年的 STO-5 临床实验进行了二次分析，924 例患者随机分配到戈舍瑞林组、他莫西芬组和联合组，并在 2020 年对肿瘤标本进行免疫组化（$n = 731$）和基因检测（$n = 586$），对结果进行 Kaplan-Meier 分析、多变量 Cox 比例风险回归和多变量时变柔性分析，结果显示在 ER+ 患者（$n = 584$）中，与对照组相比，戈舍瑞林组、他莫昔芬组和联合组均显著改善患者长期远距离无复发间隔，在基因组低风险患者中，应用他莫昔芬有 20 年的临床获益，而基因组高风险组，戈舍瑞林有早期获益。研究认为对 ER+ 绝经前患者进行 2 年的辅助内分泌治疗，可获得 20 年获益，并且建议用药根据患者肿瘤基因组特征差异进行选择，同时研究发现戈舍瑞林和他莫昔芬联合用药与单一用药疗效无明显差异。另一项研究显示，尽管长时间应用他莫昔芬使罹患子宫内膜癌的风险增高，但长期应用（10 年）比短期应用（5 年）具有更低的乳腺癌复发率和死亡率。

2. 氟维司群

为 ER 下调剂，可下调 ER 水平和活性，作用机制包括与 ER 结合竞争性的拮抗雌激素作用，以及与 ER 结合后，诱导 ER 降解，阻断 ER 功能。与他莫昔芬相比，氟维司群可降低 ER 水平，而他莫昔芬的 ER 水平保持不变。氟维司群适用于抗雌激素疗法治疗后无效、疾病进展的 ER+ 绝境后转移性晚期乳腺癌患者的治疗。

在单用方面，一项评估氟维司群在芳香化酶抑制剂治疗后进展的绝经后妇女中的疗效和耐受性的 Ⅱ 期临床研究，纳入芳香化酶抑制剂反应组（A 组，$n = 70$）和芳香化酶抑制剂耐药组（B 组，$n = 20$）均给予氟维司群治疗，均接受芳香化酶抑制剂预治疗，84% 的患者接受他莫昔芬或托瑞芬治疗，研究发现氟维司群的耐受性良好，并产生了临床效益（A 组 28%，B 组 37%），同时，A 组的中位进展时间为 3.6 个月，B 组为 3.4 个月，研究者认为对芳香化酶抑制剂耐药的患者，应用氟维司群可产生临床效益，从而推迟进行化疗的时间。

在联合应用方面，最新的一项针对激素受体阳性、HER2 阴性的晚期乳腺癌患者治疗的临床 Ⅲ 期研究中，Slamon 等采用 CDK4/6 抑制剂瑞博西林联合氟维司群（$n = 484$）或安慰剂联合氟维司群（$n = 242$）治疗，观察指标为 PFS 和 ORR，结果显示实验联合组的中位 PFS 长于安慰剂组（20.5 个月 vs. 12.8 个月），ORR 优于安慰剂组（40.9% vs. 28.7%），研究认为在激素受体阳性，HER2 阴性的晚期乳腺癌治疗中，瑞博西林联合氟维司群可能是一种全新的一线或二线治疗选择。

3. 来曲唑

1977 年 FDA 批准应用，为目前最常用的第三代高选择性芳香化酶抑制剂，通过抑制芳香化酶，阻断芳构化反应，抑制雄激素转化成为雌激素，降低血液中雌激素水平。多用于他莫昔芬治疗失败的绝经后晚期乳腺癌患者。

一项纳入 8010 例患者的四臂、随机、双盲临床 Ⅲ 期研究比较了来曲唑、他莫昔芬（任一药物治疗 5 年）以及序贯治疗（一种 2 年，另一种 3 年）对绝经后内分泌治疗反应的早期乳腺癌患者的疗效和不良事件，结果显示单药治疗中，来曲唑的无病生存事件相对降低了 9%，在其他指标上，如 OS、远期复发间隔、死亡率上，来曲唑均略低于他莫昔芬。在对侧乳房的保护上，来曲唑明显优于他莫昔芬，但 10 年后结果颠倒。序贯治疗的疗效与来曲唑单药相近，未见明显区别，研究认为来曲唑和他莫昔芬对内分泌治疗反应的乳腺癌患者辅助治疗收益，其中，来曲唑在前 10 年内可降低对侧乳腺癌的发生率。

一项针对来曲唑单药与来曲唑联合哌柏西利治疗激素受体阳性，HER2 阴性的转移性乳腺癌患者的真实世界研究显示，与来曲唑单药相比，联合组的中位 PFS 明显延长（20.0 vs. 11.9 个月），联合组在随访时未达到中位 OS，来曲唑组为 43.1 个月，在 2 年 OS 率上，联合组优于来曲唑组（78.3% vs. 68%）。研究认为，与一线单独应用来曲唑治疗相比，哌柏西利联合来曲唑治疗可改善患者的生存结局。

4. 戈舍瑞林

卵巢去势药物，有效率与卵巢切除术相似。为合成的促黄体生成素释放激素的类似物，长期使用可抑制垂体的促黄体生成激素分泌，继而使女性血清雌二醇下降，大多数患者在停药后，卵巢功能可恢复。根据国内外发表论文和专家共识，该药物主要用于绝经前患者与芳香化酶抑制剂的联合治疗。

Yao 等进行了一项戈舍瑞林和来曲唑治疗绝经前转移性乳腺癌的单中心回顾性研究，该研究联合用于一线（$n = 36$）和二线治疗（$n = 16$），研究显示联合组的中位治疗时间为 11 个月，总体中位随访时间为 31 个月，ORR 为 21.1%，其中 CR 2 例（3.8%）、PR 9 例（17.3%）。26 例（50.0%）患者 SD 持续 6 个月以上，因此该联合治疗方法在 37 例女性（71.1%）中获得了临床效益，PFS 达 10 个月，研究认为戈舍瑞林和来曲唑使治疗晚期转移性乳腺癌的一种有效且耐受性良好的治疗方案。

5. 内分泌治疗的不良反应

长期进行内分泌治疗的不良反应主要发生在骨、关节肌肉、心血管和妇科等方面。

（1）骨相关不良反应：雌激素水平降低与骨折风险升高呈正相关，绝经后女性骨量流失导致骨质疏松骨折的发生率是男性 2 倍。乳腺癌患者采用长期内分泌治疗，包括卵巢去势药物的应用、芳香化酶抑制剂的应用均会降低雌激素水平，加重骨质流失。既往研究显示，与无乳腺癌女性相比，乳腺癌患者的骨折风险升高 31%。在骨质流失的治疗上，应常规服用钙剂和维生素 D_3，并增加体育锻炼，避免跌倒，可给予骨改良药物，如唑来膦酸、地舒单抗等药物，降低骨折发生率，改善骨密度。

（2）关节肌肉疼痛：关节、肌肉疼痛随雌激素水平下降逐渐增高，既往研究报道，使用芳香化酶抑制剂治疗乳腺癌患者，骨、关节和肌肉疼痛发生率高达 60%，因此在药物应用前和治疗中，应注意评估疼痛状态，鉴别于骨转移和关节炎。对于用药导致的疼痛，可口服非甾体抗炎药，症状重的可酌情停药一段时间或更换药物。

（3）妇科不良反应：长期应用他莫昔芬可能导致潮热、阴道出血、子宫肌瘤和卵巢囊肿，甚至子宫内膜癌等不良后果。而长期应用芳香化酶抑制剂可导致阴道干燥、性欲减低等不良后果。需定期行妇科检查，对症治疗。

（4）心血管不良反应：既往研究显示，他莫昔芬可降低低密度脂蛋白和胆固醇水平，增加中风和静脉血栓的风险，应用来曲唑患者高胆固醇血症发生率是应用他莫昔芬的 2 倍，血栓发生率低于他莫昔芬组。因此，采用内分泌治疗过程中，需定期监测患者血压、血脂，及时进行治疗。

综上，乳腺癌的治疗首先需明确患者 ER 和 HER2 的表达情况。在采用内分泌治疗前，需正确判断患者的月经状态，绝经前的患者首选他莫昔芬、他莫昔芬联合卵巢去势药物和卵巢去势药物联合芳香化酶抑制剂，绝经后的患者首选芳香化酶抑制剂。

（二）HER2 靶向治疗

HER2 是一种由 *ERBB2* 基因编码的跨膜酪氨酸激酶受体，是 EGFR 家族的四个成员之一，包括 EGFR（HER1、ErbB1）、HER2（c-ErbB-2；Neu）、HER3（ErbB3）和 HER4（ErbB4）。尽管 HER2 没有内源性配体，但当通过同源二聚化或与 HER1 或 HER3 的异源二聚化过度表达时，它可以经历配体非依赖性激活，导致酪氨酸残基的自膦酸化和细胞增殖和存活途径的激活。在大约 20% 的乳腺癌中发现 HER2 过表达与侵袭性表型和预后不良有关。

目前常用的阻断上调的 HER2 信号传导方法包括利用针对 HER2 细胞外结构域开发的，与癌细胞表面相结合的抗 HER2 人源化单克隆抗体曲妥珠单抗（赫赛汀）和使用口服活性小分子 HER2 特异性酪氨酸激酶抑制剂穿透细胞，在细胞内使 HER2 蛋白失去功效，进而对细胞发挥杀伤作用的拉帕替尼等，以及最新的单克隆抗体和化疗药的偶联体，代表药物为抗体偶联药物曲妥珠单抗 - 美坦辛（TDM1）。

1. 曲妥珠单抗

1998 年，曲妥珠单抗获批用于 HER2 阳性乳腺癌的辅助治疗，靶点是 HER2 基因调控的 P185 糖蛋白，主要用于转移性乳腺癌和早期乳腺癌的治疗，2006 年，曲妥珠单抗又用于术后早期乳腺癌的治疗。与化疗药物相比，其具有自身异源性低、不引起免疫消除效应、不良反应少等优点，具体的抗肿瘤机制包括：抗体依赖性细胞毒性，抑制受体 - 受体的相互作用，通过内吞作用减少受体，抑制 HER2 胞外结构域的切割，干扰 DNA 修复，预防血管生成，以及消除 HER2 介导的 PI3K 和 MAPK 信号级联。

在一项针对曲妥珠单抗治疗 HER2 阳性早期乳腺癌的临床Ⅲ期研究中，Cameron 等共纳入 5102 例患者，在完成手术、化疗和放疗后，随机分配到曲妥珠单抗 1 年、2 年和观察组（1702 例 vs. 1700 例 vs. 1697 例），主要观察指标是无病生存率，中位随访时间为 11 年，研究发现与观察组相比，使用 1 年药物显著降低无病生存率（$HR=0.76$，95%CI：0.68 ~ 0.86）和死亡（$HR=0.74$，95%CI：0.64 ~ 0.86）的风险，但相较于使用 1 年，使用 2 年并没有改善无病生存率（$HR=1.02$，95%CI：0.89 ~ 1.17）。观察组的 10 年无病生存率为 63%，1 年组和 2 年组的无病生存率为 69%。研究认为 HER2 阳性的早期乳腺癌患者化疗后使用 1 年的曲妥珠单抗治疗可显著改善长期无病生存，但延长至两年没有额外的获益。

曲妥珠单抗的耐药原因可能包括：药物无法与其靶标结合，截短的 HER2 受体没有细胞外结构域导致空间位阻的糖蛋白 Mucin-4 过表达，与胰岛素样生长因子 1 受体的串扰，以及 PI3K/Akt 通路的激活。为寻求曲妥珠单抗耐药的解决策略，在 Akt 过表达的患者中，尝试应用 PI3K 抑制剂 SF1126 与曲妥珠当康联合应用治疗，取得了一定的效果。

2. 帕妥珠单抗

2012 年，帕妥珠单抗获批用于 HER2 阳性的晚期转移性乳腺癌的治疗，被称为 HER 二聚化抑制剂，与 HER2 受体胞外 Ⅱ 区域特异性结合，抑制 HER2 受体活化。帕妥珠单抗可调节抗体依赖的细胞介导的细胞毒作用，与曲妥珠单抗联合应用表现出很好的协同作用，增加临床疗效。

Swain 等进行了一项针对转移性乳腺癌患者的临床Ⅲ期研究，随机分组给予帕妥珠单抗或安慰剂联合多西他赛和曲妥珠单抗治疗，观察指标为 OS、反应持续时间和安全性，结果显示联合治疗组的中位 OS 为 56.5 个月，安慰剂组为 40.8 个月，联合组的中位反应持续时间较安慰剂组延长 7.7 个月，不良反应多发生在多西他赛治疗期间，主要为心脏问题，无显著差别。研究认为在 HER2 阳性的转移性乳腺癌患者中，曲妥珠单抗、多西他赛联合帕妥珠单抗，可显著提升中位总生存期。

3. 曲妥珠单抗 – 美坦辛（TDM1）

为单克隆抗体和化疗药物的偶联体，2013 年 FDA 获批用于晚期乳腺癌的治疗，是具有曲妥珠单抗靶向作用和化疗药物细胞毒作用的双重抗肿瘤药物，可促进细胞毒性药物与 HER2 表面受体结合，减少不良反应的同时增强对肿瘤的杀伤力。

在一项针对国人 HER2 阳性早期乳腺癌患者残留侵袭性病损的临床研究中（KATHERINE），患者接受标准的紫杉烷和曲妥珠单抗新辅助治疗后进行手术，继而随机分组，给予 14 个周期的 TDM1（$n=51$）和曲妥珠单抗（$n=50$），主要观察指标是无浸润性肿瘤复发生存率和 AEs，研究发现与曲妥珠单抗相比，TDM1 治疗使无浸润性肿瘤复发生存率降低 43%，3 级以上 AEs 明显增多（39.2% vs. 4.1%），研究表明，与曲妥珠单抗相比，TDM1 在中国患者中表现出更高的疗效，但不良反应更高，是导致停药的主要原因。

4. 拉帕替尼、来那替尼和吡咯替尼

均为小分子 TKI 类药物，其中拉帕替尼可同时抑制 HER2 和 EGFR，进而阻止 MAPK 和 PI3K/AKT 信号通路激活，影响细胞增殖，导致其凋亡。常与化疗或单克隆抗体联合应用治疗晚期乳腺癌患者。来那替尼为不可逆的 EGFR、HER1、HER2 和 HER4 抑制剂，被 FDA 批准用于早期 HER2 阳性乳腺癌患者的辅助治疗。吡咯替尼是我国自主研发的不可逆的 EGFR、HER1、HER2 和 HER4 抑制剂，2018 年上市用于治疗我国晚期乳腺癌患者。小分子 TKI 类药物可通过血脑屏障，对脑转移患者具有较好的疗效。

在英国的一项针对曲妥珠单抗、拉帕替尼，以及两者联合治疗早期 HER2 阳性患者的随机对照实验中，共纳入 257 例患者，分为两部分，第一部分分别给予对照组（22 例）、曲妥珠单抗（57 例）和拉帕替尼（51 例）治疗，第二部分给予对照组（29 例），曲妥珠单抗（32 例），曲妥珠单抗联合拉帕替尼（66 例）治疗，主要观察指标是手术标本的 Ki-67、病情缓解情况、复发和死亡情况，研究结果显示，在第一部分 Ki-67 的反应拉帕替尼组为 66%，曲妥珠单抗为 37%，对照组为 5%，第二部分 Ki-67 的反应联合组为 74%，曲妥珠单抗组为 45%，对照组为 7%。在反应性上，联合组除 2 例外，均获得了完全缓解，高于单独药物组。

在一项纳入 621 例患者的对比拉帕替尼和来那替尼的临床Ⅲ期研究中，研究者比较了两种药物分别联合卡培他滨治疗 HER2 阳性的转移性乳腺癌患者的疗效，观察指标为 PFS 和 OS，结果显示来那替尼组的 PFS（HR=0.76，95%CI：0.63 ~ 0.93；P = 0.0059）和 OS（95%CI：0.72 ~ 1.07，P = 0.2098）更优，ORR 上来那替尼组优于拉帕替尼组（32.8% vs. 26.7%）。研究者认为来那替尼联合卡培他滨相较于来那替尼联合卡培他滨具有更优的 PFS 和神经系统改善。

在另一项我国研究者对比吡咯替尼和拉帕替尼疗效的Ⅲ期临床研究中，研究者分别给予两种药物联合卡培他滨治疗 HER2 阳性的之前接受过曲妥珠单抗和紫衫烷治疗的转移性乳腺癌患者，主要观察指标为 PFS，结果显示吡咯替尼组的 PFS 优于拉帕替尼组（12.5 个月 vs. 6.8 个月），同时不良反应相近，研究者认为与拉帕替尼联合卡培他滨相比，吡咯替尼显著提高了 PFS，并且毒性可控，可作为曲妥珠单抗和化疗后 HER2 阳性的转移性乳腺癌患者的替代治疗。

（三）CDK 4/6 抑制剂

细胞周期蛋白依赖性激酶（cyclin dependent kinases，CDKs）在细胞周期的启动和各个时期的转换调节中发挥重要作用。肿瘤细胞内的 CDK 4/6 异常活跃，激活肿瘤细胞不断增殖，通过抑制 CDK 4/6，可控制肿瘤细胞生长。目前常用的药物包括帕博西尼、瑞博西尼和玻玛西尼。一项针对 ER+，HER2– 的绝经后晚期乳腺癌患者初始治疗的临床 2 期研究中，采用帕博西尼联合来曲唑，安慰剂联合来曲唑治疗，共纳入 666 例患者，观察指标为 PFS，研究结果显示帕博西尼组的中位 PFS 优于安慰剂组（24.8 个月 vs. 14.5 个月），研究认为，在初治的 ER+，HER2-的绝经后晚期乳腺癌患者中，帕博西尼联合来曲唑是一种有效的治疗方式，基于此，2015 年FDA 批注两者联合作为初始方案治疗 ER+，HER2– 的绝经后晚期乳腺癌患者。

（四）mTOR 抑制剂

磷脂酰肌醇 3 激酶 / 蛋白激酶 B/ 哺乳类动物雷帕霉素靶蛋白（PI3K/Akt/mTOR）是细胞内存在的一个重要的信号通路，在乳腺癌的发生发展过程中，PI3K/AKT/mTOR 通路发挥重要作用。它一方面处于 HER2 通路下游，PI3K/AKT/mTOR 通路活化参与曲妥珠单抗治疗耐药；另一方面，它还与 ER 信号通路交互激活，参与内分泌治疗继发耐药的发病机制。代表药物为依维莫司。

一项针对依维莫司和依西美坦治疗 ER+，HER2– 的绝经后晚期乳腺癌患者的临床Ⅲ期研究显示，两药联合较依西美坦联合安慰剂具有更优的 PFS（7.8 个月 vs. 3.2 个月）和更优的 ORR（12.6% vs. 1.7%）。依维莫司组 0.6% 完全反应，12% 部分反应，而安慰剂组无完全反应，仅 1.7%部分反应。依据该结果，FDA 批注依维莫司用于治疗 ER+，HER2– 的晚期乳腺癌患者。

五、骨改良药物

骨改良药物是一类旨在缓解因骨转移而引起的骨相关事件药物的总称，目前主要包括双膦酸盐类药物和地舒单抗。其中，双膦酸盐类药物已发展到第三代，包括第一代的氯膦酸二钠；第二代的阿仑膦酸盐和帕米膦酸盐；第三代的利塞膦酸盐，伊本膦酸盐和唑来膦酸。目前常用的为具有杂环结构的含氮双膦酸盐唑来膦酸和 RANKL 抑制剂地舒单抗。

随着基因检测技术和靶向、免疫等抗肿瘤治疗药物的不断发展，晚期肿瘤患者的生存时间逐渐延长，伴随而来的是骨转移的逐渐增加，骨改良药物的应用和使用周期不断增加。目前，世界各国卫生组织均提倡在晚期肿瘤患者的治疗中早期、长期、规律的应用骨改良药物，多项研究显示，骨改良药物可减少骨吸收，增加骨密度，有效预防晚期肿瘤骨转移患者发生 SREs，延长患者总生存期，提高患者的生活质量。我国多部针对肺癌、乳腺癌、肾癌的指南和专家共识均推荐在出现骨相关事件后应用骨改良药物。目前临床常用的骨改良药物如下。

（一）双膦酸盐

双膦酸盐类药物可通过循环系统转运到骨代谢活跃部位，继而沉积到骨表面，阻止矿物质骨和软骨的再吸收，唑来膦酸更是可直接抑制破骨细胞介导的骨吸收，减少骨量丢失，从而提高骨密度，同时，唑来膦酸还可抑制甲羟戊酸途径，阻止细胞周期以诱导破骨细胞凋亡，提高抑制骨吸收的效果。在用药时机的选择上，目前国内外指南均推荐双膦酸盐用于骨转移引起的骨痛、高钙血症、ECT 异常且其他影像学证实存在骨破坏的情况。研究证实肺癌骨转移采用双膦酸盐治疗的中位时间为 9 ~ 18 个月，因此建议一旦确诊实体瘤转移，即应考虑给予双膦酸盐类骨保护药物，用药时间至少持续 9 个月以上。

为探讨唑来膦酸对骨转移的治疗效果，Weinfurt 等进行了一项唑来膦酸与安慰剂治疗前列腺癌骨相关事件的研究，采用疼痛量表评估基线疼痛、3 及 6 周疼痛和每 6 周的疼痛情况，发现接受唑来膦酸的患者相较于安慰剂有更好的反应性（33% vs. 25%），研究认为唑来膦酸有助于避免前列腺癌骨转移带来的疼痛。另一项针对肺癌、乳腺癌骨转移的治疗中，研究者采用 4 mg 唑来膦酸，每 3 ~ 4 周给药 1 次，用药 12 个循环后，评估患者生活质量和疼痛情况以及骨相关事件发生率，同样发现唑来膦酸可提高骨转移瘤患者的临床疗效和生活质量。在用药周期选择上，Himelstein 等尝试采用长间隔（12 周，$n = 911$）和短间隔（4 周，$n = 911$）唑来膦酸用于多种肿瘤骨转移的治疗，持续两年，观察指标为骨相关事件发生比例、疼痛情况、并发症情况，发现长间隔用药骨相关事件发生率与短间隔未见明显区别（29.5% vs. 28.6%），疼痛、表现状态和颌骨坏死等并发症的发生率也无明显差异，研究者认为每 12 周给药也是一种可接受的治疗选择。

（二）地舒单抗

RANK 核因子 kB 受体活化因子是跨膜蛋白，表达于破骨细胞前体、成熟破骨细胞、树突状细胞、乳腺上皮细胞、乳腺癌细胞等多种细胞表面，RANKL 是 RANK 配体，由成骨细胞及其前体、T 细胞、B 细胞等产生，RANK 与 RANKL 结合，可使破骨细胞存活、分化和活化。地舒单抗是

IgG2 单克隆抗体，可与成骨细胞表面的 RANKL 结合，阻止其与破骨细胞的 RANK 结合导致的其激活，抑制骨破坏，同时还可作用于破骨细胞的前体和肿瘤细胞。目前，地舒单抗用于骨巨细胞瘤的治疗，以及用于预防实体瘤骨转移和多发性骨髓瘤的骨相关事件。

在一项地舒单抗预防高风险骨转移前列腺癌的 Ⅲ 期临床研究中，Smith 等将 1432 例患者随机分配为治疗组和安慰剂组，观察指标为无骨转移生存期，研究发现地舒单抗显著增加无骨转移生存期的中位数为 4.2 个月，同时还可显著推迟第一次骨转移的事件，认为靶向骨微环境可以延缓前列腺癌患者的骨转移。

一项针对地舒单抗辅助芳香化酶抑制剂治疗早期乳腺癌患者的临床 Ⅲ 期研究共纳入 3425 例患者，分别给予药物联合地舒单抗或安慰剂，发现与安慰剂组相比，地舒单抗组无病生存期明显改善（5 年 89.2% vs. 87.5，8 年 80.6% vs. 77.5%），研究者认为对于接受芳香化酶抑制剂治疗的早期乳腺癌患者，地舒单抗是一种有效、安全的辅助治疗方法。另一项研究评估了地舒单抗联合全身辅助治疗或局部治疗在预防高危早期乳腺癌骨转移上的作用，研究共纳入了 4509 例患者，随机分为 2 组，分别给予地舒单抗（$n = 2256$）或安慰剂（$n = 2253$）治疗，观察指标为无骨转移生存期，发现两组间无骨转移生存期无显著差异，研究者认为，尽管既往研究证实地舒单抗可以预防骨转移，但该研究并未发现地舒单抗可改善高危早期乳腺癌患者的疾病相关结局。由此可见，地舒单抗在高危早期乳腺癌的治疗中未达共识。

（三）具体用药选择

两类药物对比，地舒单抗具有以下 3 点优势。①使用便捷：地舒单抗采用皮下注射，用药方便，可在门诊或居家患者床旁进行注射，而双膦酸盐需于医院输液病房注射。②用药安全：唑来膦酸在用药 24 ~ 48 h 内存在高热等流感样症状，且需监测肾功能，而地舒单抗不经过肾脏代谢，不损害肾功能。③药效更强：部分临床研究结果显示地舒单抗的实际效果优于唑来膦酸。缺点主要包括价格较高，低钙血症发生率高。

为对比药物的疗效和并发症，Chen 等进行了一项 Meta 研究，共纳入 7441 例患者，发现地舒单抗可显著延长首次和后续 SRE 的出现时间，但同时也可提高低钙血症和下颌骨坏死的发生率，降低肾脏疾病发生率。Allan 等进行了包含三个随机对照实验的 Meta 研究，同样观察首次和后续 SRE 的出现时间，以及不良反应，研究发现地舒单抗比唑来膦酸在延迟首次 SRE 的时间长 8.21 个月，将首次 SRE 的风险降低了 17%，地舒单抗不需监测或根据肾脏状态调整剂量，且与急性期反应无关，低钙血症在地舒单抗中更常见，但下颌骨坏死无明显区别。此外，相比于唑来膦酸，地舒单抗可显著延缓乳腺癌骨转移患者疼痛加重时间，推迟中重度疼痛出现时间约 3.9 个月，减少阿片类药物的使用率。

综上所述，推荐在各实体瘤骨转移后早期使用骨改良药物以延缓出现 SRE 的时间，改善患者的生活治疗。在药物选择上，如患者经济条件允许，可选择地舒单抗治疗，需定期监测血钙，给予钙剂和维生素 D_3 的补充；部分患者也可选择双膦酸盐治疗，但需严密监测患者肾功能，根据肌酐清除率调整用药剂量，如 < 30 mL/min，则停用双膦酸盐类药物。下颌骨坏死是骨改良药物最严重的并发症，需在用药过程中做好口腔护理，同时每 3 个月进行一次牙科护理随访，在进行侵入性操作的前后 3 个月，建议停用药物。

第四节　脊柱转移瘤的全程管理

　　肿瘤全程管理是指对肿瘤患者从疾病筛查、确诊、治疗、康复到末期关怀的全过程进行规范化管理和协调性服务，其目的在于实现医疗资源整合，为特定患者提供高质量的医疗服务，减少其治疗的片段化和重复性，降低就医成本，提高治疗效果和生命质量，延长患者生存期，降低治疗费用和患者的心理负担，改善医疗服务的质量和效率。

　　肿瘤全程管理核心是围绕患者展开的以患者为中心，以多学科协作（multi-disciplinary treatment，MDT）为基础，以规范化医疗流程和管理为手段，通过全过程的管理和服务，帮助患者更好地应对肿瘤疾病带来的身体、心理和社会问题。主要内容包括肿瘤筛查、预防、早期诊断和治疗、康复、末期关怀等方面，涉及多个学科、多个医疗环节，需要医院内外的多方面协作。

　　MDT 医疗模式是一种综合性的医疗模式，它将多个学科（放疗、影像、外科、肿瘤等学科）的专家组成一个团队，提供患者更全面、更准确的诊断和治疗方案，从而提高患者的治疗效果。最初的肿瘤 MDT 诊疗模式始于美国，但上升到全国医疗层面则始于英国。 Rankin 等对 7 家医院的 37 个 MDT 团队进行调研，表明 MDT 的目的主要体现在治疗决策优化、诊断决策精准、循证医学储备充足和医疗水平的提高。而 MDT 的优势体现在有利于不同科室的团队协作，改善患者的预后，有效地缩短治疗时间，使患者明显受益。因此，MDT 在脊柱转移瘤的全程管理中发挥重要作用。

一、脊柱转移瘤相关的筛查和诊断

　　脊柱转移瘤是癌症扩散到脊柱的过程。一些常见的脊柱转移体征和症状有新发或恶化的骨疼痛通常在夜间加剧，病理性骨折，骨质疏松，脊髓压迫导致肿瘤下方身体麻木和虚弱、行走困难、神经损伤和瘫痪等。骨转移的诊断通常需要进行影像检查和血液检查。常用的影像检查包括骨扫描、X 线、CT、MRI、PET-CT 等。血液检查通常检查钙水平和肿瘤标志物。钙从骨骼渗出到血流中，引起高钙血症，升高的肿瘤标志物可能预示癌症已扩散到骨。如果发现骨病变，但不清楚肿瘤的来源，医生可能建议进行活检。活检是采集可疑骨的一部分然后在显微镜下观察，来确定哪种细胞构成了肿瘤。所使用的活检方式取决于肿瘤的位置。

　　确诊的脊柱转移瘤的患者均为末期患者，在进行患者治疗前，通过病理科、影像科及临床医生组成的 MDT 团队根据影像学检查、实验室检查进行讨论，确定以下 3 个问题：①原发灶是哪种癌症？②癌症进展到了什么程度？③是可治愈还是不可治愈？明确患者的预后，决定患者的具体治疗方式（图 19-4-1），有助于提高治疗成功率和生存率。

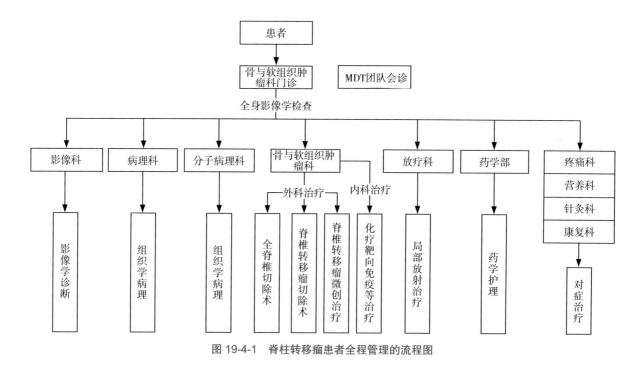

图 19-4-1 脊柱转移瘤患者全程管理的流程图

二、脊柱转移瘤相关的治疗

脊柱转移瘤的治疗是非常重要的，通过治疗可以减慢或缩小癌症的生长，但大多数情况下，转移瘤是不能被治愈。治疗方案的选择取决于癌症的类型、转移的位置、转移程度以及患者的整体健康情况。现阶段大多数医生认为骨转移最重要的治疗是针对原发性癌症（初始癌症）的治疗。

脊柱转移的治疗首先是为了维持或改善生活质量，然后是疾病控制和可能的治愈。在检查中发现的无症状转移可能需要全身治疗和放疗，主要目的是控制疾病和预防不良反应，包括疼痛、脊髓压迫和骨折。对于有症状的病变，治疗的目的是消除疼痛，维持行走和神经功能。对于每一种病变，由 MDT 讨论决定是否需要镇痛、放疗、全身药物治疗（化疗、激素治疗、靶向治疗或提高骨强度的药物），是否需要微创干预（射频消融、骨水泥成形术、椎体成形术等）或开放式骨科手术（脊髓减压或椎体或长骨稳定）。脊柱转移瘤转移一般常用的两种治疗：全身性的（影响全身）治疗和局部的（治疗针对特定区域）治疗。全身性治疗通过口服药物或直接静脉（静脉内）注入药物进入血液，使其到达已经扩散到整个身体的癌细胞，包括化疗、靶向治疗、激素治疗和放射性核素治疗。仅针对转移部位的治疗被称为局部治疗，包括放疗和外科治疗。每种治疗可以单独进行或根据不同情况与另一种治疗组合进行。

（一）脊柱转移瘤的局部治疗

1. 脊柱转移瘤的放疗

我国 20 世纪 50 年代引进了脊柱放疗，多年来，传统放疗是治疗脊柱转移瘤的主要治疗方法，但因脊髓耐受量限制，疗效有限。放疗对缓解疼痛和局部肿瘤控制有很强的作用。放疗包括以多次分剂量或单次的高剂量给予 EBRT、SBRT 和射波刀放射手术。对于常规放射性耐受的肿瘤，SBRT 治疗是一种高精度、高强度的放疗技术，可以在较短时间内给予肿瘤较高的剂量，就地局部控制肿瘤，同时降低并发症发生率，从而达到有效的治疗效果。

不同类型的肿瘤对放疗的反应性是不同的，因为放疗的效果受到多种因素的影响，如肿瘤类型、大小、位置、分化程度、血供情况、代谢率等。以肾细胞癌的放射抵抗性疼痛性骨骼转移为例，这种病情通常对放射治疗的反应性较差。因为这种骨骼转移所在的部位通常是骨髓腔内，而骨髓腔内的肿瘤通常比较难以被放射线照射到，从而影响了治疗效果。因此，MDT 团队需要对每一种要治疗的疾病的放射反应性进行评估，以确定最合适的治疗方法和治疗剂量。放疗的治疗剂量是由肿瘤的位置、肿瘤体积、患者的症状和治疗指征（即治疗过程中疼痛缓解程度和肿瘤控制程度）决定的。Lutz 等通过一项 Meta 分析，表明常规治疗分 10 次给予 30 Gy 与单次给予 8 ~ 10 Gy 的效果相同，均可使大多数疼痛缓解。

2. 脊柱转移瘤的外科治疗

根据 MDT 判定结果，脊柱转移瘤位于脊柱的交界区（C3 ~ C6 和 L2 ~ L4），患者出现病理性骨折急性疼痛、脊髓压迫等症状时可行手术治疗，以有效地解除肿瘤压迫，缓解临床症状，恢复脊柱稳定性。现有的外科手术方式包括全脊椎切除手术、脊柱转移瘤分离手术、脊柱转移瘤微创治疗，其中分离手术是目前脊柱转移瘤的主要外科治疗手段。Laufer 等的一项病历回顾性研究选取 186 例患者在脊柱转移瘤分离术后 2 ~ 4 周内进行单次放疗（24 Gy）或大分割立体定向放疗（高剂量放疗组为 24 ~ 30 Gy/3 ~ 4f，低剂量放疗组为 18 ~ 36 Gy/5 ~ 6f），治疗后 1 年的局部复发率为 16.4%，且高剂量放疗组复发率明显低于低剂量放疗组（4.1% vs. 22.6%），研究表明分离手术后联合 SBRT，不仅有效地改善或维持脊柱的神经功能，实现持久的局部肿瘤的控制，还能最大限度地减少神经系统相关并发症的发生。

对于寡病灶，Oka 等通过随访 2011—2015 年行全脊椎切除术的患者，75% 的患者术后存活 12 ~ 62 个月，50% 无复发，5 年总生存率为 71.4%。研究表明全脊椎切除手术是治疗脊柱转移瘤寡病灶的一种有效方法。该手术可彻底切除肿瘤，并保留椎体前部结构，减少椎体塌陷的风险。对于肿瘤原发病灶控制情况较好、预生存时间较长的患者，该手术可以延长生存时间，提高生活质量。

（二）脊柱转移瘤的全身治疗

在脊柱转移瘤全程管理中，MDT 团队会根据患者的病情、病程和生理状况，制定个性化的辅助治疗方案，包括放疗、化疗、免疫治疗、靶向治疗等多种治疗手段的综合应用。同时，还会根据患者的身体、心理和社会需求，提供相应的支持和帮助，协助患者度过治疗期间的困难和挑战，提高治疗效果和生活质量。以下以非小细胞非鳞肺癌为例，介绍脊柱转移瘤的辅助治疗。

对于Ⅳ期脊柱转移瘤患者在手术后全身治疗的选择，要考虑患者基因检测的结果。

1. NSCLC 脊柱转移的一线治疗

（1）驱动基因阳性的肿瘤患者首选靶向治疗。对于 EGFR 敏感突变的患者可以选择吉非替尼、厄洛替尼、阿法替尼、奥希替尼、达可替尼等进行治疗。对于 ALK 融合的患者可以选择克唑替尼、阿来替尼、塞瑞替尼、布加替尼、恩沙替尼等。对于 ROS1 融合的患者可选择克唑替尼、恩曲替尼等。还有针对 BRAF V600E、MET、HER2、RET、NTRK、KRAS 等靶点的靶向药物治疗。这些药物可以通过干扰肿瘤细胞的信号传导通路,抑制肿瘤生长和扩散,并提高患者的生存率。

（2）驱动基因阴性首选培美曲塞单药或培美曲塞联合铂类多药维持治疗,亦可联合抗血管生成治疗或免疫治疗。

2. NSCLC 脊柱转移的二线治疗

（1）驱动基因阳性耐药后的治疗可继续用原 TKI 联合局部治疗如射频消融、放疗等,也可以再次进行基因检测,如奥希替尼耐药后基因检测发现 EGFR C797S 反式突变,则选择一代 EGFR 靶向药物联合奥希替尼治疗,EGFR C797S 顺式突变则选择放化疗联合或者布加替尼联合西妥昔单抗,如有 MET 扩增、RET 重排等突变,可选择相对应的靶向药物联合奥希替尼治疗,若无新的基因突变选择以铂类为基础的双药化疗方案联合贝伐珠单抗。

（2）驱动基因阴性则可选择免疫治疗或多西他赛或培美曲塞（一线未使用过的药物）。

3. NSCLC 脊柱转移的三线治疗

（1）驱动基因阳性即靶向及含铂双药失败后,可选择铂类、培美曲塞等单药化疗或联合抗血管生成。

（2）驱动基因阴性可选择既往未使用过的纳武利尤单抗或多西他赛或培美曲塞单药维持治疗,也可在两个化疗方案失败后选择安罗替尼联合治疗。

4. 保骨治疗

无论原发灶是哪种癌症,脊柱转移瘤常导致骨疼痛加剧,双膦酸盐药物可抑制破骨细胞活性、减少骨破坏、预防高钙血症。国内外多项指南和共识均将双膦酸盐类药物如帕米膦酸二钠、唑来膦酸等作为恶性肿瘤骨转移基础用药。骨靶向药物地舒单抗是 RANKL（receptor activator of nuclear factor kappa-B ligand）受体激活剂的单克隆抗体,在破骨细胞的形成和分化中起重要作用。所以,地舒单抗能够阻止 RANK 和 RANKL 的结合,从而抑制骨骼的破坏。患者在保骨药物治疗的同时,需要补充钙和维生素 D。

三、脊柱转移瘤的康复和随访

脊柱转移瘤康复和复查随访是治疗结束后的重要环节,是癌症全程管理的延续。康复旨在帮助患者尽快恢复身体功能和生活质量。实施个性化健康指导,可以根据不同人的健康状况、生活方式、饮食习惯、心理状态等方面进行量身定制的健康计划,帮助患者改善健康状况,预防疾病,提高生活质量。复查随访在治疗结束后定期对患者进行身体检查、影像学检查、实验室检查等,旨在及早发现疾病复发和转移,及时采取措施治疗,提高生存率。

四、脊柱转移瘤的姑息性治疗

对于治疗效果有限的患者,采取姑息性治疗的方式。姑息性治疗是一种综合性的治疗方法,其重点在于缓解痛苦、提高生活质量。姑息性治疗强调的是对患者的整体关注和支持,而不仅仅是治疗疾病本身。姑息性治疗应该始终围绕患者的需求展开,并在整个治疗过程中最大限度地为其提供支持和帮助。

综上所述，肿瘤全程管理的产生，既是医学技术发展的结果，也是时代发展的产物。MDT模式可以最大限度地发挥各个临床科室的专长，加强各个学科之间的协作，提高肿瘤患者规范化、个体化的治疗措施，提高临床治疗效果，可以作为恶性肿瘤治疗的标准模式进行推广应用。同时，以患者为中心的全程管理，提高了医疗质量，有效控制了医疗资源的浪费，建立为各科医生提供交流和学习的平台，有利于医疗技术的进步。

刘爱东，官博雅，王丽丽，王鑫亮，李佶锴，李成科　编写

张净宇，王海涛，胡永成　审校

参考文献

［1］ BAST R C J R, FEENEY M, LAZARUS H, et al. Reactivity of a monoclonal antibody with human ovarian carcinoma［J］. J Clin Invest, 1981, 68(5): 1331-1337.

［2］ BERTUCCI F, NG C K Y, PATSOURIS A, et al. Genomic characterization of metastatic breast cancers［J］. Nature, 2019, 569(7757): 560-564.

［3］ BUSTIN S A, BENES V, NOLAN T, et al. Quantitative real-time RT-PCR--a perspective［J］. J Mol Endocrinol, 2005, 34(3): 597-601.

［4］ CHIANG W M, KAPADIA M, LAVER N V, et al. Cancer of unknown primary: from immunohistochemistry to gene expression profiling［J］. J Clin Oncol, 2012, 30(29): 300-302.

［5］ CIMINO-MATHEWS A. Novel uses of immunohistochemistry in breast pathology: interpretation and pitfalls［J］. Mod Pathol, 2021, 34(suppl 1): 62-77.

［6］ CIVITAREALE D, LONIGRO R, SINCLAIR A J, et al. A thyroid-specific nuclear protein essential for tissue-specific expression of the thyroglobulin promoter［J］. EMBO J, 1989, 8(9): 2537-2542.

［7］ DRUMMOND F, PUTT W, FOX M, et al. Cloning and chromosome assignment of the human CDX2 gene［J］. Ann Hum Genet, 1997, 61(Pt 5): 393-400.

［8］ GOLD P, FREEDMAN S O. Specific carcinoembryonic antigens of the human digestive system［J］. J Exp Med, 1965, 122(3): 467-481.

［9］ GOYAL A, CAJIGAS I, IBRAHIM G M, et al. Surgical Treatment of Intramedullary Spinal Metastasis in Medulloblastoma: Case Report and Review of the Literature［J］. World Neurosurg, 2018, 118: 42-46.

［10］ HAWKINS S F C, GUEST P C. Multiplex analyses using real-time quantitative PCR［J］. Methods Mol Biol, 2017, 1546: 125-133.

［11］ KUBISTA M, ANDRADE J M, BENGTSSON M, et al. The real-time polymerase chain reaction［J］. Mol Aspects Med, 2006, 27(2-3): 95-125.

［12］ LLOYD M D, YEVGLEVSKIS M, LEE G L, et al. alpha-Methylacyl-CoA racemase (AMACR): metabolic enzyme, drug metabolizer and cancer marker P504S［J］. Prog Lipid Res, 2013, 52(2): 220-230.

［13］ MAEMONDO M, INOUE A, KOBAYASHI K, et al. Gefitinib or chemotherapy for non-small-cell lung cancer with mutated EGFR［J］. N Engl J Med, 2010, 362(25): 2380-2388.

［14］MAGUER-SATTA V, BESANCON R, BACHELARD-CASCALES E. Concise review: neutral endopeptidase (CD10): a multifaceted environment actor in stem cells, physiological mechanisms, and cancer ［J］. Stem Cells, 2011, 29(3): 389-396.

［15］MULLIS K, FALOONA F, SCHARF S, et al. Specific enzymatic amplification of DNA in vitro: the polymerase chain reaction ［J］. Cold Spring Harb Symp Quant Biol, 1986, 51 (Pt 1): 263-273.

［16］PARK J H, KIM J H. Pathologic differential diagnosis of metastatic carcinoma in the liver ［J］. Clin Mol Hepatol, 2019, 25(1): 12-20.

［17］PERRY J J. Prehospital-initiated vs hospital-initiated thrombolytic therapy for myocardial infarction ［J］. JAMA, 1994, 271(6): 426.

［18］PEZARO C, WOO H H, DAVIS I D. Prostate cancer: measuring PSA ［J］. Intern Med J, 2014, 44(5): 433-440.

［19］SINGH N, PISKORZ A M, BOSSE T, et al. p53 immunohistochemistry is an accurate surrogate for TP53 mutational analysis in endometrial carcinoma biopsies ［J］. J Pathol, 2020, 250(3): 336-345.

［20］STENHOUSE G, FYFE N, KING G, et al. Thyroid transcription factor 1 in pulmonary adenocarcinoma［J］. J Clin Pathol, 2004, 57(4): 383-387.

［21］TORNOS C, SOSLOW R, CHEN S, et al. Expression of WT1, CA 125, and GCDFP-15 as useful markers in the differential diagnosis of primary ovarian carcinomas versus metastatic breast cancer to the ovary［J］. Am J Surg Pathol, 2005, 29(11): 1482-1489.

［22］TOT T. Adenocarcinomas metastatic to the liver: the value of cytokeratins 20 and 7 in the search for unknown primary tumors ［J］. Cancer, 1999, 85(1): 171-177.

［23］WEREMOWICZ S, SANDSTROM D J, MORTON C C, et al. Fluorescence in situ hybridization (FISH) for rapid detection of aneuploidy: experience in 911 prenatal cases ［J］. Prenat Diagn, 2001, 21(4): 262-269.

［24］XU J, STOLK J A, ZHANG X, et al. Identification of differentially expressed genes in human prostate cancer using subtraction and microarray ［J］. Cancer Res, 2000, 60(6): 1677-1682.

［25］ZHONG W Z, CHEN K N, CHEN C, et al. Erlotinib versus gemcitabine plus cisplatin as neoadjuvant treatment of stage IIIA-N2 EGFR-mutant non-small-cell lung cancer (EMERGING-CTONG 1103): a randomized phase II study ［J］. J Clin Oncol, 2019, 37(25): 2235-2245.

［26］WU Y L, ZHOU C, HU C P, et al. Afatinib versus cisplatin plus gemcitabine for first-line treatment of Asian patients with advanced non-small-cell lung cancer harbouring EGFR mutations (LUX-Lung 6): an open-label, randomised phase 3 trial ［J］. Lancet Oncol, 2014, 15(2): 213-222.

［27］URATA Y, KATAKAMI N, MORITA S, et al. Randomized phase III study comparing gefitinib with erlotinib in patients with previously treated advanced lung adenocarcinoma: WJOG 5108L ［J］. J Clin Oncol, 2016, 34(27): 3248-3257.

［28］SEQUIST L V, YANG J C, YAMAMOTO N, et al. Phase III study of afatinib or cisplatin plus pemetrexed in patients with metastatic lung adenocarcinoma with EGFR mutations ［J］. J Clin Oncol, 2013, 31(27): 3327-3334.

［29］MITSUDOMI T, MORITA S, YATABE Y, et al. Gefitinib versus cisplatin plus docetaxel in patients with non-small-cell lung cancer harbouring mutations of the epidermal growth factor receptor (WJTOG3405): an open label, randomised phase 3 trial ［J］. Lancet Oncol, 2010, 11(2): 121-128.

［30］JANNE P A, YANG J C, KIM D W, et al. AZD9291 in EGFR inhibitor-resistant non-small-cell lung cancer

〔J〕. N Engl J Med, 2015, 372(18): 1689-1699.

〔31〕CHENG Y, MOK T S, ZHOU X, et al. Safety and efficacy of first-line dacomitinib in Asian patients with EGFR mutation-positive non-small cell lung cancer: Results from a randomized, open-label, phase 3 trial (ARCHER 1050)〔J〕. Lung Cancer, 2021, 154: 176-185.

〔32〕MOK T S, WU Y L, AHN M J, et al. Osimertinib or platinum-pemetrexed in EGFR T790M-positive lung cancer〔J〕. N Engl J Med, 2017, 376(7): 629-640.

〔33〕YANG J C, CAMIDGE D R, YANG C T, et al. Safety, efficacy, and pharmacokinetics of almonertinib (HS-10296) in pretreated patients with EGFR-mutated advanced NSCLC: a multicenter, open-label, phase 1 trial〔J〕. J Thorac Oncol, 2020, 15(12): 1907-1918.

〔34〕ARULANANDA S, DO H, MUSAFER A, et al. Combination osimertinib and gefitinib in C797S and T790M EGFR-mutated non-Small cell lung cancer〔J〕. J Thorac Oncol, 2017, 12(11): 1728-1732.

〔35〕RIELY G J, NEAL J W, CAMIDGE D R, et al. Activity and safety of mobocertinib (TAK-788) in previously treated non-small cell lung cancer with EGFR exon 20 insertion mutations from a phase I/II trial〔J〕. Cancer Discov, 2021, 11(7): 1688-1699.

〔36〕SHAW A T, YEAP B Y, SOLOMON B J, et al. Effect of crizotinib on overall survival in patients with advanced non-small-cell lung cancer harbouring ALK gene rearrangement: a retrospective analysis〔J〕. Lancet Oncol, 2011, 12(11): 1004-1012.

〔37〕OU S H, AHN J S, DE PETRIS L, et al. Alectinib in crizotinib-refractory ALK-rearranged non-small-cell lung cancer: a phase II global study〔J〕. J Clin Oncol, 2016, 34(7): 661-668.

〔38〕SORIA J C, TAN D S W, CHIARI R, et al. First-line ceritinib versus platinum-based chemotherapy in advanced ALK-rearranged non-small-cell lung cancer (ASCEND-4): a randomised, open-label, phase 3 study〔J〕. Lancet, 2017, 389(10072): 917-929.

〔39〕SHAW A T, FELIP E, BAUER T M, et al. Lorlatinib in non-small-cell lung cancer with ALK or ROS1 rearrangement: an international, multicentre, open-label, single-arm first-in-man phase 1 trial〔J〕. Lancet Oncol, 2017, 18(12): 1590-1599.

〔40〕JANNE P A, SHAW A T, PEREIRA J R, et al. Selumetinib plus docetaxel for KRAS-mutant advanced non-small-cell lung cancer: a randomised, multicentre, placebo-controlled, phase 2 study〔J〕. Lancet Oncol, 2013, 14(1): 38-47.

〔41〕SHAW A T, OU S H, BANG Y J, et al. Crizotinib in ROS1-rearranged non-small-cell lung cancer〔J〕. N Engl J Med, 2014, 371(21): 1963-1971.

〔42〕WU Y L, YANG J C, KIM D W, et al. Phase II study of crizotinib in east asian patients with ROS1-positive advanced non-small-cell lung cancer〔J〕. J Clin Oncol, 2018, 36(14): 1405-1411.

〔43〕SANDLER A, GRAY R, PERRY M C, et al. Paclitaxel-carboplatin alone or with bevacizumab for non-small-cell lung cancer〔J〕. N Engl J Med, 2006, 355(24): 2542-2550.

〔44〕GARON E B, CIULEANU T E, ARRIETA O, et al. Ramucirumab plus docetaxel versus placebo plus docetaxel for second-line treatment of stage Ⅳ non-small-cell lung cancer after disease progression on platinum-based therapy(REVEL): a multicentre, double-blind, randomised phase 3 trial〔J〕. Lancet, 2014, 384(9944): 665-673.

〔45〕HAN B, LI K, ZHAO Y, et al. Anlotinib as a third-line therapy in patients with refractory advanced non-small-cell lung cancer: a multicentre, randomised phase II trial (ALTER0302)〔J〕. Br J Cancer, 2018, 118(5): 654-661.

［46］HAN B, LI K, WANG Q, et al. Effect of anlotinib as a third-line or further treatment on overall survival of patients with advanced non-small cell lung cancer: the ALTER 0303 phase 3 randomized clinical trial［J］. JAMA Oncol, 2018, 4(11): 1569-1575.

［47］HELLMANN M D, RIZVI N A, GOLDMAN J W, et al. Nivolumab plus ipilimumab as first-line treatment for advanced non-small-cell lung cancer (CheckMate 012): results of an open-label, phase 1, multicohort study［J］. Lancet Oncol, 2017, 18(1): 31-41.

［48］WANG P, FANG X, YIN T, et al. Efficacy and safety of anti-PD-1 plus anlotinib in patients with advanced non-small-cell lung cancer after previous systemic treatment failure-a retrospective study［J］. Front Oncol, 2021, 11: 628124.

［49］TAMURA T, MINAMI H, YAMADA Y, et al. A phase I dose-escalation study of ZD6474 in Japanese patients with solid, malignant tumors［J］. J Thorac Oncol, 2006, 1(9): 1002-1009.

［50］MOTZER R J, TANNIR N M, MCDERMOTT D F, et al. Nivolumab plus Ipilimumab versus Sunitinib in Advanced Renal-Cell Carcinoma［J］. N Engl J Med, 2018, 378(14): 1277-1290.

［51］RINI B I, PLIMACK E R, STUS V, et al. Pembrolizumab plus Axitinib versus Sunitinib for Advanced Renal-Cell Carcinoma［J］. N Engl J Med, 2019, 380(12): 1116-1127.

［52］RINI B I, POWLES T, ATKINS M B, et al. Atezolizumab plus bevacizumab versus sunitinib in patients with previously untreated metastatic renal cell carcinoma (IMmotion151): a multicentre, open-label, phase 3, randomised controlled trial［J］. Lancet, 2019, 393(10189): 2404-2415.

［53］CHOUEIRI T K, ESCUDIER B, POWLES T, et al. Cabozantinib versus everolimus in advanced renal cell carcinoma (METEOR): final results from a randomised, open-label, phase 3 trial［J］. Lancet Oncol, 2016, 17(7): 917-927.

［54］PROCOPIO G, CLAPS M, PIRCHER C, et al. A multicenter phase 2 single arm study of cabozantinib in patients with advanced or unresectable renal cell carcinoma pre-treated with one immune-checkpoint inhibitor: The BREAKPOINT trial (Meet-Uro trial 03)［J］. Tumori, 2023, 109(1): 129-137.

［55］BRACARDA S, BAMIAS A, CASPER J, et al. Is axitinib still a valid option for mRCC in the second-line setting? prognostic factor analyses from the AXIS trial［J］. Clin Genitourin Cancer, 2019, 17(3): 689-703.

［56］ARUNACHALAM H B, MISHRA R, ARMASELU B, et al. Computer aided image segmentation and classification for viable and non-viable tumor identification in osteosarcoma［J］. Pac Symp Biocomput, 2017, 22: 195-206.

［57］CAMERON D, PICCART-GEBHART M J, GELBER R D, et al. 11 years' follow-up of trastuzumab after adjuvant chemotherapy in HER2-positive early breast cancer: final analysis of the HERceptin Adjuvant (HERA) trial［J］. Lancet, 2017, 389(10075): 1195-1205.

［58］SWAIN S M, BASELGA J, KIM S B, et al. Pertuzumab, trastuzumab, and docetaxel in HER2-positive metastatic breast cancer［J］. N Engl J Med, 2015, 372(8): 724-734.

［59］JOHANSSON A, DAR H, VAN 'T VEER L J, et al. Twenty-Year Benefit From Adjuvant Goserelin and Tamoxifen in Premenopausal Patients With Breast Cancer in a Controlled Randomized Clinical Trial［J］. J Clin Oncol, 2022, 40(35): 4071-4082.

［60］SLAMON D J, NEVEN P, CHIA S, et al. Phase III Randomized Study of Ribociclib and Fulvestrant in Hormone Receptor-Positive, Human Epidermal Growth Factor Receptor 2-Negative Advanced Breast Cancer: MONALEESA-3［J］. J Clin Oncol, 2018, 36(24): 2465-2472.

[61] DEMICHELE A, CRISTOFANILLI M, BRUFSKY A, et al. Comparative effectiveness of first-line palbociclib plus letrozole versus letrozole alone for HR+/HER2- metastatic breast cancer in US real-world clinical practice [J]. Breast Cancer Res, 2021, 23(1): 37.

[62] YAO S, XU B, LI Q, et al. Goserelin plus letrozole as first- or second-line hormonal treatment in premenopausal patients with advanced breast cancer [J]. Endocr J, 2011, 58(6): 509-516.

[63] WEINFURT K P, ANSTROM K J, CASTEL L D, et al. Effect of zoledronic acid on pain associated with bone metastasis in patients with prostate cancer [J]. Ann Oncol, 2006, 17(6): 986-989.

[64] HIMELSTEIN A L, FOSTER J C, KHATCHERESSIAN J L, et al. Effect of longer-interval vs standard dosing of zoledronic acid on skeletal events in patients with bone metastases: a randomized clinical trial [J]. JAMA, 2017, 317(1): 48-58.

[65] SMITH M R, SAAD F, COLEMAN R, et al. Denosumab and bone-metastasis-free survival in men with castration-resistant prostate cancer: results of a phase 3, randomised, placebo-controlled trial [J]. Lancet, 2012, 379(9810): 39-46.

[66] HENRY D H, COSTA L, GOLDWASSER F, et al. Randomized, double-blind study of denosumab versus zoledronic acid in the treatment of bone metastases in patients with advanced cancer (excluding breast and prostate cancer) or multiple myeloma [J]. J Clin Oncol, 2011, 29(9): 1125-1132.

[67] LIPTON A, FIZAZI K, STOPECK A T, et al. Superiority of denosumab to zoledronic acid for prevention of skeletal-related events: a combined analysis of 3 pivotal, randomised, phase 3 trials [J]. Eur J Cancer, 2012, 48(16): 3082-3092.

[68] GUILLEM P, BOLLA M, COURBY S, et al. [Multidisciplinary team meetings in cancerology: setting priorities for improvement] [J]. Bull Cancer, 2011, 98(9): 989-998.

[69] LAUFER I, IORGULESCU J B, CHAPMAN T, et al. Local disease control for spinal metastases following "separation surgery" and adjuvant hypofractionated or high-dose single-fraction stereotactic radiosurgery: outcome analysis in 186 patients [J]. J Neurosurg Spine, 2013, 18(3): 207-214.

[70] OKA S, MATSUMIYA H, SHINOHARA S, et al. Total or partial vertebrectomy for lung cancer invading the spine [J]. Ann Med Surg (Lond), 2016, 12: 1-4.

第二十章

脊柱转移瘤的全身评估

脊柱转移瘤会引起严重的疼痛、病理性骨折、脊髓或神经根压迫。合理、有效的治疗可延长患者生存期、提高患者生活质量。全身评估是脊柱转移瘤患者接受治疗前由医生、护士等医务人员完成的对患者病情的全面评价，其目的在于掌握患者疾病发展阶段、机体功能状态、对不同治疗的耐受性、是否存在手术指征以及患者能否耐受手术、预后评估等资料，进而为该类患者的治疗提供依据。

医生对脊柱转移瘤患者进行治疗前，在考虑椎体转移瘤影像学特征的同时必须对患者的全身状况进行综合评估。脊柱转移瘤患者全身评估的临床价值：①全面掌握患者机体状态；②预测患者生存期；③根据患者机体状态制订合理的诊疗方案；④避免过度医疗或医疗不足；⑤明确风险因素，降低激进性手术术后并发症的发生率；⑥为个体化治疗的选择提供依据；⑦节约医疗成本、提高疗效、改善患者生存期的生活质量和预后。

脊柱转移瘤全身评估的项目包括但不限于体能状态评估、行走功能评估、预后评估、疼痛评估、神经功能评估、稳定性评估。Yang 等回顾性总结脊柱转移瘤术后患者的流行病学特征，并进行单因素分析，以确定可能影响手术决策的自变量；通过对 2007 年 1 月 1 日至 2019 年 7 月 31 日接受手术治疗的 580 例脊柱转移患者的多中心回顾性研究，采用回顾性分析基础临床资料，确定可能影响手术方式决定的自变量，发现 KPS 评分、SINS、VAS、Tokuhashi 评分、尿失禁、脊柱病理性骨折、骨病变（溶骨、成骨或混合）是影响手术方式的独立因素。Yan 等对国内 6 家大型三级甲等医院 703 例接受手术的脊柱转移瘤患者资料进行回顾性研究，对影响手术决策的可能独立因素进行分析，发现年龄、转移部位、转移节段数量、椎体病理性骨折、脊髓功能 Frankel 分级、SINS 和 VAS 评分是影响手术决策的独立因素。

疼痛评估、神经功能评估在临床上已得到广泛应用并为外科医师熟知。本章就脊柱转移瘤全身评估的体能状态评估、行走功能评估、预后评估、稳定性评估进行介绍。

第一节　体能状态评估

脊柱转移瘤治疗前医生都会对患者的一般健康状况进行评价，而体能状态（performance status，PS）是衡量肿瘤患者总体健康状况、对治疗的耐受能力和日常活动能力的重要指标。临床实践中，PS 可以预测脊柱转移瘤患者的生活质量、化疗反应、肿瘤分期、无进展生存期和总生存期等。

目前，有多种量表可以量化脊柱转移瘤患者的体能状态，其中最常用的是 KPS 评分；美国东部肿瘤协作组体能状态（the Eastern Cooperative Oncology Group Performance Status，ECOG-PS）评分，简称 ECOG-PS 评分。

一、KPS 评分

KPS 评分是由 Karnofsky 等在 1948 年提出的，用于对住院接受化疗的肿瘤患者进行功能和生存预期的评估，进而判断患者从化疗中获益的潜力。目前 KPS 评分在世界范围内被广泛应用于肿瘤患者的体能状态评估，该评分与肿瘤发病率、死亡率、化疗并发症等相关，可以帮助临床决策和预判患者预后。KPS 评分从完全健康（100%）到死亡（0），每个水平降低 10 分；得分越高，表示患者健康状况越好，得分越低，表明健康状况越差。

KPS 评分描述了患者的 3 种状态：A（80% ~ 100%），能够进行正常的活动和工作，不需要特别的护理；B（50% ~ 70%），无法工作，能够居家生活，但起居需要照顾；C（0 ~ 40%），无法照顾自己，需要医疗机构的专业护理，疾病可能进展迅速。

KPS 评分是评估肿瘤患者最常用的量表之一，其应用方便，在治疗决策中发挥作用，现已成为评价脊柱转移瘤患者预后的重要依据。KPS 评分的效度和信度在临床实践中不断得到证实。Çeltek 等通过对 2016 年 3 月至 2017 年 3 月的 80 例接受保守治疗的肿瘤患者进行研究，记录患者 KPS 评分、Katz 日常生活活动（activity of daily living，ADL）量表和日常生活基本活动（barthel activity of daily living，BADL）量表，使用 SPSS 20.0 计算 Cronbach α 系数，进而评估 KPS 评分在癌症患者评估中的有效性和可靠性；研究发现 Katz ADL 量表总分与 KPS 评分呈强正相关，BADL 量表总分与 KPS 评分之间存在强负相关，Cronbach α 系数为 0.720；进而证实 KPS 评分在姑息性肿瘤患者评估中的有效性和可靠性。Schag 等对 293 例肿瘤患者进行一份关于身体和心理的问卷，使用其中 75 例患者的子样本评估测试者间的可靠性；通过两组不同的测试者（肿瘤学家和心理健康专业人员）评估这些患者的 KPS 评分，并对 KPS 评分的测试者间信度和效度进行分析；该研究证实了不同观察者之间 KPS 评分的信度。

KPS 评分也存在一定的局限性：其为主观性的评价，容易产生偏倚甚至错误；脑转移病灶可能影响患者的体能状态，导致该类患者的 KPS 评分被严重低估。另外，较新的研究表明，KPS 评分在评估体能状态较差的患者时存在准确性较差的情况。澳大利亚改良 KPS 评分（The australia-modified karnofsky performance status，AKPS）将 KPS 评分为 40% ~ 10% 的患者进行了细化：40%，超过一半的时间卧床；30%，几乎完全卧床；20%，完全卧床，需要专业人员护理；10%，昏迷或几乎无法唤醒。相关研究证实，改良 KPS 评分可以更准确地预测 KPS 评分为 0 ~ 40% 的肿瘤患者的生存期。

二、ECOG-PS 评分

美国东部肿瘤协作组于 1974 年制定了一个较简化的活动状态评分表，作为 KPS 评分的简化版本，以标准化肿瘤研究的化疗毒性和功能评估，即 ECOG-PS 评分。ECOG-PS 评分也被称为 WHO 体能评分（the WHO Performance Status or Scale，WHO-PS）。ECOG-PS 评分是肿瘤患者总体生存健康状况的一项重要的参考指标。患者的活动状态分为 0 ~ 5 共 6 级，每一级都对应着相应的身体状态。

ECOG-PS 评分是影响多种肿瘤患者总生存期的独立因素，现被用于生存期评估、化疗耐受性评估、术前评估等。Crosara 回顾性分析了 2008 年 6 月至 2012 年 6 月圣保罗癌症研究所进行一线化疗的转移性结直肠癌患者；采用多变量 Cox 回归模型调整预后因素和 logistic 回归，以确定 ECOG-PS 为 3 ~ 4 分患者接受化疗的毒性预测因素；研究共纳入了 240 例连续治疗患者，其中 65 例（27%）ECOG-PS 为 3 ~ 4 分，化疗对该类患者生存期的延长作用不显著（中位生存期，6.8 个月 vs. 2.3 个月），与较低生存率显著相关的因素为肿瘤和 ECOG-PS 状态；研究表明，化疗可能有利于 PS 较差的转移性结直肠癌患者，通过预先减少化疗药的剂量和密切监测毒性，可以将严重不良事件的风险降到最低。ECOG-PS 在临床上用于评估患者是否适合接受细胞毒性化疗，以及具体的化疗方案是否需要修正。目前，大多数化疗要求患者的 ECOG-PS 评分为 0 ~ 1 分。但在临床实践中，Sohal 等对转移性胰腺癌的治疗指南提供更新时建议，ECOG-PS 评分为 2 分的患者也可以使用吉西他滨或联合纳帕杉醇或卡培他滨或厄洛替尼，并主动调整剂量和计划以减少化疗毒性。

ECOG-PS 评分的局限性：该评分为主观性评价，容易产生偏倚甚至错误；不能完美地评估患者的真实状态。Neeman 等对 311 例接受化疗的癌症患者，由来自一个癌症中心的 32 例肿瘤医生和 41 例化疗护士独立地对随机样本进行 ECOG-PS 评分；该研究发现，医生与护士对同一肿瘤患者的评估存在明显的差异，因此建议医生和护士同时对患者进行评估，从而帮助制订更准确的肿瘤治疗方案。ECOG-PS 评分旨在捕捉肿瘤或肿瘤治疗造成的功能损伤，但很难区分不相关事件导致的功能障碍（例如，先前存在的脊髓损伤）；该评分没有在儿童患者中得到验证，也不适用于非癌症患者的预后评估。

三、其他评分

躯体功能评估（physical performance test，PPT）、姑息表现量表（the palliative performance scale，PPS）、姑息性预后评分（the palliative prognostic score，PaPS）、姑息预后指数（the palliative prognostic index，PPI）、埃德蒙顿症状评估量表（the Edmonton symptom assessment scale，ESAS）、日常生活活动独立性 Katz 指数（the katz index of independence in activities of daily living，katz ADL）等评估量表、指数，在临床、科研中也时有应用，在此不做赘述。

第二节　脊柱转移瘤预后评估系统

在临床治疗中需根据每个患者的一般情况确定适当的治疗方式，避免治疗不足或过度。预测生存期是选择适当治疗方式的关键因素。对于预后良好或预期寿命较长的患者，临床多采用手术治疗的方式。相比之下，对于预后较差的患者，更多采用保守治疗的方案（如免疫靶向治疗、放化疗、姑息性或微创手术或支持性护理）。因此一种良好的预后评估系统至关重要。目前能够查阅脊柱转移瘤预后评估系统约有 14 种，包括原始和修订版 Tokuhashi 评分系统（1990 年和 2005 年）、Tomita 评分系统（2001 年）、Sioutos 评分系统（1995 年）、Van der Linden 评分系统、原始和改良 Bauer 评分系统、Rades 评分系统、Bollen 评分系统、Katagiri 评分系统、Jenkins 生存指数（Jenkins survival index，JSI）、Oswestry 脊柱风险指数（Oswestry spinal risk index，OSRI）、Bartels 评分系统、新英格兰脊柱转移瘤评分系统（New England spinal metastasis score，NESMS）等。不同评分系统均涵盖不同的预后因素，原发肿瘤类型和内脏转移两大因素一般会被纳入预测模型，其他的预后因素因不同的评分系统则相差较大。本节着重介绍目前临床上最常用的评分系统，包括修订版 Tokuhashi 评分、改良 Bauer 评分、NESMS 以及 Tomita 评分系统。

一、修订版 Tokuhashi 评分系统

原始版 Tokuhashi 评分于 1990 年首次发布，Tokuhashi 团队发现大多数脊柱转移瘤患者通过手术进行治疗，但不同手术方式对患者的预后影响极大，为了术前预估不同类型脊柱转移瘤患者的预后以选择最佳手术方案，通过研究手术治疗的 64 例脊柱转移瘤患者，回顾性地检查影响脊柱转移瘤预后的六个因素。结果发现，没有一个单独的参数能够可靠准确地指示预后，因此，设计了一个评分系统，通过组合多个参数的评分来评估转移性脊柱肿瘤导致的椎体破坏的严重程度。通过 64 例患者验证发现总评分与术后生存期高度相关。但后期通过再收集的 128 例转移性脊柱肿瘤患者验证发现预测预后的可靠性为 63.3%，准确性并不高。因此于 2005 年 Tokuhashi 团队通过对增加患者数量并进行长期随访对评分系统进行了改良修订。通过对 246 例脊柱转移瘤患者各项指标的观察，确定了 6 项预后评估因素，评估体系总分为 15 分，包含一般情况、椎外骨转移数量、椎骨转移数量、主要脏器是否转移、原发病变部位、瘫痪严重程度。并对这些患者进行随访评估发现修订版 Tokuhashi 评分模型的准确率在 75% 以上。之后 Yamashita 等在 85 例脊柱转移瘤患者的前瞻性数据中，无论治疗途径如何，修订后的 Tokuhashi 评分系统都是预测生存非常有用的工具。在这项研究中，79% 的患者实际生存期与预测生存期一致。

但是随着放疗及免疫靶向治疗的不断更新，越来越多的研究表明以修订版 Tokuhashi 评分为代表的提出较早的评分系统准确性较前有降低趋势。Morgen 等在 2013 年通过对 2321 例脊柱转移瘤患者研究显示，近期使用抗癌药物后，脊髓受压的脊柱转移瘤患者，尤其是肾癌患者和肺癌患者的总生存期明显改善。根据这些评分系统，这种对预期寿命的低估将导致对脊柱转移患者的治疗不足。故随着药物更新评分系统也需要进一步更新以提高评估准确性。

针对目前评分系统的各种优缺点，Tokuhashi 等在 2014 年通过验证当下比较常用的 6 种预后评分系统，提出新一代评分模型需考虑癌症治疗的进展，应涉及疾病分期、组织学亚型、血清标志物和应用评分模型的目的（评估放疗还是手术）。认为只有考虑这些因素，评分模型的准确性才能得到大幅提高，但评分模型将变得复杂，临床实用性将大打折扣。Markian 等使用贝叶斯统计探索了新的靶向治疗对使用 Tokuhashi 评分获得的预后估计的影响。当从修订版

Tokuhashi 评分中预测的预后与当前全身治疗的数据相结合时，以前被认为是非手术候选人的患者可能有资格进行手术。这项技术可以在靶向全身治疗时代扩展现有预后评分的有用性。但是该统计方法因其数据验证方法的局限性并未被所有研究人员所推崇。此外，一些脊柱转移瘤患者常表现为急症，急诊治疗刻不容缓，临床没有时间完善如此多且详尽的检查项目。因此，新一代评分模型需要在准确性和临床实用性之间找到良好的平衡点。目前，有关瘫痪程度、骨转移瘤和行走状态等一些常见预后因素是否与生存期相关仍无定论，需要在未来的研究中进一步阐释。

二、改良 Bauer 评分

原始 Bauer 评分于 1995 年首次发布，比 Tokuhashi 评分和 Tomita 评分都要早。Bauer 等通过 Cox 风险比例回归模型分析筛选出了 5 个对预后起积极影响作用的因素：无内脏转移，无病理性骨折，孤立性骨转移，不是肺癌，且原发肿瘤为乳腺癌、肾癌、淋巴瘤或骨髓瘤。2008 年，Leithner 等通过 69 例脊柱转移瘤患者的研究发现，病理性骨折仅与四肢骨转移瘤患者的预后相关，因此 Leithner 等对原始 Bauer 评分进行了修改，将病理性骨折评分剔除，提出了改良 Bauer 评分。Leithner 等比较了原始 Tokuhashi 评分、修订版 Tokuhashi 评分、Sioutos 评分、Tomita 评分、van der Linden 评分、原始 Bauer 评分和改良 Bauer 评分，认为改良 Bauer 评分与脊柱转移瘤患者的生存时间具有最佳相关性。Goodwin 等随后在 161 例脊柱转移瘤患者的研究中验证了这种修饰后改良 Bauer 评分的准确性，发现其准确性达 80%。同样 Alihan 等通过回顾性研究了 2002—2011 年的 146 例脊柱转移患者，使用 Tomita、改良 Bauer、修订版 Tokuhashi 和 Van der Linden 4 种不同的评分系统进行评分，发现 Bauer 改良版评分系统对于患者 2 年后远期生存预测最为准确。

与其他评分一样，大部分研究受到单一机构回顾性设计和患者数量有限的限制。由于患者的遗传、习惯和个人特征以及保健中心的偏好，治疗反应存在很大差异，这可能对结果产生影像，因此必须谨慎考虑结论。Ghori 等认为改良 Bauer 评分缺乏考虑患者的一般情况导致其评分时具有局限性，因此其团队进一步完善了改良 Bauer 评分，添加了患者的术前一般情况和血清白蛋白值，以纠正这种局限性，并提出这会使评分的准确性提高至 64% ~ 74%。

表 20-2-1 改良 Bauer 评分

预后积极因素	得分
无内脏转移	1
原发肿瘤非肺癌	1
原发肿瘤为：乳腺癌、肾癌、淋巴癌或多发性骨髓瘤	1
单发骨转移	1
总得分	治疗建议、中位总生存期
0 ~ 1	支持治疗、4.8 个月
2	短期姑息治疗、18.2 个月
3 ~ 4	肿瘤局部控制、28.4 个月

三、新英格兰脊柱转移瘤评分系统

NESMS 由 Ghori 等于 2015 年提出，将 318 例患者作为研究对象。作者认为修正 Bauer 评分、术前活动状态和术前血清白蛋白是该队列患者一年生存的重要独立预测因子，且最终的评分系统能够解释 1 年生存率 74% 的变化，并且优于单独改进的 Bauer 系统的预后能力。该评分系统纳入了三个评分准则，NESMS 考虑了原发性肿瘤特征和癌症负担（以改良的 Bauer 评分为特征），非卧床状态（代表预处理功能）和血清白蛋白（代表一般健康状况和耐受治疗的能力）。

为了验证 NESMS 的准确性，Andrew 等将 2017—2018 年入组的 180 名脊柱转移瘤患者进行前瞻性研究，结果证明 NESMS 可以准确预测患有脊柱转移瘤患者的 1 年生存率，而与手术或非手术治疗策略无关。该作者又将 2017—2019 年招募的 202 例脊柱转移瘤患者进行在前瞻性队列研究，比较 NESMS 与 Tokuhashi、Tomita 和 SINS 的预测准确性，随访患者 1 年生存期及 1 年内死亡率和患者的活动能力，结果显示 NESMS 较其他三种评分准确率最高。Diana 团队于 2008—2013 年仅接受 44 种常规放射治疗的 290 例脊柱转移瘤患者进行回顾性分析，NESMS 评分较低的患者 1 年死亡率较高。多变量分析显示较低的 NESMS 分与较低的生存率之间存在很强的相关性。Grace 等前瞻性地收集了 2017—2019 年 200 多例接受脊柱转移疾病治疗的患者 2 年临床过程，NESMS 在评分为 0 或 1 分的患者中具有很好的准确性。

但是 NESMS 中没有捕获许多潜在有用的临床参数，如肿瘤分级、组织学、椎骨内的位置以及术后化疗或放疗的管理。这些因素无法将 NESMS 与其他的评分量表（如 Tomita 或 Tokuhashi 评分）进行系统的比较。

表 20-2-2　NESMS 评分

预后因素	得分（分）
改良 Bauer 评分	
无内脏转移	1
原发肿瘤不是肺癌	1
原发肿瘤是乳腺癌、肾癌、淋巴瘤或骨髓瘤	1
改良 Bauer 评分 ≤ 2 分	0
改良 Bauer 评分 ≥ 3 分	2
步态功能	
无法自主行走	0
可自主行走	1
血清白蛋白	
< 3.5 g/dL	0
≥ 3.5 g/dL	1

四、Tomita 评分系统

2001 年 Tomita 等首次提出 Tomita 评分系统，回顾了 1987—1991 年接受治疗的 67 例脊髓转移瘤患者，并对预后因素进行回顾性评估。基于这些数据设计的新的脊髓转移评分系统包括三个预后因素：①恶性肿瘤等级（生长缓慢，1 分；适度增长，2 分；生长迅速，4 分）；②内脏转移（无转移，0 分；可治疗，2 分；不可治疗，4 分）；③骨转移（单发或单发，1 分；多重，2 分）。总得分共计 10 分，若得分为 2 ~ 4 分，预计患者生存时间＞2 年；若得分为 4 ~ 6 分时，预计患者生存时间为 1 ~ 2 年；若得分为 6 ~ 8 分时，患者预计生存时间为 6 ~ 12 个月；若得分为 8 ~ 10 分时，患者预计生存时间＜3 个月。

在临床使用中发现此评分系统与脊柱转移瘤手术治疗患者的预后相关度最高。Walter 等对 57 例脊柱转移瘤患者进行 Tomita 预后评分并进行术后随访，发现手术患者术后生存时间与 Tomita 预后评分一致；Zhang 等对 36 例活动肝细胞癌脊柱转移瘤（HCC）患者进行回顾性研究和生存分析，发现 Tomita 评分小于 7 分的肝细胞癌脊柱转移瘤患者预后高度相关。

然而在 2002 年 Bauer 研究发现，虽然这种评分系统成功区分了预后差和预后好的两组，但指出它忽视了疼痛和瘫痪，对即将发生的瘫痪缺乏特异性，并且由于过度强调积极的手术治疗，忽视了许多保守治疗和姑息性手术的适应证。

第三节　转移性硬膜外脊髓压迫步行能力的评估

脊柱转移瘤导致的 MESCC 可引起神经功能缺损，严重影响患者的生活质量和生存。据统计，转移性硬膜外脊髓压迫在癌症患者中的发生率为 5% ~ 10%，MESCC 中最常见的原发癌症主要是乳腺癌、前列腺癌和肺癌。由于最近系统药物治疗的进展，多发性转移性癌症患者的预期寿命正在增加。然而，MESCC 患者需要积极的管理才能从这些治疗中受益。其中步行能力是脊髓损伤患者最重要的功能之一，也是 MESCC 康复的主要目标之一。因此一项客观、准确、易于使用且被国际高度认可的评定量表被许多学者研究探索，临床上常用的许多评定方法如：功能独立性评定（functional independence measure，FIM）、巴氏指数（Barthel index，BI）、改良巴氏指数（modified Barthel index，MBI）、脊髓损伤独立性评定（spinal cord indenpengdence measure，SCIM）均涉及步行功能评定。FIM 被广泛应用于脊髓损伤患者的功能能力评定，其运动评分在研究脊髓损伤患者的功能改善和分级中使用最普遍，但敏感性较差，且作为脊髓损伤患者的功能能力评定方法并未得到验证。脊髓损伤步行指数Ⅱ（walking index for spinal cord injury，WISCI-Ⅱ）是最近几年专门用于脊髓损伤患者步行能力评定的量表。

WISCI 最初年 2000 年由 Ditunno 等提出，是第一个经国际多中心试验发展、验证、目前被认可的针对脊髓损伤患者步行能力评定的量表。然而该团队在后续的 103 例受试者中，有 6 例观察到了一个额外的水平，这不是最初的 19 个水平之一，且在随访研究中有人建议增加零水平，允许夹板取代牙套，并将牙套描述为锁定或未锁定。因此 Ditunno 团队于 2001 年修改为 WISCI-Ⅱ，WISCI-Ⅱ依据步行能力损伤的严重程度，以患者步行距离时需要的设备、支具和身体帮助为基础，将步行能力分为 21 级，从损伤最严重的 0 级（患者不能站立和步行）到 20 级（患者不需要设施和帮助可以步行 10 m 以上），患者步行能力损害的程度逐步减轻。为了验证 WISCI-Ⅱ测量的步行指数与脊髓受压损伤的相关性，Marino 等将 26 例脊髓损伤患者进行盲法评分确定自行选择的最大脊髓损伤步行指数和完成 10 m 步行的时间，计算脊髓损伤水平行走指数和 10 m 时间重复性系数的组内相关性，发现自选步行指数和最大步行指数测定脊髓损伤水平都是高度可靠的。Ditunno 团队于 2013 年对主流检索平台检索应用 WISCI-Ⅱ量表的 154 篇文章进行总结分析，明确了 WISCI-Ⅱ量表应用的增加以及被广泛研究者所认同，同时进一步明确了 WISCI-Ⅱ的使用方法及原则，并将其纳入新的使用指南。

表 20-3-1　脊髓损伤步行功能指数Ⅱ

级别	等级说明
0	不能站或参加辅助下的步行
1	在平行杠内走动，需要支具和两个人给予身体帮助，步行距离小于 10 m
2	在平行杠内走动，需要支具和两个人给予身体帮助，步行距离 10 m
3	在平行杠内走动，需要一人给予身体帮助，步行 10 m
4	在平行杠内走动，不需要支具，但需要一个人给予身体帮助，步行 10 m
5	在平行杠内走动，需要支具，但不需要身体上的帮助，步行 10 m
6	利用助行器步行，需要支具和一人给予身体帮助，步行 10 m
7	利用两个拐杖步行，需要支具和一人给予身体帮助，步行 10 m
8	利用助行器步行，不需要支具，但需要一人给予身体帮助，步行 10 m
9	利用助行器步行，需要支具，不需要给予身体帮助，步行 10 m
10	利用一根手杖或拐杖步行，需要支具和一人给予身体帮助，步行 10 m
11	利用两个拐杖步行，不需要支具，需要一个人给予身体帮助，步行 10 m
12	利用两个拐杖步行，需要支具，不需要身体帮助，步行 10 m
13	利用助行器步行，不需要支具和身体帮助，步行 10 m
14	利用助行器步行，不需要支具和身体帮助，步行 10 m
15	利用一根手杖或拐杖步行，需要支具，不需要身体帮助，步行 10 m
16	利用两个拐杖步行，不需要支具和身体帮助，步行 10 m
17	不用步行设备，不需要支具，需要一人给予身体帮助，步行 10 m
18	不用步行设备，需要支具，不需要身体帮助，步行 10 m
19	利用一根手杖或拐杖步行，不需要支具和身体帮助，步行 10 m
20	不利用步行设备、支具和身体上的帮助，步行 10 m

第四节　稳定性评估

对于脊柱转移瘤患者，除了对原发病灶的性质、肿瘤学预后进行评估外，尚需对脊柱转移病灶的节段和稳定性进行评估。脊柱不稳可导致机械性疼痛、病理性骨折、脊髓或神经压迫、甚至畸形，脊柱肿瘤累及节段的稳定性判断，是临床治疗决策的重要依据。

为了临床决策和进一步研究的需要，SOSG 将脊柱不稳定定义为肿瘤进程导致的脊柱完整性破坏，具体表现为与运动相关的疼痛、症状性或进行性畸形、生理负荷下潜在的神经损伤等。目前，临床常用的脊柱稳定性评分为 SINS 评分。SINS 评分是由 SOSG 于 2010 年创建，以此评价脊柱的稳定性。SINS 评分主要依据肿瘤患者的临床表现及影像学，包含 6 个方面的评估：肿瘤累及的脊柱位置、是否合并疼痛及疼痛类型、骨破坏性质、脊柱力线、椎体塌陷程度、脊柱后外侧结构受累程度。SINS 评分最低分为 0 分，最高分为 18 分，分数越高代表越不稳定。SINS 评分 0 ~ 6 分提示脊柱稳定；7 ~ 12 分提示脊柱潜在不稳定；13 ~ 18 分提示脊柱不稳定。

SINS 评分可有效预测脊柱转移瘤患者脊柱的稳定性，对于脊柱的不稳定程度判断具有较好的可信度、灵敏度及特异性，对脊柱肿瘤的治疗决策制订具有重要意义。对于脊柱不稳定或潜在不稳定的脊柱转移瘤，通过及时手术，可以有效恢复并维持脊柱稳定性，减少或避免继发性脊髓受压，维持脊髓功能和体能状态，对于改善脊柱转移瘤患者的生活质量具有积极意义。

临床中对于脊柱稳定和脊柱不稳的患者，手术的选择一般比较明确。但对于 SINS 评分为 7 ~ 12 分的患者，脊柱稳定性与手术的关系存在争议。基于此问题，Vargas 等回顾了2005—2019 年在加州大学旧金山分校接受治疗的 SINS 评分为 7 ~ 12 的脊柱转移瘤患者的资料，分析在初始非手术治疗后需要手术重建脊柱稳定的比例；结果显示 75 例与肿瘤相关的潜在脊柱不稳定（SINS 评分为 7 ~ 12 分）患者最初接受了非手术治疗，所有患者至少 1 年的随访，26例（34.7%）患者接受了手术，49 例（65.3%）患者未接受手术；平均 SINS 评分 ≥ 11 分的患者，在最初的非手术治疗后，可能存在需要手术干预的机械不稳定。Lenschow 等为了明确 SINS评分 7 ~ 12 分的脊柱转移瘤患者是否需要脊柱内固定，对 2009 年 3 月至 2021 年 3 月的 331 例SINS 评分 7 ~ 12 分的患者进行回顾性研究，随访时间 2 ~ 4 个月（平均 3 个月），结果 76.1%的患者接受了脊柱内固定手术，而且 SINS 评分 10 ~ 12 分的患者行脊柱内固定手术的概率高于SINS 评分 7 ~ 9 分的患者（$P < 0.001$）；研究对于中等 SINS 评分 7 ~ 9 分的患者，仍可能受益于额外脊柱内固定。

SINS 评分也存在一定的局限性，其所涉及的脊柱稳定性仅仅是影响治疗决策的一个因素，其他重要参考因素还包括肿瘤性质、保守治疗情况、患者对药物适应性、脊髓是否受压、预后等，因此 SINS 评分仅能作为治疗决策的一个重要参考，建议结合其他评分系统制订最理想的治疗方案；SINS 评分中没有考虑患者的如多节段椎骨受累的情况、既往椎板切除术或其他手术史、以前的放疗史（包括放射手术）、全身骨骼受累程度、是否合并骨质疏松等可能导致脊柱不稳定的其他因素；另外，SINS 评分没有对溶骨性、成骨性、混合型这 3 种病变类型进行明确定义和量化区别。

第五节　疼痛评估

疼痛目前临床普遍使用的定义是 1979 年国际疼痛学会（International Association for the Study of Pain，IASP）提出的，即疼痛是一种与实际或潜在组织损伤相关的不愉快的感觉与情绪体验。疼痛是一种主观体验，会受到生理、心理，个人经历和社会文化等多方面因素的影响，个体对疼痛的理解和认知也存在差异。

疼痛是脊柱肿瘤患者最常见及最主要的症状，有时甚至是唯一症状。文献报道称脊柱转移瘤患者疼痛发生率为 83%～95%。吴娟报告转移性脊柱肿瘤 312 例，手术治疗者 147 例，术前疼痛发生率为 89.1%，非手术治疗者 156 例，疼痛的发生率为 86.1%。脊柱肿瘤所致的疼痛机制较为复杂，包括脊髓和神经根受压、骨侵蚀和破坏、病理性骨折、脊柱不稳、炎性介质刺激等。疼痛伴随着肿瘤的发展呈进行性加重，是影响患者生活质量的最主要因素。

在脊柱转移瘤患者中。根据疼痛的特点可以分为：①局部疼痛：疼痛机制与肿瘤破坏骨质、释放细胞因子刺激神经及肿瘤的快速增长导致骨与软组织内压力升高有关，需要药物治疗、放疗；②神经性疼痛：神经根、脊髓受压或被肿瘤侵犯，疼痛既存在机械性因素，又存在局部炎性刺激反应，可以造成二便功能障碍，需行减压手术；③机械性疼痛：与病灶内微骨折、脊柱不稳定相关，多见于溶骨性病变。患者体位制动或休息时可以缓解，体位变动时加剧，需要经皮强化椎体手术、稳定性重建手术。因此，准确、客观地评估疼痛强度和性质，对脊柱转移瘤的诊断以及治疗方案的制订和实施十分关键。

对于疼痛的强度，可以通过自评量表、行为测试和生理测量进行评估。其中疼痛量表是最为快捷且费用最低廉的评估手段，并且经过医护人员的简单培训，患者也可以进行自评，这对患者进行自我疼痛监控非常重要。因此，自评量表评估法被认为是疼痛评估的黄金标准。

疼痛评估量表 20 余种，可以分为单维度疼痛量表、多维度疼痛综合评估量表、神经病理性疼痛筛查专用量表。单维度量表有评估快速、内容简洁、患者容易理解等特点；同时，脊柱转移瘤患者在疼痛评估也较少心理、意识状态的问题。因此，在临床上脊柱转移瘤患者的评估应该是单维度评估。

单维度疼痛量表是对患者的疼痛强度单方面进行评估，是临床上最常用的疼痛评估量表类型。单维度疼痛量表通过数字、文字、图像等形式使患者可以将主观疼痛感受客观地表达出来。经过医护人员简单解释，患者一般都能很快地理解量表的要求，并在 1 min 内完成评估。因此，单维度疼痛量表是进行脊柱转移瘤患者疼痛快速评估的首选。

一、视觉模拟量表

VAS 是最常用的一种疼痛强度的单维度测量评估工，由一条 100 mm 的直线组成，直线的一端表示"完全无痛"，另一端表示"能够想象到的最剧烈的疼痛"或"疼痛到极点"（图 20-

5-1）。患者会被要求在这条线上相应的位置做标记（用一个点或一个"×"等），以代表他们体会到的当时的疼痛强烈程度。

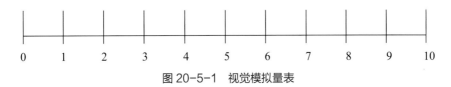

图 20-5-1　视觉模拟量表

0 ～ 2：表示舒适；3 ～ 4：表示轻度不舒适；5 ～ 6：表示中度不舒适；7 ～ 8：表示重度不舒适；9 ～ 10：表示极度不舒适

VAS 直线可以是水平或者垂直的直线，据此 VAS 也可以分 VAS-H（horizontal VAS，水平 VAS）或 VAS-V（vertical VAS，垂直 VAS）。这两种格式没有本质差别，但是研究发现中文使用者在 VAS-H 评估上的误差率比 VAS-V 低，而英语使用者正好相反。总体来说，VAS 评分具有准确、简便易行、灵敏度高等特点。因此，在临床上和科研工作中使用广泛

VAS 的最大优势之一就是其数值是连续变化的，一方面可以更好地反映出疼痛细微的变化，另一方面在统计上，连续分值可以用于参数检验，比类别评估量表的非参数检验有优势。因此，VAS 是临床科研的首选。但需要注意的是，VAS 需要患者有一定的抽象思维能力。因此，建议成人患者使用。脸谱 VAS（facial VAS）是在上述线性 VAS 直线上加上若干卡通表情（高兴、中性、痛苦等），从而使评分更直观、更形象。因此，儿童或者有智力问题的老年患者可以考虑使用脸谱 VAS。

二、数字评定量表

NRS 评分准确简明，曾被美国疼痛学会视为疼痛评估的金标准。NRS 有多个版本，中国最常用的是 NRS 0 ～ 10 版（图 20-5-2）。患者要在 4 种大类别、共 11 种评分（0 ～ 10）中选择：即无疼痛（0）、轻度疼痛（1 ～ 3）、中度疼痛（4 ～ 6）、重度疼痛（7 ～ 10）。

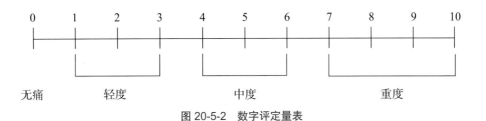

图 20-5-2　数字评定量表

无疼痛（0），轻度疼痛（1 ～ 3），中度疼痛（4 ～ 6），重度疼痛（7 ～ 10）

NRS 的分类比较清晰客观，可以帮助患者进行更准确的评估，从而提高不同患者之间在评估上的可比性。与其他单维度评估量表相比，慢性疼痛、回忆性疼痛患者更喜欢使用 NRS。此外，NRS 还可以用于口头采访（如电话采访），这是 NRS 应用的优势。在统计分析方面，针对 NRS 0 ～ 10 版，其评分仍然可以进行参数检验。NRS 需要患者有抽象的刻度理解能力，还有一定的文字阅读理解能力。因此，NRS 比较适用于 10 岁以上有一定文化程度的患者。此外，有研

究发现 NRS 的重复性较差，因此当开展纵向追踪试验时，研究人员应该慎重选择用 NRS 进行疼痛评估。

韩军，朱娜娜，王晓龙，刘大勇，张凯辉　编写
张净宇，张宏，胡永成　审校

参考文献

［1］PEUS D, NEWCOMB N, HOFER S. Appraisal of the Karnofsky Performance Status and proposal of a simple algorithmic system for its evaluation［J］. BMC Med Inform Decis Mak, 2013, 13: 72.

［2］FRIENDLANDER A H, ETTINGER R L. Karnofsky performance status scale［J］. Spec Care Dentist, 2009, 29(4): 147-148.

［3］YILDIZ CELTEK N, SUREN M, DEMIR O, et al. Karnofsky performance scale validity and reliability of Turkish palliative cancer patients［J］. Turk J Med Sci, 2019, 49(3): 894-898.

［4］TERRET C, ALBRAND G, MONCENIX G, et al. Karnofsky performance scale (KPS) or physical performance test (PPT)? That is the question［J］. Crit Rev Oncol Hematol, 2011, 77(2): 142-147.

［5］SCHAG C C, HEINRICH R L, GANZ P A. Karnofsky performance status revisited: reliability, validity, and guidelines［J］. J Clin Oncol, 1984, 2(3): 187-193.

［6］FRAPPAZ D, BONNEVILLE-LEVARD A, RICARD D, et al. Assessment of Karnofsky (KPS) and WHO (WHO-PS) performance scores in brain tumour patients: the role of clinician bias［J］. Support Care Cancer, 2021, 29(4): 1883-1891.

［7］ABERNETHY A P, SHELBY-JAMES T, FAZEKAS B S, et al. The australia-modified Karnofsky performance status (AKPS) scale: a revised scale for contemporary palliative care clinical practice ［ISRCTN81117481］［J］. BMC Palliat Care, 2005, 4: 7.

［8］MISCHEL A M, ROSIELLE D A. Eastern Cooperative Oncology Group Performance Status #434［J］. J Palliat Med, 2022, 25(3): 508-510.

［9］CROSARA TEIXEIRA M, MARQUES D F, FERRARI A C, et al. The effects of palliative chemotherapy in metastatic colorectal cancer patients with an ECOG performance status of 3 and 4［J］. Clin Colorectal Cancer, 2015, 14(1): 52-57.

［10］SOHAL D P S, KENNEDY E B, CINAR P, et al. Metastatic Pancreatic Cancer: ASCO Guideline Update［J］. J Clin Oncol, 2020: JCO2001364.

［11］HANNA N H, SCHNEIDER B J, TEMIN S, et al. Therapy for Stage IV Non-Small-Cell Lung Cancer Without Driver Alterations: ASCO and OH (CCO) Joint Guideline Update［J］. J Clin Oncol, 2020, 38(14): 1608-1632.

［12］NEEMAN E, GRESHAM G, OVASAPIANS N, et al. Comparing physician and nurse eastern cooperative oncology group performance status (ECOG-PS) ratings as predictors of clinical outcomes in patients with cancer［J］. Oncologist, 2019, 24(12): 1460-1466.

［13］VARGAS E, LOCKNEY D T, MUMMANENI P V, et al. An analysis of tumor-related potential spinal column instability (Spine Instability Neoplastic Scores 7-12) eventually requiring surgery with a 1-year follow-up［J］. Neurosurg Focus, 2021, 50(5): 6.

［14］LENSCHOW M, LENZ M, VON SPRECKELSEN N, et al. Impact of Spinal Instrumentation on Neurological Outcome in Patients with Intermediate Spinal Instability Neoplastic Score (SINS)［J］. Cancers (Basel), 2022, 14(9): 2193.

［15］FISHER C G, DIPAOLA C P, RYKEN T C, et al. A novel classification system for spinal instability in neoplastic disease: an evidence-based approach and expert consensus from the Spine Oncology Study Group［J］. Spine (Phila Pa 1976), 2010, 35(22): 1221-1229.

［16］MURTAZA H, SULLIVAN C W. Classifications in Brief: The Spinal Instability Neoplastic Score［J］. Clin Orthop Relat Res, 2019, 477(12): 2798-2803.

［17］VERSTEEG A L, VAN DER VELDEN J M, VERKOOIJEN H M, et al. The effect of introducing the spinal instability neoplastic score in routine clinical practice for patients with spinal metastases［J］. Oncologist, 2016, 21(1): 95-101.

［18］VERSTEEG A L, VERLAAN J J, SAHGAL A, et al. The spinal instability neoplastic score: impact on oncologic decision-making［J］. Spine (Phila Pa 1976), 2016, 41(20): S231-S237.

［19］CAMPOS M, URRUTIA J, ZAMORA T, et al. The Spine Instability Neoplastic Score: an independent reliability and reproducibility analysis［J］. Spine J, 2014, 14(8): 1466-1469.

［20］YANG L, WANG F, ZHANG H, et al. Patient Characteristics Following Surgery for Spinal Metastases: A Multicenter Retrospective Study［J］. Orthop Surg, 2019, 11(6): 1039-1047.

［21］TOKUHASHI Y, MATSUZAKI H, TORIYAMA S, et al. Scoring system for the preoperative evaluation of metastatic spine tumor prognosis［J］. Spine (Phila Pa 1976), 1990, 15(11): 1110-1113.

［22］YAMASHITA T, SIEMIONOW K B, MROZ T E, et al. A prospective analysis of prognostic factors in patients with spinal metastases: use of the revised Tokuhashi score［J］. Spine (Phila Pa 1976), 2011, 36(11): 910-917.

［23］MORGEN S S, LUND-ANDERSEN C, LARSEN C F, et al. Prognosis in patients with symptomatic metastatic spinal cord compression: survival in different cancer diagnosis in a cohort of 2321 patients［J］. Spine (Phila Pa 1976), 2013, 38(16): 1362-1367.

［24］TOKUHASHI Y, UEI H, OSHIMA M, et al. Scoring system for prediction of metastatic spine tumor prognosis［J］. World J Orthop, 2014, 5(3): 262-271.

［25］PAHUTA M A, WERIER J, WAI E K, et al. Back to Bayesian: A strategy to enhance prognostication of metastatic spine disease［J］. Int J Clin Pract, 2019, 73(4): 13322.

［26］闫兵山, 刘艳成, 张宏, 等. 脊柱转移瘤临床、病理及手术治疗的演变: 多中心回顾性研究［J］. 中华骨科杂志. 2022, 42(8): 471-481.

［27］LEITHNER A, RADL R, GRUBER G, et al. Predictive value of seven preoperative prognostic scoring systems for spinal metastases［J］. Eur Spine J, 2008, 17(11): 1488-1495.

［28］GOODWIN C R, SCHOENFELD A J, ABU-BONSRAH N A, et al. Reliability of a spinal metastasis prognostic score to model 1-year survival［J］. Spine J, 2016, 16(9): 1102-1108.

［29］GHORI A K, LEONARD D A, SCHOENFELD A J, et al. Modeling 1-year survival after surgery on the metastatic spine［J］. Spine J, 2015, 15(11): 2345-2350.

［30］SCHOENFELD A J, FERRONE M L, SCHWAB J H, et al. Prospective validation of a clinical prediction score for survival in patients with spinal metastases: the New England Spinal Metastasis Score［J］. Spine J,

2021, 21(1): 28-36.

［31］SCHOENFELD A J, FERRONE M L, BLUCHER J A, et al. Prospective comparison of the accuracy of the New England Spinal Metastasis Score (NESMS) to legacy scoring systems in prognosticating outcomes following treatment of spinal metastases［J］. Spine J, 2022, 22(1): 39-48.

［32］雷明星, 刘耀升, 刘蜀彬. 脊柱转移瘤预后预测模型的研究进展［J］. 中华骨科杂志. 2017, 37(6): 368-376.

［33］TOMITA K, KAWAHARA N, KOBAYASHI T, et al. Surgical strategy for spinal metastases［J］. Spine (Phila Pa 1976), 2001, 26(3): 298-306.

［34］WALTER J, REICHART R, WASCHKE A, et al. Palliative considerations in the surgical treatment of spinal metastases: evaluation of posterolateral decompression combined with posterior instrumentation［J］. J Cancer Res Clin Oncol, 2012, 138(2): 301-310.

［35］ZHANG D, XU W, LIU T, et al. Surgery and prognostic factors of patients with epidural spinal cord compression caused by hepatocellular carcinoma metastases: retrospective study of 36 patients in a single center［J］. Spine (Phila Pa 1976), 2013, 38(17): 1090-1095.

［36］TREEDE R D. The International Association for the Study of Pain definition of pain: as valid in 2018 as in 1979, but in need of regularly updated footnotes［J］. Pain Rep, 2018, 3(2): 643.

［37］SHI D D, CHEN Y H, LAM T C, et al. Assessing the utility of a prognostication model to predict 1-year mortality in patients undergoing radiation therapy for spinal metastases［J］. Spine J, 2018, 18(6): 935-940.

［38］BAUER H C, WEDIN R. Survival after surgery for spinal and extremity metastases. Prognostication in 241 patients［J］. Acta Orthop Scand, 1995, 66(2): 143-146.

［39］中华医学会骨科学分会骨肿瘤学组. 脊柱转移瘤外科治疗指南［J］. 中华骨科杂志. 2019, 39(12): 717-726.

人工智能在脊柱转移瘤中的应用

脊柱转移瘤是恶性肿瘤常见的一种转移方式,其严重程度通常表现为顽固的脊柱疼痛、病理性骨折、脊髓压迫和脊柱不稳,甚至可能直接危及生命。因此,及时发现、诊断和优化治疗脊柱转移瘤的手术方案对于减少并发症、提高患者的生活质量至关重要。

人工智能(artificial intelligence,AI)是指通过模拟人类智能的能力和技术,使计算机系统具备自主学习、推理、识别、语言理解、规划、决策等功能,并具备在特定领域内自主完成任务和适应新情境的能力。AI 可以模拟人类思维过程,通过大量数据和算法实现知识的自主获取和应用,并在特定领域内完成高效、准确的任务,如语音识别、图像识别、自然语言生成和智能推荐等。它在工业、医疗、金融、交通、教育等领域都具有广泛的应用前景。

AI 在脊柱转移瘤的诊断、治疗和预后方面具有广泛的应用潜力。在诊断方面,AI 可通过对医学影像数据,如 DR、CT 和 MRI 及 PET 进行分析,协助医生进行转移瘤的识别和定位。此外,机器学习(machine learning,ML)技术可帮助医生对病灶进行分类和分级,以制订更为有效的治疗方案。在治疗方面,AI 可根据患者的临床特征和基因表达等信息,帮助医生预测病情进展和治疗反应。此外,AI 还可通过对临床数据进行分析,提供个性化的治疗方案,以最大限度地提高患者的生存率和生活质量。在预后方面,AI 可根据患者的个体化数据(如年龄、性别、基因表达和病灶位置等信息),预测患者的生存率和疾病进展。此外,AI 还可协助医生监测患者的病情变化,及时调整治疗方案,以实现最佳的治疗效果。综上,AI 在脊柱转移瘤的诊断、治疗和预后方面具有巨大的应用潜力,可为临床实践提供有力的支持和指导。

第一节 人工智能技术

AI 是一种计算机科学技术,旨在模拟多种形式的人类智能,包括语言理解、知识表示、推理、学习、感知、规划和决策等。它通过应用算法和统计模型来分析数据并从中学习,以便根据数据做出预测或决策。其目标是使计算机能够像人类一样执行各种任务,如自然语言理解、图像识别、游戏玩法、自动驾驶和机器人控制等。近年来,AI 在计算机科学、ML、数据挖掘等领域迅速发展,并成为重要的研究方向之一。AI 通过深度学习(deep learning,DL)、强化学习和迁移学习等技术,提高了模型的表现力和精度,从而可以解决更加复杂和高级的任务。AI 技术的广泛应用正在推动人类社会向着智能化、自动化和智慧化的方向发展。

一、常用技术

AI 的实现方式包括 ML、DL 以及卷积神经网络（convolutional neural network，CNN），它们之间的关系如图 21-1-1 所示。

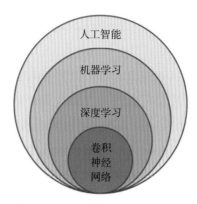

图 21-1-1　人工智能（AI）层次结构图

ML 是实现 AI 的重要技术之一，它使用算法和统计模型，让计算机从数据中自动学习，并通过不断优化算法来提高结果的准确性。作为 AI 领域的一个分支，ML 通过使用已知数据集来训练模型，从而使计算机可以"学习"数据。随后，开发出的模型可以利用所学知识对未知数据集进行诊断任务。应用 ML 需要收集专家标注的数据输入，通常是由放射科医生提供，或者直接从未标记的原始数据中提取信息，然后使用不同的计算方法，包括监督学习和非监督学习。监督学习依赖于标注的输入数据来学习与输出训练数据之间的关系，通常用于对数据进行分类或预测；相反，非监督学习从未标记的原始训练数据中学习，以发现数据集中的关系和模式，并揭示数据集的内在趋势。

DL 是 ML 的一个分支，其研究的主要目标是通过构建多层神经网络算法，模拟人脑神经结构以实现更准确的预测。DL 算法具有自动学习特征的能力，能够通过多层神经网络学习和分析复杂的非线性关系。与早期的 AI 和 ML 相比，DL 算法能够自动学习数据中的特征，不需要人为干预，从而能够处理非常复杂的非线性关系。这种算法具有自动学习特征、可拓展性、鲁棒性、高性能和可迁移性等优点，已经在许多特定任务的应用中超过了人类的表现。此外，DL 算法还能够处理大量数据，从而提高数据处理效率和预测准确性。

二、在医疗领域中的应用

在医疗领域，最初认为 AI 的使用是为了协助临床医生或放射科医生检测肿瘤或病变，从而提高效率、改善检测准确性，并降低错误率。目前 AI 在医疗领域中的应用范围非常广泛，主要包括以下几个方面：①诊断和治疗：AI 可以通过分析大量的病例和医学文献诊断和治疗疾病，提高医疗诊断的准确性和效率。例如，AI 可以利用图像识别技术诊断皮肤病或肺部疾病，或者利用自然语言处理技术分析医学文献，为医生提供治疗建议。②数据分析：医疗保健领域产生大量的数据，包括患者病历、实验数据、医疗图像等，AI 可以帮助医生分析这些数据，从而发现新的治疗方法和诊断方法，提高医疗保健的效率和质量。③医学研究：AI 帮助研究人员分析基因数据，从而发现新的治疗方法和预防措施。另外，还可以帮助医学研究人员进行大规模的药物筛选，从而发现新的治疗方法。④医疗管理：帮助医院和医疗保健机构管理医疗资源，包括预测患者入院率、优化手术计划、管理药品库存等。⑤个性化治疗：协助医生制订个性化的治疗方案，根据患者的个人情况和病史进行诊断和治疗，从而提高治疗效果和患者的满意度。

影像组学和基因组学在肿瘤学研究中的应用是当前的研究热点。许多研究人员和临床医生正在探索将 AI 技术应用于临床放射学和病理学领域。使用 AI 技术可以避免手动生成详细特征的复杂过程，从而提高诊断的效率和准确性。例如 CNN 已经被用于分析肿瘤基因组图谱（the cancer genome atlas，TCGA）中的病理切片，以实现对肿瘤浸润淋巴细胞（tumor infiltrating lymphocytes，TIL）的自动检测。这种模型提取的特征已经被证明是 13 种不同癌症类型的预后因素，包括乳腺癌、肺癌和结直肠癌等。此外，DL 技术可以输出图像，将潜在的癌细胞显示出来，并确定这些细胞癌变的可能性。病理学家可以只需评估 AI 无法提供明确答案的图像，这极大地减轻了病理学家的工作强度，并提高诊断的效率和准确性。此外，为了标准化全玻片成像的质量，一些基于 CNN 的自动化工具，如 Histqc 和 DeepFocus，已经被开发出来。尽管 DL 算法所选择的数据库仍然受限于放射科医生或临床医生的知识，这可能会降低开发算法的准确性，但随着 AI 在肿瘤研究中的应用越来越广泛，可用的医学图像数量也会增多，这有助于研究人员构建更健壮、更复杂的算法，从而提高诊断的准确性和效率。

第二节　人工智能在肿瘤学中的应用

近年来，AI 在医疗领域得到广泛应用，特别是在肿瘤学领域。目前，AI 在肿瘤的预测、诊断、治疗和预后方面的应用和研究已经非常成熟。在肿瘤临床应用中，AI 主要应用于 3 个成像工作流程：①异常检测，即使用 AI 技术检测肿瘤影像中的异常区域；②异常表征，包括对异常区域的分割、分类和识别等图像处理步骤；③集成诊断，即将 AI 技术与其他临床数据结合，为治疗决策、治疗响应和预后预测提供支持（图 21-2-1）。

AI 在肿瘤治疗中有广泛的应用，包括但不限于辅助早期诊断、筛查高危人群、识别病变区域、提高诊断准确性、制订个体化治疗方案、监测治疗效果和预测患者预后等方面。使用 AI 技术进行异常检测和异常表征，能够大幅提高肿瘤的检测和诊断精度。此外，通过集成诊断，可以全面评估患者的病情，为医生提供更准确的治疗建议和预测，从而为肿瘤患者提供更好的临床管理和治疗方案。

在 AI 应用于肿瘤学领域的过程中，还涉及 DL、自然语言处理、数据挖掘等前沿技术的不断发展和融合。通过利用这些技术，可以对丰富的医学图像、病例记录和基因组学数据进行处理和分析，进一步提高肿瘤诊断和治疗的精确性和个性化程度。在未来，AI 在肿瘤学领域的应用将会持续发展和创新，为临床医生提供更多的辅助诊断工具和治疗方案，同时也将带来更多的医学挑战和机遇。

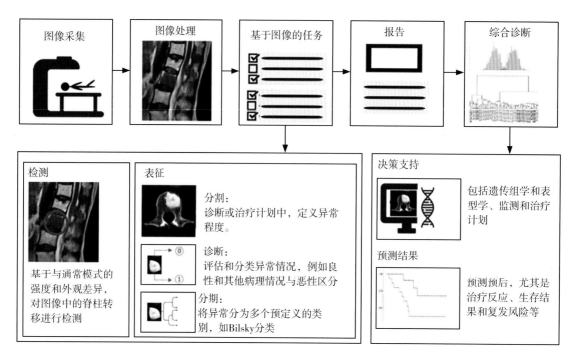

图 21-2-1　AI 在肿瘤学应用中的成像工作流程示意图

示意图大致描述了 AI 如何实现优化放射学工作流程的范围，该工作流程包括图像采集、图像处理、基于图像的任务、报告和综合诊断等步骤，AI 可以为基于图像的临床任务增加价值，包括异常检测、使用分割对图像中的对象进行特征描述、诊断和分期以及综合诊断，还包括治疗计划决策支持和预后预测

一、肿瘤预测

肿瘤预测是 AI 在肿瘤领域中的一个重要应用方向。其核心任务是通过分析患者的临床数据，预测患者是否会发生恶性肿瘤、肿瘤的类型和病情进展等关键信息。目前，ML 和 DL 是肿瘤预测中最为常用的技术手段。例如，通过分析大量的肿瘤图像和基因数据，AI 可以帮助医生预测肿瘤的生长速度和转移概率，从而为制定更好的治疗方案提供重要依据。Choi 等开发了一种专有的计算机辅助检测（computer aided detection，CADe）系统（s-detect for thyroid，samsung medison，seoul，south korea），将 89 例患者中的 102 个结节进行了恶性和良性的区分；Byra 等引入了匹配层的概念（用于将灰度图像转换为 RGB），并利用 CNN 进行乳腺肿瘤的分类，证明了使用 ML 可以执行更有效的分类。

二、肿瘤诊断

在肿瘤筛查诊断方面，AI 应用了计算机视觉和图像分析技术，可以识别潜在的肿瘤区域，并提供有关这些区域的详细信息，例如肿瘤的大小、位置、形态等，这些信息可以帮助医生更准确地评估病情和制订治疗方案。例如 Li 等提出了一种基于深度卷积生成对抗网络和 CNN 的新特征学习方法，称为 DC-AL GAN，使用这种方法识别的判别特征进行分类，支持向量准确率达到 92%；Li 等使用深度卷积神经网络（deep convolutional neural network，DCNN）模型，通过分析临床超声的超声成像数据提高了甲状腺癌的诊断准确性；Jones 等开展了一项关于 AI 早期检测皮肤癌的系统综述，综合 272 篇相关研究的数据，得到 AI 对黑色素瘤、鳞状细胞癌和基底细胞癌的平均诊断准确性分别为 89.5%、85.3% 和 87.6%。

AI 能够提升肿瘤检测的效率。在传统的肿瘤检测流程中，医生需手动解读大量医学影像资料，这不仅耗时费力，而且还存在着诊断不准确的风险。通过运用 AI 技术，能够实现自动化检测流程，快速发现潜在的肿瘤病例，并协助医生迅速进行诊断与治疗。此外，AI 还能够借助大数据和 ML 技术，对肿瘤数据进行深度分析和学习，从而帮助医生更精准地预测肿瘤的发展和转移情况。AI 在肿瘤治疗方面也具有重大作用，包括治疗规划和治疗预测两大类。治疗规划是肿瘤治疗的重要环节之一。在诊断出患者肿瘤后，AI 根据患者的病情及肿瘤特征，通过分析大量患者数据和文献资料，制订个性化的治疗方案，以提高治疗效果和生存率。例如，AI 技术能够基于患者的基因组信息、临床特征和治疗历史等数据，预测不同治疗方案的疗效和不良反应，协助医生选择最佳的治疗方案。此外，AI 还能够根据患者的病情和治疗效果，实时地调整治疗方案，提高治疗效果和患者的生存率。

三、肿瘤治疗

肿瘤治疗是肿瘤治疗过程中至关重要的核心环节，其主要目的是通过手术、放疗、化疗等综合手段，尽可能地消除恶性肿瘤细胞，并提高患者的生存率和生活质量。随着 AI 技术的快速发展，其在肿瘤治疗中的应用越来越广泛，主要应用于个体化治疗和放疗计划的优化等方面。

（一）个性化治疗

肿瘤是一种非常复杂的疾病，不同患者之间的病情差异非常大。因此，制订针对患者的个体化治疗方案是非常重要的。个体化治疗方案可以根据患者的病情、病史、遗传背景、生活习惯等方面的信息，精准制订针对性的治疗方案，从而最大限度地提高治疗效果。个体化治疗方案的制订需要大量的医疗数据支持，包括临床检查结果、病理检查结果、分子生物学检查结果等。AI 技术可以通过分析海量的肿瘤数据，快速准确地识别出患者的个体差异，并根据不同的特征和病情情况，制订出最优化的治疗方案。此外，AI 还可以利用 DL 算法来分析患者的病情和预测治疗效果，根据肿瘤的基因组特征个性化定制治疗方案，这样可以更准确地确定治疗方案和药物选择，从而提高治疗效果和减少不必要的不良反应。Chang 等利用一种基于大规模药物筛选试验数据的新型的 DL 模型：癌症药物反应谱扫描（cancer drug response scan，CDRscan）来预测抗癌药物的反应性，对观察到的药物反应和预测的药物反应之间的拟合度分析显示 CDRscan 的预测准确率很高，这也就是说 CDRscan 有望根据单个患者的基因组特征选择最有效的抗癌药物。

（二）放疗计划

放疗是一种常见的肿瘤治疗方式，其目的是通过高能射线或粒子束，杀死肿瘤细胞并保留正常组织的功能。然而，放疗也会对患者的身体造成一定的伤害和产生副作用，如头发脱落、皮肤炎症和疲劳等。因此，制订精准的放疗计划非常重要，以最大限度地提高治疗效果和减少不良反应。

放疗计划的制订需要考虑到多个因素，如肿瘤位置、大小、形状等，以及患者个体差异。而 AI 技术可以通过分析大量的放疗数据，利用 ML 算法构建出精确的预测模型，为放疗计划的优化提供有力支持。此外，AI 还可以通过实时监测患者的病情变化，及时调整放疗计划，进一步提高放疗的疗效和安全性。AI 还可以对放疗计划进行优化和调整，以最大限度地减少不良反应和提高治疗效果。Yahalom 等对 26 年时间内的 178 例胃黏膜淋巴瘤（gastric mucosa lymphoma，GML）患者进行放疗，结果为确定放疗作为幽门螺杆菌非依赖性 GML 的标准治疗提供了可信的依据。

四、肿瘤预后

AI 技术在肿瘤的预后评估方面发挥着重要作用，旨在通过评估患者的生存率和预后情况，为医生提供更加科学的治疗方案。具体来说，当患者接受完肿瘤治疗后，AI 技术可以通过分析患者的基因数据、病史和治疗记录，从而精确预测患者的疾病进展和生存率。这些预测结果可为医生制订更加个性化的治疗方案提供重要的依据，从而提高患者的生存率和生活质量。例如，Shi 等研究人员开发了一种称为分子预后评分（molecular prognostic score，mPS）的工具，通过 Meta 分析整合了近 6000 例乳腺癌患者数据，综合鉴定了 184 个与乳腺癌预后相关的基因，该评分工具能够在没有任何生物学信息的情况下，准确预测乳腺癌患者的预后。研究人员对 40 个独立的乳腺癌队列进行了回顾性综合分析，首先检查了乳腺癌的癌症基因组图谱，以确定潜在的预后相关基因，然后对 36 个国际乳腺癌队列进行了 Meta 分析，以验证这些预后相关基因。为了建立 mPS，研究人员采用了另一个乳腺癌数据集——METABRIC，使用该数据集作为训练集，用于基于 AI 的 ML 和神经网络方法来精确预测预后，并最终用 log-rank 检验验证预测的结果。然后建立了一个通用的 mPS，该评分仅依赖于其中 23 个基因的表达状态，mPS 系统几乎普遍适用于乳腺癌患者。结果表明 mPS 系统简单且具有成本效益，并且能够以独立于平台的方式揭示先前未被认识的患者亚群间的异质性。mPS 和临床分期的结合更精确地分层预后，应该证明对避免过度治疗有价值。此外，本研究中发现的预后相关基因是潜在的药物靶点。

Skrede 等通过使用 DL 直接分析传统苏木精和伊红染色肿瘤组织切片的数字扫描，开发了一种具有临床意义的预后标志物，可直接预测早期结直肠癌患者对化疗和放疗的反应和预后。该研究的材料来自 4 个队列（3 个队列是连续的 I 期、II 期或 III 期结直肠癌患者，另一个队列是 II 期或 III 期结直肠癌患者）的 12 000 多张疾病预后明显较好或较差的患者的图像。如果患者手术时年龄＜ 85 岁，术后随访超过 6 年，无复发或癌症特异性死亡记录，则将其归入预后良好组；不良预后组包括手术时年龄＜ 85 岁，术后 100 天（含）至 2.5 年（不含）的癌症特异性死亡的患者；不满足这两组标准的患者被定义为预后不明显。研究结果显示，来自这 4 个队列的 828 例患者有不同的预后结果，并被用作训练队列以获得明确的事实真相。来自这 4 个队列的 828 例患者有不同的结果，1645 例患者预后不明显。预后标志物是通过预后不明显的患者来确定的。通过 920 例患者对该预后标志物进行验证，然后根据预先确定的方案对 1122 例使用卡培他滨单药治疗的患者进行了独立验证。所有队列只包括可切除肿瘤的患者，并可用福尔马林固定的、石蜡包埋的肿瘤组织块进行分析。在 DoMore-v1-CRC 分类器中，预后良好组与预后不确定组和预后不良组比较，3 年癌症特异性生存率的敏感性为 52%、特异性为 78%、阳性预测值为 19%、阴性预测值为 94%，正确分类患者的比例为 76%。比较预后好、预后不确定与预后差时，敏感性为 69%、特异性为 66%、阳性预测值为 17%、阴性预测值为 96%、准确性为 67%。生物标志物提供的不良预后与良好预后的危险比为 3.84 和 3.04，校正了在同一队列单变量分析中显著的已建立的预后标志物，即 pN 期、pT 期、淋巴浸润和静脉血管浸润。该方法已在大规模、独立的患者群体中进行了广泛评估，与已建立的分子和形态预后标志物相关，并优于已建立的分子和形态预后标志物，并在整个肿瘤和淋巴结期给出了一致的结果。因此该生物标志物将 II 期和 III 期患者划分为足够明显的预后组，可用于指导辅助治疗的选择，避免极低风险组的治疗，并确定哪些患者将从更密集的治疗方案中受益。

Sun 等提出了一种集成多维数据的多模态深度神经网络（multimodal deep neural network by integrating multi-dimensional data，MDNNMD），应用于从乳腺癌患者的基因表达和临床特征中提取的特征进行预后评估。该方法创新性的进行了其结构的设计和多维数据的融合，能够有效预测患者再治疗后的预后情况。研究者从 METABRIC 数据集中提取了 1980 例有效乳腺癌患者的数据，包括基因表达谱、临床信息等多维数据。所有患者的平均生存时间为 125.1 个月。其中，491 例为短期存活者（＜5 年生存期）；1489 例为长期存活者（＞5 年生存期）。之后，研究者采用 mRMR 特征选择方法从原始数据集中选择特征，并在不造成明显信息丢失的情况下对数据集进行降维。然后，使用曲线下面积（area under curve，AUC）值作为评价特征性能的标准。接着进行数据多维整合，提出一种三模态的 DNN，能够从不同的数据中有效提取信息。最后，对每个独立模型进行分数级融合。为了综合评价所提出的方法，采用了 10 倍交叉验证实验。综合性能评价结果表明，该方法比现有的单维数据预测方法和其他方法具有更好的性能。为了确认多维数据的有效性，研究者首先对不同的单一数据类型采用 DL 的方法来预测乳腺癌预后。MDNNMD 的 AUC 值分别比 DNN-Expr、DNN-Clinical 和 DNNCNA 高 8.4%、3.8% 和 23.1%。研究者还比较了 MDNNMD 与 3 种广泛应用的乳腺癌预后预测方法的性能：支持向量机（support vector machine，SVM）、RF 和逻辑回归（logistic regression，LR）。采用四种不同方法进行乳腺癌预后预测的 10 倍交叉验证实验。结果显示，在 4 种方法中，MDNNMD 比 SVM、RF 和 LR 具有更好的性能。此外，MDNNMD 的 AUC 值为 0.845 为最高，SVM、RF、LR 的 AUC 值分别为 0.810、0.801、0.663。分析表明，MDNNMD 的预测效果优于其他预测方法，进一步证明了多模态深度神经网络的可行性以及多维数据在乳腺癌预后预测中的有效性。

五、挑战与展望

尽管 AI 技术在肿瘤学方面具有广泛的应用前景，但该领域的研究面临许多挑战。最为重要的问题之一是如何确保数据的隐私和安全性。由于 AI 模型的"黑盒子"性质，尤其是在基于 DL 和 CNN 的方法中，这些方法依赖于复杂的隐藏数据交互层。在理解 CNN 的内部工作时需要解释每一层的特征活动。然而，在 CNN 的深层中，这些活动变得更加复杂和抽象，因此更难以解释它们，从而影响了数据的透明度和可解释性。此外，由于 AI 模型对代表人数不足的人存在固有偏见，限制了 AI 模型的可重复性，导致医疗保健方面的不平等现象长期存在。这些问题延迟了 AI 在医学领域的广泛应用。此外，医疗数据的敏感性和隐私性需要得到充分保护，以避免未经授权的访问和滥用。因此，相关医疗机构需要建立统一的数据共享和标准化平台，以便更好地利用大量的医疗数据来训练和验证算法。在建立这样的平台时，需要遵循国际标准和法规，并采用安全的技术和方法来保护数据。此外，需要对医疗数据进行去识别化处理，以防止数据被重新识别，并采用访问控制和加密技术来限制数据的访问和传输。只有在数据的安全和隐私得到充分保护的情况下，才能更好地利用医疗数据来推进 AI 技术在医学领域的应用和发展。

应用 AI 的另一个障碍是如何将 AI 技术与传统的治疗方法结合起来。虽然 AI 技术可以提高医生的肿瘤诊断和治疗的精确性，但是传统治疗方法在治疗肿瘤方面依然至关重要。因此需要探索如何在最大限度发挥 AI 技术的优势的同时，保持传统治疗方法的有效性。此外，AI 技术的实用性也是一个重要的问题。目前，许多研究仍在小样本数据上进行，算法的准确性和泛化性能需要进一步验证。同时，在算法的实现和应用中需要考虑到临床的实际情况，包括数据采集和处理的复杂性、算法的可操作性和实用性等方面。

尽管存在这些挑战和限制，AI 在肿瘤领域仍具有广泛的发展前景。未来研究需要进一步探索如何应用 AI 技术解决肿瘤领域的各种问题和挑战。这需要将 AI 与医生的临床经验和专业知识相结合，建立人机协作机制，并促进跨学科合作和沟通，同时加强对 ML 和 AI 技术的研究、开发和优化，以提高算法的可解释性和实用性。通过不断的研究和实践，期望 AI 在肿瘤领域发挥更大的作用，从而帮助更多的患者提高生存质量。

第三节　人工智能在脊柱转移瘤中的应用

脊柱转移瘤是许多恶性肿瘤患者面临的常见问题之一。早期的准确诊断和治疗对于预防并发症并提高患者的生活质量具有至关重要的作用。在治疗过程中，需要进行准确的诊断、术前评估、术中导航和预测预后等多个环节。近年来，AI 技术在肿瘤研究中取得了重要进展，计算机辅助诊断、放射组学和 ML 等技术广泛应用于脊柱转移瘤的诊疗决策优化，这些技术的应用可以有效帮助医生诊断病情，并提高患者的生存率。因此，AI 在脊柱转移瘤的诊疗中发挥着重要的作用。本节旨在系统回顾国内外在脊柱转移瘤方面应用 AI 的研究进展，包括计算机辅助诊断、放射组学、ML 等方面，以期为临床实践提供有价值的参考和指导。

一、诊断应用

（一）影像组学的应用

影像组学是一种利用大规模医学影像数据和计算机科学及统计学方法研究人体组织和器官

疾病的新兴领域。在脊柱转移瘤的诊断方面，医学影像组学扮演着核心的角色。近年来，AI技术为医学影像组学提供了强大的分析工具，这也导致了计算机辅助成像的研究急速发展。虽然目前这是一个主要的研究方向，但是在未来几年，计算机辅助医学成像可能会在临床医学中发挥更大的作用，尤其是在肿瘤学方面的应用。不过，针对脊柱转移瘤的诊断仍然存在挑战，需要更多的研究和技术突破。

传统脊柱转移瘤的诊断通常依赖于医生的临床经验和医学影像学检查，然而这种方法存在着准确性低和误诊率高等问题。目前，利用AI技术结合CT、MRI等医学影像学技术和生物信息学方法的临床检测已经可以准确检测早期的脊柱转移瘤病变，提高了诊断准确率。

影像组学研究的一般流程主要包括数据采集和预处理、特征提取、特征选择、建模与分析，以及结果解释和应用（图21-3-1）。具体步骤：①数据采集和预处理：采集人体组织和器官的影像数据，如MRI、CT等，并对数据进行预处理，包括影像去噪、均衡化、几何校正、配准等；②特征提取：利用计算机视觉和ML方法从影像数据中提取各种形态、纹理、密度等特征；③特征选择：从众多特征中选择与疾病相关的重要特征，以减少计算复杂度和提高疾病预测精度；④建模与分析：根据所选特征建立预测模型，如支持向量机、随机森林、神经网络等，并对模型进行训练、测试和验证；⑤结果解释和应用：解释模型的结果，如标识疾病的关键特征、定位疾病区域等，并将模型应用于实际临床中，如辅助医生诊断、预测疾病进展、评估治疗效果等。

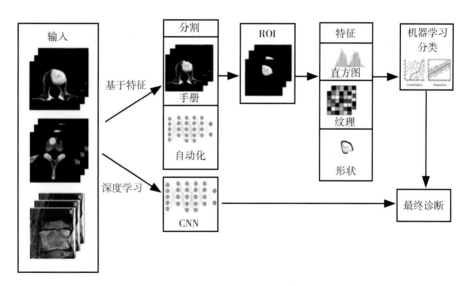

图21-3-1 影像组学研究的方法及流程示意图，包括数据选择（输入）、医学影像评价和分割、感兴趣区域（regions of interest，ROI）特征提取、探索性分析和建模

通过这些步骤，影像组学研究可以帮助医学影像学的实践者们更好地理解医学影像数据，挖掘数据中的信息和关联，从而提高诊断准确性、预测预后、制订治疗方案和开发新药。值得注意的是，影像组学研究并不是一个孤立的研究领域，它需要跨学科合作，将医学、计算机科学和统计学等多个领域的知识结合起来，才能更好地发挥其作用。

Hammon等评估了一种利用CT技术扫描114例患者生成的图像来检测溶解性和增生性脊柱转移的CADe系统，并开发了一种SVM模型。该研究采用回顾性方法，检索筛选了2011年1月至2011年12月31日接受CT扫描的溶解性和增生性脊柱转移患者共114例，其中20例出现溶解性转移，30 例患者表现为增生性转移。原发性肿瘤包括乳腺癌（11 例）、浆细胞瘤（8 例）、前列腺癌（5 例）、黑色素瘤（5 例）、肾细胞癌（4 例）、胰腺癌（3 例）、肺癌（3 例）、淋巴瘤（2 例）、结直肠癌（2 例）、食管癌（2 例）以及其他类型的癌症（5 例）。所有患者均进行了胸部和腹部 CT 增强扫描。

　　该 CADe 系统是使用 114 例患者的 CT 图像进行训练的，其中 102 个为溶解性转移和 308 个为增生性脊柱转移。由经验丰富的放射科医生对病变进行注释，检测到的良性病变被认为是误报结果。该研究使用检测器灵敏度和误报数量作为检测器性能的标准，并进行了自由响应接收器操作特性（free-response receiver operating characteristic，FROC）分析。在使用该 CADe 系统评估的 20 例连续患者的 42 个溶解性转移和 30 例连续患者的 172 个增生性转移中，该系统的平均运行时间为（95±12）s/ 例。对于 30 例增生性转移，该系统在每个患者 3.5 次假阳性检测时，对每个病灶的敏感性为 83%，对每例患者的敏感性为 80%。因此，在 172 例标注的转移癌中有 143 例被成功检测到，每个病灶和每个患者的阳性预测值分别为 58% 和 65%。在 102 例假阳性检测中，大多数是由于退行性变化引起的。在 29 例假阴性检测中，有 24 例被误检的转移瘤最大直径不大于 1 cm，这表明较小的胚性转移更容易被遗漏。在 20 例溶解性转移中，CADe 系统的平均运行时间为（87±18）s/ 例。该系统的每个病灶敏感性为 88%，每例患者敏感性为 93%，每例患者有 3.7 个假阳性，在 42 例带注释的转移瘤中有 37 例被成功检测到。病变前患者的阳性预测值分别为 35% 和 49%。在 70 例假阳性检测中，大多数是由骨质疏松性改变引起的。该研究结果表明溶解性转移的误报率略高于增生性脊柱转移。所评估的 CADe 系统能够可靠、快速地在 CT 图像中检测到脊柱转移灶，减少 CT 扫描时所遗漏的脊柱转移瘤的数量。它可以作为一个全自动的预处理步骤，指示可疑的骨区域，从而支持放射科医生提高诊断率。

　　O'Connor 等使用同样的方法对 50 例患者进行 CT 检查，结果与上述研究一致，能够成功识别出脊柱转移瘤。然而，这两个研究都存在一个共同的局限性，即所参与研究的患者数量相对较少，因此对结果的真实性缺乏有力的解释。为了解决这一问题，Connie 等手工分类了 600 张图像，为 3 类：背景骨、正常骨骼和脊柱转移骨，并经手工分割后使用 CNNs 开发了一种检测脊柱转移瘤的 CT 技术模型。此外，还使用了 1104 张非病理图像，检测了该模型的真阴性和假阳性率，该模型的 Dice 评分脊柱转移骨为 0.83、非病理性骨为 0.96、背景骨为 0.99，该结果表明 CNNs 具有诊断脊柱转移瘤的潜力。

　　Chmelik 等利用脊柱 3D-CT 图像，通过 DCNN 提供的自动特征提取方法来分割和分类难以定义的溶解性转移瘤和硬化性转移瘤，这些图像来自高病理影像病例。由于病灶轮廓不明确，因此很难找到相关的图像特征。为了使传统的纹理和形状分析方法能够检测和分类病灶，采用 DCNN 提供的自动特征提取方法来解决这个问题。用于 CNN 训练、测试和验证的数据集包含 31 例患者（女性 13 例，男性 18 例；平均年龄 70.8 岁；年龄 46 ~ 86 岁），涉及 626 根椎骨（100 根颈椎，371 根胸椎，155 根腰椎）。其中 8 例采用全椎 CT，其中 23 例主要为完整的胸腰椎 115 节段，颈椎较少。根据病变体积（lesion volume，LV）以立方毫米（mm³）为单位将病变分为三种大小类型。小：$1.40 \ mm^3$（0.70 mm）$\leq LV < 14.20 \ mm^3$（1.50 mm）；中：$14.20 \ mm^3$（1.50 mm）$\leq LV < 300.00 \ mm^3$（4.15 mm）；大：$\geq 300.00 \ mm^3$（4.15 mm）。首先，所采集的 CT 数据采用均值减法进行预处理；其次，将数据从 Hounsfield 单位转换为范围 [-1，1]；

再次，对数据进行重新采样，使其具有与训练数据集相同的物理分辨率；每个椎骨都被围绕在其周围的三维边界框所包围；最后，对属于 3D 脊柱掩膜的 K 个体素，每个体素选取了三个相互正交大小为 N×N 的块，并将它们堆叠成一个大小为 N×N×3×K 的堆栈，用作 CNN 的输入数据（其中 N 是 CNN 期望输入图像的尺寸，K 是脊柱体素的数量）。基于 CNN 将个体体素同时分类为三个类别（健康、溶解性转移或硬化性转移），在 CNN 的基础上实现自动特征提取算法。该研究的主要贡献为建立独立的 CNN 架构和预处理步骤，使其能够处理不同类型的 CT 扫描；采用基于 RF 的元分析的介轴变换（medial axis transform，MAT）后处理，对分割的病灶候选物进行形状简化；所提出的方法可以用于整个脊柱 CT 扫描（颈椎、胸椎、腰椎），而其他已发表的方法只适用于胸腰椎节段。该研究所提出的方法已经在作者自有的数据集上进行了测试，该数据集由两个相互独立的放射科医生注释，并与其他已发表的方法进行了比较，该研究的方法在某些方面优于其他已发表的 CT 扫描脊柱分析方法。

Mehta 等对 RF 分类器或 SVM 是否可以通过筛查双能 X 线骨密度仪（dual-energy X-ray absorptiometry，DEXA）研究来识别脊柱转移瘤的患者进行评估，并判断这两种方法的实用性，该研究回顾性分析了 200 例患者，利用 DEXA 筛查检测患者的低骨密度（bone mineral density，BMD）分为训练集和验证集两类。结果在验证集上，最佳 RF 分类器的敏感性为 77.8%，特异性为 100.0%，准确度为 98.0%，AUC 为 0.889；最优 SVM 分类器的敏感性、特异性、准确性和 AUC 分别为 33.3%、96.8%、82.5% 和 0.651。结果表明 RF 分类器明显优于 SVM 分类器，RF 分类器在筛查 DEXA 研究中可作为一种有用的辅助手段来诊断脊柱转移瘤。

Jakubicek 等利用 CNN 联合 CT 技术提出了一种基于学习方法的完全自动化系统进行脊柱的检测、病变的跟踪、自动定位和标记脊柱转移瘤。该框架结合了一组 3D 算法，包括：使用 CNN 进行脊柱检测；基于 CNN 和一种新的生长球方法与人群优化相结合的脊髓跟踪；使用一种新的空间变量滤波强度剖面方法进行椎间盘定位；使用基于 CNN 的分类与全局动态优化相结合的椎骨标记。本文提出的算法已在测试数据库中得到验证，椎间盘定位的平均误差为 4.4 mm，椎体标记的平均正确识别率为 87.1%，对于高度扭曲的脊柱和不完整的脊柱扫描来说，这是一个很好的结果。该研究所提出的框架结合了包括 3 个 CNN 在内的几种先进方法，即使在不完整的脊柱扫描和扭曲的病理病例中也能全自动工作。所取得的结果允许包括提出的算法作为全自动 CAD 系统的第一阶段，用于肿瘤患者脊柱病变的自动分析。

Chang 等研究开发了一种能够在身体 CT 上检测脊柱硬化转移瘤的 DCNN。该研究检索了 2000 年 12 月至 2019 年 12 月报告印象中出现"硬化病变"的 CT 报告，通过识别胸部、腹部和骨盆 CT 图像中已确认的硬化性骨转移病例。由 2 位具有 1 年和 6 年医学图像分析经验的研究者进行手动分割图像为 3 类：背景、正常骨骼和硬化性病灶。如果一个切片上有多个病灶，则所有病灶都被分割。该研究共使用了 242 个 CT 扫描，获得了 600 张图像，按照训练和测试 90∶10 的比例进行划分，将图像分为 90% 训练集（n = 540）和 10% 测试集（n = 60）。图像以 128 像素 ×128 像素灰度的形式存储，训练数据集经过直方图均衡化和数据增强处理。然后使用 Keras/Tensor-Flow 从头开始训练模型，采用 80∶20 的训练与验证分割和 U-Net 架构，同时还使用了 1104 个非病理性图像对模型的真阴性和假阳性率进行测试。全局敏感性测量模型检测单个图像上的任何病变，局部敏感性和阳性预测值测量模型检测给定图像上的每个病变，局部特异性测量非病理性骨骼中的假阳性率。研究得出病变的 Dice 得分为 0.83，非病理性骨骼的 Dice 得分为 0.96，背景的 Dice 得分为 0.99。全局敏感性为 95%（57/60），局部敏感性为 92%（89/97），局部 PPV 为 97%（89/92），局部特异性为 87%（958/1104）。研究结果发现此技术在病灶检测方面获得了较高的 Dice 分数，并具有较高的全局和局部敏感性，非病理数据集的检查显示了高局部特异性。因此证明该 DCNN 有助于检测脊柱硬化性转移瘤。

脊柱转移瘤的研究在未来几年可能会成为肿瘤研究的热点方向，全身 MRI 扫描对脊柱转移瘤的检测具有较高的敏感性和特异性，因此专注于利用 AI 使用 MRI 扫描自动诊断病灶情况会对临床具有非常重要的意义。Wang 等发现使用 DL 方法在 MRI 中自动检测脊柱转移瘤具有可行性。为了适应转移病灶大小的不确定性，开发了一种 CNNs 模型，采用加权平均策略来收集由此获得的结果并在一组 26 例病例中，使用自由响应接收器工作特性分析评估检测性能。结果表明，该方法能正确检测所有的脊柱转移瘤，为 MRI 图像中脊柱转移瘤的自动检测提供了一种可行的方法。

Jerebko 等通过构建一种基于几何原理的模型，评估一种基于图像形成和解剖知识的稳健参数化建模方法，用于全身 MRI 中椎骨转移的 CAD 系统。该研究的目标是开发一种适用于扫描方案和脉搏序列变化的算法，如脂肪抑制水平的变化、图像分辨率、采集平面（矢状面或冠状面）和耐受器官外观的严重病理变化。

Chianca 等利用不同软件提取的放射学数据，判断脊柱损伤的类型，如良性肿瘤、恶性肿瘤以及转移瘤等。该研究回顾性分析了因椎体病变接受 MRI 检查的 146 例患者，分为训练集和测试集两类。然后通过 3D Slicer heterogeneity CAD（hCAD）模块和 PyRadiomics 提取的特征，独立用于比较不同的特征选择方法和 ML 分类器组合。结果显示，PyRadiomics 数据在内部和外部测试集的准确度分别为 80% 和 69%。因此该研究证明 MRI 放射组学联合 ML 可用于脊柱病变的评估。

近年来，随着医学成像技术的发展，PET 也被认为是检测癌细胞的有效方法，该方法与 CT 相结合，可以获得高分辨率的图像。大部分关于儿童神经内分泌肿瘤（neuroendocrine tumors，NETs）骨转移成像的信息来自成人研究。传统上使用 [111]In- 乙二胺五乙酸八肽（diethylenetriaminepentaacetic acid，DTPA）奥曲肽显像。[68]Ga-DOTATATE 的生长抑素受体闪烁显像（somatostatin receptor scintigraphy，SRS）是一种高度敏感和特异的成像技术，可用于检测和分期神经内分泌肿瘤。Goel 等为了评价 ^{68}Ga-DOTATATE PET/CT 在儿童神经 NETs 骨转移检测中的作用，该研究采用回顾性分析方法对 30 例患有组织学确认的 NETs 的患者在初步分期时接受了 ^{68}Ga-DOTATATE PET/CT 扫描。结果在 30 例患者中，有 17 例患者在任何成像模式或临床随访中均无骨转移的证据，而其余 13 例患者表现出骨转移的证据（9 例患者在 ^{68}Ga-DOTATATE PET 和 CT 扫描中均为阳性，而 4 例仅在 ^{68}Ga-DOTATATE PET 中为阳性）。进一步利用 PET 扫描获取时进行对比增强 CT（Contrast enhanced CT，CECT）扫描，用于与 PET 数据进行比较。与 CT 扫描相比，[68]Ga-DOTATATE PET 检测到骨转移的比率明显更高（$P = 0.0039$）。结果在每个病变分析中，[68]Ga-DOTATATE PET 检测到的 225 个病变中，仅有 84 个病变可以通过 CT 扫描检测到。该研究表明 ^{68}Ga-DOTATATE PET/CT 扫描在儿童 NETs 骨转移的早期检测中比 CECT 扫描更有用，可早期检测儿童 NETs 的骨转移。

与 MRI、X 线、CT 等技术相比，全身骨扫描（whole-body bone scanning，WBS）具有成本

较低且性能相对稳定的优点，已被确定为检测骨转移的标准方法（图 21-3-2）。Ntakolia 等对 817 例男性前列腺癌（prostate cancer，P-Ca）患者使用 WBS 检查骨转移并人为地将其分为三类：正常（无转移）、恶性（有转移）、良性（无转移）。研究发明了一种新的轻量级 DL 体系结构，以此来用于 P-Ca 患者骨转移的分类。在中等规模的成像数据集（来自男性 P-Ca 的 778 张图像）上所提出的轻量级的完全 CNNs 已实施并与几种知名且强大的 CNN 进行了比较，如 ResNet50、VGG16、Inception V3、Xception 和 MobileNet。研究发现该完全 CNN 系统比其他 CNN 准确度高 6%。结果证明了所提出的方法在鉴定骨转移方面的优越性。然而 WBS 同样存在局限性，例如非肿瘤性疾病也可能在图像中显示异常。人工神经网络（artificial neural network，ANN）是成功应用于诊断图像分析的技术之一，计算机辅助系统也被应用于骨扫描的分析。

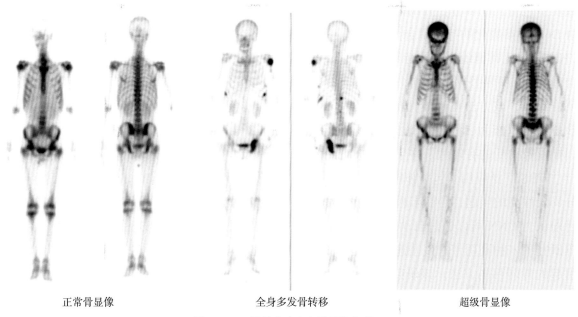

正常骨显像　　　　　全身多发骨转移　　　　　超级骨显像

图 21-3-2　骨转移瘤全身骨显像表现

在骨扫描诊断骨转移的研究中，目前在 AI 方面主要的研究重点集中于现代高效的 CNN 算法。对于 ML 算法在医学图像分析领域的计算机辅助诊断系统中的应用，例如 WBS 转移分型问题，尚未得到充分的研究。特别是，CNN 以与人类感知相同的方式能够识别复杂的视觉模式而备受关注。因此 Papandrianos 等探索开发了一套更简单、更快、更准确的 CNN 架构用于骨转移性 P-Ca 的分类。该研究有 2 个目标：创建并展示一套简单、快速、强大的基于 CNN 的分类工具，用于从全身扫描中识别前列腺癌患者的骨转移；从网络结构和超参数优化两个方面对现有的 CNN 方法进行改进，与目前流行的 CNN 模型进行比较，如 ResNet50、VGG16、googlet、Xception 和 MobileNet。该研究对 817 例不同男性患者的 970 张 WBS 进行了回顾性研究，选择标准为因怀疑有骨转移病而行全身显像检查的前列腺癌患者。在 507 例不同患者的 970 张连续 WBS 中，由一位具有 15 年骨扫描分析经验的核医学专家选择并诊断出 586 张。在 586 张骨扫描图中，368 张为男性骨转移患者，218 张为男性无骨转移患者。核医学医生将所有病例分为 2 类：无转移和有转移。转移灶经进一步 CT/MRI 检查证实。WBS 全身视野用于记录前视图和后视图，分辨率为 1024 像素 ×256 像素。CNN 分类方法主要包括 3 个处理步骤：对采集的扫描数据进行数据预处理归一化；CNN 学习和验证的训练阶段；分类结果评价的测试阶段。实现的分类测试准确率为 97.38%，平均敏感性约为 95.8%。最后，将性能最好的 CNN 方法与其他流行的用于医学成像的 CNN 架构进行了比较，如 VGG16、ResNet50、googlet 和 MobileNet。分类结果表明，所提出的基于 CNN 的方法在骨转移性前列腺癌的诊断上优于核医学中流行的 CNN 方法。

　　对于 WBS 的自动诊断和半自动诊断是目前研究的热点，但是这种系统对于图像进行分类的步骤很多，包括整个骨骼的分割、热点的检测、特征提取等，这些步骤比较复杂且在小数据集上验证不足，因此准确性和可靠性较低。Pi 等描述了一种基于 DCNNs 的模型，以确定是否存在骨转移。构建了一个包含 13 811 例患者的 15 474 项检查的大型标注骨扫描图像数据集来训练和评价模型，并与 3 位人工专家进行了比较。本数据集中的骨扫描图像来自各种转移性癌症患者，包括乳腺癌、肺癌和前列腺癌。该研究还提出了一种基于多视角图像的骨转移自动诊断模型。该模型包含三个部分，目的是以数据驱动的方式提取、聚合和分类高级特征。之后提出了一种由 DCNN 参数化的特征聚合算子来绑定来自检查的前视图和后视图的特征。使用这种操作符的 CNN 通常比其他最先进的特征聚合操作符表现出更好的性能。分类和可视化结果表明，通过联合分析前、后视图进行诊断，该方法具有较高的准确性，成功地掌握了 WBS 图像中骨转移的特征。此外，该方法在诊断骨转移方面的结果可与 3 位经验丰富的医生的诊断结果相媲美，表明该方法可以作为一种有用的临床决策支持工具。所取得的高分类精度证明了所提出的架构对骨扫描成像诊断的有效性，并且可以被应用为临床决策支持工具。

　　WBS 广泛应用于包括肺癌在内的各种原发性实体瘤和骨转移的检查，但是它具有特异性低、分局限性高的问题，给临床医生带来很大的不便，增加了诊断的困难度，降低了诊断的准确性。目前认为 CNN 可以通过自动提取层次特征和对高级特征进行分类来实现图像的自动分类。Guo 等研究了一种利用带有残差连接和混合注意力机制的 CNN 分类核素显像图像来自动检测由肺癌引起的骨转移的方法。该研究首先采用图像融合操作，通过聚合各骨扫描的前后视图图像，在低分辨率的全身闪烁图像中增强病变。然后采用基于参数变分的数据增强方法来扩展数据集的大小，尽可能地提高基于 CNN 网络对图像进行分类的性能。对融合图像进行分类，首先提取图像的层次特征，然后聚合特征，最后将高级特征分为无转移、腺癌转移和非腺癌转移三类。该研究筛选纳入 506 例临床诊断为肺癌的患者，采集到了 1011 张图像，将这些图像分为无转移（$n=614$，约 60.73%）、腺癌转移（$n=237$，约 23.44%）和非腺癌转移（$n=160$，约 15.83%）三类，并将每个数据集分为训练集和测试集两部分，按照 7∶3 来进行分类，即在每个数据集中使用 70% 的样本来训练分类器，剩下的 30% 用于测试分类器。为了方便对单光子发射计算机断层扫描（single-photon emission computed tomography，SPECT）图像进行标注，该研究开发了一种基于 SPECT 图像标注的系统——LabelMe。使用基于 LabelMe 的标注系统，可以将包括 DICOM 文件和文本诊断报告在内的成像结果提前导入系统。该实验评估指标包括准确性、精密度、召回率、特异性、F-1 评分和 AUC 值。对一组临床骨扫描图像的实验评估表明，准确率、精密度、召回率、F-1 评分和 AUC 值的平均得分分别为 0.7782、0.7799、0.7823、0.7764 和 0.8364。该研究结果表明，此开发的多分类模型不仅可以预测图像中是否包含肺癌转移，还可以区分肺癌的亚类（即腺癌和非腺癌）。

　　Li 等利用 CNN 开发了一种自动检测肺癌骨转移和区分肺癌亚型的框架。该研究采用回顾性方法对 2185 例临床诊断为肺癌的患者作为数据来源，对这些患者进行转移性肺癌的 3 个亚类别分类，即腺癌（adenocarcinoma，AC）、鳞状细胞癌（squamous cell carcinoma，SCC）和小细胞肺癌（small-cell lung cancer，SCLC），通过骨扫描共获得了 1025 张图像，然后进一步从这三个子类别中随机选择了 233 例非转移性扫描，形成一个"NoMet"子类别。所有选择的扫描被相应地分为 4 类（即 AC、SCLC、SCC 和 NoMet），即四类分类问题。该框架由数据准备和图像分类两部分组成。在数据准备阶段，主要包括通过数据增强对数据集进行放大，然后进行图像融合和胸部区域提取。在图像分类阶段使用自定义 CNN，包括特征提取、特征聚合和特征分类子网络。该研究所使用的评估指标包括准确性、精度、召回率、F-1 评分和 AUC 值。同样的按照 7∶3 的比例将每个数据集分为两部分：训练集和测试集。经过培训的 3 位医生使用 LabelMe 开发的在线标注系统根据临床诊断报告对每幅图像进行独立手动标注，标记的结果作为每个图像的基本事实。对一组临床骨扫描图像的实验评估表明，所提出的多分类网络可用于转移性图像的自动分类，准确率、精密度、召回率和 F-1 评分的平均分数分别为 0.7392、0.7792、0.7242 和 0.7292。该研究是首次尝试解决骨扫描图像自动检测肿瘤转移问题的一项研究。该实验结果表明所开发的多分类网络不仅可以预测骨扫描图像中是否存在骨转移，还可以从图像中判断出骨转移来自哪个亚类别的肿瘤。研究结果表明，基于 CNN 的分类网络能够很好地区分非转移性和转移性图像以及转移性图像的亚类别。

　　Aslantas 等开发了一种用于骨闪烁扫描的计算机辅助诊断系统（computer-aided diagnosis system for bone scintigraphy scans，CADBOSS），主要作为临床医生诊断骨转移的辅助软件，帮助临床医生更好的决策以提高诊断准确度。该软件由热点分割、特征提取和选择、分类等要素组成。用于热点分割的方法是水平集活动轮廓，通过分割检测出热点后，进行特征提取然后采用主成分分析（PCA）方法减少了特征的数量。使用 ANN 分类器来确定是否存在转移。在图像数据库的帮助下，对 CADBOSS 进行了性能评估，其中包括从 60 名志愿者收集的 130 张图像（30 张非转移灶和 100 张转移灶），多数患者年龄在 55 岁以上。所有图像均在向患者注射 740 MBq（20 mCi）的放射性物质 ^{99m}Tc 亚甲基双膦酸盐（technetium-99m methylene diphosphate，^{99m}Tc MDP）后约 3 h 内获得，然后用伽马相机扫描全身图像，包括前视图和后视图，图像分辨率为 256 像素 ×1024 像素。对患者的最终评估是由 1 位经验丰富的医生进行的，以确定他们是否有骨转移。这些评估是根据强度和大小的变化、高积累区的增减值、患者的医疗记录、实验室检测结果和其他可获得的放射图像进行。所有试验均采用 10 倍交叉验证技术。在 130 张图像中，CADBOSS 可以正确识别 120 张图像。因此，CADBOSS 检测的准确度、灵敏度和特异性分别为 92.30%、94% 和 86.67%。此外，CADBOSS 将医生发现转移灶的成功率从 95.38% 提高到 96.9%，它还可以标记热点，并通过图形用户界面吸引医生的注意。因此，医生发现转移的成功率可能会提高。实验表明，CADBOSS 可以为医生的决策提供便利，并可被医生用作转移灶检测的辅助工具。

　　Chiu 等评估分析 ANN 是否是预测 P-Ca 患者骨转移的有用工具。采用回顾性方法分析 2001—2005 年 111 例 P-Ca 男性患者，年龄（72.41±7.69）岁，67 例（60.4%）有骨骼转移的患者均是接受 ^{99m}Tc MDP WBS 的 P-Ca 患者，根据放射药物对骨吸收的影响，诊断结果为骨转移阴性或阳性。预测因素是患者的年龄和放射免疫测定血清前列腺特异性抗原（prostate-specific antigen，PSA）浓度，其平均血清 PSA 浓度为（814.51±327.07）ng/mL。根据 ^{99m}Tc MDP WBS

检查结果，结果变量分为骨转移和非骨转移两组。ANN 的最终最佳结构是四层感知器（输入层 2 个神经元，第一隐藏层 9 个神经元，第二隐藏层 6 个神经元，输出层 1 个神经元）。受试者工作特征 AUC 值 34 为 0.88±0.07，显示了极好的鉴别能力（$P < 0.001$），同时敏感性（87.5%）和特异性（83.3%）最好。这些结果表明，基于有限临床参数的神经网络在预测 P-Ca 患者的骨转移方面具有一定的可行性。NaF PET/CT 是检测骨转移最敏感的成像方式之一。与目前临床标准的 ^{99m}Tc MDP 平面骨扫描相比，NaF PET 对骨病变的检测具有更高的敏感性和特异性。与 MDP 相比，NaF PET 检测 30% 以上的病灶，5% 的假阳性。然而，由于示踪剂的非肿瘤特异性，NaF PET 的特异性仍然只有 70%。仅使用标准化摄取值（standardized uptake value，SUV）很难确定 PET 摄取是由于转移性疾病还是良性疾病。当医生使用 CT 对这些摄取模糊的区域进行分类时，NaF PET/CT 的特异性可以显著增加。然而，由于骨转移患者病变数量较多（Wang 和 Shen，2012），手工进行病变分型变得不现实。

Perk 等使用 PET/CT 技术联合 ML 实现 ^{18}F-NaF 图像良、恶性病变的自动分类，开发了一种自动骨骼病变分类算法。该研究纳入 37 例转移性去势抵抗性前列腺癌（metastatic castrate resistant prostate cancer，mCRPC）患者，这些患者在治疗开始前接受了 PET/CT 扫描。所有患者均注射（160.2±9.6）MBq 的 NaF，然后在 60 min 内进行全身 PET/CT 扫描。核医学医生（第 1 位）手动识别和分类每个患者的病变。病变以五分制进行分类，包括明确的良性、可能的良性、不确定的、可能的恶性和明确的恶性。良性病变包括脊柱骨赘、关节间疾病、炎症和牙齿疾病。另外 3 名核医学医生（第 2 ~ 4 位）对 14 例患者进行分析。在这组患者中，1 位医生确定所有的病变，然后其他 3 位医生分别对病变进行分类，随后确定分类。这些患者被用来评估医生之间的协议，并评估医生输入到 ML 算法的影响。为了开发一个完全自动化的工具，NaF PET 病灶的自动检测使用了不同的 SUV 阈值。多项评估 NaF 用于转移性骨癌成像的研究使用 SUV > 15 g/mL 的固定阈值来检测疾病。然而，由于这些方法对病灶检测的灵敏度或特异性较差，因此纳入了基于统计优化的区域阈值（statistically optimized regional thresholding，SORT）的优化骨特异性阈值，该阈值在每个骨骼区域使用不同的阈值，这些阈值由基于图谱的分割从每个患者的 CT 中提取的骨骼掩膜定义。在这个方法中，受试者工作特征曲线（receiver operating characteristic，ROC）分析，以确定在这些区域中检测疾病的统计最优阈值。之后进行特征提取和模型的优化。在 37 例患者中，医生发现了 1751 个病灶。该数据集用于训练、测试和比较各种 ML 算法。此外，另外 3 位医生对 14 例患者的 598 个病灶进行分析，以评估医生对病灶分类的变异性。测试了 9 种不同的 ML 算法来进行病变分类。研究发现，与其他 ML 算法相比，RF 能够更准确地复制医生对良性和恶性病变的分类，在所有模型中 RF 整体表现最高，AUC 为 0.95，敏感性为 0.88，特异性为 0.89，阳性预测值为 0.83，阴性预测值为 0.92。SORT 的病变分类显著优于全局固定阈值（$P < 0.001$）。使用任一全局阈值进行分类具有可比性（$P = 0.69$）。该工具是首个 NaF PET/CT 图像病灶自动分类工具，其可以结合自动病灶检测工具 SORT，可以让医生快速、准确地对 NaF PET/CT 图像中的病灶进行分类和分析。

Sadik 等基于图像处理技术和 ANN，研究开发一种完全自动化的骨骼扫描解释决策支持系统，用于解释骨扫描是否存在转移，为医生提供骨骼扫描的第二意见，而不是决定治疗策略。作者采用回顾性的方法对 200 例乳腺癌和前列腺癌的患者进行骨扫描，将全部患者分为训练组和实验组，每组 100 例。训练组用于开发图像分析技术和训练 ANN；实验组则对该方法进行评价。基于图像处理技术和 ANN 的骨扫描程序以数字格式提供前后图像，不需要任何手动步骤。首先进行图像分割、热点检测和特征提取，得到的图像特征被用作 ANN 的输入，用作分类器来检测转移瘤。该决策支持系统是第一个完全自动化的骨扫描临床解释方法。以前的方法是半自动化的，用于骨转移程度的量化，或用于指出图像上的位置，以便引导医生对这些位置的注意，而不是用于解释检查。结果显示，在实验组中该决策支持系统检测率高，敏感性为 90%。所有被系统判定患癌概率大于 95% 的患者均被正确分类。因此该完全自动化的骨骼扫描解释决策支持系统可能会成为临床上有价值的决策支持工具。

（二）基因组学的应用

骨转移是癌细胞从原发灶转移到骨骼中形成继发性肿瘤的过程。这种病变是一个复杂而逐步的过程，包括肿瘤细胞获得特定的分子特性，从原发肿瘤分离，侵入骨骼腔，增殖生长，最终破坏骨骼并形成新的骨病变。虽然癌症相关治疗取得了重大进展，但目前转移的分子途径仍未知，并且不同原发灶的转移速度也存在明显差异。因此，利用基因组学和 AI 技术联合探究脊柱转移的分子工作机制，对脊柱转移瘤的诊断具有重要意义。

脊柱转移瘤的诊断主要分为两个部分，即基因组学数据的预处理和 AI 算法的应用。在预处理阶段，需要将基因序列转换为二进制表格，并通过 CNN 对表格进行处理，以应用多个滤波器。此外，还可以使用单任务、多任务和多模态学习方法，将不同类型的数据（如序列和染色质可及性）作为输入，以提高模型的准确性和鲁棒性（图 21-3-3）。

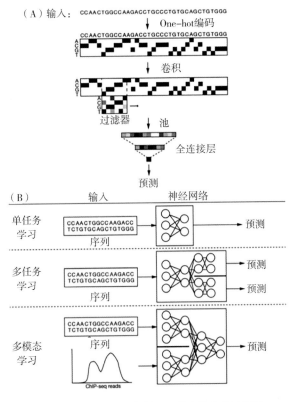

图 21-3-3　AI 技术在基因组学中的应用示意图

　　Albaradei 等研究了 DL 如何结合任何原发癌样本的基因表达谱来预测其转移部位，例如大脑、骨骼、肺或者肝脏。作者首先在基因表达综合数据库（gene expression omnibus，GEO）中筛选原发性肿瘤（乳房、结肠、肾脏、肝脏、肺、胰腺和 P-Ca 样本）以及从这些原发性肿瘤转移到骨骼、大脑、肺或肝脏的肿瘤基因表达数据。使用 RMA 探针 - 汇总算法处理每个数据集，然后根据 HG-U133A 阵列探针名称将它们组合起来，并对所有数据集进行归一化处理。最后使用这 4 个转移部位的集成数据集作为 DL 模型的输入。模型框架由 AutoEncoder（AE）、DeepLIFT 和 DNN 组成。AE 组件是一个无监督的深度神经网络，由编码器和解码器两部分组成。DeepLIFT 组件是一个特征评分算法，在我们的计算框架中，他们使用 DeepLIFT 来计算每个输入样本的每个基因的贡献值，得到的贡献分数表示相应基因对低维表示层压缩特征的重要性。然后，根据它们的重要性评分对这些基因进行排序。DNN 组件是一个包含 64 位、32 位和 8 位神经元的三层隐藏式神经网络，使用"relu"作为激活函数，并使用 Python Keras 库设计 DNN 模型来预测样本的原发或转移。最后，他们迭代地添加 10 个排名靠前的基因来训练 DNN 模型，根据重要性分数。模型的第二部分由所有转移部位最重要的基因作为最终的多类 DNN 模型的输入。它是由三个隐藏层组成，每个有 100 个神经元，然后是一个有 5 个输出神经元的输出层。这些输出层使用 soft-max 功能进行预测，然后使用 DeepLIFT 来识别 5 个预测中每个隐藏层中最相关的神经元。最后，模型使用 Python 语言实现。识别 DL 模型用于进行预测的生物功能的主要步骤是首先通过 DL 网络计算相关分数并确定最重要的神经元来解释每个部位的预测。然后，我们将每个重要的神经元与影响神经元激活的输入基因列表连接起来。通过这种方式，根据每一层的基本神经元，将其生物功能与每一层联系起来。通过 DL 模型的预测，发现该模型对原始样本的预测效果最好（AUC 为 0.93），其次是骨和肺转移样本（AUC 为 0.88），肝和脑转移样本的预测性能较低，其 AUC 分别为 0.84 和 0.82。在使用外部数据评估预测性能时也发现了同样的趋势，即原发性样本（AUC 为 0.85）的预测性能最高，其次是肺转移样本（AUC 为 0.78）、骨转移样本（AUC 为 0.72）、肝转移样本（AUC 为 0.61）和脑转移样本（AUC 为 0.50），脑转移和肝脏转移的预测性能分别下降了 32% 和 23%。进一步设计的 DL 模型可以用于预测转移的基因序列在很大程度上是特异性的，表明 DL 使用的基因中有 87% 已经与转移有关。作者还使用同样的方法对三种乳腺癌和两种 P-Ca 的基因表达谱进行了分析，以识别两种癌症共同的转移相关基因。首先通过识别原发肿瘤和转移后肿瘤之间 DEGs 来启动这个过程，然后使用这些基因构建了一个 PPI 网络。接着确定中心基因，然后将这些基因作为输入开发 ML 模型，以高预测准确性预测骨转移。作者开发了 SVM、RF 和 DNN 模型。研究结果显示，DNN 模型仅使用 34 个中心基因就对骨转移产生了较高的诊断准确率（AUC 为 92.11%），并通过现有文献的实验证据验证了这 34 个排名最高的中心基因的转移相关功能。最后进一步使用来自 TCGA 的独立数据集验证了 DNN 模型的鲁棒性，并实现了 85% 的敏感性、80% 的特异性、78.10% 的阳性预测值、80% 的阴性预测值和 85.78% 的 AUC。结果表明，该模型的学习方式使其能够对来自不同原发部位的样本进行骨转移预测的普适能力。

　　Liu 等利用 GEO 进行生物信息学分析，以鉴定骨肉瘤相关潜在致病和转移相关差异表达基因（DEGs）。作者在 GEO 中进行数据筛选标准为：①肿瘤样本包括原发或转移性骨肉瘤组织；②纳入正常人骨样本或成骨细胞作为正常对照；③超过 1000 个 DEGs，FDR（即调整后

的 P 值）< 0.05，以 $|\log2\text{fold-change}（FC）|> 1$ 为截断标准；④与其他数据集重叠的 DEGs 超过 10 个。经过标准筛选后纳入了 3 个基因表达谱：① GSE14395 包含了 5 例冷冻骨肉瘤、4 例骨肉瘤肺转移样本和 1 例原发成骨细胞 HOBc；② GSE16088 包含 15 例冷冻骨肉瘤、3 例原发成骨细胞；③ GSE33383 包含 82 例骨肉瘤和 3 例原发成骨细胞。对基因谱中的数据进行 GO 功能和 KEGG 通路富集分析，FDR < 0.05 的 GO 和 KEGG 被认为是重要的功能基因和通路。基于数据库 STRING，构建 DEGs 的蛋白互作（PPIs）网络，然后通过 Cytoscape 软件对 PPI 网络进行可视化分析。此外，应用 Cytoscape 软件中的 MCODE 插件探索 PPI 网络中的重要模块。经过分析后共筛选出 74 个正常原发的 DEGs（NPDEGs）和 764 个原发转移的 DEGs。其中 VAMP8、A2M、HLA-DRA、SPARCL1、HLA-DQA1、APOC1 和 AQP1 这些基因在骨肉瘤的发生和转移过程中持续上调。通过 Cytoscape 软件的 MCODE 插件对 PPI 网络进行分析，最终筛选出 1 个 hub NPDEG（HLA-DRA）和 7 个 hub PMDEGs（CDK1、CDK20、CCNB1、MTIF2、MRPS7、VEGFA 和 EGF），NPDEGs 和 PMDEGs 中最显著的通路分别通过 MHC Ⅱ类和细胞核分裂在处理和呈递外源肽抗原过程中富集。作者通过整合生物信息学数据并进行分析，筛选出了大量与骨肉瘤相关的 DEGs。

利用 AI 联合基因组学技术进行脊柱转移瘤的诊断，可以更准确地识别病变类型和分子机制，从而为患者提供更好的治疗方案。此外，该技术还可以帮助研究人员深入了解脊柱转移瘤的发生和发展机制，为未来的治疗和预防提供有益的参考。

（三）原发病灶与转移病灶的区分

目前临床诊断中，脊柱原发肿瘤与转移性肿瘤之间的区分仍然存在一定困难。对于脊柱转移瘤，约 30% 的患者原发病灶无法确定。因此，在确定最适合的影像学方法以确定原发肿瘤位置之前，需要进行最终诊断。如果能够准确预测脊柱肿瘤的起源，就可以缩小搜寻范围，无需进行脊柱穿刺活检。对脊柱转移瘤和脊柱原发肿瘤进行及时准确区分对患者的预后至关重要，因为两者是不同的病理学疾病，需要采用不同的治疗手段和方法。这进一步说明了准确地区分诊断脊柱转移瘤和脊柱原发肿瘤，对于制订合理的治疗方案和评估预后具有重要意义。

Lang 等利用放射组学和 DL 技术对脊柱中起源于原发肺癌和其他癌症的转移灶进行了鉴别，该研究回顾性分析了 61 例患者，采用放射组学方法提取三幅动态增强（dynamic contrast enhanced，DCE）参数图的直方图和纹理特征。DL 使用这些地图作为传统 CNN 的输入，并使用所有 12 组 DCE 图像到卷积长期短期记忆（convolutional long short term memory，CLSTM）网络，研究表明，DCE-MRI 联合 ML 分析方法具有预测肺癌脊柱转移瘤的潜力。

二、术前应用

手术评估是患者预后决策中至关重要的一环。手术时间和手术方式的选择直接影响患者的术后生活质量甚至生存期。利用 AI 技术，医生可以根据影像数据和个体化信息，生成三维模型和手术模拟，以帮助制订最佳手术方案，减少手术风险和术后并发症。近年来，医学影像和计算机辅助设计的结合也催生了放射组学方法的应用，该方法可提取、分析和建模与肿瘤相关的定量特征，从而评估锥体累及程度和评估脊柱的稳定性。该方法可应用于肿瘤诊断和治疗过程中，以更好地预测治疗效果和患者预后。

Ren 等研究了一种基于胸椎 MRI 的多参数放射组学在术前预测 EGFR 突变的术前识别，并开发了一种有助于原发肺癌伴随脊柱转移患者的个体化治疗的临床放射组学治疗方案，这对原发性肺腺癌患者的胸椎脊髓转移患者的治疗计划至关重要。该研究采用回顾性方法将 2016 年 1 月至 2019 年 3 月共纳入 110 例患者作为训练队列（平均年龄 59.9 岁；其中，EGFR 突变 62 例，EGFR 野生型 48 例）。2019 年 7 月至 2021 年 4 月，连续纳入 52 例患者进行时间无关的验证队列研究（平均年龄 60.1 岁，EGFR 突变 30 例，EGFR 野生型 22 例）。病理诊断为原发肺腺癌的胸椎转移灶，均行胸椎 T_1W、T_2W 和 T_2FS MRI 扫描。通过苏木精 – 伊红（hematoxylin-eosin，HE）染色作为金标准来确认 EGFR 状态。从电子病历系统中获取年龄、性别、吸烟情况、血清癌胚抗原（serum carcinoembryonic antigen，s-CEA）、血清细胞角蛋白（serum cytokeratin，s-CYFRA）、血清神经元特异性烯醇化酶（serum neuron specific enolase，s-NSE）、工作状态（performance status，PS）评分等临床特征。对所有纳入的患者术前进行 MRI 扫描并进行图像采集，使用 ITK-Snap 软件对肿瘤进行分割，包括肿瘤区域和边缘。同时邀请 1 名有 10 年工作经验的放射科医生在 MRI 图像中手工分割肿瘤边界。然后从每个 MRI 模态中提取基于手工和 DL 的特征，并用于构建放射组学特征。各种 ML 分类器被开发和比较。通过 ROC、校准和决策曲线分析（decision curves analysis，DCA），结合辐射特征和最重要的临床因素，构建了一种临床放射组学图谱，用于评估预测性能。3 种方法联合得到的联合放射组学特征可以有效地对 EGFR 突变型和 EGFR 野生型患者进行分类，训练组受试者工作特性曲线下的面积（areas under the receiver operating characteristic curve，AUROC）为 0.886，时间独立验证组 AUROC 为 0.803。结合放射组学特征和吸烟状况在训练队列（AUC = 0.888）和时间独立验证（AUC = 0.821）中获得了较好的预测效果。DCA 证实了列线图潜在的临床用途。研究结果表明研究基于多参数 MRI 的放射组学在术前预测 EGFR 突变方面的潜力。该模型可作为一种新的生物标志物，指导原发性肺腺癌胸椎转移患者的个体化治疗策略的选择。

刘登均等通过对 CT 扫描获取的二维图像利用 Mimics 软件重建为三维可视化结构图像，重建后的图像清晰真实，并且实现了对病变部位的定位和范围量化。该研究以 1 例 58 岁的腰椎恶性肿瘤男性患者为实验材料，利用 Philip64 排螺旋 CT 进行扫描，1024 像素 × 1024 像素，共得到相关图像 374 张，然后利用 Mimics 软件分别重建正常腰椎、破坏病椎、腹主动脉及双侧肾脏的三维可视化结构。经过三维重建后，脊柱序列清晰、完整，可清楚地看到锥体间隙的变化、锥体破坏范围及锥体前中柱塌陷情况，对于锥体临近脏器结构的可视化，也可以清晰地看到腹主动脉及双侧肾脏的分布情况，与术前影像学资料及术中所见完全吻合。该研究结果表明 Mimics 软件三维重建技术及三维测量功能，结合 CT 技术能够为手术入路的选择、脊柱的重建、手术方案的指定提供客观科学的评估，为腰椎转移性肿瘤患者进行个性化治疗方案提供有效的数字化准备。

Shi 等研究了基于 MRI 的放射组学在预测一小群椎体转移乳腺癌患者化疗疗效方面的价值，其放射组学模型在预测进行性疾病和非进行性疾病方面是有效的，其 AUC 高达 0.91。这一方法可以在未来的研究中用于预测脊柱转移瘤和其他原发性肿瘤的治疗反应。

VP 是脊柱转移瘤一种常见的手术治疗方式，有助于锥体的稳定性，并减少因肿瘤压迫导致的锥体骨折。但是在术后随访中发现，如果注射的骨水泥引起肺栓塞或脊髓压迫，可能会出现严重的并发症。

Ahmadian 等利用数字孪生技术模拟 VP 并预测骨水泥的形态，然后计算流体力学（computational fluid dynamics，CFD）模型转换为高保真连续体损伤力学（continuum damage mechanics，CDM）有限元模型来提高对锥体骨折的预测反应。

三、术中应用

（一）微创疗法

传统的脊柱转移瘤手术治疗方案包括 VP、姑息性减压术、锥体切除术和微创手术等。然而，随着手术技术和医疗器械的不断进步以及研究人员的不懈努力，出现了一些新的治疗手段，如微波消融术和射频消融术（图 21-3-4）等。这些介入性治疗方法具有创伤小、恢复快、精度高、治疗效果好、预后良好等优点，并且可以在局部麻醉的情况下进行。射频消融术是将电极插入到病灶处，通过导入的射频探针在组织中产生高温，使组织凝固坏死。但是由于手术空间受限和病灶处骨密度的降低，手术难度增加。Merten 等对射频消融术提出了一个两步风险评估，分别为可视化和钻孔力预测评估，结果表明两步风险评估对于手动和机器人辅助进行射频消融术可起到支持作用。

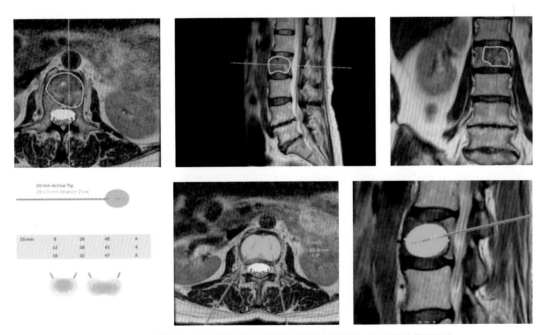

图 21-3-4　脊椎骨肿瘤射频消融术（棕色线是射频电极，绿色部分是射频）

因此，在这种微创疗法中应用 AI 技术，能够在一定程度上增强手术的安全性，提高手术操作的精准度等。AI 技术可以通过对患者的影像数据进行三维重建和分析，制订最佳的手术计划，精确定位病变区域，提高手术的准确性和可控性，从而避免手术风险和术后并发症的发生。因此，联合 AI 技术和微创手术在脊柱转移瘤的治疗中具有广阔的应用前景。

（二）放疗

1. 立体定向放疗（SBRT）

SBRT 是一种高精准放射治疗技术，用于治疗多种恶性肿瘤，包括肺癌、肝癌和前列腺癌等。该技术采用立体定向系统和高精度放射治疗机器（如线性加速器或伽玛刀）定位肿瘤，通过投射高强度放射线来杀死癌细胞。相较于传统放疗，SBRT 具有更高的精度和更好的疗效，因为它可以通过准确定位肿瘤并限制正常组织的辐射暴露，最大限度地减少了对健康组织的伤害。此外，SBRT 通常只需要几个短暂的治疗周期，治疗过程不需要住院，使患者能够更快地恢复到正常生活和工作中。Hyde 等使用千伏锥形束 CT（cone-beam computed tomography，CBCT）分析了 42 例行 SBRT 的脊柱转移瘤患者，共扫描了 106 个部位获得 307 张图像，通过这些数据评估其定位误差。Medin 等基于该治疗手段提出了一种对与脊柱转移瘤的定位更加精确的新方法，即利用植入标志物定位脊柱恶性肿瘤，该方法用猪模型进行验证，证明了该方法再脊柱转移瘤的治疗方面具有潜在的应用前景。Murphy 等创新使用 SBRT，通过将一对实时 X 线摄像机与一个动态操纵的机器人安装的直线加速器进行偶合，加速器将放射束引导到病灶区域，该方法的创新性在于可以在门诊使用且通过验证证明了其对于脊柱转移瘤治疗的可行性。Brainlab® 开发了一款名为"Elements Spine SRS"的新软件，专门用于使用 SBRT 治疗脊柱转移瘤，Rogé 等对该软件进行评估且认为该软件在临床应用中表现良好。

2. 放疗再照射（IMRT）

IMRT 是指对曾接受放疗的区域再次施行放疗。该技术能够在提高治疗效果的同时，最大限度地减少对周围正常组织的损害，从而减轻不良反应。调强放疗通常结合计算机辅助规划系统使用，以确定最佳放射剂量和照射方案。对于需要再次接受放疗治疗的患者，IMRT 再照射是一种常用的治疗方法。例如，在某些癌症患者中，原发肿瘤可能会复发或扩散到曾经接受过放疗治疗的区域，此时再次接受放疗治疗就变得非常必要。然而，IMRT 也会带来一些风险和不良反应，如局部组织损伤、放射性肺炎、出血、感染和癌症转移等。因此，对于需要接受 IMRT 再照射的患者，医生需要对治疗效果和患者的健康状况进行全面的评估。Gröger 等调查了自动机器人图像引导，对 10 例脊柱转移瘤现场调强放疗再照射的剂量分布的影响，并能使医生对患者进行放疗再照射时适当调整剂量，减少诱发其他脊柱疾病的风险。

（三）术中导航

经过广泛推广的计算机辅助手术导航已在骨科创伤、脊柱手术和关节成形术等多个领域得到成功应用。将影像组学技术与手术导航系统相结合，能够协助外科医生精准重现术前计划，从而提高手术边缘的识别准确度，避免在肌肉骨骼肿瘤手术中出现失误。这种技术的应用可使手术操作更加精确和安全，减少手术风险和并发症的发生。Wong 等对 21 例骨肿瘤患者进行计算机辅助肿瘤手术（computer-assisted tumor surgery，CATS）的研究。分别在术前、术中和术后阶段均使用了 CATS 技术。在术前，首先对每个患者进行了 CT 和 MR 检查，获得各种图像序列；然后，在导航系统中将导入的图像数据集重新格式化为轴向、冠状和矢状视图；随后在 CT 脊柱导航系统中进行融合图像数据集的手术规划，通过调整 CT 图像的对比度来建立三维骨骼模型。

从 MR 图像中确定肿瘤范围，提取肿瘤体积。由于图像融合后的不同图像数据集具有相同的空间坐标，分割后的 MR 肿瘤体积被整合到 CT 重建的三维骨模型中，生成了一个三维骨肿瘤模型。接着利用 CAD 软件 MIMICS 将假体转换成 DICOM 格式，直接导入基于 CT 的导航系统中。在实际的手术中，作者将一个动态参考跟踪器附着在肿瘤所在的骨骼上。通过配对点和表面点匹配，实现了图像 - 患者匹配，以精确匹配手术解剖和术前虚拟 CT 图像（图 21-3-5）。通过比较骨切除层面的尺寸与术前导航计划、评估手术中定制假体与剩余骨的匹配度以及评估所有切除标本切除边缘的组织学，来评估已实现骨切除的准确性，从而确定 CATS 在恶性骨肿瘤中的准确性。功能评估采用肌肉骨骼肿瘤协会（Musculoskeletal Tumor Society，MSTS）评分。最少随访时间为 31 个月。研究结果显示所有切除标本的组织学检查均显示肿瘤边缘清晰。完成的骨切除术与计划吻合，差异 ≤ 2 mm。在合并术后和术前 CT 图像时，有 5 例患者获得的定制假体位置与计划的位置相当；4 例局部复发的患者中有 3 例发生在骶部。MSTS 平均评分为 28 分。该研究结果表明 CAT 技术结合图像可准确完成骨切除术。对于骨盆、骶骨肿瘤及难度较大的保关节插层肿瘤手术，该术式可能有利于肿瘤的切除和重建。

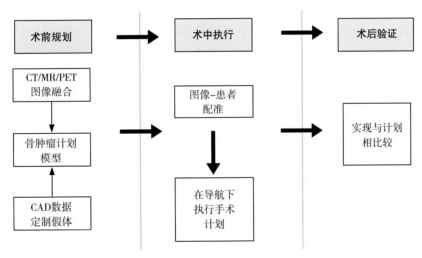

图 21-3-5　计算机辅助肿瘤手术工作流程

　　该作者还研究了融合多模式术前成像研究的可能性，使用专有的手术导航软件进行三维手术计划，以切除肌肉骨骼肿瘤并进行评估。该研究筛选了 13 例患者，详细情况为男性 7 例，女性 6 例；年龄 6 ~ 80 岁；肿瘤类型包括骨肉瘤（4 例）、脊索瘤（2 例）、软骨肉瘤（1 例）、未分化骨肉瘤（1 例）、转移性子宫癌（1 例）、恶性周围神经鞘瘤（1 例）、骶骨神经鞘瘤（1 例）和骨巨细胞瘤（1 例）。对于 1 ~ 8 号患者，由于骨与软组织对比更好，使用 T_1 加权轴向增强扫描与 CT 图像融合，图像数据集被导入导航系统；9 ~ 13 号患者，升级版的颅骨导航软件可使用扫描方向不固定的 MR 图像序列。对于 CT 脊柱导航软件，图像融合包括 CT 上的解剖结构与 MR 上的解剖结构的横断面匹配——这个过程被称为"共配准"。该系统通过匹配相应的 CT 和 MRI 数据集中人工分割的已知结构，实现 CT 和 MR 图像的融合。然后将融合图像的数据集传输回导航系统（CT 脊柱导航软件）进行切除计划。接着通过定义肿瘤的范围开始导航规划，然后从 MR 图像中分割肿瘤体积，通过调整 CT 图像的对比度来创建三维骨骼模型。由于 CT/MR 图像融合后具有相同的空间坐标，因此将 MR 图像分割得到的肿瘤体积直接纳入重建的三维骨模型中。将二维纯CT图像、纯MR图像、融合图像混合，在导航显示上观察三维骨肿瘤模型，从不同的方向和放大倍数观察肿瘤的解剖范围及其与周围结构的关系。为了评估融合图像在基于CT的导航系统中是否对手术计划有价值，作者比较了仅使用CT或MR图像的切除计划和使用融合图像的切除计划。图像-患者配准是将患者真实的术中解剖图像与术前CT图像进行配对点与面匹配。然后通过在骨表面运行配准探针，并通过检查特定的已知和定义明确的解剖标志，来评估解剖图像和虚拟图像之间的实时匹配。只有当导航控制台上的图像与患者的骨骼解剖结构完全匹配时，导航系统才被认为是精确的。在实施过程中，记录以下变量：①图像融合和导航规划所需的精度和时间；②术中影像-患者挂号错误；③对所有肿瘤标本的切除边缘进行组织学评估；④手术时残骨与定制假体连接的匹配。最后，使用MSTS评分对保肢手术患者进行功能评估。该研究图像融合的平均时间为30.6 min。术中登记后，在导航图像引导下，术前均按计划行肿瘤切除术。7例患者通过术后CT或切除标本验证导航切除计划后的切除。所有切除标本的组织学检查显示骨肉瘤患者无肿瘤边缘。研究表明，整合所有解剖和功能数据来促进肌肉骨骼肿瘤的三维手术计划在技术上是可行的。这种综合的图像数据集结合手术导航能够可靠地执行计划中的肿瘤切除，并可能提供临床益处。

张峰峰等设计了一种机器人辅助脊柱手术的三维定位导航系统，并设计了脊柱穿刺定位实验（图21-3-6）。该系统的硬件主要由结构光扫描仪、脊柱模型、工作站、机器人、可编程逻辑控制器（programmable logic controller，PLC）、显示器、手术台和NDI光学跟踪器组成；手术路径规划模块、三维重建模块以及3D-3D配准模块构成了三维导航系统的软件部分。通过脊柱穿刺导航定位位置实验和姿态实验，得到该导航系统的定位位置误差值为（3.34±0.12）mm，导航姿态误差值为（3.1±0.89）°，基本可以满足脊柱穿刺手术导航的基本需求。

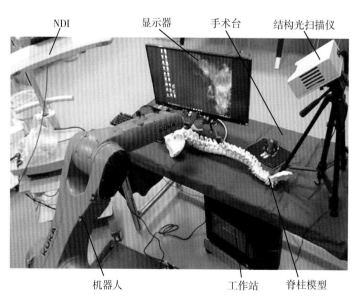

图21-3-6　脊柱手术三维导航系统的硬件组成

然而，在计算机导航技术的使用中仍存在一些技术难题，包括软硬件崩溃、注册失败、成像和导航设备对手术室面积的占用、手术时间的增加以及可能与跟踪器相关的神经损伤等。为了避免这种情况的发生，需要采用可靠的软硬件设备，并进行定期维护和升级。尽管计算机导航技术在医疗领域得到了广泛应用，但仍需要不断地解决相关技术问题，以提高导航的准确性和安全性。

（四）其他

鉴于高骨折风险的转移性病变，可以考虑使用预防性骨固定或假体置换手术进行治疗。而对于低风险病变，则可以采用放疗、化疗、激素治疗、骨水泥成形术或双膦酸盐（bisphosphonates，BP）等保守治疗方法。然而，即使是经验丰富的医生，也很难仅凭现有的X线影像材料来准确区分低风险病变和高风险病变。因此，有必要开发新的工具来更准确地预测骨转移的风险水平。这些工具可以包括利用成像技术（例如MRI和PET扫描）来获取更多信息，或者利用基因检测和其他生物标志物来确定患者的风险。这些方法的开发将使医生更准确地识别高风险患者，为患者提供更精细化的治疗，同时避免对低风险患者进行过度治疗。例如Hojjat等学者采用基于三维图像技术，比较未经治疗的对照组和接受BP联合光动力疗法（photodynamic therapy，PDT）治疗的脊柱转移瘤患者的疗效。10只5～6周的裸鼠（rnu/rnu）雌性被随机分配到对照组（$n=5$）和BP＋PDT治疗组（$n=5$）用于模型的开发。两组均通过大鼠全身麻醉，在心内注射转染荧光素酶的人乳腺癌细胞发生骨溶解性转移，BP＋PDT组大鼠肿瘤注射后7天皮下注射双膦酸唑来膦酸60 μg/kg的剂量，第14天，使用13.5 μm像素大小的生物发光成像系统证实脊柱存在转移，经确认后，BP＋PDT组给予PDT。第21天，所有动物再次使用生物发光成像系统对最终转移瘤负荷进行定性评估。使用定制的加载设备对单个L1～L3脊柱运动节段施加轴向加载，成像过程中，标本在65 n载荷下保持约2.5 h之后进行图像的采集并实施基于图像的应变测量。假设联合治疗将降低平均和最大应变值，并恢复到健康椎骨的应变模式。与BP＋PDT治疗组相比，未治疗转移性椎体的平均、中位和第90百分位的应变值显著升高约2倍；未治疗转移性椎体和BP＋PDT治疗组的第10百分位应变值均为拉伸，无差异。这表明小梁在负荷下存在一定程度的弯曲。两组均在终板周围观察到高应变区，在对照组中，病变周围和背壁附近也有大面积的高应变。在BP＋PDT治疗后，毗邻背壁（类似于健康的椎骨）的高张力的缺失可能会降低爆裂骨折的风险。本研究展示了应用非破坏性图像分析来量化BP＋PDT联合治疗转移性脊柱的积极力学效应，结果证明应用非破坏性图像分析量化BP＋PDT联合治疗脊柱转移瘤是可行的。

Sohail等成功采用计算力学的方法来测试力学因素对骨重塑的影响，并可以预测骨的外观形状和表观密度的变化。研究步骤首先使用ML来预测参数的极限值；然后将这些数值加入到数学模型中来模拟骨吸收。该研究利用数学模型模拟骨小梁的结构特征，并利用ML方法预测骨小梁在轴对称压缩加载下的形态学变化。将作为响应的体积分数的临床数据输入模型，同时将屈服应力和屈服应变作为预测变量。然后进行模型的开发——建立数个传感器细胞均匀分布的小梁模型。研究结果表明骨髓小梁界面动力学可以很容易地使用计算模型来描述，偶合水平组有限元分析可以很好地显示出骨细胞、成骨细胞和破骨细胞之间的机械应力和由信号传导机制引起的密度梯度。数值结果表明，在骨质疏松过程中，在模拟骨重塑时，原始骨小梁逐渐从完整的结构转变为更多孔和受损的结构。

目前应用AI技术对脊柱转移瘤的治疗还有很多其他有效的方法。Raaymakers等首次验证了接受 1.5T MRI 功能与放疗直线加速器治疗的患者效果，并验证了其临床可行性。该研究采用 3 束或 5 束步进射束调强放疗（intensity-modulated radiation therapy，IMRT）计划治疗了 4 例腰椎骨转移患者。IMRT 计划是在患者就位的治疗台上根据在线 1.5T MR 图像创建的；术前 CT 经形变配准至在线 MRI 以获取 Hounsfield 值。骨转移被选为第一治疗部位，因为这些肿瘤在 MRI 上可以清晰可见，并且周围的脊柱骨可以在集成的门户成像器上检测到。这样，门户成像可以作为 MRI 引导的独立验证，以量化放射治疗的几何精度。剂量学准确性是通过离子室和胶片的幻影测量在治疗后评估的。绝对剂量的精度非常高，偏差范围在等中心点时为 0 ~ 1.7%。几何学基于 MRI 的靶向定位，经过门户影像确认，精度优于 0.5 mm，范围在 0.2 ~ 0.4 mm。因此，高精度、高场强、1.5 T MRI 引导下的放射治疗在临床上是可行的。

Wu 等使用脊柱机器人辅助骨水泥增强椎弓根螺钉的植入，能够达到较高的精准度，是治疗脊柱转移的有效方法。该研究是以 1 例患有弥漫性脊柱转移瘤、病状椎体骨折和脊髓压迫的乳腺癌 54 岁女性患者为研究对象，术前计划包括术前血管栓塞、肺功能训练和营养补充。首先，进行 T10 ~ 12、L2 ~ L3 椎板切除术减压。其次，在 T8 ~ L1 和 L2 ~ L5 采用机器人辅助经皮水泥增强椎弓根螺钉治疗 T9 的弯曲尖点和 L4 的压缩性骨折。由于固定长度超过最长的经皮穿刺棒，所以将固定棒放置在 T8 ~ L1 和 L2 ~ L5 处。最后，在 T7 和 L3 行椎体成形术以防止相邻椎体失败。通过机器人系统的协助，共插入了 11 个螺钉；然而由于骨质状况较差，右侧 L2 螺钉仍松动，因此将其取出，而放置在 L5 的螺钉也被取出，因为它并没有提供任何额外的固定效益。机器人系统使用了 122 min，总手术时间为 345 min。荧光透视使用时间总计为 164 s。在分割和注册过程中，进行了 14 次注册试验，总注册时间为 1128 s。总失血量记录为 550 mL。在术后 1 年的随访中，所有植入物都得到了充分的固定，X 线和 CT 扫描显示整体排列平衡良。患者 Frankel 分级由 D 级改为 E 级，行走状态为 V 级，手术器械和减压后伤口完全愈合。该研究表明接受机器人脊柱手术的患者术后疼痛更少，恢复时间更快，由于周围健康组织的保存，失血更少。因此，在脊柱机器人系统的帮助下，植入骨水泥增强椎弓根螺钉可以在治疗广泛转移性脊柱肿瘤时具有较高的安全性。

四、预后应用

针对预后预测，AI 可通过 ML 和数据挖掘技术分析患者的病历和医学影像，以预测患者的生存期和治疗效果。以 MRI 图像为例，一些研究已表明，利用 AI 技术进行预后预测能够帮助医生做出更准确的治疗决策，同时提高患者的康复率。Massaad 等利用 479 例脊柱转移性瘤患者的衰弱指数（the metastatic spinal tumor frailty index，MSTFI）开发了一种工具，用于预测患者预后并使用数据测试 MSTFI 的性能，但是该性能并未通过外部数据进行验证。为了验证 MSTFI 的性能并确定 ML 方法是否可以更好地识别作为结果预测因子的脆弱性措施，该研究进行了测试。该研究采用回顾性方法纳入 2010—2019 年接受转移性脊柱肿瘤手术治疗、年龄 > 18 岁的 479 例患者的电子健康记录，以患者的人口统计、原发肿瘤类型、手术细节、实验室值、肿瘤治疗史、表现状态、并发症和死亡率为变量。MSTFI 的 9 个参数包括贫血、慢性肺病、凝血功能障碍、电解质异常、肺循环障碍、肾功能损害和衰竭、营养不良、紧急入院，以及前路或联合手术途径。计算每个个体的 MSTFI，并根据公布的方法分配衰弱分类。每个指标分配 1 分，肺循环障碍分配 2 分，最高 10 分。患者分为无衰弱（MSTFI = 0）、轻度衰弱（MSTFI = 1）、中度衰弱（MSTFI = 2）和重度衰弱（MSTFI ≥ 3）。主要观察指标为术后 30 天内发生至少 1 例重大术后并发症；次要观察指标包括住院死亡率和术后 LOS。数据形成了 MSTFI 的验证队列，以预测主要并发症、住院死亡率和住院时间。MSTFI 的 9 个参数采用 3 种 ML 算法建模，以评估临床结果预测和确定变量重要性。通过计算 AUROC、校准和混淆矩阵度量（阳性预测值、敏感性和特异性）来测量模型的预测性能，并进行内部验证。479 例患者（中位年龄 64 岁；58.7% 为男性、41.3% 为女性），28.4% 有脊柱手术后并发症。住院死亡率为 1.9%，平均住院时间为 7.8 天。在验证队列中，MSTFI 对预测并发症（AUROC 为 0.56）和住院死亡率（AUROC 为 0.69）的辨别能力较差。对于术后并发症，ML 方法比用于开发 MSTFI 的 logistic 回归模型具有更大的优势（RF 的 AUROC 为 0.62，logistic 回归的 AUROC 为 0.56）。RF 模型的阳性预测值最高为 0.53，阴性预测值最高为 0.77，慢性肺病、凝血功能障碍、贫血和营养不良被确定为术后并发症的最重要预测因子。该研究强调了在性脊柱转移瘤中定义和量化虚弱的挑战，需要进一步的研究来提高对这一特定队列中手术虚弱的判定。

Meng 等利用单光子发射计算机断层扫描 / 计算机断层扫描（single-photon emission computed tomography/computed tomography，SPECT/CT）技术研究神经根压迫（nerve root compression，NRC）和放射性冷区病变（radioactive cold zone lesions，RCZLs）对预测 ^{89}Sr 氯化物治疗骨转移患者不良疗效的有效性。该研究筛选 2011 年 7 月至 2018 年 7 月 > 18 岁共 231 例接受 ^{89}Sr 治疗前进行基线骨 SPECT/CT 扫描的骨转移患者，详细记录了患者的基本信息，如年龄、性别、原发肿瘤类型，以及来自 SPECT/CT 的其他相关数据，包括骨代谢病变的类型和数量、RCZLs、NRC 的存在以及针对原发肿瘤的手术治疗。其中男性 84 例（36.4%），女性 147 例（63.6%），患者平均年龄（54.9±13.1）岁，最小年龄 29 岁，最大年龄 85 岁。治疗效果是通过医生与患者一起使用标准数字评分表（numeric rating scale，NRS）在 ^{89}Sr 治疗前和治疗开始后每两周进行评估的。基于 0 ~ 10 NRS 的疼痛数据作为自我报告的反应指数。如果在 3 个月内 NRS 的最小值（在 ^{89}Sr 治疗前后）未改变或增加，则定义为治疗效果差。接下来是进行预处理评估，首先，所有患者接受 ^{99m}Tc MDP 骨 SPECT/CT 扫描；然后，准备接受 ^{89}Sr 治疗的患者需要进行彻底的血细胞计数和血清化学检测。之后对患者进行 148 MBq 的 ^{89}Sr 静脉注射。最初的骨 SPECT / CT 图像通过图片存档和通信系统获取。NRC 被识别为脊柱旁肿块旁软组织密度阴影；2 位经验丰富的读者独立地审查患者的临床资料以评估 NRC 的存在；RCZL 包括传统认为的低浓度骨溶解性低浓度病变，以及在边缘而非中心处有浓度的混合病变。研究发现 231 例患者中，基线骨转移数 ≤ 3 个病灶的有 59 例（25.5%），> 3 个病灶的有 172 例（74.5%）。骨转移病灶全部为溶骨性 148 例（64.1%），成骨性 53 例（22.9%），混合性 30 例（13.0%）。148 例（64.1%）转移病灶仅位于骨骼系统，83 例（35.9%）转移病灶位于骨骼系统及其他系统。17 例（7.4%）在基线放射性核素骨扫描中观察到 RCZLs；50 例（21.6%）在 SPECT/CT 扫描中观察到 NRC，在 31 例治疗效果较差的患者中，29 例（93.5%）患有 NRC；156 例（67.5%）在基线放射性核素骨扫描前接受了原发性肿瘤手术。使用 NRC 预测 ^{89}Sr 不良疗效的敏感性为 93.5%，特异性为 89.5%，阳性预测值为 58.0%，阴性预测值为 98.9%。通过多因素 logistic 回归分析得出 RCZLs

和 NRC 是 ^{89}Sr 疗效较差的显著独立预测因子。在 17 例基线放射性核素骨扫描检测到 RCZLs 的患者中，14 例（82.4%）表现出较差的 ^{89}Sr 疗效。与 RCZLs 预测 ^{89}Sr 不良疗效相关的参数为：敏感性 45.2%，特异性 98.5%，阳性预测值 82.4%，阴性预测值 92.1%。校正年龄、骨代谢和病变类型后，NRC（$P < 0.001$）和 RCZL（$P = 0.001$）是 ^{89}Sr 疗效较差的显著独立预测因素。骨 SPECT/CT 的 NRC 和 RCZL 是骨转移患者 ^{89}Sr 疗效较差的可靠独立预测因子。研究发现可以通过 SPECT/CT 来确定异常病变的位置和病变特征。这些关联可能有助于实施更有效的治疗干预。

　　AI 可通过对患者的临床数据和基因数据的分析，预测患者的术后生存期和复发风险等重要信息。在针对有症状骨转移的治疗中，选择适当的姑息性放疗（radiotherapy，RT）方案应根据患者、疾病和治疗的特定特征来决定，这包括估计的生存期、癌症类型以及患者历史、目前和未来的肿瘤治疗情况。然而，许多研究表明，临床医生对患者生存期的估计存在很大的不准确性和过度乐观的现象。Alcorn 等在模拟的临床环境中通过试点前后设计骨转移生存决策支持平台集合树（bone metastases ensemble trees for survival decision support platform，BMETS-DSP）以此来提供患者特异性生存预期和循证建议，以指导症状性骨转移的多学科治疗并评估了 BMETS-DSP 的临床应用。该实验采用了回顾性分析方法，10 位放射肿瘤学医生对 55 例患者评估包括 12 个月的生存预期，与患者分享预期的信心和可能性，以及开放手术、系统治疗、临终关怀转诊和 RT 方案的建议。结果显示与 DSP 前后相比，真实存活时间减去预期生存时间显著减少。在生存时间为 3 个月以下（72% vs. 79%），6 个月以下（64% vs. 71%）和 12 个月以上（70% vs. 81%）的断点处，预测准确性显著提高。对于预后的置信度和分享预后的可能性，中位数评分显著提高。在使用 1 次放疗与真实生存时间小于 3 个月（70% vs. 76%）、使用 10 次放疗与真实生存时间大于 12 个月（55% vs. 62%）以及选择开放手术（47% vs. 53%）方面，一致性显著提高，而临终关怀和全身治疗的选择没有显著变化。研究表明，BMETS-DSP 显著提高了医生生存估计的准确性、预后的可信度、共享预后的可能性，以及在症状性骨转移的护理中使用适合预后的 RT 方案，该工具不影响预后适当的全身治疗和临终关怀转诊实践的选择。天津医院骨肿瘤科的 He 等回顾性分析确定脊柱转移瘤生存期的重要预后因素，并发布了一款具有良好识别能力和一致性的在线小程序来预测存活率。该研究收集了 8 年内接受脊柱转移瘤手术治疗的患者共 256 例，随机分为训练样本和验证样本，其中训练样本 185 例，验证样本 80 例。在训练样本的基础上，采用单因素和多因素 COX 分析患者的特征，以确定独立的预后因素。对训练样本和验证样本分别生成随时间变化的 AUC 图和校正曲线，以评估新模型的识别能力和一致性。通过将拟合的多变量 COX 模型转化为一个可视化的界面，开发了一种新颖的网络工具。研究发现原发肿瘤类型、转移病灶部位、内脏转移、Frankel 分级、手术类别、手术节段数、术前淋巴细胞百分比与总生存期显著相关。通过建立一种新的模型，可以提供预测生存曲线和中位生存时间，根据时间依赖性的 AUC 图和校准曲线，该模型具有良好的识别能力，预测与实际生存在内外部数据中都具有一致性。

　　AI 技术可以通过远程监测、远程诊断等方式，实时获取患者的病情数据和医学影像，以帮助医生进行实时的监测和评估治疗效果。例如，借助移动设备和互联网技术，医生可以在任何时间、任何地点实时获取患者的医学数据和影像，并利用 AI 算法进行分析和诊断，从而更加准确地评估病情变化和治疗效果，制订更加精确的治疗计划，提高治疗效果。Karhade 等通过 ML 进行建模，实现了脊柱转移瘤患者 30 天、90 天和 1 年死亡率的术前估计。将这些模型整合到一个可以开放访问的应用程序中，该程序能够对脊柱转移瘤患者的 30 天、90 天和 1 年死亡率进行有效的预测。该研究采用回顾性方法在 2 个大型学术医疗中心进行，确定 2000 年 1 月至 2016 年 12 月 732 例接受脊柱转移性疾病初始手术治疗的患者。建立了 5 个模型［惩罚逻辑回归、RF、随机梯度提升（stochastic gradient boosting，SGB）、神经网络和 SVM］来预测 90 天和 1 年的死亡率。732 例患者的 90 天和 1 年死亡率分别为 181（25.1%）和 385（54.3%），306 例（41.8%）患者为女性，中位年龄为 61 岁。预测 90 天死亡率的变量选择如下：原发肿瘤组织学、东方肿瘤合作小组（Eastern Cooperative Oncology Group，ECOG）、其他共病、美国脊髓损伤协会（American Spinal Injury Association，ASIA）分级、内脏转移、3 例或 3 例以上脊髓转移、血红蛋白、血小板、绝对淋巴细胞、绝对中性粒细胞、中性粒细胞与淋巴细胞比值、血小板与淋巴细胞比值、肌酐、白蛋白、碱性膦酸酶、国际标准化比率（international normalized ratio，INR）。研究结果显示在训练集的交叉验证上，$n = 587$（80%），5 个模型都取得了良好的鉴别性能（AUC 为 0.83 ~ 0.85），SGB 算法对 90 天死亡率和 1 年死亡率的处理效果最好，最终选择 SGB 算法作为模型。在全局变量重要性评估中，术前白蛋白、原发肿瘤组织学和 ECOG 工作状态是 SGB 模型预测 90 天死亡率的 3 个最重要的预测因子。用于预测 1 年死亡率的变量有：原发肿瘤组织学、ECOG、其他 Charlson 共病、脑转移、既往全身治疗、体重指数、ASIA 分级、内脏转移、血红蛋白、血小板、绝对淋巴细胞、绝对中性粒细胞、中性粒细胞与淋巴细胞比值、血小板与淋巴细胞比值、肌酐、白蛋白、碱性膦酸酶和 INR。研究结果显示，在训练集的交叉验证上，5 个模型都取得了很好的鉴别性能（AUC 0.84 ~ 0.85），最终选择 SGB 算法作为模型。在全局变量重要性评估中，原发肿瘤组织学、术前白蛋白和术前血红蛋白是 SGB 模型预测 1 年死亡率的 3 个最重要的变量。最终的模型被整合到一个开放访问的 web 应用程序中，该应用程序能够提供预测，以及对由算法生成的结果进行患者特定的解释。

李思影，冀少林，万彦林，刘扬铭　编写
伦登兴，胡永成　审校

参考文献

［1］QUINN R, RANDALL R, BENEVENIA J, et al. Contemporary management of metastatic bone disease: tips and tools of the trade for general practitioners［J］. Instructional course lectures, 2013, 95(20): 1887-1895.

［2］YU H, TSAI Y, HOFFE SJCCJOTMC C. Overview of diagnosis and management of metastatic disease to bone［J］. Cancer Control, 2012, 19(2): 84-91.

［3］帕哈提·吐逊江，杨来红，何雄，等．影像组学在脊柱疾病中的应用［J］．磁共振成像，2022, 13(5):

162-166.

［4］CHOI R, COYNER A, KALPATHY-CRAMER J, et al. Introduction to Machine Learning, Neural Networks, and Deep Learning［J］. Transl Vis Sci Technol, 2020, 9(2): 14.

［5］SHIMIZU H, NAKAYAMA K J C S. Artificial intelligence in oncology［J］. Cancer science, 2020, 111(5): 1452-1460.

［6］ERICKSON B, KORFIATIS P, AKKUS Z, et al. Machine Learning for Medical Imaging［J］. Radiographics, 2017, 37(2): 505-515.

［7］BAŞTANLAR Y, OZUYSAL M J M I M B. Introduction to machine learning［J］. Methods Mol Biol, 2014, 1107: 105-128.

［8］SIDEY-GIBBONS J, SIDEY-GIBBONS C J B M R M. Machine learning in medicine: a practical introduction［J］. BMC Med Res Methodol, 2019, 19(1): 64.

［9］TRAN K, KONDRASHOVA O, BRADLEY A, et al. Deep learning in cancer diagnosis, prognosis and treatment selection［J］. Genome medicine, 2021, 13(1): 152.

［10］HOSNY A, PARMAR C, QUACKENBUSH J, et al. Artificial intelligence in radiology［J］. Nat Rev Cancer, 2018, 18(8): 500-510.

［11］MNIH V, KAVUKCUOGLU K, SILVER D, et al. Human-level control through deep reinforcement learning［J］. Nature, 2015, 518(7540): 529-533.

［12］SALTZ J, GUPTA R, HOU L, et al. Spatial organization and molecular correlation of Tumor-infiltrating lymphocytes using deep learning on pathology images［J］. Cell reports, 2018, 23(1): 181-193, 187.

［13］JANOWCZYK A, ZUO R, GILMORE H, et al. HistoQC: an open-source quality control tool for digital pathology slides［J］. JCO Clin Cancer Inform, 2019, 3:1-7.

［14］SENARAS C, NIAZI M, LOZANSKI G, et al. DeepFocus: Detection of out-of-focus regions in whole slide digital images using deep learning［J］. PloS one, 2018, 13(10): 205387.

［15］MCCULLOCH W, PITTS W J B O M B. A logical calculus of the ideas immanent in nervous activity. 1943［J］. Bull Math Biol, 1990, 52(1-2): 99-115.

［16］ONG W, ZHU L, ZHANG W, et al. Application of Artificial Intelligence Methods for Imaging of Spinal Metastasis［J］. Cancers, 2022, 14(16): 4025.

［17］CHOI Y, BAEK J, PARK H, et al. A computer-aided diagnosis system using artificial intelligence for the diagnosis and characterization of thyroid nodules on ultrasound: initial clinical assessment［J］. Thyroid, 2017, 27(4): 546-552.

［18］BYRA M, GALPERIN M, OJEDA-FOURNIER H, et al. Breast mass classification in sonography with transfer learning using a deep convolutional neural network and color conversion［J］. Medical physics, 2019, 46(2): 746-755.

［19］LI M, TANG H, CHAN M, ZHOU X, QIAN X J M P. DC-AL GAN: Pseudoprogression and true tumor progression of glioblastoma multiform image classification based on DCGAN and AlexNet［J］. Medical physics, 2020, 47(3): 1139-1150.

［20］LI X, ZHANG S, ZHANG Q, et al. Diagnosis of thyroid cancer using deep convolutional neural network models applied to sonographic images: a retrospective, multicohort, diagnostic study［J］. Lancet Oncol, 2019, 20(2): 193-201.

［21］JONES O, MATIN R, VAN DER SCHAAR M, et al. Artificial intelligence and machine learning algorithms for early detection of skin cancer in community and primary care settings: a systematic review

〔J〕. Lancet Digit Health, 2022, 4(6): 466-476.

〔22〕CHANG Y, PARK H, YANG H, et al. Cancer drug response profile scan (CDRscan): a deep learning model that predicts drug effectiveness from cancer genomic signature〔J〕. Scientific reports, 2018, 8(1): 8857.

〔23〕张驰. FDG PET 在胸部肿瘤放射治疗中的应用及放射性肺炎的影响〔D〕. 北京：中国协和医科大学, 2003.

〔24〕YAHALOM J, XU A, NOY A, et al. Involved-site radiotherapy for Helicobacter pylori-independent gastric MALT lymphoma: 26 years of experience with 178 patients〔J〕. Blood advances, 2021, 5(7): 1830-1836.

〔25〕SHIMIZU H, NAKAYAMA K J E. A 23 gene-based molecular prognostic score precisely predicts overall survival of breast cancer patients〔J〕. EBioMedicine, 2019, 46: 150-159.

〔26〕SKREDE O, DE RAEDT S, KLEPPE A, et al. Deep learning for prediction of colorectal cancer outcome: a discovery and validation study〔J〕. Lancet, 2020, 395(10221): 350-360.

〔27〕SUN D, WANG M, LI A J I A T O C B, BIOINFORMATICS. A multimodal deep neural network for human breast cancer prognosis prediction by integrating multi-dimensional data〔J〕. IEEE/ACM transactions on computational biology and bioinformatics, 2018.

〔28〕AKKUS Z, CAI J, BOONROD A, et al. A Survey of Deep-Learning Applications in Ultrasound: Artificial Intelligence-Powered Ultrasound for Improving Clinical Workflow〔J〕. JACR, 2019, 16: 1318-1328.

〔29〕SHREVE J, KHANANI S, HADDAD T J A S O C O E B A S O C O A M. Artificial intelligence in oncology: current capabilities, future opportunities, and ethical considerations〔J〕. Am Soc Clin Oncol Educ Book, 2022, 42: 1-10.

〔30〕赵东清. PKP 治疗胸腰椎恶性肿瘤病理性骨折的疗效分析〔D〕. 长春：吉林大学, 2015.

〔31〕MERALI Z, COLAK E, WILSON J J G S J. Applications of machine learning to imaging of spinal disorders: current status and future directions〔J〕. Global spine journal, 2021, 11(1): 23-29.

〔32〕HAMMON M, DANKERL P, TSYMBAL A, et al. Automatic detection of lytic and blastic thoracolumbar spine metastases on computed tomography〔J〕. European radiology, 2013, 23(7): 1862-1870.

〔33〕O'CONNOR S, YAO J, SUMMERS R J R. Lytic metastases in thoracolumbar spine: computer-aided detection at CT--preliminary study〔J〕. Radiology, 2007, 242(3): 811-816.

〔34〕CHMELIK J, JAKUBICEK R, WALEK P, et al. Deep convolutional neural network-based segmentation and classification of difficult to define metastatic spinal lesions in 3D CT data〔J〕. 2018, 49: 76-88.

〔35〕MEHTA S, SEBRO R. Random forest classifiers aid in the detection of incidental osteoblastic osseous metastases in DEXA studies〔J〕. International journal of computer assisted radiology and surgery, 2019, 14(5): 903-909.

〔36〕JAKUBICEK R, CHMELIK J, JAN J, et al. Learning-based vertebra localization and labeling in 3D CT data of possibly incomplete and pathological spines〔J〕. Computer methods and programs in biomedicine, 2020, 183: 105081.

〔37〕CHANG C, BUCKLESS C, YEH K, et al. Automated detection and segmentation of sclerotic spinal lesions on body CTs using a deep convolutional neural network〔J〕. Skeletal radiology, 2022, 51(2): 391-399.

〔38〕SCHMIDT G, SCHOENBERG S, SCHMID R, et al. Screening for bone metastases: whole-body MRI using a 32-channel system versus dual-modality PET-CT〔J〕. European radiology, 2007, 17(4): 939-949.

〔39〕WANG J, FANG Z, LANG N, et al. A multi-resolution approach for spinal metastasis detection using deep Siamese neural networks〔J〕. Computers in biology and medicine, 2017, 84: 137-146.

［40］JEREBKO A, SCHMIDT G, ZHOU X, et al. Robust parametric modeling approach based on domain knowledge for computer aided detection of vertebrae column metastases in MRI［J］. Inf Process Med Imaging, 2007, 20: 713-724.

［41］CHIANCA V, CUOCOLO R, GITTO S, et al. Radiomic Machine Learning Classifiers in Spine Bone Tumors: A Multi-Software, Multi-Scanner Study［J］. European journal of radiology, 2021, 137: 109586.

［42］GOEL R, SHUKLA J, BANSAL D, et al. (68)Ga-DOTATATE positron emission tomography/computed tomography scan in the detection of bone metastases in pediatric neuroendocrine tumors［J］. Indian journal of nuclear medicine : IJNM : the official journal of the Society of Nuclear Medicine, India, 2014, 29(1): 13-17.

［43］NTAKOLIA C, DIAMANTIS D, PAPANDRIANOS N, et al. A lightweight convolutional neural network architecture applied for bone metastasis classification in nuclear medicine: a case study on prostate cancer patients［J］. Healthcare (Basel, Switzerland), 2020, 8(4):

［44］PAPANDRIANOS N, PAPAGEORGIOU E, ANAGNOSTIS A, PAPAGEORGIOU K. Bone metastasis classification using whole body images from prostate cancer patients based on convolutional neural networks application［J］. PloS one, 2020, 15(8): 237213.

［45］PI Y, ZHAO Z, XIANG Y, et al. Automated diagnosis of bone metastasis based on multi-view bone scans using attention-augmented deep neural networks［J］. Medical image analysis, 2020, 65: 101784.

［46］GUO Y, LIN Q, ZHAO S, et al. Automated detection of lung cancer-caused metastasis by classifying scintigraphic images using convolutional neural network with residual connection and hybrid attention mechanism［J］. Insights into imaging, 2022, 13(1): 24.

［47］LI T, LIN Q, GUO Y, et al. Automated detection of skeletal metastasis of lung cancer with bone scans using convolutional nuclear network［J］. Physics in medicine and biology, 2022, 67(1):

［48］ASLANTAS A, DANDIL E, SAĞLAM S, et al. CADBOSS: A computer-aided diagnosis system for whole-body bone scintigraphy scans［J］. Journal of cancer research and therapeutics, 2016, 12(2): 787-792.

［49］CHIU J, WANG Y, SU Y, et al. Artificial neural network to predict skeletal metastasis in patients with prostate cancer［J］. Journal of medical systems, 2009, 33(2): 91-100.

［50］PERK T, BRADSHAW T, CHEN S, et al. Automated classification of benign and malignant lesions in F-NaF PET/CT images using machine learning［J］. Physics in medicine and biology, 2018, 63(22): 225019.

［51］SADIK M, JAKOBSSON D, OLOFSSON F, et al. A new computer-based decision-support system for the interpretation of bone scans［J］. Nuclear medicine communications, 2006, 27(5): 417-423.

［52］DOLL A, GARCIA M, RIGAU M, et al.［Molecular biology of bone metastases］［J］. Arch Esp Urol, 2013, 66(5): 463-474.

［53］SHIMIZU H, NAKAYAMA K. Artificial intelligence in oncology［J］. Cancer science, 2020, 111(5): 1452-1460.

［54］ALBARADEI S, ALBARADEI A, ALSAEDI A, et al. MetastaSite: Predicting metastasis to different sites using deep learning with gene expression data［J］. Frontiers in molecular biosciences, 2022, 9: 913602.

［55］ALBARADEI S, ULUDAG M, THAFAR M, et al. Predicting Bone Metastasis Using Gene Expression-Based Machine Learning Models［J］. Frontiers in genetics, 2021, 12: 771092.

［56］LIU J, WU S, XIE X, et al. Identification of potential crucial genes and key pathways in osteosarcoma［J］. Hereditas, 2020, 157(1): 29.

［57］SCIUBBA D, PETTEYS R, DEKUTOSKI M, et al. Diagnosis and management of metastatic spine disease. A review［J］. Journal of neurosurgery. Spine, 2010, 13(1): 94-108.

［58］ROBSON P J C M. Metastatic spinal cord compression: a rare but important complication of cancer［J］. Clinical medicine , 2014, 14(5): 542-545.

［59］LANG N, ZHANG Y, ZHANG E, et al. Differentiation of spinal metastases originated from lung and other cancers using radiomics and deep learning based on DCE-MRI［J］. 2019, 64: 4-12.

［60］李金洪, 胡波, 孙红振. 脊柱转移癌的术前评估和手术方式评价［J］. 中国骨与关节杂志, 2014, 3(1): 67-70.

［61］FISHER C, DIPAOLA C, RYKEN T, et al. A novel classification system for spinal instability in neoplastic disease: an evidence-based approach and expert consensus from the Spine Oncology Study Group［J］. Spine, 2010, 35(22): 1221-1229.

［62］REN M, YANG H, LAI Q, et al. MRI-based radiomics analysis for predicting the EGFR mutation based on thoracic spinal metastases in lung adenocarcinoma patients［J］. 2021, 48(9): 5142-5151.

［63］刘登均, 贺小兵, 王明贵, 等. Mimics 软件在腰椎转移性肿瘤术前评估中的应用［J］. 中国数字医学, 2011, 6(1): 102-105.

［64］CHMELIK J, JAKUBICEK R, WALEK P, et al. Deep convolutional neural network-based segmentation and classification of difficult to define metastatic spinal lesions in 3D CT data［J］. Medical image analysis, 2018, 49: 76-88.

［65］SHI Y, ZHU H, LI X, et al. Radiomics analysis based on multiple parameters MR imaging in the spine: Predicting treatment response of osteolytic bone metastases to chemotherapy in breast cancer patients［J］. Magnetic resonance imaging, 2022, 92: 10-18.

［66］BURTON A, RHINES L, MENDEL E J N F. Vertebroplasty and kyphoplasty: a comprehensive review［J］. 2005, 18(3): 1.

［67］AHMADIAN H, MAGESWARAN P, WALTER B, et al. A digital twin for simulating the vertebroplasty procedure and its impact on mechanical stability of vertebra in cancer patients［J］. 2022, 38(6): 3600.

［68］李金洪, 胡波, 孙红振. 脊柱转移癌的术前评估和手术方式评价 %J 中国骨与关节杂志［J］. 2014, 3(01): 67-70.

［69］MERTEN N, ADLER S, HILLE G, et al. A two-step risk assessment method for radiofrequency ablations of spine metastases［J］. 2019, 108: 174-181.

［70］SAHGAL A, LARSON D, CHANG E J I J O R O, et al. Stereotactic body radiosurgery for spinal metastases: a critical review［J］. 2008, 71(3): 652-665.

［71］SAHGAL A, BILSKY M, CHANG E, et al. Stereotactic body radiotherapy for spinal metastases: current status, with a focus on its application in the postoperative patient［J］. 2011, 14(2): 151-166.

［72］HYDE D, LOCHRAY F, KOROL R, et al. Spine stereotactic body radiotherapy utilizing cone-beam CT image-guidance with a robotic couch: intrafraction motion analysis accounting for all six degrees of freedom［J］. 2012, 82(3): 555-562.

［73］MEDIN P, SOLBERG T, DE SALLES A, et al. Investigations of a minimally invasive method for treatment of spinal malignancies with LINAC stereotactic radiation therapy: accuracy and animal studies［J］. 2002, 52(4): 1111-1122.

［74］MURPHY M, CHANG S, GIBBS I, et al. Image-guided radiosurgery in the treatment of spinal metastases［J］. 2001, 11(6): 6.

［75］ROGÉ M, HENNI A, NEGGAZ Y, et al. Evaluation of a Dedicated Software "Elements™ Spine SRS, Brainlab" for Target Volume Definition in the Treatment of Spinal Bone Metastases With Stereotactic Body Radiotherapy［J］. 2022, 12: 827195.

［76］GRöGER C, HAUTMANN M, LOESCHEL R, et al. Re-irradiation of spinal column metastases by IMRT: impact of setup errors on the dose distribution［J］. 2013, 8: 269.

［77］TANCK E, VAN AKEN J, VAN DER LINDEN Y, et al. Pathological fracture prediction in patients with metastatic lesions can be improved with quantitative computed tomography based computer models［J］. 2009, 45(4): 777-783.

［78］DERIKX L, VAN AKEN J, JANSSEN D, et al. The assessment of the risk of fracture in femora with metastatic lesions: comparing case-specific finite element analyses with predictions by clinical experts［J］. 2012, 94(8): 1135-1142.

［79］WONG K, KUMTA S. Computer-assisted tumor surgery in malignant bone tumors［J］. Clinical orthopaedics and related research, 2013, 471(3): 750-761.

［80］WONG K, KUMTA S, ANTONIO G, TSE L. Image fusion for computer-assisted bone tumor surgery［J］. Clinical orthopaedics and related research, 2008, 466(10): 2533-2541.

［81］张峰峰, 陈龙, 杨诗怡, 等. 机器人辅助脊柱手术三维定位导航［J］. 哈尔滨工程大学学报, 2020, 41(12): 1735-1741.

［82］DERIKX L, VERDONSCHOT N, TANCK E J J O B. Towards clinical application of biomechanical tools for the prediction of fracture risk in metastatic bone disease［J］. 2015, 48(5): 761-766.

［83］HOJJAT S, WON E, HARDISTY M, et al. Non-destructive evaluation of the effects of combined bisphosphonate and photodynamic therapy on bone strain in metastatic vertebrae using image registration［J］. 2011, 39(11): 2816-2822.

［84］SOHAIL A, YOUNAS M, BHATTI Y, et al. Analysis of Trabecular Bone Mechanics Using Machine Learning［J］. Evolutionary bioinformatics online, 2019, 15: 1176934318825084.

［85］RAAYMAKERS B, JüRGENLIEMK-SCHULZ I, BOL G, et al. First patients treated with a 1.5 T MRI-Linac: clinical proof of concept of a high-precision, high-field MRI guided radiotherapy treatment［J］. 2017, 62(23): 41-50.

［86］WU C, LEE C, HUANG T, et al. Cement-augmented pedicle screw insertion assisted by spinal robotic systems for widespread spinal metastases［J］. 2019, 13(4): 595-598.

［87］MASSAAD E, WILLIAMS N, HADZIPASIC M, et al. Performance assessment of the metastatic spinal tumor frailty index using machine learning algorithms: limitations and future directions［J］. 2021, 50(5): 5.

［88］MENG B, SONG J, LIU L, et al. Added value of hybrid SPECT with CT imaging for predicting poor therapeutic efficacy of Sr in patients with bone metastasis［J］. Scientific reports, 2020, 10(1): 21207.

［89］ALCORN S, LAVIGNE A, ELLEDGE C, et al. Evaluation of the Clinical Utility of the Bone Metastases Ensemble Trees for Survival Decision Support Platform (BMETS-DSP): A Case-Based Pilot Assessment［J］. JCO clinical cancer informatics, 2022, 6: 2200082.